Machiel Zwarts
Gert van Dijk
Michel van Putten
Werner Mess

Leerboek klinische neurofysiologie

Onder redactie van:
Machiel Zwarts
Gert van Dijk
Michel van Putten
Werner Mess

Leerboek klinische neurofysiologie

Bohn
Stafleu
van Loghum
Springer Media

Houten 2014

ISBN 978-90-368-0363-2

NUR 871
Basisontwerp omslag: Studio Bassa, Culemborg
Automatische opmaak: Crest Premedia Solutions (P) Ltd., Pune, India

Bohn Stafleu van Loghum
Het Spoor 2
Postbus 246
3990 GA Houten

www.bsl.nl

Voorwoord

» Nothing tends so much to the advancement of knowledge as the application of a new instrument. «
Sir Humphrey Davy, 1778-1829

De conceptie van dit boek ligt al vele jaren terug, in 2007, toen bleek dat de al tweemaal gehouden Boerhaavecursus 'EMG voor de algemeen neuroloog' aan een grote behoefte voldeed. Het cursusboek werd op veel afdelingen dagelijks gebruikt door zowel arts-assistenten neurologie als neurologen. Hieruit werd het idee geboren om een serie Boerhaavecursussen te geven die de hele klinische neurofysiologie zou bestrijken, en waarvan de aldus ontstane teksten achteraf samengesmeed zouden kunnen worden tot een Nederlands leerboek KNF.

Aldus geschiedde. In 2007 was er de cursus "EMG voor de algemeen neuroloog", in 2008: "EEG voor de algemeen neuroloog", in 2009: "Ultrageluid voor de algemeen neuroloog" en in 2010: "Klinische neurofysiologie bij slaap- en bewustzijnsstoornissen". Na een intensieve redactie is daaruit het voor u liggende boek voortgekomen. Er zijn meerdere nieuwe hoofdstukken toegevoegd om het boek compleet te maken. Tevens zijn uiteraard alle toenmalige cursusbijdragen herzien door de auteurs en up-to-date gemaakt. Elk hoofdstuk eindigt met een aantal kernpunten.

Dit is het eerste Nederlandstalige leerboek dat de gehele klinische neurofysiologie omvat. Eerder zijn al Nederlandse boeken verschenen, bijvoorbeeld over elektromyografie of evoked potentials, maar een boek dat het gehele vakgebied beslaat is uniek. Zonder de medewerking van alle auteurs en collega's uit alle windstreken van Nederland zou dit boek nooit tot stand zijn gekomen. Het weerspiegelt de deskundigheid en toewijding van velen, die hun expertise over een deel van de klinische neurofysiologie met u willen delen.

Het boek is opgebouwd in vijf secties die op natuurlijke wijze het vakgebied verdelen. Elke sectie start met een of meerdere hoofdstukken die de noodzakelijke basiskennis over medische techniek, fysiologie en pathofysiologie behandelen. Daarna volgen hoofdstukken waarin de klinische toepassingen aan de hand van ziektebeelden en aandoeningen uiteen worden gezet.

Neurologie is het medisch specialisme dat zich toelegt op diagnostiek en behandeling van aandoeningen van het zenuwstelsel en de spieren. Klinische neurofysiologie is het vakgebied binnen de neurologie dat zich primair richt op de functiediagnostiek en de fysiologie en pathofysiologie van neurologische ziektebeelden. De bekendste en oudste techniek is het elektro-encefalogram (EEG), waarbij de elektrische activiteit van de hersenen wordt gemeten. Maar ook beeldvorming heeft haar intrede in de klinische neurofysiologie gedaan door middel van echografie van spieren en zenuwen en duplexonderzoek van de vaten.

Een belangrijk kenmerk van de klinische neurofysiologie is dat kennis en technieken uit verschillende vakgebieden samenkomen. Om bijvoorbeeld een EEG te kunnen registreren en interpreteren is zowel kennis van de fysiologie nodig om de generatie van de actiepotentiaal te kunnen begrijpen als kennis van biofysica om volumegeleiding van elektrische stromen en registratie van kleine spanningen te kunnen doorgronden. Ook is kennis van de klinische neurologie essentieel om de ziektebeelden die ten grondslag liggen aan de abnormale patronen zoals die bijvoorbeeld bij epilepsie worden gegenereerd te kunnen interpreteren. Het is dit samenkomen van kennis uit vele deelgebieden die het vak zo boeiend en uitdagend maakt. In dit boek komt dit tot uiting in de basishoofdstukken die per sectie de inleiding vormen tot de meer klinisch georiënteerde hoofdstukken.

Behalve neurologen en klinisch neurofysiologen zullen ook laboranten klinische neurofysiologie, fysiotherapeuten, bewegingswetenschappers, onderzoekers op het gebied van elektrofysiologie en hersenfuncties en vele andere medische disciplines iets van hun gading in dit boek kunnen vinden.

Het is onze hoop dat het enthousiasme van de vele auteurs van dit boek voor hun vak u aansteekt met als uiteindelijke doel dat de diagnostiek en daarmee de behandeling van patiënten met neurologische aandoeningen verbetert.

Redactie:
Machiel Zwarts
Gert van Dijk
Michel van Putten
Werner Mess

Inhoud

V Deel V Evoked potentials en overige technieken

Redactie

Dhr. dr. M.J. Zwarts, neuroloog/klinisch neurofysioloog, Academisch Centrum voor Epileptologie, Kempenhaeghe/Maastricht UMC+, Heeze

Dhr. prof. dr. J.G. van Dijk, neuroloog/klinisch neurofysioloog, afdeling Neurologie en Klinische Neurofysiologie, Leids Universitair Medisch Centrum, Leiden

Dhr. prof. dr. ir. M.J.A.M. van Putten, neuroloog/klinisch neurofysioloog, leerstoelhouder klinische neurofysiologie Universiteit Twente en afdeling Neurologie en Klinische Neurofysiologie, Medisch Spectrum Twente, Enschede

Dhr. prof. dr. W.H. Mess, afdelingshoofd, afdeling Klinische Neurofysiologie, Maastricht Universitair Medisch Centrum, Maastricht

Auteurs

Mw. dr. N. van Alfen, neuroloog/klinisch neurofysioloog, afdeling Neurologie, Radboudumc, Nijmegen

Mw. dr. A.M.J.J. Bour, neuroloog/klinisch neurofysioloog, afdeling Klinische Neurofysiologie, Maastricht Universitair Medisch Centrum, Maastricht

Dhr. prof. dr. O.F. Brouwer, kinderneuroloog, afdeling Neurologie/Kinderneurologie, Universitair Medisch Centrum Groningen

Mw. dr. G. Drost, neuroloog/klinisch neurofysioloog, afdeling Neurologie, Universitair Medisch Centrum Groningen

Dhr. dr. H. Franssen, afdeling Neuromusculaire Ziekten, Universitair Medisch Centrum Utrecht

Dhr. drs. H.S. Goedee, neuroloog, afdeling Neurologie, Hersencentrum Rudolf Magnus, Universitair Medisch Centrum Utrecht

Dhr. dr. A.A.J. Hilgevoord, neuroloog/klinisch neurofysioloog, afdeling Klinische Neurofysiologie, Sint Lucas Andreas Ziekenhuis, Amsterdam

Dhr. dr. J.H. van der Hoeven, klinisch neurofysioloog, afdeling Neurologie, Universitair Medisch Centrum Groningen

Dhr. dr. B.U. Kleine, neuroloog/klinisch neurofysioloog, Academisch Centrum voor Epileptologie Kempenhaeghe/Maastricht UMC+, Heeze

Dhr. dr. J.H.T.M. Koelman, neuroloog, afdeling Neurologie en Klinische Neurofysiologie, Academisch Medisch Centrum, Amsterdam

Mw. dr. V.H.J.M van Kranen-Mastenbroek, neuroloog/klinisch neurofysioloog, afdeling Klinische Neurofysiologie, Maastricht Universitair Medisch Centrum, Maastricht

Dhr. dr. D.M. Laman, neuroloog/klinisch neurofysioloog, afdeling Klinische Neurofysiologie, Sint Lucas Andreas Ziekenhuis, Amsterdam

Dhr. dr. G.J. Lammers, neuroloog/klinisch neurofysioloog, afdeling Neurologie, Leids Universitair Medisch Centrum, Leiden

Dhr. Dr. F.S.S. Leijten, neuroloog/klinisch neurofysioloog, Hersencentrum Rudolf Magnus, Universitair Medisch Centrum Utrecht

Dhr. dr. J. Meulstee, afdeling Neurologie/Klinische Neurofysiologie, Canisius Wilhelmina Ziekenhuis, Nijmegen

Dhr. dr. S. Overeem, arts-onderzoeker en slaapgeneeskundige, afdeling Neurologie, Radboudumc, Nijmegen; Expertisecentrum voor epileptologie, slaapgeneeskunde en neurocognitie Kempenhaeghe, Heeze

Dhr. dr. J.W. Pasman, neuroloog/klinisch neurofysioloog, afdeling Neurologie, Radboudumc, Nijmegen

Dhr. prof. dr. D. Pevernagie, medisch hoofd, Expertisecentrum voor epileptologie, slaapgeneeskunde en neurocognitie Kempenhaeghe, Heeze

Mw. dr. S. Pillen, kinderneuroloog, Expertisecentrum voor epileptologie, slaapgeneeskunde en neurocognitie Kempenhaeghe, Heeze

Dhr. drs. H.E. Ronner, neuroloog/klinisch neurofysioloog, afdeling Klinische Neurofysiologie, VU medisch centrum Amsterdam

Dhr. dr. A. Schaafsma, neuroloog, afdeling Neurologie en Klinische Neurofysiologie, Martini Ziekenhuis, Groningen

Dhr. prof. dr. I.N. van Schaik, neuroloog, afdeling Neurologie en Klinische Neurofysiologie, Academisch Medisch Centrum, Amsterdam

Dhr. prof. dr. ir. D.F. Stegeman, Faculteit der Bewegingswetenschappen, Vrije Universiteit, Amsterdam en afdeling Neurologie/Klinische neurofysiologie, Radboudumc, Nijmegen

Dhr. dr. R.L.M. Strijers, neuroloog, afdeling KNF, VU Medisch Centrum, Amsterdam

Dhr. D.L.J. Tavy, neuroloog/klinisch neurofysioloog, afdeling Neurologie, HagaZiekenhuis, Den Haag

Dhr. dr. R.D. Thijs, neuroloog/klinisch neurofysioloog, afdeling Neurologie, Stichting Epilepsie Instellingen Nederland; afdeling Neurologie en Klinische Neurofysiologie, Leids Universitair Medisch Centrum, Leiden

Mw. dr. S.C. Tromp, neuroloog/klinisch neurofysioloog, afdeling Klinische Neurofysiologie, St Antonius Ziekenhuis, Utrecht/Nieuwegein

Dhr. prof. dr. L.H. Visser, neuroloog, afdeling Neurologie en Klinische Neurofysiologie, St Elisabeth Ziekenhuis, Tilburg

Dhr. dr. G. H. Visser, neuroloog/klinisch neurofysioloog, afdeling Klinische Neurofysiologie, Erasmus Medisch Centrum, Rotterdam

Dhr. dr. A.W. de Weerd, afdelingshoofd, Slaapcentrum en afdeling Klinische Neurofysiologie, SEIN Zwolle

Deel I Elektromyografie

Basiskennis elektrofysiologie

B.U. Kleine, M.J. Zwarts en M.J.A.M. van Putten

1.1 Inleiding

In dit hoofdstuk worden basisbegrippen uit de biofysica besproken die relevant zijn voor vrijwel alle metingen in de klinische neurofysiologie. De stof wordt op zodanige wijze gebracht dat geen diepgaande mathematische en fysische achtergrondkennis nodig is en het gebruik van formules blijft zeer beperkt. Voor lezers die zich verder in de stof willen verdiepen, zijn uitstekende Engelse teksten beschikbaar (zie literatuurlijst).

1.2 Fysiologie van exciteerbare cellen

Neuronen en spiercellen zijn exciteerbare cellen: over de celmembraan van dergelijke cellen staat een spanning (typisch ongeveer -60 mV, intracellulair negatief ten opzichte van de buitenkant) die snel (~ 1 ms) kan veranderen, waardoor actiepotentialen kunnen worden gegenereerd.

Exciteerbare cellen zijn omgeven door een halfdoorlaatbare (semipermeabele) membraan en de samenstelling van het medium binnen en buiten de cel is zeer verschillend. Zo bevat de extracellulaire vloeistof relatief veel natriumionen en weinig kaliumionen. Dit is het gevolg van de natrium-kaliumpomp, die actief natriumionen vanuit de cel naar buiten pompt en deze uitwisselt met kaliumionen, die vanuit het extracellulaire milieu in de cel worden gebracht. Door deze iongradiënten kunnen er diffusiestromen door de semipermeabele membraan ontstaan, die verantwoordelijk zijn voor de rustmembraanpotentiaal en het genereren van actiepotentialen. De membraanspanning V over een dergelijke semipermeabele membraan kan beschreven worden met de Goldman-Hodgkin-Katz-vergelijking.

$$V = \frac{RT}{F} \ln \frac{P_k[K]_0 + P_{Na}[Na]_0 + P_{Cl}[Cl]_i}{P_k[K]_i + P_{Na}[Na]_i + P_{Cl}[Cl]_0}$$

Daarbij is V de membraanspanning als functie van de concentraties binnen $[.]_i$ en buiten $[.]_0$ de cel en als functie van de relatieve permeabiliteiten P van de verschillende ionen Na, K en Cl. De constanten R, T en F zijn respectievelijk de gasconstante, de absolute temperatuur en de constante van Faraday.

De semipermeabele eigenschappen van de celmembraan worden gerealiseerd door specifieke eiwitstructuren, die als zeer selectief ionenkanaal functioneren voor Na^+, K^+ of Cl^- ionen. Het is geen triviale vraag hoe het mogelijk is dat een kanaal grote ionen zoals K^+ wel doorlaat en kleine ionen zoals Na^+ niet. Dit probleem is een aantal jaren geleden opgelost door Agre en MacKinnon, die daarvoor in 2003 de Nobelprijs ontvingen.

De meeste kanalen zijn het grootste deel van de tijd vrijwel gesloten, op het kaliumkanaal na. Door deze selectieve permeabiliteit ontstaat de rustmembraanpotentiaal, die ongeveer -60 mV groot is. De permeabiliteit van de ionenkanalen kan echter snel veranderen, door veranderingen in de membraanpotentiaal of doordat neurotransmitters (bijvoorbeeld acetylcholine, gamma-aminoboterzuur of glutamaat) een interactie aangaan met een specifieke receptor. Elke receptor werkt als een ionselectief kanaal. De door deze receptoren geïnduceerde ionenstromen kunnen, mits voldoende groot, op hun beurt een actiepotentiaal in het ontvangende neuron of de myocyt opwekken.

Als de receptor voor Na^+ ionen wordt geopend, bijvoorbeeld door een spanningsverandering van de membraan of door interactie van een neurotransmitter met een natriumkanaal, zullen Na+ ionen in de cel diffunderen. Wanneer het K^+ of Cl^- betreft, zullen K^+ of Cl^- ionen uit de cel naar de extracellulaire ruimte diffunderen, waardoor de membraanspanning verandert. Tegelijkertijd genereren deze ionenstromen een stroomdipool. De bijdrage van een enkele dipool op de elektrische potentiaal op de huid is verwaarloosbaar. Alleen wanneer veel neuronen of spiercellen gelijktijdig actief worden, geeft de populatie van synchroon actieve cellen een meetbare bijdrage.

1.3 De bron

Actiepotentialen zijn voorwaarde voor informatieverwerking, voor communicatie over langere afstanden en voor het initialiseren van een spiercontractie. De actiepotentiaal bestaat uit een cascade van bewegingen van verschillende ionen door de celmembraan heen. De snelle stroom van natriumionen van de extracellulaire ruimte naar intracellulair geeft de grootste depolarisatie van de membraan en is daardoor verantwoordelijk voor een groot deel van de klinische potentiaalmetingen.

Met klinisch-neurofysiologische metingen kan niet het spanningsverschil over de membraan worden gemeten, maar met twee extracellulaire elektroden zijn de indirecte gevolgen van deze ionenstroom wel op te vangen. Een stroom van positief geladen natriumionen naar intracellulair laat extracellulair (in de buurt van de gedepolariseerde membraan) een negatieve lading achter. Elektrische lading kan niet ontstaan of verdwijnen, dus op het moment dat er een negatieve bron wordt waargenomen, zal op een andere plaats langs de membraan van dezelfde cel een bron met omgekeerde polariteit worden gezien. De negatieve bron wordt als het ware gevoed door een ionenstroom vanuit omliggende gebieden, die daardoor positief worden.

Bij het elektromyogram (EMG) ontstaat de actiepotentiaal bij de motorische eindplaat en beweegt in twee richtingen naar de uiteinden van de spiervezels. Omdat de naald maar een geringe afstand tot de spiervezels heeft, is het mogelijk de activiteit van een enkele cel te meten. De sequentie van het op de elektrode afkomende front, de actiepotentiaal dicht bij de elektrode en de van de elektrode af bewegende actiepotentiaal verklaart de typische trifasische golfvorm (positief, negatief, positief) die men zowel bij metingen aan de spier als aan de zenuw aldoor terugziet (▫ figuur 1.1).

In tegenstelling tot het EMG representeert het elektro-encefalogram (EEG) niet de verschillende actiepotentialen die worden gegenereerd; het weerspiegelt vooral de extracellulaire stromen die het gevolg zijn van exciterende of inhiberende stromen in de apicale dendrieten van de piramidecellen in de cortex.

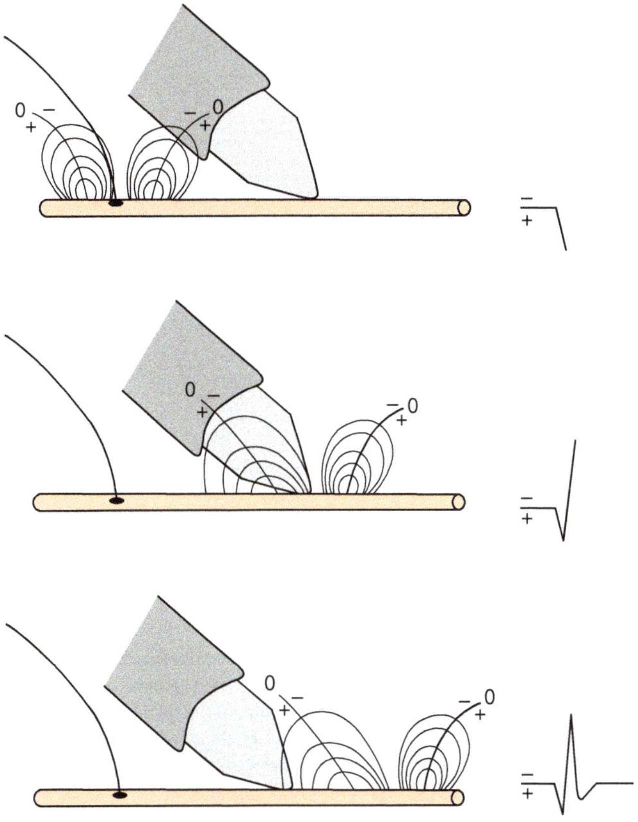

Figuur 1.1 De bron van het EMG. Schematische weergave van een spiervezel met een naaldelektrode (naar Dumitru et al., 2002). De actiepotentiaal ontstaat bij de neuromusculaire overgang (boven), passeert de naaldelektrode (midden) en loopt verder (onder) tot aan de aanhechting van de spiervezel aan de pees. De hoogste (meest negatieve) uitslag ontstaat door membraandepolarisatie in de buurt van de elektrode (midden).

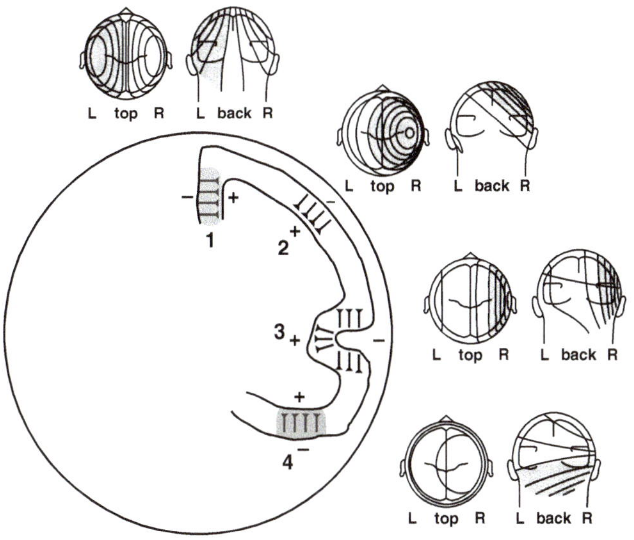

Figuur 1.2 De bron van het EEG: parallelle dendrietbomen van de piramidecellen in de cortex. De + en - geven de polariteit van de bron aan. Afhankelijk van de oriëntatie van de cortex ten opzichte van de schedel krijgt men een sterk variabele potentiaalverdeling over de schedel. Bijvoorbeeld, bij 2 ontstaat een negatief maximum direct boven de bron; bij 1, met een tangentiële oriëntatie ten opzichte van de schedel, ontstaat een negatief maximum over de tegenoverliggende schedelhelft (naar Elbersole et al., 2003). Verschillende elektrodencombinaties zullen nodig zijn om een onderliggende bron optimaal zichtbaar te maken in het EEG. In een bipolaire afleiding wordt een bron onzichtbaar als de twee elektroden op dezelfde isopotentiaallijn liggen.

De apicale dendrieten staan loodrecht op het cortexoppervlak en cellen in een specifieke regio ontvangen voor een deel dezelfde synaptische input. Iedere dendriet kan beschreven worden als een dipool. Deze parallel uitgelijnde stroomdipolen tellen op, waardoor een op de huid meetbare potentiaal ontstaat (figuur 1.2). Naast de afstand van een geactiveerd hersengebied tot de schedel speelt ook de 'richting van de cortex' een rol voor de uiteindelijk op de schedel meetbare potentiaalverschillen (figuur 1.2).

Bovenstaande verschillen in bronvorming tussen EEG en EMG betekenen ook dat de elektrische fenomenen een geheel verschillend karakter hebben, vooral wat de tijdsduur betreft van de verschillende processen: het EEG speelt zich af in tienden van seconden: het alfaritme heeft bijvoorbeeld een frequentie van ongeveer 10 Hz, waarbij een individuele golf ongeveer 100 milliseconden duurt. Bij EMG meet men soms actiepotentialen aan individuele spiervezels; deze duren enkele milliseconden. Overigens is de amplitude van de fenomenen grosso modo wel vergelijkbaar: van enkele microvolts tot meerdere millivolts.

Bij het sensibele geleidingsonderzoek van sensibele of gemengde zenuwen is de bijdrage van een afzonderlijk axon te klein voor een macroscopische meting. Stimulatie zorgt voor een synchrone activatie van alle axonen, waardoor de actiepotentialen (ongeveer) tegelijk de elektrode bereiken. Ook in dit geval komt de depolarisatie op de elektrode af (positief), is dicht bij de elektrode (negatief) en beweegt weg (positief). De tweede elektrode wordt ook op de zenuw gepositioneerd. Hier verschijnt de depolarisatie iets later in eenzelfde sequentie. Omdat het verschil tussen de twee elektroden gemeten wordt, zal men moeten zorgen dat de positieve uitslag op elektrode 1 optelt met de meest negatieve uitslag op elektrode 2. Voor een gezonde en voldoende opgewarmde perifere zenuw is dit te bereiken met een elektrodeafstand van 3 cm.

1.4 Volumegeleiding

Voordat een elektrofysiologische spanning zoals hiervoor beschreven gemeten kan worden door elektroden, moet de lading zich via geleiding (stroom) door het lichaam verspreiden. Dit geldt dus voor alle metingen zoals elektro-encefalografie (EEG), elektromyografie (EMG) en *evoked potentials* (EP's). Deze geleiding is in feite dezelfde als de stroom door een draad die aan een accu is aangesloten; wel is het zo dat de ladingdragers in het lichaam ionen zijn, terwijl dit bij geleiding in een metalen draad elektronen zijn. Het andere grote verschil is dat er nu sprake is van een driedimensionale ruimte (het lichaam), waarbij bovendien de geleidbaarheid (conductantie of (Eng) *conductance*) binnen het lichaam niet homogeen is (denk bijvoorbeeld aan bot versus liquor) en ook nog richtingsafhankelijk kan zijn (anisotroop).

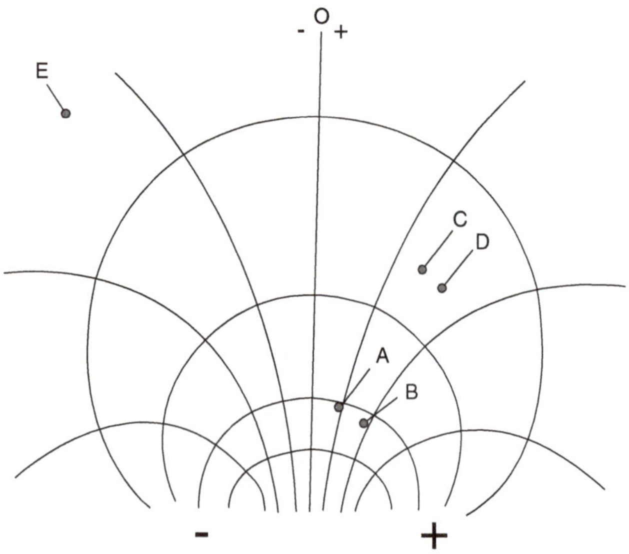

Figuur 1.3 Verdeling van de stroomlijnen in een goede geleider rondom een dipool. De lijnen tussen de plus en de min van de dipool zijn de stroomlijnen. De lijnen die er loodrecht op staan zijn de isopotentiaallijnen. Tussen de elektroden A en B wordt een groter potentiaalverschil gemeten dan bijvoorbeeld tussen C en D. (Uit: Dumitru D, Jewett DL. Far-field potentials. Muscle Nerve. 1993;16:237-54, met toestemming.)

In spieren bijvoorbeeld is de geleidbaarheid in de richting van de spiervezels ongeveer vijf keer zo hoog als de geleidbaarheid loodrecht op de spier. Ondanks deze complexiteit gehoorzaamt de volumegeleiding aan de wet van Ohm (V=I*R, waarbij V de spanning is, I de stroom en R de weerstand), maar dan aan een driedimensionale variant hiervan.

In de originele beschrijving van Lorente de Nó en in de meeste (vroege) modellen die de stroomverdeling binnen het lichaam beschreven, was er sprake van een oneindig, homogeen geleidend lichaam. De stroomlijnen nemen dan sterk af met de afstand tot de bron. Zoals uit figuur 1.3 blijkt, zijn de plaatsing van en de afstand tussen de elektroden erg bepalend voor het resultaat van de meting (dat wil zeggen: hoe groot het spanningsverschil is). Hieruit is al te begrijpen dat de afstand tussen de elektroden sterk bepalend is voor de amplitude (uiteraard afhankelijk van het veld en de stroomlijnen). In het uiterste geval van twee elkaar rakende elektroden is het spanningsverschil nul. Bij bijvoorbeeld sensibele metingen aan de vingers kan zo een te korte afstand tussen de elektroden gemakkelijk resulteren in een meting met een te lage amplitude.

De afname van de amplitude met de afstand wordt soms ten onrechte beschreven als een frequentieafhankelijke filtering door de schedel. Binnen het frequentiebereik van het EEG is dit echter niet het geval; de lage geleidbaarheid van de schedel onderdrukt alle frequenties even sterk, maar ruimtelijke verschillen nemen af. De lage frequenties in het EEG zijn afkomstig van grote populaties van cellen, de hoge (scherpe) frequenties van kleine, gelokaliseerde groepen neuronen. Omdat de ruimtelijke verschillen uitmiddelen (*blurring*), ontstaat er een relatie tussen frequentie (laag vs. hoog) en mate van blurring (uitgestrekte vs. gelokaliseerde bron).

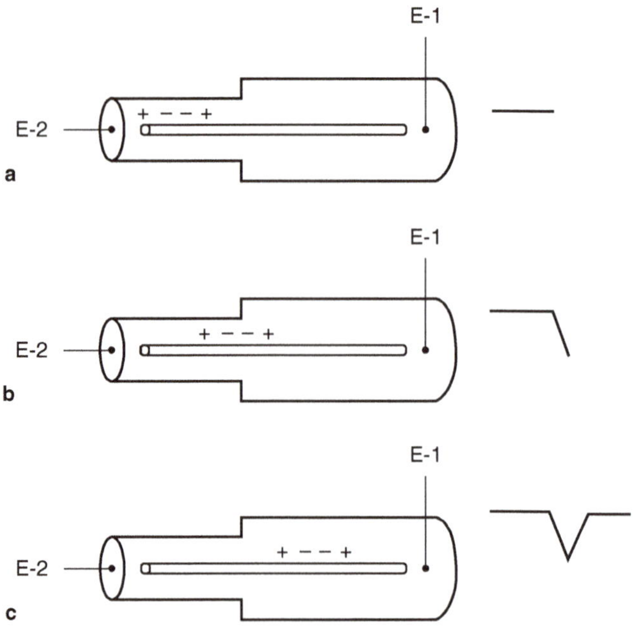

Figuur 1.4 Een lopende quadrupool komt van links naar rechts terecht in een cilinder met grotere diameter; de stroomlijnen geven al aan dat de stroomdichtheid hier lager wordt. Op het moment dat de quadrupool de grotere diameter binnenkomt, ontstaat een onbalans en zien we rechts een positieve deflectie ontstaan tussen de elektroden E1 en E2. Dit is een typische far-fieldpotentiaal (naar Dumitru et al., 2002).

Een laatste aspect van volumegeleiding zijn de zogenoemde near-field- en far-fieldpotentialen. Bij de meeste EMG-metingen is er sprake van een *near field*: de elektroden zijn relatief dicht bij de bron. De propagatie van de quadrupool onder de elektroden geeft de actiepotentialen de vertrouwde trifasische vorm. Er ontstaan echter ook potentiaalverschillen in het lichaam die niet direct met deze voortgeleide bron te maken hebben, maar met het feit dat het lichaam een begrensde volumegeleider is met inhomogeniteiten, of met het feit dat de bron start, van richting verandert of uitdooft. Dit is het beste te begrijpen uit figuur 1.4. De plotse toename in diameter in de rechterhelft van de eindige volumegeleider geeft een verdunning van de stroomlijnen. Wanneer men met twee elektroden meet tussen deze twee gebieden met grote en kleine diameter, wordt er een potentiaalverschil gevonden op het moment dat de dipool in het grotere medium komt. Dit potentiaalverschil is niet voortgeleid en kan alleen gemeten worden met een grote elektrodeafstand. Het zegt in feite eerder iets over het medium dan over de bron.

Vergelijkbare effecten treden op bij stoppen van een voortgeleide bron, bijvoorbeeld spiervezelactiepotentialen die aan het eind van de spiervezel uitdoven. Er ontstaat een onbalans in de quadrupool, met als resultaat een far-fieldpotentiaal. Het bekendste voorbeeld is de P9 bij de *somatosensory evoked potential* (SSEP), die ontstaat bij de plexus brachialis na stimulatie van de nervus medianus. Het is echter geen plexuspotentiaal, maar een gevolg van de overgang van de beperkte armdiameter naar de romp als volumegeleider.

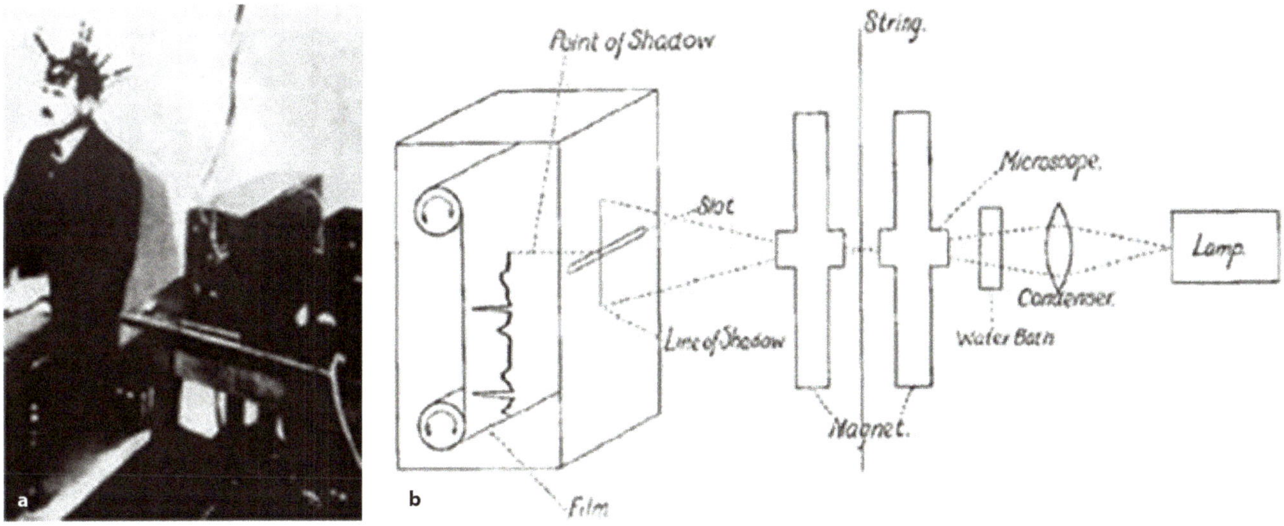

Figuur 1.5 Opname van het EEG ten tijde van Hans Berger (rond 1930). De elektroden waren gemaakt van katoen, waarin een zoutoplossing werd verwerkt. Verder werd gebruikgemaakt van een snaargalvanometer, die oorspronkelijk door Einthoven werd ontwikkeld. Een detail hiervan is rechts weergegeven. De spanning die gemeten wordt, wordt (na versterking) op een metalen draad (string) aangebracht. Bij een verandering van de spanning zal de stroomsterkte in de draad ook variëren. Door deze draad in een (statisch) magneetveld te plaatsen, ontstaat er een wisselende kracht op de draad, waardoor de uitwijking een functie van de spanning wordt. Door deze uitwijking te 'versterken' met een lenzenstelsel en de schaduw te projecteren op papier, kan het biosignaal worden gerepresenteerd.

1.5 Elektroden

Met behulp van elektroden kunnen elektrofysiologische bronnen zoals motor-unitpotentialen en EEG gemeten worden. Uiteraard bepalen de oppervlakte, de grootte en de afstand tussen de elektroden in hoge mate hoe een bepaald elektrofysiologisch verschijnsel in het lichaam eruit zal zien op het beeldscherm.

Om een spanning te meten zijn minimaal twee elektroden nodig, waarbij onderscheid kan worden gemaakt tussen de "actieve" en de referentie-elektrode (meestal E1 en E2 genoemd). Hierbij is het idee dat de actieve elektrode dicht bij de bron is geplaatst en dat de referentie inert is ten opzichte van de bron. Dit is echter illusoir (zie Figuur 1.3): men meet altijd het verschil in spanning tussen de elektroden, waarbij een echte (neutrale) referentie niet bestaat.

Uiteraard bestaan elektroden uit elektrisch geleidend materiaal. Er zijn oppervlakte-elektroden en naaldelektroden. De eerste zijn kleine (diameter 0,5-1 cm) ronde, platte of cupvormige elektroden van metaal (bijvoorbeeld zilver gecoat met zilverchloride) of van kunststof geïmpregneerd met een geleidende pasta. Ze worden met behulp van een lijm (bijvoorbeeld collodion), klittenband of plakband op de huid bevestigd. Soms wordt een geleidende pasta gebruikt om de overgangsweerstand naar de huid te verlagen; men kan ook de huid licht schuren om de geleiding te verbeteren. Er bestaan ook zelfklevende disposable elektroden die als plakkers op de huid bevestigd worden.

Naaldelektroden worden in het EMG-onderzoek gebruikt, meestal voor metingen aan spiervezels en motorische eenheden (Eng.: motor units). Uiteraard moeten ze steriel zijn en tegenwoordig zijn ze altijd disposable. De standaard concentrische naaldelektroden voor EMG-onderzoek zijn gemaakt van roestvrij staal. Ze bevatten een concentrische, geleidende draad die eindigt in het midden van de scherp en schuin afgesneden punt van de naald. De referentie is dan de schacht van de naald en het puntvormige uiteinde van de centrale draad is de actieve elektrode. Hiermee kan dus zeer lokaal in de spier worden gemeten.

Om goed te kunnen meten is de weerstand tussen huid en oppervlakte-elektroden van belang. Met de meeste apparatuur is met behulp van een wisselstroom door de elektroden (en het lichaam) deze overgangsweerstand te bepalen. Deze dient bij voorkeur lager dan 5000 Ω te zijn. Ook verdient het de voorkeur dat de overgangsweerstand van de twee elektroden ongeveer van gelijke grootte is (zie versterkers). Een heel lage overgangsweerstand wijst op een brug, dat wil zeggen twee elektroden zijn door elektrodepasta verbonden waardoor ze in feite werken als één grote elektrode met twee aansluitingen naar de versterker.

Op de overgang van elektrode en lichaam wordt een elektrodepotentiaal opgebouwd ten gevolge van de uitwisseling van elektrolyten tussen de elektrode en het geleidend weefsel onder druk van de door de elektrode lopende stroom. Tijdens een normale meting verandert deze elektrodepotentiaal niet of zeer langzaam. Bij druk op de elektrode kan deze laag verstoord worden, waardoor artefacten zichtbaar worden. Zie bijvoorbeeld Van Putten, 2009, ▶ hoofdstuk 5.

1.6 Het meetsysteem

Ruim tachtig jaar geleden was het meten van het EMG en het EEG een stuk lastiger dan nu. Een historisch voorbeeld is getoond in figuur 1.5. Inmiddels hebben we elektronische versterkers en computers en is de signaalacquisitie enorm verbeterd. Schematisch kan het proces van signaalopname weergegeven worden zoals getoond in figuur 1.6. Dit is de standaardopbouw van elk meetsysteem, met een opnemer (sensor) aan de ingang, bewerking van het signaal en uiteindelijk een representatie naar de gebruiker.

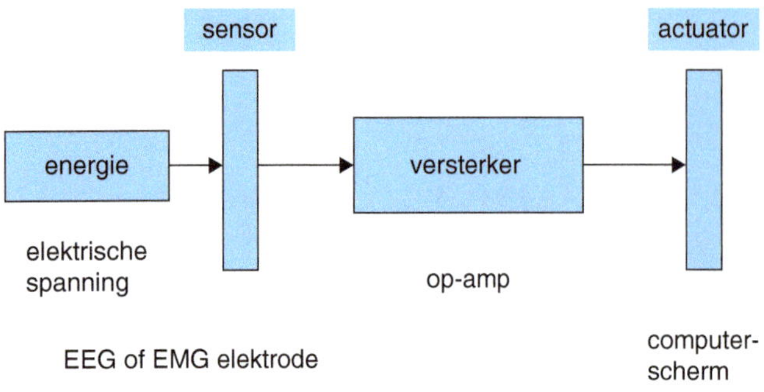

Figuur 1.6 Blokschema van een meetsysteem. Aan de ingang van het meetsysteem vindt men de sensor (bijvoorbeeld een Ag/AgCl-elektrode), aan het einde is de actuator om het resultaat weer te geven; heel vaak is dit een computerscherm of papier. Bij het naald-EMG gebruiken we doorgaans twee actuatoren: het computerscherm en een luidspreker.

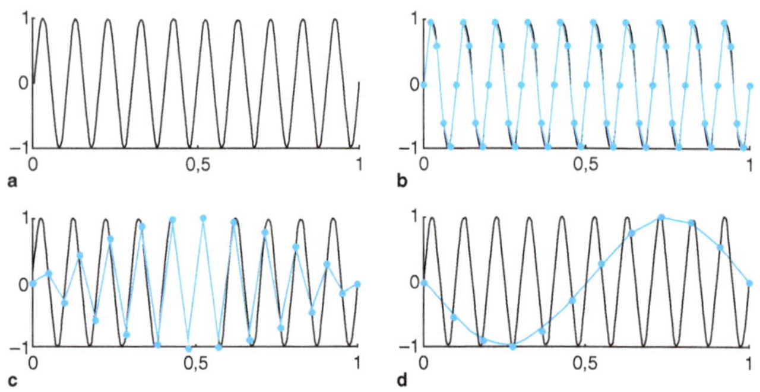

Figuur 1.7 Illustratie van het aliasingeffect. Een sinus van 100 Hz wordt gesampled met frequenties van 2000 Hz (a), 500 Hz (b), 210 Hz (c) en 110 Hz (d). Het resultaat van de meting na A-D-conversie is weergegeven met de dikke lijn. Bij de laatste frequentie treedt aliasing op: de frequentie van 100 Hz wordt 'teruggevouwen'naar 10 Hz. Deze frequentie gaat nu dus 'schuil' onder de 10 Hz (vandaar het woord alias: schuil gaan onder een andere naam). Verder valt op dat bij een samplingfrequentie van 210 Hz nog wel een sinus herkenbaar is van 100 Hz, maar dat dit signaal wel 'vervormd' is; daarom wordt in de praktijk meestal gesampled met een frequentie die vijf tot tien keer hoger ligt dan de hoogste frequentie in het signaal.

1.7 Analoge en digitale signalen

De signalen die ons lichaam produceert, zijn continue analoge signalen; dat betekent dat op elk willekeurig tijdstip het signaal een waarde heeft, waarbij de waarde zelf een continue variabele is. Het gemeten signaal is dus een continue variabele grootheid als functie van de tijd. Dit continue karakter van het signaal is bijvoorbeeld goed te zien in een registratie van het EEG op papier: voor ieder willekeurig tijdstip heeft de amplitude een waarde, waarvan de resolutie in principe onbeperkt is. Opslag en vooral bewerking van signalen gebeuren echter in computers die alleen digitale signalen kunnen representeren.

Een digitaal signaal is in feite niets anders dan een reeks hele getallen (*digit* = getal). Ieder getal representeert de afgeronde waarde van de grootheid op een bepaald tijdstip. Om een gemeten EEG-signaal te kunnen opslaan en bewerken in een computer, is het dus noodzakelijk om het analoge signaal om te zetten in een digitaal signaal. Dit proces heet analoog-digitaalconversie (A-D-conversie). De elektronica voor A-D-conversie kan zich bevinden in de headbox van het EEG- of EP/EMG-toestel, maar het is ook mogelijk dat de A-D-conversie plaatsvindt op een signaalverwerkingskaart in de PC.

1.8 Analoog-digitaalconversie

Twee aspecten zijn van belang bij de A-D-conversie: de bemonsterfrequentie (*sampling frequency*) en de resolutie. De bemonsterfrequentie betreft het aantal keren per seconde dat een waarde van het meetsignaal wordt bepaald. De afzonderlijke waarden worden ook wel *samples* genoemd. Hoe hoger de samplefrequentie, des te beter de resolutie in het tijdsdomein. De keuze van de bemonsterfrequentie is vooral afhankelijk van het frequentiebereik van het signaal dat gemeten wordt. Om een analoog signaal adequaat te kunnen representeren, is het noodzakelijk dat de bemonsterfrequentie voldoende hoog is.

Een belangrijk begrip in dit verband is het samplingcriterium van Nyquist-Shannon, dat stelt dat de samplingfrequentie minimaal tweemaal groter moet zijn dan de hoogste frequentie die in het signaal aanwezig is (voor het eerst beschreven door Nyquist in 1928 en door Shannon nogmaals in 1949). Als dit criterium niet wordt gehonoreerd, ontstaat *aliasing*: de hoge frequenties in het analoge signaal komen dan als lage frequenties terug in het digitale signaal. Dit is geïllustreerd in figuur 1.7, waarbij een sinus van 100 Hz met verschillende bemonsterfrequenties wordt bepaald. Om ervoor te zorgen dat dit Nyquist-criterium wordt gerealiseerd, dient het analoge signaal eerst analoog gefilterd te worden, voordat de A-D-conversie plaatsvindt.

1.9 Het analoge filter

Met het analoge filter wordt dus bepaald welke hoogste frequenties nog in het analoge signaal aanwezig kunnen zijn. Hierna wordt de samplingfrequentie gekozen. Een dergelijk analoog filter staat ook wel bekend als een anti-aliasingfilter. Aangezien een filter frequenties over het algemeen geleidelijk verzwakt, zal bij een laagdoorlaatbaar anti-aliasingfilter met een afsnijfrequentie van 70 Hz een frequentie van bijvoorbeeld 75 Hz nog wel deels in het signaal aanwezig zijn; dat is de reden dat de samplingfrequentie van 140 Hz niet voldoende zal zijn. Voor EEG-signalen is de minimale samplefrequentie ongeveer 250 Hz, waarbij het analoge band-passfilter wordt ingesteld op bijvoorbeeld 0,5-70 Hz. Voor een EMG is dit heel anders: hierbij zijn ook hogere frequenties van 70 Hz van belang, tot rond de 2 kHz. Daarom is de samplingfrequentie bij EMG veel hoger, minimaal 20 KHz voor naald-EMG.

1.10 A-D-resolutie

De resolutie van de A-D-conversie heeft betrekking op het oplossend vermogen waarmee de amplitude wordt gerepresenteerd. De amplitude wordt bij het bemonsterproces verdeeld in discrete stapjes, waarbij het aantal stapjes een macht van 2 bedraagt. Deze

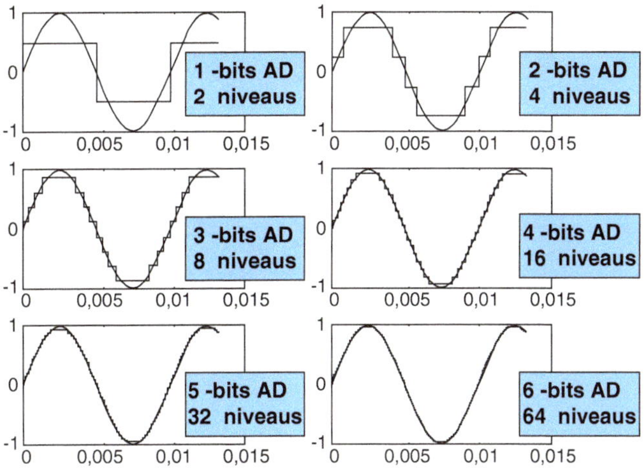

Figuur 1.8 Illustratie van de A-D-resolutie voor verschillende A-D-converters. De huidige converters hebben resoluties van 12 tot 24 bits.

macht van 2 is het aantal bits van de representatie. Een 8-bits (N=8) representatie betekent bijvoorbeeld dat het getal alle hele waarden kan aannemen van 1 tot 256 (= 2 tot de macht 8); een 12-bits representatie loopt van 1 tot $2^{12}=4096$. Meestal wordt er ook gebruikgemaakt van een tekenbit (dit geeft aan of het een positief of negatief getal is), zodat het aantal bits dat overblijft voor de resolutie $2^{(N-1)}$ bedraagt, waarbij N het aantal bits van de A-D-converter is. De huidige EEG-apparatuur gebruikt A-D-omzetters van 12 bits of meer. De keuze van de resolutie wordt vooral bepaald door de concessies die gedaan kunnen worden aan de representatie van de amplitude, zonder essentiële informatie van het signaal te verliezen. Het effect van de A-D-resolutie op de uiteindelijke signaalvorm is geïllustreerd in figuur 1.8.

1.11 Signaalbewerking

Als het signaal eenmaal in het digitale domein is beland, zijn er vele technieken mogelijk om het signaal zo te bewerken dat interpretatie beter mogelijk wordt. De bekendste technieken zijn het digitaal filteren en het maken van een frequentiespectrum.

1.12 Digitale filters

Filteren kwam al even ter sprake bij de A-D-conversie. Daar was het noodzakelijk om aan het Nyquist-bemonstercriterium te voldoen. Dit moet uiteraard voor de A-D-conversie gebeuren; aliasing kan niet achteraf gecorrigeerd worden. In het digitale domein worden filters vooral toegepast om irrelevante frequenties uit het signaal te verwijderen. Dat lukt het beste als de frequentie-inhoud van de gewenste en de ongewenste signalen niet of nauwelijks overlapt.

Dit is overigens niet altijd het geval: de lagere frequenties van het EMG overlappen de hogere frequenties van het EEG, zodat men met een laagdoorlatend EEG filter van 35 Hz een deel, maar niet alle EMG-bijmenging verwijdert.

De afsnijfrequentie van een filter wordt aangegeven bij het 3dB-punt: bij deze frequentie worden de signalen voor de helft (of 3 dB, immers $10\log_{10}(2) \approx 3$) verzwakt. Hoe sterk een filter de frequenties boven of onder het 3dB-punt verzwakt, wordt aangegeven met de steilheid (*roll-off*), en kan bijvoorbeeld 20 dB per decade zijn of 30 dB. Vaak is dit door de fabrikant al ingesteld; soms kan de gebruiker dit aanpassen.

1.13 Spectraalanalyse

Vooral bij de interpretatie van het EEG, dat voornamelijk bestaat uit ritmische activiteit, kan het handig zijn om een schatting te maken van de dominante frequenties. Digitale EEG-apparaten kunnen een spectraalanalyse uitvoeren. De uitkomst van een dergelijke meting is een grafiek, waarbij op de x-as de frequentie staat en op de y-as de mate van voorkomen van die frequentie in het EEG-signaal, vaak als amplitude ($\mu V/\sqrt{Hz}$; het amplitudespectrum) of als *power* ($\mu V^2/Hz$), het power spectrum.

De basis van deze techniek werd bedacht door Jean Baptiste Joseph Fourier, die aantoonde dat periodieke signalen opgebouwd kunnen worden uit verschillende discrete zuivere sinussen met een zekere amplitude en een zekere fase. Dit spectrum wordt (bijna altijd) met een Fast Fourier Transformatie (FFT) berekend. Het FFT-algoritme bepaalt, gegeven het signaal (bijvoorbeeld een stukje EEG), welke sinussen met hun amplituden en fase er in het signaal aanwezig zijn.

De spectrale resolutie wordt bepaald door de gekozen 'window' of 'venster'lengte. Een stuk EEG-signaal kan bijvoorbeeld verdeeld worden in stukjes van 1 seconde in duur (de verschillende vensters of 'windows'). De frequentieresolutie van de spectraalanalyse wordt nu bepaald door de tijdsduur van dit gekozen venster. Het algoritme maakt hierbij gebruik van veelvouden van sinussen die "precies in het venster passen". Bij een duur van 1 seconde is dat 1 Hz, 2 Hz, 3 Hz en zo verder. Bij een vensterlengte van 2 seconden is dat 0.5 Hz, 1 Hz, 1.5 Hz en verder. Voor het EEG wordt over het algemeen een windowlengte van 2 of 4 seconden gekozen; de frequentieresolutie is dan 0,5 of 0,25 Hz.

Het algoritme deelt het totale signaal (bijvoorbeeld 20 seconden EEG) op in stukjes met een windowlengte van bijvoorbeeld deze 2 seconden, en bepaalt nu een spectrum voor elk van deze fragmenten/windows, waarna het gemiddelde spectrum van al deze fragmenten wordt berekend. Het is overigens niet altijd mogelijk in de software de windowlengte zelf in te stellen.

Kernpunten

- De bron van elektrische activiteit bij elektromyografie bestaat meestal uit samengestelde voortgeleide actiepotentialen die in het algemeen een trifasisch karakter hebben.
- De bron van het elektro-encefalogram zijn de extracellulaire stromen die het gevolg zijn van exciterende of inhiberende signalen in de apicale dendrieten van de piramidecellen van de cortex.
- Zowel bij EMG als EEG kunnen we signalen aan de huid meten door de volumegeleiding: het lichaam is geleidend voor elektrische stromen; dit is een complex proces dat begrepen kan worden door een driedimensionale variant van de wet van Ohm.

- De analoge signalen verkregen na versterking worden gedigitaliseerd (A-D-conversie): bij dit proces wordt het signaal bemonsterd in de tijd en wordt voor elk tijdsmoment een waarde (amplitude) verkregen. De grote voordelen hiervan zijn de digitale opslag in computers en vele bewerkingsmogelijkheden achteraf.

Literatuur

Dumitru D, Amato AM, Zwarts MJ. Electrodiagnostic medicine. 2nd ed. Philadelphia: Hanley and Belfus; 2002. Chapter 2: Electric sources and volume conduction, Chapter 3: Instrumentation.

Dumitru D, Jewett DL. Far-field potentials. Muscle Nerve. 1993;16:237–254.

Elbersole JS, Pedley TA. Current practice of clinical electroencephalography. 3rd ed. Philadelphia: Lippincott, Williams & Wilkins; 2003. Chapter 2: Cortical generators and EEG voltage fields.

Putten MJAM van. Essentials of neurophysiology. Basic concepts and clinical applications for scientists and engineers. Series in Biomedical Engineering. Berlin: Springer; 2009.

Schomer DL, Lopes da Silva F. Niedermeyer's electroencephalography. Basic principles, clinical applications, and related fields. 6th ed. Philadephia: Lippincott, Williams & Wilkins; 2011. Chapter 5: Biophysical aspects of EEG and magnetoencephalogram generation, Chapter 6: Analog signal recording principles, Chapter 7: Digital recording principles, Chapter 8: Principles of EEG localization.'

Principes van zenuwgeleidingsonderzoek

J.G. van Dijk

2.1 Inleiding

Zenuwgeleidingsonderzoek berust vrijwel zonder uitzondering op elektrische stimulatie van een sensibele, motorische of gemengde zenuw. De uitzondering is reflexonderzoek, waarbij een reflexhamer wordt gebruikt. Dit hoofdstuk behandelt kort de principes van zenuwstimulatie en meting van de respons.

2.2 Actiepotentialen

Voor een grondiger uitleg van membraanspanning en actiepotentialen wordt verwezen naar ▶ H. 1. De celmembraan van zenuwcellen is elektrisch geladen, waarbij de buitenzijde van de cel meer positief is dan de binnenzijde; het verschil is de membraanpotentiaal, meestal rond de -60 mV. Een actiepotentiaal bestaat uit een tijdelijke verandering van deze potentiaal, waarbij de binnenkant van de cel tijdelijk meer positief wordt. Dit is een snel en initieel zelfversterkend proces waarbij een lichte verandering leidt tot activatie van natriumkanalen, waarna een stroom ontstaat van positieve natriumionen de cel in, wat de potentiaal nog verder verandert. Voor de zenuwgeleiding is het essentieel dat depolarisatie van een bepaalde plek op de membraan het evenwicht in aangrenzende gedeelten van de membraan verstoort, waardoor ook daar een actiepotentiaal ontstaat, ook weer doordat daar spanningsafhankelijke natriumkanalen opengaan. Op deze wijze verplaatst de actiepotentiaal zich 'als een lopend vuurtje' over de axonmembraan.

In principe verplaatst een actiepotentiaal zich passief over het axon. Tijdens dit transport gaat er echter stroom verloren door lekkage van lading door de celmembraan. Hierdoor zou de actiepotentiaal steeds kleiner worden tijdens de verplaatsing, typisch al over afstanden van 0,2 tot 1 mm. Er zijn echter op regelmatige afstanden 'versterkers' ingebouwd, en wel daar waar zich de spanningsafhankelijke natriumkanalen bevinden. Op deze manier blijft de actiepotentiaal tijdens het transport even groot. Dit proces lijkt op wat er in de techniek gebeurt bij een trans-Atlantische stroomkabel waar informatie doorheen wordt gestuurd; ook daar zijn op regelmatige afstanden versterkers ingebouwd.

Het zenuwgeleidingsonderzoek is beperkt tot gemyeliniseerde zenuwcellen. De Schwann-cellen omhullen elk een stukje axon met een flink aantal lagen myeline, waardoor de omhulde stukken elektrisch geïsoleerd zijn. Tussen aangrenzende Schwann-cellen resteert echter een klein stukje ongeïsoleerd axon: de knoop van Ranvier. De impulsgeleiding vindt dan plaats van de ene knoop naar de volgende een stukje verderop, wat de impulssnelheid verhoogt. Deze saltatoire geleiding maakt van een lopend vuur een 'springend vuurtje'.

Zenuwgeleidingsonderzoek berust op de kunstmatige opwekking van actiepotentialen in axonen met behulp van een elektrisch veld. Bedenk dat er bij elektrische stroom sprake is van een negatieve en een positieve pool. Rond de negatieve pool van de stimulator, de kathode, ontstaat een negatieve lading, terwijl de lading bij de positieve pool, de anode, positief is. Een axon in de buurt van de kathode ondergaat een verandering: de buitenkant van dat axon, in rust uit zichzelf positief, wordt meer negatief. Aangezien dit ook is wat er gebeurt bij het begin van een passerende actiepotentiaal, kan dit proces ter plaatse een actiepotentiaal doen ontstaan. De veldsterkte moet bij het axon boven een lokale kritische grens komen om een actiepotentiaal op te wekken. Eenmaal opgewekt verplaatst de potentiaal zich vervolgens op de normale manier over het axon. Deze kunstmatige opwekking van actiepotentialen werkt vooral goed en vlot bij dikke, gemyeliniseerde zenuwvezels. Voor het motorische systeem komt dat neer op de uitlopers van alfamotorische neuronen; voor het sensibele systeem gaat het om vezels die de propriocepsis en de tast geleiden. Functies van dunne, ongemyeliniseerde vezels blijven helaas buiten beeld: de pijnzin, de temperatuurzin en allerlei autonome impulsen zijn met zenuwgeleidingsonderzoek niet te testen.

In motorische axonen, hier dus gedefinieerd als de perifere uitlopers van alfamotorische neuronen in het ruggenmerg, lopen de impulsen normaal gesproken in de richting van het cellichaam af naar de neuromusculaire synaps in de spieren. In sensibele neuronen vindt normaal transmissie plaats vanuit allerlei sensororgaantjes in de huid naar de sensibele neuronen in de spinale ganglia en vandaar naar het ruggenmerg. Deze voorkeursrichting van impulsgeleiding is zuiver het gevolg van de plaats waar de impulsen primair worden opgewekt. De axonen geleiden namelijk even gemakkelijk de ene als de andere kant op. Bij zenuwgeleidingsonderzoek worden de actiepotentialen ergens in het verloop van een axon gegenereerd, vanwaar ze dan ook altijd in twee richtingen bewegen, naar distaal en naar proximaal. Hiervan wordt dankbaar gebruikgemaakt. Een motorisch voorbeeld is de F-golf, waarbij impulsen in een motorisch axon eerst in de 'verkeerde' richting bewegen, namelijk naar het ruggenmerg toe, en vandaar weer in de normale richting, naar de spier. Een sensibel voorbeeld is de zogeheten antidrome techniek, waarbij een zenuw proximaal (zoals in de pols) wordt gestimuleerd, om de respons vervolgens distaal (zoals in een vinger) op te vangen.

2.3 Stroomsterkte

Om te begrijpen welke stroomsterkte nodig is, is enig inzicht nodig in het soort respons dat gemeten wordt. Bij zowel motorisch als sensibel onderzoek wordt een samengestelde potentiaal gemeten die berust op de actie van veel neuronen. In volgende hoofdstukken zal blijken dat dit de *compound motor action potential* (CMAP) is voor motorisch onderzoek; wat daarbij gemeten wordt is de activiteit van geactiveerde spiercellen (◘ figuur 2.1). De sensibele tegenhanger is de *sensory nerve action potential* (SNAP), waarbij de activiteit van zenuwvezels zelf gemeten wordt.

In beide gevallen berust de amplitude van de potentiaal op het aantal geactiveerde axonen. Verlies van axonfunctie door ziekte leidt tot een lagere amplitude, en dat is een van de eerste vragen die men met geleidingsonderzoek wil beantwoorden: zijn er te weinig functionerende axonen? Zou men slechts een deel van alle vezels stimuleren, dan zal de amplitude uiteraard laag worden, maar dat zegt niets nuttigs over het potentiële aantal dat men zou kunnen stimuleren. Dit probleem wordt opgelost door de sterkte al stimulerend te verhogen totdat de opgewekte

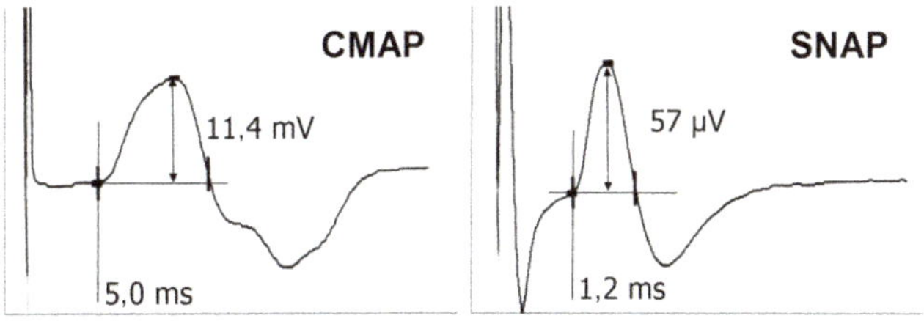

Figuur 2.1 Voorbeeld van een CMAP (compound muscle action potential) en een SNAP (sensory nerve action potential), twee potentialen met hoge amplitude bij een jonge, gezonde persoon. In beide gevallen gaat het om een bifasische potentiaal met eerst een negatieve en dan een positieve potentiaal.
Let op: het is gebruikelijk om negatieve activiteit met een uitslag omhoog af te beelden! Let op de verschillen: de amplitude van de CMAP is wezenlijk hoger dan die van de SNAP. In dit geval is de CMAP-amplitude 200 maal hoger, te zien aan het verschil in schaal: CMAP's worden in millivolt uitgedrukt, SNAP's in microvolt. De SNAP heeft ook een wezenlijk kortere duur dan de CMAP: de negatieve fase duurt meestal maar ongeveer 1-2 milliseconden, tegen 5-6 milliseconden voor een CMAP.

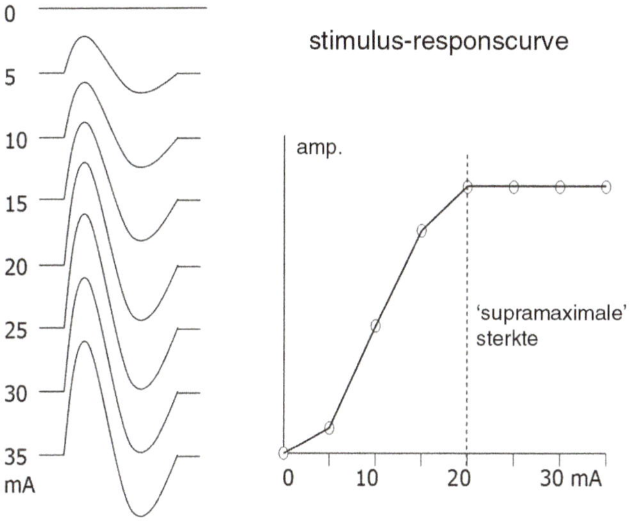

Figuur 2.2 Wat is supramaximaal? Hier wordt getoond wat er met een potentiaal (CMAP of SNAP) gebeurt als de stroomsterkte, uitgedrukt in milliampère (mA), langzaam wordt opgevoerd. Onder een bepaalde sterkte gebeurt er niets, maar dan worden enkele axonen gestimuleerd en dat resulteert in een CMAP (of SNAP) van lage amplitude. Bij opvoeren van de stroomsterkte worden steeds meer axonen gestimuleerd, tot ze allemaal zijn gestimuleerd. Vanaf die sterkte neemt de amplitude niet verder toe bij verder opvoeren van de stroomsterkte. Een intensiteit boven die sterkte wordt supramaximaal genoemd.

amplitude niet meer toeneemt, ook al wordt er harder gestimuleerd: die observatie bewijst dan dat alle vezels gestimuleerd zijn (figuur 2.2). Er is dus een grenssterkte waarop juist alle vezels gestimuleerd worden. Meestal wordt in de praktijk de werksterkte een stuk boven die grens gelegd, omdat anders elke minieme verandering in houding of geleiding van de huid ertoe zou leiden dat een deel van de axonen niet zou worden gestimuleerd: de zogeheten inframaximale stimulatie. Een sterkte boven de genoemde grens heet supramaximale stimulatie. Beide termen zijn overigens taalkundig wat merkwaardig: het woord maximum slaat op de amplitude van de opgewekte potentiaal, die inderdaad aan een maximum gebonden is. De stroomsterkte

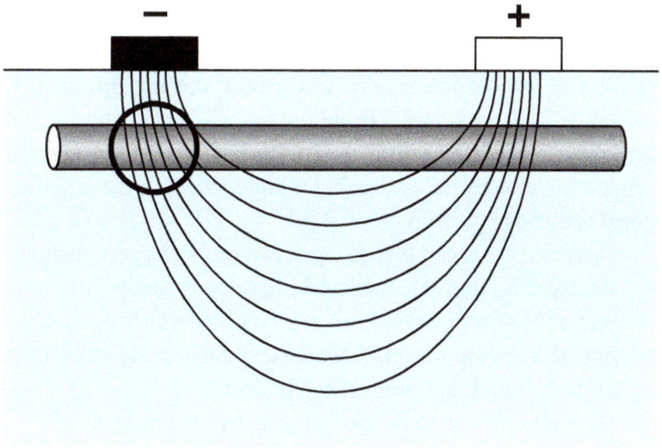

Figuur 2.3 Stimulator en elektrisch veld. Een elektrische stimulator, bestaande uit een kathode (-) en een anode (+), is op de huid geplaatst boven een zenuw. De stroom verloopt via veldlijnen en de veldsterkte is het hoogst waar de veldlijnen vlak bij elkaar liggen, ofwel in de huid onder de stimulator. De axonen in de zenuw worden gestimuleerd onder de kathode, als de lokale veldsterkte een bepaalde grens overschrijdt.

kan echter veel hoger worden opgevoerd dan de sterkte waarop de potentiaal maximaal wordt.

Essentieel voor het begrip is dat de effectiviteit van stimulatie dus wordt vastgesteld aan de hand van de verkregen potentiaal (CMAP of SNAP) en niet gedefinieerd wordt met de absolute stroomsterkte. Op elke plek bij elke zenuw bij elke persoon moet die grens dus opnieuw bepaald worden.

De stroom tussen kathode en anode resulteert in een elektrisch veld in de weefsels onder de stimulator (figuur 2.3). De stimulator bestaat uit twee contactoppervlakken die op de huid worden geplaatst met enige afstand ertussen: de kathode en de anode. De oppervlakten van de stimulator moeten elektrisch goed geleiden; ze worden daarom van metaal gemaakt of van sponsjes of viltjes met een zoutlossing. De onderhuidse weefsels bestaan vooral uit zout water en geleiden stroom dus uitstekend. De huid kan echter een aanzienlijke barrière opwerpen, die geslecht dient te worden door schuren, boenen en poetsen. Huidcrèmes zijn vet en verhogen de weerstand en moeten – in deze context – dan ook beslist vermeden worden.

Bij stimulatie wordt meestal gebruikgemaakt van een blokpuls: dit betekent dat er gedurende een korte tijd een tevoren ingestelde hoeveelheid stroom loopt tussen kathode en anode. Vaak is daarbij sprake van een 'constante stroomstimulatie'. Het apparaat past dan de gebruikte spanning (het voltage) aan, rekening houdend met de weerstand, om zo de ingestelde hoeveelheid stroom te bewerkstelligen. Vaak wordt een pulsduur van 0,2 ms gebruikt bij een sterkte van 6 tot 100 milliampère (mA). Bij moeilijk prikkelbare zenuwen kan het nodig zijn om ook de pulsduur te verlengen tot 0,5 ms. Dat bereik van de stimulatie is vrijwel zeker behoorlijk pijnlijk, zodat men goed moet weten of de op deze wijze verkregen informatie die hoeveelheid pijn waard is.

2.4 Het stimuleren van zenuwen

De veldsterkte is sterk afhankelijk van de plaats van kathode en anode: de sterkte is het grootst tussen kathode en anode, ofwel in de huid net onder de stimulator. Zoals gezegd vergt het opwekken van een actiepotentiaal in een axon een bepaalde minimale veldsterkte bij dat axon; ook is al gezegd dat die opwekking, gezien de negatieve aard van de potentiaal, bij de kathode het gemakkelijkst gaat. Kortom: zenuwstimulatie gaat het gemakkelijkst bij axonen net onder de kathode. Dit simpele feit heeft nogal wat consequenties.

- De eerste is dat een diep gelegen zenuw een hogere stroomsterkte vergt dan een oppervlakkig gelegen zenuw, om eenzelfde effectieve veldsterkte bij de zenuw te krijgen. Die hogere absolute stroomsterkte maakt dat er meer stroom door de huid loopt, wat meer pijn doet.
- De plaats waar men de axonen activeert, is preciezer te bepalen voor een oppervlakkige dan voor een diep gelegen zenuw. Zoals later zal blijken, is bepaling van die plaats belangrijk om de geleidingssnelheid uit te rekenen. De plaats van effectieve zenuwstimulatie wordt benaderd door een stip op de huid te zetten op de plaats van de kathode. Als de onderzochte zenuw vlak onder de kathode loopt, zal de plaats van de kathode redelijk overeenkomen met de plaats van effectieve stimulatie; diep in het weefsel is dat veel minder zeker. De nauwkeurigheid van de meting is dan ook minder.
- Het is niet verstandig om een sterkte te gebruiken die ruim supramaximaal is. Zo'n hoge sterkte zal ertoe leiden dat een axon over een flink gebied geactiveerd kan worden. De actiepotentialen beginnen echter niet te lopen op de plaats waar de veldsterkte het grootst is, maar in principe overal waar de veldsterkte boven een bepaald minimum komt. De effectieve stimulatieplaats ligt in een dergelijk geval dan ook niet pal onder de kathode maar een stukje verderop, wat de meting onnauwkeurig maakt. Bovendien levert deze manier van stimuleren meer pijn op.

Het resultaat van dit alles is dat zenuwstimulatie maar op een beperkt aantal zenuwen en plaatsen goed toepasbaar is.

2.5 Het meten van een potentiaal

De signalen van spier- of zenuwactiviteit worden gemeten als een verschilpotentiaal, wat betekent dat er twee elektroden nodig zijn om één verschilpotentiaal te meten. Bij een motorisch onderzoek wordt de elektrische activiteit gegenereerd door de geactiveerde spiervezels, en bij sensibel onderzoek worden de actiepotentialen van de zenuwvezels zelf gemeten. Hoe die elektrische activiteit leidt tot een potentiaal op het scherm vergt natuurkundige, technische en fysiologische kennis.

Wat voor het begrip nuttig is, is het onderscheid tussen 'bewegende' en 'stilstaande' potentialen. Voorbeelden van bewegende potentialen zijn actiepotentialen in spiervezels en in axonen. De potentiaal van een spiervezel begint bij de synaps, vanwaar er twee depolarisatiefronten naar de einden van de spiervezel lopen met een snelheid van 4 tot 4,5 m/s. De potentiaal van een axon loopt over het axon met een snelheid van 40 tot 60 m/s. Dergelijke lopende potentialen zijn het best te meten met een elektrode dicht bij de spiervezel of het axon. Hoe verder van de potentiaal af, hoe minder duidelijk men een bewegende potentiaal ziet. Aangezien de meting registratie van een potentiaalverschil vergt, ligt het voor de hand een tweede elektrode te gebruiken op een plaats waar de spier- of zenuwpotentialen niet aanwezig zijn. De elektrode bij spier of zenuw wordt in de regel de 'actieve elektrode' genoemd en de andere de referentie-elektrode. Die namen zijn echter nogal misleidend: geen van beide elektroden is ook maar enigszins 'actief' in de zin dat ze zelf iets doen. Misschien nog belangrijker: het is meestal niet waar dat er op de plaats van de referentie-elektrode géén spier- of zenuwactiviteit aanwezig zou zijn; bijna altijd is dergelijke activiteit er wel.

Een voorbeeld van een stilstaande potentiaal is het ECG, dat men prima kan meten met elektroden op handen en voeten, ook al zit het hart daar niet. Maar ook bij CMAP's spelen stilstaande potentialen een grote rol: men kan met meetelektroden op de hand nog wel degelijk activiteit van onderarmspieren opvangen. Het feit dat elektrische activiteit op een andere plaats te meten is dan waar zij gegenereerd wordt, heet volumegeleiding. De twee soorten potentialen sluiten elkaar niet uit: vaak wordt een combinatie geregistreerd van bewegende en stilstaande potentialen.

2.6 Het stimulusartefact

De elektrische schok waarmee een zenuw wordt gestimuleerd, brengt een zeer kortdurend elektrisch veld teweeg. Dit veld verspreidt zich door de extremiteit. De verdeling over de huid lijkt op die van een magneetveld: er is een negatieve en een positieve pool, respectievelijk bij de kathode en de anode, en men kan het veld beschrijven als isopotentialen die vanaf de polen uitwaaieren. Deze verdeling over de huid maakt het zeer goed mogelijk dat de actieve elektrode bevestigd is op een plaats met een andere potentiaal dan de referentie-elektrode: er is dan kortom een potentiaalverschil.

Men zou verwachten dat die potentiaal net zo kort te zien is als de stimulus duurt, ofwel slechts 0,2 ms. Helaas duurt het vaak veel langer, wat verklaard wordt uit de eigenschappen van de apparatuur. De duur is dan lang genoeg om tegelijk op te treden met de gewenste potentiaal. Als die dan laag van amplitude is, zoals bij een SNAP, kan het stimulusartefact de meting ernstig verstoren (figuur 2.4).

Een stimulusartefact kan op twee manieren worden bestreden: de eerste is schuren, poetsen en boenen, ofwel verbetering van de geleidingseigenschappen. De tweede methode houdt in dat een resterend artefact goed bestreden kan worden door de stimulator te draaien rond de kathode: op die manier verschuift het veld van het stimulusartefact over de huid. Bij herhaald stimuleren ziet men dan het artefact van teken en sterkte veranderen. Het is dan mogelijk om het veld zo te draaien dat de actieve en de referentie-elektrode op dezelfde isopotentiaal terechtkomen: er is dan geen verschil (figuur 2.5). De meeste leerboeken vermelden dat de kathode altijd dichter bij de afleidingsplaats moet worden geplaatst dan de anode. Hierbij speelt de volgende theoretische overweging een rol: als de zenuw gemakkelijk gedepolariseerd raakt bij de kathode, zou de anode juist een remmende werking moeten hebben op de activatie van de zenuw

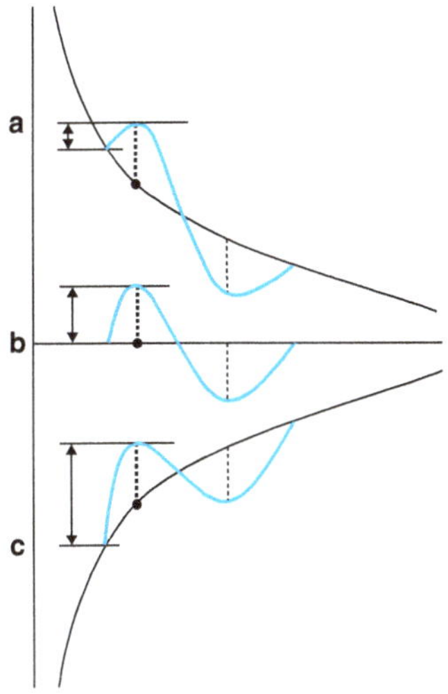

Figuur 2.4 Stimulusartefact. Bij a is er een initieel sterk negatief stimulusartefact (negatief is omhoog afgebeeld); b geeft de ideale situatie weer: er is geen stimulusartefact; c geeft een groot positief artefact weer. In alle gevallen telt de potentiaal bij het stimulusartefact op. De stippellijnen geven de 'echte' amplitude weer, gerekend van de in werkelijkheid onzichtbare basislijn. Het EMG-apparaat meet de amplitude als het verschil tussen de eerste deflectie (afbuiging) van de basislijn en de negatieve top, getekend als de pijlen. Bij een negatief artefact (a) leidt dat tot een onderschatting van de amplitude en bij een positief artefact (c) tot een overschatting.

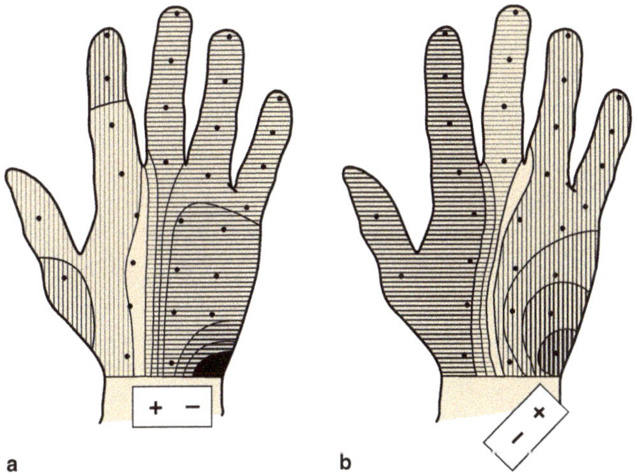

Figuur 2.5 Beïnvloeding van het stimulusartefact. Deze figuur geeft de resultaten van een experiment weer. Er is een schok van 15 mA aan de pols gegeven en de grootte van het stimulusartefact is gemeten 1 ms na de schok. Het artefact is gemeten op alle met een stip aangegeven plaatsen. In A is te zien dat er een negatief veld (horizontale lijnen) ontstaat bij de kathode en een positief veld (verticale lijnen) bij de anode. Hoe dikker de lijnen, des te sterker het artefact. Bij B is de stimulator omgedraaid, zodat het artefact meedraait. Daarna is de stimulator wat gedraaid om het artefactveld over de hand mee te draaien. Er is slechts een smal gebied met een neutraal artefact (arcering). Men kan vrijwel altijd de stimulator zo draaien dat de beide meetelektroden in die smalle neutrale zone terechtkomen; dan is het artefact verwaarloosbaar klein.

(het zogeheten anodale blok). Dit klinkt aannemelijk, maar is onjuist en speelt in de praktijk geen enkele rol. Om die reden is er geen enkel beletsel om de stimulator rondom de kathode te roteren. Wel moet men beseffen dat zenuwstimulatie bij de kathode plaatsvindt: de kathode moet zo dicht mogelijk bij de

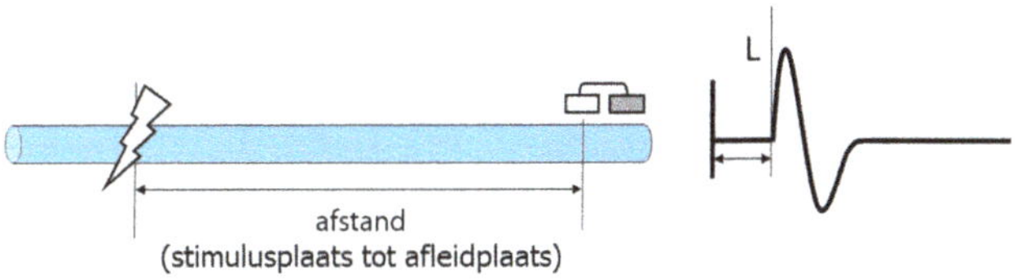

$$\text{snelheid} = \frac{\text{afstand (mm)}}{\text{L (ms)}}\ \text{mm/ms} = \text{m/s}$$

Figuur 2.6 Sensibel geleidingsonderzoek. Een sensibele zenuw wordt hier gestimuleerd op de plaats boven de zenuw die met een bliksemschicht is aangegeven. Verderop zijn meetelektroden aangebracht boven dezelfde zenuw. Enige tijd na stimulatie passeren de actiepotentialen in de zenuw onder de meetelektroden, wat een SNAP oplevert. Het begin daarvan wordt gemeten: de latentie (L). Die latentie weerspiegelt dus de tijd waarin de zenuwimpulsen de afstand tussen stimulatie- en meetplaats overbruggen. Door die afstand te meten, kan met een deling de snelheid berekend worden, uitgedrukt in m/s.

zenuw geplaatst worden en afstanden moeten altijd worden gemeten vanaf de kathode.

2.7 Het meten van de geleidingssnelheid

Bij een sensibel onderzoek meet men direct aan het orgaan waar het om gaat: de zenuw. Dat betekent dat de meting uit drie elementen bestaat (figuur 2.6):

1. stimulatie van de zenuw: de plaats van de kathode op de huid geldt als de plaats van zenuwstimulatie;
2. meting van de zenuwactiviteit (de SNAP): de afleidelektroden worden verderop boven de zenuw geplaatst, waarbij de plaats van de actieve elektrode geldt als de plaats waar de potentiaal passeert;
3. meting van de afstand tussen die twee plaatsen.

De tijd tussen de stimulus en het begin van de gemeten potentiaal is de tijd die nodig is voor geleiding in het gemeten segment. Deze tijd wordt gemeten in milliseconden, met een resolutie van 0,1 milliseconde. De afstand tussen stimulatie- en meetplaats wordt gemeten in millimeters. Door afstand door tijd te delen, krijgt men de snelheid in mm/ms, wat hetzelfde is als m/s.

Het meten bij een motorisch onderzoek vergt een extra stap (figuur 2.7), doordat de potentiaal nu afkomstig is van spiervezels in plaats van zenuwvezels. Dit betekent dat de tijd tussen de stimulus en het begin van de potentiaal niet alleen berust op zenuwgeleiding (waar het om gaat), maar ook op de neuromusculaire transmissie en op het genereren van de spierpotentialen; deze tijd is niet voor iedereen hetzelfde en kan tussen personen variëren van ~ 0,4 tot 1 ms. Om die reden is de bovengenoemde methode met slechts één stimulatieplaats niet toepasbaar. Wat wel kan, is de zenuw op twee plaatsen stimuleren. Het verschil in tijd tussen het optreden van de twee potentialen berust wel op de functie van de zenuw alleen, zodat die tijd bruikbaar is voor een snelheidsmeting.

Zowel bij motorisch als bij sensibel onderzoek berust de meting op het begin van de potentiaal. Men moet zich realiseren dat verschillende zenuwvezels in geringe mate verschillende

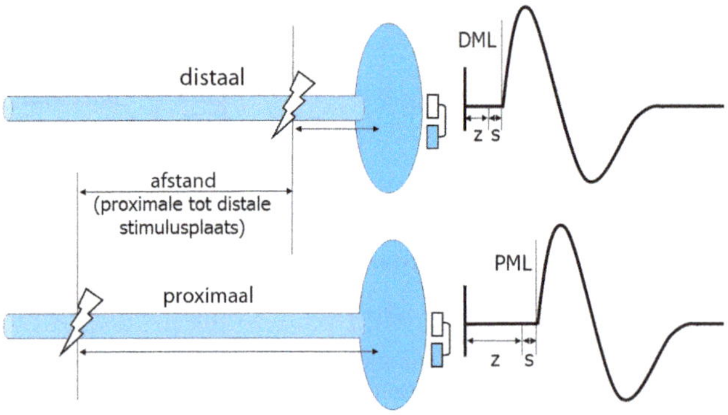

$$\text{snelheid} = \frac{\text{afstand (mm)}}{\text{PML-DML (ms)}} \text{ mm/ms} = \text{m/s}$$

Figuur 2.7 Motorisch geleidingsonderzoek. Schematische voorstelling van een meting van de motorische geleiding. De zenuw wordt eerst distaal gestimuleerd en er wordt een potentiaal (de CMAP) geregistreerd met elektroden boven de spieren van die zenuw. De tijd tussen de stimulus en het begin van de potentiaal heet de distale motorische latentie (DML). Die tijd wordt ingenomen door twee processen. Het eerste proces (z) betreft geleiding in het stukje zenuw tussen de stimulatieplaats en de spier, het tweede (s) bestaat uit de tijd nodig voor transmissie in de neuromusculaire synaps en het genereren van een spiervezelpotentiaal. Hoe lang vooral 's' duurt, is niet precies per individu te bepalen. Vervolgens wordt de zenuw proximaal gestimuleerd. Dat levert een latere potentiaal op, en de duur tussen stimulus en de potentiaal is dan de proximale motorische latentie (PML). Deze bestaat uit dezelfde twee processen, maar nu is 'z', de tijd voor zenuwgeleiding, langer dan bij distale stimulatie. Het verschil tussen PML en DML is de tijd die de zenuwimpulsen nodig hadden om de afstand tussen proximale en distale stimulatie te overbruggen. Die afstand is te meten op de huid en een deling levert dan de snelheid op in m/s.

snelheden hebben. Het begin van de potentiaal wordt altijd gevormd door de snelste vezels. De berekende snelheid geeft daarmee slechts de functie van een kleine minderheid van alle vezels. Verder zijn ook andere parameters van nut dan alleen de snelheid; deze informatie is in de betreffende hoofdstukken te vinden.

2.8 De meetfout

Hoe nauwkeurig snelheidsmetingen zijn, hangt af van de nauwkeurigheid waarmee afstanden en tijden (latenties) gemeten kunnen worden.

De afstand wordt over de huid gemeten en niet over de zenuw zelf, wat een fout met zich meebrengt. Ook bewegingen van de huid, buiging van gewrichten en het al dan niet recht lopen van zenuw of huid brengen fouten met zich mee. En ten slotte is het meten van de afstand over de huid zelf ook aan een meetfout onderhevig. De grootte van de meetfout is te bepalen door de afstand herhaald te meten. De fout neemt mogelijk enigszins toe met de afstand, maar zeker niet evenredig: veelal wordt aangenomen dat de fout even groot is voor korte en lange afstanden. In veel laboratoria worden afstanden genoteerd met een nauwkeurigheid van een halve centimeter, met het oog op de meetfout die enkele mm beslaat. De auteur geeft er de voorkeur aan metingen in mm te noteren, aangezien het aan te raden is afrondingen altijd pas aan het einde van een berekening uit te voeren, hier op de snelheid. Latenties worden met een nauwkeurigheid van ongeveer 0,1 ms bepaald, en dat geldt in principe voor elke meetplek.

De twee foutenbronnen (afstand en tijd) zijn onafhankelijk van elkaar. Het is belangrijk voor het begrip dat de meetfouten van afstanden en latenties in essentie even groot zijn voor een afstand van 10 cm als voor een afstand van 40 cm. In relatieve zin zijn de meetfouten voor lange zenuwsegmenten dan ook kleiner dan die voor korte segmenten. Dat relatieve karakter maakt dat snelheidsmetingen nauwkeuriger zijn voor lange dan voor korte segmenten.

Een voorbeeld helpt mogelijk dit duidelijker te maken. Stel dat een zenuw een 'echte' snelheid heeft van 55 m/s, dat de meetfout voor latentiemetingen 0,1 ms is en voor afstandsmetingen 2 mm. Een – hier verder niet uitgelegd – rekenmodel levert voor een segment van 80 mm lengte dan op dat 96% van de daadwerkelijke metingen zal liggen tussen 7,4 m/s sneller en 7,4 m/s langzamer dan de 'echte' waarde. Voor een segment van 240 mm zijn diezelfde grenzen wezenlijk smaller: de gevonden waarden liggen dan tussen 2,5 m/s sneller en 2,5 m/s langzamer dan de 'echte' waarde. Om deze reden moet men heel voorzichtig zijn met snelheden verkregen van segmenten korter dan 80 tot 100 mm.

Een tweede effect van de meetfout is minder evident. Zoals gezegd is de meetfout van een lange latentie relatief klein. Een lange latentie wordt gezien bij een lang zenuwsegment, maar ook bij een lage geleidingssnelheid. Kortom: een lage snelheid is nauwkeuriger te meten dan een hoge! Voor het vaststellen van aandoeningen is dat prettig, aangezien de snelheden daarbij lager worden.

2.9 Pijn

Pijn bij het EMG wordt vrijwel niet wetenschappelijk onderzocht, maar is de belangrijkste beperking voor een ruimere inzet van het EMG. Het voorkomen en verminderen van pijn vormen dan ook een wezenlijk deel van de basiskennis van het EMG.

Pijnsensaties worden geleid door dunne vezels die niet toegankelijk zijn voor geleidingsonderzoek. Een aantal argumenten wijst erop dat het opwekken van pijn met elektrische schokken andere wetten volgt dan de wetten die gelden bij het stimuleren van dikke vezels.

- Wanneer men een supramaximale SNAP of CMAP verkregen heeft en de stroomintensiteit verder opvoert, neemt de pijn toe. Het supramaximale karakter houdt in dat alle dikke vezels gestimuleerd zijn, maar blijkbaar geldt dat dan nog niet voor alle dunne vezels. Mogelijk worden sommige pijngeleidende axonen pas geactiveerd bij een hoge intensiteit.
- Pijn neemt toe met de stimulusfrequentie. Dat is vaak al te merken bij een frequentie van 1 Hz, en het effect telt zwaarder bij een hoge intensiteit: schokken die met 1 Hz vervelend zijn, kunnen minder vervelend zijn bij 0,5 Hz. Een reeks schokken die met 5 Hz redelijk te verdragen is, is pijnlijker bij 10 Hz.
- De pijn bij zenuwstimulatie wordt voor een groter deel veroorzaakt door pijn in de huid bij de stimulator dan door

pijn in het verzorgingsgebied van de zenuw. Dit is eenvoudig te proberen door bijvoorbeeld de eigen nervus ulnaris in de elleboog te stimuleren: wordt de pijn gevoeld in de elleboog of in het gebied van de nervus ulnaris in de hand?

Vanaf de plaats van stimulatie neemt de veldsterkte snel af. Als de stimulator relatief ver van een zenuw af geplaatst is, moet de sterkte hoog zijn om de zenuw adequaat te stimuleren, met een forse sterkte in de huid tot gevolg. Hoe sterk dat effect is, kan men snel te weten komen door eens een supramaximale CMAP op te wekken vanaf een aantal plaatsen op de pols rond de plaats waar de nervus medianus het dichtst onder de huid ligt: een verplaatsing van 5 mm kan al 10 mA meer stroom vergen.

De bovenstaande observaties zijn van nut om pijn te verminderen. De beste manier om te leren met de pijn van zenuwstimulatie om te gaan is zelf schokken te ondergaan en te experimenteren met de genoemde factoren. Hier volgt een aantal aanbevelingen.

- Werk liever met losse schokken dan met reeksen met een vaste frequentie. Als men al dergelijke reeksen gebruikt, is een frequentie van 1 Hz of lager aan te bevelen.
- Spreek af dat er een 'waarschuwingssterkte' gebruikt wordt van bijvoorbeeld 25 of 30 mA. Als bij die sterkte geen goed resultaat verkregen wordt, moet worden overwogen of de hoge intensiteit veroorzaakt wordt doordat de zenuw ziek is, of doordat de stimulatieplaats niet optimaal is.
- Werk eerst bewust met een inframaximale sterkte en zoek met losse schokken de beste stimulusplaats op: dat is de plaats vanwaar de grootste respons gevonden wordt. Pas als die gevonden is, mag de intensiteit worden opgevoerd om een supramaximale respons te krijgen.
- Gebruik liever anatomische stimulusplaatsen – waar de zenuw het dichtst onder de huid ligt – dan op afstand gebaseerde. Met het laatste wordt bedoeld dat men een vaste afstand vanaf de afleidplaats hanteert om daar de zenuw te stimuleren. Dit heeft als voordeel dat de DML gestandaardiseerd wordt, maar als nadeel dat de plaats niet optimaal hoeft te zijn uit oogpunt van pijnvermindering. Men dient te overwegen of de diagnostische waarde van een gestandaardiseerde DML opweegt tegen meer pijn (de auteur kiest voor minder pijn).

2.10 Temperatuur

De temperatuur van de zenuw en van de spier heeft een sterke invloed op vrijwel alle parameters van het geleidingsonderzoek. Hieronder worden enkele factoren besproken.

Zieke zenuwen zijn langzaam, gezonde zijn snel, en de snelheid van de vezels neemt af als de temperatuur daalt: kortom, koude zenuwen lijken wat dat betreft op zieke zenuwen. Voor de snelste vezels kan men ervan uitgaan dat de snelheid met elke graad 1,7 tot 2 m/s toeneemt voor motorische beenzenuwen en met 2 tot 2,4 m/s voor motorische armzenuwen. Aangezien de temperatuur van handen en voeten in ons klimaat gemakkelijk kan variëren tussen 15 en 25 °C, kan dat verschil van 10 °C tot snelheidsverschillen van meer dan 20 m/s leiden. Dit sterke verband heeft velen ertoe gebracht om een meting bij bijvoorbeeld 28 °C te doen en de gevonden snelheid rekenkundig te corrigeren om zo een denkbeeldige snelheid bij bijvoorbeeld 37 °C te verkrijgen. Dit lijkt aantrekkelijk omdat opwarmen veel tijd kost. Helaas gelden dergelijke correctiefactoren alleen voor gezonde zenuwen: de snelheid neemt bij zieke zenuwen veel minder sterk toe met de temperatuur dan bij gezonde zenuwen. Bij een lage temperatuur liggen de snelheden van zieke en gezonde zenuwen bij elkaar, maar bij een hoge temperatuur is het verschil in snelheid tussen ziek en gezond veel duidelijker. Dit alles maakt het onaanvaardbaar om snelheden en latenties te meten bij een te lage temperatuur en ook om de snelheid rekenkundig te corrigeren. Wat de 'ideale' temperatuur dan wel is, is discutabel. Het is helaas niet zo dat de snelheid boven een bepaalde temperatuur constant blijft: zeker tot 42 °C blijft deze toenemen. Het beste onderscheid tussen ziek en normaal wordt in theorie bij de hoogst haalbare temperatuur verkregen; in de praktijk hanteren veel laboratoria een minimaal aanvaardbare huidtemperatuur van bijvoorbeeld 32 °C. De temperatuur die gold voor de normaalwaarden moet overeenkomen met de gebruikte temperatuur.

Vorm en amplitude van de CMAP's en SNAP's reageren op complexe wijze op de temperatuur. In de eerste plaats kunnen de potentialen langer duren wegens toegenomen 'dispersie'. Dit houdt in dat het effect van de temperatuur in gelijke mate opgaat voor snelle en langzame vezels. Dit heeft een complex effect op de tijd om een bepaalde afstand te overbruggen: een snelle vezel van 60 mm/ms heeft een 'reistijd' van 4 ms om 240 mm te overbruggen, terwijl een langzame vezel van 40 mm/ms daarvoor 6 ms reistijd vergt. Het verschil in aankomsttijd tussen die twee vezels (de dispersie) is 2 ms. Als de vezels zo sterk afkoelen dat hun snelheden halveren, dan verdubbelen de reistijden tot 8 en 12 ms; de dispersie neemt dus toe tot 4 ms. Dat effect maakt dat potentialen in principe een langere duur krijgen, en bij deze dispersie zou men verwachten dat ze ook lager van amplitude worden (zie ▶ H. 3). Er spelen echter andere processen doorheen die met ionkanalen te maken hebben, die er juist voor zorgen dat de amplituden toenemen. Voor CMAP's is dit effect beperkt, maar SNAP's kunnen zeer sterk afnemen bij een hogere temperatuur. Misschien zou er daarom eigenlijk een maximumtemperatuur moeten gelden om een SNAP-amplitude te beoordelen, maar dat is niet het geval.

Er zijn meer parameters die bij zieke zenuwen anders op de temperatuur reageren dan bij gezonde zenuwen. Dit geldt bijvoorbeeld voor een geleidingsblok, een fenomeen dat voorkomt bij demyeliniserende polyneuropathieën maar ook bij een compressieneuropathie. Een dergelijk blok (of blokkade) betreft een opvallend grote amplitudeafname van een proximale CMAP ten opzichte van de distale CMAP. Een blok kan bij een hoge temperatuur meer uitgesproken zijn dan bij een lage temperatuur. Verder ziet men bij ziekten van de neuromusculaire synaps dat de synapsen gemakkelijker falen bij een hoge dan bij een lage temperatuur. Bij 'repetitieve stimulatie' wordt een motorische zenuw herhaaldelijk gestimuleerd om te zien of de amplitude daalt, wat dan betekent dat de synapsen falen. Een dergelijke test moet dan ook alleen bij een hoge temperatuur worden uitgevoerd.

We kunnen dus stellen dat een hoge temperatuur de opbrengst van motorisch geleidingsonderzoek verhoogt, doordat het verschil tussen ziek en gezond daarmee duidelijker wordt.

Kernpunten

- Depolarisatie van zenuwvezels vindt plaats onder de kathode; daarom moet men bij geleidingsonderzoek afstanden meten vanaf de plaats van de kathode.
- De plaats van de anode doet er voor zenuwstimulatie niet of nauwelijks toe, zodat de stimulator om de kathode gedraaid mag worden om een stimulusartefact kleiner te maken.
- De meetfout van een latentiemeting is vrijwel onafhankelijk van de latentie, en de meetfout van een afstandsmeting is vrijwel onafhankelijk van de afstand. Dit betekent dat snelheidsmetingen betrouwbaarder zijn naarmate de afstand toeneemt (en ook naarmate de snelheid afneemt). Snelheidsmetingen bij segmenten korter dan ongeveer 8 cm worden onbetrouwbaar.
- Aangezien pijn de voornaamste reden is om geleidingsonderzoek te beperken, dient iedereen die dergelijke onderzoeken uitvoert te weten hoe men de pijn kan minimaliseren.
- Het verband tussen temperatuur en geleidingssnelheid is anders voor zieke dan voor gezonde zenuwen, zodat rekenkundige correcties niet gebruikt mogen worden tenzij opwarming fysiek onmogelijk is.
- Een lage temperatuur maakt het onderscheid tussen zieke en gezonde zenuwen minder duidelijk, zodat een geleidingsonderzoek niet bij een lage temperatuur mag worden verricht.

Literatuur

Dreyer SJ, Dumitru D, King JC. Anodal block versus anodal stimulation. Fact or fiction. Am J Phys Med Rehabil. 1993;72:10–18.

Franssen H, Wieneke GH, Wokke JHJ. The influence of temperature on conduction block. Muscle Nerve.1999;22:166–173.

Rutkove SB. Effects of temperature on neuromuscular electrophysiology. Muscle nerve. 2001;24 867–882.

Verhoeven K, Dijk JG van. Decreasing pain in electrical nerve stimulation. Clin Neurophysiol. 2006;117:972–978.

Motorisch geleidingsonderzoek

J.G. van Dijk

3.1 Inleiding

Het onderzoek van de motorische zenuwgeleiding heeft iets vreemds: het meet aan de spier om iets over de zenuw te leren. Dat heeft voordelen: de amplitude van de *compound muscle action potential*, meestal CMAP genoemd, is afhankelijk van plaats en spier 3 tot 15 mV. Dat is tot 1000 keer hoger dan de 3 tot 35 µV van een sensibele of gemengde zenuwpotentiaal. Zulke hoge CMAP-amplituden maken middelen overbodig, en het onderscheid met ruis of stimulusartefacten is meestal ook geen probleem. Een tweede voordeel van dergelijke hoge amplituden is dat CMAP's ook nog goed herkenbaar zijn als men een zenuw ver van de spier af stimuleert, zoals gebeurt bij stimulatie op het punt van Erb en afleiding van een handspier. De veel kleinere SNAP's zijn over dergelijke zenuwlengten nauwelijks nog te herkennen. Er zijn echter ook nadelen: veel van de gewenste informatie, zoals hoeveel functionerende axonen er zijn, kan slechts geschat worden via het 'filter' van de spier. Uit het volgende zal blijken dat veel van de praktische problemen van het motorische geleidingsonderzoek zijn toe te schrijven aan de spier.

Het motorische geleidingsonderzoek wordt behoorlijk beïnvloed door de temperatuur, net als het sensibele onderzoek. De essentie van de temperatuureffecten is dat het onderzoek niet dient te worden uitgevoerd bij een lage temperatuur, zodat opwarmmogelijkheden net zo goed een minimumvoorwaarde zijn voor EMG-onderzoek als het hebben van een EMG-apparaat.

Om het motorische geleidingsonderzoek goed te interpreteren, is begrip van hoe een CMAP tot stand komt noodzakelijk. Zenuwstimulatie en de fysiologie van de CMAP worden eerst behandeld, gevolgd door de pathofysiologie van zenuwgeleiding. Daarna komen nog enkele problemen zoals anatomische varianten aan de orde, gevolgd door praktische tips en vuistregels.

3.2 Zenuwstimulatie

De beoordeling van de zenuwgeleiding is alleen betrouwbaar als op alle stimulatieplaatsen gebruik is gemaakt van supramaximale stimulatie, waarmee wordt bedoeld dat de intensiteit voldoende is om alle motorische axonen te stimuleren (zie ▶ H. 2). Welke intensiteit dat is, hangt van veel factoren af: het gaat gemakkelijker naarmate de zenuw dicht onder de huid ligt en de stimulator zich zo dicht mogelijk bij de zenuw bevindt. De optimale plek kan men opzoeken door met eenzelfde intensiteit op meerdere plaatsen te stimuleren en zo de plaats op te zoeken waar de hoogste amplitude ontstaat.

3.3 De CMAP

3.3.1 Van spiervezelpotentiaal naar CMAP

Het samengestelde (*compound*) in de term CMAP slaat op het feit dat de CMAP bestaat uit een verzameling *motor unit action potentials*, naar de Engelse naam meestal MUAP's of MUP's genoemd. Op hun beurt bestaan die uit de som van een aantal spiervezelactiepotentialen. Een spiervezelpotentiaal wordt als volgt gevormd.

De depolarisatie van een spiervezel start bij de synaps in het midden van de spiervezel, waarna er twee depolarisatiefronten met een snelheid van ongeveer 4,5 m/s naar elk uiteinde van de spiervezel lopen. Of zo'n front door een elektrode als positief of negatief wordt 'gezien', hangt af van de plaats van die elektrode ten opzichte van het front. Als de elektrode boven de synaps staat, ziet deze beide fronten 'van achteren'. Dit levert voor elk front een negatieve potentiaal op: de potentiaal begint negatief. Even later volgen de repolarisatiefronten dezelfde route maar met omgekeerd teken; de potentiaal wordt bifasisch: eerst negatief, dan positief (▫ figuur 3.1).

Wanneer de elektrode verderop boven de vezel staat, ver van de synaps, zal het dichtstbijzijnde front eerst van 'voren' worden gezien, wat een positieve beginpotentiaal oplevert. Als het front de elektrode passeert, verandert de polariteit van positief naar negatief, waarna er alsnog een negatieve fase optreedt. Na enige tijd volgen de repolarisatiefronten die de uiteindelijke positieve fase produceren: de hele potentiaal wordt trifasisch: positief-negatief-positief.

Voor elke spier liggen de synapsen niet bij elkaar op één punt, maar in een patroon dat afhangt van de architectuur van de spier. Hiermee wordt bedoeld of de vezels lang of kort zijn, of ze parallel of geveerd verlopen en in één vlak of in een complexere driedimensionale structuur. Per spier kunnen er zeker zones zijn waar de synapsen van een aantal spiervezels dicht bijeen liggen, maar het is fysiek onmogelijk dat dat voor alle spiervezels van een spier geldt. Het resultaat is dat één elektrode onmogelijk alle spiervezels op dezelfde wijze kan zien: sommige leveren een bifasische en andere een trifasische vorm op. De CMAP is een optelsom van zulke potentialen, maar met nog enkele complicaties: de afstand tussen elektrode en vezel heeft invloed op de amplitude (dichterbij groter), en ook de vorm wordt door de afstand beïnvloed. De driedimensionale onderlinge ligging van de spiervezels verandert met de lengte en de positie van de spier, en dit betekent dat elke houdingsverandering een andere CMAP oplevert, wat het oordeel over pathologie lelijk kan vertroebelen (▫ figuur 3.2).

Ten slotte speelt er nog een wezenlijk fenomeen een rol: het verschil tussen lokale activiteit en 'volumegeleiding'. In feite probeert men met CMAP's vooral lokale activiteit te meten, ofwel activiteit vlak bij de elektrode. Zoals gezegd hangt de vorm van de potentiaal dan enerzijds af van de voortbewegende elektrische fronten, en anderzijds van de relatieve plaats van de elektrode. Volumegeleiding slaat op het fenomeen dat men ergens instantaan elektrische activiteit kan zien die elders gegenereerd wordt. Bij CMAP's heeft men meestal met een mengsel van lokale en afstandsactiviteit te maken. Een elektrode boven de m. abductor pollicis brevis meet niet alleen activiteit van die ene spier, maar zeker ook van de andere n. medianusspieren in de duimmuis, en eventueel ook nog van spieren van de n. medianus in de onderarm, of van die van de n. ulnaris in de duimmuis (als men die zenuw ook gestimuleerd heeft). Om die reden geeft de auteur er de voorkeur aan te spreken van pinkmuis in plaats van m. abductor digiti minimi, van duimmuis in plaats van m. abductor pollicis brevis, van voetzool in plaats een van de vele spieren ter plaatse en van voetrug in plaats van de combinatie m. extensor digitorum brevis/m. extensor hallucis brevis.

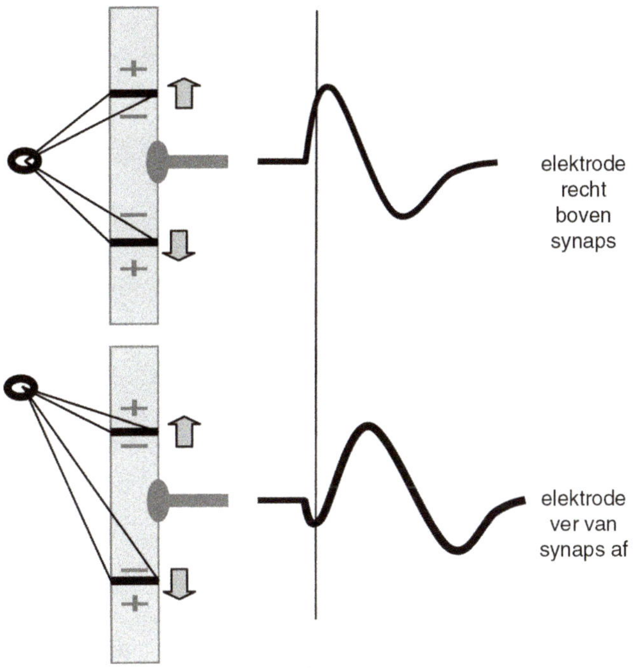

Figuur 3.1 Bifasische en trifasische vormen. Schematische weergave van een spiervezel met een synaps en een meetelektrode. In de bovenste tekening is de elektrode (geheel links) recht boven de synaps geplaatst, met als effect dat de elektrode de twee fronten op dezelfde wijze 'ziet', en wel als negatieve activiteit. In de tekening eronder is de elektrode ver naar het einde van de spiervezel geplaatst, met als effect dat de elektrode het dichtstbijzijnde front als positief ziet. In de onderste tekening geeft de verticale lijn aan waar de CMAP omhoog begint te gaan in de eerste positieve fase; dat punt in de tijd geeft niet het begin van de depolarisatie aan maar het moment waarop het depolarisatiefront de afleidelektrode passeert.

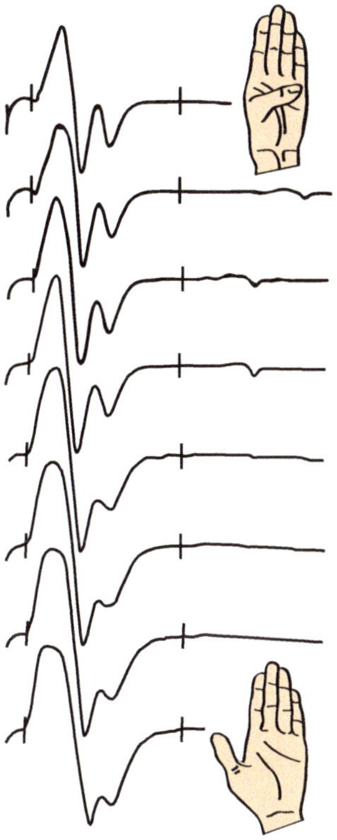

Figuur 3.2 Invloed van houding. Hier is een CMAP van de duimmuis / n. medianus afgebeeld, terwijl de duim in een aantal stappen beweegt van volledige oppositie naar volledig strekken. De vorm verandert aanzienlijk, wat veroorzaakt wordt doordat de onderlinge posities van de spiervezels ten opzichte van elkaar en ten opzichte van de elektrode op de huid veranderen. Zulke extreme variaties als hier ziet men in de praktijk zelden; wat wel geregeld voorkomt, is dat men begint met polsstimulatie en min of meer ontspannen vingers. Stimulatie in de elleboog leidt tot vingerflexie, en soms keren de vingers dan niet terug naar de ruststand, met een andere CMAP tot gevolg. Door ten slotte nog eens de zenuw in de pols te stimuleren, kan men dit controleren.

3.3.2 De registratie van de CMAP

Zoals hierboven uitgelegd, berust de CMAP op de relatieve driedimensionale posities van meetelektrode en spiervezels. Om veranderingen tijdens het onderzoek te voorkomen, dient men noch de elektrodeplaats, noch de houding van de extremiteit te veranderen tijdens het onderzoek, en dat geldt tot en met de laatste stimulatie.

De meting berust op een potentiaalverschil, zodat er twee afleidelektroden nodig zijn; de elektrode boven de spier wordt wel 'actief' genoemd en de andere 'indifferent' of 'referentie'. De elektrode doet zelf echter niets, en de termen indifferent en referentie suggereren dat er op die plaats geen elektrische activiteit gevonden wordt; dat is meestal onjuist. Om precies te zijn: bij standaardafleidingen op de pinkmuis en voetzool levert de referentie-elektrode een wezenlijke bijdrage aan de CMAP, en alleen bij de duimmuis (n. medianus) en de voetrug (n. peroneus) is de activiteit bijna alleen afkomstig van de elektrode boven de spier. In deze tekst zullen de neutrale termen 'spierelektrode' en 'distale elektrode' gebruikt worden.

Men krijgt de minste meetproblemen en de grootst mogelijke CMAP als de spierelektrode (zo dicht mogelijk) boven het midden van (het gros van) de (dichtstbijzijnde) spiervezels geplaatst wordt. Begin met de elektrode te plaatsen boven het midden van de vezels bij een goed zichtbare spier (pinkmuis, duimmuis) en anders op grond van palpatie aan spier of botten (voetrug, voetzool).

De distale elektrode wil men zeker niet op de spier zelf plaatsen, want dat vermindert met zekerheid de amplitude en de andere CMAP-eigenschappen veranderen eveneens op onvoorspelbare wijze. Plaatsing op grote afstand, bijvoorbeeld op een andere extremiteit, vergroot de kans op stimulusartefacten en andere problemen. Meestal wordt daarom aanbevolen de elektrode op de pees te plaatsen, maar de ervaring leert dat dan toch nog veel spieractiviteit kan worden gemeten. Plaatsing op de dichtstbijzijnde vinger of teen blijkt goed te werken.

Bij een bifasische CMAP wordt de latentie bepaald op het punt waar de CMAP negatief wordt. Sommigen meten de latentie van een trifasische CMAP ook waar de CMAP negatief wordt, dus op het dieptepunt van de eerste positieve top. Dat punt geeft aan wanneer het front de elektrode passeert, maar is níet het tijdstip waarop depolarisatie van de spiervezels begint. Of de depolarisatie positief of negatief gezien wordt, hangt immers af van de plaatsing van de elektrode ten opzichte van de spiervezels. Als distale stimulatie initieel een positieve fase oplevert, is de meest waarschijnlijke verklaring dat de elektrode niet fraai geplaatst is. Verplaatsing heeft een aantal voordelen:

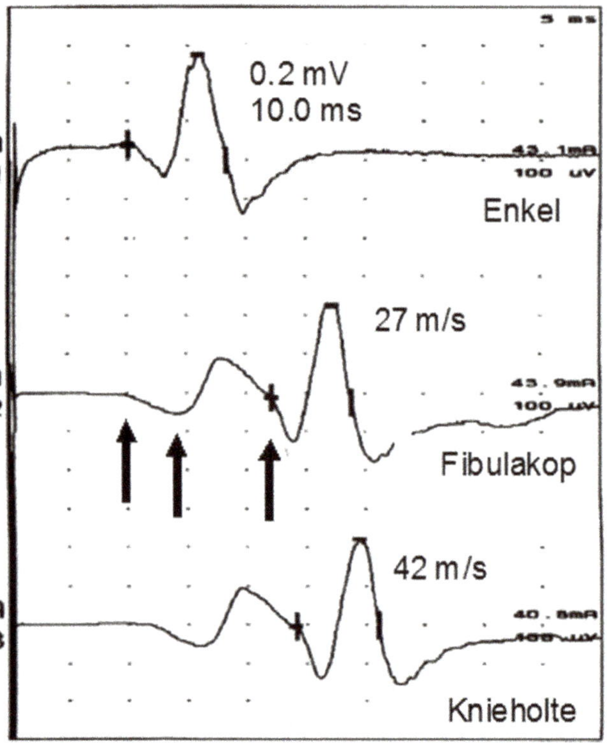

Figuur 3.3 Bepaling van het begin van de CMAP. De figuur betreft een n. peroneus/voetrugcombinatie; de amplitude is weergegeven in microvolt (mV) voor de distale CMAP, en de percentages bij de beide overige plaatsen beschrijven de daar verkregen amplitude als percentage van de distale amplitude. De snelheden slaan op de twee segmenten. Er wordt een extreem kleine CMAP gevonden boven de voetrugspieren. Bij stimulatie op de enkel wordt een positief begin gevonden; het zou beter zijn de elektrode van plaats te veranderen, maar in dit geval is voor de vaststelling van de distale motorische latentie (DML) het principe toegepast van de eerste deflectie van de basislijn. Bij stimulatie onder de fibulakop is de CMAP-vorm van distale stimulatie op zich goed herkenbaar, maar er gaat een positief-negatieve golfvorm aan vooraf, die verwarring zou kunnen wekken omtrent de latentie. Deze vorm is toe te schrijven aan de activiteit van de gestimuleerde voetheffers, die van een afstand worden opgepikt. Dat de activiteit hier zo substantieel lijkt, heeft ook te maken met de lage CMAP-amplitude, die leidde tot een grote versterking; in absolute zin is de bijdrage van de voetheffers niet erg groot.

de CMAP begint met een initiële negatieve fase met een hoge amplitude, zodat de amplitude betrouwbaarder informatie oplevert en ook de latentie nauwkeuriger te meten is. Vooral bij de voetzool en de m. interosseus dorsalis I treedt echter bijna altijd een initiële positieve fase op en bij andere spieren ontsnapt men er ook niet altijd aan. Een betere vuistregel is dan ook om de latentiecursor te plaatsen bij de eerste deflectie van de basislijn, ongeacht de polariteit.

Let echter wel op de betekenis van die initiële positieve fase. Als de distaal verkregen CMAP negatief begint maar de proximaal verkregen CMAP positief, zal de elektrode waarschijnlijk goed geplaatst zijn. De initiële positieve fase bij proximale stimulatie berust dan meestal op gestimuleerde proximale spieren, die van een afstand worden gezien en dus positief, en die uiteraard eerder gedepolariseerd worden dan de distale spieren. Vergelijking van de vorm geeft het antwoord en maakt duidelijk welk punt men moet kiezen voor de latentiemeting (figuur 3.3). Soms blijft het lastig de latentie te bepalen, zeker bij sterk afwijkende zenuwen waarbij de golfvorm distaal en proximaal veel verschilt. In een dergelijk geval loont het de latentiecursor aan de grenzen van het geloofwaardige bereik te zetten, dus eenmaal vroeg en eenmaal laat. Dat levert een snelheidsbereik op, waarmee te schatten is of de geleiding normaal is of niet; in feite beoordeelt men zo een betrouwbaarheidsinterval.

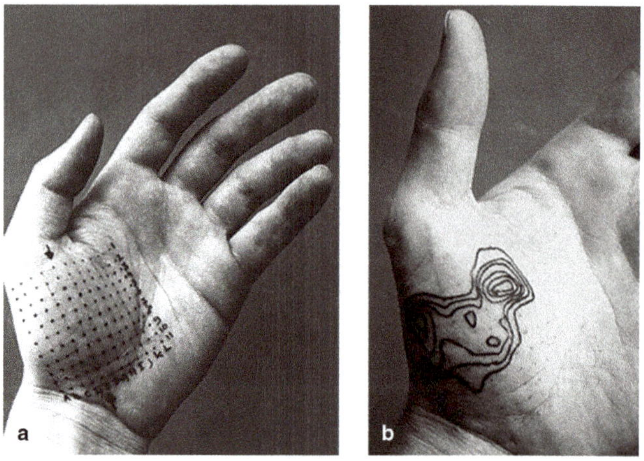

Figuur 3.4 CMAP-cartografie. Links (a) is een raster van 5×5 mm te zien over de duimmuis van een gezonde persoon. Op elke plaats is met een pinelektrode een CMAP-amplitude gemeten na stimulatie van de n. medianus in de pols. Rechts (b) zijn de amplituden verdeeld in zones en als een hoogtekaart op de hand getekend. Er zijn drie afzonderlijke zones van hoge amplitude te herkennen, van links naar recht herkenbaar als horend bij de m. opponens pollicis, de m. abductor pollicis brevis en de m. flexor pollicis brevis. Deze zones lopen in elkaar over: op elke plek meet men de dichtstbijzijnde spier het duidelijkst, maar nooit als enige.

3.3.3 CMAP's per zenuw

Er zijn systematische verschillen in de spierarchitectuur van de meest gebruikte spieren, wat zijn weerslag heeft in de eigenschappen van de CMAP's die men daar verkrijgt. Een goed inzicht in de vorming van CMAP's verkrijgt men door nu en dan een andere afleidplaats te gebruiken; doet men dat systematisch, dan kan men daarmee CMAP-eigenschappen in kaart brengen (figuur 3.4).

Met dergelijk onderzoek kan men vergelijken of de grootste amplitude erg afhankelijk is van de afleidplaats, bijvoorbeeld door uit te rekenen hoe groot het huidoppervlak is waar men amplituden van 80% of meer van de grootste amplitude aantreft. Dan blijkt dat dergelijke zones uiterst klein zijn voor de n. medianus (3,5 cm^2; gemiddelden uit onderzoek) en de n. peroneus (1,7 cm^2), maar wezenlijk groter voor de n. ulnaris (7,7 cm^2) en zelfs zeer groot voor de n. tibialis (18,4 cm^2). Verder blijkt dat de vorm van de verkregen CMAP extreem afhankelijk is van de meetplaats bij de n. medianus en de n. peroneus, maar minder bij de n. ulnaris en het minst bij de n. tibialis (figuur 3.5a en figuur 3.5b) Die laatste zenuw vormt ook een uitzondering op de stelregel dat de grootste amplitude verkregen wordt op een plaats waar men ook een steil negatief begin vindt: in feite treft men overal boven de voetzool een zeer grote trifasische CMAP aan. De vorm hangt nauwelijks van de plaats af, wat te

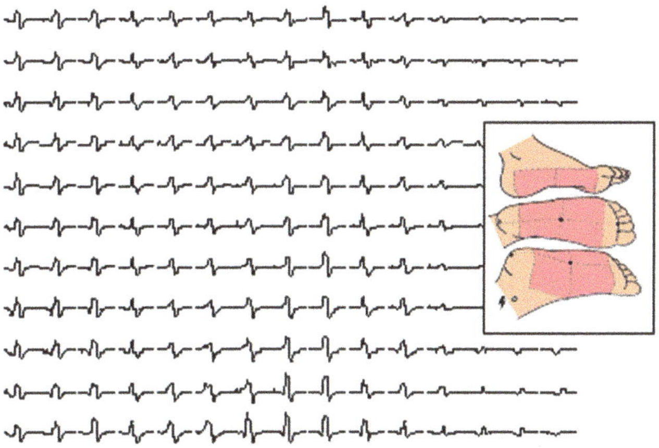

Figuur 3.5a CMAP-cartografie van de voetzool. Op een raster van 11 × 15 punten met 1 cm afstand zijn CMAP's van een voetzool getekend, verkregen na stimulatie van de n. tibialis in de enkel. De inzet toont, met een iets donkerder kleur, hoe men zich het raster op de driedimensionale voet moet voorstellen. De inzet is gepositioneerd als het raster: CMAP's linksboven liggen in de buurt van de malleolus lateralis en CMAP's rechtsonder bij de grote teen. De distale elektrode was op digitus III geplaatst. Merk op dat er over een zeer groot deel van de voetzool tamelijk gelijkvormige trifasische CMAP's te zien zijn, zelfs op de hiel, waar geen spier zit. De CMAP's weerspiegelen vooral volumegeleiding, en in mindere mate lokale activiteit.

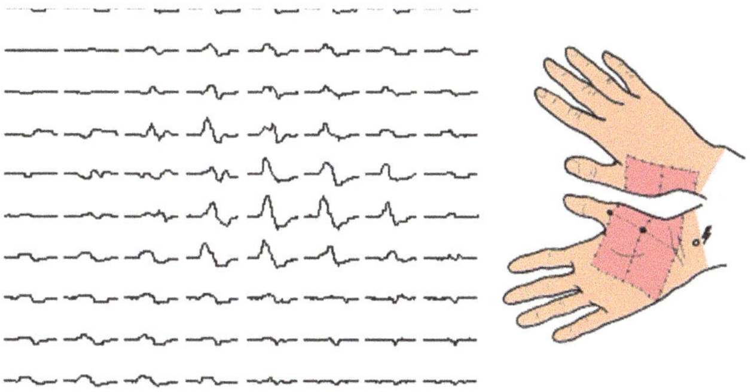

Figuur 3.5b CMAP-cartografie van de duimmuis. De figuur is op dezelfde wijze gevormd als figuur 3.5a. De CMAP's zijn echter nergens gelijkvormig en extreem afhankelijk van de meetplaats. Voor het grootste deel zijn de CMAP's bifasisch van vorm. De CMAP's van de verschillende duimmuisspieren beïnvloeden elkaar wel, maar er zijn geen CMAP's op grote afstand van de spier zichtbaar, zoals dat bij de n. tibialis wel het geval is.

verklaren is met volumegeleiding. Een enkele maal bevindt de spierelektrode zich per ongeluk precies op een overgangszone tussen een initieel positieve en een negatieve amplitude. Op een dergelijke plaats kan het even duren voor er sprake is van een overtuigende deflectie, en dit 'vals plat' kan voor een schijnbaar verlengde latentie zorgen.

3.3.4 Wat voor elektrode is het beste?

Zoals gezegd zijn de CMAP-amplitude en -vorm extreem afhankelijk van de afleidplek, wat consequenties heeft voor de praktijk: als men altijd met zekerheid de grootst mogelijke CMAP wil verkrijgen, zal men systematisch op zoek moeten naar de afleidplaats waar dat zo is. Dat vergt echter veel tijd en veel schokken, zodat men een compromis zal zoeken om een goed bruikbare CMAP te verkrijgen zonder het aantal schokken enorm te verhogen. Grote afleidelektroden blijken dat effect te hebben; de hiermee verkregen amplitude is in feite een middeling van het resultaat dat men met veel kleine elektroden zou krijgen (figuur 3.6). Dit betekent dat een verschuiving van enkele mm van de elektrode de CMAP veel minder verandert dan zou gebeuren met een even grote verschuiving van een kleinere elektrode. Interessant is dat dit effect het grootst is bij spieren waar de CMAP sterk van de plaats afhangt, zoals de duimmuis en de voetrug; op de pinkmuis en de voetzool maakt het minder uit. Grote elektroden maken de CMAP minder gevoelig voor veranderingen in afleidplaats zoals die optreden door toeval, door verschillende onderzoekers, of in de tijd. Het middelende effect heeft tot gevolg dat ook de amplitude er wat lager van wordt, maar dat betekent níet dat het onderscheid tussen normaal en abnormaal er slechter zichtbaar van wordt: dat hangt immers van de verdelingen van de waarnemingen af, en er zijn aanwijzingen dat de spreiding kleiner wordt. Dergelijke elektroden zijn bovendien zelfklevend, wat bijzonder efficiënt is.

3.3.5 Beschrijving en interpretatie van de CMAP

De DML geeft het interval tussen de stimulus en het begin van de depolarisatie weer. De gebruikelijke meetnauwkeurigheid is 0,1 ms. De meting berust op slechts enkele procenten van het totale aantal zenuwvezels (de snelste). De latentie zelf hangt af van de lengte van het distale zenuwsegment, de snelheid over dat segment, de overdracht in de synaps en de generatie van elektrische spieractiviteit. De eerste twee factoren zijn het belangrijkst; als men de DML nauwkeurig wil kunnen vergelijken tussen personen, dient men ook op een vaste afstand van de spierelektrode te stimuleren. Dit heeft echter als nadeel dat men bij kleine handen uitkomt op een plaats op de onderarm waar men harder moet stimuleren. Men kan er ook voor kiezen om altijd plaatsen te stimuleren waar men met een minimale intensiteit uitkomt, maar dat levert dan meer variatie in DML op. Fysiologisch is er geen verband tussen latentie en amplitude, maar zo'n verband kan men kunstmatig induceren door de versterking te laten afhangen van de amplitude. De CMAP wordt dan zo afgebeeld dat de amplitude altijd een even groot deel van het scherm beslaat. Wanneer de CMAP de basislijn zichtbaar verlaat, hangt echter af van de versterking; bij een hoge versterking zal de CMAP eerder lijken te beginnen dan bij een lage. Wanneer men de latentie bepaalt op een aan de amplitude aangepaste versterking, zal de latentie van een kleine CMAP door de flinke versterking als korter worden gemeten dan die van een grote CMAP. Om dit te voorkomen kan men beter de latentie altijd bepalen op een vaste versterking, bijvoorbeeld 0,2 mV/schaaldeel. Latentiebepalingen van distale en proximale CMAP's van een zenuw moeten hoe dan ook altijd op dezelfde versterking worden bepaald, daar men anders onjuiste snelheden berekent.

De amplitude geeft aan hoeveel spiercellen er tegelijk vuren en bevat dus ook informatie over andere dan de snelste zenuwvezels. Zoals gezegd hangt de waarde zeer sterk af van de meetplaats. Men kan de amplitude meten aan de hand van de

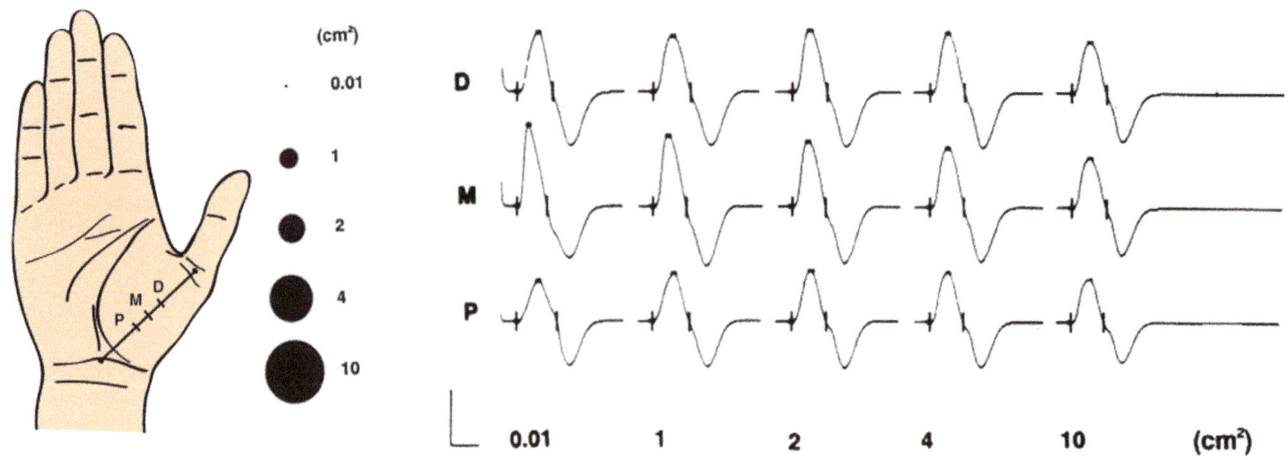

Figuur 3.6 Grote elektroden. Links worden drie verschillende afleidpunten op een duimmuis aangegeven met de letters P, M en D. Op schaal zijn vijf elektroden met een verschillend oppervlak weergegeven. Rechts zijn vijftien CMAP's te zien, verkregen door de vijf grootten en de drie punten te combineren. De verschillen in golfvorm tussen de drie punten zijn het grootst bij de kleinste elektrode. Naarmate de elektrode groter wordt, neemt de invloed van de meetplaats op de variabiliteit in vorm af.

negatieve piek (basislijnpiek), of van negatieve tot positieve piek. De twee waarden zijn sterk gecorreleerd en er zijn geen evidente voor- of nadelen te bedenken, zodat men hierin vrij is. Let echter wel op of de normaalwaarden op dezelfde wijze zijn bepaald!

Meestal is de onderzoeker meer geïnteresseerd in het aantal functionerende neuronen dan in het aantal spiercellen, maar het eerste is strikt genomen niet aan de CMAP te zien. Bij reïnnervatie nemen gezonde axonen de 'verweesde' spiercellen over, wat hogere MUAP-amplituden en dus een min of meer intacte CMAP oplevert. Naaldonderzoek brengt dan uitkomst, in de vorm van hooggevolteerde c.q. polyfasische potentialen.

Amplitudemetingen hebben meer klinische parallellen dan snelheid, aangezien ze veel directer met spierfunctie en dus kracht te maken hebben. De reden dat amplitude in het verleden minder aandacht kreeg dan snelheid, ligt in de vermeend slechte reproduceerbaarheid (wat meevalt, afhankelijk van de registratiemethode).

De duur van de CMAP wordt meestal gemeten vanaf het begin van de CMAP tot aan de eerste nuldoorgang, en zegt vooral iets over de gelijktijdigheid van vuren door de spiervezels. Hoe groter de verschillen in snelheid tussen zenuwvezels, des te langer de duur. Een verlengde duur wordt dan ook gezien bij demyeliniserende polyneuropathieën. Daarbij is de verandering in duur over een zenuwsegment vaak van nog meer waarde. De duur kan ook sterk zijn toegenomen bij een *critical illness neuromyopathy*. Er zijn echter goede aanwijzingen dat de verlenging dan eerder te maken heeft met een myopathie dan met een neuropathie.

Het oppervlak van de CMAP wordt meestal gedefinieerd als het oppervlak van de negatieve fase. Het oppervlak vormt een combinatie van duur en amplitude. Oppervlaktemetingen worden vooral gebruikt bij het onderscheid tussen een geleidingsblok en abnormale temporele dispersie (zie ▸ H. 9).

Zoals gezegd wisselt de vorm systematisch tussen de CMAP's van de vier belangrijkste zenuwen. Verder is de vorm van belang om de mate van temporele dispersie te beoordelen. In dit verband houdt dat in dat de langzaamste motorische eenheden pas depolariseren als de eerste al weer repolariseren, zodat de CMAP polyfasisch kan worden. In de meest subtiele vorm ziet men dan geen gladde lijn aan het einde van de positieve fase van de CMAP, maar onregelmatige wisselingen. In extremere gevallen ziet men een polyfasische, 'versplinterde' CMAP met een lange totale duur, een combinatie die demyelinisatie suggereert. Wees echter voorzichtig met deze conclusie, want bij axonale schade met reïnnervatie ziet men vaak ook een laaggevolteerde CMAP met polyfasie; de totale duur is dan niet zo lang als men bijvoorbeeld bij een Guillain-Barré-syndroom kan zien. Verder moet men altijd op de amplitude letten: bij lage amplituden zegt de vorm relatief weinig meer over de aard van de aandoening.

3.4 Normale en abnormale geleiding

Men moet zich realiseren dat 'de' snelheid slechts die van de snelste vezels is. De snelheid hangt af van de temperatuur, de lichaamslengte (lager bij lange mensen) en de onderzochte zenuw (lager bij beenzenuwen). De snelheid wordt bepaald aan de hand van het latentieverschil en de afstand tussen de meetpunten ▸ H. 2). Het motorische geleidingsonderzoek berust op een vergelijking van een distale en meer proximaal opgewekte CMAP', waarbij men altijd vier CMAP-parameters beoordeelt (latentie, amplitude, oppervlak en duur van de negatieve fase) en vier geleidingsparameters (snelheid en de procentuele veranderingen van de overige parameters).

Normaal is bij proximale stimulatie de amplitude lager dan distaal en de duur langer. Het oppervlak is proximaal ook kleiner dan distaal, maar dit is slechts een gering verschil. De oorzaak hiervan ligt in kleine verschillen in snelheid tussen zenuwvezels, die ervoor zorgen dat de spiercellen met enig tijdsverschil geactiveerd worden: dit is temporele dispersie. Dit tijdsverschil is groter naarmate de impulsen een langere afstand hebben afgelegd, dus naarmate het zenuwsegment langer is. Denk aan een peloton wielrenners: ze starten tegelijk, maar de

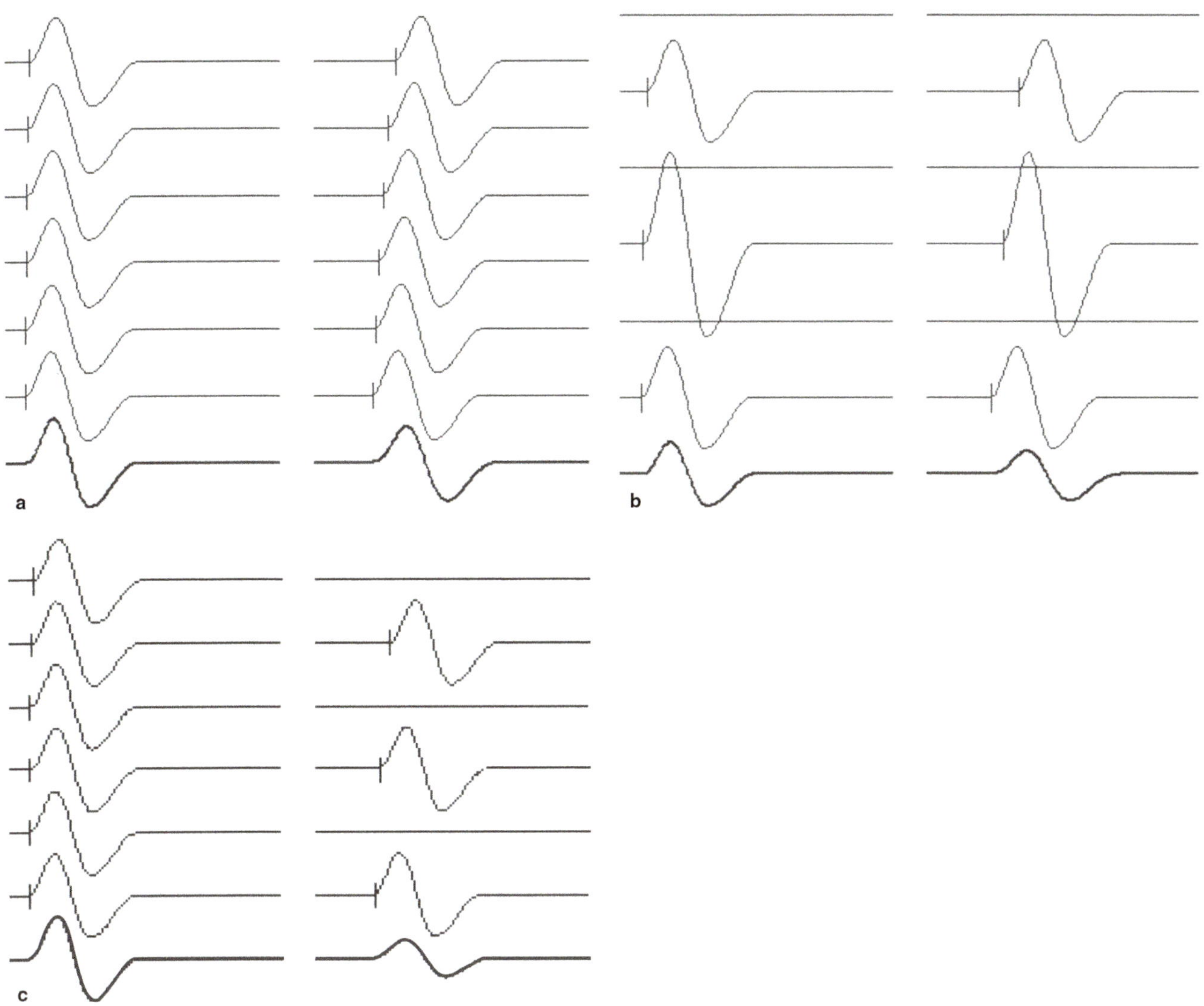

■ **Figuur 3.7** De resultaten van distale stimulatie staan in de linkerkolom en die van proximale stimulatie in de rechterkolom. Er zijn slechts zes motorische eenheden, die allemaal dezelfde potentiaal opleveren. De CMAP is de optelsom van deze potentialen en is onderaan vet weergegeven (als het gemiddelde in plaats van de som, om het resultaat beter zichtbaar te maken). Bij normale geleiding (a) zijn de snelheidsverschillen tussen de axonen gering, zodat de proximale CMAP (rechts) een wat lagere amplitude heeft en een wat langere duur.
Bij een axonale stoornis (b) is de helft van de motorische eenheden verloren gegaan, zodat de CMAP-amplituden zowel proximaal als distaal lager zijn dan normaal. Een van de eenheden is door reïnnervatie groter geworden, wat de amplitudeafname ten dele maskeert. De snelheid is licht verlaagd.
Blok (c). Bij distale stimulatie worden alle motorische eenheden geactiveerd, maar bij proximale stimulatie blijkt de helft geblokkeerd te zijn: de proximale amplitude is sterk verlaagd. Bij een zuiver blok zijn de andere geleidingseigenschappen normaal, zodat de snelheid en de proximale duur normaal zijn.

snelste passeert de 1 km-streep eerder dan de langzaamste. Het tijdsverschil tussen snelle en langzame renners zal bij de 10 km-streep tien maal zo groot zijn als bij de 1 km-streep. Uiteraard is het verschil ook groter als de langzaamste wielrenner erg veel langzamer is dan de snelste. Omdat elke MUAP uit een negatief en een positief deel bestaat, kan een deel van de activiteit wegvallen bij de optelsom die de CMAP is (*phase cancellation*). De proximale CMAP-amplitude wordt hierdoor wat kleiner, de duur wat langer, en het oppervlak verandert er op minder voorspelbare wijze van.

De mate van amplitudeverandering hangt ook af van de zenuw die gemeten wordt: percentages van 80 tot 100 (proximaal als percentage van distaal) zijn normaal voor armzenuwen, maar bij beenzenuwen dient men 60 tot 100% aan te houden.

3.4.1 Patronen van geleidingsstoornissen

Hoe de CMAP en de diverse geleidingsparameters veranderen, is het best uit te leggen aan de hand van een eenvoudig model dat uitgaat van een beperkt aantal motorische eenheden (■ figuur 3.7).

Axonaal verval

Bij een acuut axonaal verval, zoals bij een zenuwdoorsnijding, levert stimulatie proximaal van het letsel uiteraard geen spieractiviteit op van de betrokken axonen, maar het distale stuk kan nog enkele dagen prikkelbaar blijven, zodat stimulatie daar wel een CMAP oplevert. Daarna ontstaat het veel vaker voorkomende beeld van een lang bestaand axonaal verval: de amplitude is zowel

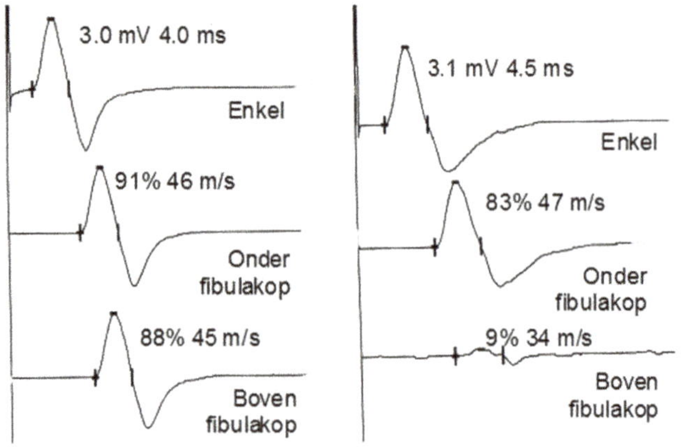

Figuur 3.8 Blok. De figuur betreft de combinatie n. peroneus/voetrug van twee verschillende personen. De weergave van amplituden, amplitudepercentages en snelheden is als in de vorige figuur. Links ziet men een volstrekt normaal onderzoek, terwijl er rechts sprake is van een evident amplitudeverval over de fibulakop (men ziet ook dat er wat achtergrondaanspanning is, veroorzaakt door pijn). Een dergelijk blok past uitstekend bij een lokale compressieneuropathie en mag daarom niet meetellen bij de beoordeling van een demyeliniserende polyneuropathie; overigens had deze patiënt wel degelijk een multifocale motorische neuropathie.

distaal als proximaal laag (figuur 3.7b). Zoals gezegd kan reïnnervatie de amplitude een tijd op peil houden maar als het verval van axonen doorzet, biedt dat onvoldoende soelaas en zakt de CMAP-amplitude wezenlijk in. De snelheid kan bij axonale aandoeningen dalen, maar blijft in ernst beperkt: snelheden boven de 30 m/s bij beenzenuwen en boven de 38 m/s bij armzenuwen kunnen zeer wel door axonale schade verklaard worden.

Overigens kan de amplitude van de CMAP ook afnemen bij andere dan zenuwaandoeningen. Bij een myopathie worden de MUAP's lager van amplitude en de CMAP dus ook, terwijl het aantal motorische eenheden in principe normaal is. Bij de *critical illness neuromyopathy* ziet men geregeld dat de CMAP-amplituden veel meer zijn aangedaan dan de SNAP-amplituden, wat sterk suggereert dat het 'myo'-deel belangrijker is dan het 'neuro'-deel. Ook bij synaptische aandoeningen kan de amplitude dalen: bij het Lambert-Eaton-syndroom zou men op grond van de lage amplituden zelfs onterecht aan een polyneuropathie kunnen denken. Bij myasthenia gravis neemt de CMAP-amplitude eveneens af.

Demyelinisatie: snelheid

Extreem lage snelheden zoals 15 m/s komt men (met acceptabele amplituden!) alleen bij demyelinisatie tegen. Het loont hierbij erop te letten of de vertraging 'uniform' is, waarmee wordt bedoeld dat alle zenuwsegmenten van alle zenuwen allemaal dezelfde lage snelheden hebben, zoals wordt gezien bij een Charcot-Marie-Tooth-neuropathie. Bij meer vlekkige aandoeningen zoals een Guillain-Barré-syndroom of een chronische inflammatoire demyeliniserende polyneuropathie (CIDP) kan men juist extreme vertragingen in één segment of één zenuw vinden, terwijl andere segmenten minder zijn aangedaan of zelfs geheel vrijuit gaan. De extreem verlengde DML bij het Guillain-Barré-syndroom duidt op een extreme vertraging in de meest distale delen van de zenuw.

Demyelinisatie: blok

Met een blok (ook *block* of blokkade) wordt bedoeld dat de geleiding stokt op een bepaalde plaats in het axon. Vaak is dat focaal, wat inhoudt dat een flink aantal axonen op dezelfde plaats is aangedaan (figuur 3.7c en figuur 3.8). Het axon is bij een blok anatomisch intact. Dit laatste is essentieel voor het begrip, want het verklaart waarom stimulatie distaal van het blok wel werkt maar proximaal ervan niet. Bij een zuiver blok kan de geleiding van de overige vezels intact zijn, zodat de snelheid en de duur normaal blijven.

Bij een axonaal letsel is na korte tijd de vezel noch distaal van het letsel, noch proximaal ervan te prikkelen. Maar pas op: bij mononeuritis multiplex wordt een EMG nog wel eens verricht met als aanleiding een recente acute uitval: het letsel is daarbij wel degelijk axonaal van aard, maar als men er vroeg bij is, zijn de distale delen van het axon nog prikkelbaar: de registratie is dan niet te onderscheiden van een demyeliniserend blok. Wordt het onderzoek na enkele dagen herhaald, dan ziet men nog slechts lage amplituden: het was een 'pseudoblok'!

Omdat een blok ook voorkomt bij een compressieneuropathie, mag men een blok bij demyeliniserende polyneuropathieën alleen meetellen wanneer het zich niet op een compressieplaats bevindt. Om vast te stellen of een blok (al dan niet bij een compressieneuropathie) focaal is, kan men *inching* gebruiken, waarbij men een zenuw op meerdere plekken met 20 mm afstand ertussen stimuleert om focale latentie- of amplitudesprongen op te sporen.

Demyelinisatie: abnormale temporele dispersie

Hierbij is er een groter dan normaal verschil tussen de snelheden van de zenuwvezels, waardoor de proximale amplitude te veel inzakt en de duur abnormaal lang wordt; het oppervlaktepercentage neemt ook af, maar minder dan dat van de amplitude (figuur 3.9). In ernstige gevallen ziet men dat de CMAP 'versplintert': er ontstaat een polyfasische CMAP met een staart van kleine golfjes.

Realiseert u zich dat de diverse uitingen van demyelinisatie in wisselende combinaties kunnen voorkomen (zie figuur 3.9b), en dat zowel een blok als een abnormale dispersie op demyelinisatie wijst. Pas echter altijd op bij lage amplituden (figuur 3.10). Zie ▸ H. 9 voor een nadere bespreking en voor diagnostische criteria.

3.5 Problemen bij het onderzoek

Bij de vergelijking van proximale en distale amplituden verwacht u dat de proximale amplitude wat kleiner is. Soms is dit verschil groter is dan u verwacht: misschien hebt u dan een blok gevonden of is er abnormale temporele dispersie. Of misschien hebt u proximaal inframaximaal gestimuleerd, of was de distale stimulatie zo sterk dat er een tweede zenuw is meegestimuleerd; of misschien was er wel sprake van een zenuwanastomose.

Er zijn ook situaties waarbij het verschil juist omgedraaid is (proximaal veel groter dan distaal) en ook dan komen er meerdere verklaringen in aanmerking. De leidraad voor het oplossen

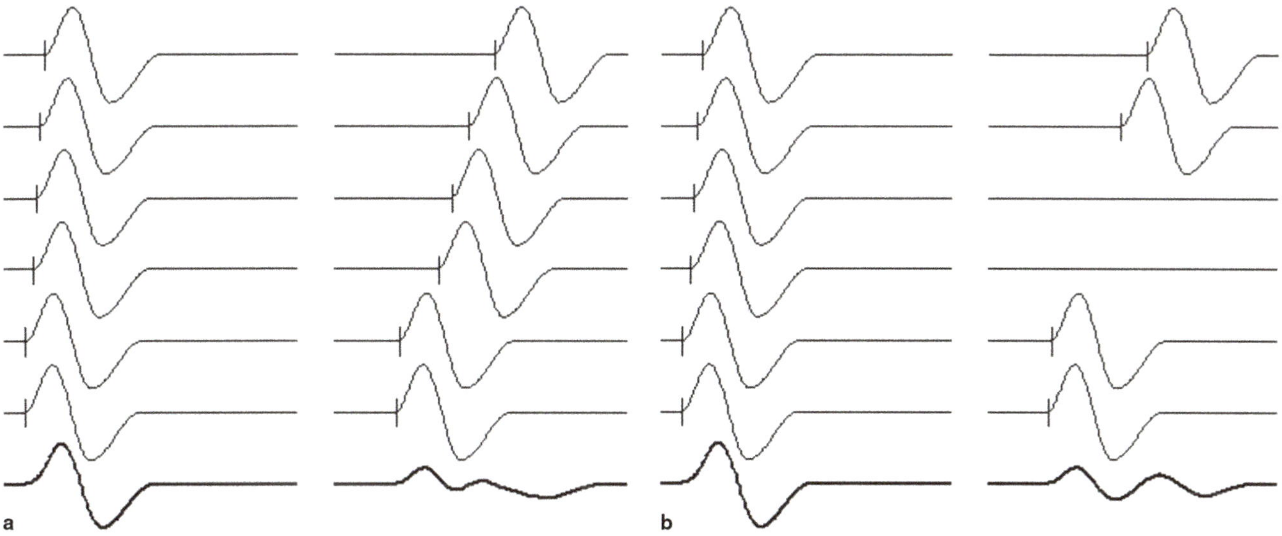

Figuur 3.9 Abnormale temporele dispersie. Hier is een vlekkig verschil in snelheden ontstaan, waarbij sommige axonen licht en andere ernstig vertraagd zijn. De positieve fasen van sommige potentialen treden tegelijk op met de negatieve fasen van andere, wat uitdoving oplevert (*phase cancellation*). De proximale CMAP toont een verlaagde amplitude en een sterk verlengde duur. Het rechterpaneel (b) toont een combinatie van abnormale dispersie en blok. Het resultaat is een sterk verlaagde amplitude proximaal, met een verlengde duur.

van dit soort problemen is ze te beschouwen in termen van het aantal gestimuleerde vezels: op de plaats die een hoge amplitude oplevert, zijn blijkbaar meer vezels gestimuleerd dan op de plaats met een lage amplitude. Tabel 3.1 vat de bevindingen samen.

Hierna volgt een handleiding voor het beoordelen van dergelijke amplitudediscrepanties. Eerst bespreken we de mogelijke verklaringen.

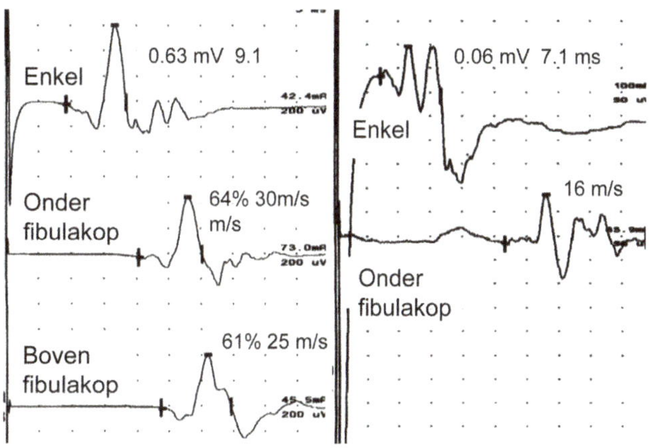

Figuur 3.10 Oordeel bij lage amplituden. De figuur betreft een combinatie n. peroneus/voetrug van twee personen en toont waarom men ervoor moet waken te veel betekenis aan CMAP-eigenschappen toe te kennen bij lage amplituden. Zowel links als rechts worden er CMAP's met uitgesproken vormverandering en polyfasie gevonden, met extreem lage snelheden; allemaal eigenschappen die aan demyelinisatie doen denken. De resultaten links zijn afkomstig van iemand met het Guillain-Barré-syndroom, de resultaten rechts echter van iemand met een diabetische neuropathie.

3.5.1 Inframaximale stimulatie

Als een zenuw proximaal te zacht wordt gestimuleerd, wordt de proximale CMAP te klein, wat een te laag amplitudepercentage oplevert. Als er distaal te zacht gestimuleerd wordt, zal de distale CMAP kleiner zijn dan de proximale, wat een percentage boven de 100 oplevert. De plaats van inframaximale stimulatie is dus de plaats van waaruit de kleinere CMAP wordt verkregen (figuur 3.11). De kans dat een zenuw te weinig wordt gestimuleerd is het grootst bij diepliggende zenuwen, wat proximaal vaker het geval is dan distaal. Inframaximale stimulatie komt geregeld voor bij de n. ulnaris onder de sulcus, en waarschijnlijk het vaakst bij de n. tibialis in de knieholte. De remedie is simpel: harder stimuleren, door verhoging van de maximale stroomsterkte en/of een langere stimulusduur. Vriendelijker is het om het been eerst te buigen, of de kathode in de knieholte te plaatsen en de anode op de knieschijf. Dan moet de stroom wel door het midden van het been gaan, zodat de stroomdichtheid in de huid niet enorm hoeft te worden opgevoerd. Het loont de moeite om hiervoor een aparte stimulator te hebben liggen.

3.5.2 Co-stimulatie

Co-stimulatie houdt in dat er onbedoeld een tweede zenuw wordt geprikkeld, die dan een CMAP veroorzaakt in zijn eigen spieren. Deze CMAP kan worden opgevangen door de afleidelektroden, die dus niet alleen de activiteit van de bedoelde spieren opvangen, maar ook die van andere spieren: co-registratie. Een voorbeeld is dat bij een onderzoek van de n. medianus ook de n. ulnaris in de bovenarm gestimuleerd wordt. De n. ulnaris voorziet ook een aantal spieren in de duimmuis, zodat elektroden op de duimmuis zowel CMAP's van spieren van de n. medianus als onbedoeld ook spieren van de n. ulnaris registreren. Dit voorbeeld levert een proximaal te hoge amplitude op. Andersom kan een distaal te hoge amplitude wijzen op co-stimulatie distaal. Helaas weet u niet bij voorbaat of een proximaal kleinere CMAP komt door te zachte stimulatie proximaal, co-stimulatie distaal, of demyelinisatie.

Tabel 3.1 Samenvatting geleidingsabnormaliteiten.

				Demyelinisatie		
		Normaal	Axonaal	Vertraging	Blok	Dispersie
CMAP	DML	N	N	↑	N	N
	amp.	N	↓	N/↓	N	↓
	duur	N	N	N/↑	N	↑
	opp.	N	↓	N/↓	N	N/↓
geleiding	snelheid	N	N, ↓	↓↓	N	N
	amp%	N	N	N	↓↓	↓
	duur%	N	N	N	N	↑
	opp.%	N	N	↓	N	↓

N: normaal, ↓: abnormale daling, ↑: abnormale stijging

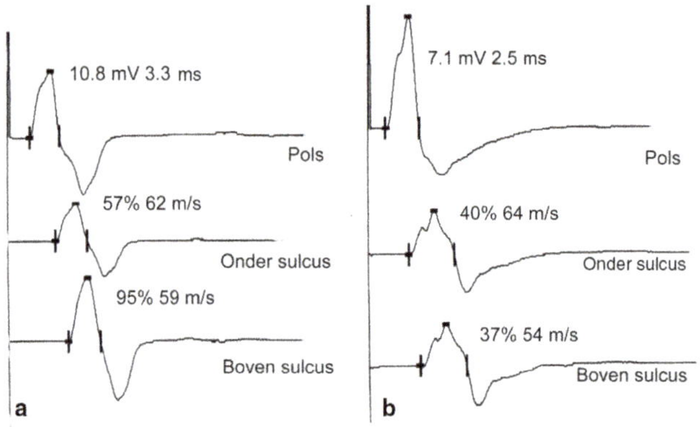

Figuur 3.11 Beoordeling amplitudediscrepantie. De registratie betreft een n. ulnaris-/pinkmuiscombinatie van twee verschillende personen, met CMAP's van drie typische stimulatieplaatsen. Zowel links (A) als rechts (B) wordt een te lage CMAP onder de sulcus verkregen, wat op zich past bij een blok in de onderarm of bij een Martin-Gruber-anastomose. Vergelijking met de CMAP verkregen boven de sulcus toont links (A) dat die veel groter is, wijzend op inframaximale stimulatie onder de sulcus. Rechts (B) lijken de CMAP's van boven en onder de sulcus erg veel op elkaar, wat erop wijst dat de stimulatie goed is uitgevoerd; men moet dan differentiëren tussen de andere mogelijkheden.

De kans op co-stimulatie neemt toe als een van de zenuwen ziek is, omdat dan een hogere stroomsterkte nodig is. Dat gebeurt als de zenuwen dicht bij elkaar liggen (pols, elleboog, bovenarm, knieholte, kinderen en kleine mensen) en als er om welke reden dan ook een hoge stroomsterkte wordt gebruikt.

Bij een letsel van de n. peroneus vergt deze zieke n. peroneus bijvoorbeeld een hoge stroomsterkte om een minuscule CMAP te verkrijgen vanaf de fibulakop. Stimulatie in de knieholte levert dan echter een veel hogere amplitude op, met soms ook nog een verrassend korte latentie. Is dat het geval, dan is de n. tibialis meegestimuleerd. Snelheden van tegen de 70 m/s over de fibulakop zijn zeer verdacht voor co-stimulatie van de n. tibialis. Nu kan een meting alleen door co-stimulatie worden beïnvloed als er ook sprake is van co-registratie. Bij een carpale-tunnelsyndroom kan co-stimulatie van de n. ulnaris in de pols optreden, wat lastig is omdat er vrijwel zeker ook co-registratie zal optreden. Het omgekeerde komt ook voor: men onderzoekt de n. ulnaris met afleiding van de pinkmuis en er ontstaat co-stimulatie van de n. medianus. Hier heeft men echter nauwelijks last van co-registratie, wat bewijst dat co-stimulatie alleen hinderlijk is als er ook co-registratie is.

3.5.3 Anatomische varianten

Zenuwanastomosen zijn anatomische varianten waarbij een aantal zenuwvezels proximaal met een zenuw meeloopt en oversteekt naar een andere zenuw distaal. Hoe zorgvuldig men ook stimuleert, er worden proximaal en distaal niet evenveel vezels gestimuleerd. De Martin-Gruber-anastomose is een bekend voorbeeld: een aantal vezels naar spieren van de n. ulnaris loopt in de elleboog met de n. medianus mee, in plaats van in de n. ulnaris waar ze thuishoren. Distaal lopen ze wel met de n. ulnaris mee: distale stimulatie van de n. ulnaris levert dan ook een normale amplitude op, maar proximale stimulatie een lagere. Dit lijkt precies op een geleidingsblok van de n. ulnaris in de onderarm. Men mag dan ook nooit besluiten dat een dergelijk 'blok' op demyelinisatie wijst, zolang een Martin-Gruber-anastomose niet is uitgesloten. Vreemd genoeg eisen niet alle officiële criteria dit, maar het is wel nodig (figuur 3.12).

Gelukkig zijn er maar weinig anatomische varianten van belang. De Martin-Gruber-anastomose wordt het vaakst gezien. Verwaarloosbaar zeldzaam is de ulnaris-naar-medianusanastomose in de onderarm (Marinacci-anastomose) en er is er ook nog een in de hand (Riche-Cannieu-anastomose).

De n. peroneus accessorius is wel van belang (figuur 3.13). Hierbij worden de voetrugspieren via twee aparte takjes voorzien. De normaal verlopende tak loopt over de voorzijde van de enkel naar de m. extensor hallucis brevis en het mediale deel van de m. extensor digitorum brevis, en de aberrante tak loopt achter de malleolus lateralis naar het laterale deel van de m. extensor digitorum brevis. Deze variant wordt alleen herkend

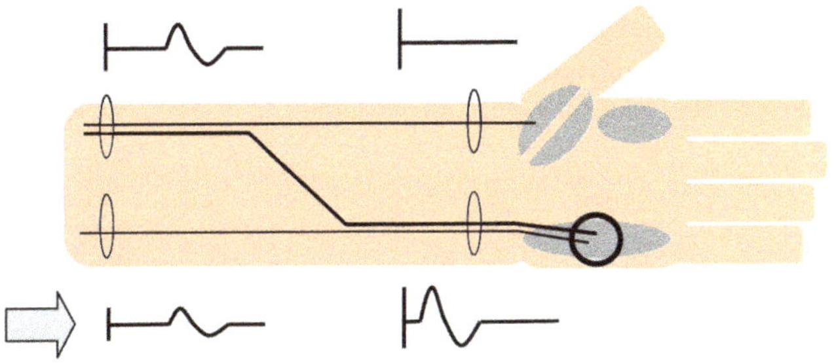

Figuur 3.12 Martin-Gruber-anastomose. De lijnen geven populaties zenuwvezels weer. Een Martin-Gruber-anastomose blijkt meestal bij onderzoek van de n. ulnaris. In het voorbeeld is een onderzoek van de pinkmuis getekend, maar de anastomose kan ook de ulnarisspieren van de duimmuis betreffen, of de m. interosseus dorsalis I, of een combinatie van deze spieren. De cirkel boven de pinkmuis geeft aan dat de diverse CMAP's, zoals die bij de nn. medianus en ulnaris getekend zijn, alle afkomstig zijn van afleiding over de pinkmuis.
Stimulatie van de n. ulnaris in de pols levert een fraaie CMAP op, doordat alle vezels naar de pinkmuis worden geactiveerd. Maar stimulatie van de n. ulnaris onder de sulcus of hogerop levert een veel kleinere CMAP op, doordat er daar minder vezels worden gestimuleerd; op die hoogte loopt een deel van de vezels namelijk mee met de n. medianus. Het bewijs dat er een Martin-Gruber-anastomose bestaat wordt geleverd door stimulatie van de n. medianus in de elleboog, met afleiding van de pinkmuis. Normaal levert dat geen CMAP op maar nu wel. De fraaiste documentatie wordt verkregen door zowel de n. medianus als de n. ulnaris. boven en onder de plaats van oversteek te stimuleren.
Er is echter een goede methode om het verschil te maken: houd de afleiding hetzelfde, op de pinkmuis, en stimuleer de n. medianus in de elleboog. Normaal levert dit geen CMAP op in spieren van de n. ulnaris en ziet men hooguit een positief beginnende kleine CMAP op grond van volumegeleiding, maar nu ontstaat er een substantiële CMAP; de overstekende vezels worden immers geprikkeld. Het herkennen van een zenuwanastomose berust op het principe dat de ene zenuw die vezels erbij krijgt die de andere zenuw verliest. De CMAP-amplitude van de 'acceptorzenuw' is distaal lager dan proximaal, en de amplitude van de 'donorzenuw' is proximaal hoger dan distaal. Om een anastomose uit te sluiten moet er dan ook dubbel onderzoek worden verricht: onderzoek de geleiding naar de betreffende n. ulnarisspieren met stimulatie van zowel de n. medianus als de n. ulnaris. Dat gaat nog fraaier met een twee- of driekanaals apparaat, waarbij men afleidt van pinkmuis, duimmuis en m. interosseus dorsalis I tegelijk, en vervolgens de beide zenuwen distaal en proximaal stimuleert.

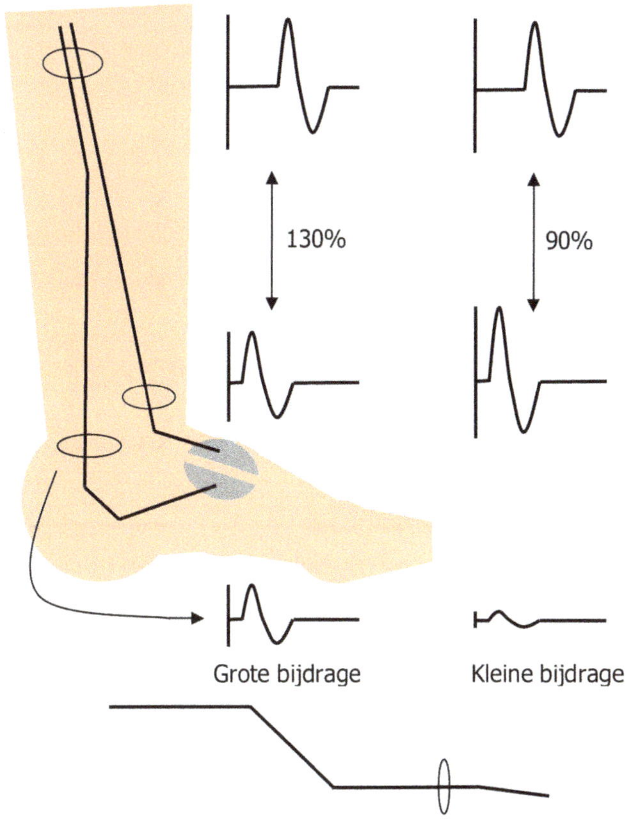

Figuur 3.13 N. peroneus accessorius. Deze zenuw betreft een tak van de n. peroneus die achter de malleolus lateralis loopt en die soms motorische vezels bevat naar het laterale deel van de m. extensor digitorum brevis. Als dat er veel zijn ('grote bijdrage'), dan zal stimulatie vóór op de enkel een kleinere CMAP opleveren dan stimulatie bij de fibulakop of hoger. Deze bevinding wijst dan op een n. peroneus accessorius, die te onderzoeken is door achter de malleolus lateralis te stimuleren. Als de bijdrage echter klein is, is de CMAP verkregen op de voorzijde van de enkel maar iets te klein. Door temporele dispersie kan de CMAP van de fibulakop dan toch kleiner zijn dan die van de enkel, zodat de n. peroneus accessorius aan de aandacht ontsnapt (en het amplitudepercentage te hoog wordt geschat).

als de distale CMAP kleiner is dan de proximale. Als dat zo is, dient men achter de malleolus lateralis te stimuleren; als er dan een CMAP op de voetrug ontstaat, is er een n. peroneus accessorius.

3.5.4 Wanneer is het wat?

CMAP's kunnen óf proximaal óf distaal te groot of te klein zijn, en daar zijn dan nog drie mogelijke redenen voor: te zachte stimulatie, co-stimulatie of een zenuwanastomose. Bij het maken van het onderscheid kan tabel 3.2 helpen. Aarzel niet om het schema er tijdens het onderzoek bij te pakken, omdat het in de praktijk altijd lastig is om alle mogelijkheden te overwegen.

De aanpak is als volgt: bepaal of de amplitude distaal hoger is dan proximaal of andersom, en zoek de zenuw op. De tabel levert dan vier mogelijkheden op. Begin met de meest waarschijnlijke; als u niet kunt kiezen, onderzoek ze dan systematisch. Inframaximale stimulatie is uit te sluiten door de plek met de lagere amplitude harder te stimuleren. Herkenning van co-stimulatie vergt onderzoek op de plaats met de hogere amplitude. Kijk tijdens geleidelijk opdraaien of er een plotselinge toename van activiteit is en kijk niet alleen naar het scherm: co-stimulatie levert een andere beweging op.

Werkt dit niet, dan moet men een extra afleiding plaatsen op de spieren van de vermoedelijk meegestimuleerde zenuw, zodat u activiteit in twee spiergroepen tegelijk kunt overzien. Het loont de moeite programma's klaar te hebben voor gelijktijdige registratie van duimmuis en pinkmuis, van voetrug en voetzool en van voetheffers en voetbuigers.

3.6 Koppeling met klinische parameters

De diverse parameters van het motorische geleidingsonderzoek hebben een complexe relatie met de klinische parameters trofiek en kracht. Zo heeft de geleidingssnelheid géén klinische parallel. Bij een normale volgehouden aanspanning wordt kracht geleverd door een bepaald aantal actieve motorische eenheden, die

Tabel 3.2 Abnormale amplitudeveranderingen over een zenuwsegment. Voor elk van de vier voornaamste zenuwen is aangegeven wat de oorzaken van een amplitudediscrepantie kunnen zijn. Bepaal eerst of de amplitude distaal hoger of lager is dan de proximale, en kies de bijbehorende tabel. Kies vervolgens de zenuw waarmee u bezig bent. U vindt dan een rij oorzaken, die u tot één oorzaak moet reduceren.

Distaal hogere amplitude dan proximaal				
	Inframax.	Co-stimulatie	Anatomische variant	Ziekte
n. medianus	te zacht bij eb. of hoger	ulnaris erbij bij pols	ulnaris naar medianus (zeer zeldzaam)	blok/spreiding
n. ulnaris	te zacht bij eb. of hoger	med. erbij bij pols	Martin-Gruber	blok/spreiding
n. peroneus	te zacht bij fk of kh	n.v.t.	n.v.t.	blok/spreiding
n. tibialis	te zacht bij kh	n.v.t.	n.v.t.	blok/spreiding
Distaal lagere amplitude dan proximaal				
	inframax.	**co-stimulatie**	**anatomische variant**	**ziekte**
n. medianus	te zacht bij pols	ulnaris erbij, eb of hoger	Martin-Gruber	geen
n. ulnaris	te zacht bij pols	medianus erbij, eb of hoger	ulnaris naar medianus (zeer zeldzaam)	geen
n. peroneus	te zacht bij enkel	tibialis erbij, kh	n. peroneus accessorius	geen
n. tibialis	te zacht bij enkel	peroneus erbij, kh	n.v.t.	geen

inframax.=inframaximale stimulatie; eb = elleboog; fk = fibulakop; kh = knieholte; n.v.t. = niet van toepassing

vuren met frequenties tussen ongeveer 5 en 20 Hz. De spiercellen krijgen dan elke 50 tot 200 ms een impuls. Een ernstige vertraging heeft dan tot gevolg dat elke impuls 15 tot 20 ms te laat aankomt. De kracht lijdt daar niet onder (hooguit zal de reactietijd wat verlengd zijn). Ook een verlengde DML en abnormale temporele dispersie zijn niet gekoppeld aan klachten. Deze parameters leveren dus informatie die klinisch niet verkrijgbaar is.

Bij een aandoening van het tweede motorische neuron ontstaat een parese wanneer er te weinig spiercellen geactiveerd kunnen worden. Dat komt dan doordat het neuron gestorven is, het axon onderbroken is, het axon intact is maar de axonale geleiding faalt, of de neuromusculaire synaps faalt. In het geleidingsonderzoek vertaalt dit alles zich in een lage CMAP-amplitude of een blok.

Kernpunten

- Zenuwstimulatie kan pijnlijk zijn en dat is niet alleen vervelend voor de patiënt, maar ook nadelig voor het onderzoek, doordat het leidt tot houdingsveranderingen, aanspanning, zweetartefacten, terugtrekken en een steeds kleinere kans dat u de gelegenheid krijgt het onderzoek goed over te doen. Vermindering van pijn is dan ook een van de beste manieren om de kwaliteit van het onderzoek te verbeteren; zie hiervoor ► H. 2.
- Leg de ontspannen extremiteit zo neer dat u bij alle stimulatieplaatsen kunt zonder de houding nog te hoeven veranderen.
- Plaats de spierelektrode op het midden van de te onderzoeken spiergroep.
- Zet de distale elektrode bij spieren in hand of voet op de dichtstbijzijnde vinger of teen.
- Verplaats de spierelektrode zo nodig totdat u bij distale stimulatie een initiële negatieve fase hebt verkregen.
- De CMAP begint in principe altijd bij de eerste deflectie van de basislijn, ongeacht de polariteit.
- Vergelijk de golfvorm tussen stimulatieplaatsen om het begin van de CMAP te bepalen.
- Meet afstanden in mm, latenties met 0,1 ms, en rond de snelheid af.
- Zelfklevende, grote elektroden zijn handig en de grootte is gunstig voor de reproduceerbaarheid.
- Beoordeel latenties altijd op dezelfde onveranderlijke versterking.
- Een beetje vertraging is nog geen demyelinisatie.
- De hoofdkenmerken van demyelinisatie zijn een wezenlijke vertraging, abnormale temporele dispersie en een blok.
- Het hoofdkenmerk van axonale schade is een lage amplitude.
- Co-stimulatie levert alleen problemen op wanneer er ook co-registratie is.
- Denk bij een onverwachte amplitudeverandering aan vier zaken: inframaximale stimulatie voor de lage CMAP, co-stimulatie voor de grote CMAP, anatomische varianten en een blok.
- Zorg dat u een aantal programma's hebt klaarliggen om anatomische varianten en co-stimulatie te kunnen onderzoeken.
- Las een pauze in om na te denken als de stimulusintensiteit onverwacht hoog is: ligt dat aan u (slechte stimulusplaats) of aan de patiënt (dik, zieke zenuwen)?
- Gebruik losse stimuli in plaats van een vaste frequentie bij pijnlijke onderzoeken.

Literatuur

Asseldonk JT van, Van den Berg LH, Kalmijn S, Wokke JH, Franssen H. Criteria for demyelination based on the maximum slowing due to axonal degeneration, determined after warming in water at 37 degrees C: diagnostic yield in chronic inflammatory demyelinating polyneuropathy. Brain. 2005;128:880–891.s

Asseldonk JT van, Van den Berg LH, Wieneke GH, Wokke JH, Franssen H. Criteria for conduction block based on computer simulation studies of nerve conduction with human data obtained in the forearm segment of the median nerve. Brain. 2006;129:2447–2460.

Dijk JG van, Tjon-a-Tsien A, van der Kamp W. CMAP variability as a function of electrode site and size. Muscle Nerve. 1995;18:68–73.

Dijk JG van, van Benten I, Kramer CG, Stegeman DF. CMAP amplitude cartography of muscles innervated by the median, ulnar, peroneal, and tibial nerves. Muscle Nerve. 1999;22:378–389.

Franssen H, Wieneke GH. Nerve conduction and temperature: necessary warming time. Muscle Nerve. 1994;17:336–344.

Kimura J, Machida M, Ishida T, Yamada T, Rodnitzky RL, Kudo Y, et al. Relation between size of compound sensory or muscle action potentials, and length of nerve segment. Neurology. 1986;36:647–652.

Lieber RL, Jacobson MD, Fazeli BM, Abrams RA, Bote MJ. Architecture of selected muscles of the arm and forearm: anatomy and implications for tendon transfer. J Hand Surg. 1992;17A:787–798.

Phongsamart G, Wertsch JJ, Ferdjallah M, King JC, Foster DT. Effect of reference electrode position on the compound muscle action potential (CMAP) onset latency. Muscle Nerve. 2002;25:816–821.

Schulte-Mattler WJ, Muller T, Georgiadis D, Kornhuber ME, Zierz S. Length dependence of variables associated with temporal dispersion in human motor nerves. Muscle Nerve. 2001;24:527–533.

Tankisi H, Pugdahl K, Fuglsang-Frederiksen A, Johnsen B, de Carvalho M, Fawcett PR, et al; Esteem Project. Pathophysiology inferred from electrodiagnostic nerve tests and classification of polyneuropathies. Suggested guidelines. Clin Neurophysiol. 2005;116:1571–1580.

Taylor PK. CMAP dispersion, amplitude decay, and area decay in a normal population. Muscle Nerve. 1993;16:1181–1187.

Tjon-A-Tsien AM, Lemkes HH, van der Kamp-Huyts AJ, van Dijk JG. Large electrodes improve nerve conduction repeatability in controls as well as in patients with diabetic neuropathy. Muscle Nerve. 1996;19:689–695.

Sensibel geleidingsonderzoek

J.H. van der Hoeven

4.1 Inleiding

Het onderzoek van de sensibele zenuwen vormt een van de drie pijlers van het moderne EMG-onderzoek. Een adequate interpretatie van vele stoornissen van het perifere en vaak ook het centrale zenuwstelsel is zonder dit onderzoek vaak niet goed mogelijk. Het feit dat het onderzoek van de sensibele geleiding in de praktijk veelal beperkt blijft tot het meten van de nn medianus, ulnaris en suralis, doet de mogelijkheden van dit onderzoek feitelijk tekort. Voor een optimale uitvoering en interpretatie zijn zowel voldoende achtergrondkennis als technische vaardigheden noodzakelijk. Het loont zeer de moeite zich hierin te verdiepen, om zo de diagnostische opbrengst te maximaliseren.

4.2 Patiëntfactoren

Ieder onderzoek begint met aandacht voor en uitleg aan de patiënt. Optimale ontspanning is een essentiële voorwaarde voor een kwalitatief goed onderzoek. Ondanks tevoren toegestuurd foldermateriaal is het begrip bij de patiënt voor het uit te voeren onderzoek vaak beperkt. Voldoende coöperatie en ontspanning zijn meestal te bereiken door uitleg en geruststelling. Vaak is het nuttig bij angstige patiënten of kinderen te beginnen met het onderzoek van de sensibele geleiding; door de zachtere schokjes hierbij kan men alvast wennen. Daarnaast helpt de opmerking dat het onderzoek zo nodig gestopt kan worden; de patiënt weet dan dat hij of zij de situatie onder controle heeft.

4.3 Basisprincipes

De sensibele geleiding kan gemeten worden aan gemengde zenuwen (zowel motorische als sensibele axonen) en aan sensibele zenuwen (alleen sensibele axonen). Het is van belang zich te realiseren dat een belangrijke beperking van dit onderzoek is, dat ook in de puur sensibele zenuwen niet alle axonen meetbaar zijn met behulp van de standaardtechnieken van stimulatie en registratie. Een sensibele zenuw bevat in de regel zowel gemyeliniseerde (type A-alfa en A-delta) als ongemyeliniseerde (type C-)vezels. De snel geleidende gemyeliniseerde sensibele vezels, die verantwoordelijk zijn voor de gnostische sensibiliteit, zijn goed meetbaar. De geleidingssnelheid is lineair gerelateerd aan de axondiameter. De langzaam geleidende ongemyeliniseerde vezels (vitale sensibiliteit, autonome vezels) zijn met oppervlakteregistratie niet meetbaar. Een zogenoemde dunnevezelpolyneuropathie kan dan ook gepaard gaan met een volledig normaal sensibel geleidingsonderzoek.

4.4 Stimulatie en registratie

Een sensibele zenuw kan gemeten worden door oppervlaktestimulatie van de zenuw en registratie met behulp van op de huid geplaatste registratie-elektroden. Na percutane kathodale stimulatie ontstaat in de zenuw een depolarisatiegolf, die op enige afstand geregistreerd kan worden: de sensibele zenuwpotentiaal, ook wel *sensory nerve action potential* (SNAP) genoemd. Registratie kan zowel proximaal (orthodrome meting) als distaal (antidrome meting) van de stimulatie plaatsvinden (◘ figuur 4.1). Opgemerkt moet worden dat de depolarisatie zich uiteraard zowel naar proximaal als naar distaal over de zenuw uitbreidt. Stimulatie en registratie met naaldelektroden is eveneens mogelijk en wordt in bijzondere situaties nog steeds toegepast. Gezien factoren als de hogere patiëntbelasting, het invasieve karakter en de bij het routineonderzoek geringe diagnostische meerwaarde, worden de betreffende technieken hier niet verder besproken. Essentieel is het verschil tussen antidrome en orthodrome metingen. De antidrome meting (tegen de normale depolarisatierichting in) is de meest gebruikte techniek. Voordeel is de effectieve depolarisatie van alle aanwezige axonen, waarmee een maat voor het aantal functionele axonen wordt verkregen. Een belangrijk nadeel in het geval van een gemengde zenuw is de simultane depolarisatie van de motorische axonen. De resulterende spieractivatie leidt zowel tot een beweging als tot een voortgeleiding van de motorische potentiaal in de omringende (geleidende) gebieden. Dit kan de veel lager gevolteerde SNAP gedeeltelijk dan wel volledig maskeren.

Bij de orthodrome techniek wordt de fysiologische depolarisatierichting gevolgd (distaal naar proximaal). Voordelen zijn de selectieve stimulatie van specifieke zenuw(takjes) dan wel huidzenuwen en het ontbreken van motorische stimulatie en bijbehorende volumevoortgeleide potentialen. Nadeel is een veel lagere of zelfs niet meer detecteerbare amplitude, waardoor feitelijk niet meer kan worden gemeten. De keuze zal gebaseerd moeten worden op specifieke argumenten die per zenuw en per patiënt kunnen verschillen. Zo wordt een n. suralis meestal antidroom gemeten (puur sensibele zenuw) en een n. plantaris medialis meestal orthodroom (gemengde zenuw, voorkomen van activatie van de m. abductor hallucis).

Voor optimale stimulatie dient een punt te worden gekozen waar de zenuw in de buurt van de huid ligt. Bij twijfel kan de patiënt meestal zelf goed aangeven of de schokjes zich uitbreiden in het innervatiegebied van de betreffende zenuw (antidrome meting). Verondersteld wordt dat de depolarisatie plaatsvindt ter hoogte van de kathode (stroom naar binnen gericht). Getracht wordt supramaximale stimulatie te bereiken: alle sensibele axonen worden geactiveerd. Registratie vindt plaats met oppervlakte-elektroden, waarbij de afstand tussen de elektroden bij voorkeur 3 tot 4 cm bedraagt. Voor de vingers kunnen zowel de klassieke ringelektroden als langwerpige disposable plakelektroden worden gebruikt. Voordelen van deze laatste techniek zijn de relatieve ongevoeligheid voor artefacten door beweging en de brede inzetbaarheid. Ook is de overgangsweerstand meestal laag genoeg om een goede meting zonder voorbewerking van de huid mogelijk te maken. Belangrijkste nadeel vormen de hogere kosten. Op andere huidgebieden kunnen de klassieke vilten *pads* worden gebruikt en als alternatief de al genoemde disposable plakelektroden.

4.5 Apparaatinstellingen

De volgende apparaatinstellingen worden standaard gehanteerd:
- standaard filtersettings: hoogdoorlaat filter: 2-10 Hz, laagdoorlaat filter: 2-3 kHz;

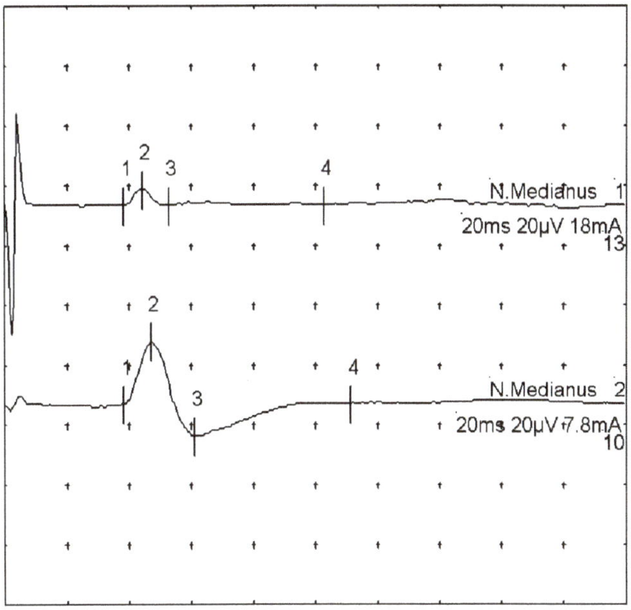

Figuur 4.1 Sensibel geleidingsonderzoek van de n. medianus. Boven orthodroom, stimulatie dig. 3, afl. pols. Onder antidroom, stimulatie pols, afl. dig. 3. Bij antidrome metingen wordt een hogere amplitude gevonden.

- stimulatiefrequentie tot 2 Hz;
- versterking 10-20 µV/div., *sweep speed* 1-2 ms/divisie.

Het voornaamste voordeel van een wat hogere stimulatiefrequentie is een verkorting van de onderzoeksduur, bijvoorbeeld door een veel snellere *averaging*. Bij overgevoeligheid voor stroom (kinderen) valt juist een lagere frequentie of enkelvoudige stimulatie te overwegen. De stimulatieduur is 0,1 tot 0,2 ms, bij een moeilijk stimuleerbare zenuw eventueel langer. Een bezwaar van een langere stimulatieduur is een minder duidelijk depolarisatiemoment. Een sterkte tussen 5 en 20 mA is meestal voldoende voor supramaximale stimulatie. Te hoog opdraaien is een bekende foutenbron; hierbij kan co-stimulatie ontstaan dan wel directe spierstimulatie met als gevolg artefacten.

4.6 Stimulusartefacten

De relatief lage SNAP's, in de orde van microvolts, maken alle vormen van artefact tot een belangrijk probleem. Dit geldt in de eerste plaats het stimulusartefact. Dit kan vaak gunstig worden beïnvloed door te variëren in de positie van de stimulator (figuur 4.2). Bij stimulatie ontstaat tussen de kathode en de anode een tijdelijk stroomveld dat zich driedimensionaal in het ledemaat uitbreidt. Loodrecht hierop zijn de velden equipotentiaal; op de huid wordt gesproken van equipotentiaallijnen. Deze zijn te manipuleren door draaien van de stimulatie-elektroden (figuur 4.3). Het stimulusartefact neemt af, waardoor de meting van een SNAP mogelijk wordt. Het stimulusartefact wordt ook sterk beïnvloed door de hoogte van de overgangsweerstand. Vooral crèmes, bodylotion en dergelijke zijn hierbij berucht. Ontvetten met alcohol lost dit probleem op. Soms is supramaximale stimulatie niet haalbaar en dient lager (submaximaal) gestimuleerd te worden. De amplitude is in dit geval niet meer betrouwbaar.

4.7 Fysiologische variabelen

De amplitude van de SNAP is sterk variabel. Hierbij speelt een aantal factoren een rol.

4.7.1 Meetafstand

Bij de sensibele zenuwmeting wordt rechtstreeks van de zenuw afgeleid, dit in tegenstelling tot het onderzoek van de motorische geleiding (CMAP) waarbij wordt afgeleid van de spier. De geleidingsverschillen (dispersie) die in de zenuw optreden tussen de axonen onderling worden dan vrijwel volledig gemaskeerd door de relatief trage actiepotentiaal van de spier. Dit effect ontbreekt bij de sensibele zenuw (figuur 4.4), wat impliceert dat forse amplitudeverschillen over het beloop van de zenuw optreden bij meting over grotere afstanden (bijvoorbeeld n. ulnaris, afleiding digitus V, stimulatie pols en elleboog). Dit effect berust vermoedelijk op een combinatie van dispersie en fase-uitdoving (*phase cancellation*). Hierbij speelt mee dat de snelheidsverschillen tussen de sensibele (gemyeliniseerde) axonen groter zijn. Een geleidingsblokkade kan dan ook alleen worden vastgesteld wanneer een amplitudereductie over een korte meetafstand (enkele cm) wordt gevonden. Daarbij zal de vorm bij proximale stimulatie breder worden. Praktisch gesproken wordt daarom een geleidingsblokkade eigenlijk alleen gediagnosticeerd bij motorische metingen.

4.7.2 Leeftijd

De amplitude van de SNAP is leeftijdsafhankelijk. Waar bij jonge kinderen amplituden van 50 tot 100 µV normaal zijn, komen deze bij volwassenen niet meer voor. Jonge kinderen hebben een nog niet volledig ontwikkelde myelineschede en de axondiameters zijn bovendien nog kleiner. Tussen het derde en vijfde levensjaar worden normale geleidingssnelheden bereikt. Vanaf de leeftijd van 20 jaar nemen amplituden en geleidingssnelheden weer geleidelijk af.

4.7.3 Temperatuur

Zowel de geleidingssnelheid als de amplitude is sterk temperatuurafhankelijk. Bij een lage temperatuur is de geleidingssnelheid van de sensibele vezels lager maar de amplitude hoger. Voor een betrouwbaar en reproduceerbaar resultaat is opwarmen daarom van het grootste belang. Dit geldt uiteraard vooral de onderarmen en onderbenen.

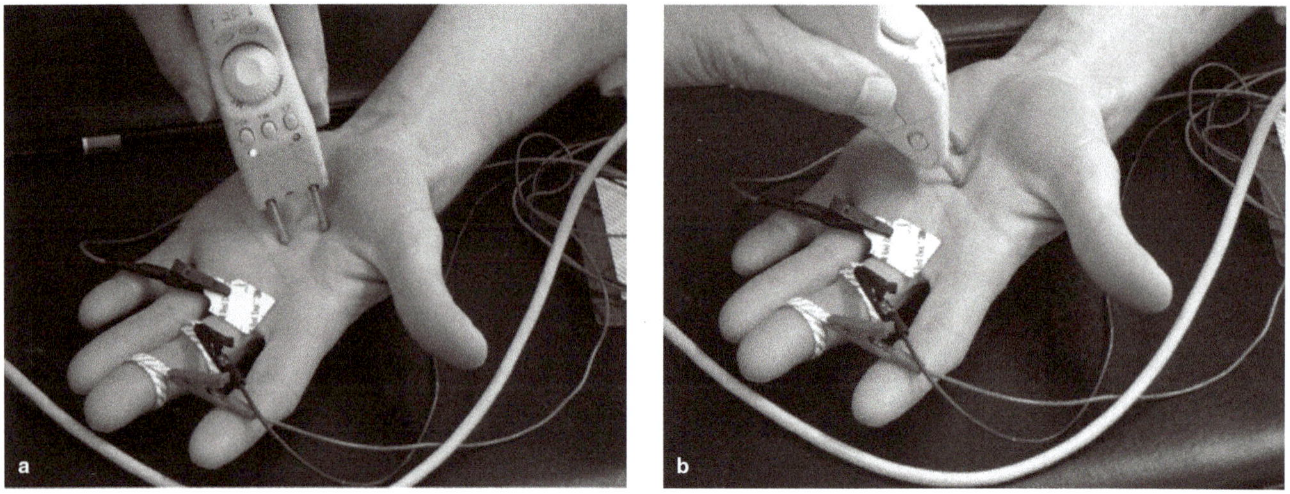

Figuur 4.2 Variërende stand van de stimulatorpositie (anodepositie), beïnvloeding van de equipotentiaallijnen en daarmee het stimulatieartefact. Registratie met behulp van disposable plakelektroden.

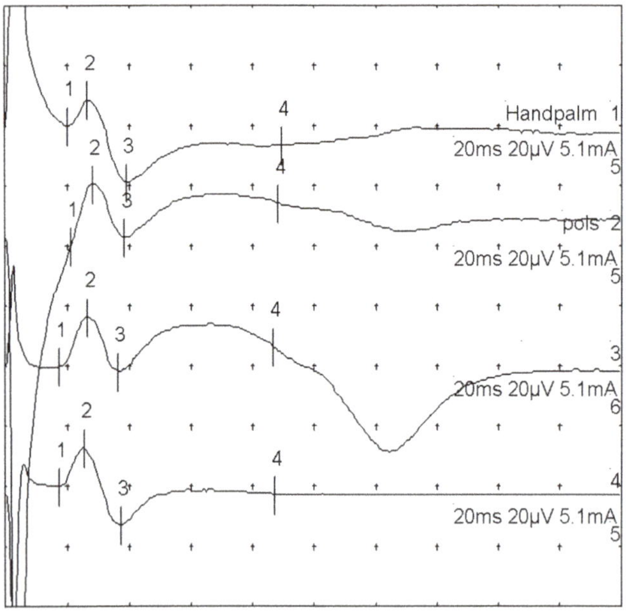

Figuur 4.3 Variabel stimulatieartefact. Stimulatie van de n. medianus in de handpalm, afl. dig 3. Verschillende anodeposities op de bovenste twee kanalen. Kanaal 3: weinig stimulatieartefact, maar wel volumepotentiaal m. lumbricalis. Kanaal 4: optimale situatie.

4.8 Beoordeling resultaten

Het beoordelen van het sensibele geleidingsonderzoek is gezien de hiervóór genoemde factoren niet altijd eenvoudig, ook niet als aan alle voorwaarden voor een technisch goede uitvoering is voldaan. Er kan worden gesteld dat de sensibele geleidingssnelheden minder variabel en daarmee betrouwbaarder zijn dan amplituden. Armzenuwen geleiden sneller dan beenzenuwen, korte zenuwen sneller dan lange, proximaal (binnen dezelfde zenuw) is de snelheid hoger dan distaal. Bij dit laatste speelt vermoedelijk niet alleen het temperatuurverschil een rol maar ook een afname van de zenuwdiameter naar distaal (*tapering*).

Naast vergelijking met de literatuur of met eigen normwaarden, is vooral een vergelijking met andere zenuwen in dezelfde extremiteit of met dezelfde zenuw contralateraal van groot belang. Dit geldt in nog sterkere mate voor de beoordeling van de amplitude. Een laagnormale amplitude aan één zijde krijgt een heel andere betekenis wanneer die contralateraal veel hoger is. Een verschil in amplitude wordt overigens pas relevant geacht wanneer het meer dan 50% bedraagt.

4.9 Pathologie

Interpretatie van de resultaten van het sensibele geleidingsonderzoek dient altijd plaats te vinden in combinatie met de resultaten van het motorisch geleidingsonderzoek en de myografie. Let hierbij op consistentie in het beeld en dus ook op mogelijke discrepanties die op specifieke pathologie kunnen wijzen (zie ▶ kader 4.1).

Kader 4.1 Enkele voorbeelden van pathologie

Axonaal verlies

Een aanwijzing voor axonaal verlies is een te lage amplitude. Dit axonale verlies kan focaal zijn dan wel gegeneraliseerd zoals in het kader van een axonale polyneuropathie. De vorm blijft hierbij onveranderd. Bij twijfel kan bij de beoordeling de suralis-radialisamplituderatio gebruikt worden. Een veelvoorkomende bevinding is het (vrijwel) afwezig zijn van responsen. Met averaging kan een lage respons soms nog worden aangetoond. Dit geeft in principe zekerder informatie dan een ontbrekende respons.

Demyelinisatie

Een aanwijzing voor demyelinisatie is een sterke geleidingsvertraging, focaal dan wel gegeneraliseerd. De amplitude kan lager zijn, de duur langer. Een geleidingsblokkade kan alleen waarschijnlijk gemaakt worden indien aanwezig over korte gemeten afstand.

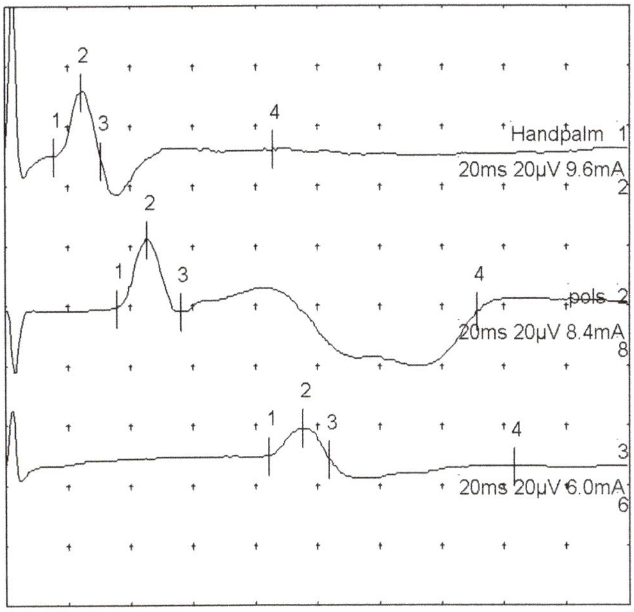

Figuur 4.4 Het effect van meten over grotere afstand: stimulatie van de n. medianus in handpalm, pols en elleboog, afl. dig. 3. De amplitude bij elleboogstimulatie is veel lager (18 versus 28 µV, 36% afname). Let tevens op de vormverandering. De geleidingssnelheid van handpalm en pols is 43 m/s, van de onderarm 55 m/s.

Multifocale afwijkingen
Het bestaan van multifocale afwijkingen is alleen te bewijzen wanneer meerdere zenuwen aan beide zijden worden gemeten.

Pre- versus postganglionaire schade
Bij een preganglionair letsel (wortel) blijft de amplitude in het klinisch aangedane gebied normaal. Bij een postganglionair letsel (bijvoorbeeld van de plexus) wordt deze juist lager (figuur 4.5).

Neuronopathie
Bij pathologie van het sensibele ganglion daalt de amplitude in het aangedane segment. Hierbij worden in de hand vaak lagere SNAP's gevonden dan in de voet.

Compressieneuropathie
Bij een compressieneuropathie is de sensibele geleiding vaak meer aangedaan dan de motorische. *Sprouting* (zie ▶ H. 7) zorgt voor een normale CMAP ondanks aanzienlijk axonaal verlies. Dit effect treedt niet op bij sensibel axonaal verlies.

Hereditaire polyneuropathie
Bij hereditaire polyneuropathie wordt vaak een discrepantie gevonden tussen het subjectief normale gevoel en zeer lage tot niet detecteerbare SNAP's. Dit suggereert een lang bestaan van de afwijkingen, met mogelijk compensatie op centraal niveau.

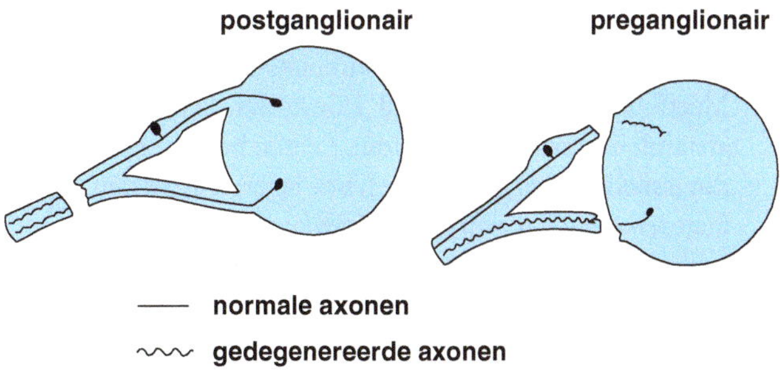

Figuur 4.5 Pre- versus postganglionaire schade. Na een preganglionair letsel blijven de sensibele axonen intact. Na een (post)ganglionair letsel volgt juist degeneratie.

4.10 Problemen en valkuilen

- Oedeem. De grotere afstand tot de zenuw veroorzaakt een lage tot ontbrekende amplitude. Soms is nog meting mogelijk door wegdrukken van het oedeem met de stimulator.
- Co-stimulatie. Wees hier altijd alert op als bij het testen van twee zenuwen naar dezelfde vinger vrijwel dezelfde latentie wordt gevonden.
- Te groot stimulusartefact. Overweeg orthodrome meting. Verlaag de stimulatiesterkte tot beneden de motorische drempel. Houd de vingers los (geïsoleerd) van elkaar. Demp de opgewekte beweging.
- Ontbrekende respons. Vraag de patiënt of er iets gevoeld wordt en zo ja, in welk gebied. Test dezelfde zenuw contralateraal.
- Polyneuropathie bij mogelijk tevens bestaande compressieneuropathie. Test de klinisch beste kant, zoek een zenuw van 'onbesproken gedrag'.
- Submaximale stimulatie. Gebruik alleen de geleidingssnelheid, niet de amplitude.
- Goede respons in klinisch aangedaan gebied. Denk aan een preganglionaire lokalisatie.
- Proximaal hogere amplitude dan distaal. Waarschijnlijk is er distaal sprake van submaximale stimulatie; ook onjuiste cursorplaatsing of verstoring door een volumevoortgeleide spierpotentiaal kan dit veroorzaken.
- Uitbijter. Denk aan een lokaal stimulatieprobleem dan wel lokale pathologie (peroneus superficialis, compressie ter hoogte van de voetrug door schoeisel). Hoe meer metingen worden gedaan, hoe groter de statistische kans dat zich uitbijters voordoen zonder onderliggende pathologie.
- Overgevoeligheid voor stroom. Begin met de sensibele metingen. Verlaag de stimulatiefrequentie. Beperk u tot de meest essentiële metingen.
- Opvallend hoge stimulatiedrempel. Denk aan verhoogde overgangsweerstand, dieper liggende zenuw (oedeem) of (lokale) demyelinisatie.
- Te hoge stimulatiesterkte. Hierbij verschuift het effectieve depolarisatiepunt van de kathode af, waardoor de latentie afneemt. Bij constante afstandsmeting resulteert dit in een overschatting van de geleidingssnelheid. Een stimulatie-

sterkte van maximaal 20 milliampère is vrijwel altijd voldoende voor supramaximale stimulatie.
- Meetfout en gemeten afstand. Hoe korter de gemeten afstand, hoe groter de meetfout. Echter, hoe lager de geleidingssnelheid (lagere latentie), hoe lager de meetfout. Beide factoren dienen te worden meegewogen bij het vinden van een optimaal compromis.
- Meettijd. Het onderzoek van de sensibele zenuwen vergt tijd. Dit geldt zeker wanneer de potentialen moeilijk te vinden zijn. Voor een adequaat onderzoek dient daarom voldoende tijd te worden ingeroosterd.

4.11 Te meten zenuwen

Hiervoor is geen vaste richtlijn te geven. Wel is het aan te raden om voor zichzelf een soort referentiedatabase op te bouwen. Eenmalig een bepaalde zenuw meten heeft weinig zin. Vertrouwdheid met de uitvoering, bijvoorbeeld welke stimulatie- en registratieplaats men moet gebruiken, en met de globale resultaten zoals snelheden en amplituden van die zenuw, is van groot belang om het nodige zelfvertrouwen te ontwikkelen. Overigens kan voor een aantal standaardvraagstellingen worden volstaan met het pakket n. medianus, n. radialis en n. ulnaris, alsmede de nn. peroneus superficialis en suralis.

Kernpunten
- Opwarmen vormt een essentiële voorwaarde voor een adequaat sensibel geleidingsonderzoek.
- Een amplitudeasymmetrie geeft vaak meer informatie dan een eenzijdig gevonden absolute waarde.
- Een potentiaal van een lage amplitude zegt meer dan een ontbrekende potentiaal.
- Een normaal klinisch sensibel onderzoek sluit pathologie van de sensibele zenuwen niet uit.
- De kwaliteit van het onderzoek van de sensibele geleiding is recht evenredig met de onderzoekstijd.

Literatuur

Dumitru D, Amato AA, Zwarts MJ. Electrodiagnostic medicine. 2nd ed. Philadelphia: Hanley & Belfus; 2002.

Jones HR, Bolton CF, Harper CM. Pediatric clinical electromyography. Philadelphia: Lippincott Raven; 1996.

Karandreas N, Papatheodorou A, Triantaphilos I, Mavridis M, Lygidakis C. Sensory nerve conduction studies of the less frequently examined nerves. Electromyogr Clin Neurophysiol. 1995;35:169–173.

Kimura J. Electrodiagnosis in diseases of nerve and muscle: Principles and practice. 3rd ed. Oxford: Oxford University Press; 2001.

Liveson JA, Ma DM. Laboratory reference for clinical neurophysiology. Philadelphia: FA Davis Company; 1992.

Rutkoe SB, Kothare MJ, Raynor EM, Levy ML, Fadic R, Nardin RA. Sural/radial amplitude ratio in the diagnosis of mild axonal polyneuropathy. Muscle Nerve. 1997;20:1236–1241.

Weiss L, Silver JK, Weiss J. Easy EMG. A guide to performing nerve conduction studies and electromyography. Oxford: Butterworth Heinemann; 2004.

Wilbourn AJ. Sensory nerve conduction studies. J Clin Neurophysiol. 1994;11:584–601.

Late responsen

A.A.J. Hilgevoord

5.1 Inleiding

Dit hoofdstuk gaat over het onderzoek van de late responsen als onderdeel van het EMG-onderzoek. Besproken worden de H-reflex, de F-respons en de A-respons.

In de neurofysiologische literatuur wordt de term 'late respons' ook wel gebruikt voor de reacties op stimuli die deels verlopen via de cerebrale cortex. De latenties van deze late (> 70 ms) transcorticale responsen vallen buiten het bestek van deze bespreking. De latenties van de hier besproken late EMG-responsen zijn in de orde van grootte van 15 tot 60 ms.

Wat direct in het oog zal springen, is dat onderscheid wordt gemaakt tussen een reflex en een respons. Onder respons wordt algemeen verstaan de reactie op een externe stimulus. Een reflex kan worden gedefinieerd als een vrij stereotiepe reactie op een externe stimulus ten gevolge van de activatie van een reflexboog. Deze reflexboog bestaat voor de H-reflex uit een sensibel afferent deel, een centraal deel en een motorisch efferent deel. Het onderscheid tussen reflexen en responsen is niet alleen een semantische kwestie. De H-reflex is te beschouwen als een correlaat van een fysiologische reactie. De F- en A-respons zijn eerder epifenomenen, die te gebruiken zijn als indicatoren voor de integriteit van het systeem.

5.2 De H-reflex

De H-reflex is genoemd naar de ontdekker ervan, Hoffmann. De H-reflex werd van oudsher vooral opgewekt in de kuitspieren en beschouwd als het elektrische equivalent van de met de reflexhamer opgewekte achillespeesreflex. Voor het begrip van de H-reflex kan daarom het best begonnen worden met een beschrijving van de achillespeesreflex. De achillespeesreflex is de spreekkamertest van een fysiologische spierrekkingsreflex (◘ figuur 5.1). Zowel dreigend voorovervallen in staande positie als een tik met de hamer op de achillespees maakt dat de kuitspier rekt. Uitrekking van de spierspoeltjes in de spier leidt tot activatie van sensibele Ia-afferente zenuwvezels. Deze geleiden dit signaal naar het cellichaam in het sensibele ganglion en vervolgens via de achterhoorn naar het ruggenmerg. Exciterende axonuiteinden projecteren hier op de motorische neuronen van de eigen spier. De activatie van deze motorische neuronen door de Ia-afferente stimulatie leidt vervolgens tot een contractie van de spier die de eerdere rek tegengaat. De spierrekkingsreflex draagt zo bij aan het opvangen van kleine verstoringen van de houdingsstabiliteit.

Bij het H-reflexonderzoek wordt de rekreflex elektrisch opgewekt door elektrische stimulatie van de Ia-afferente vezels in de perifere zenuw via oppervlakte-elektroden. Bij ophogen van de stimulusintensiteit tussen opeenvolgende metingen wordt eerst een toenemend aantal Ia-vezels geactiveerd. Dit leidt tot een toenemende grootte van de opgewekte H-reflex met een lange latentie (◘ figuur 5.2). Bij verder ophogen van de stimulusintensiteit worden tevens de motorische zenuwvezels geactiveerd, waardoor een M-golf met een korte latentie ontstaat. Bij toenemende stimulusintensiteit stijgt de M-golfamplitude tot een maximumplateau. De H-reflexamplitude daalt echter. Dit wordt deels verklaard doordat de opgewekte impuls in de motorische axonen ook naar centraal wordt voortgeleid. Hierdoor wordt de afdalende voortgeleiding van de reflexrespons via deze motorische axonen geblokkeerd. Ook centrale inhibitie draagt echter bij aan de reflexsuppressie bij hoge stimulusintensiteit.

5.2.1 Nut en klinische toepasbaarheid van de H-reflex

Wat is de toegevoegde waarde van het H-reflexonderzoek ten opzichte van het klinisch onderzoek en het standaard geleidingsonderzoek bij het EMG?

- Bij de H-reflex wordt de geleiding over een lang, zowel sensibel als motorisch zenuwtraject bepaald. Hierdoor is het onderzoek gevoeliger voor geringe diffuse afwijkingen, zoals bij een beginnende polyneuropathie. Lokalisatie van een lokaal probleem kan lastiger zijn.
- De H-reflex doorloopt ook het proximale zenuwtraject inclusief de ruggenmergwortels. Dit proximale traject is niet bereikbaar voor het standaard zenuwgeleidingsonderzoek.
- Meting van de EMG-respons na percussie met de reflexhamer is op zich klinisch goed toepasbaar. De H-reflex heeft echter als voordelen dat er een eenduidig triggermoment is en dat zowel stimulusintensiteit als reactie gekwantificeerd is. Dit draagt bij aan de sensitiviteit voor geringe geleidingsstoornissen en asymmetrieën. Er zijn echter ook meer basale verschillen tussen pees- en H-reflex, waardoor ze niet zonder meer uitwisselbaar zijn. De latentievariabiliteit van de H-reflex is kleiner dan die van de peesreflex. Gering aanspannen verkort de H-latentie minder dan de peesreflexrespons. Dit wordt onder meer verklaard doordat in rust de stijgtijd van de postsynaptische potentiaal in de motorische neuronen na een peesreflexstimulus veel langer is (tot 10 ms) dan na elektrische Ia-activatie. Door de meer synchrone activatie lukt het vaak nog wel een H-reflex op te wekken bij een klinisch afwezige achillespeesreflex.

In de klinische praktijk wordt het onderzoek van de H-reflex vaak beperkt tot de m. soleus bij stimulatie van de n. tibialis en eventueel de m. flexor carpi radialis bij stimulatie van de n. medianus in de arm. De keuze voor die locatie is niet toevallig maar heeft een aantal redenen.

- De gemengde spierzenuw moet goed bereikbaar zijn voor selectieve elektrische stimulatie. Bijvoorbeeld de H-reflex van de m. quadriceps is op basis van de andere criteria goed opwekbaar. De stimulatie van de n. femoralis in de lies kan echter technisch lastig en voor de patiënt onaangenaam zijn. Zenuwstimulatie in de proximale bovenarm is wat de bereikbaarheid betreft goed mogelijk. Het is hier echter moeilijk om co-stimulatie van andere zenuwen te voorkomen.
- De stimulus moet binnen de gemengde zenuw vooral de Ia-afferenten activeren. Bij co-activatie van motorische vezels wordt de H-reflex kleiner. De drempelwaarde voor de elektrische activatie van een zenuwvezel hangt onder andere samen met de diameter. De m. soleus bestaat vooral uit langzame spiervezels die geïnnerveerd worden door

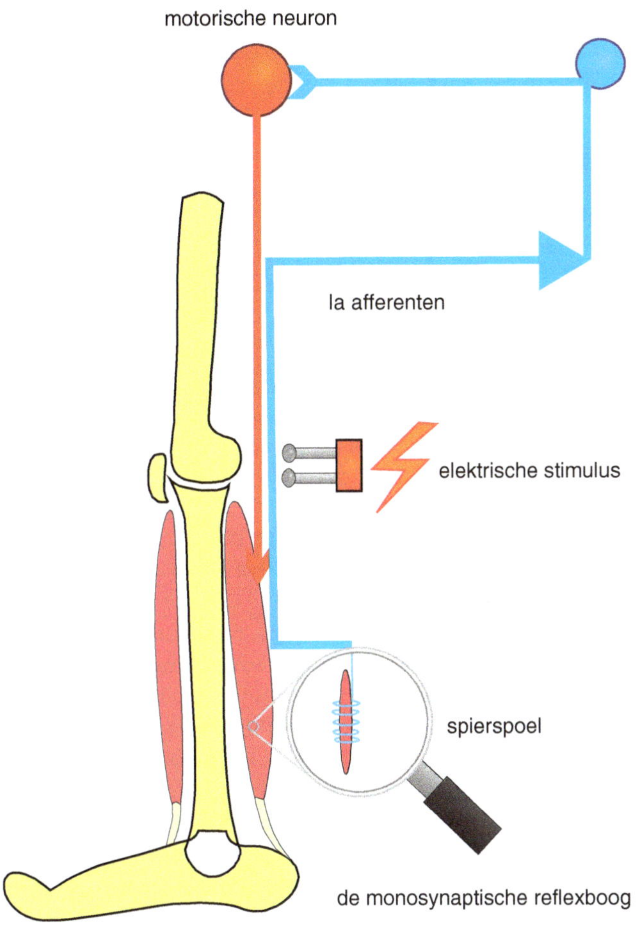

Figuur 5.1 De monosynaptische reflexboog over de kuitspieren.

relatief dunne motorische zenuwvezels. Dit bevordert bij lagere stimulusintensiteit de selectieve activatie van de dikkere Ia-vezels in de n. tibialis.

- De Ia-afferente stimulus moet leiden tot excitatie van de spinale motorische neuronen. De neuronale excitatiedrempel verschilt tussen verschillende spiergroepen. Algemeen kan gesteld worden dat deze het laagst is voor de plantaire flexoren van de voet, de knie-extensoren en de armflexoren. Dit heeft onder andere te maken met de mate waarin de verschillende spiergroepen onder corticospinale controle staan. Bij jonge kinderen is de corticospinale controle nog niet uitgerijpt en zijn in rust H-reflexen op te wekken in een veel groter aantal spieren dan bij gezonde volwassenen. De maximale H-reflexamplitude die in een spier kan worden opgewekt, kan worden gebruikt als indicator van de excitabiliteit van de de motorische neuronen. De absolute amplitude (in mV) is sterk afhankelijk van technische factoren en interindividueel sterk variabel. Daarom wordt de maximale H-reflexamplitude weergegeven als percentage van de maximale amplitude van de M-golf in een zogenoemde H/M-ratio, met een waarde tussen 0 en 100%. Deze waarde is gecorreleerd met de levendigheid van de peesreflexen en bijvoorbeeld verhoogd bij spasticiteit. Door de grote variabiliteit van de H/M-ratio in een gezonde populatie is het diagnostisch nut van deze parameter beperkt.

Ook beiderzijds afwezige H-reflexen zijn, vooral op oudere leeftijd, niet per se pathologisch.

5.2.2 Algemene technische aspecten van het H-reflexonderzoek

De resultaten van een H-reflexmeting zijn sterk afhankelijk van de testomstandigheden. Deze dienen daarom zo veel mogelijk te worden gestandaardiseerd. Meerdere factoren kunnen worden onderscheiden.

- *Houding van de patiënt en onderzochte extremiteit.* Bij geringe passieve rek van de onderzochte spier kan de H-reflexamplitude iets toenemen. Ook een geringe actieve aanspanning van de onderzochte spier, of Jendrassik-manoeuvre, vergroot de H-reflexamplitude. Uitspraken over de reflexamplitude zijn dan minder goed mogelijk. Omgekeerd daalt de H-reflexamplitude bij aanspannen van antagonistische spieren. De H-reflex van de m. soleus wordt bijvoorbeeld kleiner wanneer de patiënt de voet terugtrekt door aanspannen van de m. tibialis anterior.
- *Stimulusparameters.* De gebruikte stimulusintensiteit wordt vooral bepaald door de hoeveelheid subcutaan weefsel tussen de stimulatie-elektrode en de zenuw. Bij vergelijking tussen individuen wordt de stimulusintensiteit meestal uitgedrukt als percentage van de drempel voor het opwekken van de M-respons. Selectieve activatie van de Ia-afferenten in de perifere zenuw zonder activatie van de motorische axonen lukt het best met een relatief lange stimulusduur (0,5-1,0 ms). Bij een kortere stimulusduur treedt eerder co-activatie van de motorische axonen op, wat leidt tot onderdrukking van de H-reflexamplitude. Een stimulusduur langer dan 1,0 ms biedt geen voordelen en is pijnlijker voor de patiënt.
- *Repetitiefrequentie.* De H-reflex wordt meestal een aantal keren achtereen opgewekt bij verschillende stimulusintensiteiten. Wanneer het tijdsinterval tussen twee stimuli te klein is, wordt elke gemeten respons beïnvloed door de voorgaande. Het verband tussen de responsgrootte en het interstimulusinterval kan per individu worden weergegeven in een conditioneringscurve van de H-reflex (figuur 5.3). Hier wordt tweemaal dezelfde stimulus toegediend met een toenemend tijdsinterval. De amplitude van de tweede respons wordt weergegeven als percentage van de eerste responsamplitude.

5.2.3 Praktische uitvoering: de H-reflex van de m. soleus

De H-reflex van de m. soleus heeft een klinische toepassing als sensitieve sensomotorische geleidingsindicator bij onderzoek naar een polyneuropathie. Dit geldt vooral ook bij vermoeden van een proximale geleidingsstoornis zoals bij het Guillain-Barré-syndroom. Meer specifiek test de H-reflex van de m. soleus ook de geleiding over de wortel S1 bij vermoeden van een radiculopathie.

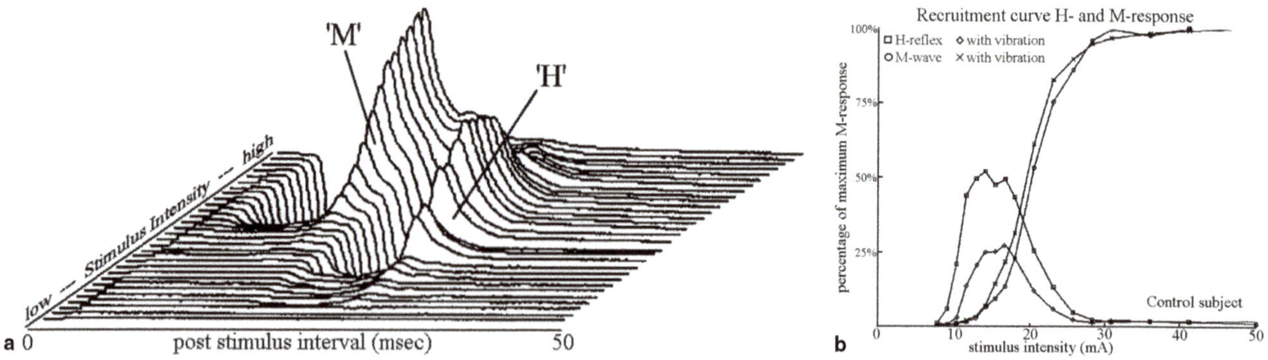

Figuur 5.2 De opbouw van de M-respons en de H-reflex in relatie tot de stimulussterkte. De linkerfiguur (a) geeft achter elkaar de EMG-responscurven bij toenemende stimulusintensiteit weer. De weergave van de amplitude van de H-reflex en de M-golf als functie van de stimulusintensiteit in de rechterfiguur (b) wordt de recruitmentcurve genoemd. (In de rechterfiguur staan in dit geval twee H- en M-curven, gemeten onder verschillende omstandigheden.)

Stimulatie (figuur 5.4). Deze kan plaatsvinden via een kleine kathode-elektrode in de knieholte en een grote plaatanode net boven de patella. Populairder is de bipolaire stimulator, ongeveer mediaan in de knieholte geplaatst met de kathode proximaal. De n. tibialis wordt vaak gemakkelijker gelokaliseerd door de lijn tussen de elektroden iets te roteren ten opzichte van de lengteas van het been. De optimale locatie is die waar met een zo laag mogelijke stimulusintensiteit een H-reflex kan worden opgewekt met een zo klein mogelijke voorafgaande M-golf. Deze wordt gevonden door de elektrode vanuit de mediaanlijn te verplaatsen onder geleidelijk opdraaien van de stimulusintensiteit. Ter versnelling kan hierbij een stimulusrepetitiefrequentie van 1 Hz gebruikt worden. Bij een te mediale elektrodeplaatsing kan het gebeuren dat vooral de n. tibialistak naar de m. gastrocnemius medialis wordt gestimuleerd. Het is dan moeilijk ook een goede H-reflex van de m. soleus op te wekken. Dit is te voorkomen door erop te letten dat de contractie niet beperkt is tot een van de beide gastrocnemiusspieren.

Afleiding. Deze geschiedt doorgaans via oppervlakte-elektroden. Naaldelektroden hebben in de meeste onderzoekssituaties geen voordelen. Nadelen van (concentrische) naaldelektroden zijn het kleine actieve meetgebied en de gevoeligheid voor bewegingsartefacten. De actieve elektrode wordt geplaatst over de buik van de m. soleus. Uitmeten op basis van vaste afstanden vanaf anatomische *landmarks* zou de populatievariabiliteit van de reflexlatenties beperken. Wanneer de elektrode echter te proximaal wordt geplakt, wordt meer co-activiteit opgepikt van de gastrocnemiusspieren. Velen plakken daarom de actieve elektrode altijd net distaal van het punt waar de spierbuiken van de gastrocnemius overgaan in de gezamenlijke pees. De referentie-elektrode wordt 3 tot 5 cm distaal hiervan geplaatst. Sommigen prefereren plaatsing meer distaal op de achillespees.

Interpretatie. De drempelintensiteit voor de opwekking van de H-reflex van de m. soleus (uitgedrukt in een H/M-threshold ratio) en de maximale H-reflexamplitude (uitgedrukt als H/M-ratio) zijn beide een maat voor de excitabiliteit van de motorische neuron. De variabiliteit in een normale populatie is echter groot. Dit beperkt de praktische klinische toepasbaarheid. Een asymmetrie in de H-reflexamplitude van meer dan 30% kan een uiting zijn van een radiculopathie maar is weinig specifiek.

De H-reflexlatentie heeft een groter klinisch nut. In de literatuur zijn normaalwaarden te vinden met regressievergelijkingen of stratificatie voor de lengte en leeftijd (bijvoorbeeld Oh 2003). De waarden hangen echter sterk af van de gebruikte methodiek. De latentie kan bijvoorbeeld gemeten worden tussen de stimulus en de eerste H-golfdeflectie van de basislijn. Omdat de afleidelektrode zich meestal niet boven het motorpoint bevindt, is dit vaak een positieve deflectie. Anderen kiezen voor de tijd tot de eerste negatieve deflectie, of het M-H-interval. Het is daarom sterk aan te bevelen eigen lokale normaalwaarden te verzamelen. Globaal kan worden gesteld dat een H-reflexlatentie van de m. soleus van meer dan 35 milliseconden veelal als pathologisch kan worden beschouwd, net als een latentieasymmetrie van meer dan 2,5 milliseconde.

5.2.4 Praktische uitvoering: de H-reflex van de flexor carpi radialis

De H-reflex van de flexor carpi radialis (FCR) verloopt over de n. medianus en de cervicale wortels C6-C7. Het onderzoek van de FCR-H-reflex is minder eenvoudig dan dat van de H-reflex van de m. soleus, maar met enige ervaring is de reflex bij de meeste patiënten opwekbaar (figuur 5.5).

Stimulatie. De n. medianus wordt gestimuleerd met een bipolaire stimulator net boven de elleboogplooi, mediaal van de pees van de m. biceps brachii. De drempels voor het opwekken van de H-reflex en de M-golf liggen vaak dicht bij elkaar. Het is niet altijd mogelijk een H-reflex te krijgen zonder voorafgaande M-golf. Opwekken van de H-reflex gaat vaak gemakkelijker met enige achtergrondactivatie van de spier. Dit kan door de onderarm te ondersteunen op de onderzoeksbank waarbij de hand door geringe flexie van de pols net van de onderlaag wordt getild. De vingers moeten ontspannen gestrekt blijven. Het maken van een vuist bemoeilijkt de registratie door de co-activatie van andere onderarmspieren. De stimulusintensiteit wordt geleidelijk opgehoogd ter beoordeling van de recruitmentcurve. Door de relatief korte H-latentie kan de H-reflex nog weleens verdwijnen in het laatste deel van de M-golf. Een stabiel maximumplateau van de M-golfamplitude wordt meestal niet bereikt omdat

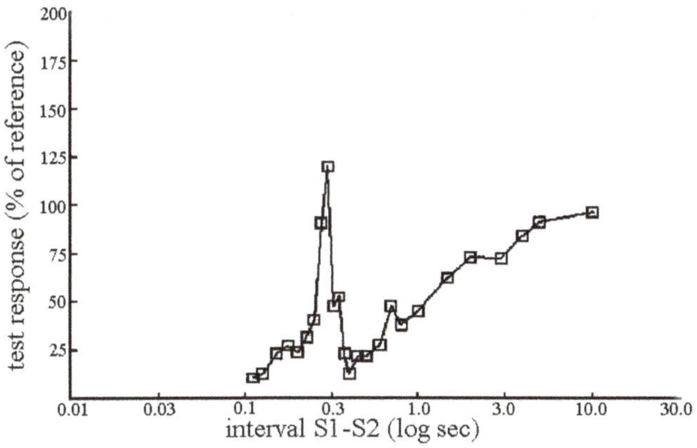

Figuur 5.3 De conditioneringscurve van de H-reflex. De algemene trend van de grafiek geeft weer dat de reactie op de tweede stimulus wordt onderdrukt naarmate het stimulusinterval korter wordt. Om dit effect bij het H-reflexonderzoek te minimaliseren, wordt een interstimulusinterval van 3 seconden (repetitiefrequentie 0,3 Hz) of langer geadviseerd. Alleen bij het zoeken naar de optimale stimulatielocatie kan 1 Hz gebruikt worden om het positioneren te versnellen.
Bij een interval rond 225 ms bevindt zich een relatieve facilitatieperiode. De hoogte van deze facilitatiepiek correleert met de levendigheid van de peesreflexen. Het interval waarin de piek optreedt, correspondeert met de typische frequentie van de enkelclonus.

bij hogere stimulusintensiteit ook de co-activatie van andere spieren wordt opgepikt.

Afleiding. Daar de H-reflex soms moeilijk te scheiden is van de M-golf en ook bij contaminatie van het signaal door activiteit in nabijgelegen spieren, worden soms naaldelektroden gebruikt. Meestal voldoen oppervlakte-elektroden. De actieve elektrode wordt geplaatst over de buik van de FCR, op een derde van de lijn tussen de mediale epicondyl en het radiuskopje. De spier is goed te palperen door de patiënt te vragen de hand in de pols radiaal te flecteren met gestrekte vingers. Voor de plaatsing van de referentie-elektrode worden verschillende locaties gepropageerd: 3-5 cm distaal van de actieve elektrode, over de m. brachioradialis of over een benig deel van de pols. Een voorkeur lijkt vooral af te hangen van lokale ervaring. De aardelektrode wordt tussen de stimulatielocatie en de actieve elektrode geplaatst. Dit voorkomt grote stimulusartefacten ten gevolge van de kleine afstand tot de afleidlocatie.

Interpretatie. Vooral de latentie van de FCR-H-reflex heeft diagnostische betekenis. Ook hier dient men bij voorkeur eigen normaalwaarden te verzamelen, gecorrigeerd of gestratificeerd voor de lichaamslengte. Als grove richtlijn geldt dat een latentie van 20 milliseconden of meer of een links-rechtsverschil groter dan 1,5 milliseconde meestal kan worden opgevat als pathologisch.

5.3 De F-respons en de A-golf

Bij elektrische stimulatie van de motorische axonen wordt de impuls ook retrograad voortgeleid naar de motorische voorhoorncellen. In een deel van de motorische neuronen leidt dit tot elektrische excitatie van de axonheuvel. Deze ontlading wordt via de motoraxonen weer naar distaal voortgeleid (*backfiring*) en kan aan de spier gemeten worden als een langelatentie-F-respons (figuur 5.6). De 'F' staat hierbij voor *foot*, naar de locatie waar dit voor het eerst werd beschreven. De F-respons is variabel. Om een uitspraak te kunnen doen over de F-respons is een herhaald aantal registraties, bij voorkeur twintig of meer, bij een supramaximale stimulusintensiteit noodzakelijk. Verschillende kenmerken kunnen worden onderscheiden.

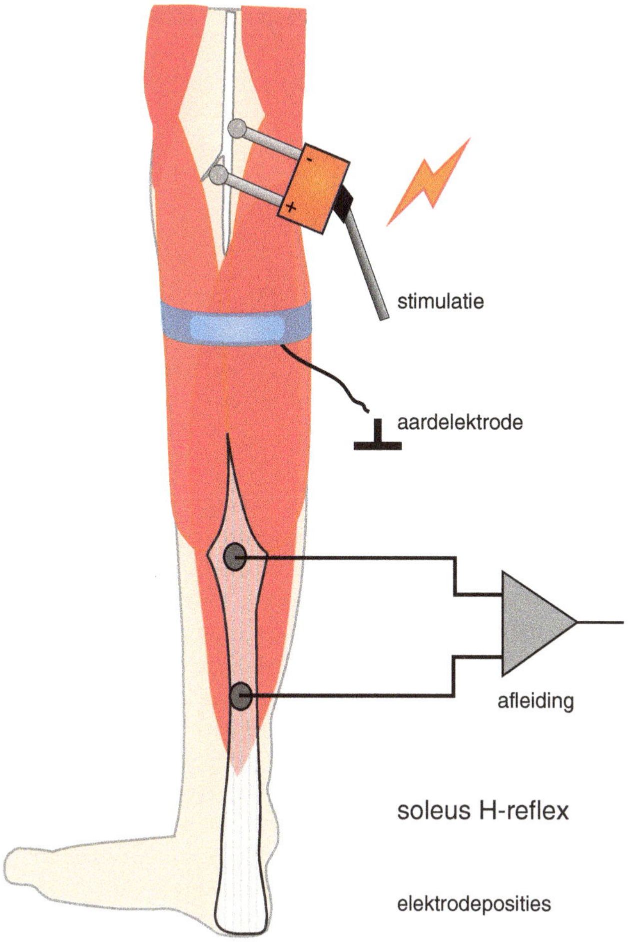

Figuur 5.4 Schematische weergave van de uitvoering van de H-reflex.

- De amplitude van de F-respons is veel lager dan die van de M-golf. Het is handig als het EMG-apparaat de mogelijkheid heeft twee versterkingsfactoren in te stellen. Het vroegste deel van de EMG-respons, met de M-golf, wordt dan bijvoorbeeld weergegeven met een versterkingsfactor van 5 millivolt per divisie. Het latere deel, met de F-respons, met 0,5 mV per divisie.
  De grootte van de F-respons ten opzichte van de grootte van de M-golf is een maat voor de fractie van bij de respons betrokken motorische neuronen. Bij een verhoogde excitabiliteit van de motorische neuron, bijvoorbeeld bij spasticiteit, is de gemiddelde F-responsamplitude verhoogd. Bij reïnnervatie na verlies van motorische neuronen, bijvoorbeeld na een polyomyelitis, worden relatief veel spiervezels verzorgd door een klein aantal motorische neuronen. Ook dit geeft grote F-responsen.
- De latentie van de F-respons hangt vooral af van de lichaamslengte; hiermee dient in de normaalwaarden

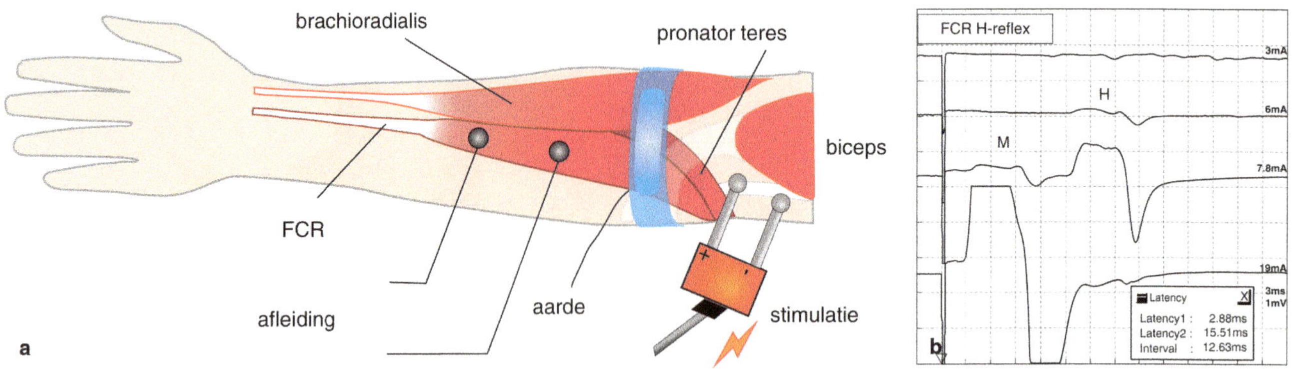

Figuur 5.5 Uitvoering van de H-reflex over de flexor carpi radialis (a) en rechts (b) een voorbeeld van de meting.

rekening te worden gehouden. Globaal geldt een bovengrens van de F-latentie aan de handspieren bij stimulatie van de n. medianus of ulnaris aan de pols van 31 ms. Aan de voetspieren bij stimulatie van de n. peroneus of tibialis is dit ongeveer 60 ms (normaalwaarden zie bijv. Buschbacher 1999, Oh 2003). De latentie is bij herhaalde stimulatie variabel omdat steeds wisselende motorische neuronen, met axonen met verschillende geleidingssnelheden geëxciteerd worden door de retrograde impuls. Bij vergelijking met normaalwaarden dient men zich ervan te vergewissen of deze gebaseerd zijn op de kortste of op de gemiddelde F-latentie. De chronodispersie is het tijdsverschil tussen de vroegste en de laatste F-respons bij herhaald stimuleren. De bovengrens ligt ongeveer bij 6 ms. Hogere waarden kunnen een uiting zijn van een neurogene laesie. De klinische betekenis van deze parameter is echter waarschijnlijk beperkt.

- De F-persistentie is het percentage van de stimuli waarbij een F-respons optreedt. Dit aantal verschilt per spier en is voor bijvoorbeeld de m. extensor digitorum brevis lager (< 60%) dan voor de m. abductor hallucis (< 80%). Bij contralateraal aanspannen neemt de excitabiliteit van de motorische neuronen en daarmee de F-persistentie toe. Dit kan nuttig zijn wanneer de F-respons bij een patiënt slechts spaarzaam optreedt. Aanspannen van de onderzochte spier is niet raadzaam. Dit onder andere in verband met de kans op contaminatie door een H-reflex of facilitatie na inhibitie na een *silent period*.
- Omdat steeds verschillende groepen motorische neuronen betrokken zijn bij de respons, is ook de vorm van de F-respons steeds verschillend. Soms ziet men echter bij herhaalde stimuli dat binnen de F-respons een klein aantal golfvormen meermaals identiek terugkeert. In dit geval spreekt men van repeater-F-golven. Dit ziet men vooral wanneer er een duidelijke afname is van het aantal functionele motorische eenheden, bijvoorbeeld in het kader van een voorhoornaandoening. Door het beperkte aantal, ook grotere, motorische eenheden ziet men eerder eenzelfde respons identiek terug.

5.3.1 Toepassing van het F-responsonderzoek

Net als bij de H-reflex wordt bij de F-respons de geleiding over de gehele zenuw getest, inclusief het proximale deel. Een verschil is dat het bij de F-respons alleen gaat om de motorische vezels en dan vooral de dikkere (deze worden elektrisch gemakkelijker geëxciteerd). De H-reflex doorloopt zowel de sensibele als motorische vezels en hierbij worden de kleine motorische neuronen, met dunnere axonen, als eerste geactiveerd.

De F-respons is gevoelig voor diffuse geleidingsstoornissen, bijvoorbeeld in het kader van een polyneuropathie, maar vooral ook voor proximale pathologie, bijvoorbeeld al in een vroeg stadium van Guillain-Barré-syndroom.

Een verlengde F-latentie heeft beperkte betekenis voor de lokalisatie. Het geleidingsonderzoek dient hierbij te onderzoeken of een focale neuropathie, bijvoorbeeld een carpale-tunnelsyndroom, de oorzaak kan zijn.

De A-golf is ook het gevolg van de retrograde voortgeleiding van de in de motorische axonen opgewekte actiepotentialen bij het F-responsonderzoek. De teruggekaatste late respons die aan de spier gemeten wordt, ontstaat nu echter niet in het cellichaam van het motorisch neuron maar in het gebied van een lokale zenuwlaesie. De 'A' staat hier voor axon. In het verleden werd dit fenomeen ook wel axonreflex genoemd. Het is echter geen reflex in fysiologische zin.

5.3.2 Mechanismen die ten grondslag liggen aan de A-golf

In het gebied van een lokale zenuwlaesie kan de elektrische isolatie tussen verschillende axonen verstoord zijn. De retrograde impuls kan hierdoor via zogenoemde ephaptische transmissie 'overspringen' naar een naburig axon en weer in de richting van de spier worden voortgeleid (figuur 5.6)

Na een zenuwlaesie kan *sprouting* (distale axonuitgroei) van een aantal zenuwvezels ontstaat. Wanneer een eindtak van een sproutend axon geëxciteerd wordt, kan de retrograad voortgeleide impuls via de splitsingsplaats en een andere tak weer naar distaal worden voortgeleid.

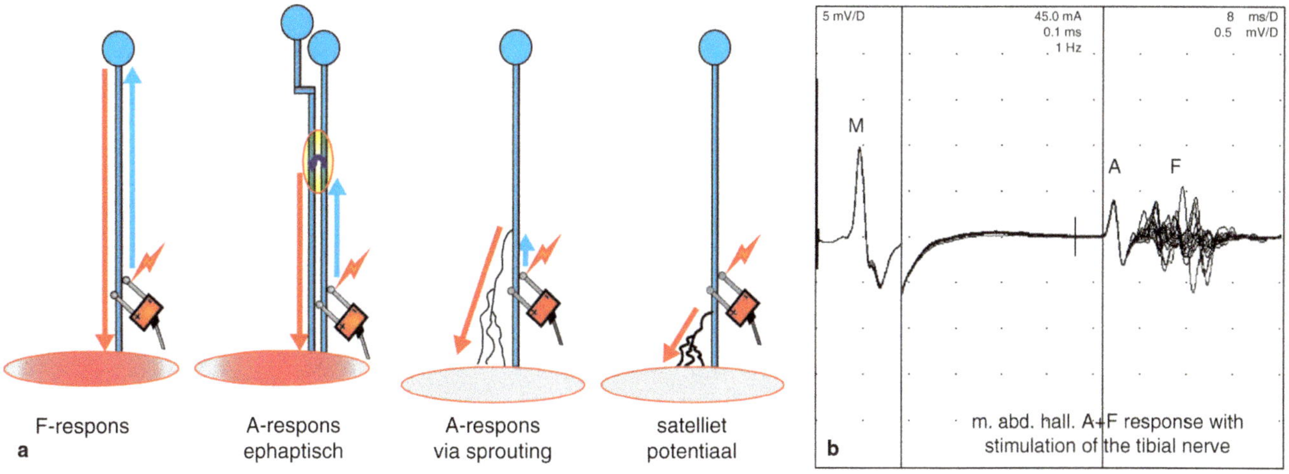

Figuur 5.6 Ontstaan van de F-respons en de A-respons (a), met in het rechterpaneel (b) voorbeelden.

5.3.3 Kenmerken van de A-golf

In tegenstelling tot de F-respons heeft de A-golf een uniform aspect en latentie. Deze latentie is meestal korter dan de F-latentie. Als de A-golf optreedt net voor de F-respons, kan soms verwarring ontstaan met een repeater-F-respons. De laatste treedt echter nooit bij 100% van de stimuli op. De eindtakken van een sproutend axon zijn vaak slecht gemyeliniseerd en hebben een lage geleidingssnelheid. Hierdoor kan het voorkomen dat de A-golf pas optreedt na de F-respons.

De A-golf verdwijnt soms bij harder stimuleren. Dit wordt verklaard doordat de stimulus dan ook direct de relatief slecht exciteerbare axoncollateralen activeert die zijn ontstaan door sprouting. Wanneer de retrograde (door de stimulus) en anterograde (axonrespons) impuls 'botsen' in de axon collateraal, doven ze elkaar uit en verdwijnt de A-golf.

Als de stimulator verplaatst wordt naar een meer proximale locatie (maar nog distaal van de locatie van de laesie die de axonrespons medieert), neemt de afstand die de impuls moet overbruggen af. De latentie van de optredende A-golf wordt hierdoor korter. Dit maakt het mogelijk een A-golf met een relatief korte latentie te onderscheiden van een satellietpotentiaal. Bij de laatste neemt in dit geval de latentie toe, samen met de M-golf.

Wanneer de zenuw proximaal van een sproutinglocatie wordt geactiveerd, kan de impuls via twee wegen aankomen in de spier. De voortgeleiding via de trage, slecht gemyeliniseerde axoncollateralen kan dan zichtbaar zijn als satellietpotentiaal, die optreedt direct na de M-golf en hiermee in de tijd gekoppeld is.

De klinische betekenis van het vinden van een A-respons is meestal beperkt. Het kan hoogstens als ondersteunend argument worden gebruikt voor het bestaan van een focale zenuwlaesie. Vooral op oudere leeftijd worden A-responsen bij stimulatie van de n. tibialis en peroneus frequent gezien bij mensen zonder voorgeschiedenis van klachten of klinische verschijnselen. De klinische relevantie is groter voor de armzenuwen.

Tot besluit moet worden genoemd dat soms late responsen worden gezien die niet goed te classificeren zijn als H-reflex, F-respons of A-golf. Dit kan bijvoorbeeld het geval zijn als een late respons repetitief optreedt. Hopelijk bieden de in dit hoofdstuk genoemde kenmerken in de meest voorkomende situaties echter voldoende houvast voor de dagelijkse praktijk.

Kernpunten

- De late responsen geven een goede indruk van de geleiding in het proximale deel van het perifere zenuwstelsel: wortel en plexus.
- De H-reflex is het elektrische analoog van de peesreflex; er zijn echter wel verschillen.
- Bij elektrische stimulatie van een motorische vezel kan door *backfiring* van het spinale motorische neuron een F-respons ontstaan.

Literatuur

Burke D, Gandevia SC, McKeaon B. The afferent volleys responsible for spinal proprioceptive reflexes in man. J Physiol. 1983;339:535–552.
Buschbacher RM. F-wave latencies recorded from different muscles. Am J Phys Med Rehabil. 1999; 78:S32–S52.
Fisher MA, Hoffen B, Hultman C. Normative F-wave values and the number of recorded F-waves. Muscle Nerve. 1994;17:1185–1189.
Fisher MA. H-reflexes and F-waves. Fundamentals, normal and abnormal patterns. Neurol Clin N Am. 2002;20:339–360.
Hilgevoord AAJ, Ongerboer de Visser BW. H-reflex, muscle stretch reflex and axon reflex. In: Brown WF, Bolton CF, Aminoff MJ (eds). Neuromuscular function and disease. Vol. 1. Philadelphia: W.B. Saunders Company; 2002, pp. 455–571.
Hoffmann P. Beiträge zur Kenntnis der menschlichen Reflexe mit besonderer Berücksichtigung der electrischen Erscheinungen. Arch Anat Physiol. 1910;1:223–246.
Miller TA, Pardo R, Yaworski R. Clinical utility of reflex studies in assessing cervical radiculopathy. Muscle Nerve. 1999;22:1075–1079.
Oh SJ. Normal values for common nerve conduction tests. In: Clinical Electromyography, nerve conduction studies. 3rd ed. Philadelphia: Lippincott, Williams & Wilkins; 2003.
Puksa A, Stalberg E, Falck B. Occurrence of A-waves in F-wave studies of healthy nerves. Muscle Nerve. 2003;28:626–629.
Schimsheimer RJ. The electrodiagnosis of proximal lesions of the median nerve. Thesis. Amsterdam: University of Amsterdam; 1990.

Repetitieve zenuwstimulatie

D.L.J. Tavy

6.1 Inleiding

Repetitieve zenuwstimulatie (RZS) is een beproefde en waardevolle methode om non-invasief elektrofysiologisch onderzoek te verrichten naar aandoeningen van de neuromusculaire synaps of eindplaat.

Myasthenia gravis (MG) kan zich in verschillende vormen presenteren: oculair, bulbair, axiaal of gegeneraliseerd. Het betreft meestal patiënten met wisselende spierzwakte, die toeneemt bij inspanning en verbetert bij rust. Ook kan er een verdenking op MG zijn bij patiënten met onbegrepen wisselende spierzwakte. Het syndroom van Lambert-Eaton (ook Lambert-Eaton myastheen syndroom; LEMS) kenmerkt zich door zwakte in vooral proximale, arm- en beenspieren, vaak in combinatie met autonome stoornissen. Typisch voor LEMS is spierzwakte die na aanspannen kort verbetert. MG wordt veroorzaakt door een stoornis in de postsynaptische functie, terwijl LEMS presynaptisch is bepaald. Zeldzamere vormen van eindplaataandoeningen zijn congenitale vormen van myasthenie waarbij de aanmaak van de neurotransmitter acetylcholine (ACh) gestoord is, en botulisme. Voor de diagnostiek van aandoeningen van de neuromusculaire overgang zijn gevoelige en specifieke serologische testen beschikbaar: voor MG antilichamen tegen acetylcholinereceptoren (AChR, variant hiervan anti-MUSK-antistoffen), voor LEMS antistoffen tegen calciumkanalen (*voltage gated calcium channels*; VGCC). De serologie is echter niet altijd afwijkend (AChR bij oculaire vorm van MG tot 38% afwijkend). In dit geval of als de uitslag van serologie nog niet bekend is, kan EMG gericht op de neuromusculaire synaps een belangrijke aanvulling geven.

Er zijn twee technieken beschikbaar: repetitieve zenuwstimulatie (RZS) en *single fiber* EMG (SFEMG). RZS is niet-invasief en technisch eenvoudiger uitvoerbaar dan SFEMG. Met enige oefening en een doordachte onderzoeksstrategie is RZS op elke afdeling klinische neurofysiologie betrouwbaar uit te voeren.

6.2 Fysiologie van de neuromusculaire synaps

De neuromusculaire overgang bestaat uit het motorische axonuiteinde, de synapsspleet en de motorische eindplaat van de spier. ACh is voorradig in vesikels of quanta (q) gevuld met 5.000 tot 10.000 moleculen en beschikbaar in het distale deel van het motorische axon. De voorraad ACh-quanta is in het motorische axon in drie porties aanwezig: een direct beschikbare voorraad (ca. 1.000 q), een snel te mobiliseren voorraad (10.000 q) en een hoofdvoorraad (300.000 q).

Een zenuwimpuls in het motorische axon veroorzaakt in eerste instantie een instroom van Ca2+ ionen; dit initieert op zijn beurt de afgifte van ACh (tot 60 q) in de synapsspleet. ACh bindt zich vervolgens aan receptoren op de eindplaat, waardoor miniatuur eindplaatpotentialen (MEPP's) ontstaan. Deze MEPP's leiden bij voldoende summatie tot een eindplaatpotentiaal (EPP) die door een amplitude boven de drempelwaarde de spiervezel activeert.

Bij RZS-onderzoek worden functie en belastbaarheid van de synapsen van één spier beoordeeld. Na elektrische stimulatie van een motorische zenuw is boven de spier met een oppervlakte-elektrode een samengestelde actiepotentiaal meetbaar bestaande uit een summatie van spieractiepotentialen onder de elektrode: de CMAP (*compound muscle action potential*). De amplitude van de CMAP is evenredig met het aantal geactiveerde spiervezels en zo dus indirect evenredig met het aantal functionerende synapsen van de eindplaat van de spier. Als de neuromusculaire synaps normaal functioneert, zal bij herhaalde stimulatie van de motorische axonen steeds dezelfde CMAP worden opgewekt wat grootte en oppervlakte betreft. De CMAP zal alleen veranderen als er daadwerkelijk een significante blokkade is bij de synaps.

Als voor sommige spiervezels de EPP de drempelwaarde niet bereikt, ontstaan blokkades en worden deze spiervezels niet geactiveerd, wat zich zal vertalen in een reductie van de CMAP-amplitude.

RZS-onderzoek is niet gemakkelijk. Het is gevoelig voor technische problemen, waardoor het fout-positieve resultaten kan geven, het kost tijd en het kan onaangenaam zijn voor de patiënt. Het bestaan van enige schroom om dit onderzoek routinematig uit te voeren is dan ook begrijpelijk. RZS-onderzoek is echter een klinisch belangrijk element in het EMG-arsenaal en kan met standaard EMG-apparatuur worden uitgevoerd. In geoefende handen is het onderzoek bovendien niet belastend voor de patiënt.

6.3 Repetitief zenuwstimulatieonderzoek

Bij RZS wordt met oppervlakte-elektroden een CMAP afgeleid tijdens repetitieve stimulatie van de motorische zenuw. De stimulusfrequentie bij RZS valt fysiologisch onder te verdelen in laagfrequente (tot 10 Hz) en hoogfrequente stimulatie (boven de 10 Hz, meestal 20-50 Hz, of willekeurig aanspannen). Onder normale omstandigheden hoort steeds eenzelfde CMAP met dezelfde amplitude of negatieve piekoppervlakte te ontstaan.

De hoeveelheid ACh die in de synapsspleet vrijkomt na een zenuwactiepotentiaal is afhankelijk van de direct beschikbare hoeveelheid ACh en de concentratie Ca2+ bij het zenuwuiteinde. Tijdens repetitieve stimulatie werken deze twee processen in tegengestelde wijze. Na de eerste stimulus neemt de direct beschikbare hoeveelheid ACh af. Ten gevolge hiervan zijn er bij de volgende stimuli lagere hoeveelheden ACh beschikbaar totdat vanuit de mobilisatiepool de directe voorraad ACh is bijgevuld. Na elke stimulus ontstaat kortdurend een influx van Ca2+ in het axonuiteinde, wat de uitstoot van ACh op gang brengt. Afhankelijk van de stimulatiefrequentie krijgt hetzij het proces van uitputting van de ACh-voorraad, hetzij de facilitatie door Ca2+ de overhand. Het herstelproces van de ACh-voorraad verloopt vrij traag, namelijk in 2 tot 2,5 s; de influx van de Ca2+ ionen vindt direct na de zenuwdepolarisatie plaats, binnen 100 tot 200 ms, waarna het ion weer naar buiten diffundeert. Derhalve treedt de grootste stapeling van Ca2+ op in het axonuiteinde bij frequenties van 10 Hz of hoger. Hierbij neemt de ACh-release netto toe, ondanks enige reductie in de direct beschikbare voorraad Bij lagere frequenties kan de influx van Ca2+ niet compenseren voor het verlies aan ACh; het gehalte aan Ca2+ intra-axonaal zal per saldo niet stijgen en de beschikbare hoeveelheid ACh zal langzaam afnemen. Dit zal ook resulteren in een geleidelijke afname van de EPP. Een spier met normale, gezonde synapsen zal pas na lange tijd decrementie tonen: tot twintig minuten bij laagfrequente stimulatie. De beginwaarde van de EPP is namelijk veel hoger dan de drempelwaarde (7-20 mV) die benodigd is om de spiervezel te activeren; dit heet de *safety factor*.

De beginwaarde van de EPP en de safety factor zijn afhankelijk van drie factoren: de hoeveelheid ACh in het axon, de omvang van de ACh-uitstoot en de ACh-receptorrespons. Tijdens pathologische omstandigheden (pre- of postsynaptische) is de veiligheidsmarge van de synaps verlaagd en kan de EPP onder de drempelwaarde zakken, waardoor blokkade van synapsen naar spiervezels ontstaat en uiteindelijk klinische spierzwakte. Bij MG is de postsynaptische receptorfunctie afgenomen, bij LEMS is de presynaptische release van ACh geblokkeerd. In beide gevallen is er een verlaagde safety factor. Laagfrequente RZS zal in beide gevallen kunnen leiden tot een progressieve afname in amplitude (decrementie). Ook onder hoogfrequente stimulatie kan decrementie (MG) of juist typisch incrementie (LEMS) optreden.

6.4 Uitvoering RZS (laagfrequente stimulatie 2-5 Hz)

De uitvoering van RZS, met tien opeenvolgende stimuli, eventueel meerdere keren herhaald, kan een zekere uitdaging zijn. De procedure is veelal pijnlijk en er bestaat kans op verschuiven van de elektrode door transpiratie, beweging, gebrekkige bevestiging of onnauwkeurige stimulatie. Al deze factoren kunnen leiden tot veranderingen in de CMAP-amplitude. De amplitudewisselingen die zo ontstaan, kunnen tot de foutieve conclusie van een eindplaatstoornis leiden. Voor de berekening van decrementie wordt de amplitude van latere CMAP's met de eerste vergeleken. Een veelgebruikte methode is om een serie van tien opeenvolgende stimuli te meten, waarbij de vierde of vijfde amplitude (deze is meestal het laagst bij MG) met de eerste wordt vergeleken. De decrementie wordt uitgedrukt in het percentage van de eerste respons, met behulp van de formule:

$$decrement = \frac{(\mathrm{CMAP1} - \mathrm{CMAP_n}) \times 100\%}{\mathrm{CMAP\ 1}}$$

Bijvoorbeeld, bij een beginamplitude van 10 mV en een amplitude van 7 mV bij de vierde stimulus is de decrementie (10–7)/10 = 0,3 × 100% = 30%.

RZS in distale handspieren is technisch het gemakkelijkst uit te voeren omdat relatief eenvoudig een stabiele en reproduceerbare CMAP wordt verkregen. Ook kan hier de stimulator gemakkelijk bij de pols worden gefixeerd. De gevoeligheid van RZS in de handspieren bij MG is echter relatief laag, zodat daarnaast vaak ook proximale of gelaatsspieren moeten worden onderzocht.

Het is belangrijk de patiënt van tevoren goede uitleg te geven en rustig de tijd te nemen voor het onderzoek. De patiënt moet zo ontspannen mogelijk liggen of zitten. Goede fixatie van de afleidelektroden is essentieel; hiervoor kan extra stevige en sterk plakkende pleister worden gebruikt. Zo mogelijk is het te prefereren de stimulatie-elektrode ook te fixeren, bijvoorbeeld met klittenband. Door met een lage intensiteit van ~5 tot 10 mA te zoeken naar een optimale stimulatieplaats van de te onderzoeken zenuw, kan de stroomsterkte zo laag mogelijk blijven. Wel moet voor de uitvoering van de test altijd met supramaximale stroomsterkte (130-150% van maximaal) worden gestimuleerd. Een lage supramaximale intensiteit van 8-15 mA kan soms op deze wijze bereikt worden, waardoor het onderzoek minder of niet onaangenaam is. Er moet een duidelijke bifasische CMAP met initiële negatieve fase worden verkregen. Men kan zoeken naar de optimale afleidplaats door zacht stimulerend de actieve afleidelektrode te verplaatsen tot een bevredigende vorm wordt verkregen. Temperatuur heeft invloed; door een lage temperatuur neemt de decrementie af, door remming van de ACh-afbraak in de synapsspleet. Daarom moet de temperatuur van de te onderzoeken spier tenminste 32 °C bedragen. Zo nodig moet worden opgewarmd. Goede fixatie van de spier en de extremiteit moet worden bewerkstelligd met pleister voor de vingers, een steun, een spalk of eventueel vasthouden door een assistent. Als alles goed is voorbereid, kan een testserie met 1 Hz worden gegeven. Dit is minder onaangenaam; de patiënt kan eerst wennen aan de procedure en er kan gecontroleerd worden op artefacten alvorens met de klinisch relevante 2, 3 of 5 Hz te beginnen.

Bouw tussen stimulusreeksen liefst altijd 30 of 60 seconden pauze in om de spier en de patiënt de kans te geven te herstellen. Gezocht wordt naar een decrementie hoger dan 7 tot 10%. Een goede vuistregel die door meerdere auteurs wordt ondersteund, luidt: een decrementie van meer dan 10% is afwijkend. Een afwijkende decrementie is vrij specifiek voor een eindplaatstoornis. Deze decrementie is bij MG maximaal bij de vierde of vijfde stimulus, terwijl de grootste inzakking vaak al tussen de eerste en tweede stimulus optreedt. Een echte decrementie geeft een vloeiende, geleidelijk afnemende lijn van amplituden, die bij MG na de vierde of vijfde stimulus weer geleidelijk iets kan gaan stijgen. Schokkerige, onregelmatige amplitudepatronen worden veroorzaakt door artefacten.

De normale grenswaarde van 10% reflecteert de marge van meetfouten en artefacten, want gezonden hebben bij dergelijke korte series stimuli fysiologisch geen decrementie. Als er in één spier een evidente decrementie wordt gevonden, dat bij een of twee keer herhaling reproduceerbaar is, kan het onderzoek worden gestopt. Het is klinisch nuttig om in meerdere spiergroepen een RZS uit te voeren, distaal en proximaal. De volgende zenuw-spierparen worden in de praktijk en in de literatuur veel gebruikt (zie ▶ kader 6.1).

Kader 6.1 Methode RZS-onderzoek

Aandachtspunten bij de uitvoering van RZS-onderzoek zijn:

- Geef uitleg en instructie aan de patiënt.
- Zorg voor een temperatuur > 32 °C.
- Zorg voor een stabiele houding en fixatie van hand/schouder.
- Zoek de optimale stimulatieplaats.
- Stel de stimulusintensiteit in op 130-150% supramaximaal.

- Verplaats de afleidelektrode tot een duidelijke bifasische CMAP ontstaat.
- Voer een testserie uit met 1 Hz.
- Voer series uit met 2, 3 of 5 Hz, tien stimuli.
- Een decrementie > 10% is afwijkend.
- Een incrementie na een enkelvoudige stimulus na inspanning is afwijkend > 60%.
- Is het onderzoek reproduceerbaar?
- Is er een gelijkmatige daling maximaal bij de vierde of vijfde stimulus? Is er sprake van een U-vorm? Is er sprake van een artefact?

6.4.1 Pinkmuis-ulnaris

RZS van de pinkmuis bij stimulatie van de n. ulnaris is waarschijnlijk de meest toegepaste techniek. Deze techniek is eenvoudig uitvoerbaar en technisch stabiel. De hand kan gemakkelijk gefixeerd worden door een pleister om de vingers of via een beugel. Eventueel is de hand door een onderzoeker op de bank te fixeren. In liggende en ontspannen houding lukt het bij deze spier het beste om een redelijk groot aantal stimulatieseries te verkrijgen. Het bewegingsartefact is dan niet groot. De n. ulnaris is het beste te stimuleren mediaal van de pees van de flexor carpi ulnaris, bij de proximale polsplooi of enkele centimeters daarvandaan. Nadeel van de pinkmuis is dat de gevoeligheid van deze spier bij niet-gegeneraliseerde MG laag is, tot 17% voor oculaire MG. Bij gegeneraliseerde MG of LEMS is de gevoeligheid aanzienlijk hoger. Bedacht moet worden dat een decrementie alleen zal optreden in spieren met een groot aantal synapsen met blokkades; dit zal vooral het geval zijn bij spieren die klinisch ook zijn aangedaan. Anderzijds is de pinkmuis bij patiënten met LEMS de spier die het hoogste percentage afwijkende decrementie of incrementie laat zien, ook als deze spier asymptomatisch is.

6.4.2 Trapezius-accessorius

Bij MG wordt er in proximale spieren frequenter een decrementie gevonden dan in handspieren. RZS van de trapezius is het meest sensitief bij MG, bij zowel de oculaire als de gegeneraliseerde vorm.

Bezwaar is dat er bij proximale meting meer kans is op artefacten door veel bewegen, door co-stimulatie bij het punt van Erb of door pijn. Relatief gemakkelijk te onderzoeken is de m. trapezius. Deze spier-zenuwcombinatie geeft bij MG de grootste opbrengst aan afwijkingen. Afgeleid wordt met de actieve elektrode op de m. trapezius bij de overgang nek/schouder of midden op de lijn processus spinosus C7-acromion en de referentie op de schouder of op de processus spinosus C7. De n. accessorius wordt gestimuleerd met een oppervlakte-elektrode vlak bij de posterieure rand van de m. sternocleidomastoideus, ongeveer ter hoogte van het strottenhoofd. De stimulator wordt met de hand gefixeerd; soms is het raadzaam aan de contralaterale zijde van de hals of het gelaat met de hand tegendruk te geven, zodat de patiënt gemakkelijk het hoofd stil kan houden. Het lukt nog weleens om hier met een relatief lage stimulusintensiteit betrouwbaar supramaximaal te stimuleren. Het forse bewegingsartefact kan voor problemen zorgen; dit is te verminderen door te onderzoeken in zittende houding, waarbij de patiënt met de hand de bank vasthoudt, of liggend op de zij met een kussen onder het hoofd en manuele fixatie van de schouder door de onderzoeker. Een recente studie (Ogawa 2013) meldt de beste resultaten met de proefpersoon op de rug, met de nek naar contralateraal gedraaid en de ipsilaterale schouder in passieve elevatie. Ook voor de m. trapezius geldt een bovengrens van normaal van 10%, hoewel sommige auteurs een bovengrens voor normaal van 16% aanbevelen. Door de schouder 10 tot 30 seconden omhoog te laten drukken, kan increment na facilitatie worden beoordeeld.

6.4.3 Nasalis-facialis

Bij de bulbaire en in mindere mate de oculaire vorm van MG is de kans op het vinden van een decrementie in de gelaatsspieren het grootst. Deze locatie kan een technische uitdaging vormen. Het kan moeilijk zijn de stimulator stabiel te houden en het onderzoek kan voor de patiënt onaangenaam zijn. Technisch het meest toegankelijk en stabiel is meting van de m. nasalis. Hierbij wordt afgeleid van de m. nasalis met de actieve elektrode op de spier en de referentie lateraal van het oog of aan de contralaterale zijde van de neus. De plaats van de actieve elektrode is hier zeer bepalend voor de vorm van de CMAP; het beste is om bij een lage intensiteit (5-10 mA) de actieve elektrode te verschuiven tot een betrouwbare bifasische CMAP is verkregen. Fixatie van de spier is niet mogelijk, de m. nasalis beweegt in rust niet veel. Er kan co-contractie zijn bij ademhaling; dit kan worden opgelost door de patiënt te vragen de adem kort in te houden. De n. facialis kan het beste stabiel en niet te hard worden gestimuleerd onder het jukbeen, over de zygomatische tak. Soms lukt het alleen met de laagste stimulusfrequentie van 2 Hz om een artefactvrije curve te verkrijgen.

6.5 Incrementiemeting

Incrementie is een toename van de CMAP-amplitude na repetitieve hoogfrequente stimulatie of na willekeurige aanspanning. Het principe hierachter is dat er al in rust een blokkade van de synapsoverdracht aanwezig is, die wordt opgeheven door de facilitatie van hoogfrequente stimulatie of aanspanning. Belangrijk is zich te realiseren dat een normale CMAP niet groter kan worden bij incrementieonderzoek. De incrementie is te verklaren door toename van de ACh-uitstoot presynaptisch door een verhoogde influx van $Ca2+$ ionen bij hoogfrequente stimulatie. De incrementie kan op meerdere manieren worden berekend; de meest gebruikte methode is de volgende.

$$increment = \frac{(CMAP_{voor} - CMAP_{na}) \times 100\%}{\mathrm{CMAP_{voor}}}$$

Tabel 6.1 Elektrofysiologische vergelijking van MG en LEMS.

	Amplitude CMAP in rust	Amplitude CMAP na 10-30 s aanspanning (PAF)	Laagfreq. stimulatie 2-5 Hz, 10 stimuli	Hoogfreq. stimulatie, 30 of 50 Hz	Opmerking
normaal	N	zelfde, tot 25% incrementie	tot 10% decrementie	incrementie tot 50%	
MG	N, licht verlaagd	N, of lichte incrementie tot 100%	decrementie hoger dan 10% U-vorm	decrementie of lichte incrementie	proximale spier meest gevoelig, trapezius of nasalis gebruiken
LEMS	sterk verlaagd	incrementie > 100%	decrementie hoger dan 10%, progressieve decrementie over 10 stimuli	> 100% incrementie	in alle spieren incrementie; vaak afwijkingen in de pinkmuis

PAF = post-excercisefacilitatie, na willekeurig aanspannen gedurende 10 of 30 seconden; N = normaal.

Als de beginamplitude erg klein is, dat wil zeggen bij een ernstige blokkade, kan het incrementiepercentage zeer hoog worden, wat dus betekent dat de aanvankelijk verlaagde CMAP-amplitude is genormaliseerd en daardoor toegenomen.

Met de gangbare formule wordt de incrementie dus gerelateerd aan de aanvangsamplitude. Omdat het echter om een deblokkade van een verkleinde CMAP gaat, zou het rationeler zijn om te relateren aan de eindamplitude, om zo een ratio te verkrijgen die aangeeft voor welk percentage de CMAP is gedeblokkeerd: (CMAPvoor – CMAPna)/CMAPna × 100%.

Incrementie kan het eenvoudigst bepaald worden door een CMAP-meting vóór aanspanning te vergelijken met de CMAP-amplitude direct na 10 of 30 seconden maximale willekeurige innervatie. Bij een normale spier kan na facilitatie lichte incrementie worden gezien. Dit wordt niet veroorzaakt door een facilitatie van de synapsfunctie maar door pseudofacilitatie. Bij een normale synapsfunctie kan tot 50% incrementie worden gemeten. De amplitudeverhoging gaat bij pseudofacilitatie gepaard met een verkorting van de duur en verandering van vorm van de CMAP, met samensmelten van bifide toppen en vooral een toename van de positieve fase, terwijl – heel typerend – het CMAP-oppervlak minder verandert. De verklaring voor de waarneming van pseudofacilitatie wordt gevonden in een toename van de spiervezelgeleidingssnelheid en van de spierbeweging en daarnaast spierverkorting. Ook bij MG kan enige incrementie worden gezien; onduidelijk is dan wat het aandeel is van pseudo- en van echte facilitatie in de CMAP-toename.

Volgens recente literatuur ligt de betrouwbare afgrenzing tussen enerzijds een normale synapsfunctie of een postsynaptische stoornis en anderzijds de presynaptisch stoornis van LEMS bij 60% incrementie. Een incrementie van 100% of hoger is zeer specifiek voor de diagnose LEMS. Incrementie tot 50% kan nog als normaal worden beschouwd maar kan een enkele keer voorkomen bij MG.

6.6 Uitvoering van de incrementietest

Het meten van een enkelvoudige CMAP in de pinkmuis als uitgangswaarde is het eenvoudigst, is voor de patiënt weinig belastend en heeft een hoge diagnostische opbrengst. Vervolgens wordt de patiënt geïnstrueerd om 10 of 30 seconden willekeurig de doelspier, i.c. de pinkmuis, zo stevig mogelijk tegen weerstand aan te spannen. Hierbij moet de patiënt proberen alleen de pink te spannen en de overige spieren ontspannen te houden. Bij het einde van de aanspanningsperiode moet een duidelijk signaal worden gegeven om direct te ontspannen, bijvoorbeeld door aftellen. De post-excercise-CMAP moet binnen enkele seconden na relaxatie worden gemeten. Het is nuttig om vervolgens met vaste intervallen de enkelvoudige CMAP te blijven controleren. Als er een echte pathologische incrementie is opgetreden, zal de CMAP-amplitude meestal weer geleidelijk gaan verminderen. Bij een fout-positieve incrementie, bijvoorbeeld door een verschoven elektrode, zal de CMAP-amplitude na de aanspanning niet weer geleidelijk gaan zakken, maar constant blijven. Bij meting direct na de aanspanning wordt gesproken van post-exercise- of aanspanningsfacilitatie (PAF). Zowel bij LEMS als bij MG kan er 2 tot 4 minuten na de aanspanning post-aanspanningsuitputting (PAU) worden gevonden, dat wil zeggen een toename van decrementie bij laagfrequente stimulatie. De meting van PAU is dan ook een provocatiemethode waarmee de opbrengst van decrementieafwijkingen bij MG of LEMS kan worden vergroot.

In plaats van met willekeurige aanspanning kan de test ook worden uitgevoerd tijdens en na hoogfrequente of tetanische stimulatie > 20 Hz. In de hoogfrequente reeks zelf kan een incrementie of decrementie worden gevonden. Vervolgens kan de enkelvoudige CMAP vlak voor en na de tetanie worden vergeleken, waarna gedurende enkele minuten wordt gezocht naar posttetanische uitputting (PTU), die maximaal is 2 tot 5 minuten na de tetanie. De meeropbrengst van tetanische ten opzichte van willekeurige aanspanning is relatief gering, terwijl er veel kans is op artefacten en deze wijze van stimulatie over het algemeen als zeer pijnlijk wordt ervaren. Eventueel kan een korte tetanische reeks, bijvoorbeeld 30 tot 50 Hz gedurende 1 seconde, bruikbaar zijn bij patiënten die niet goed willekeurig kunnen aanspannen. PAF is maximaal 20 tot 30 seconden na aanspanning, PAU is het meest prominent 3 tot 5 minuten na de aanspanning of tetanie. Het decrementieonderzoek na een inspanningsreeks wordt uitgevoerd door elke 30 seconden gedurende 5 minuten na de inspanning een decrementiereeks van 10 seconden te beoordelen (zie tabel 6.1).

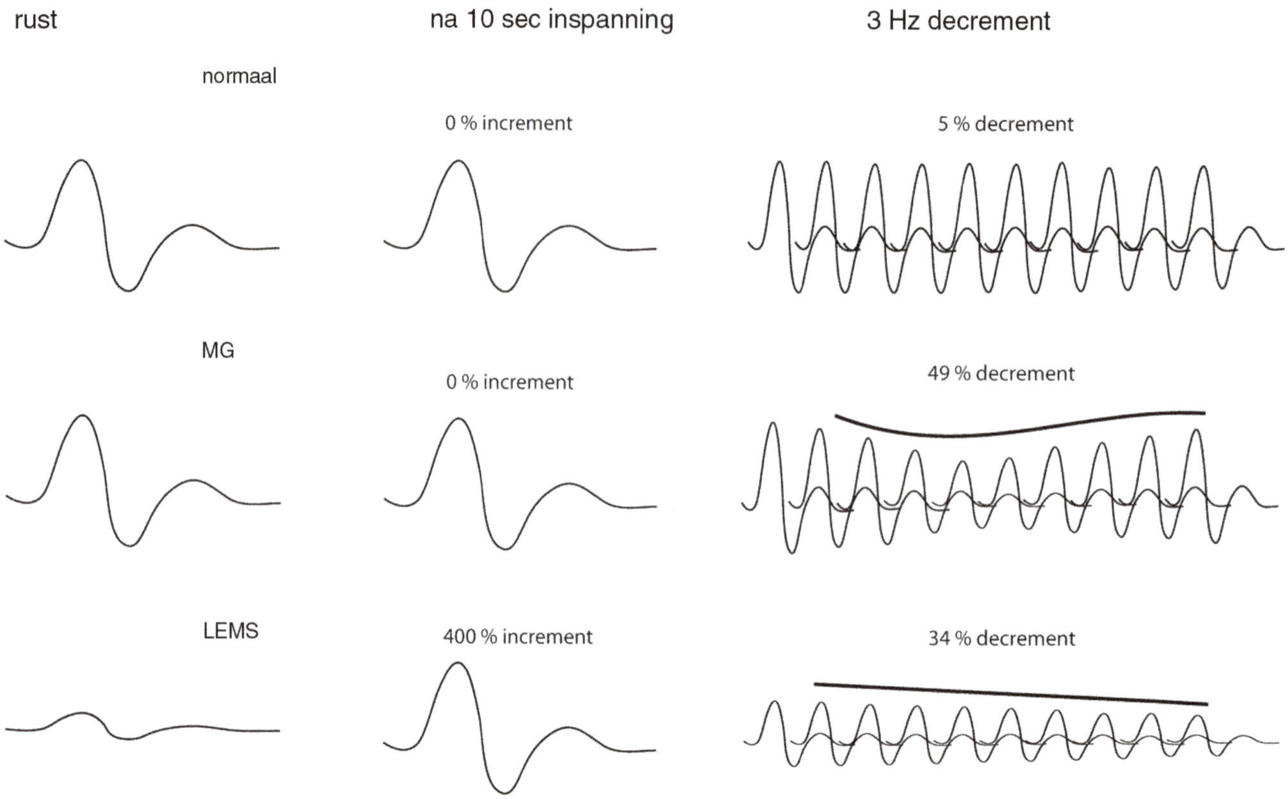

Figuur 6.1 Schematische voorstelling van patronen bij RZS-onderzoek bij MG en LEMS.

6.7 Onderzoek bij MG

RZS kan bij de diagnostiek gericht op MG het best in klinisch symptomatische spieren worden uitgevoerd. Ook het onderzoek in meerdere spieren zal de kans op het vinden van een afwijking vergroten. Zie figuur 6.1. en figuur 6.2.

Bij patiënten met gegeneraliseerde MG is de sensitiviteit van RZS hoog, mits gecombineerd in drie spieren: 79-80%, bij oculaire MG lager 29-62%.

Bij de axiale vorm levert RZS in de m. trapezius de meeste afwijkingen op, bij de oculaire vorm is dat de m. trapezius of de m. nasalis en bij de bulbaire vorm de m. nasalis. Een normaal RZS-onderzoek sluit de diagnose MG dan ook zeker niet uit. In dit geval moet dus altijd bepaling van antilichamen of SFEMG-onderzoek worden overwogen. Een RZS-onderzoek met een normale decrementie in een klinisch paretische spier pleit echter sterk tegen MG. Een afwijkende decrementie kan ook optreden bij ziekten als LEMS, amyotrofe laterale sclerose (ALS), ernstige polyneuropathieën, de ziekte van McArdle en myotonie, en bij gebruik van spierverslappers en antibiotica (aminoglycosiden). Het is aan te bevelen om cholinesteraseremmers ten minste twaalf uur voor het onderzoek te staken, omdat het gebruik hiervan tot een fout-negatieve uitslag van RZS kan leiden.

Typisch bij MG is een normale CMAP in rust. Bij stimulatie met 2,3 of 5 Hz is er dan een decrementie van meer dan 10%, met de laagste CMAP-amplitude bij de vierde of vijfde stimulus, met vervolgens een geleidelijke toename in amplitude (U-vormige curve). Bij ernstige MG kan naar de tiende stimulus toe een progressieve amplitudedaling zijn. Bij incrementieonderzoek kan er een lichte toename zijn. Na tetanische stimulatie kan de amplitude licht stijgen, gelijk blijven of dalen. Er is een lichte PAF en er kan ook PAU worden gevonden.

6.8 Onderzoek bij LEMS

RZS is uiterst gevoelig bij LEMS en is hierbij vrijwel altijd afwijkend in de pinkmuis en ook in andere klinisch asymptomatische spieren. Bij een normale RZS-test is de diagnose LEMS zeer onwaarschijnlijk.

Klassiek bij LEMS is een patroon met een verlaagde CMAP als uitgangswaarde. In één studie werd een verlaagde amplitude van de CMAP in rust gevonden bij 95% van de gevallen in de pinkmuis, bij 85% in de thenar, bij 80% in de extensor digitorum communis en bij 55% in de trapezius. Bij laagfrequent stimuleren is er vaak een decrementie die over tien stimuli geleidelijk toeneemt, in tegenstelling tot de typische U-vorm bij MG. Na willekeurige inspanning of tetanische stimulatie wordt bij LEMS typisch een incrementie van 100% of meer gevonden. In een onderzoek van Oh (2007) werd bij 84% een incrementie na willekeurige aanspanning gevonden, naast een verkleinde CMAP bij 86% en een decrementie bij 94%. In deze studie was de oogst van tetanische stimulatie met 50 Hz het hoogste, met incrementie in 96% van de gevallen. Hierbij werden CMAP-amplituden gezien zo laag als 0,25 mV, met een gemiddeld increment na inspanning variërend van 227 tot 1125%.

Deze bevindingen kunnen pathofysiologisch goed worden verklaard door de presynaptische stoornis bij LEMS, waarbij er bij depolarisatie van het axonuiteinde een verminderde influx van Ca2+ kan ontstaan. Mobilisatie van de voorraad ACh draagt niet bij tot verbetering van de synapsfunctie omdat de stoornis in de ACh-release zit. Door hoogfrequente stimulatie ontstaat een facilitatie van Ca2+-influx en een verbetering van de ACh-release. Strikt genomen zou bij verdenking op LEMS kunnen worden begonnen met een CMAP voor en na inspanning. Is deze evident afwijkend, dan is de diagnose zeer waarschijnlijk.

6.9 Botulinetoxine

Botuline veroorzaakt een presynaptische stoornis. Botulisme komt in Nederland nauwelijks meer voor. De typische RZS-bevindingen bij licht botulisme zijn: normale CMAP-amplitude, geen decrementie, lichte incrementie (ook lager dan 100%) na aanspanning of tetanie. Bij ernstig botulisme is er sprake van ernstige synaptische blokkade met sterk verkleinde CMAP's, decrementie en sterke incrementie na inspanning. De blokkade kan zo ernstig zijn dat er ook bij een naald-EMG positieve golven en fibrillaties kunnen worden gevonden (echter pas na drie weken).

Botuline wordt vaak therapeutisch geïnjecteerd. Meting van de CMAP in de m. extensor digitorum brevis (EDB) laat na therapeutische injectie van botuline in de spier na enkele dagen een sterke amplitudereductie zien. Deze proef, de zogeheten EDB-test, waarbij de CMAP-amplitude in de EDB voor en na botuline-injectie wordt vergeleken, wordt gebruikt om antilichaamvorming tegen botuline aan te tonen. In het geval van antilichaamvorming zal de amplitude niet of slechts licht inzakken na botuline-injectie.

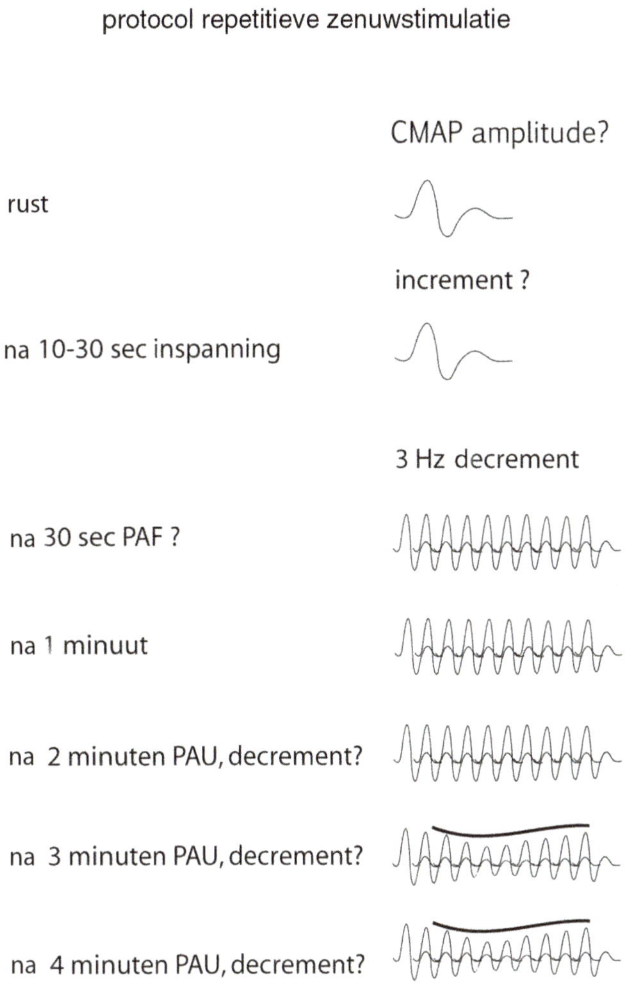

Figuur 6.2 Voorbeeld van een protocol voor RZS-onderzoek.

6.10 Single-fiber elektromyografie

SFEMG is sensitiever dan RZS. Volgens recente overzichten is de sensitiviteit voor oculaire MG gemiddeld 80-93% en voor gegeneraliseerde MG 99%. In een klinisch paretische spier bij MG zal het SFEMG altijd afwijkend zijn. Bij het gestimuleerde SFEMG, de meest gebruikelijke methode, wordt met een monopolaire naald een distaal extramusculair zenuwtakje opgezocht. De stimulatiesterkte wordt zo ingesteld dat er een lichte twitch in de spier ontstaat. Met een speciale single-fibernaald, die een zeer kleine actief opnameoppervlak heeft, wordt in de spier gezocht naar de actiepotentiaal van enkelvoudige spiervezels, de *single fiber action potential* (SFAP) Er wordt gestreefd naar het registreren van steile, scherpe SFAP's; deze liggen dicht bij de naald en zijn het meest geschikt voor latentiemetingen. Filterstanden zijn 500 Hz tot 10 à 12 kHz. Het laagfilter wordt hoog ingesteld om activiteit van verder weg gelegen vezels weg te filteren. SFAP's moeten een *rise time* < 300 μs en een amplitude van > 200 μV hebben om te worden geïncludeerd. De latentietijd tussen de stimulus en de verkregen SFAP is afhankelijk van de geleidingssnelheid over het motorische axon, de synaps en vervolgens de spiervezel tot de naaldpunt. In een serie van 50 tot 100 stimuli, frequentie 5-10 Hz, wordt de variabiliteit in latentie tussen de elektrische stimulus en de SFAP gemeten en uitgedrukt in de *mean consecutive differrence* (MCD). Deze variabiliteit noemt men de *jitter*. De jitter van 1 SFAP is een maat voor de variabiliteit van één individuele synaps. Voor de bepaling van de jitter wordt de jitter van twintig verschillende spiervezels in een spier gemeten. In een normale spier komt ook jitter voor, tot ongeveer 30 μs. Bij een stoornis van de neuromusculaire synaps neemt de jitter toe. Ook kan bij stimulatie van de SFAP de potentiaal tijdelijk niet doorkomen, wat wordt verklaard door een blokkade van de synaps. Dit fenomeen is specifiek voor een stoornis van de neuromusculaire synaps. Een afwijkend SFEMG kan zowel bij MG als bij LEMS voorkomen.

Een SFEMG is afwijkend bij ten minste een van de volgende bevindingen:

- *mean* MCD van twintig bestudeerde SFAP's boven de grens van normaal;
- twee of meer van de SFAP's met individuele verhoogde jitter;
- blokkade in twee of meer vezels (blokkades gaan meestal samen met sterk verhoogde jitter).

Tabel 6.2 Normaalwaarden CN-SFEMG.

Spier	Gemiddelde MCD	Grens voor mean MCD 20 vezels	Grens per vezel
m. frontalis*	16,05 ± 2,73 µsec	21,5 µsec	28 µsec
m. orbicularis oculi**	21,5 ± 1,99 µsec	25,5 µsec	33,4 µsec
m. extensor digitorum***	18,2 ± 2,2 µsec	22,6 µsec	30,0 µsec

(* Kouyoumdjian 2011a, ** Kouyoumdjian 2011b, *** Kouyoumdjian 2008.)

De jitter neemt toe met de leeftijd en er zijn leeftijdgebonden normaalwaarden; als deze niet worden gebruikt, dan wordt aanbevolen bij patiënten > 60 jaar de jitter pas als afwijkend te beschouwen als 20% of meer van de vezels een verhoogde jitter heeft.

Een nieuwe ontwikkeling is het gebruik van een disposable concentrische EMG-naald (CN) voor SFEMG: de CN-SFEMG. Hierbij worden de dunste zogenoemde facialis-EMG-naalden gebruikt, diameter 0,30 mm, *recording area* 0,019 mm^2. Voordelen zijn het disposable aspect, de prijs en het feit dat de naald altijd goed scherp is. Om te compenseren voor het grotere opnameoppervlak moet het hoogdoorlatende filter verhoogd worden tot 1 kHz; ook kan er meer hoogfrequente ruis optreden, zodat het laagdoorlatende filter omlaag gebracht moet worden tot 5 kHz.

Criteria CN-SFEMG

De criteria voor SFAP met een concentrische naaldelektrode zijn:

- steile, piekvormige potentialen met een constant reproduceerbare scherpe piek, met parallelle ascenderende flank bij opeenvolgende metingen;
- snelle rise time;
- piek zonder *shoulder* of *notch*;
- geen variabiliteit in vorm, vorm constant bij opeenvolgende stimuli, 5-10 potentialen op vorm vergelijken.

(Stalberg 2009, Sanders 2013)

Het is goed zich te realiseren dat het bij gebruik van een CN-naald nooit helemaal zeker is of de geregistreerde piek een SFAP betreft; door het grotere oppervlak van de elektrode is summatie van actiepotentialen van meerdere spiervezels nooit geheel uit te sluiten. Sommige auteurs noemen verkregen pieken bij CN-SFEMG dan ook *apparent single fiber action potentials* (ASF-AP's). Het is ook hierom dat normaalwaarden van CN-SFEMG altijd een lagere jitter opleveren dan die verkregen met een SF-naald. Inmiddels is er een beperkt aantal studies met normaalwaarden voor gestimuleerd SFEMG met CN-naald (tabel 6.2). De gevonden normaalwaarden komen redelijk overeen met de waarden gevonden met een SFEMG-elektrode.

Valkuilen bij SFEMG

- Toegenomen jitter of pseudoblokkades door stimulatie van het axon rond en onder de drempel waarbij de SFAP wisselend wel en niet wordt opgewekt (rond de drempel (liminaal) in plaats van supraliminaal). Dit kan worden opgelost door de stimulusintensiteit in geringe mate (bijv. 1 mA) te verhogen, waarbij de 'blokkades' in het geval van liminale stimulatie weer verdwijnen en de jitter afneemt. Wanneer de stimulatie al supraliminaal is, zal bij het opvoeren van de stimulusintensiteit de jitter niet veranderen.
- Extreem lage jitters < 5 µs worden meestal veroorzaakt door directe spiervezelstimulatie, door *splitting* van spiervezels, of door superpositie van SFAP's bij gebruik van een CN-elektrode. Dergelijke jitters mogen niet worden gebruikt voor de analyse.
- Er kan een plotselinge verkorting van inter-piekinterval ontstaan door optreden van een F-golf in de gemeten vezel. Deze meting is niet bruikbaar.
- Verschuiving van de stimulerende of registrerende naald kan de amplitude van de SFAP veranderen; de jitter verandert dan echter niet significant.

Blokkades correleren met klinische spierzwakte, een toegenomen jitter op zichzelf niet.

SFEMG in facialisspieren is gevoeliger dan SFEMG in de m. extensor digitorum. Hierbij is het SFEMG in de m. orbicularis oculi nog iets gevoeliger dan in de m. frontalis. Wanneer het SFEMG normaal is in een klinisch paretische spier, dan is de diagnose MG vrijwel uitgesloten. Een afwijkend SFEMG is op zich niet specifiek voor MG en moet altijd in het kader van de kliniek worden geïnterpreteerd. Afwijkend SFEMG in de orbicularis oculi wordt ook beschreven bij andere oculaire spieraandoeningen zoals focale myositis of de ziekte van Graves.

Kernpunten

- RZS heeft klinische waarde bij MG, waarbij typisch een decrementie van > 10% zonder incrementie wordt gevonden. Voor een hoge diagnostische opbrengt is het aan te bevelen RZS van ten minste drie zenuw-spiercombinaties te verrichten.
- Incrementie na willekeurige aanspanning of tetanische stimulatie is typisch voor een presynaptische aandoening zoals LEMS. Bij LEMS is er ook frequent een verlaagde CMAP-amplitude in rust. Al deze afwijkingen worden bij LEMS frequent in de pinkmuis gevonden.
- SFEMG is het meest sensitieve elektrofysiologische onderzoek voor het aantonen van een neuromusculaire transmissiestoornis, vooral bij oculaire myasthenie. SFEMG heeft wel een lage specificiteit voor een aandoening van de eindplaat.

Literatuur

Baslo MB, Deymeer F, Serdaroglu P, Parman Y, Ozdemir C, Cuttini M. Decrement pattern in Lambert-Eaton myasthenic syndrome is different from myasthenia gravis. Neuromuscul Disord. 2006;16:454–458.

Benatar M. A systematic review of diagnostic studies in myasthenia gravis. Neuromuscul Disord. 2006;16:459–467.

Brusse E, Van Dijk JG. Het EMG bij neuromusculaire transmissiestoornissen. Boerhaave Cursus, januari 2007.

Costa J, Evangelista T, Conceição I, de Carvalho M. Repetitive nerve stimulation in myasthenia gravis - relative sensitivity of different muscles. Clin Neurophysiol. 2004;115:2776–2782.

Devon I, Rubin MD, Hentschel K. Is exercise necessary with repetitive nerve stimulation with suspected myasthenia gravis? Muscle Nerve. 2007;35:103–106.

Dumitru D, Amato A, Neuromuscular junction disorders. In: Dumitru D, Zwarts MJ, Anthony A (eds). Electrodiagnostic medicine. Philadelphia: Hanley & Belfus; 2002, 1127–1228.

Kouyomdidjian JA, et al. Concentric needle jitter on stimulated frontalis and extensor digitorum muscle in 20 myasthenia patients. Muscle Nerve. 2011a;44:912–8.

Kouyomdidjian JA, Stalberg EV. Concentric needle jitter on stimulated orbicularis oculi in 50 healthy subjects. Clin Neurophysiol. 2011b;122:617–22.

Kouyomdidjian JA, Stalberg EV. Concetric needle single fiber electromyography: comparative jitter on voluntary-activated and stimulated extensor digitorum communis. Concentric needle single fiber electromyography. Clin Neurophysiol. 2008;119:1614–8.

Mercelis R, Merckaert V. Diagnostic utility of stimulated single fiber electromyography of the orbicularis oculi muscle in patients with suspected ocular myasthenia. Muscle Nerve. 2011;43:168–70.

Niks EH, Badrising UA, Verschuuren JJ, Van Dijk JG. Decremental response of the nasalis and hypothenar muscles in myasthenia gravis. Muscle Nerve. 2003;28:236–238.

Ogawa GO, Sonoo M, Hatanaka Y, et al. A new maneuver for repetitive nerve stimulation testing in the trapezius muscle. Muscle Nerve. 2013;47:668–72.

Oh SJ, Hatanaka Y, Claussen GC, Sher E. Electrophysiological differences in seropositive and seronegative Lambert-Eaton myasthenic syndrome. Muscle Nerve. 2007;35:178–183.

Oh SJ, Kurokawa K, Claussen GC, Ryan HF. Electrophysiological criteria of Lambert-Eaton myasthenic syndrome. Muscle Nerve. 2005;32:515–520.

Oh SJ. Neuromuscular transmission studies. Baltimore: William & Wilkins; 1988. (aanbevolen)

Ruys-Van Oeyen AE, Van Dijk JG. Repetitive nerve stimulation of the nasalis muscle: technique and normal values. Muscle Nerve. 2002;26:279–282.

Sanders DB. Measuring jitter with concentric needle electrodes. Muscle Nerve. 2013;47:317–18.

Stalberg EV, Sanders DB. Jitter recordings with concentric needle electrodes. Muscle Nerve. 2009;40:331–9.

Tim RW, Massey JM, Sanders DB. Lambert -Eaton Syndrome: Electrodiagnostic findings and response to treatment. Neurology. 2000;54:2176–2178.

Witoonpanich R, Dejthevaporn C, Sriphrapradang A, Pulkes T. Electrophysiological and immunological study in myasthenia gravis. Diagnostic sensitivity and correlation. Clin Neurophysiol. 2011;122:1873–77.

Zinman LH, O'Connor PW, Dadson KE, Leung RC, Mylan NGO, Bril V. Sensitivity of repetitive facial-nerve stimulation in patients with myasthenia gravis. Muscle Nerve. 2006;33:694–696.

Het naald-EMG in de praktijk

M.J. Zwarts

7.1 Inleiding

De motor unit (MU) is de complexe bouwsteen van het perifere zenuwstelsel die verantwoordelijk is voor kracht en beweging. Dit essentiële onderdeel kan op verschillende niveaus zijn aangedaan. Het meten aan de motor unit kan ook op verschillende wijzen en met verschillende technieken gebeuren. Het meest gebruikelijk in de klinische praktijk is het meten van de *motor unit action potential* (MUAP). In de volgende paragrafen zullen vooral praktische aspecten worden belicht. In het addendum vindt u in het kort de fysiologische achtergrond van het naald-EMG.

7.2 Rustactiviteit

Dit is een belangrijk onderdeel van het EMG-onderzoek, waarmee wordt begonnen na het aanprikken van de spier. Men beoordeelt over het algemeen op 20 tot 50 µV/div met een tijdsbasis van 10 ms/div. Uiteraard is het zeer belangrijk dat de patiënt zich goed ontspant. Vaak lukt dit het best bij een liggende (en niet halfzittende) patiënt. Ook de positie van de arm of het been kan van invloed zijn; zo zijn bijvoorbeeld de MU's in de extensoren van de onderarm vaak actief bij de hand in pronatie en verdwijnt deze activiteit bij een gesupineerde onderarm.

7.2.1 Normale rustactiviteit

In de eerste plaats is er sprake van de zogenoemde insertieactiviteit. Bij elke kortdurende verplaatsing van de naald wordt er, waarschijnlijk door mechanische prikkeling van spiervezels, een reeks potentialen gezien met een duur tot maximaal 300 ms. De vorm van deze potentialen bestaat uit een mengeling van fibrillaties en positieve scherpe golven. Bij het zien van deze activiteit weet men dus zeker dat men met de punt van de naaldelektrode in de spier zit. In het eindstadium van een aantal aandoeningen, zoals myositis met een gefibroseerde spier, neemt de insertieactiviteit af. Soms wordt gesproken van een verhoogde insertieactiviteit; dit betekent doorgaans dat de duur dan is toegenomen tot ruim boven de 300 ms. De klinische betekenis hiervan is niet duidelijk.

Miniatuur-eindplaatpotentialen

Miniatuur-eindplaatpotentialen ofwel MEPP's zijn monofasische negatieve potentialen die zich voordoen als een onregelmatigheid van de basislijn met daarnaast een lage amplitude (◘ tabel 7.1). Het geluid lijkt op het geruis dat men in een schelp kan horen (*seashell murmur*). Waarschijnlijk ontstaan deze potentialen doordat de punt van de naald in de buurt van een eindplaatregio is, waar spontane *release* plaatsvindt van acetylcholine van de presynaptische zenuwuiteinden. Vaak is insertie in deze regio voor de patiënt ook pijnlijk.

Eindplaatspikes

Eindplaatspikes zijn kortdurende bifasische potentialen met een negatief begin, een duur van 3 tot 5 ms en een amplitude van 100 tot 200 µV. Ze vuren onregelmatig maar wel vrij snel en zijn gelijk van vorm. Ook deze potentialen ontstaan in de buurt van de eindplaatzone en ontstaan waarschijnlijk door irritatie van terminale zenuwtakjes. Meestal gaat dit gepaard met een pijnlijk gevoel voor de patiënt.

Bij geheel gedenerveerde spieren verdwijnen de eindplaatspikes en MEPP's.

7.2.2 Abnormale spontane activiteit

Fibrillaties en positieve scherpe golven

Fibrillaties zijn bifasische spikes van 1 tot 5 ms duur en met een opvallende negatieve fase (◘ tabel 7.2). Ze vuren met een frequentie van 0,5 tot 15 Hz en hebben een amplitude van 20 tot 100 µV. Dit zijn spontane depolarisaties van individuele spiervezels, hoewel verplaatsen van de naald wel de intensiteit tijdelijk kan doen toenemen. Ze ontstaan na denervatie maar ook na beschadiging van de spiervezel zelf bij intrinsieke spieraandoeningen.

Het tweede type spontane spiervezelactiviteit vormen de positieve scherpe golven. Deze heten zo omdat ze een prominente positieve fase hebben die langzaam teruggaat naar de basislijn. Ze hebben een karakteristiek geluid en een duur van enkele ms tot 10 ms. Meestal vuren ze regelmatig. Waarschijnlijk hebben positieve scherpe golven en fibrillaties dezelfde klinische betekenis. Wanneer beide in enige mate gezamenlijk aanwezig zijn, krijgt men het karakteristieke geluid van regendruppels op een tinnen dak (◘ figuur 7.1). Het is van belang op te merken dat de amplitude van deze potentialen in acute laesies zeer hoog is, waardoor soms bij een massaal voorkomen de indruk wordt gewekt van een aanspanningspatroon. Binnen enkele maanden tot een half jaar wordt de amplitude geleidelijk lager. Na een jaar zijn de fibrillatiepotentialen meestal niet hoger meer dan 100 µV.

Complexe repetitieve ontladingen (CRO of CRD)

Complexe repetitieve ontladingen (*complex repetitive discharges*; CRD's) zijn spontaan vurende groepen van actiepotentialen die in simpele of complexe patronen vuren met een frequentie van 0,3 tot 150 Hz. Dit geeft een nogal opvallend geluid dat veel wegheeft van een stationair lopende motor. Ze kunnen plotseling beginnen en ook weer stoppen. CRD's ontstaan door in serie geactiveerde losse spiervezels die in eenzelfde patroon blijven vuren. Ze worden vaak gezien bij langer bestaande ziekten zoals myopathieën, maar ook bij chronische neurogene aandoeningen.

Myotone ontladingen

Dit zijn meestal langer durende ontladingen met een typische positieve golfvorm die geleidelijk van ritme en amplitude veranderen. De frequentie is 20 tot 100 Hz. De amplitude en de frequentie zijn variabel (*waxing and waning*). Deze ontladingen wordt doorgaans gezien bij kanalopathieën zoals myotonia congenita en ook bij myotonia dystrophica en andere spieraandoeningen. Verschillen met CRD's zijn het typische waxing and

Tabel 7.1 Eindplaat: Normale spontane activiteit.

	MEPP's	Eindplaatspikes
morfologie	monofasisch negatief	bifasisch negatief/ positief
vuurpatroon	onregelmatig	onregelmatig
amplitude	10-50 µV	100-200 µV
duur	0,5-2,0 ms	3,0-4,0 ms
ontstaan	eindplaat	spiervezeldepolarisatie door naaldelektrode
denervatie-effect	verdwijnt	verdwijnt

Naar Dumitru et al.

Tabel 7.2 Kenmerken van fibrillatiepotentialen.

vorm	a bifasische spike van 1-5 ms
	b positieve scherpe golf
ritme	meestal regelmatig, soms wat onregelmatig
frequentie	0,5 to 20 Hz
amplitude	20 to 1000 µV
stabiliteit	stabiel

waning en het feit dat CRD's complexe potentiaalvormen hebben met multipele spikes.

Fasciculatiepotentialen

Dit zijn spontane ontladingen van een enkele motor unit. Ze kunnen ontstaan in de voorhoorncel, in het axon, of in een distale vertakking van het axon. Karakteristiek is de enkelvoudige 'plop' die men in het EMG hoort, waarbij, als er meerdere fasciculatiepotentialen zijn, amplitude en vorm steeds wisselen. Bij gezonde mensen komen deze potentialen vooral voor in de kuit en de voetspieren. Verder komen ze voor bij een groot aantal neurogene aandoeningen (bekend is de amyotrofische laterale sclerose; ALS), maar ze zijn hiervoor niet specifiek.

Myokymieën

Dit zijn repetitieve ontladingen van motorunits met als kenmerk een hoogfrequente *burst* die met een zekere regelmaat terugkomt. Het geluid hiervan doet denken aan een galopperend paard. De vier hoeven die neerkomen tijdens de galop vormen de burst van ontladingen en het interval tussen de bursts is de cadans van de galop. In de burst ziet men frequenties van 20 tot 150 Hz. De intervallen hebben meestal een frequentie van 0,1 tot 10 Hz. Tijdens een burst worden de amplituden vaak lager. Deze ontladingen zijn bij gezonde mensen soms te zien bij het onderooglid. Verder komen myokymieën voor bij aandoeningen van het centrale zenuwstelsel, vooral van de hersenstam, maar ook bij perifere demyeliniserende neuropathieën, het Isaacsyndroom en metabole aandoeningen.

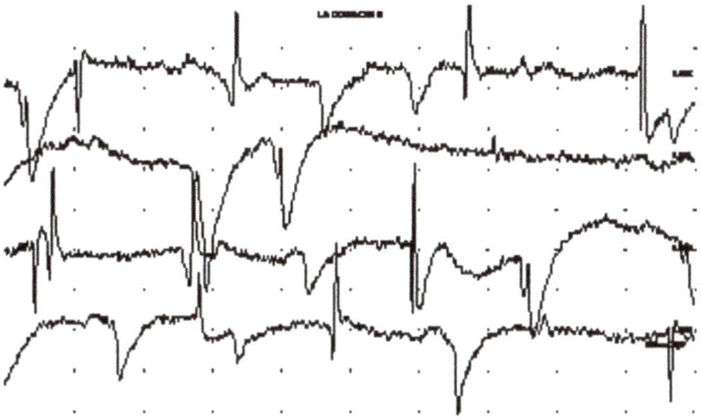

Figuur 7.1 Spontane spiervezelactiviteit in de vorm van positieve scherpe golven en fibrillaties. Amplitude: 20 µV/div, 100 ms oversteektijd.

7.3 Het meten van MUAP's in de praktijk

De vraag is hoe MUAP's te kwantificeren. Er zijn verschillende mogelijkheden, die in de consensus *Het EMG bij myopathie* vrij uitgebreid aan bod zijn gekomen. Interessant is een simulatie waarin werd getoond dat het menselijk oor (i.c. het menselijk brein) in staat is verschillen te horen in de duur van gesimuleerde MUAP's van 1 ms. Dit gegeven ondersteunt het intuïtieve gevoel bij veel elektromyografisten dat het menselijk oor superieur is in het herkennen van subtiele pathologie. Een vorm van kwantificering is echter wel aan te bevelen, zowel als basis voor eventuele herhaling en voor de verslaglegging, als voor het begrip. Zie tabel 7.3 voor een overzicht van de technieken.

Allereerst wordt het EMG-beeld visueel beoordeeld en vastgelegd in een semi-kwantitatieve maat. Bijvoorbeeld: duur: normaal (8-12 ms), enkele verbrede tot 15 ms, verbreed: 10-20 ms enzovoort. Tevens worden de amplitude en de mate van aanspanning genoteerd. Een dergelijke beoordeling is alleen goed mogelijk als ook op verschillende aanspanningsniveaus wordt gemeten. In de eerste plaats worden bij een licht aanspanningsniveau (op verschillende plaatsen) de verschillende motor units beoordeeld, waarna op een matig en een hoog krachtsniveau het vuurpatroon en de mate van interferentie worden bepaald.

De oorspronkelijk door Buchthal gebruikte methode om MUAP's te meten wordt niet veel meer toegepast vanwege het tijdsintensieve karakter. Met een *amplitude trigger* en een *delay line* kan men MUAP's die een bepaalde amplitude te boven gaan, bevriezen en analyseren. Dit lukt alleen op een zeer laag krachtsniveau. Het meten van twintig MUAP's kost dan al snel een half uur. Deze techniek is wel zeer bruikbaar om de mate van stabiliteit van een MUAP te laten zien. Hiermee wordt bedoeld dat de verschillende componenten waaruit een MUAP bestaat, per vuring kunnen wisselen van vorm en amplitude (bijvoorbeeld bij MU's met recente reïnnervatie). Ook zijn met deze techniek satellietpotentialen goed zichtbaar te maken.

Een verdere kwantitatieve analyse kan op twee manieren. De eerste variant is gebaseerd op signaalaspecten van het EMG; hierbij wordt de MUAP als component dus niet geanalyseerd. De bekendste is de turns-amplitudeanalyse (TA-analyse; figuur 7.2). Over een bepaalde tijd wordt het aantal omkerin-

Tabel 7.3 Kenmerken van analyse met naald-EMG.

Techniek	Duur onderzoek	Nadeel	Voordeel	Verslag
visueel	kort	potentieel slordig; niet kwantitatief	geoefend oor is gevoelig	semi-kwantitatief
amplitude trigger en delay line	lang	tijdsintensief/alleen zeer laag krachtsniveau	precies; instabiele units zijn te meten	kwantitatief
turns/amplitude	kort	geen MUAP's; geen instabiliteit	snel en krachtsonafhankelijk	visueel duidelijk kwantitatief
multi-MUAP-decompositie	gemiddeld	geen instabiliteit/lage krachtsniveaus	middeling is in principe superieur	visueel duidelijk kwantitatief

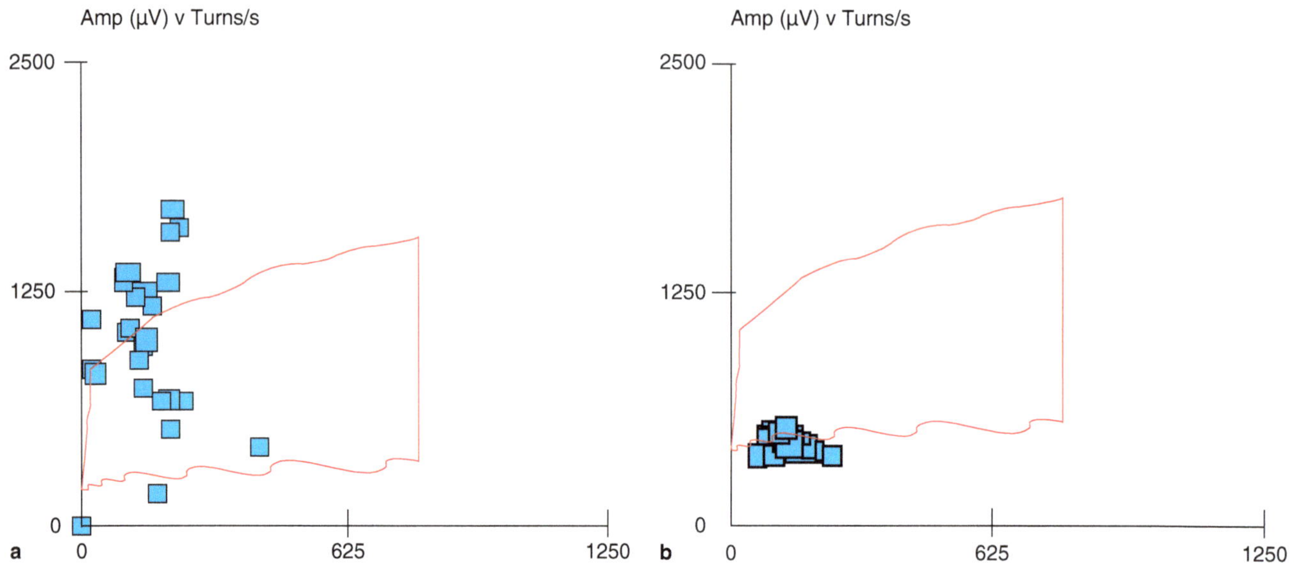

Figuur 7.2 De TA-analyse van een neurogeen (a) en een myogeen (b) aanspanningsbeeld. Op de X-as het aantal turns per seconde.

gen in het signaal (*turns*) uitgezet tegen de gemiddelde amplitude per turn (op de Y-as). Het voordeel hiervan is dat de kracht als factor niet hoeft te worden gemeten. Door de metingen uit te voeren tijdens een langzaam toenemende kracht (waarbij de amplitude van het signaal dus geleidelijk toeneemt), worden de meetpunten verspreid over het assenstelsel uitgezet. Dit vormt dan een puntenwolk. Bij myogene afwijkingen zijn er relatief veel turns bij lage amplitude en bij neurogene afwijkingen zien we het omgekeerde.

Ten tweede kan de MUAP geëxtraheerd worden door *template matching* en vervolgens middeling (decompositie van het EMG). Meestal wordt een signaalduur van 20 s geanalyseerd. Na high-passfiltering worden pieken in het signaal boven een bepaalde drempel gedetecteerd. Het stuk signaal rondom deze piek wordt een template en wordt in 'klasse 1' gestopt; bij de volgende piek gebeurt hetzelfde en deze wordt vergeleken met 'klasse 1'. Als er duidelijke verschillen in vorm/amplitude zijn, wordt deze in 'klasse 2' gestopt. Deze bewerking wordt herhaald. Op deze manier worden de MUAP's rond alle vuurtijdstippen aan een klasse toegekend. Elke klasse moet een minimum aantal MUAP's bevatten. Deze worden vervolgens gemiddeld en verschillende karakteristieken worden uitgerekend, zoals amplitude, duur en polyfasie.

De vuurtijdstippen kunnen grafisch worden weergegeven. Meestal verkrijgt men drie tot vier verschillende MUAP's per meting (figuur 7.3). Met de nieuwe EMG-apparatuur kost deze procedure niet veel tijd meer en het is een nuttige exercitie. Echte *evidence* dat het de beoordeling verbetert, is er echter nog niet. Een overzicht van de verschillende meettechnieken wordt gegeven in tabel 7.3.

Een volgend belangrijk aspect in de beoordeling is de zogenoemde rekrutering (*recruitment*). Het naald-EMG levert op verbluffend eenvoudige wijze een blik op de output van het centrale zenuwstelsel op cellulair niveau (i.c. de spinale voorhoorncel). De krachtsopbouw van een spier wordt gereguleerd door een combinatie van de vuurfrequentie van de motorunits en het aantal actieve motor units. Op een laag krachtsniveau is voornamelijk de rekrutering van belang. Pas bij hogere krachten neemt de vuurfrequentie fors toe (figuur 7.4). Dit heeft geleid tot de volgende vuistregel: de hoogste vuurfrequentie van de actieve MUAP's gedeeld door het aantal dat op de monitor is te zien, moet rond de vijf liggen. Bijvoorbeeld, bij een maximale vuurfrequentie van een MUAP van vijftien per seconde moeten er minstens drie units vuren. Wanneer er slechts één MUAP aanwezig is, is er zeker sprake van perifere neurogene uitval of een conductieblokkade. Bij myogene aandoeningen ontstaat het omgekeerde; dit is echter moeilijker kwantitatief weer te geven. We

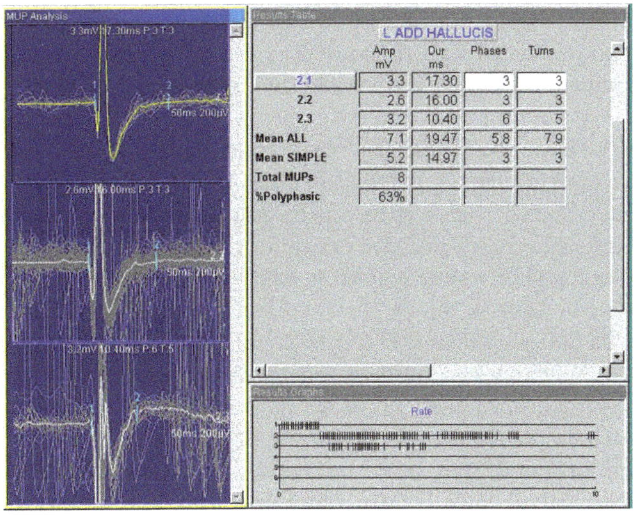

Figuur 7.3 Voorbeeld van een multi-MUAP-analyse met drie verkregen MUAP's. Links wordt de middeling getoond en de superpositie van de onderliggende signalen, rechtsboven de verkregen MUAP-karakteristieken en rechtsonder de vuurtijdstippen.

spreken dan van een versnelde rekrutering. Doordat de kracht die de individuele motor units opleveren zeer laag is, wordt er versneld een groter aantal units ingezet. Bij ernstige myopathieën kan zo al een redelijk interferentiepatroon gezien worden in de m. biceps bij geringe flexie van bijvoorbeeld de duim. Naast de beschreven dynamiek tijdens krachtsopbouw wordt ook de volheid van het EMG-patroon bij een hoog krachtsniveau beschreven. Dit wordt ook semi-kwantitatief weergegeven, bijvoorbeeld als een single-unitpatroon of als een arm, matig of vol interferentiepatroon.

Het voorgaande laat zien dat de MUAP en zijn aansturing op verschillende wijzen gemeten en geanalyseerd kunnen worden. Een goed begrip van de factoren die verantwoordelijk zijn voor de vorm van de MUAP is essentieel om een goed EMG-onderzoek uit te voeren. Het signaal is complex en geen enkele meettechniek kan de MUAP in al zijn aspecten laten zien. Afhankelijk van de pathologie en de vraagstelling zal de juiste meettechniek moeten worden gekozen. Nieuwe, kwantitatieve technieken gebaseerd op de huidige computertechnologie maken de beoordeling voor de elektromyografist gemakkelijker. De kwantitatieve ondersteuning van de MUAP-eigenschappen en de visuele weergave daarvan in het verslag zijn duidelijk verbeterd. De einduitslag van het EMG blijft echter het resultaat van een geïntegreerde beoordeling, waarbij ervaring en toetsing aan de 'interne database' van de neuroloog/klinisch neurofysioloog een doorslaggevende rol spelen.

7.3.1 EMG-bevindingen na denervatie/reïnnervatie

Na partiële denervatie van een spier ontstaan in een tot twee weken, afhankelijk van de afstand tot de laesie, fibrillatiepotentialen en positieve scherpe golven. Na twee tot zes weken ontstaan er immature terminale *sprouts* die de overgebleven motor units doen veranderen. Er ontstaat vooral toegenomen polyfasie in

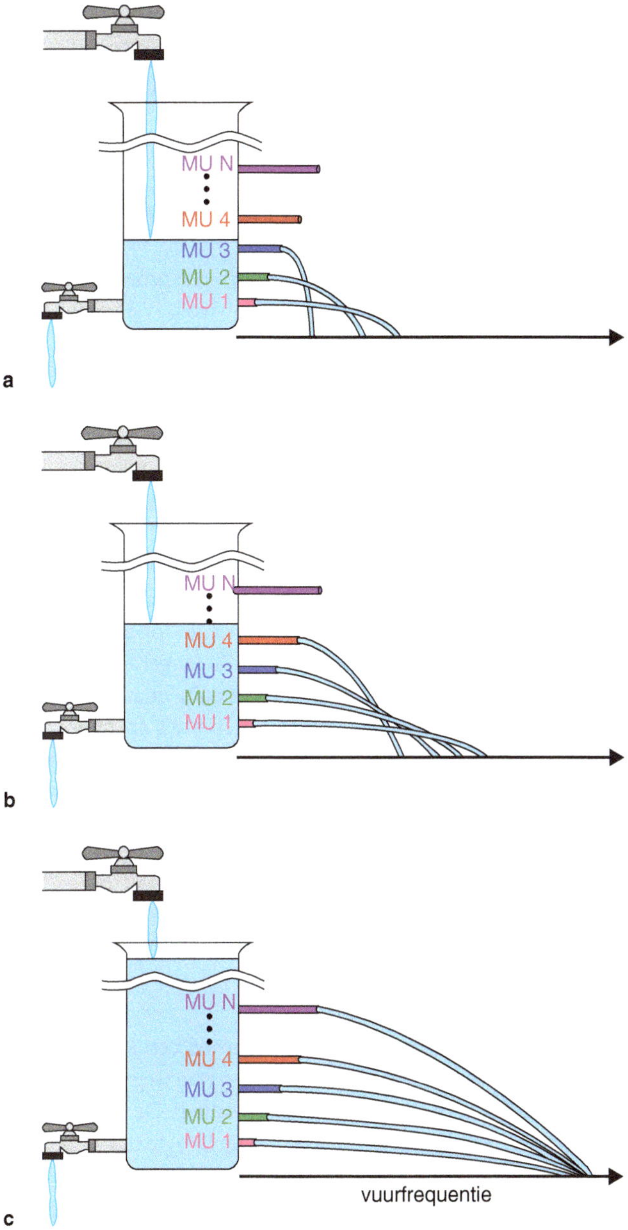

Figuur 7.4 Grafische weergave van de relatie tussen de centrale *drive* (de kraan) en de toenemende vuurfrequentie op de X-as (van boven naar beneden); ook het aantal gerecruteerde units neemt toe.

de overgebleven motor units. Doordat de sprouts nog niet gemyeliniseerd zijn en de recent gevormde eindplaten instabiel, ontstaan er vaak late, instabiele potentialen. In de loop van de volgende maanden matureren de terminale sprouts en neemt de geleidingssnelheid over de spiervezel weer toe, zodat de overgebleven MUAP's breder worden en hoger van amplitude. Het eindresultaat is een armer patroon – er zijn immers minder motorunits overgebleven – van MUAP's die breed en hoog van amplitude zijn. Bij toenemende kracht zien we een abnormale rekrutering met hogere dan normale vuurfrequenties (zie ook eerder). In de loop van maanden verdwijnt de spontane spiervezelactiviteit door de reïnnervatie.

Uiteraard is het beeld anders bij een (vrijwel) totale denervatie van de spier; er ontstaat dan eerst massale denervatie, gevolgd door mogelijke ingroei van axonen vanuit proximaal (vaak pas na maanden). Dit geeft dan aanleiding tot zogenoemde *nascent* (ontluikende) potentialen die aanvankelijk zeer laag gevolteerd, polyfasisch en smal zijn.

7.3.2 EMG-bevindingen na spierverlies

Bij veel primaire spierziekten voltrekt zich een proces waarbij er willekeurig spiervezels verdwijnen. Het gevolg is dat het aantal spiervezels binnen een motor unit lager wordt, zodat de MUAP lager van amplitude en korter van duur wordt. Doordat de nog actieve spiervezels vaak een grote variabiliteit in diameter hebben, ontstaat er ook toegenomen polyfasie door de verschillende geleidingssnelheden over de spiervezels. Bij het kapotgaan en/of breken van spiervezels kunnen er ook spontane spiervezelactiepotentialen ontstaan; vaak wordt dit gezien bij myositis maar ook bij dystrofieën. Bij licht tot krachtiger aanspannen ontstaat er een kenmerkend beeld van versnelde rekrutering, omdat de kracht die de actieve motorunits opwekken gering is; er ontstaat versneld een vol aanspanningspatroon. Bij langer bestaande en ernstige myopathieën kan er een secundair, quasi-neurogeen beeld ontstaan door uitval van veel spiervezels en motorunits en door reïnnervatie van overgebleven motorunits, waardoor een subpopulatie van MUAP's breed en hoger gevolteerd wordt. Er ontstaat op die manier een mengbeeld van myopathische en neurogene MUAP's; een voorbeeld hiervan is *inclusion body myositis*.

7.4 Praktische aspecten

De 'naaldvoering' is in praktische zin zowel een kunst als een kunde. Tegenwoordig worden bijna alleen nog wegwerpnaalden gebruikt, die scherp zijn en van goede kwaliteit. De patiënt dient voor het inbrengen van de naalden op de hoogte te worden gesteld van de procedure. Hierna volgen enkele punten die van belang zijn.

7.4.1 Procedure

Van eminent belang zijn een grondige anatomische kennis en inzicht in de verhoudingen tussen spier en omgevend weefsel. De grootte van de spier en de globale spiervezelrichting zijn van belang. Het van tevoren palperen, laten aanspannen, weer palperen, insteken en dan met vrijwillige aanspanning van de spier controleren of de naald juist is geplaatst, is niet aan te bevelen (zie Geiringer, p. 13). Aan deze werkwijze kleven verschillende bezwaren: het palperen is soms niet mogelijk (obesitas), de patiënt kan niet aanspannen (bijvoorbeeld parese, centrale aandoening), het aanspannen kan ook gebeuren met spieren die dezelfde werking hebben, waardoor een vals gevoel van zekerheid ontstaat enzovoort. Bij spieren die relatief zelden worden aangeprikt en/of een diepe, moeilijk bereikbare positie hebben (bijvoorbeeld diepe flexoren in de onderarm, m. serratus anterior), kan het nuttig zijn de positie met aanspannen te controleren.

Men beoordeelt de rustactiviteit op 20-50 μV/div. Als de naald in de subcutis zit, hoort men een karakteristiek hoogfrequent ruissignaal, dat onmiddellijk stopt als de fascie wordt doorboord (dit voelt men ook). Hierna ontstaat insertieactiviteit. Elke kleine verplaatsing van de naald gaat gepaard met een kortdurende reeks spiervezelpotentialen met de vorm van fibrillatiepotentialen en positieve scherpe golven. Als deze opvallend lang aanhoudt, spreekt men van verhoogde insertieactiviteit; de diagnostische waarde hiervan is echter gering. Aangezien het fysische kijkvlak van de punt van de naald erg klein is, moet men de naald aldoor slechts enkele millimeters verplaatsen, om vervolgens weer het rustbeeld te beoordelen. Spontane activiteit beoordeelt men alleen als aanwezig als deze niet direct stopt. Men kan de insertie van de naald in meerdere (bijv. 3-5) richtingen door de spier verrichten. De volgende stap is het beoordelen van de MUAP's. Men vraagt de patiënt tegen weerstand licht aan te laten spannen (isometrische contractie). Vooral bij de vraagstelling myopathie is het van groot belang de MUAP's op een laag krachtsniveau te beoordelen. Met de naald moet men zoeken om de MUAP's scherp in beeld te krijgen, dat wil zeggen met een maximale stijgtijd en amplitude en een initieel positieve deflectie, met een hoofdcomplex dat negatief van polariteit is (◻ figuur 7.8). Men kan de MUAP immers ook met de schacht van de elektrode meten met als gevolg een omgekeerde polariteit. Vervolgens beoordeelt men de rekrutering en het interferentiepatroon op een matig en hoog krachtsniveau. Het is doorgaans niet nodig de patiënt echt maximaal te laten aanspannen.

7.4.2 Pijn

Uiteraard zijn een goede uitleg en geruststelling van groot belang. Bij het insteken kan men met de vrije hand een zachte beweging over de huid maken juist boven de insteekplaats. Op deze manier lukt het vaak de spier aan te prikken zonder dat dit voor de patiënt pijnlijk is. Dit is parallel aan het wrijven over de wang bij kiespijn en zou verklaard kunnen worden door de poorttheorie. In de spier zelf is het meestal de nabijheid van de motorische zenuwtakken en/of de eindplaatzone die pijn veroorzaakt. Dit is ook duidelijk uit het EMG-signaal: men hoort eindplaatruis of spikes. Men kan ook de patiënt er vooraf op wijzen dat als het erg pijnlijk wordt, de naald kan worden verplaatst. Kleine verplaatsingen van de naald zijn minder pijnlijk dan grote. Voor de patiënt is een gevoel van controle tijdens het onderzoek belangrijk en het verbetert mogelijk de pijnbeleving.

7.4.3 Welke spieren?

Het 'prikschema' is uiteraard afhankelijk van de vraagstelling en dient ook een afweging te zijn tussen het diagnostisch belang en de belasting voor de patiënt. In de loop van het onderzoek kan het op grond van nieuwe differentiaaldiagnostische overwegingen nodig zijn het plan aan te passen. Bij de vraagstelling ALS zal vooral het vinden van neurogene veranderingen in klinisch niet aangedane spieren van belang zijn. Bij myopathieën is het van belang zich te realiseren dat de distributie van de aandoening zeer variabel kan zijn. Ook is het belangrijk zeer proximale spieren zoals de m. gluteus en paravertebrale spieren te onderzoeken. Bij een dying back-polyneuropathie (bijvoorbeeld bij een metabole oorzaak) is de m. tibialis anterior niet een echt distale spier; men kan beter de m. extensor hallucis longus en/of eventueel een intrinsieke voetspier zoals de mm. interossei dorsalis pedis onderzoeken. Bij de vraagstelling radiculopathie is het van belang de grote overlap tussen de myotomen te kennen; dit geldt vooral voor de proximaal liggende spieren. Lokalisatie op basis van het spierbeeld bij een radiculopathie betekent een normaal spierbeeld in de spieren geïnnerveerd door boven- en onderliggende wortels en het meedoen van proximale spieren (zoals de paravertebrale musculatuur) ter hoogte van het betreffende segment.

7.4.4 Kinderen

Het naald-EMG bij kinderen is verreweg het moeilijkste onderdeel van het klinische naald-EMG-onderzoek. De interactie met ouders en kind en het winnen van hun vertrouwen zijn zeer belangrijk. Bij baby's is het vrijwillig aanspannen uiteraard onmogelijk. Het aanspanningsbeeld is het best te beoordelen in de tibialis anterior en/of de iliopsoas, waarbij met lichte prikkels onder de voet de terugtrekreflex (of *triple response*) wordt opgewekt om gedoseerde MUAP-activiteit in de onderzochte spieren te verkrijgen. Rustactiviteit is meestal beter te beoordelen in de extensorspieren van de benen (bijvoorbeeld triceps surae of quadriceps). Belangrijk om te weten is dat de normaalwaarden van MUAP's leeftijdsafhankelijk zijn. Verder is het aantal eindplaten in deze kleine spieren gelijk aan die van volwassenen (het aantal spiervezels is namelijk al op volwassen niveau), zodat men zeer vaak eindplaatactiviteit tegenkomt. Op de kleuterleeftijd is het naald-EMG vaak maar zeer beperkt mogelijk. Op de lagereschoolleeftijd en ouder lukt het EMG meestal redelijk. Het bewust laten meekijken van het kind met de spieractiviteit op de 'tv' (dat wil zeggen het beeldscherm) werkt soms goed. Men kan het kind dan aansporen door het veel 'herrie' te laten maken met de spier.

7.4.5 Valkuilen

Wanneer men een onverwachte bevinding doet, of een signaal meet dat er merkwaardig uitziet, dient men zich er eerst van te overtuigen dat er geen technisch probleem bestaat. Er kan iets mis zijn met de naald of de verbinding tussen naald en naaldhouder, er kan een verkeerde ingang gebruikt zijn of er kan iets haperen aan de kabel, de aardverbinding, de verbinding tussen kabel en versterker, de hardware, de software-instellingen enzovoort. Ook kunnen er andere storingsbronnen zijn, zoals een pacemaker of een gsm.

De meest voorkomende valkuilen zijn de volgende.

- Eindplaatspikes kunnen verkeerd geïnterpreteerd worden als spontane spiervezelactiviteit. Het snelle, onregelmatige vuurpatroon van eindplaatspikes is een belangrijk hulpmiddel bij de herkenning. Het is zeer belangrijk zich te realiseren dat spontane spiervezelactiviteit in de buurt van de eindplaat niet met zekerheid valt te duiden. Verder kan de polariteit van alle EMG-fenomenen ook omgekeerd gemeten worden door het afleiden met de schacht van de naald. Hierdoor kunnen eindplaatspikes soms het morfologische karakter van fibrillaties aannemen.
- Bij een langer bestaande myopathie kan een mengbeeld van myopathisch en neurogeen veranderde MUAP's optreden. In combinatie met spontane spiervezelactiviteit kan dit de indruk geven van een neurogene aandoening. Vooral bij IBM komt dit regelmatig voor.
- Bij de verdenking op een myopathie is het zeer belangrijk op een (erg) laag krachtsniveau meerdere MUAP's te beoordelen. Door de versnelde interferentie ontstaat namelijk heel gemakkelijk een voller aanspanningspatroon met ook grotere units, waardoor de kleine myopathische MUAP's niet meer herkenbaar zijn.
- Het onderzoek kan lijden onder een verkeerde timing. Bij een acute axonotmesis duurt het 10 tot 14 dagen voordat de Wallersche degeneratie ook veranderingen in het spierbeeld geeft. Een te vroeg EMG kan gemakkelijk tot een verkeerde interpretatie leiden.
- Elke in het leven opgedane axonale schade laat in het EMG levenslang sporen na. Zo zal bij een doorgemaakte hernia op het niveau L5 met een tijdelijke klapvoet een oud neurogeen beeld kunnen ontstaan in de voet- en teenheffers. Een twintig jaar later verricht EMG om een andere reden zal dan op dit niveau nog steeds afwijkingen laten zien die geen relatie hebben met de actuele kliniek. Men dient dus kritisch te zijn bij het relateren van de EMG-afwijkingen aan de kliniek en hierbij vooral oog hebben voor de 'leeftijd' van gevonden afwijkingen.
- Soms is een focale stoornis waarover de patiënt klaagt het gevolg van een onderliggend gegeneraliseerd lijden, zoals een voethefferspares als eerste symptoom van een spinale spieratrofie. De afwijkende EMG-bevindingen in de onderbenen kunnen gemakkelijk verkeerd geïnterpreteerd worden als bijvoorbeeld een lumbaal probleem. De afwijkingen dienen dan ook altijd afgegrensd te worden en men dient zich af te vragen in hoeverre een gevonden afwijking ook lokalisatorische betekenis heeft.

7.5 Conclusie

Het naald-EMG is een kunst en een kunde. Een goed begrip van de onderliggende mechanismen die de MU doen veranderen bij pathologie, is onmisbaar. Daarnaast is de praktische uitvoering van het onderzoek zeer belangrijk. Het ontbreken van een gouden standaard voor de beoordeling van MUAP's maakt dat de visuele interpretatie van de elektromyografist de doorslag geeft. Ondanks deze subjectiviteit is de interbeoordelaarsbetrouwbaarheid van het naald-EMG tussen ervaren elektromyografisten toch wel goed.

Kernpunten

- Men meet eerst in rust: zowel normale als pathologische rustactiviteit kan worden gevonden.

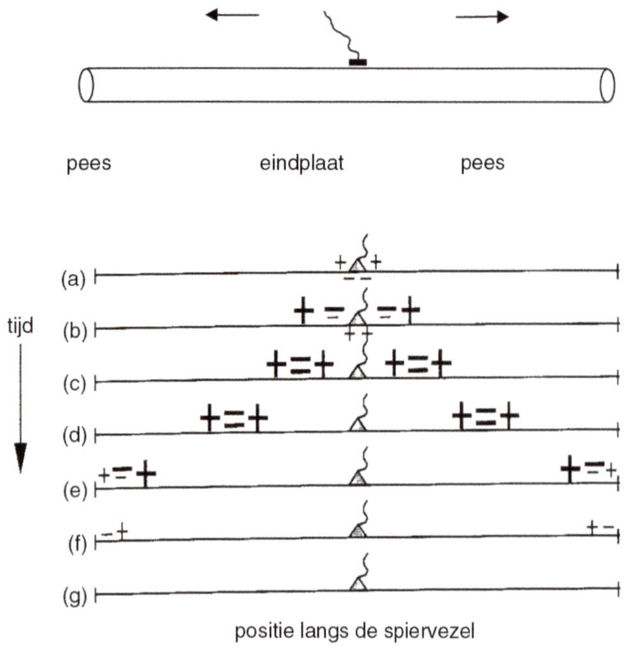

Figuur 7.5 De levenscyclus van een spiervezelactiepotentiaal.

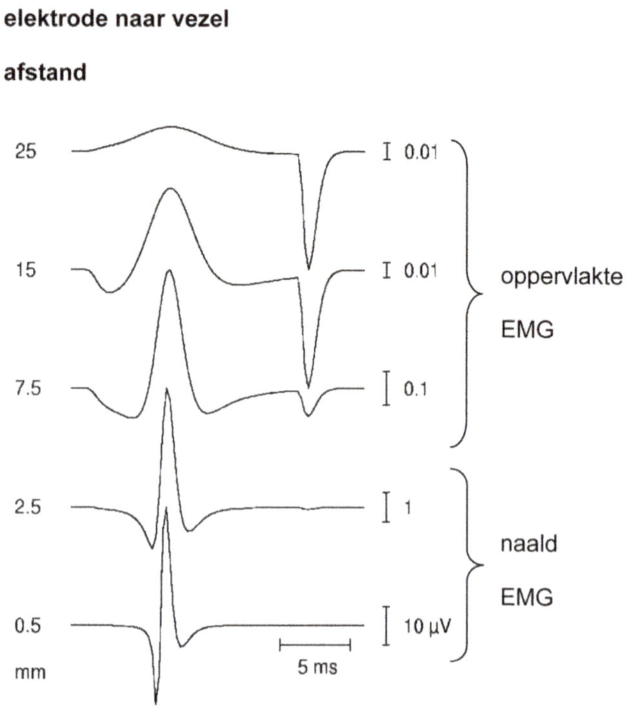

Figuur 7.6 De trifasische spiervezelactiepotentiaal zoals gezien op verschillende afstanden tot de bron. Let op de staande far-fieldpotentiaal die ontstaat bij het uitdoven van de actiepotentiaal. Door de verschillende schalen is deze met de naald nauwelijks zichtbaar.

- Denervatiepotentialen kunnen ook bij myopathische aandoeningen worden gevonden.
- De MUAP bij reïnnervatie wordt eerst polyfasisch en instabiel, later breed en hooggevolteerd.
- Bij verdenking op myopathie dient men de motorunits te beoordelen op een zeer laag krachtsniveau, vooral ook in zeer proximale spieren.
- Het vuringspatroon van een motorunit geeft informatie over de centrale aansturing.

7.6 Addendum: Fysiologische en fysische achtergrond van de MUAP

7.6.1 De levenscyclus van de spiervezelactiepotentiaal

De biofysische en fysiologische achtergrond van de MUAP is niet triviaal. De MUAP is opgebouwd uit honderden spiervezelactiepotentialen. Elke individuele actiepotentiaal ontstaat ter hoogte van de neuromusculaire overgang door het vrijkomen van acetylcholine. Figuur 7.5 laat zo'n levenscyclus zien. De actiepotentiaal ontstaat door een lokale depolarisatie van de spiermembraan; er stromen Na+ ionen naar binnen. Intracellulair is de actiepotentiaal een monofasische – positieve – potentiaalverandering.

Extracellulair ontstaat een lokale *sink* of put, die negatief is. Van zowel proximaal als distaal ontstaat een stroom naar deze put toe, zodat rondom de put twee positieve bronnen (*sources*) ontstaan. Schematisch wordt dit weergegeven door een + - - +, ook wel een dubbele dipool genoemd. Beide dipolen hebben een dipoolmoment dat tegengesteld en gebalanceerd (gelijk van grootte) is. Een consequentie hiervan is dat deze bron niet erg effectief is in het genereren van stroom. Er wordt ook wel gesproken van een *near field*, dit kan alleen van dichtbij goed gemeten worden (figuur 7.6). Extracellulair gemeten, vlakbij de membraan, zien we deze dipool als een trifasische actiepotentiaal: bij het naderen van de actiepotentiaal zien we eerst een positieve deflectie, bij het langskomen van de put wordt de potentiaal negatief en vervolgens weer positief. Let op: er is sprake van een bewegende bron die op elk moment een bepaalde ruimtelijke uitbreiding langs de membraan heeft (bepaald door geleidingssnelheid en duur van de potentiaal); datgene wat we meten met een naaldelektrode is echter een lokale gebeurtenis. De echte voortgeleiding is alleen te zien met meerdere afleidelektroden. Zoals uit figuur 7.5 blijkt, is er sprake van twee zich in tegengestelde richting verplaatsende dipolen. Aangezien het allebei near fields zijn, meet men met een concentrische naaldelektrode in het algemeen slechts een van de twee.

Bij het ontstaan en uitdoven van deze bron ontstaat een onbalans van de dipool, die als een far-fieldpotentiaal kan worden gemeten. In figuur 7.6 wordt dit fraai weergegeven. Plotseling ontstaat een geheel andere bron, die niet voortgeleidt. Dit is een krachtige bron die op grote afstand in en op het lichaam kan worden gemeten. Deze genereert een zogenoemde far-fieldpotentiaal, die vooral kan worden gemeten met een elektrodenconfiguratie waarbij de referentie-elektrode ver weg is. Met een normale concentrische naaldelektrode in de spier ziet men hier dus relatief zeer weinig van (figuur 7.6).

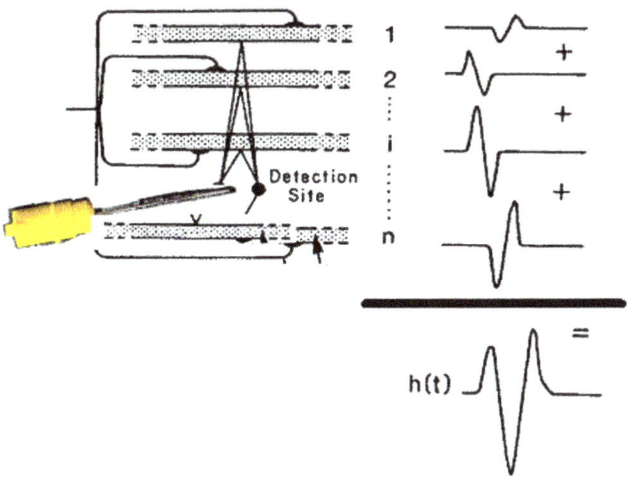

Figuur 7.7 De opbouw van de MUAP uit de vele spiervezelactiepotentialen.

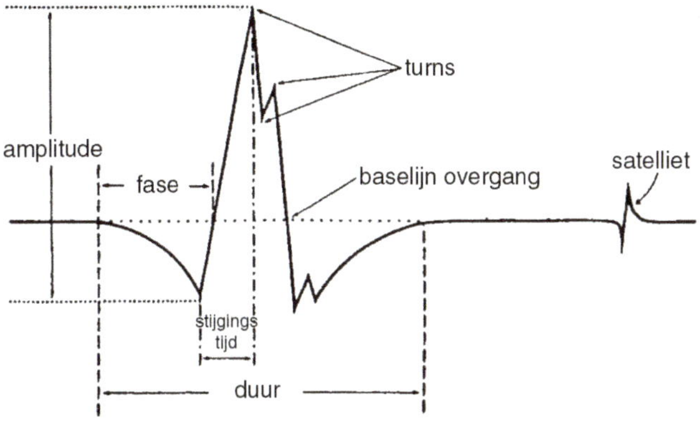

Figuur 7.8 De verschillende componenten van de MUAP.

7.6.2 De opbouw van de MUAP

De volgende stap is het ontstaan van de MUAP als een summatie van vele spiervezelactiepotentialen, zoals zojuist beschreven (figuur 7.7). Complicerende factor hierbij is het trifasische karakter van deze bron. Zodra de actiepotentialen verschuiven in tijd en/of plaats, ontstaat een ingewikkeld spel van niet alleen optelling, maar ook fase-uitdoving (*phase cancellation*). Er zijn verschillende redenen voor een onderlinge verschuiving.

1. De zenuweindtakjes die de verschillende spiervezels innerveren, hebben een verschillende lengte en mogelijk een verschillende geleidingssnelheid (dit laatste vooral bij pathologie).
2. De neuromusculaire overgang introduceert een *jitter*.
3. De neuromusculaire overgangen liggen niet allemaal in één plat vlak.
4. De spiervezels kunnen onderling verschillende voortgeleidingssnelheden hebben; dit neemt toe bij pathologie.

Een extra complicerende factor is dat een aantal van de hier genoemde redenen voor verschillende aankomsttijden van de spiervezelactiepotentialen ook nog beïnvloed wordt door de afstand van de elektrodepunt tot de eindplaatzone. Als bijvoorbeeld de snelheid van de spiervezels sterk uiteenloopt, zal dit vlakbij de eindplaat nog weinig effect hebben, maar verder in de richting van de pees ontstaat toenemende dispersie.

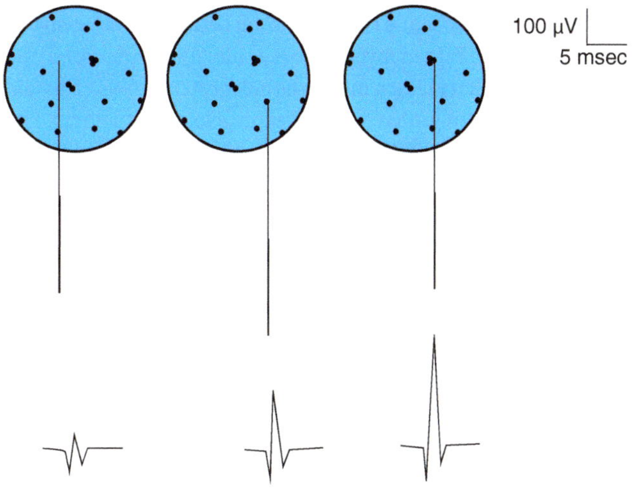

Figuur 7.9 De afhankelijkheid van vooral de amplitude van de positie van de afleidelektrode ten opzichte van enkele nabije spiervezels in de motorunit.

7.6.3 De componenten van de MUAP

Figuur 7.8 laat de belangrijkste componenten van de MUAP zien. Aangezien de punt van de elektrode klein is ten opzichte van de diameter van de MU, worden vorm en amplitude van het hoofdcomplex van de MUAP sterk bepaald door enkele vezels die vlakbij deze punt liggen (figuur 7.9). De piek-piekamplitude wordt bepaald door twee tot twaalf vezels die binnen 0,5 mm vanaf de elektrodeoppervlakte liggen. De duur van de hele MUAP wordt vooral bepaald door het totale aantal geïnnerveerde vezels. Het is belangrijk deze duur te meten met een vaste versterkingsfactor. Deze is meestal 100 of 200 µV. Bij een zeer gevoelige versterking wordt hierbij in feite de oversteektijd van de MUAP gemeten, wat weinig relevante informatie oplevert. Uit het voorgaande is duidelijk dat de amplitude wel informatief is (neemt toe bij *fiber type grouping*), maar ook zeer afhankelijk is van de precieze locatie van de naald in de motor unit. Met een macro-EMG-naald kan dit betrouwbaarder worden gemeten. De duur van de MUAP is de meest betrouwbare en minst variabele maat.

Een voorbeeld dat de opbouw van de MUAP verduidelijkt is gegeven door dat van Stålberg. Hij vergelijkt de MUAP met een fanfarecorps dat voorbijkomt. Eerst hoor je in de verte de muziek: het begin van de potentiaal. Deze wordt vooral bepaald door het aantal mensen in de band; je hoort nog niet hoe de interne opbouw van het corps is, of ze bijvoorbeeld in een rij lopen of allemaal naast elkaar. Wanneer het muziekkorps je bereikt, hoor je de muziek op zijn hardst: dit wordt vooral bepaald door enkele muzikanten (of zelfs maar één) die vlak langs je oor lopen. Als ze je passeren, hoor je ook in hoeverre ze naast of achter elkaar lopen (polyfasie en dispersie). Als ze voorbij zijn en de muziek zachter wordt, hoor je ze langer als er sprake was van een groot fanfarecorps.

Uit het bovenstaande is de MUAP bij pathologie vrij eenvoudig te herleiden. Bij een myopathie is er uitval van spiervezels: de diameters worden kleiner, met soms ook grotere vezels ertussen. Hierdoor ontstaan grotere verschillen in geleidingssnelheid. Het resultaat is kleine (uitval), laaggevolteerde (smal en dispersie), smalle (uitval vezels) en polyfasische (dispersie) MUAP's. Bij neurogene aandoeningen ontstaan door reïnnervatie grotere motorunits met ook fiber type grouping. Hierdoor worden de MUAP's groter: breed en hooggevolteerd. De mate van polyfasie hangt af van de tijd; aanvankelijk is deze sterk aanwezig (zijn er veel verschillende snelheden), later neemt dit af.

Literatuur

Bischoff C, Stålberg E, Falck B, Eeg-Olofsson KE. Reference values of motor unit action potentials obtained with multi-muap analysis. Muscle Nerve. 1994;17:842–851.

Buchthal F, Rosenfalck A. Action potential parameters in different human muscles. Acta Psychiatr Neurol Scand. 1955;30:125–131.

Chouteau WL, Annaswamy TM, Bierner SM, Elliott AC, Figueroa I. Interrater reliability of needle electromyographic findings in lumbar radiculopathy. Am J Phys Med Rehabil. 2010;89(7):561–569.

Daube JR. Needle electromyography. AANEM monograph. Muscle Nerve. 2009;39:244–270.

Dumitru D, King JC, Zwarts MJ. Determinants of motor unit potential duration. Clin Neurophysiol. 1999;110:1876–1882.

Dumitru D, Stegeman DF, Zwarts MJ. Electric sources and volume conduction. Appendix: The leading/trailing dipole model and near-field/far-field waveforms. Ch. 2, 27-67. In: Dumitru D, Amato AM, Zwarts MJ. Electrodiagnostic Medicine. 2nd ed. Philadelphia: Hanley and Belfus Inc.; 2002.

Dumitru D, Zwarts MJ. Needle electromyography. Ch. 7, 257-291. In: Dumitru D, Amato AM, Zwarts MJ. Electrodiagnostic Medicine. 2nd ed. Philadelphia: Hanley and Belfus Inc.; 2002.

Finsterer J, Mamoli B, Fuglsang-Frederiksen A. Peak-ratio interference pattern analysis in the detection of neuromuscular disorders. Electroenceph Clin Neurophysiol. 1997;105:379–384.

Fuglsang-Frederiksen A, Scheel U, Buchthal F. Diagnostic yield of analysis of the pattern of electrical activity and of individual motor unit potentials in myopathy. J Neurol Neurosurg Psych. 1976;39:742–750.

Geiringer SR. Anatomic localization for needle electromyography. Philadelphia: Hanley and Belfus Inc.; 2002.

Gilchrist JM, Nandedkar SD, Stewart CS, Massey JM, Sanders DB, Barkhaus PE. Automatic analysis of the electromyographic interference pattern using the turns: amplitude ratio. Electroenceph Clin Neurophysiol. 1988;70:534–540.

Hoeven JH Van der, Zwarts MJ. Het EMG bij myopathie, consensustekst Nederlandse Vereniging voor Klinische Neurofysiologie. In: Dijk JG van (red.). EMG voor de algemeen neuroloog. Boerhaave-commissie, p. 175-190, 12 mei 2000.

Jongen PJH, Vingerhoets HM, Roeleveld K, Stegeman DF. Automatic decomposition electromyography in idiopathic inflammatory myopathies. J Neurol. 1996;243:79–85.

Kincaid JC, Patra A, Schild JH. The auditory component of the electromyogram. Muscle Nerve. 2001:1425.

Nandedkar S, Stålberg EV, Sanders DB. Quantitative EMG. Ch. 8, 293-356. In: Dumitru D, Amato AM, Zwarts MJ. Electrodiagnostic Medicine. 2nd ed. Philadelphia: Hanley and Belfus Inc.; 2002.

Nirkko AC, Rösler KM, Hess CW. Sensitivity and specificity of needle electromyography: a prospective study comparing automated interference pattern analysis with single motor unit potential analysis. Electroenceph Clin Neurophysiol. 1995;97:1–10.

Sanders DB, Stålberg EV, Nandedkar SD. Analysis of the electromyographic interference pattern. J Clin Neurophysiol. 1996;13:385–400.

Stålberg E, Chu J, Bril V, Nandedkar S, Stålberg, Ericsson M. Automatic analysis of the EMG interference pattern. Electroencephalogr Clin Neurophysiol. 1983;56(6):672–681.

Stålberg E, Nandedkar SD, Sanders DB, Falck B. Quantitative motor unit potential analysis. J Clin Neurophysiol. 1996;13:401–422.

Stålberg E. AAEM minimonograph # 20. Macro EMG. Muscle Nerve. 1983;6:619–630.

Stewart CR, Nandedkar SD, Massey JM, Gilchrist JM, Barkhaus PE, Sanders DB. Evaluation of an automatic method of measuring features of motorunit action potentials. Muscle Nerve. 1989;12(2):141–148.

Strommen JA, Daube JR. Determinants of pain in needle electromyography. Clin Neurophysiol. 2001;112:1414–8.

Willison RG. Analysis of electrical activity in healthy and dystrophic muscle in man. J Neurol Neurosurg Psych. 1964;32:386–394.

Zwarts MJ, Stegeman DF. Multichannel surface EMG: scientific basis and clinical utility. Muscle Nerve. 2003;28:1–17.

Classificatie van zenuwletsels

M.J. Zwarts

8.1 Inleiding

De classificatie van zenuwletsels is doorgaans de resultante van klinisch en zo nodig EMG-onderzoek. Er wordt gebruikgemaakt van de classificaties van Seddon en van die van Sunderland (◘ tabel 8.1). De laatste is een indeling die meer op een chirurgisch gedachtegoed is gebaseerd; voor de neurologische praktijk voldoet de classificatie van Seddon uitstekend. Deze wordt vooral gebruikt bij traumatische zenuwletsels, maar ook bij chronische aandoeningen van de zenuw is het zeer nuttig om deze indeling te gebruiken als een handvat voor het duiden van aard en ernst van een zenuwletsel.

8.2 Neurapraxie

De lichtste vorm van een zenuwaandoening is neurapraxie. Hierbij kan er sprake zijn van externe compressie die een tijdelijke ischemie veroorzaakt (iedereen welbekend van de dove voet bij verkeerd zitten) of opschuiven van het myeline, wat vooral aan de randen van de compressie gebeurt. Het diermodel dat hiervoor meestal wordt gebruikt, is een opgeblazen *cuff* rond een ledemaat. Men ziet eerst afplatting en later verdwijning van het myeline onder de randen van de cuff (segmentale demyelinisatie). Op deze manier ontstaat een stukje naakt axon dat een geleidingsblok vertoont. Er is dus klinische uitval met krachtverlies, een doof gevoel en vaak sensibele prikkelingsverschijnselen, maar geen axonale degeneratie en dus ook geen atrofie van de geïnnerveerde spieren. Meestal is de uitval partieel en het herstel snel. In zeldzame en extreme gevallen waarbij de gehele zenuw is aangedaan, kan een forse tot totale klinische uitval ontstaan en kan het herstel tot maximaal zes maanden duren. Op het EMG is er sprake van een lokale geleidingsvertraging over het aangedane segment en/of een geleidingsblok. Distaal van de aangedane plek zijn de CMAP (*compound muscle action potential*) en de SNAP (*sensory nerve action potential*) weer normaal en men vindt bij naaldonderzoek in de geïnnerveerde spieren geen denervatie. Het aanspanningspatroon is uiteraard neurogeen verarmd, maar de motor unit action potentials (MUAP's) zijn en blijven normaal van vorm.

8.3 Axonotmesis

Bij axonotmesis is er schade aan de axonen; een deel ondergaat een transsectie. Het gevolg is uiteraard onmiddellijke klinische uitval. In het EMG is bij stimulatie proximaal van de laesie geen of alleen een lagere respons te verkrijgen (◘ figuur 8.1). Distaal van de laesie zijn de bevindingen echter aanvankelijk nog normaal, omdat de Wallersche degeneratie als gevolg van de axonale verstoring tijd kost. Meestal is zeven tot tien dagen na het trauma de Wallersche degeneratie compleet en worden de motorische en sensibele responsen bij distaal stimuleren lager afhankelijk van de ernst van de axonale uitval. De motorische responsen verdwijnen enkele dagen eerder dan de sensibele omdat de eindplaten sneller te gronde gaan. De tijdsduur van de Wallersche degeneratie is dus afhankelijk van de lengte van het zenuwsegment waarover de degeneratie plaatsvindt. Bijvoorbeeld bij uitval van de n. facialis in het kader van een paralyse van Bell is de CMAP veel sneller afwezig dan bij een totale uitval van de m. tibialis bij een L5-radiculopathie. Bij het naald-EMG zien we tien tot veertien dagen na het trauma (ook afhankelijk van de lengte van de zenuw) spontane spiervezelactiviteit ontstaan. De mate van spontane spiervezelactiviteit zegt niet veel over het aantal beschadigde axonen. Ook een totale afwezigheid van MUAP's bij aanspanning wijst niet met zekerheid op een totale axonotmesis. Er kan immers sprake zijn van een combinatie van neurapraxie en axonotmesis. Bij een totaal geleidingsblok ziet men distaal van het letsel in de geïnnerveerde spieren ook geen MUAP's. De mate van axonotmesis wordt dus vooral en het beste geschat uit de verlaging van de CMAP, uiteraard met inachtneming van de bovengenoemde tijd voor Wallersche degeneratie.

De axonotmesis kan dus in ernst zeer sterk verschillen; er kan lichte uitval zijn met redelijk snel herstel in de spier zelf door collaterale reïnnervatie, maar ook een ernstig beeld met totale uitval waarbij het herstel afhankelijk is van *sprouting* vanuit het meest distale, nog gezonde deel van de zenuw. Hierbij is het succes vooral afhankelijk van de lengte van het te overbruggen zenuwdeel en van de leeftijd van de patiënt. Bij sprouting vanuit de proximale stomp van de zenuw is er meestal ook sprake van *misrouting*, met als gevolg synkinesieën.

8.4 Neurotmesis

Bij neurotmesis is de zenuw geheel doorsneden. Neurofysiologisch is een neurotmesis niet te onderscheiden van een totale axonotmesis, maar spontane uitgroei is bij een neurotmesis onmogelijk. De diagnose neurotmesis wordt dan ook gesteld op klinische en (soms) radiologische gronden. Als er sprake is van totale uitval in combinatie met een scherp letsel, dan wel een ernstig gesloten letsel met bijvoorbeeld een versplinterd bot, is er waarschijnlijk sprake van een neurotmesis. Spontaan herstel van de zenuw is niet mogelijk. Een primaire end-to-endanastomose is meestal aangewezen. Wanneer het niet duidelijk is of er sprake is van een neurotmesis, kan ook later een zenuwreconstructie plaatsvinden. Reconstructie heeft nog zin tot circa zes maanden na het letsel, daarna is de spier doorgaans te zeer geatrofieerd om nog te kunnen herstellen. EMG kan in de tussentijd nodig zijn om een partiele axonotmesis uit te sluiten dan wel aan te tonen. In dit geval is het naald-EMG de meest sensitieve test. Beginnende reïnnervatie van spieren door axonale sprouting ziet men in de spier aan de hand van zogenoemde *nascent potentials*: zeer laaggevolteerde en smalle MUAP's die de patiënt kan recruteren en die nog geen beweging of aanspanning van de spier bewerkstelligen.

8.5 Timing van EMG-onderzoek

Speciale aandacht verdient de timing van het EMG-onderzoek. Regelmatig komt het voor dat de clinicus in een vroege fase na een trauma geïnformeerd wil worden over de status van een mogelijk beschadigde zenuw. In de acute fase kan men met EMG echter alleen door middel van proximaal en distaal stimuleren van een zenuw (indien al mogelijk!) bepalen of er een totaal of partieel blok is. In hoeverre dit blok dan berust op een neurot-

Tabel 8.1 Classificatie van zenuwletsels.*

Seddon	Sunderland	pathologie	prognose
neurapraxie	eerstegraads	myelineschade of ischemie	uitstekend in weken tot maanden
axonotmesis		axonaal verlies	goed tot slecht
	tweedegraads	axonaal verlies, endo- en perineurium intact	goed
	derdegraads	endoneurium beschadigd	slecht
	vierdegraads	perineurium beschadigd	slecht
neurotmesis	vijfdegraads	axonen en endo-, peri- en epineurium geheel doorsneden	geen spontaan herstel

*Naar Dillingham, 1998.

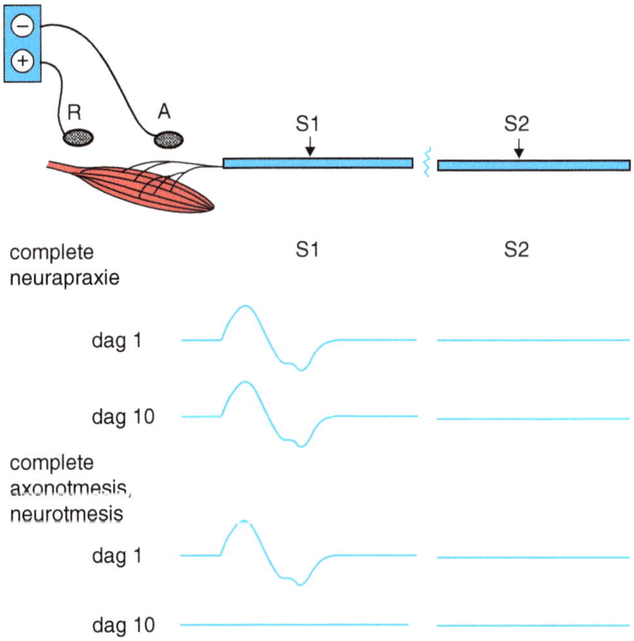

Figuur 8.1 Het resultaat van motorisch geleidingsonderzoek op dag 1 en dag 10 bij een neurapraxie en axonotmesis, bij stimulatie distaal en proximaal van de laesie.

mesis of axonaal verval is op dat moment niet te zeggen. Een te vroeg gepland EMG kan daardoor verwarring zaaien en een fout-positief beeld geven (bijvoorbeeld doordat het nog te vroeg was voor spontane spiervezelactiviteit). Men moet dus de Wallersche degeneratie voldoende tijd geven voordat een goede inschatting van de ernst van het letsel kan worden gegeven.

Kernpunten

- De classificatie van Seddon voor zenuwletsels is zeer bruikbaar; een klinische en EMG-evaluatie zijn meestal nodig voor een goede indeling.
- Totale axonotmesis en neurotmesis onderscheiden zich alleen anatomisch van elkaar en niet fysiologisch.
- De timing van het onderzoek is essentieel; een te vroeg EMG-onderzoek kan verwarring zaaien.
- De distaal van het letsel opgewekte CMAP is de meest betrouwbare maat om de mate van axonaal verlies in te schatten.

Literatuur

Dillingham TR. Approach to trauma of peripheral nerves. In: 1998 AAEM Course C: Electrodiagnosis in traumatic conditions. Rochester: American Association of Electrodiagnostic Medicine; 1998, 7–12.

Gilliatt RW. Acute compression block. In: Sumner AJ, editor. The physiology of peripheral nerve disease. Philadelphia: WB Saunders; 1980, 287–315.

Robinson LR. Traumatic injury to peripheral nerves. Muscle Nerve. 2000;23(6):863-73. Review.

Seddon HJ. Surgical disorders of the peripheral nerves. 2nd edition. New York: Churchill Livingstone; 1975, 21–23.

Sunderland S. Nerves and nerve injuries. 2nd edition. New York: Churchill Livingstone; 1978, 133–138.

Polyneuropathie

I.N. van Schaik en H. Franssen

9.1 Inleiding

Polyneuropathie is een syndroom met veel mogelijke oorzaken. De prevalentie van polyneuropathie in Nederland wordt geschat op 100.000-400.000 patiënten. Procentueel betekent dit dat 0,6 tot 2,5% van de Nederlandse bevolking een polyneuropathie heeft. De incidentie is alleen maar af te leiden uit epidemiologische gegevens verzameld in andere landen en wordt geschat op 30 tot 200 per 100.000 per jaar. Polyneuropathie is dus een veelvoorkomend probleem.

In 2004 is de CBO-richtlijn *Polyneuropathie* verschenen. Hierin wordt de volgende definitie gegeven: 'Een polyneuropathie is een symmetrische, veelal chronische aandoening van de perifere zenuwen, die gekenmerkt wordt door sensibele en/of motorische afwijkingen die in de regel distaal meer dan proximaal en aan de benen meer dan aan de armen aanwezig zijn. Bij een polyneuropathie zijn per definitie meerdere zenuwen betrokken'. Deze definitie is theoretisch weliswaar juist, maar operationeel slecht bruikbaar omdat er niet uit af te leiden valt wanneer er bij een individuele patiënt sprake is van een polyneuropathie. Ook is het belangrijk zich te realiseren dat deze definitie vooral opgaat voor een axonale sensomotorische polyneuropathie bij bijvoorbeeld metabole oorzaken zoals diabetes mellitus. Voor de verworven immuungemedieerde polyneuropathieën geldt die distale verdeling veel minder en staan motorische verschijnselen vaak meer op de voorgrond dan sensibele. Als de diagnose eenmaal gesteld is, zal naar een oorzaak moeten worden gezocht. Dit is van belang om de patiënt eventueel te kunnen behandelen en/of informeren over de prognose. Aangezien de behandelbare polyneuropathieën in de regel goed van elkaar kunnen worden onderscheiden op basis van elektrofysiologische kenmerken, speelt het EMG hierin een belangrijke rol.

Feitelijk moeten er drie vragen beantwoord worden:

1. Is er sprake van een polyneuropathie?
2. Zo ja, welk type polyneuropathie is het?
3. Is er een oorzaak?

9.2 Is er sprake van een polyneuropathie?

9.2.1 Anamnese en neurologisch onderzoek

De vraag of er sprake is van een polyneuropathie kan grotendeels worden beantwoord door het verrichten van een goede anamnese en een gestructureerd neurologisch onderzoek. Enkele specifieke vragen die in ieder geval moeten worden gesteld, zijn: wanneer is het begonnen, wat waren de eerste klachten, waar is het begonnen, waar heeft u nu last van, is er verschil tussen links en rechts, is er verschil tussen de betrokkenheid van benen en armen, hoe snel is het gegaan, is het nu stabiel of gaat het de laatste tijd (maanden, weken, dagen) verder achteruit, wat kunt u niet meer, heeft u pijn? Het neurologisch onderzoek omvat ten minste het volgende:

- kracht en atrofie;
- sensibiliteitsonderzoek van alle kwaliteiten, waarbij gelet moet worden op symmetrie en een proximale-distale gradiënt;
- reflexen;
- zoeken naar aanwijzingen voor een eventuele oorzaak (denk bijvoorbeeld aan holvoeten bij een erfelijke polyneuropathie of afwijkingen bij een vitaminedeficiëntie).

Welke en hoeveel afwijkingen bij neurologisch onderzoek precies nodig zijn om tot de diagnose polyneuropathie te komen, is methodologisch nooit goed uitgezocht. De leeftijd speelt in ieder geval een belangrijke rol. Hoe ouder, hoe meer symptomen en ook hoe meer afwijkingen er bij het onderzoek nodig zijn om tot een diagnose te komen. In ◘ tabel 9.1 en ◘ tabel 9.2 zijn de resultaten weergeven van een onderzoek waarin patiënten met chronische idiopathische axonale polyneuropathie (CIAP) werden vergeleken met gezonde controlepersonen. Naarmate er minder symptomen of afwijkingen zijn, wordt de sensitiviteit hoger ten koste van de specificiteit; voor meer klachten of afwijkingen geldt het omgekeerde. Het mag duidelijk zijn dat een neurologisch onderzoek en de anamnese al een hoge sensitiviteit en specificiteit hebben voor het vaststellen van een polyneuropathie.

De anamnese en het onderzoek leveren ook informatie op over beloop, symmetrie en de mate van betrokkenheid van sensibele, motorische en autonome vezels. Verder kunnen erfelijke aandoeningen (familieanamnese) en onderliggende interne aandoeningen aan het licht komen.

9.2.2 Wanneer een EMG-onderzoek?

De eerdergenoemde CBO-richtlijn stelt dat verder aanvullend onderzoek niet noodzakelijk is wanneer bij het neurologisch onderzoek en de anamnese het klinisch beeld van een polyneuropathie wordt gevonden en wanneer de betreffende patiënt bekend is met diabetes mellitus, chronisch ernstig alcoholmisbruik, nierinsufficiëntie, of medicatiegebruik waarvan bekend is dat het een polyneuropathie kan geven (vooral cytostatica). Het is in deze context uiterst belangrijk dat de polyneuropathie dan echt moet voldoen aan het beeld passend bij de vermoedelijke onderliggende aandoening, ofwel een 'klassieke' distale symmetrische axonale sensomotorische polyneuropathie.

Als er twijfel is aan de diagnose polyneuropathie, als het klinisch beeld van de polyneuropathie niet goed past bij de vermoedelijke onderliggende oorzaak, of als er geen voor de hand liggende oorzaak is, zal altijd een EMG gemaakt moeten worden.

Wijkt het klinisch beeld af van de typische, hierna beschreven beelden, dan moeten oriënterend laboratoriumonderzoek (BSE, glucose, γ-GT, ALAT, ASAT, MCV, creatinine) en een EMG worden verricht om de polyneuropathie verder te typeren.

9.2.3 Het typische klinische beeld van een axonale polyneuropathie

Het standaard klinisch beeld van de polyneuropathie bij diabetes mellitus is een langzaam progressieve, symmetrische, distale, sensibele of sensomotorische zenuwuitval die soms pijnlijk is. Diabetici met een polyneuropathie hebben in de regel ook al andere systemische complicaties: is dit niet het geval, dan zal

Tabel 9.1 Sensitiviteit en specificiteit van de anamnese voor de diagnose polyneuropathie.

	Sensitiviteit			Specificiteit		
	< 65 jaar	> 65 jaar	alle patiënten	< 65 jaar	> 65 jaar	alle patiënten
sensibele klachten[1]	84%	70%	76%	94%	85%	89%
motorische klachten[2]	75%	59%	67%	96%	84%	87%
coördinatieklachten[3]	16%	15%	16%	100%	100%	100%

[1] Sensibele klachten: twee of meer van de anamnestische gegevens tintelingen/prikkelingen, pijn, doof gevoel, band/strak gevoel, brandend/koud/warm gevoel.
[2] Motorische klachten: minimaal twee van de volgende anamnestische gegevens: spierkramp, stijfheid, zwakte, atrofie.
[3] Coördinatieklachten: onhandigheid van de handen en onzeker lopen.

Tabel 9.2 Sensitiviteit en specificiteit van het neurologisch onderzoek voor de diagnose polyneuropathie.

	Sensitiviteit			Specificiteit		
	< 65 jaar	> 65 jaar	alle patiënten	< 65 jaar	> 65 jaar	alle patiënten
sensibele afwijkingen[1]	97%	95%	96%	89%	74%	81%
positieve Romberg	28%	29%	28%	89%	90%	90%
afwezige BPR en TPR[2]	21%	24%	23%	100%	98%	99%
afwezige KPR en APR[2]	39%	47%	43%	98%	95%	96%
afwezige APR[2]	77%	82%	80%	89%	62%	74%

[1] Sensibele afwijkingen: afwijkende pijnzin (stokje), afwijkende tastzin (watje), afwijkende vibratiezin (stemvork), afwijkende positiezin.
[2] Afwezige reflexen worden bedoeld symmetrisch afwezig te zijn. BPR = bicepspeesreflex, TPR = tricepspeesreflex, KPR = kniepeesreflex, APR = achillespeesreflex.

een andere oorzaak voor de polyneuropathie zeker overwogen moeten worden.

De polyneuropathie bij overmatig alcoholgebruik wordt gekenmerkt door een symmetrisch, vooral distaal optredend doof gevoel en tintelingen. De klachten zijn gering tot matig van ernst. Bij persisterend alcoholmisbruik kunnen ook de handen aangedaan raken en kan spierzwakte optreden.

Een uremische polyneuropathie ontstaat alleen bij patiënten die al geruime tijd bekend zijn met chronisch nierfalen (creatineklaring < 10-12 ml/min). De polyneuropathie wordt gekenmerkt door een overwegend sensibele distale polyneuropathie, vooral aan de benen. Patiënten hebben klachten van tintelingen en een gezwollen gevoel. *Restless legs* komt frequent voor. Bij toenemend ernstig nierfalen kunnen spierzwakte en verlies van spierrekkingsreflexen voorkomen.

Vincristine, paclitaxel en cisplatine kunnen een polyneuropathie veroorzaken. Deze is in de regel vooral sensibel, maar kan bij vincristine en paclitaxel met distale spierzwakte gepaard gaan. De klachten ontstaan vaak snel na het starten met deze cytostatica. Na staken van de behandeling kan een verbetering optreden. Echter, bij cisplatine kan de polyneuropathie progressief zijn, ook na het staken van de kuur.

Asymmetrie, meer motorische dan sensibele uitval, snelle progressie, meer proximale dan distale klachten en overmatig veel pijn zijn allemaal klachten die niet standaard horen bij deze 'gewone' axonale polyneuropathieën. Deze klachten moeten dan ook altijd aanleiding zijn tot verder onderzoek, waaronder een EMG.

9.2.4 EMG gericht op axonale polyneuropathie

Het EMG, waaronder hier zowel neurografie als myografie wordt verstaan, wordt dus gebruikt om een klinische diagnose polyneuropathie te bevestigen maar ook om bij twijfel een polyneuropathie aan te tonen en te onderscheiden van een multipele mononeuropathie, een polyradiculopathie en sensibele neuronopathie. Ook kan met een EMG de polyneuropathie verder getypeerd worden.

Het EMG zal erop gericht moeten zijn om het 'poly'-karakter en de symmetrie van een polyneuropathie aan te tonen. Hiervoor zullen zenuwen in ten minste drie extremiteiten onderzocht moeten worden, waarbij zowel motorisch als sensibel geleidingsonderzoek moet worden gedaan en distale en proximale segmenten moeten worden onderzocht. Naaldmyografisch

Tabel 9.3 EMG-protocol.

Neurografie		Stimulatie	Afleiding
rugligging, ene zijde			
n. medianus en/of ulnaris	motorisch	pols, elleboog, oksel	APB of ADQ
	F-golf	pols	
	sensibel	pols, elleboog	digiti II en V
n. peroneus	motorisch	enkel, fibulakop, knie	EDB
	F-golf	enkel	
buikligging, andere zijde			
n. tibialis	motorisch	enkel, knie	AH
	F-golf	enkel	
n. suralis	sensibel	kuit	n. suralis ter hoogte van de laterale malleolus
H-reflex		knie	m. soleus
Naaldmyografie (één zijde)			
m. tibialis anterior m. interosseus dorsalis I	beoordeel eventuele spontane spiervezelactiviteit, het aanspanningspatroon en MUAP-eigenschappen		

APB = abductor pollicis brevis; ADQ = abductor digiti quinti; EDB = extensor digitorum brevis; AH = abductor hallucis; MUAP = *motor unit action potential.*

onderzoek mag nooit ontbreken omdat hiermee aanwijzingen voor axonale degeneratie kunnen worden gevonden die bij neurografie niet aan het licht zijn gekomen. Dit is goed te begrijpen als men zich realiseert dat de CMAP-amplitude normaal blijft als er door collaterale *sprouting* reïnnervatie is opgetreden. De spier heeft dan weliswaar een kleiner aantal motorunits, maar met meer spiervezels per stuk. De CMAP (*compound muscle action potential*) bestaat dan uit een kleiner aantal grote motorunit-actiepotentialen (MUAP's) en het naald-EMG toont polyfasische MUAP's met een hoge amplitude.

Het verdient aanbeveling om een standaardonderzoeksprotocol in de EMG-apparatuur te zetten zodat er niets vergeten wordt. In tabel 9.3 staat een EMG-protocol voor polyneuropathie volgens de richtlijn van de NVKNF. Wanneer u begint met de patiënt in rugligging en u volgt dit protocol, dan kunt u na omdraaien van de patiënt naar de buik aan dezelfde kant van de patiënt blijven zitten, terwijl u toch genoeg zenuwen aan twee kanten zult meten.

Als de patiënt klinisch een distale symmetrische senso-(motorische) polyneuropathie heeft aan de benen, zal dit protocol heel aardig voldoen om de diagnose polyneuropathie te bevestigen. In de praktijk is het echter goed om, afhankelijk van de vraagstelling, het protocol te modificeren. Bij twijfel of de klachten van een patiënt wel op een polyneuropathie berusten, kan het zinnig zijn om de metingen te beginnen in die ledematen waar zich de meeste klachten concentreren en afhankelijk van de bevindingen het onderzoek uit te breiden of te stoppen. Het is hier van belang zich te realiseren dat, ondanks normale kracht, toch tekenen van demyelinisatie of denervatie van spiervezels kunnen worden gevonden. Het meten van ten minste één armzenuw behoort dan ook routine te zijn.

Bij duidelijke asymmetrieën kan het beeld bijvoorbeeld passen bij een multipele mononeuropathie. Zoals de naam al suggereert, kan deze diagnose alleen gesteld worden nadat er zeer veel zenuwen zijn onderzocht, zowel klinisch verdachte als onverdachte.

9.2.5 EMG gericht op een demyeliniserende polyneuropathie

Wanneer spierzwakte op de voorgrond staat, er ook meer proximale afwijkingen zijn of er snelle progressie is, moet onder andere gedacht worden aan de mogelijkheid van een demyeliniserende polyneuropathie. In zo'n geval is het 'axonale' protocol niet toereikend. Er zal dan in beide armen gemeten moeten worden tot in de oksel, zodat demyelinisatie en geleidingsblokkades in meer proximale zenuwsegmenten niet gemist worden. Stimuleren bij het punt van Erb om een proximale geleidingsblokkade te vinden is van belang bij een patiënt die verdacht wordt van multifocale motorische neuropathie (MMN). Dit onderzoek moet echter alleen worden verricht als er ruime ervaring mee bestaat, aangezien het vele valkuilen kent.

Belangrijke vuistregels bij het maken en interpreteren van een EMG gericht op demyelinisatie zijn de volgende.

- Onderzoek genoeg zenuwen in ten minste drie ledematen.
- Ook in klinisch onverdachte ledematen kunnen EMG-afwijkingen worden gevonden.
- Neem genoeg tijd, of breid het onderzoek zo nodig uit in een tweede sessie.
- Zorg dat de ledematen warm genoeg zijn (zie verder).
- Onderzoek bij ernstige klinische uitval de minst aangedane zenuwen het eerst en onderzoek bij geringe uitval de meest aangedane zenuwen het eerst.
- Onderzoek altijd ook minstens één armzenuw; breid het onderzoek uit met de n. ulnaris respectievelijk n. medianus als er sprake blijkt van een carpaletunnelsyndroom of een ulnaropathie.

- Het EMG meet uitsluitend 'negatieve' verschijnselen van dikke gemyeliniseerde vezels; 'positieve' verschijnselen (tintelingen, pijn) en dunne vezels onttrekken zich bij het EMG volledig aan de waarneming. Bij een geïsoleerde dunnevezelneuropathie is het EMG normaal!
- Bij zuiver sensibele afwijkingen dient men meer sensibele zenuwen te onderzoeken.
- Onderzoek een extra armzenuw aan de andere kant als er geen CMAP's en SNAP's (*sensory nerve action potentials*) opwekbaar zijn van de benen.
- De n. suralis is ook op hoge leeftijd vaak gewoon opwekbaar. Het verlagen van de huidweerstand door 'poetsen' helpt.
- Bij duidelijk verlaagde motorische geleidingssnelheden zullen de F-golflatenties ook verlengd zijn. In de regel levert het onderzoeken van de F-golven dan weinig additionele informatie op. Bij normale of marginaal verlaagde motorische geleidingssnelheden kunnen de F-golflatenties informatie geven over de geleidingssnelheden van het proximale zenuwsegment.
- Het onderzoeken van F-golven is in de regel niet zinvol als de distale negatieve piekamplitude van de CMAP lager is dan 1,0 mV. De kans dat er dan een F-golf wordt gevonden is buitengewoon klein en het bespaart de patiënt een vervelend onderzoek. Zorg voor ten minste 7 tot 8 goed afgrensbare F-golven. Om deze te verkrijgen, moet dikwijls 10 tot 20 keer gestimuleerd worden. Het helpt om de patiënt te vragen herhaaldelijk een vuist te maken en daarin hard te knijpen aan de contralaterale zijde van het onderzoek, of beide vuisten als u de benen onderzoekt. Vooral bij het weer loslaten van de vuisten worden de F-golven vaak mooi zichtbaar.
- Als een CMAP van de m. extensor digitorum brevis uitblijft na stimulatie van de n. peroneus bij de enkel, stimuleer dan ook op een volgend kanaal bij de fibulakop om te controleren of er niet sprake is van een n. peroneus accessorius of van een distaal technisch probleem. Mocht ook dit geen CMAP opleveren, dan moet de n. peroneus worden onderzocht met afleiding van de m. tibialis anterior.
- Bij een demyeliniserende polyneuropathie is vaak een ongebruikelijk hoge stimulussterkte nodig om een maximale CMAP te vinden: 100 mA bij 1 ms stimulusduur is niet ongebruikelijk. De noodzaak van een dergelijke hoge stimulussterkte is een belangrijk diagnostisch gegeven en dient te worden vermeld in de samenvatting van het onderzoek.
- Bij een demyeliniserende polyneuropathie kan er al forse axonale degeneratie in de benen bestaan met als gevolg lage amplituden, waardoor demyelinisatie niet meer kan worden beoordeeld. Het onderzoek van de armen zal dan moeten worden uitgebreid om de demyelinisatie goed te kunnen onderzoeken.
- Breid de myografie uit naar andere zenuwen en segmenten bij afwijkingen in de twee genoemde spieren. Onderzoek in zo'n geval ook proximale spieren.

Bij het sensibel geleidingsonderzoek verdient de antidrome techniek met oppervlakte-elektroden de voorkeur omdat deze minder pijnlijk is (orthodroom onderzoek met elektrische stimulatie van een vinger is nogal pijnlijk). Bij oedeem rond de malleolus lateralis kan eventueel met behulp van twee naaldelektroden de SNAP van de n. suralis worden verkregen.

De temperatuur is een belangrijke parameter, die aandacht verdient. Zorg voor een warme EMG-kamer en warm de patiënt voldoende op. De huidtemperatuur van de ledematen moet ten minste boven de 32 °C maar liever boven de 34 °C zijn. Belangrijke reden voor dit opwarmen is dat vrijwel alle te meten parameters afhankelijk zijn van de temperatuur. De snelheid neemt af met de temperatuur, zodat een koude zenuw een lage snelheid oplevert, wat ten onrechte tot de conclusie van een (demyeliniserende) polyneuropathie zou kunnen leiden. (Zie verder ▶ H. 2 over effecten van de temperatuur op zenuwgeleiding.) Opwarmen gaat het best met warm water en dat kan vaak al met simpele middelen gerealiseerd worden. Echter, rekenkundige correcties moeten nooit worden toegepast. Onder invloed van temperatuur verandert de geleidingssnelheid bij gezonde controles anders dan bij patiënten met een axonale of demyeliniserende neuropathie. Het is beter de ongecorrigeerde waarden te vermelden met de huidtemperatuur.

In ◘ tabel 9.4 staat een overzicht van de belangrijkste afwijkingen op basis waarvan een indeling kan worden gemaakt om de polyneuropathie mee te typeren. De diagnose demyeliniserende polyneuropathie mag alleen gesteld worden als het EMG voldoet aan strikte criteria. Bij alle demyeliniserende polyneuropathieën zal er vroeg of laat ook secundaire axonale schade optreden. Bij axonale verschijnselen in de benen kan geleidingsonderzoek van de armen in de richting wijzen van een primaire demyeliniserende polyneuropathie. Bij zeer ernstige secundaire axonale schade kan het zelfs moeilijk worden om uit te maken of er sprake is van een primair axonaal of demyeliniserend proces (◘ figuur 9.1). Motorisch geleidingsonderzoek naar een onderarmspier (bijvoorbeeld de n. medianus met afleiding van de m. flexor carpi radialis) kan dan nuttig zijn omdat axonale schade in zenuwen die in proximale spieren innerveren meestal minder groot is.

Het onderscheid tussen een symmetrische en een asymmetrisch/multifocale verdeling van de afwijkingen leunt zwaar op de anamnese en het neurologisch onderzoek en is belangrijk voor de typering. Asymmetrische motorische of sensibele uitval wijst op een multifocaal proces, terwijl symmetrische uitval in de richting wijst van een diffuse polyneuropathie. Ook in het geval van symmetrische klinische uitval kan het EMG echter wel degelijk een niet-uniform beeld laten zien. Dit is bijvoorbeeld het geval bij patiënten met chronische inflammatoire demyeliniserende polyneuropathie (CIDP), die in verschillende zenuwen zeer wisselende geleidingssnelheden kunnen hebben en verspreid enkele geleidingsblokkades, terwijl de kliniek toch min of meer symmetrisch is (◘ figuur 9.2). We spreken dan van een niet-uniforme geleidingsvertraging en dit heeft dus niets te maken met de symmetrie van het klinisch beeld. Hierin onderscheidt CIDP zich van Charcot-Marie-Tooth-neuropathie (CMT) type 1a, waarbij een uniforme geleidingsvertraging in alle zenuwen wordt gevonden (◘ figuur 9.3). Hiermee wordt bedoeld dat de snelheid over alle segmenten en alle zenuwen even laag is; in de regel is dat dan zeer laag.

Overigens pleit ook een geleidingsblokkade voor een verworven demyeliniserende polyneuropathie en tegen een erfelijke, hoewel er op dit gegeven enkele zeldzame uitzonderingen zijn.

Tabel 9.4 Globale EMG-patronen per type neuropathie.

	Axonale polyneuropathie	Demyeliniserende polyneuropathie[1]	MMN[1]	Sensibele neuronopathie
Motorische geleiding				
distale CMAP-amplitude	↓ of niet opwekbaar	normaal of ↓	normaal of ↓	normaal
geleidingssnelheid	normaal of licht ↓	verworven: niet-uniform↓, erfelijk: uniform ↓	normaal of ↓	normaal of lichte afwijkingen in < 3 zenuwen
geleidingsblokkade	geen	soms	aanwezig	geen
Sensibele geleiding				
distale SNAP-amplitude	↓ of niet opwekbaar	normaal of ↓	normaal	↓ of niet opwekbaar
Naald-EMG				
spontane spiervezelactiviteit	Ja	soms	vaak aanwezig	nee
MUAP's	groot en polyfasisch	normaal	groot en polyfasisch	normaal
Verdeling van de afwijkingen	vooral distaal; benen >> armen	diffuus of multifocaal	multifocaal	diffuus of multifocaal

[1] Voor chronische inflammatoire demyeliniserende polyneuropathie (CIDP) en MMN zijn strikte elektrofysiologische criteria beschreven.

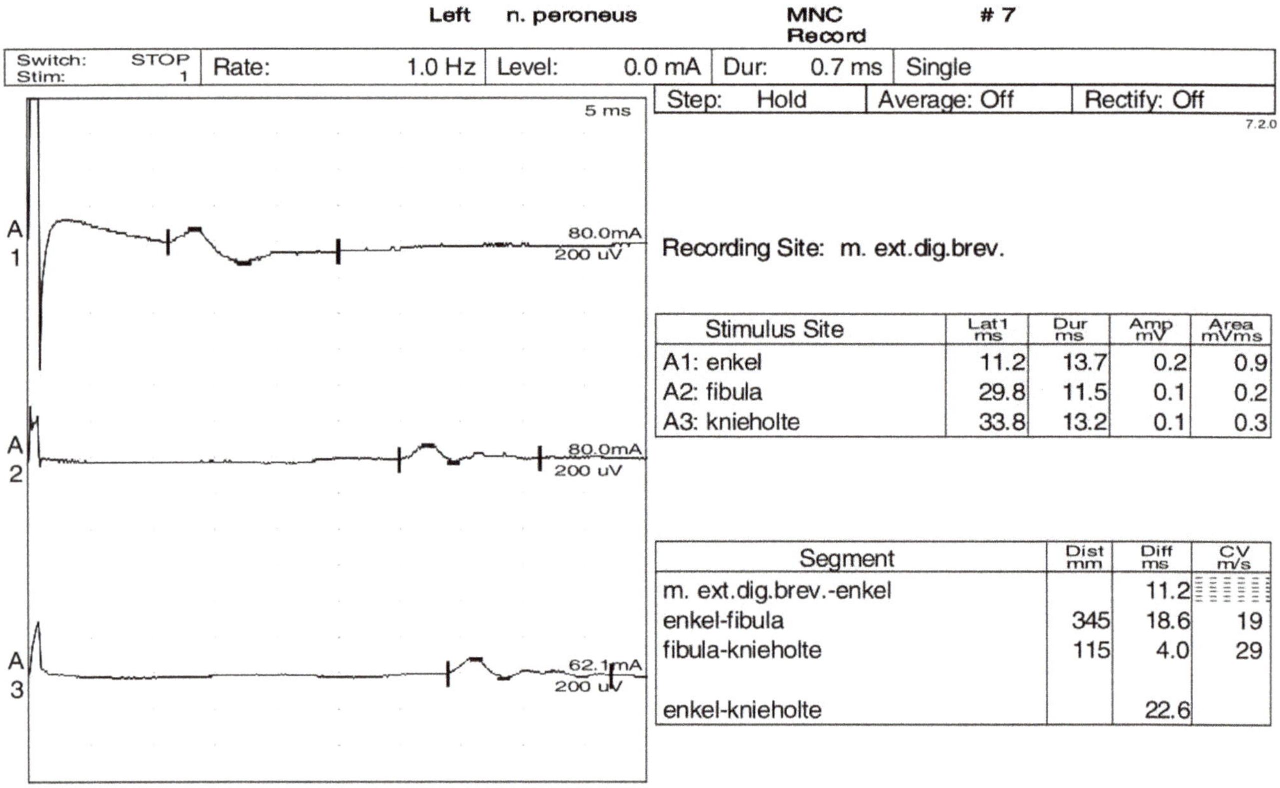

Figuur 9.1 Hier liggen de geleidingssnelheden van de n. peroneus in het bereik van demyelinisatie. De CMAP-amplitude van de m. extensor digitorum brevis is echter zo laag, dat de geleidingssnelheden niet meer gelden als aanwijzing voor een demyeliniserende polyneuropathie. Mocht er klinisch een verdenking bestaan op een demyeliniserende polyneuropathie, dan zal uitgebreid EMG-onderzoek van de armen moeten worden verricht. Bij verder onderzoek had deze patiënt afwijkingen passend bij een axonale sensomotorische polyneuropathie met slechts geringe afwijkingen in de armen.

9.2.6 Dunnevezelneuropathie

Als het EMG normaal is terwijl de anamnese goed past bij een sensibele polyneuropathie, moet aan een dunnevezelneuropathie worden gedacht. De symptomen zijn tintelingen, een brandend gevoel, prikkelingen, schietende of stekende pijn, intolerantie voor dekens op de benen en een doof of koud gevoel. Deze klachten zijn vaak 's nachts het sterkst. Een dunnevezelneuropathie kan zich soms uiten in de vorm van een restless-

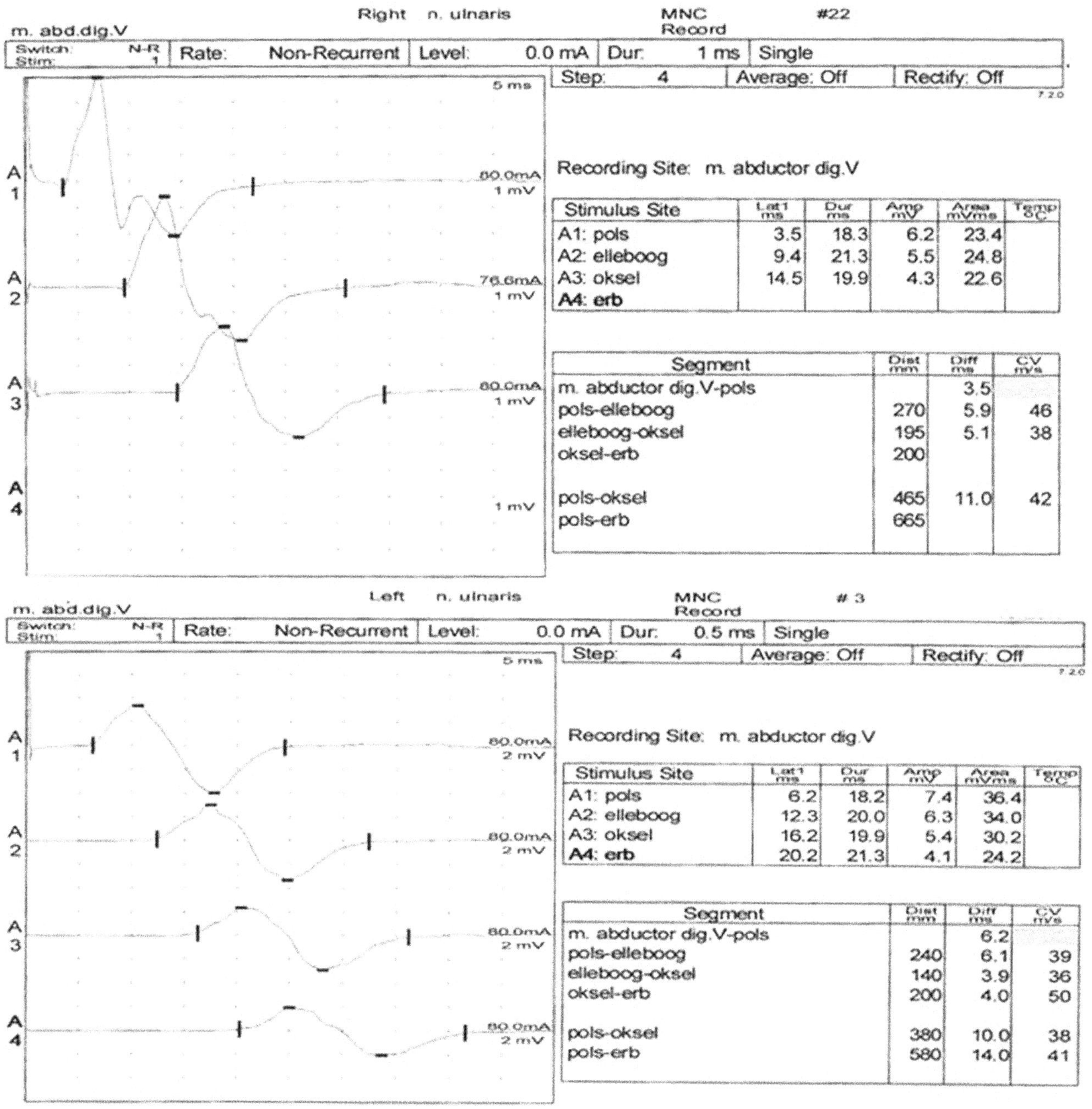

Figuur 9.2 Voorbeeld van segmentale vertraging van de n. ulnaris bij een CIDP-patiënt. De rechter n. ulnaris heeft een licht verlaagde snelheid over de onderarm en een snelheid in het demyeliniserende bereik over de bovenarm. Het oppervlak en de duur van de CMAP veranderen niet wezenlijk. Ook in de linker n. ulnaris is de geleidingssnelheid over de bovenarm lager dan in de onderarm. In het meest proximale segment is de snelheid zelfs normaal. Let op de hoge stimulussterkte en lange stimulusduur, nodig om supramaximaal te stimuleren.

legs-syndroom. Soms staan vooral de autonome verschijnselen op de voorgrond zoals een veranderd transpiratiepatroon, *facial flushing*, droge ogen of droge mond, erectiestoornissen, orthostatische hypotensie en gastro-intestinale verschijnselen. Aanvullende diagnostiek bij deze patiënten kan bijvoorbeeld een temperatuurdrempelonderzoek zijn, een autonoom functieonderzoek of een huidbiopt, gericht op de intra-epidermale zenuwvezeldichtheid; dit laatste wordt wel beschouwd als gouden standaard voor de diagnose.

9.2.7 Sensorische neuronopathie

Als het EMG diffuus verlaagde SNAP-amplituden toont bij een normaal motorisch geleidingsonderzoek, kan er sprake zijn van een zuiver sensibele polyneuropathie maar moet ook gedacht worden aan een aandoening van het cellichaam van het sensibele neuron dat in het ganglion dorsale ligt. Deze begint heel vaak asymmetrisch met pijnlijke paresthesieën distaal in de armen en benen en kent een zeer wisselend beloop. De sensibele stoornissen kunnen ook proximaal voorkomen, op de romp of in het gezicht. De symptomen verspreiden zich naar alle lede-

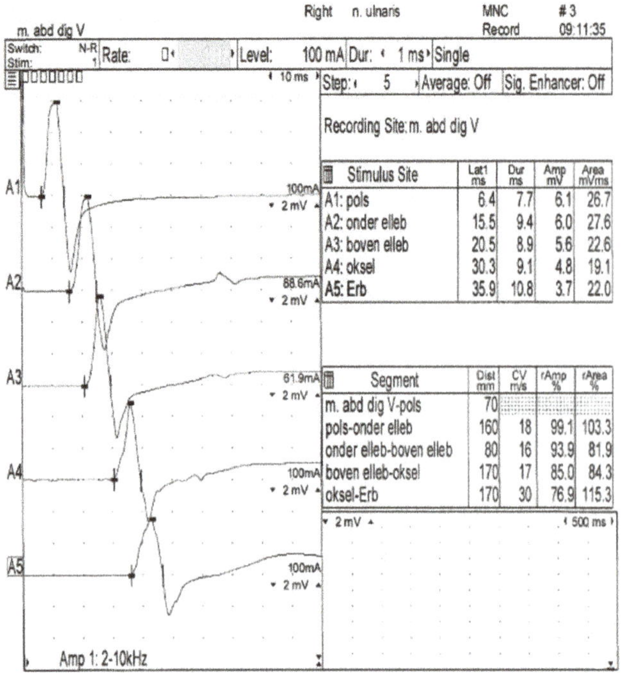

Figuur 9.3 Voorbeeld van uniforme vertraging in één zenuw; vergelijk dit met figuur 9.2. In alle andere onderzochte zenuwen werden vergelijkbare snelheden gevonden. Let ook hier op de hoge stimulussterkte en lange stimulusduur die nodig waren om supramaximaal te stimuleren. Deze patiënt heeft holvoeten en hamertenen en een positieve familieanamnese. Op basis van het EMG is een CMT 1a zeer waarschijnlijk. Patiënt bleek een 1.5-Mb-duplicatie te hebben op de korte arm van chromosoom 17 met drie kopieën van het *peripheral myelin protein*-22-gen, wat CMT1a bewijst.

maten. Heftig brandende en schietende pijnen komen veel voor. Vrijwel alle patiënten met dit klinische beeld hebben ook afwijkingen passend bij betrokkenheid van het cerebellum, het limbische systeem, de hersenstam of het ruggenmerg. Deze patiënten hebben meestal een kleincellig longcarcinoom. Sensorische neuronopathie kan, in zeldzame gevallen en vooral bij vrouwen, voorkomen zonder dat er een onderliggende maligniteit wordt gevonden, ook niet na lange follow-up. Andere oorzaken zijn het syndroom van Sjögren en een pyridoxine-intoxicatie.

De diagnose sensorische neuronopathie wordt gesteld op het klinisch beeld. Bij twijfel of het gaat om een centrale dan wel een perifere sensorische stoornis is EMG-onderzoek nuttig.

9.2.8 Wanneer kan er sprake zijn van een demyeliniserende neuropathie?

Ten eerste dient het klinische beeld suggestief te zijn voor een demyeliniserende polyneuropathie. Wanneer we ons beperken tot chronische verworven neuropathieën, geldt het volgende. Als een patiënt uitsluitend over tintelingen in de voeten klaagt en bij neurologisch onderzoek uitsluitend niet-opwekbare achillespeesreflexen en gestoorde sensibiliteit aan de voeten worden gevonden, is de kans op een demyeliniserende neuropathie wel heel klein. Als een patiënt ook voethefferszwakte heeft, wordt die kans iets groter. Bij sensorische ataxie, zwakte in distale armspieren, of zwakte in distale en proximale beenspieren is de kans op

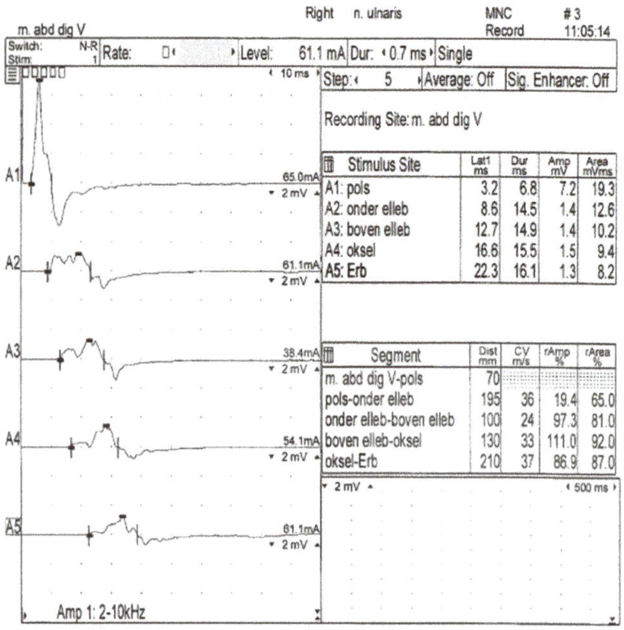

Figuur 9.4 Voorbeeld van abnormale temporele dispersie bij een patiënt met een CIDP. Op het eerste oog lijkt er sprake van een geleidingsblokkade met een afname van de CMAP-amplitude met 80%. De duur van de CMAP verdubbelt echter, waardoor het oppervlak met slechts 35% afneemt.

een demyeliniserende neuropathie groot. Een niet-opwekbare knie-, triceps- en bicepspeesreflex maken de kans op demyelinisatie ook groter. Ten slotte wordt de kans op demyelinisatie groter wanneer de symptomen in de handen beginnen (in plaats van in de voeten) of aan handen en voeten tegelijkertijd.

Ten tweede kan het motorische geleidingsonderzoek belangrijke aanwijzingen opleveren met betrekking tot demyelinisatie. Demyelinisatieverschijnselen bij dit onderzoek zijn te verdelen in verschijnselen van geleidingsvertraging (sterk verlengde distale motorische latentie (DML), sterk verlaagde motorische geleidingssnelheid, toegenomen temporele dispersie (figuur 9.4) en sterk verlengd F-M-interval) en verschijnselen van geleidingsblokkade (figuur 9.5). Voor ieder van deze variabelen zijn afkapwaarden geformuleerd waarmee kan worden aangegeven of de waarde past bij demyelinisatie. De afkapwaarden voor geleidingsvertraging of geleidingsblokkade zijn echter alleen te gebruiken als de negatieve piek van de distaal opgewekte CMAP ten minste 1,0 mV is.

9.2.9 Globale afkapwaarden

- Motorische geleidingssnelheid arm: verlaagd als < 50 m/s; demyelinisatie als < 38 m/s.
- Motorische geleidingssnelheid been: verlaagd als < 40 m/s; demyelinisatie als < 30 m/s.

Voor een armzenuw bijvoorbeeld betekent dit het volgende. Als de snelheid 55 m/s is, valt deze binnen normale grenzen. Is de snelheid 45 m/s, dan is deze verlaagd maar voldoet niet aan de criteria voor demyelinisatie. Er is dus wel iets aan de hand maar

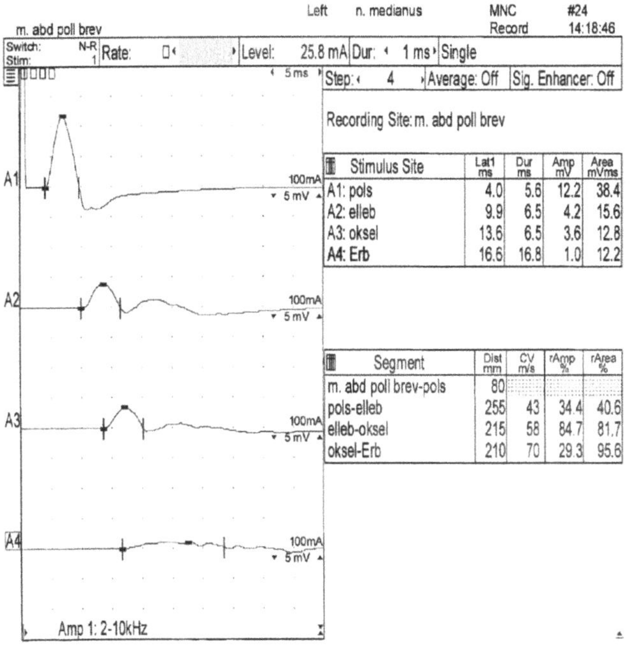

Figuur 9.5 Voorbeeld van een zekere motorische geleidingsblokkade met een afname van de CMAP-amplitude met 65% en een oppervlakteafname van bijna 60% over de onderarm (pols versus elleboog) zonder abnormale temporele dispersie. De CMAP-afname tussen de oksel en het punt van Erb gaat gepaard met een forse toename van de duur van de CMAP. Het oppervlak blijft dan ook gelijk; er is geen sprake van een blokkade. Een geleidingsblokkade wordt niet alleen bij MMN gevonden maar ook bij andere demyeliniserende polyneuropathieën. Een geleidingsblokkade pleit tegen een erfelijke polyneuropathie.

we weten niet wat. Er kan toch lichte demyelinisatie zijn, maar dat is dan niet te bewijzen bij deze zenuw. Een snelheid van 45 m/s kan namelijk ook ontstaan door verlies van snel geleidende axonen (dit is dan meestal te zien aan een lage distaal opgewekte CMAP) of axonale disfunctie (zoals bij ALS). Wanneer de snelheid in de armzenuw lager is dan 35 m/s, moet demyelinisatie een rol spelen. Mits, uiteraard, de amplitude van de distaal opgewekte CMAP groter is dan 1 mV.

- Zekere geleidingsblokkade: > 50% afname van de CMAP-oppervlakte na proximale ten opzichte van distale stimulatie. Het gaat hierbij om de afname in een zenuwsegment, dus onderarm, bovenarm of onderbeen. Verder betreft het een afname van de negatieve piek. Vaak wordt ook vereist dat de duur van de negatieve CMAP-piek met niet meer dan 30% mag toenemen na proximale ten opzichte van distale stimulatie.
- Mogelijke geleidingsblokkade: > 30% afname van het CMAP-oppervlak na proximale ten opzichte van distale stimulatie van een armzenuwsegment. Dit geldt niet voor beenzenuwen, want daar wordt dit ook bij gezonde mensen gezien!

9.2.10 Criteria voor chronische inflammatoire demyeliniserende polyneuropathie

Er circuleren zeer veel elektrofysiologische criteria voor CIDP. De meest recente criteria zijn opgesteld door een Joint Task Force van de European Federation of Neurological Societies (EFNS) en de Peripheral Nerve Society (PNS). Deze zijn minder streng dan veel eerdere criteria en zouden daarom beter aansluiten bij de klinische praktijk. Een gevolg daarvan is wel dat deze criteria minder specifiek zijn; enkele elementen kunnen ook voorkomen bij bijvoorbeeld aandoeningen van de motorische voorhoorncel. Het dient dan ook met nadruk te worden gezegd dat EMG-afwijkingen alleen in samenhang met klinische verschijnselen tot de diagnose CIDP mogen leiden. De criteria zijn tamelijk ingewikkeld en lastig te hanteren. Ook zonder deze criteria precies te kennen is het mogelijk een EMG te classificeren als passend bij demyelinisatie, mits men zich houdt aan de volgende vuistregels en zo de belangrijkste valkuilen ontwijkt.

- Meet distale en proximale zenuwsegmenten van ten minste twee armzenuwen en twee beenzenuwen; meer meten is beter!
- Warm goed op: een lage temperatuur leidt tot lage snelheden, maar kan ertoe leiden dat een geleidingsblokkade wordt gemist.
- Geleidingsblokkades op de gebruikelijke plaatsen voor een compressieneuropathie tellen niet mee (n. ulnaris bij de elleboog, n. peroneus bij de fibulakop).
- Een verlengde F-golflatentie telt niet mee als er in dezelfde zenuw al een andere demyeliniserende afwijking is gevonden.
- Een geleidingsblokkade in de n. ulnaris in de onderarm telt alleen mee als een Martin-Gruber-anastomose is uitgesloten.
- Nogmaals: de distale CMAP-amplitude moet minstens 1 mV bedragen om demyelinisatie te kunnen beoordelen!

9.2.11 Criteria voor multifocale motorische neuropathie

De elektrofysiologische criteria voor multifocale motorische neuropathie (MMN) berusten voornamelijk op de criteria voor een geleidingsblokkade. Het gaat dan altijd om een geleidingsblokkade in motorische zenuwvezels. Als er een (motorische) geleidingsblokkade wordt gevonden in een segment van een van de armzenuwen terwijl het sensibel geleidingsonderzoek over datzelfde segment normaal is, pleit dat sterk voor de diagnose MMN.

De criteria zijn constant in ontwikkeling, waardoor er veel versies circuleren, maar de verschillen zijn vaak maar klein. De meest recente criteria zijn opgesteld door een Joint Task Force van de EFNS en PNS. Ook hier geldt dat de criteria niet los gezien kunnen worden van de klinische gegevens. De elektrofysiologische afwijkingen kunnen alleen in samenhang met de klinische verschijnselen tot een diagnose leiden. Geleidingsblokkades komen immers ook voor bij CIDP en Guillain-Barré-syndroom. In een studie naar de relatie tussen spierzwakte en geleidingsblokkade bij MMN-patiënten werd een derde van alle geleidingsblokkades gevonden in klinisch niet-aangedane spieren. Het is dan ook van belang bij de verdenking op een MMN veel zenuwen te onderzoeken, ook als ze klinisch niet verdacht zijn. Ook zonder deze criteria precies te kennen is het mogelijk een geleidingsblokkade te onderkennen, mits u zich houdt aan de eerdergenoemde afkapwaarden en vuistregels voor de diagnose CIDP.

9.3 Welk type polyneuropathie is het?

Met de gegevens uit de anamnese, het neurologisch onderzoek en het EMG is het mogelijk de polyneuropathie te typeren. Als eerste wordt er een onderscheid gemaakt in beloop: (sub)acuut of chronisch, waarbij de grens arbitrair ligt op zes weken. Dan dient de polyneuropathie te worden ingedeeld in zuiver sensibel, zuiver motorisch of sensomotorisch en in axonaal of demyeliniserend. De volgende stap betreft de vaststelling of het een symmetrische, een asymmetrische of een multifocale aandoening van de zenuwen betreft. De demyeliniserende polyneuropathieën kunnen, naar de aard van de geleidingsvertraging, weer worden onderscheiden in uniform of niet-uniform. Het EMG helpt vooral bij het maken van de volgende tweedelingen: axonaal versus demyeliniserend, uniforme versus niet-uniforme geleidingsvertraging. Ook beschrijft het EMG de relatieve maat van sensibele en motorische betrokkenheid. De symmetrie of asymmetrie zal vooral op basis van de kliniek moeten worden bepaald. Bij een normaal EMG kan nog een dunnevezelneuropathie worden overwogen.

Dit leidt tot een aantal categorieën (zie ▶ kader 9.1) met elk een eigen differentiële diagnose wat de mogelijke oorzaak betreft. Zeer zeldzame oorzaken voor een polyneuropathie hebben een*.

Kader 9.1 (Sub)acute polyneuropathie

Sensomotorisch axonaal, symmetrisch:
- Guillain-Barré-syndroom (zeldzaam)
- critical-illnessneuromyopathie
- porfyrie*
- nitrofurantoïne*
- arseen*
- ziekte van Lyme*.

Sensomotorisch axonaal, multifocaal:
- vasculitis: multipele mononeuropathie (zie ook verder).

Sensomotorisch demyeliniserend, symmetrisch/multifocaal:
- Guillain-Barré-syndroom
- difterie*.

Zuiver sensibel, neuronopathie, symmetrisch:
- paraneoplastische sensibele neuronopathie*.

Chronische polyneuropathie

Zuiver motorisch axonaal, asymmetrisch:
- diabetische amyotrofie (vaak sterk asymmetrisch).

Zuiver motorisch axonaal, symmetrisch (zeldzaam):
- paraneoplastisch syndroom*
- hyperparathyreoïdie*
- thyreotoxicose*
- bestralingsgeïnduceerde neuropathie*
- hypoglykemie/hyperinsulinemie*
- porfyrie*
- loodneuropathie*
- NB: bij zuiver motorische aandoeningen moeten andere oorzaken dan een polyneuropathie worden overwogen, zoals ALS of Lambert-Eaton myastheen syndroom (LEMS)*.

Zuiver sensibel axonaal, symmetrisch:
- syndroom van Sjögren (= neuronopathie)
- paraneoplastisch syndroom (= neuronopathie)
- vasculitis
- vitamine-E-deficiëntie*
- idiopathische sensorische neuropathie*
- primaire biliaire cirrose*
- lepra (in Nederland zeer zeldzaam; wereldwijd zeer veel voorkomende oorzaak!)*
- polycytemie*
- spinocerebellaire ataxie (I t/m VII)*
- ziekte van Crohn*
- met positieve familieanamnese:
  - hereditaire sensorische autonome neuropathie (HSAN)*
  - Friedreich-ataxie*
  - ziekte van Tangier*
  - ziekte van Bassen-Kornzweig*.

Sensomotorisch axonaal, symmetrisch:
- diabetes mellitus
- intoxicaties (alcohol, lijm, arsenicum)
- nierinsufficiëntie
- medicatiegebruik
- hiv
- vitaminedeficiënties
- paraproteïnemie
- axonale hereditaire motorische en sensorische neuropathieën (HMSN) (II)
- chronische idiopathische axonale polyneuropathie (CIAP)
- vasculitis
- cryoglobulinemie*
- paraneoplastisch syndroom*
- ziekte van Lyme (vaak polyradiculair)*
- hypothyreoïdie*
- sarcoïdose*
- amyloïdose*.

Sensomotorisch demyeliniserend, symmetrisch:
- CIDP (niet-uniform demyeliniserend)
- paraproteïnemie (vooral IgM, distaal demyeliniserend)
- aids (niet-uniform demyeliniserend)
- nierinsufficiëntie (niet-uniform demyeliniserend; *acute neuropathy of renal failure*)
- HMSN type I (uniform demyeliniserend)
- X-linked HMSN (niet-uniform demyeliniserend)
- metachromatische leukodystrofie*
- adrenomyeloneuropathie*
- congenitale hypomyelinisatie*
- ziekte van Refsum (fytaanzuurstapeling)*
- ziekte van Tangier (uiterst zeldzaam)*
- ziekte van Krabbe (globoïde leukodystrofie)*
- Cockayne-syndroom*
- cerebrotendineuze xanthomatose*

Sensomotorisch demyeliniserend, multifocaal:
- Lewis-Sumner-syndroom (multifocale CIDP)
- erfelijke drukneuropathie
- ziekte van Lyme
- hypothyreoïdie*
- osteosclerotisch myeloom*
- vasculitis*
- sarcoïdose*
- cytomegalovirusneuropathie (radiculair)*
- herpeszosterneuropathie*
- lepra*.

Zuiver motorisch demyeliniserend, multifocaal:
- multifocale motorische neuropathie (MMN).

Multipele mononeuropathie:
- vasculitis
- diabetes mellitus
- erfelijke drukneuropathie
- multifocale demyeliniserende neuropathie
- sarcoïdose
- ziekte van Lyme
- lepra*.

Geïsoleerde dunnevezelneuropathie:
- idiopathisch
- diabetes mellitus en gestoorde glucose-intolerantie
- alcoholmisbruik
- paraproteïnemie
- hiv
- geneesmiddelen en intoxicaties
- maligniteiten
- amyloïdose
- syndroom van Sjögren
- vasculitis (ziekte van Wegener, systemische lupus erythematodes)
- paraneoplastisch syndroom
- Guillain-Barré-syndroom
- postinfectieus (bijvoorbeeld EBV, influenza)*
- hereditaire sensorische en autonome neuropathie*
- hyperlipidemie*
- coeliakie*
- obesitas*
- lepra*
- ziekte van Fabry*.

9.4 Is er een oorzaak?

De CBO-richtlijn *Polyneuropathie* bevat aanbevelingen betreffende de minimale hoeveelheid diagnostiek die noodzakelijk is om een polyneuropathie te classificeren en tot een diagnose te komen. In de richtlijn staat een diagnostisch stroomdiagram dat zeer goed toepasbaar is in de dagelijkse praktijk van iedere neuroloog. Het gebruik hiervan wordt sterk aanbevolen om onder- en overdiagnostiek te voorkomen.

Nadat de polyneuropathie is getypeerd, kan gericht aanvullend onderzoek plaatsvinden op zoek naar de oorzaak, indien niet al gevonden. Dit betekent vaak dat er ten minste aanvullend gekeken zal moeten worden naar het eiwitspectrum, vitamine B1 en B12, TSH, leukocyten, trombocyten, Hb en luesserologie, en dat er gezocht moet worden naar een maligniteit. Het verdere aanvullend onderzoek hangt erg af van de klinische gegevens. Alle mogelijkheden voor aanvullend onderzoek opsommen valt buiten het bestek van dit hoofdstuk.

9.4.1 Chronische idiopathische axonale polyneuropathie

Naar schatting wordt bij 20 tot 30% van de patiënten bij wie bij EMG-onderzoek een chronische axonale sensomotorische polyneuropathie wordt gezien, ook bij verder aanvullend onderzoek geen oorzaak gevonden. We hebben dan *per exclusionem* te maken met een chronische idiopathische axonale polyneuropathie (CIAP). Bij een patiënt jonger dan 45 jaar moet deze diagnose echter met zeer grote terughoudendheid worden gesteld, omdat CIAP op die leeftijd nauwelijks voorkomt. CIAP komt iets meer voor bij mannen dan bij vrouwen en de gemiddelde leeftijd waarop de diagnose wordt gesteld is 60 jaar. Het klinische beeld is dat van een distale, voornamelijk sensibele polyneuropathie, die zeker in het begin beperkt is tot de voeten en de benen. De sensibele stoornissen breiden zich heel geleidelijk uit tot een sokvormig gebied en omvatten alle modaliteiten. De handen doen pas na jaren mee. Autonome stoornissen zijn zeer ongebruikelijk. Patiënten blijven in de regel ambulant. Bij onderzoek kan er geringe zwakte worden gevonden, vooral distaal, en onhandigheid in het manipuleren van kleine voorwerpen. Ook problemen bij het lopen door onzekerheid en instabiliteit, zich uitend in een gestoorde koorddansersgang, is niet ongewoon. Dit ontstaat door een combinatie van diepe gevoelsstoornissen en geringe zwakte. De achillespeesreflexen zijn meestal verlaagd of afwezig, terwijl de overige reflexen verlaagd of normaal opwekbaar zijn. De genoemde sensibiliteitsstoornissen zijn gemakkelijk te vinden bij het onderzoek.

Het is raadzaam patiënten jonger dan 45 jaar of met een niet-typische presentatie (bijvoorbeeld vroege spierzwakte of snelle progressie) langere tijd te vervolgen om een andere oorzaak uit te sluiten, bijvoorbeeld een CMT2. Bij een negatieve familieanamnese kan het gaan om een spontane mutatie. Als er snelle achteruitgang is, heftige pijn, veel motorische uitval of autonome stoornissen, moet altijd een andere oorzaak worden overwogen.

Kernpunten
- Een polyneuropathie is een veelvoorkomende diagnose die vaak op grond van anamnese en neurologisch onderzoek al met grote zekerheid kan worden gesteld.
- Het EMG kan de diagnose polyneuropathie bevestigen, maar ook bij twijfel een polyneuropathie onderscheiden van een multipele mononeuropathie, een polyradiculopathie en een sensibele neuronopathie.

- **De amplituden van de CMAP en SNAP dienen te worden gemeten van basislijn tot negatieve piek, niet van negatieve piek tot positieve piek.**
- **Geleidingsblokkade wordt bepaald met het CMAP-oppervlak, niet met de CMAP-amplitude.**
- **Als de distaal opgewekte CMAP lager is dan 1 mV, kan in de betreffende zenuw geen uitspraak worden gedaan over een geleidingsblokkade of geleidingssnelheid passend bij demyelinisatie.**
- **Een verlaagde distaal opgewekte CMAP komt meestal door verlies van axonen. Andere oorzaken zijn echter ook mogelijk: LEMS, een zeer distale geleidingsblokkade, distale temporele dispersie, distale myopathie.**
- **Voor de vraagstelling 'demyeliniserende polyneuropathie' is onderzoek van armzenuwen nodig.**

Literatuur

Asseldonk JTH van. Demyelination and axonal loss in multifocal motor neuropathy: distribution and relation to weakness. Brain. 2003;126:186–198.

Berg PYK van den, Hadden RDM, Bouche P, Cornblath DR, Hahn AF, Illa I, et al. EFNS/PNS Guideline on management of chronic inflammatory demyelinating polyradiculoneuropathy. Report of a joint task force of the European Federation of Neurological Societies and the Peripheral Nerve Society- first revision. Eur J Neurol. 2010;17:356–363.

Doorn PA van, Engelen BGM van, Faber CG, Schaper NC, Franssen H, Notermans NC, et al. Richtlijn Polyneuropathie. Nederlandse Vereniging voor Neurologie en Nederlandse Vereniging voor Klinische Neurofysiologie; 2005.

Erdem S, Kissel JT, Mendell JR. Toxic neuropathies: drugs, metals and alcohol. In: Mendell JR, Kissel JT, Cornblath DR, eds. Diagnosis and management of peripheral nerve disorders. New York: Oxford University Press; 2001:297–343.

Franssen H, Notermans NC, Wieneke GH. The influence of temperature on nerve conduction in patients with chronic axonal polyneuropathy. Clin Neurophysiol. 1999;110:933–940.

Franssen H, Wieneke GH, Wokke JH. The influence of temperature on conduction block. Muscle Nerve. 1999;22:166–173.

Hughes RAC. Peripheral neuropathy. Clinical review. BMJ. 2002;324:466–469.

Mendel JR, Kissel JT, Cornblath DR, eds. Contemporary Neurology Series. Diagnosis and management of peripheral nerve disorders. New York: Oxford University Press; 2001.

Notermans NC, Doorn PA van. Polyneuropathie: diagnostiek en beleid. Ned Tijdschr Geneeskd. 1997;141:2327–2333.

Notermans NC, Wokke JHJ, Franssen H, Graaf Y van der, Vermeulen M, Berg LH van den, et al. Chronic idiopathic polyneuropathy presenting in middle or old age: a clinical and electrophysiological study of 75 patients. J Neurol Neurosurg Psychiatry. 1993;56:1066–1071.

Partanen J, Niskanen L, Lehtinen J, Mervaala E, Siitonen O, Uusitupa M. Natural history of peripheral neuropathy in patients with non-insulin-dependent diabetes mellitus. N Engl J Med. 1995;333:89–94.

Rosenberg NR, Portegies P, Visser M de, Vermeulen M. Diagnostic investigation of patients with chronic polyneuropathy: evaluation of a clinical guideline. J Neurol Neurosurg Psychiatry. 2001;71:205–209.

Rosenberg NR, Slotema CW, Hoogendijk JE, Vermeulen M. Follow up of patients with signs and symptoms of polyneuropathy not confirmed by electrophysiological studies. J Neurol Neurosurg Psychiatry. 2005;76:879–881.

Schaik IN van, Bouche P, Illa I, Léger JM, Berg PYK van den, Cornblath DR, et al. EFNS/PNS guideline on management of multifocal motor neuropathy. Report of a joint task force of the European Federation of Neurological Societies and the Peripheral Nerve Society. Eur J Neurol. 2006;13:802–808.

Teunissen LL, Notermans NC, Franssen H, Engelen BGM van, Baas F, Wokke JHJ. Disease course of Charcot-Marie-Tooth disease type 2: A 5-year follow-up study. Arch Neurol. 2003;60:823.

Vrancken AFJE, Franssen H, Wokke JHJ, Teunissen LL, Notermans NC. Chronic idiopathic axonal polyneuropathy and successful aging of the peripheral nervous system in elderly people. Arch Neurol. 2002;59:533–540.

Vrancken AFJE, Kalmijn S, Brugman F, Rinkel GJE, Notermans NC. The meaning of distal sensory loss and absent ankle reflexes in relation to age: a meta-analysis. J Neurol. 2006;253:578–589.

Vrancken AFJE, Kalmijn S, Buskens E, Franssen H, Vermeulen M, Wokke JHJ, et al. Feasibility and cost efficiency of a diagnostic guideline for chronic polyneuropathy: a prospective implementation study. J Neurol Neurosurg Psychiatry. 2006;77:397–401.

Vrancken AFJE, Notermans NC, Jansen GH, Wokke JH, Said G. Progressive idiopathic axonal neuropathy. J Neurol. 2004;251:269–278.

EMG van de plexus

N. van Alfen

10.1 Inleiding

Plexopathieën staan vaak te boek als 'lastige' aandoeningen vanwege hun complexe anatomie en relatief zeldzame voorkomen. In de praktijk zijn er echter enkele vuistregels die het stellen van de klinische diagnose vergemakkelijken. Vooral die ingewikkelde anatomie zorgt ervoor dat wanneer een perifere laesie niet terug te voeren is tot letsel van één zenuwwortel of perifere zenuw, in de juiste klinische setting aan een plexusletsel moet worden gedacht. De differentiële diagnose is vervolgens redelijk beperkt tot een aantal goed omschreven syndromen in een paar etiologische categorieën (zie tabel 10.1 en tabel 10.2). In veel gevallen is de aanleiding anamnestisch al duidelijk (vooral trauma, iatrogeen, of obstetrisch plexusletsel).

Wil men de klinische diagnostiek aanvullen met EMG, dan is een uitgebreidere anatomische kennis absoluut noodzakelijk. Dit hoofdstuk kan daar geen vervanging van zijn. Wel biedt het hierin ondersteuning door praktische tips en handigheidjes, met als doel een betrouwbaar en veilig EMG van de meest voorkomende plexopathieën in arm en been zo efficiënt mogelijk te maken.

10.2 Anatomie

In de dagelijkse praktijk komen aandoeningen van de plexus brachialis het frequentst voor, en veel minder vaak aandoeningen van de plexus lumbosacralis. Aandoeningen van de cervicale plexus ziet men vooral in het kader van andere lokale pathologie (kanker, abcessen, na lokale chirurgie of bestraling); ze worden in dit hoofdstuk niet verder behandeld.

Hoewel men op basis van de lokalisatie relatief gemakkelijk tot de diagnose plexopathie kan komen (zie boven) is 'de plexus' als anatomische structuur allerminst eenvoudig. De plexus brachialis wordt gevormd door de ventrale rami van (C4) C5-T1 en bestaat uit zo'n 100.000 axonen, uitgespannen over een gebied van 20 × 5 cm in de hals (figuur 10.1a en figuur 10.1b). De plexus lumbosacralis wordt gevormd uit (L2) L3-S3 en bestaat uit zo'n 200.000 axonen. Ze is anatomisch eigenlijk onderverdeeld in twee regio's: de plexus lumbalis, gelegen in het verloop van de m. psoas, en de plexus sacralis in het kleine bekken. Beide delen worden verbonden door de zogenoemde truncus lumbosacralis, die over de bekkenrand loopt (figuur 10.2).

Vanwege de uitgebreidheid van deze anatomische regio's is het onvoldoende specifiek om als vraagstelling of conclusie na het EMG alleen de term 'plexopathie' te vermelden. Zorgvuldig klinisch vooronderzoek is noodzakelijk om gericht die delen c.q. perifere zenuwen of spieren te kunnen meten waar men de afwijkingen verwacht of juist wil uitsluiten. Anatomische kennis over hoe deze perifere zenuwen vervolgens door de plexus lopen en uit welk segment ze ontspringen, maakt dan een gerichte lokalisatie van het letsel mogelijk. Zonder dit voorwerk is het doen van een EMG onzinnig; als men niet de vaardigheid bezit om de laesie klinisch te lokaliseren, dan zal dit bij het EMG ook niet lukken.

Een praktische anatomische indeling van de plexus brachialis voor lokalisatie en EMG-metingen kan de volgende zijn, van craniaal/proximaal naar caudaal/distaal (figuur 10.3):

- directe takken: n. phrenicus (C3-C4), n. thoracicus longus (C5-C7);
- truncus superior/'bovenste plexus' (C5-C6);
- truncus medius/'middelste plexus' (C7);
- truncus inferior/'onderste plexus' (C8-T1);
- fasciculus posterior/'achterste streng' (n. radialis en n. axillaris; vanwege hun specifieke positie in de axilla).

De vaak door chirurgen gehanteerde indeling in supra- en infraclaviculaire letsels is voor de neurologische praktijk minder handig, omdat ze geen duidelijk onderscheid maakt in innervatieniveaus. De indeling kan wel handzaam zijn voor het beter lokaliseren van traumatische plexusbrachialisletsels op basis van het ongevalsmechanisme (bijvoorbeeld het infraclaviculaire of axillaire letsel bij een gecompliceerde schouderluxatie).

Een praktische indeling voor de plexus lumbosacralis is het hiervóór al beschreven onderscheid in lumbale en sacrale letsels. De plexus lumbalis omvat van craniaal/proximaal naar caudaal/distaal de:

- rechtstreekse takken voor de m. psoas (L2-L3);
- huidtakken voor lies en bovenbeen;
- n. obturatorius (L3-L4, anterieure divisie) en n. femoralis (L3-L4, posterieure divisie).

De plexus sacralis is verdeeld in de:

- nn. gluteii;
- huidtakken voor de achterzijde van het bovenbeen;
- n. ischiadicus;
- n. pudendus/innervatie bekkenbodem.

Voor een meer gedetailleerde lokalisatie kunnen als hulpmiddel de innervatietabellen van de bovenste en onderste extremiteit worden gebruikt (zie addenda).

Voor zowel het klinisch onderzoek als het EMG is het verder nog relevant te weten dat de sensibele huidarealen wat hun anatomische lokalisatie betreft in een aantal gevallen niet overeenkomen met de motorische innervatie van de extremiteit. Het meest opvallende voorbeeld hiervan in de praktijk van het EMG is waarschijnlijk de duim: motorisch wordt de thenar geïnnerveerd door de n. medianus (en deels de n. ulnaris) vanuit niveau C8/T1 via de onderste plexus brachialis, terwijl de sensibele innervatie verloopt via de n. medianus en n. radialis superficialis, maar dan over de bovenste plexus vanuit niveau C5 en C6.

10.3 Het principe van plexus-EMG

Eigenlijk geldt voor EMG van de plexus hetzelfde motto als voor andere vraagstellingen: 'Onderzoek de klinisch aangedane segmenten, en grens afwijkende metingen af met normale'. De waarde van de verschillende EMG-technieken (motorisch of sensibel geleidingsonderzoek, proximale geleidingen, spierbeeld) hierbij varieert, zowel per techniek als per vraagstelling. Hier wordt er per techniek verder op ingegaan; de vraagstellingen komen in een volgende paragraaf aan de orde.

Tabel 10.1 Differentiële diagnose brachiale plexopathie.

Etiologie	Kenmerken	Geschatte incidentie
trauma	directe relatie in tijd	1,2% van alle traumapatiënten
neuralgische amyotrofie	extreem pijnlijk, snel atrofie	4:100.000/jaar (mogelijk hoger)
tumoren, o.a. Pancoast	Pancoast: begint in onderste plexus/T1, Horner-syndroom	< 6:100.000/jaar in NL
bestraling	5 (0,5-30) jaar na radiotherapie, paresthesieën	2-5% van de lokaal bestraalde patiënten
erfelijke drukneuropathie (HNPP)	vaak voorgeschiedenis carpaletunnelsyndroom of klapvoet	(geïsoleerde plexopathie zeldzaam)
iatrogeen (bijv. na lokale anesthesie, subclavia-katheter, thoraxchirurgie)	directe relatie in tijd	5% van de patiënten na sternotomie
neurogeen thoracic-outletsyndroom	zeldzaam, langzaam progressief, C8/T1	1:miljoen/jaar
obstetrisch		2:1000 levendgeborenen

Tabel 10.2 Differentiële diagnose lumbosacrale plexopathie.

Etiologie	Kenmerken	Geschatte incidentie
diabetische amyotrofie	extreem pijnlijk, bovenbeen, atrofie, gewichtsverlies; redelijk herstel < 1 jaar	0,8% van de type-I- en II-diabeten (in totaal zo'n 700.000 in NL)
trauma met bekkenringfractuur	directe relatie in tijd	2-5% bij bekkenfractuur
laatste trimester zwangerschap of partus	vanaf 32-34 weken, bijna altijd L5-S1, vaak volledig herstel < 3 maanden	1:2000-6000 bevallingen
tumor (kleine) bekken	vaak lokale ingroei, ernstige pijn, oedeem extremiteit	< 1% patiënten met kanker
psoashematoom	bij hemofilie, antistolling of lekkend abdominaal aorta-aneurysma	onbekend
na bestraling	5 (0,5-30) jaar na radiologie, vooral zwakte L5-S1	< 0,2% van de lokaal bestraalde patiënten
idiopathische plexus lumbosacralis neuropathie	extreem pijnlijk, redelijk herstel; *per exclusionem*	enkele honderden casus in literatuur
infectieus: genitale herpes zoster, Epstein-Barr-virus en Borrelia	antecedent, huidlaesies, of serologie nodig; behandelbaar	onbekend
abces psoas of kleine bekken	vooral na ingrepen, lage weerstand, TBC	onbekend
iatrogeen, na lokale chirurgie		< 0,2% van de patiënten na bekkenoperatie

10.3.1 Motorisch geleidingsonderzoek

Bij motorisch geleidingsonderzoek kan informatie worden verkregen over CMAP-amplituden, geleidingssnelheden, distale latenties en de eventuele aanwezigheid van geleidingsblokkades. Afname van amplituden wordt verwacht bij axonale schade. De sensitiviteit van een dergelijk amplitudeverlies voor de aan- of afwezigheid van axonale schade wisselt echter en hangt af van de duur en de ernst van de aandoening en vooral van de vraag of de perifere zenuwen tijd hebben gehad de bijbehorende musculatuur (collateraal) te reïnnerveren. Verloopt een aandoening langzaam of wordt patiënt pas maanden na het begin onderzocht, dan kan de amplitude door deze reïnnervatie weer vrijwel genormaliseerd zijn, waarbij de CMAP (*compound muscle action potential*) nu echter wordt gemaakt met een stuk minder axonen. Men kan in dit geval dus niet op basis van een normale CMAP-amplitude concluderen dat er geen axonale schade of plexusletsel is. Hiervoor is aanvullend naaldonderzoek nodig.

De geleidingssnelheden, distale latenties en aan- of afwezigheid van blokkades zijn vooral belangrijk als er verdenking is op een demyeliniserende neuropathie, zoals een multifocale motorische neuropathie (MMN) of een chronische inflammatoire demyeliniserende polyneuropathie (CIDP of MADSAM-neuropathievariant), die klinisch uitval lijkend op plexusletsel kunnen geven. Vaak is hiervoor ook aanvullend proximaal geleidingsonderzoek nodig (zie verder).

Een beperking van het motorisch geleidingsonderzoek is dat er geen routineonderzoek is voor de craniële/proximale delen

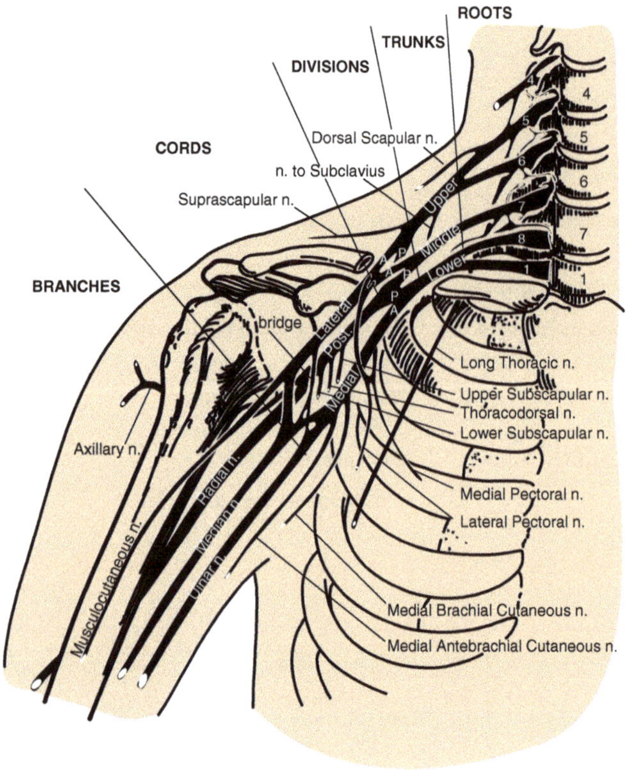

Figuur 10.1a Plexus brachialis.

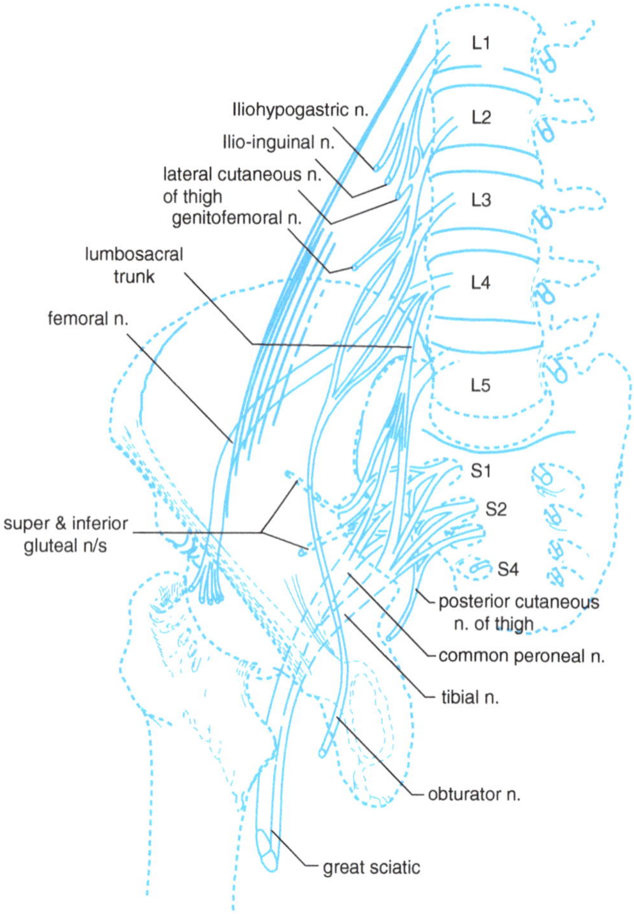

Figuur 10.2 Plexus lumbosacralis.

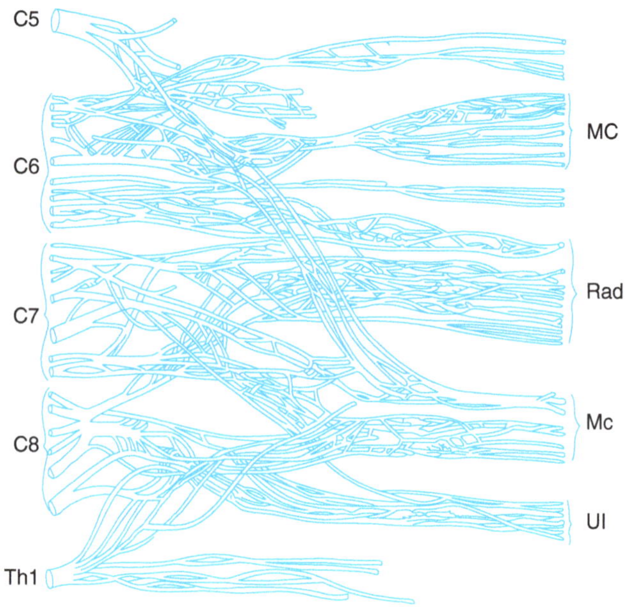

Figuur 10.1b Fasciculaire opbouw van de plexus brachialis.

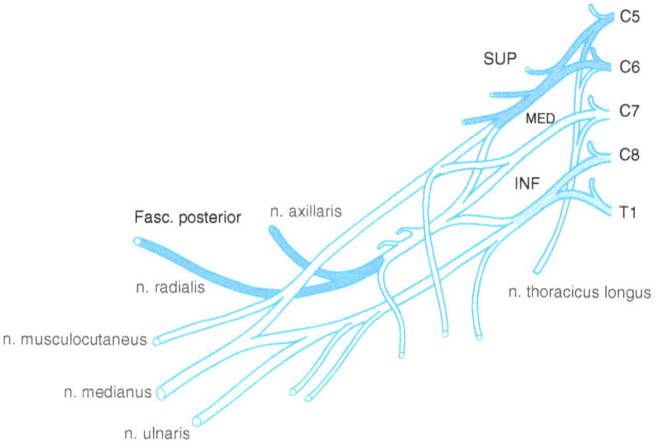

Figuur 10.3 Vereenvoudigde indeling van de plexus brachialis.

van de plexus brachialis of voor de plexus lumbalis. Meer specifiek worden de innervatieniveaus C5, C6 en C7 (bovenste extremiteit) en L2, L3 en L4 (onderste extremiteit) niet standaard gemeten. Het motorische deel van zowel de n. ulnaris als de n. medianus verloopt namelijk over C8 en T1 en de onderste plexus, en de motorische n. peroneus en n. tibialis komen vooral uit L5 en S1 en verlopen over de truncus lumbosacralis en een deel de plexus sacralis, maar niet het lumbale deel. 'Routine' motorisch geleidingsonderzoek geeft dus over deze proximale delen géén informatie, en ook hier geldt het tegenovergestelde: als de zenuwgeleiding ongestoord is, is daarmee een dergelijke plexopathie of lokalisatie niet uitgesloten.

Uiteraard kunnen bepaalde proximale delen zoals de n. axillaris, n. musculocutaneus, n. suprascapularis en n. femoralis

Tabel 10.3 Sensibele geleidingen om de plexus brachialis door te meten.

Sensibele zenuw	Afleidplaats	Innervatieniveau	5 percentiel grens piek-piek waarde*
n. cutaneus antebrachii lateralis	radiale zijde binnenkant onderarm	C5/truncus superior	7,7 µV
n. radialis superficialis	pees m. extensor pollicis longus	C5-C6/truncus superior	< 60 jaar 19 µV > 60 jaar 13 µV
n. radialis superficialis	duim	C6/truncus superior	4 µV
n. medianus	duim	C6/truncus superior	11 µV
n. medianus	middelvinger	C7/truncus medius	< 50 jaar 27 µV > 50 jaar 18 µV
n. ulnaris	pink	C8/truncus inferior	19,3 µV
n. cutaneus antebrachii medialis	ulnaire zijde binnenkant onderarm	T1/truncus inferior	5,3 µV

* eigen normaalwaarden.

wel gemeten worden. In de arm kan hiervoor het punt van Erb worden gestimuleerd en in het been de n. femoralis in de lies, waarbij amplitude en (distale) latentie worden vergeleken tussen aangedane en niet-aangedane zijde (zie verder: tips). In de praktijk zal het echter waarschijnlijk handiger, sneller en sensitiever zijn om gericht naaldonderzoek te doen naar betrokkenheid van deze innervatieniveaus.

10.3.2 Sensibel geleidingsonderzoek

Bij het sensibel geleidingsonderzoek in het kader van de vraag naar een plexuslaesie gaat het vooral om het meten van de amplituden van de SNAP (*sensory nerve action potential*). Een verlaagde amplitude wijst namelijk op axonale schade. Om te bepalen of deze afwijkend zijn, worden twee criteria gebruikt: of ze onder een bepaalde grenswaarde vallen (bijvoorbeeld de p5 of p3 van een gezonde populatie) en of ze meer dan 50% lager zijn dan aan de contralaterale zijde. Het is dus noodzakelijk om enerzijds een set normaalwaarden voorhanden te hebben (bijvoorbeeld referentie 1), en anderzijds om telkens links en rechts met elkaar te vergelijken.

Een groot deel van de plexus brachialis kan tijdens sensibel geleidingsonderzoek gemeten worden (tabel 10.3 en figuur 10.4). Het merendeel van deze metingen valt onder het routineonderzoek. Daarnaast kunnen voor het meest craniële en caudale deel van de plexus brachialis nog relatief eenvoudig en betrouwbaar de n. cutaneus antebrachii lateralis (C5, bovenste plexus) en n. cutaneus antebrachii medialis (T1, onderste plexus) gebruikt worden (zie verder: tips). Deze SNAP's kunnen handig zijn als screening, bij diffuse plexopathieën, of als de uitgebreidheid van het letsel bepaald moet worden zoals na trauma. Hierbij kunnen ze ook helpen onderscheid te maken tussen een pre- (= radix) en een postganglionaire (= plexus of perifere zenuw) laesie. Minder zinvol zijn ze bij een plexopathie ten gevolge van neuralgische amyotrofie, waarbij de SNAP's ondanks ernstige motorische uitval vaak binnen de norm blijven (zie verder).

De plexus lumbosacralis is lastiger met SNAP's door te meten. Net als motorisch worden routinematig eigenlijk alleen de n. peroneus superficialis (L4 en L5, truncus lumbosacralis) en de n. suralis (S1 en S2, plexus sacralis) onderzocht. Geleidingsonderzoek van de overige huidzenuwtakken (onder meer n. saphenus, n. cutaneus femoralis lateralis en posterior) is technisch lastiger en minder betrouwbaar. Ook hier is het waarschijnlijk praktischer om de aan- of afwezigheid of ernst van axonale schade met naaldonderzoek te beoordelen.

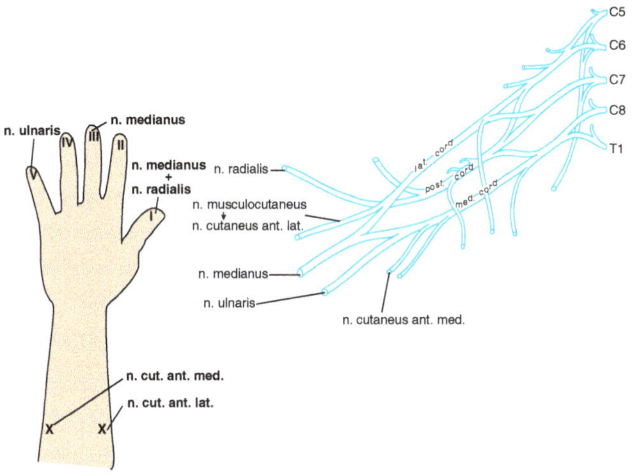

Figuur 10.4 Sensibel geleidingsonderzoek voor het doormeten van de plexus brachialis.

10.3.3 Proximaal geleidingsonderzoek

Proximaal geleidingsonderzoek omvat de metingen van de H-reflex en F-respons (zie ook H. 5) en daarnaast het stimuleren van proximale delen van het perifere zenuwstelsel, zoals radices of het punt van Erb. Bij plexopathieën hebben ze eigenlijk alleen praktische waarde als de vraag is of er sprake is van een demyeliniserende neuropathie, en het routineonderzoek van de motorische geleiding hiervoor onvoldoende informatie opleverde.

De H-reflex is het elektrofysiologische equivalent van een peesreflex. H-reflexen kunnen bij volwassenen aan de arm worden opgewekt over de n. medianus met afleiden op de m. flexor carpi radialis, en aan het been over de n. tibialis (afleiden op de m. soleus) en de n. femoralis (afleiden op bijvoorbeeld de vastus medialis). Een verlengd H-M-interval bij een normaal distaal geleidingsonderzoek past bij een proximale geleidingsvertraging, een afwezige H-reflex bij normale distale responsen past bij een geleidingsblokkade. De amplitude van een H-reflex is niet informatief; ze varieert al enorm bij gezonden onder invloed van bijvoorbeeld het humeur. H-reflexen zijn dan ook niet sensitief voor het inschatten van de mate van axonale schade, noch helpen ze bij een nauwkeurige lokalisatie van de aandoening binnen de plexus.

F-responsen meten de tijd die een prikkel nodig heeft om vanaf de plaats van stimuleren naar de motorische voorhoorn te worden geleid, waar het motorische neuron 1 ms nodig heeft om terug te vuren en vervolgens de prikkel weer terug te leiden naar de bij die zenuw horende spieren. Ook hier geldt dat verlengde F-latenties of volledige afwezigheid van de respons bij een normaal distaal geleidingsonderzoek past bij proximale geleidingsvertraging of een blokkade. F-responsen zijn net als H-reflexen slecht sensitief voor het inschatten van axonale schade en weinig informatief voor lokalisatie van de laesie.

Proximaal stimuleren van perifere zenuwen is technisch vaak niet eenvoudig, vanwege de diepe lokalisatie van de radices en de plexus. Om de radices te stimuleren moet men ofwel een lange naald tot bij het neuroforamen brengen en daar dan stroom op zetten, ofwel een magneetstimulator gebruiken. Normaalwaarden zijn nauwelijks voorhanden, evenmin als studies naar de diagnostische waarde van dergelijk onderzoek. Proximale stimulatiestudies worden daarom vaak alleen op gespecialiseerde EMG-afdelingen gedaan of uitgevoerd in het kader van research. Uitzonderingen op deze regel zijn het stimuleren van de plexus brachialis in de fossa supra- of infraclavicularis, het stimuleren van de n. accessorius of n. phrenicus in de hals, en het stimuleren van de n. femoralis in de lies (zie verder).

Stimulatie van de plexus brachialis kan gebruikt worden als het meest proximale onderdeel van routine motorisch geleidingsonderzoek, om te zien of er een blokkade aanwezig is in de bovenarm. Ook kunnen hiermee latentie en CMAP-amplitude worden bepaald van proximale musculatuur zoals de m. deltoideus en supra- en infraspinatus. Voor een betrouwbare beoordeling moet men voor beide wel zeker weten dat er supramaximaal gestimuleerd kon worden. Stimulatie van de n. accessorius (afleiden op de m. trapezius) of de n. phrenicus (afleiden op het diafragma) kan informatie verschaffen over betrokkenheid van de plexus cervicalis c.q. niveau C3 en C4 bij plexusletsel. Stimulatie van de n. femoralis wordt vooral gebruikt voor het beoordelen van de H-reflex. Als supramaximale stimulatie hier mogelijk is, kan vervolgens natuurlijk ook de M-respons (= CMAP-amplitude) beoordeeld worden.

10.3.4 Naaldonderzoek

Naaldonderzoek is de enige techniek die een zeer precieze lokalisatie van het letsel in de plexus mogelijk maakt. Het combineren van informatie uit aangedane spieren en zo nodig het verifiëren van het niet-betrokken zijn van andere spieren, maken dat men aan de hand van de anatomie nauwkeurig kan beredeneren waar de laesie zich bevindt. Om twee redenen is een gedetailleerd klinisch vooronderzoek ter beoordeling welke spieren zijn aangedaan – en dus informatie gaan opleveren – hiervoor onmisbaar. Enerzijds ontbreekt vaak de tijd om domweg iedere spier van een extremiteit aan naaldonderzoek te onderwerpen, en anderzijds zal uw patiënt u iets dergelijks waarschijnlijk ook niet in dank afnemen, wetende dat dit voor elke arm of been ongeveer vijftig verschillende spieren behelst.

Een derde reden, en een belangrijke valkuil in de praktijk, is dat bij de verdenking op een plexopathie niet kan worden volstaan met het routinematig aanprikken van telkens dezelfde *Kennmuskeln*, zoals die bijvoorbeeld bij radiculopathieën in gebruik zijn. Door de fasciculaire bouw van de plexus kan het namelijk best zijn dat die m. biceps brachii die u normaal onderzoekt voor C5 en C6, volstrekt ongestoord is, maar de m. deltoideus of m. infraspinatus juist ernstige uitval vertoont. Of de m. rectus femoris is normaal maar de m. iliopsoas en de m. adductor longus zijn afwijkend. Als alleen het standaard spierbeeld wordt gebruikt, is er dus grote kans op een fout-negatieve EMG-uitslag of een onjuiste lokalisatie.

Uiteraard valt er wel een standaardschema van spieren te bedenken waarmee in ieder geval een spier voor elk belangrijk deel van de plexus brachialis of lumbosacralis wordt onderzocht. Voor de bovenste extremiteit vergt dit per zijde het aanprikken van zo'n zestien spieren, voor de onderste een stuk of elf. Suggesties voor een dergelijk schema zijn de met * gemarkeerde spieren in de innervatietabellen (zie addendum). Enkele spieren, zoals de m. triceps brachii en m. pectoralis major, zijn minder handig voor het lokaliseren vanwege hun multisegmentale innervatie. Mocht u zich overigens onvoldoende vertrouwd voelen met het aanprikken van allerlei ongebruikelijke spieren (bijvoorbeeld de m. serratus anterior op de ribben; zie verder), dan is het aan te bevelen de patiënt voor verder EMG-onderzoek te verwijzen.

10.3.5 Timing van het onderzoek

Om bij volwassenen de ernst en uitbreiding van een axonaal (plexus)letsel aan te tonen, is het EMG zinvol vanaf ongeveer tien dagen na ontstaan van de klachten. Dan is de neuromusculaire overgang te gronde gegaan (6-7 dagen) en heeft de Wallersche degeneratie ook het distale zenuwuiteinde bereikt (9-10 dagen), waardoor in de spier denervatiepotentialen zichtbaar worden. Gedurende de eerste 6 tot 8 weken daarna, voordat (collaterale) reïnnervatie heeft kunnen optreden, kan men tevens de CMAP over de aangedane zenuwen vergelijken met contralateraal, waarbij een amplitudeverschil van > 50% betrouwbaar axonaal verlies aangeeft. Tot slot kan het voor het bepalen van de prognose zinvol zijn het EMG na 3 tot 6 maanden te herhalen om te zien hoever collaterale reïnnervatie gelukt is. Als er forse axonale schade was met verlies van > 70% van de axonen, slaagt de collaterale reïnnervatie meestal niet meer volledig. In dit geval kan het zinvol zijn om na 6 tot 12 maanden nogmaals EMG te verrichten om te zien of proximale reïnnervatie op gang komt. Axonaal herstel vordert een paar millimeter per dag c.q. ongeveer een centimeter per week. Ten aanzien van het tijdstip voor het EMG bij obstetrisch plexusletsel gelden andere adviezen; zie verder.

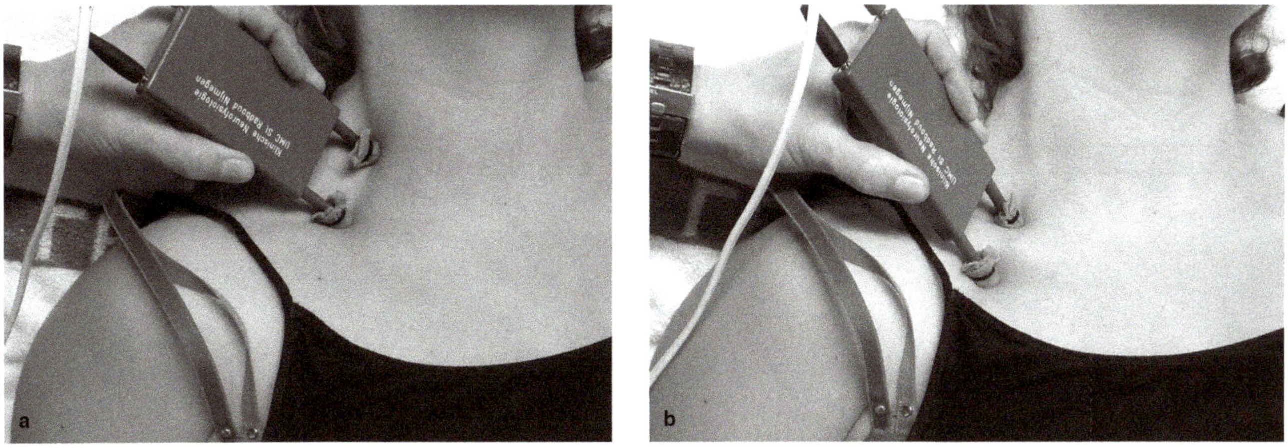

Figuur 10.5 Stimulatie van a) de fossa supraclavicularis (punt van Erb) en b) de fossa infraclavicularis.

10.4 Stimuleren en afleiden: tips en trucs

10.4.1 Stimuleren van de plexus brachialis

De plexus brachialis kan bij de meeste mensen relatief eenvoudig elektrisch gestimuleerd worden. Als men de bovenste plexus (truncus superior en medius/C5-C6, C7; voor bijvoorbeeld de n. axillaris of n. suprascapularis) wil stimuleren, kan het punt van Erb gebruikt worden voor de kathode, waarbij de anode meer proximaal over de uittredeplaats van de truncus superior wordt geplaatst (figuur 10.5a). Wil men echter de onderste plexus stimuleren (truncus inferior/C8-T1; n. medianus en n. ulnaris), dan is het handiger de stimulator over de clavicula heen te plaatsen, met de kathode over de processus coracoideus en de anode op het punt van Erb (figuur 10.5b). Hiervoor is een stimulator vereist met wat grotere afstand tussen beide polen (figuur 10.6).

Voor het stimuleren zelf is het meestal patiëntvriendelijker om een kort protocol te gebruiken, in plaats van de stroomsterkte geleidelijk stapsgewijs op te voeren. Met bijvoorbeeld een prikkelduur van 0,5 ms en single pulsen van 25, 50 en 75 mA kan men in drie stappen vaak al een redelijke inschatting van de CMAP maken. Als er bij 75 mA nog geen supramaximale respons wordt gezien, kan vervolgens de stroomsterkte in kleinere stappen verder worden opgevoerd (80, 90, 100 mA). Is dit nog onvoldoende, dan kan de prikkelduur nog verlengd worden naar 1 ms en kunnen de stappen worden herhaald.

Stimuleren van de plexus brachialis is niet selectief; alle spieren die door de gestimuleerde segmenten geïnnerveerd worden, geven een CMAP. Voor het stimuleren is het daarom goed de patiënt te waarschuwen dat de hele schouder, arm of hand gaat bewegen, en eventueel de arm losjes tegen te houden om grote bewegingsuitslagen te verhinderen. Voor het afleiden betekent het dat bij afleiden op één bepaalde spier de zogenoemde volumegeleide potentialen (afkomstig van CMAP's van omliggende spieren) ook een potentiële valkuil zijn bij de interpretatie van die ene CMAP. Merkwaardig grote, brede of initieel positieve golfvormen en afwijkende latenties kunnen een indicatie zijn dat er een volumegeleide potentiaal door de CMAP die u wilt afleiden heen speelt. Als dit het geval is, probeer dan met iets lagere stroomsterkte te stimuleren. Heeft dit onvoldoende effect, houd er dan vervolgens rekening mee bij het afgrenzen en de interpretatie van het geleidingsonderzoek.

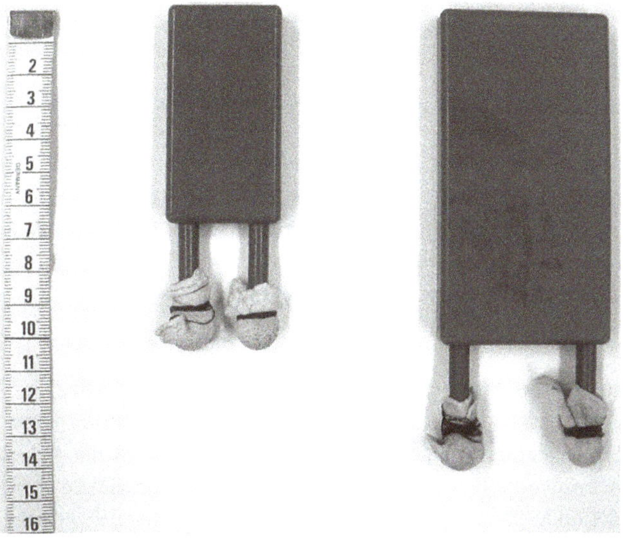

Figuur 10.6 Grote versus kleine stimulator.

10.4.2 Geleidingsonderzoek van de n. phrenicus

De n. phrenicus kan in de hals ook relatief eenvoudig gestimuleerd worden, door de stimulator parallel langs de achterrand van het middelste een derde deel van de m. sternocleidomastoideus te zetten (kathode naar distaal; figuur 10.7). Afleiden gebeurt over de diafragmakoepel, met de actieve elektrode op de ribbenboog in de midclaviculairlijn en de referentie-elektrode over de processus xiphoideus. Als stimulatieprotocol kan dat van de plexus brachialis gebruikt worden (zie eerder). Bij een intacte n. phrenicus hoeft men vaak niet zo hoog te stimuleren dat co-stimulatie van de plexus optreedt. Bij een laesie van de n. phrenicus kan men ook andersom redeneren: als er bij deze stimulatorpositie klinisch contracties van de schoudermusculatuur zichtbaar zijn, mag men aannemen dat ook de n. phrenicus

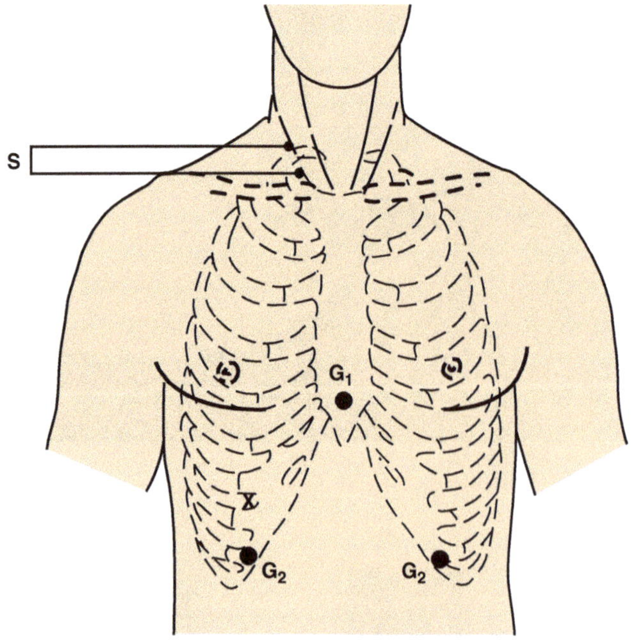

Figuur 10.7 Stimulatie n. phrenicus en plaatsing afleidelectroden.

wordt gestimuleerd, en zou een CMAP zichtbaar moeten zijn als deze nog opwekbaar is. De gemiddelde CMAP-amplitude is tussen de 0,5 en 1 mV (grenswaarde > 0,3 mV), de gemiddelde latentie is 6,5 ms (grenswaarde < 8,1 ms).

10.4.3 Geleidingsonderzoek van de n. femoralis

De n. femoralis is goed elektrisch te stimuleren in het traject net onder de lies, waarbij de stimulatoranode (proximale pool) net onder het liesligament lateraal van de a. femoralis geplaatst wordt, waarmee de kathode (distale pool) enkele centimeters verder distaal terechtkomt zodat de n. femoralis onder de stimulator ligt (figuur 10.8). Ook hiervoor zijn een grote stimulator en een standaard prikkelduur van 0,5 ms handig. Er wordt afgeleid op de m. vastus medialis, met de referentie-elektrode op de patella. Voor het opwekken van H-reflexen kan de stroomsterkte in kleine stappen worden opgevoerd, bijvoorbeeld 10-20-25-30 mA enzovoort. Het helpt vaak de H-reflexen te faciliteren door de spier licht te laten aanspannen (voet laten optillen en onderbeen tegenhouden). De gemiddelde H-M-intervallatentie is zo'n 14-18 ms (afhankelijk van de lengte). Vervolgens kan men in grotere stappen met bijvoorbeeld 40-60-80 mA enzovoort een supramaximale M-respons (= CMAP) opwekken.

10.4.4 Geleidingsonderzoek van de nn. cutaneus antebrachii lateralis en medialis

De n. cutaneus antebrachii lateralis (CAL) is de sensibele eindtak van de n. musculocutaneus en komt uit de bovenste plexus (C5-C6; truncus superior). Hij komt aan de oppervlakte en kan gestimuleerd worden net lateraal van de bicepspees ter hoogte van of net boven de elleboogplooi. De plaats van afleiden is zo'n

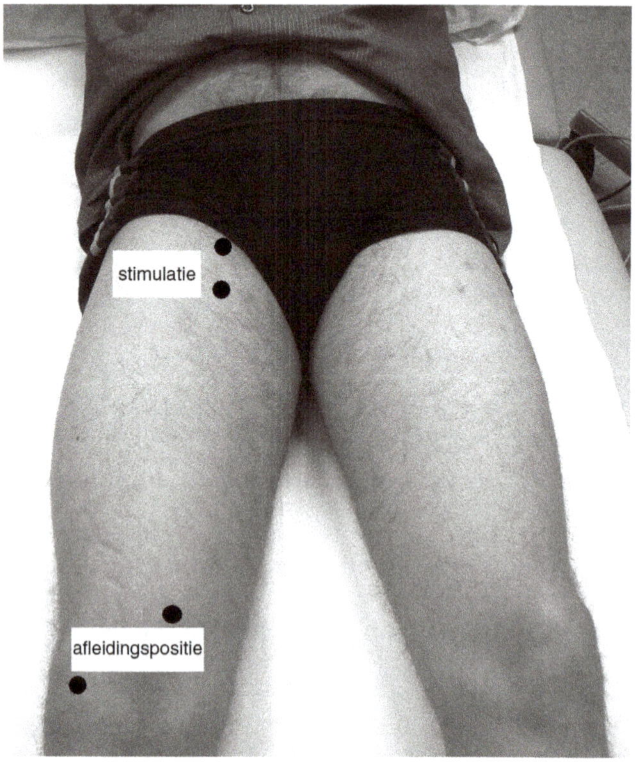

Figuur 10.8 Stimuleren en afleiden van de n. femoralis.

6 tot 8 cm meer distaal, 1 tot 2 cm lateraal van de mediaanlijn van de binnenzijde van de onderarm (figuur 10.9a).

De n. cutaneus antebrachii medialis ligt wat het huidareaal betreft vlak bij de CAL, maar komt helemaal van de andere kant van de plexus, als rechtstreekse tak uit het T1-segment over de truncus inferior. Stimuleren lukt meestal goed in de elleboogplooi aan de mediale zijde van de bicepspees, en afleiden gebeurt ook 6 tot 8 cm meer distaal 1 tot 2 cm mediaal van de mediaanlijn van de binnenzijde van de onderarm (figuur 10.9b).

Voor beide zenuwen geldt dat er gemakkelijk spierpotentiaalartefacten kunnen ontstaan door stimuleren vlakbij de m. biceps of (onbewust) aanspannen door de patiënt. Het verlagen van de stimulusintensiteit en/of de prikkelduur kan helpen, en daarnaast wordt artefactvrij afleiden veel gemakkelijker als de onderarm in een ontspannen positie kan worden neergelegd (bijvoorbeeld door het hoofdeinde van het bed enigszins schuin omhoog te zetten en patiënt de elleboog als het ware in de knik van het bed te laten leggen zodat de onderarm plat ligt).

10.4.5 Naaldonderzoek van de m. serratus anterior

De m. serratus anterior is een grote spier die vanaf de mediale scapularand over de thorax naar voren loopt en insereert op acht of negen ribben ter hoogte van de voorste axillairlijn. Voor naaldonderzoek zijn verschillende benaderingen mogelijk. Een benadering die in de praktijk redelijk veilig en betrouwbaar is gebleken, maar wel een extra hand van laborant of assistent

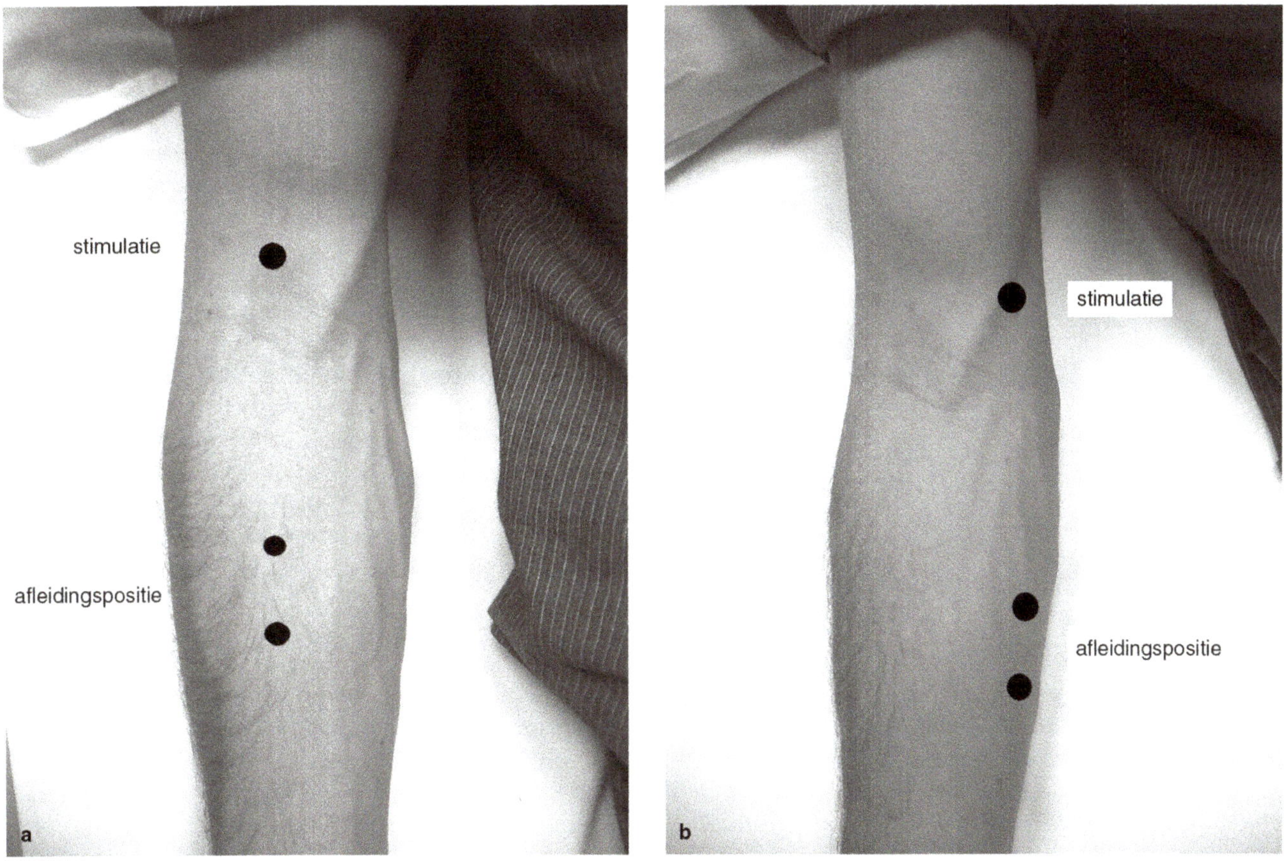

Figuur 10.9 a Stimuleren en afleiden van de n. cutaneus antebrachii lateralis. b Stimuleren en afleiden van de n. cutaneus antebrachii medialis.

vergt, is de volgende: leg de patiënt op de contralaterale zij met het hoofd op een kussen en de schouder op de onderzoeksbank. Laat de te onderzoeken arm naar voren uitstrekken (reiken; ≥ 90 graden voorwaartse elevatie) en laat degene die u helpt deze arm bij de elleboog ondersteunen terwijl de hand van de patiënt zo wordt vastgehouden dat er enige tegendruk naar achteren kan worden gegeven (figuur 10.10). Als strekken van de arm niet mogelijk is, kan ook tegendruk op de elleboog worden gegeven. Ga nu achter de patiënt staan en palpeer de rand van de m. latissimus dorsi. De inserties van de m. serratus anterior liggen net ventraal hiervan op de ribben. Palpeer ter hoogte van de onderrand van de axilla in de midaxillairlijn waar de ribben lopen, en leg de vingers van de hand waarin u de naald niet vasthoudt in twee aansluitende tussenribruimtes. Breng vervolgens de naald met de punt naar u toe tussen uw vingers in onder een heel platte hoek ten opzichte van de huid (15-20 graden), zodat de naald als het ware de contour van de rib naar achteren kan volgen. Zorg dat het geluid van uw monitor hoorbaar is als u de naald gaat verplaatsen.

Laat de patiënt nu gecontroleerd de arm verder naar voren reiken of duwen tegen de hand van uw helper. Het geluid van deze contractie leidt u naar de juiste diepte en lokalisatie op de rib. Controleer na verplaatsen telkens met behulp van willekeurig aanspannen of u nog steeds in de m. serratus anterior zit; de spier moet (meer) motorunits rekruteren als de patiënt harder naar voren duwt, en stil worden als hij of zij ontspant en het gewicht laat dragen door degene die u helpt. Deze controle

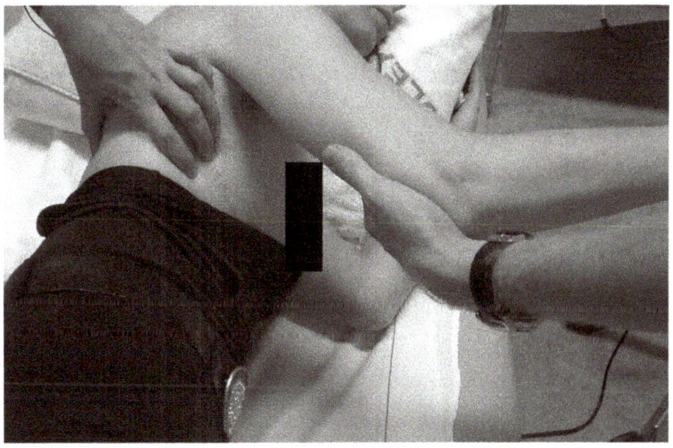

Figuur 10.10 Positioneren bij naaldonderzoek van de m. serratus anterior.

is nodig om vergissingen te voorkomen: vlakbij liggen namelijk de tussenribspieren (u hoort een respiratoir patroon, niet afhankelijk van aanspannen van de arm), de m. latissimus dorsi (die aanspant als de arm tegen het lijf wordt geadduceerd) en iets verder naar ventraal de schuine buikspieren. Instrueer de patiënt geen onverwachte bewegingen te maken in verband met het risico op verplaatsing van de naald en punctie van de pleura. Bij onverhoopte pleurapunctie voelt de patiënt lokaal vaak kort een scherpe pijn, waarna een drukkend gevoel en een belemmerde ademhaling kan ontstaan. Het typische spiergeluid is dan opeens

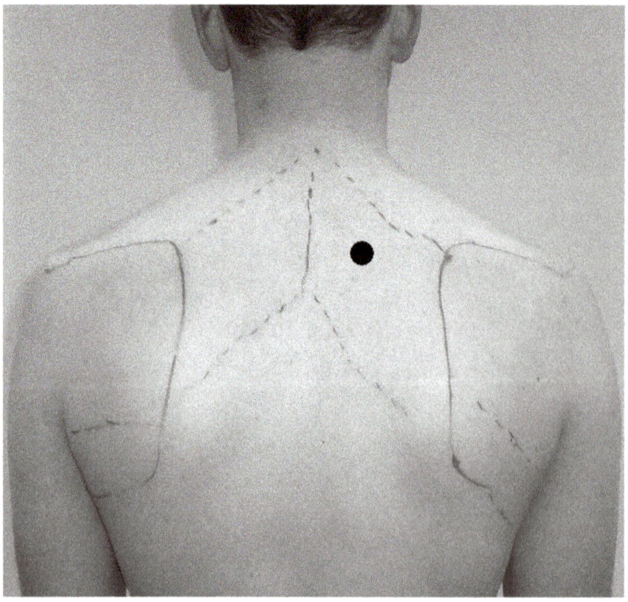

Figuur 10.11 Plaats van aanprikken van de m. rhomboideus.

verdwenen. De randpneumothorax die ontstaat, is meestal relatief onschuldig en resorbeert binnen enkele weken, maar uiteraard dient de patiënt bij een dergelijke complicatie onmiddellijk te worden ingelicht en verwezen voor aanvullend onderzoek en pulmonologische follow-up.

10.4.6 Naaldonderzoek van de m. supraspinatus

De m. supraspinatus ligt in de fossa supraclavicularis op het bot van het scapula en wordt bedekt door een deel van de m. trapezius die eroverheen ligt. Dit anatomische gegeven is belangrijk voor naaldonderzoek van de supraspinatus, omdat men zich gemakkelijk kan vergissen als de naaldpositie niet geverifieerd wordt. Een manier om de spier te onderzoeken is de volgende. Palpeer de spina scapulae tot en met het acromion, en de spieren in de fossa supraclavicularis daarboven. Breng nu de naald in, parallel aan de spina scapulae, onder een hoek van ongeveer 30 graden van lateraal naast het acromion schuin in de richting van de bodem van de fossa. Maak voorzichtig inserties tot u het periost raakt (pijnlijk; waarschuw de patiënt vooraf), rondom de naaldpunt ligt nu de m. supraspinatus. Aanspannen en beoordeling van de rekrutering gebeurt door de patiënt eerst de schouder naar beneden (caudaal) te laten duwen (hiermee wordt de m. trapezius inactief) en vervolgens de elleboog tegen weerstand iets zijwaarts te laten abduceren.

10.4.7 Naaldonderzoek van de m. rhomboideus

Ook voor de m. rhomboideus geldt dat bij naaldonderzoek rekening moet worden gehouden met een overliggende m. trapezius. De m. rhomboideus major kan men aanprikken loodrecht op de huid in het midden van de ruit vertebra prominens - angulus scapulae superior/processus spinosus T6 - angulus inferior (figuur 10.11). Zet de versterker open als u de naald inbrengt en maak voorzichtig kleine inserties naar binnen. De m. trapezius is ongeveer een centimeter dik; daaronder ligt de rhomboideus (soms voelt u dat u door de fascie heen gaat). Controleer de naaldpositie door de patiënt te laten aanspannen; laat hiervoor bijvoorbeeld de arm naar achter op de rug draaien en van de romp af bewegen naar achteren (net als bij de zogenoemde lift-offtest).

10.5 Enkele vaker voorkomende plexopathieën

10.5.1 Traumatisch plexusletsel bij volwassenen

In Nederland wordt een traumatisch letsel van de plexus brachialis vooral gezien bij motorrijders die betrokken raken bij een verkeersongeval. Veel minder vaak worden ook schot- of steekverwondingen gezien. Letsel bij motorrijders is meestal het gevolg van overrekking, wanneer het lichaam en het hoofd het asfalt raken en de hand nog het stuur vasthoudt, zodat de arm hyperabduceert. Voor de prognose is het van groot belang om te weten of er (ook) sprake is van een wortelavulsie op een bepaald niveau; hierbij is namelijk geen spontaan herstel mogelijk. Naar schatting 78% van de patiënten heeft bijkomende wortelavulsie(s). De wortelschedes van C8 en T1 zijn minder stevig dan die van C5, C6 en C7, waardoor er bij tractie meestal avulsie optreedt in plaats van meer distaal letsel van de truncus inferior.

EMG bij een zuivere wortelavulsie zal distaal intacte sensibele potentialen laten zien terwijl de patiënt geen gevoel meer heeft in het betreffende segment. Een dermatoom SSEP (*somatosensory evoked potential*) zal dan ook afwezig zijn en bij naaldonderzoek worden ook paraspinale denervatieverschijnselen gevonden. Dergelijke zuivere wortelletsels komen echter zelden voor. Vaak is er sprake van zowel wortel- als plexusletsel, waarbij er door de tractie over een groot traject sprake kan zijn van een combinatie van neurapraxie en axonotmesis. De diagnostiek moet eigenlijk altijd aangevuld worden met beeldvorming (CT-myelografie), omdat het vaak lastig is dit onderscheid met EMG te maken. Sensibele potentialen zijn dan meestal laag of afwezig, maar sluiten een wortelavulsie niet uit. Paraspinale denervatie kan geen onderscheid maken tussen een partiële en een volledige avulsie en geeft geen informatie over de achterwortel; alleen de inter- maar niet de paraspinale musculatuur is redelijk specifiek voor het desbetreffende niveau. Eigenlijk weet men alleen zeker dat er geen sprake was van een wortelavulsie als na enkele maanden reïnnervatie wordt gezien en de sensibele potentialen terugkeren. Ziet men geen herstel, dan kan niet eenduidig worden vastgesteld of er sprake is van een wortelavulsie of neurotmesis meer distaal. Beide zijn overigens prognostisch ongunstig.

10.5.2 Traumatisch plexusletsel bij kinderen: obstetrische plexopathie

Plexusbrachialisletsel komt voor bij 1 à 2 op de 1000 pasgeborenen en is vaak, maar niet altijd, het gevolg van een gecompliceerde bevalling. In ongeveer de helft van de gevallen was hierbij sprake van een schouderdystocie. Meestal is er betrokkenheid van de bovenste segmenten (C5-C6), de zogenoemde Erbse parese, maar daarnaast is vaak de hele plexus beschadigd. Een geïsoleerde onderste plexuslaesie (C8 en T1; parese van Klumpke) is zeldzaam.

Vanwege het kleinere kaliber van de perifere zenuwen bij de neonaat verwacht men veel eerder afwijkingen bij EMG dan bij volwassenen: maximale reductie van de CMAP-amplituden binnen 24 uur en verlaagde SNAP-amplituden en denervatieverschijnselen vanaf dag 2. Vaak wordt het eerste EMG na vier tot zes weken gedaan, en zo nodig elke zes tot acht weken herhaald om te zien of er reïnnervatie optreedt. De beslissing om wel of niet te opereren wordt momenteel rond de twee à drie maanden genomen, als er klinisch en bij EMG geen zinvol herstel van bicepsfunctie waarneembaar is. De rol van het EMG bij het bepalen van de prognose en de indicatie voor operatie is overigens nog niet uitgekristalliseerd. Er bestaan vaak opvallende discrepanties tussen de kliniek, waarbij een volledige paralyse wordt gevonden in een bepaald segment, en het naald-EMG, dat toch motorunits kan laten zien zonder tekenen van denervatie. Daarnaast vergt het veel oefening om het naaldonderzoek bij een baby uit te voeren, vooral door het ontbreken van coöperatie. In de praktijk is het advies dan ook om patiëntjes met een dergelijk letsel te verwijzen naar een gespecialiseerd centrum zoals in Amsterdam (VU), Heerlen (Atrium Medisch Centrum) of Leiden (LUMC).

10.5.3 Neuralgische amyotrofie

De meest voorkomende acute plexopathie die gepaard gaat met zwakte is de neuralgische amyotrofie (NA). De anamnese en de symptomen zijn vaak zo karakteristiek dat EMG-onderzoek niet per se nodig is voor de diagnose. Neuralgische amyotrofie komt, behalve in de plexus brachialis, bij 10% van de patiënten (ook) voor in de plexus lumbosacralis.

EMG-onderzoek kan de diagnose NA bevestigen door een axonale plexopathie aan te tonen en andere oorzaken zoals een monoradiculopathie, een drukneuropathie of demyelinisatie en geleidingsblokkades uit te sluiten. Overigens is het routine sensibele geleidingsonderzoek (n. medianus en n. ulnaris) bij meer dan 85% van de NA-patiënten ongestoord. De meeste afwijkingen worden gevonden in het verzorgingsgebied van de n. ulnaris en de nn. cutaneus antebrachii lateralis en medialis (zo'n 15-20%), de minste in de n. medianus (< 5%). Ook motorisch geleidingsonderzoek van de n. medianus en ulnaris draagt zelden bij tot de diagnose, maar kan wel helpen bij de differentiële diagnose. Omdat het in de praktijk echter mogelijk is om met een gerichte anamnese en lichamelijk onderzoek de diagnose al met grote zekerheid te stellen, lijkt EMG vooral belangrijk om de ernst en het herstel van de axonale schade in de functioneel belangrijke spiergroepen te schatten. Het naaldonderzoek is dan ook het belangrijkste onderdeel van het EMG bij NA. Een belangrijke valkuil bij het EMG wordt veroorzaakt door de vlekkigheid van de paresen: als niet wordt geprikt in een klinisch zwakke spier, worden geen afwijkingen gevonden. Een 'routineonderzoek' met standaardspieren en -metingen geeft een grote kans op een fout-negatieve uitslag. Wat voor plexopathieën in het algemeen geldt, geldt dus des te sterker voor een zinvol naald-EMG bij NA: gericht en gedetailleerd lichamelijk onderzoek is een absolute voorwaarde.

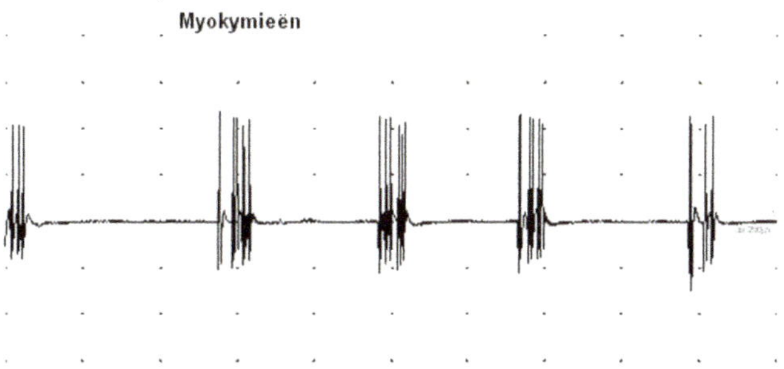

Figuur 10.12 Myokymieën.

10.5.4 Bestralingsplexopathie

Bij 2 tot 6% van de patiënten die bestraald werden voor long- of borstkanker of een andere lokale maligniteit, ontstaat na gemiddeld vijf jaar (range: 6 maanden tot 30 jaar) een bestralingsplexopathie. De pathofysiologie bestaat uit een progressieve fibrose van neuraal weefsel, waarbij secundair constrictie van de vasa nervorum optreedt met als gevolg ischemische schade aan axonen en Schwann-cellen. Bij een patiënt met progressieve klachten en uitval na bestraling is de belangrijkste vraag in de praktijk of de uitval het gevolg is van de bestraling of komt door een lokaal tumorrecidief. Klinisch gaat een recidief vaak gepaard met pijn (bij zo'n 80%), terwijl dat bij een bestralingsplexopathie veel minder vaak voorkomt (19%). Ook zou een lokaal recidief mogelijk vaker een onderste plexuslaesie geven met een Horner-syndroom, en zou de kans hierop toenemen bij een gebruikte stralingsdosis van > 6000 Rad. Geen van deze verschijnselen is echter voldoende specifiek om het onderscheid met zekerheid te maken.

Bij EMG-onderzoek is er een aantal bevindingen dat past bij radiatieschade als oorzaak van de plexopathie. Proximale geleidingsblokkades ten gevolge van progressieve disfunctie van de Schwann-cellen zijn typisch voor deze aandoening. Distale CMAP's en SNAP's kunnen hierbij initieel normaal zijn, terwijl er klinisch wel zwakte gevonden wordt als gevolg van de blokkade. Een dergelijke geleidingsblokkade kan soms over de n. ulnaris gemeten worden tussen de stimulatiepunten over de plexus (infraclaviculair; zie boven) en de bovenarm of axilla. Bij naald-EMG wordt dan een verminderde rekrutering van relatief normale units gevonden. Als de aandoening voortschrijdt, gaat de blokkade over in axonale schade met Wallersche degeneratie. De SNAP- en CMAP-amplituden zullen dan afnemen en bij naaldonderzoek worden de- en reïnnervatiepotentialen gevonden. Een afname van de SNAP in de n. medianus zonder geleidingsvertraging kan een eerste bevinding zijn. Ook vrij typisch (maar ook weer niet 100% specifiek) voor een bestralingsplexopathie zijn myokymieën bij naaldonderzoek: spontane ontladingen van een aantal single motorunits in een redelijk vast ritme (figuur 10.12). Fasciculaties en paraspinale denervatie zouden vaker na bestraling voorkomen dan bij een lokaal recidief, maar zijn niet erg specifiek. Verder aanvullend onderzoek met beeldvorming blijft dan ook noodzakelijk om de diagnose met enige zekerheid te kunnen stellen.

10.5.5 Onderste plexuslaesies

Het neurogeen thoracic-outletsyndroom (TOS), de poststernotomieplexopathie en de initiële fase van een Pancoast-syndroom zijn alle drie primair onderste plexuslaesies, waarbij de truncus inferior vanuit niveau C8 en T1 is aangedaan. Klinisch en bij EMG zijn het echter karakteristieke entiteiten, die hierna worden besproken.

Neurogeen TOS

Het neurogeen TOS is een van de weinige 'harde' thoracic-outletsyndromen, dat wil zeggen met een bewezen pathologisch substraat. De geschatte incidentie is 1 per miljoen per jaar. Het wordt veroorzaakt door compressie op de truncus inferior, vooral het T1-segment, door een fibreuze streng die ontspringt aan een meestal verlengde processus transversus ('halsrib') van wervel C7. De typische patiënt is een jonge vrouw die klaagt over langzaam progressieve tintelingen in de mediale zijde van de onderarm en later de ulnaire zijde van de hand, met verminderde knijpkracht en fijne handmotoriek. Pijn is meestal afwezig of niet op de voorgrond. Bij onderzoek wordt vaak een opvallende atrofie van de duimmuis en in mindere mate de pinkmuis gezien. Later ontstaat ook krachtsverlies in de lange vingerflexoren met atrofie van de mediale zijde van de onderarm. Bij EMG-onderzoek wordt een typische combinatie gevonden van een verlaagde SNAP over de n. cutaneus antebrachii medialis en later ook de n. ulnaris bij afleiden op digitus V. De SNAP's over de n. medianus zijn normaal. Motorisch geleidingsonderzoek toont sterk verlaagde CMAP's over de m. abductor pollicis brevis en later ook over de m. abductor digiti minimi, zonder geleidingsvertraging bij pols of elleboog. Bij naaldonderzoek worden de- en reïnnervatieverschijnselen gezien in de m. abductor pollicis brevis en later ook in de andere kleine handspieren en lange vingerflexoren. Bij verdenking op een neurogeen TOS dient aanvullend een MRI van de onderste plexus en halswervels te worden vervaardigd. Een X-thorax laat bij 0,5 tot 1% van de bevolking een halsrib zien, maar is alleen bij de typische presentatie zoals hierboven geassocieerd met een neurogeen TOS. Omdat de fibreuze streng zelfs met MRI soms lastig kan worden gevisualiseerd, dient bij een sterke klinische verdenking operatieve exploratie te worden uitgevoerd. Zonder chirurgische interventie leidt een neurogeen TOS altijd tot onherstelbaar functieverlies van de hand.

Poststernotomieplexopathie

Zo'n 5% van de patiënten die een mediane sternotomie ondergaan, bijvoorbeeld voor een CABG-procedure, krijgt een laesie van de onderste plexusbrachialis door tractie aan vooral het C8-segment (en in mindere mate aan T1). Postoperatief is er sprake van zwakte van de hand en doofheid in het C8-/ulnarisgebied. EMG laat hier juist in de SNAP- en CMAP-amplituden van de n. ulnaris de meeste afwijkingen zien en in mindere mate in de CMAP van de n. cutaneus antebrachii medialis en de n. medianus. Naaldonderzoek toont de- en later reïnnervatieverschijnselen in vooral de ulnarisgeïnnerveerde musculatuur van hand en onderarm en in mindere mate ook van de overige truncus-inferiorspieren. De prognose is meestal gunstig en patiënten herstellen vaak in drie tot vier maanden. Het is differentiaaldiagnostisch van belang deze plexopathie te onderscheiden van een peroperatieve drukneuropathie van de n. ulnaris, waarbij een geleidingsblokkade over de elleboog wordt gevonden zonder afwijkingen in het verzorgingsgebied van andere perifere zenuwen.

Pancoast-syndroom

Het Pancoast-syndroom wordt veroorzaakt door een neoplasma in de longtop of de sulcus superior dat doorgroeit in de plexus brachialis, waarbij initieel de onderste segmenten worden aangevreten. In 90 tot 95% van de gevallen betreft het een niet-kleincellig longcarcinoom. Sulcussuperiortumoren vormen minder dan 5% van alle longtumoren en hebben daarmee naar schatting een incidentie van 6 per 100.000 per jaar in Nederland. Het Pancoast-syndroom bestaat uit progressieve pijn in de schouder en de axilla met uitstraling in de mediale boven- en onderarm naar de ulnaire zijde van de hand (d.w.z. de onderste plexus). Een kwart tot de helft van de patiënten presenteert zich daarbij met een Horner-syndroom, door betrokkenheid van de halssympathicus die met segment T1 meeloopt in de plexus. Daarna ontstaat krachtsverlies in de hand, de onderarm en verder uitbreidend naar proximaal naarmate de tumor doorgroeit. EMG toont een progressieve afname van CMAP- en SNAP-amplituden en de- en reïnnervatieverschijnselen bij naaldonderzoek in het verzorgingsgebied van de onderste plexus, zich in het beloop steeds verder uitbreidend naar proximaal c.q. de bovenste plexus. Vaak ontstaan verder in het beloop ook langebaansverschijnselen, wanneer de tumor doorgroeit in het wervelkanaal. Naast EMG is beeldvorming met CT-thorax of MRI-plexus onmisbaar voor de diagnostiek. Overigens kan ook de MRI fout-negatief zijn; de gerapporteerde sensitiviteit is zo'n 88%. Het verdient dan ook aanbeveling patiënten met een zowel in ernst als uitbreiding progressieve pijnlijke plexopathie maar zonder afwijkingen bij aanvullend onderzoek klinisch nauwlettend te volgen en zo nodig het onderzoek te herhalen.

10.5.6 Diabetische lumbosacrale radiculoplexopathie

De diabetische lumbosacrale radiculoplexopathie, ook wel diabetische amyotrofie of Bruns-Garland-syndroom genoemd, is een van de vormen van diabetische neuropathie en komt bij zo'n 0,8% van de patiënten met een vorm van diabetes mellitus voor (± 700.000 in Nederland). Het is vaak een plotseling beginnende, extreem pijnlijke neuropathie, meestal in het verzorgingsgebied van de plexus lumbalis, soms ook met meedoen van de truncus lumbosacralis en de plexus sacralis. Vaak ontstaat al heel snel een forse atrofie van het bovenbeen. Het is niet ongebruikelijk dat patiënten tijdens zo'n episode in korte tijd ook enkele kilo's gewicht verliezen. Het beloop lijkt op dat van een neuralgische amyotrofie van de arm en vaak is er redelijk herstel in enkele maanden tot soms jaren. Overigens bestaat er ook een lumbosacrale variant van NA, waarvan beeld en beloop vrijwel identiek zijn aan die van diabetische lumbosacrale radiculoplexopathie.

Bij EMG worden vooral bij het naaldonderzoek de- en reinnervatieverschijnselen gevonden in de koppen van de m.

quadriceps en vaak ook in de m. iliopsoas en de m. adductor magnus. Vaak is er ook over een groot gebied denervatie in de lumbale paraspinale musculatuur. Bij zeer ernstige uitval kan de H-reflex (en uiteindelijk ook de M-respons) over de n. femoralis verdwijnen. Doen er sacrale segmenten mee, dan kunnen bij geleidingsonderzoek lage SNAP's over de n. peroneus superficialis en de n. suralis worden gevonden en afwijkingen in de bijbehorende musculatuur. Het EMG heeft vooral waarde voor het inschatten van de ernst van de uitval en de prognose; voor de diagnose is het wel sensitief genoeg maar niet specifiek genoeg.

10.6 Conclusie

Zinvol EMG-onderzoek van de plexus brachialis of lumbosacralis is geen routineonderzoek. Het vergt onderliggende anatomische kennis, een gedetailleerde klinische voorzet en een gericht plan van aanpak. Zonder dit voorwerk is er een reële kans op een fout-negatieve uitslag of een verkeerde lokalisatie. Maar met voldoende anatomische kennis van het perifere zenuwstelsel en bekendheid met de meest voorkomende differentiaaldiagnostische overwegingen kunt u de diagnose van een specifieke plexopathie zowel klinisch als bij EMG met vertrouwen stellen.

Kernpunten

- EMG-onderzoek van de plexus brachialis en lumbosacralis valt of staat met het kennen van de relevante spier- en zenuwanatomie en een goede klinische lokalisatie van de afwijkingen. 'De plexus' als lokalisatie bestaat niet. Naaldonderzoek moet dan ook gericht plaatsvinden.
- Het bilateraal meten van SNAP-amplituden over alle niveaus, inclusief de n. cutaneus antebrachii lateralis en medialis, kan zinvol zijn als screening van de gehele plexus brachialis, behalve als er sprake is van neuralgische amyotrofie. Voor screening van de plexus lumbosacralis zijn de in de praktijk beschikbare SNAP-metingen te beperkt.
- Bij stimulering van het punt van Erb worden vooral de truncus superior en medius van de plexus brachialis gestimuleerd. Voor het stimuleren van de truncus inferior kan men beter de stimulatorpolen over de clavicula heen plaatsen.
- Het neurogeen thoracic-outletsyndroom is een zeldzame maar reële aandoening die zich kenmerkt door een zeer specifiek klinisch en EMG-patroon van afwijkingen in de truncus inferior. De incidentie wordt vaak overschat. Een diabetische lumbosacrale plexopathie daarentegen komt juist vrij vaak voor (bij 1 op de 100 diabeten) maar wordt frequent onderschat.

10.7 Addendum

Innervatietabellen: Spieren van de bovenste en onderste extremiteit en hun innervatie (zie tabel 10.4 en tabel 10.5).

Tabel 10.4 Bovenste extremiteit.

Spier	Spinaal	Truncus	Divisie	Cord	Zenuw
sternocleidomastoideus*	c2, c3				accessorius
trapezius	c3, c4 (c5)				accessorius
diafragma	c3, c4				phrenicus
levator scapulae	(c3) c4, c5				dorsalis scapulae
rhomboideus minor	(c4) c5				dorsalis scapulae
rhomboideus major*	(c4) c5				dorsalis scapulae
serratus anterior*	c5, c6, c7				thoracicus longus
supraspinatus	c5, c6	sup			suprascapularis
infraspinatus*	c5, c6	sup			suprascapularis
teres major*	c5, c6 (c7)	sup	post	post	subscapularis inferior
deltoideus*	c5, c6	sup	post	post	axillaris
teres minor	c5, c6	sup	post	post	axillaris
coracobrachialis	c6, c7	sup, med	ant	lat	musculocutaneus
biceps brachii*	c5, c6	sup	ant	lat	musculocutaneus
brachialis	c5, c6	sup	ant	lat	musculocutaneus
pectoralis major (clav)*	c5, c6, c7	sup, med	ant	lat	pectoralis lateralis

Tabel 10.4 Vervolg

Spier	Spinaal	Truncus	Divisie	Cord	Zenuw
pectoralis minor	c6, c7, c8	sup, med, inf	ant	med, lat	pectoralis med & lat
latissimus dorsi*	c6, c7, c8	sup, med, inf	post	post	thoracodorsalis
triceps	c6, c7, c8	sup, med, inf	post	post	radialis
brachialis	c5, c6	sup	ant	lat	radialis
anconeus	c6, c7, c8	sup, med, inf	post	post	radialis
brachioradialis*	c5, c6	sup	post	post	radialis
supinator	c5, c6	sup	post	post	radialis
extensor carpi radialis longus	c5, c6, c7	sup, med	post	post	radialis
extensor carpi radialis brevis	c5, c6, c7	sup, med	post	post	radialis
extensor digitorum communis*	(c6) c7, c8	med, inf	post	post	radialis
extensor digiti minimi	c7, c8	med, inf	post	post	radialis
extensor carpi ulnaris	c7, c8	med, inf	post	post	radialis
abductor pollicis longus	c7, c8	med, inf	post	post	radialis
extensor indicis proprius	c7, c8	med, inf	post	post	radialis
extensor pollicis brevis	c7, c8	med, inf	post	post	radialis
extensor pollicis longus	c7, c8	med, inf	post	post	radialis
pronator teres	c6, c7	sup, med	ant	lat	medianus
flexor carpi radialis*	c6, c7	sup, med	ant	lat	medianus
palmaris longus	c7, c8, t1	med, inf	ant	lat, med	medianus
flexor digitorum sup.	c7, c8, t1	med, inf	ant	lat, med	medianus
flexor pollicis longus*	c7, c8, t1	med, inf	ant	lat, med	medianus
flexor digitorum prof. 2 en 3	c7, c8, t1	med, inf	ant	lat, med	medianus
pronator quadratus	c7, c8, t1	med, inf	ant	lat, med	medianus
abductor pollicis brevis*	c8, t1	inf	ant	med	medianus
opponens pollicis	c8, t1	inf	ant	med	medianus
flexor pollicis brevis (sup)	c8, t1	inf	ant	med	medianus
lumbricalis 1 en 2	c8, t1	inf	ant	med	medianus
flexor carpi ulnaris	(c7) c8, t1	inf	ant	med	ulnaris
flexor digitorum prof. 4 en 5	c8, t1	inf	ant	med	ulnaris
abductor digiti minimi	c8, t1	inf	ant	med	ulnaris
opponens digiti minimi	c8, t1	inf	ant	med	ulnaris
flexor digiti minimi	c8, t1	inf	ant	med	ulnaris
lumbricalis III, IV	c8, t1	inf	ant	med	ulnaris
interosseus palmaris 1-5	c8, t1	inf	ant	med	ulnaris
interosseus dorsalis 1-4*	c8, t1	inf	ant	med	ulnaris
flexor pollicis brevis (prof)	c8, t1	inf	ant	med	ulnaris
adductor pollicis	c8, t1	inf	ant	med	ulnaris
pectoralis major (sternocost)*	c8, t1	inf	ant	med	pectoralis medialis

Tabel 10.5 Onderste extremiteit.

Spier	Spinaal	Divisie	Zenuw
gracilis	L2, L3, L4	anterior	obturatorius
adductor brevis	L2, L3, L4	anterior	obturatorius
adductor longus*	L2, L3, L4	anterior	obturatorius
adductor minimi	L2, L3, L4, L5	anterior	obturatorius
obturator externus	L3, L4	plexus lumbalis	obturatorius
iliopsoas*	L2, L3, L4	posterior	femoralis
quadriceps femoris*	L2, L3, L4	posterior	femoralis
pectineus	L2, L3, L4	posterior	femoralis
sartorius	L2, L3, L4	posterior	femoralis
tensor fascia lata	L4, L5, S1	plexus sacralis	gluteus superior
gluteus medius*	L4, L5	plexus sacralis	gluteus superior
gluteus minimus	L4, L5	plexus sacralis	gluteus superior
gluteus maximus*	L5, S1	plexus sacralis	gluteus inferior
gemellus inferior	L5, S1, S2	plexus sacralis	gluteus inferior
gemellus superior	L5, S1, S2	plexus sacralis	gluteus inferior
obturator internus	L5, S1, S2	plexus sacralis	
quadratus femoris	L4, L5, S1, S2	plexus sacralis	ischiadicus
piriformis	S1, S2	plexus sacralis	ischiadicus
semimembranosus	L5, S1, S2	anterior	ischiadicus
semitendinosus	L5, S1, S2	anterior	ischiadicus
biceps femoris (brev.)	L5, S1, S2	posterior	ischiadicus
biceps femoris (long.)*	L5, S1	anterior	ischiadicus
peroneus longus	L5, S1, S2	posterior	peroneus sup.
peroneus brevis	L5, S1, S2	posterior	peroneus sup.
tibialis anterior*	L4, L5	posterior	peroneus prof.
extensor hallucis longus	L5, S1	posterior	peroneus prof.
extensor digitorum longus	L5, S1	posterior	peroneus prof.
extensor digitorum brevis*	L5, S1	dorsal	peroneus prof.
tibialis posterior	L5, S1	anterior	tibialis
gastrocnemius	S1, S2	ventral	tibialis
soleus	L5, S1, S2	anterior	tibialis
popliteus	L5, S1	anterior	tibialis
flexor hallucis longus	L5, S1, S2	ventral	tibialis
flexor digitorum longus	L5, S1, S2	ventral	tibialis
abductor hallucis*	S1, S2	ventral	plantaris med.
flexor hallucis brevis	S1, S2	ventral	plantaris med.
flexor digitorum brevis	S1, S2	ventral	plantaris med.
adductor hallucis	S1, S2	ventral	plantaris lat.
interossei pedis	S1, S2	ventral	plantaris lat.
abductor digiti minimi pedis	S1, S2	ventral	plantaris lat.
flexor digiti minimi	S1, S2	ventral	plantaris lat.
quadratus plantae	S1, S2	ventral	plantaris lat.
sfincter ani externus*	S3, S4	plexus sacralis	rectalis inferior

Literatuur

Alfen N van. The neuralgic amyotrophy consultation. J Neurol. 2007;254(6):695–704.

Buschbacher RM, Prahlow ND. Manual of nerve conduction studies. 2nd ed. New York: Demos Medical Publishing: 2006.

Dijk GJ van, Pondaag W, Malessy MJ. Obstetric lesions of the brachial plexus. Muscle Nerve. 2001;24:1451-1461. Zie voor meer klinische informatie ook dit artikel uit het *Tijdschrift voor Neurologie en Neurochirurgie*: ▶ http://www.vumc.nl/neurochirurgie/onderzoek/ouwerk.pdf

Dumitru D, Amato AM, Zwarts MJ, eds. Electrodiagnostic medicine. 2nd ed., Ch. 19 (brachial plexus), Ch. 20 (lumbosacral plexus). Philadelphia: Hanley & Belfus Inc.; 2002.

Dyck PJ, Thomas PK, eds. Peripheral neuropathy. 4th ed., Ch. 55 (brachial plexus), Ch. 56 (lumbosacral plexus). Philadelphia: Elsevier Saunders; 2005.

Interuniversitair Steunpunt Neuromusculair Onderzoek (ISNO): ▶ www.isno.nl. Zie voor o.a. EMG-protocollen over ALS, CIDP, myasthenie en plexusletsel de diagnostiekpagina's via ▶ http://www.isno.nl/sorteer/diagnostiek.php

Het EMG bij het carpale-tunnelsyndroom

R.L.M. Strijers

11.1 Inleiding

Het carpale-tunnelsyndroom (CTS) is een frequent voorkomend klinisch probleem waarvoor vaak een chirurgische behandeling nodig is. Aangezien bijna alle patiënten voor een EMG in aanmerking komen, zal in een gemiddelde perifere neurologiepraktijk het CTS verantwoordelijk zijn voor ruim de helft van de EMG's.

Specifieke aspecten van het EMG, valkuilen en anatomische variaties worden tijdens de opleiding onderwezen aan arts-assistenten Neurologie. In de perifere praktijken laten neurologen veel van deze EMG's door KNF-laboranten uitvoeren. De neuroloog is eindverantwoordelijke en daarom is het zijn/haar taak om te zorgen dat de EMG's volgens de regelen der kunst worden uitgevoerd en dat het resultaat wordt gecontroleerd en voldoet aan de meest recente kwaliteitseisen.

In 2006 heeft het CBO op verzoek van de Nederlandse Vereniging voor Neurologie een richtlijn *Diagnostiek en behandeling van het carpale-tunnelsyndroom* gepubliceerd. Veel informatie uit dit hoofdstuk is hierop gebaseerd.

11.2 Praktische tips

11.2.1 Algemeen

Het is handig om volgens een vast programma te werken met het EMG-toestel. De meeste apparaten bieden de mogelijkheid om een standaardprotocol vast te leggen.

Het is belangrijk om de temperatuur te meten, niet alleen die van de hand maar ook die van de vingers en vooral de plaats waar de registratie-elektroden worden bevestigd. Hoewel bij interneurale metingen het temperatuureffect niet zo'n grote rol zal spelen, is het toch verstandig bij lage temperaturen (minder dan 30°C) de handen op te warmen, bij voorkeur in water van 34°C gedurende minstens 20 minuten. Bij een lage temperatuur worden de geleidingssnelheden lager en de amplitude hoger.

De sensibele geleiding is bij het CTS als eerste afwijkend. Er zal dus veel gemeten worden aan SNAP's. Deze techniek vergt de nodige vaardigheid van de onderzoeker en stelt hoge eisen aan de apparatuur.

11.2.2 Elektroden

Ringelektroden om de vingers en de antidrome geleiding zijn het gemakkelijkst.

Plaats de proximale elektrode ter hoogte van het eerste interfalangeale gewricht. Is er een motorisch artefact, afkomstig van activiteit van spieren in de handpalm, bijvoorbeeld bij korte vingers, verschuif de elektrode dan iets meer naar distaal. Plaats de distale elektrode minimaal 3,5 cm distaal van de andere elektrode. Als de afstand korter is, kan dat de amplitude ongunstig beïnvloeden. De distale elektrode mag best op de vingertop terechtkomen.

Zorg ervoor dat de elektroden goed vochtig zijn en geen contact maken met andere vingers; licht spreiden is ideaal, soms kan een gaasje tussen de vingers worden geplaatst.

11.2.3 Stimulusartefact

De aardelektrode is heel belangrijk om stimulusartefacten te reduceren; een 'natte' aardeband heeft meestal de laagste overgangsweerstand maar is niet altijd even handig als deze bijvoorbeeld op de handpalm geplaatst moet worden. Neem bijvoorbeeld een losse EEG-elektrode en zorg ervoor dat die zich bevindt tussen de stimulus- en de registratie-elektrode. Ondanks deze maatregelen bestaat er toch nog vaak een stimulusartefact. Wat kan hieraan worden gedaan?

- Stimulusduur: Hoe langer de duur, hoe meer artefact; 0,2 ms is ideaal, korter kan eventueel ook.
- Monofasische of bifasische puls: De meeste EMG-apparaten kunnen een bifasische puls produceren, waardoor er een minder groot stimulusartefact optreedt.
- Weerstand: Meet de 'impedantie'! Vaak helpt het schuren van de huid en het vochtig maken van de stimulatie-elektroden.

De kathode van de stimulator is de plek waar de zenuw wordt gestimuleerd, dus die plaats is weinig variabel, maar de positie van de anode kan rustig gevarieerd worden. Bij draaien met de stimulator zal het opvallen dat het stimulusartefact verandert, bijvoorbeeld van een 'positief' in een 'negatief' artefact. Ideaal is wanneer beide afleidelektroden dezelfde potentiaallijn van de stimulator ontvangen; dan wordt het verschil 0. Soms is het resultaat dat de stimulator 'dwars' staat. Een andere, 'grove' manier ten slotte, is om de polariteit van de stimulatie-elektroden te veranderen tijdens het middelen (bijvoorbeeld tien middelingen met de distale elektrode als kathode optellen bij tien middelingen met de proximale elektrode als kathode). Omdat bij deze methode de actuele stimulatieplaats verandert (kathode wordt anode), is de betrouwbaarheid minder groot.

Stimuleer niet te hard! Voer de stimulussterkte langzaam op tot de maximale respons is bereikt, ga niet supramaximaal stimuleren. Het gevolg kan zijn dat een andere zenuw wordt gestimuleerd (co-stimulatie). Let ook op de motorische respons; is het een medianustwitch of toch een ulnaristwitch? Vooral bij een ernstig CTS met atrofie van de duimmuis kan men in de problemen komen. Bij de vergelijkende sensibele geleidingstest tussen n. medianus en n. ulnaris kan bij overstimulatie ten onrechte worden gedacht dat er een respons is in de vierde vinger vanuit de n. medianus. Indien mogelijk is het simultaan afleiden aan twee vingers handig, bijvoorbeeld het tegelijk meten aan D4 en D5 of aan D4 en D3.

11.2.4 Averagen

Het averagen is bedoeld om de signaal-ruisverhouding te verbeteren. Doe dit dus alleen als het nodig is; de patiënt wordt hierdoor schokken bespaard. Bij een amplitude van 30 μV is dit niet nuttig, maar bij een laaggevolteerde respons van 3 μV wel.

Tabel 11.1 Tabel van American Association of Electrodiagnostic Medicine (AAEM); als gouden standaard is hier het klinisch beeld gekozen.

		Sens.	Spec.
sensibele geleiding	meten segmentale geleiding in de n. medianus[1]	0,85	0,98
	vergelijken geleiding medianus en ulnaris[2]	0,85	0,97
	vergelijken geleiding medianus en radialis[3]	0,65	0,99
	meten van de (totale) geleiding in de n. medianus[4]	0,65	0,98
gemengde zenuwgeleiding	vergelijken medianus en ulnaris tussen palm en pols[5]	0,71	0,97
motorische geleiding	tussen pols en palm[6]	0,69	0,99
	distale motorische latentie[7]	0,63	0,98
	distale motorische latentie-index[8]	0,62	0,94
	vergelijken distale motorische latentie medianus en ulnaris[9]	0,56	0,98

1 Vergelijken van orthodrome en antidrome sensibele snelheden in segmenten (over handpalm, pols, onderarm naar D3 of D2). Buschbacher (1999) bepaalde de zenuwgeleiding tussen pols en handpalm over gelijke afstand (8 cm); het verschil in geleidingstijd bedroeg maximaal 0,4 ms.
2 Antidrome of orthodrome sensibele geleiding tussen pols en vierde vinger. Uncini (1993) bepaalde een maximaal verschil van 0,4 ms.
3 Antidrome of orthodrome sensibele geleiding tussen pols en duim. Jackson (1989) berekende latenties tussen pols en duim bij een afstand van 10 cm. Het verschil bedroeg maximaal 0,4 ms.
4 Antidrome of orthodrome geleiding naar of vanuit D2 of D3 na stimulatie of registratie ter hoogte van de pols. Scelsa (1998) bepaalde de snelheid naar D2 en definieerde een abnormale waarde bij < 46 m/s.
5 Stimulatie in de handpalm ter hoogte van het metacarpale caput en afleiden aan de n. medianus en ulnaris ter hoogte van de pols over een afstand van 8 cm. Uncini (1993) vond een maximaal latentieverschil van 0,4 ms.
6 Stimuleren ter hoogte van de proximale handpalm en ter hoogte van de pols, afleiden aan de m. APB; Kimura (1979) vond als abnormale waarde een snelheid < 38 m/s.
7 Stimuleren van de n. medianus ter hoogte van de pols; Kuntzer (1994) bepaalde de abnormale waarde op > 4,5 ms.
8 Stimuleren van de n. medianus ter hoogte van pols en elleboog; de index wordt berekend door de distale afstand (in mm) te delen door de geleidingssnelheid, vermenigvuldigd met de distale motorische latentie. Kuntzer (1994) bepaalde als abnormale waarde < 0,34.
9 Stimuleren van de n. medianus en ulnaris ter hoogte van de pols en afleiden in de handpalm (lateraal van het midden van het derde os metacarpale) waardoor een respons ontstaat in respectievelijk de m. lumbricalis II en de m. interosseus II (IL2). De enige studie die aan alle voorwaarden van de AAEM voldeed was die van Uncini (1993); hij vond een maximaal verschil van 0,4 ms.
Bron: Jablecki CK, et al. 2002; zie ook de richtlijn CTS (NVN).

11.3 De richtlijn

11.3.1 Welke tests zijn nodig?

In de CBO-richtlijn staat een overzicht van tests voor het CTS met hun specifieke sensitiviteit en specificiteit. Uitspraken over sensitiviteit of specificiteit zijn moeilijk te interpreteren wanneer er geen gouden standaard is voor het CTS; de klinische symptomatologie is hier als gouden standaard genomen. De waarden die worden vermeld voor sensitiviteit (sens) en specificiteit (spec) zijn een gewogen gemiddelde uit de literatuur. In 2002 verscheen over dit onderwerp een herziene versie van de 'practice parameter' van de American Association of Electrodiagnostic Medicine (AAEM) (Jablecki 2002) (tabel 11.1).

De intra-individuele ipsilateraal vergelijkende zenuwgeleidingstests hebben de voorkeur, aangezien zij de hoogste sensitiviteit hebben. Maak bij de sensibele geleiding bij voorkeur gebruik van de antidrome methode met ringelektroden om de vinger, aangezien de amplituden hiermee het hoogst zijn.

11.3.2 Hoe omgaan met meerdere tests?

Als een test een sensitiviteit heeft van 85%, betekent dit dat 15% van de patiënten met een CTS wordt 'gemist'. Als men vervolgens een andere test doet die ook een sensitiviteit heeft van 85%, dan is de kans dat men ten onrechte tweemaal een negatieve uitslag krijgt 15% van 15% = 2,25%. Meer tests geven dus meer zekerheid. Ter vermindering van de kans op een fout-positieve uitslag wordt aangeraden drie tests te doen en als criterium te nemen dat twee van de drie tests afwijkend moeten zijn. Op basis van deze gegevens kan de volgende richtlijn worden gegeven (zie ook de CBO-tekst):

Advies EMG:

1. Vergelijk de sensibele geleiding in n. medianus en n. ulnaris tussen pols en ringvinger (abnormaal > 0,4 ms).
2. Vergelijk de sensibele geleiding in de n. medianus over het traject pols-palm en het traject palm-middelvinger (gelijke afstanden, bij voorkeur 8 cm) naar de middelvinger (abnormaal verschil in geleidingstijd > 0,4 ms).

Wanneer beide tests niet afwijkend zijn, wordt nog een andere sensitieve test uitgevoerd:

1. Vergelijk de sensibele geleiding in n. medianus en radialis tussen pols en duim (afstand 10 cm) (abnormaal > 0,4 ms); of
2. stimuleer de n. medianus en ulnaris in de handpalm en leid 8 cm proximaal de respons af ter hoogte van de pols (abnormaal > 0,4 ms); of
3. stimuleer de n. medianus en n. ulnaris aan de pols en leid af aan de m. lumbricalis II en de interosseus II (IL2) (abnormaal > 0,5 ms).

Zoals blijkt uit het overzicht, worden latenties en snelheden vaak door elkaar gebruikt. Latentiegrenzen kunnen alleen gebruikt worden bij gelijke afstanden. In het ideale geval worden latenties omgerekend naar snelheden, maar anderzijds wordt bij het meten van afstanden ook een kans op meetfouten geïntroduceerd. In dit advies wordt toch gebruikgemaakt van latenties, vanwege hun eenvormigheid en omdat de grenswaarde voor alle tests min of meer hetzelfde blijkt te zijn.

11.3.3 Dynamisch CTS

Bestaat er zoiets als een 'dynamisch' CTS? Er zijn clinici die hierin geloven en gezien het ontbreken van een gouden standaard voor het CTS is het ook niet zo gemakkelijk te verwerpen. Er is uitgebreide literatuur verschenen over de effecten van ischemie, inspanning en houding op de geleidingsparameters van de n. medianus, maar ondubbelzinnig zijn de uitkomsten niet. In de *practice parameter* van de AAEM wordt het gebruik van deze methoden niet aangemoedigd en alleen interessant geacht voor research. Toch komt het voor dat bij een klinisch karakteristiek CTS geen EMG-afwijkingen worden gevonden. Hiervoor is een aantal oorzaken aan te wijzen. Zo kan een geringe geleidingsvertraging nog net binnen de norm vallen. Daarnaast moet men zich realiseren dat tintelen van de vingers niet hoeft te berusten op een geleidingsvertraging maar het gevolg kan zijn van een lokale overprikkelbaarheid van de zenuw.

11.3.4 Verslag

In de conclusie van het verslag hoort formeel een uitspraak te staan over het aan- of afwezig zijn van een geleidingsstoornis en waar die zich bevindt. Deze uitspraak zou als volgt kunnen luiden: 'geleidingsstoornis in de n. medianus ter hoogte van de carpale tunnel, passend bij een CTS'. Veel collega's formuleren een conclusie als 'CTS rechts', wat formeel niet juist is aangezien CTS een klinische diagnose is; heel vaak ziet men aan de andere hand ook EMG-afwijkingen zonder kliniek en ook bij polyneuropathieën worden vaak asymptomatische geleidingsstoornissen gevonden.

Een uitspraak over de ernst is aan te bevelen in de vorm van licht-matig-ernstig, maar heeft weinig betekenis voor de behandeling aangezien patiënten met lichte stoornissen en veel klachten toch geopereerd zullen worden en patiënten met matige

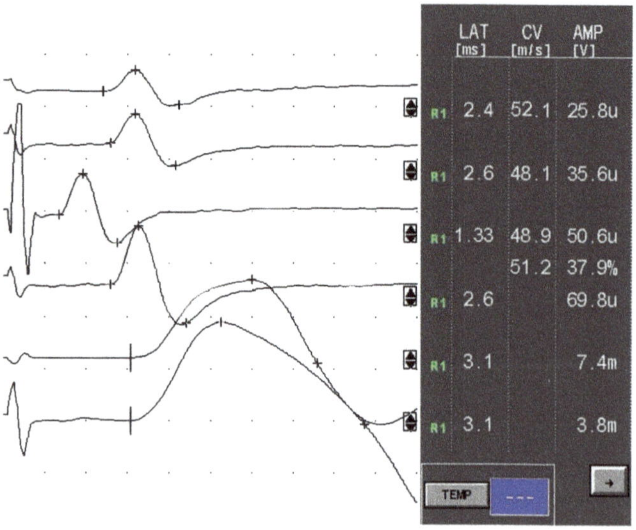

Figuur 11.1 Voorbeeld van een normale geleiding over de carpale tunnel. Van boven naar beneden: antidrome geleiding van de pols naar de vierde vinger (D4) vanuit de n. ulnaris, idem vanuit de n. medianus, antidrome geleiding naar de derde vinger (D3) na stimulatie in de handpalm, idem na stimulatie ter hoogte van de pols, distale motorische latentie in de m. interosseus dorsalis II na stimulatie van de n. ulnaris aan de pols, idem in de m. lumbricalis II na stimulatie van de n. medianus (IL2-meting). In de rechterkolom worden respectievelijk vermeld latentie, snelheid en amplitude.

stoornissen en geen tot weinig klachten niet. Anderzijds kan het bij ernstige geleidingsstoornissen nuttig zijn om dit onderscheid te maken, omdat bekend is dat deze patiënten een slechtere kans op herstel hebben na een operatie.

11.4 Voorbeelden

Figuur 11.1, figuur 11.2, figuur 11.3 en figuur 11.4 tonen een aantal voorbeeld-EMG's, variërend van normale geleiding over de carpale tunnel tot een ernstige geleidingsstoornis.

Kernpunten

- Start met een sensibele meting; hierbij is er meer kans om afwijkingen te vinden dan bij een motorische meting.
- Voer de meting van de sensibele geleiding bij voorkeur uit met de antidrome methode:
  - Vergelijk het segment pols-palm met palm-vinger (derde of tweede vinger).
  - Vergelijk de geleiding van de n. medianus met n. ulnaris naar de vierde vinger na stimulatie bij de pols; vergelijk bij twijfel de geleiding van de n. medianus met n. radialis naar de duim na stimulatie bij de pols.
- Motorische meting: Vergelijk de distale responsen in de m. lumbricalis II en m. interosseus II na stimulatie van de n. medianus respectievelijk ulnaris.
- Let op de temperatuur (koude vingers kunnen het verschil tussen palm- en polstraject maskeren; *cave* costimulatie (medianus/ulnaris).

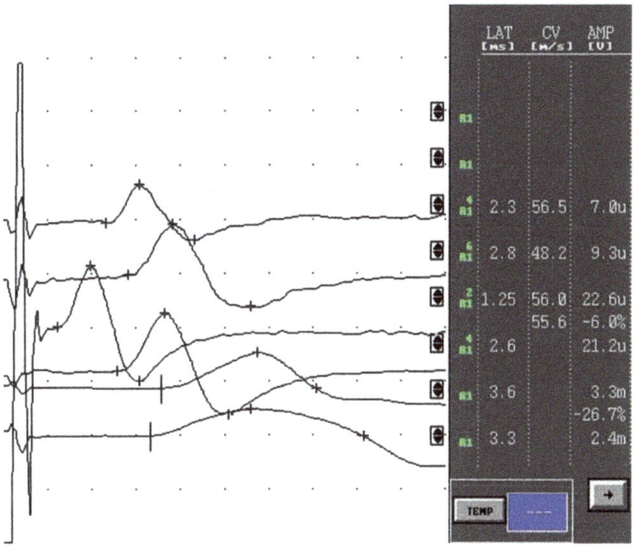

Figuur 11.2 Voorbeeld van een twijfelachtige geleidingsstoornis over de carpale tunnel. De volgorde van de signalen is hetzelfde als in figuur 11.1. Het latentieverschil in D4 (0,5 ms) is licht afwijkend maar het latentieverschil naar D3 (0,10 ms) is niet afwijkend (geleidingstijd distaal 1,25 ms en over de carpale tunnel 1,35 ms (2,6-1,25 ms)). Ook het latentieverschil bij de IL2-meting in niet significant verschillend. Een van de drie tests is dus afwijkend.

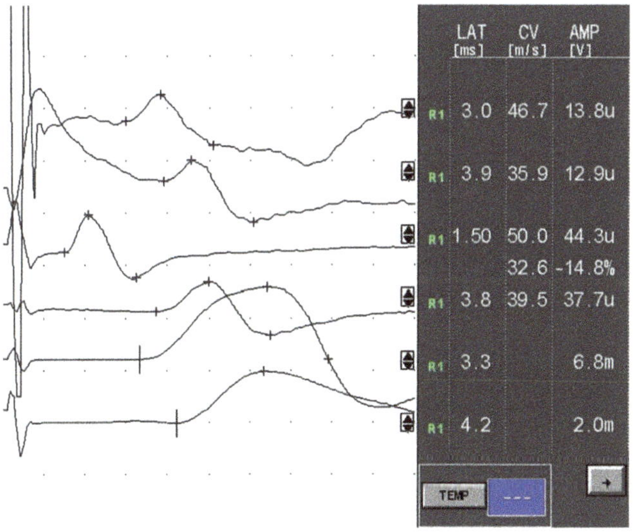

Figuur 11.3 Voorbeeld van een lichte geleidingsstoornis over de carpale tunnel; de volgorde van de signalen is hetzelfde als in figuur 11.1. Het latentieverschil in D4 is afwijkend (0,9 ms), het verschil in geleidingstijd naar D3 (0,8 ms) is afwijkend (geleidingstijd distaal 1,5 ms en over de carpale tunnel 2,3 msec) en het latentieverschil bij de IL2-meting is ook afwijkend (0,9 ms). Alle drie de tests zijn licht afwijkend.

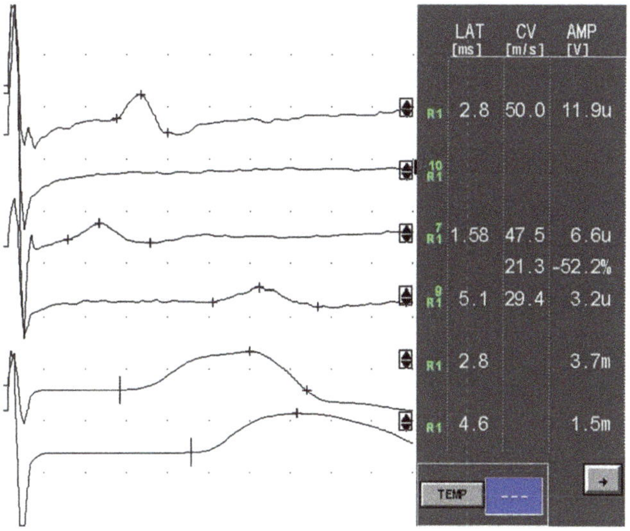

Figuur 11.4 Voorbeeld van een ernstige geleidingsstoornis over de carpale tunnel; de volgorde van de signalen is hetzelfde als in figuur 11.1. De respons in D4 vanuit de n. medianus is niet meer opwekbaar. Het verschil in geleidingstijd in D3 (1,9 ms) is duidelijk afwijkend (geleidingstijd distaal 1,6 en over de carpale tunnel 3,5 ms), het latentieverschil bij de IL2-meting is 1,8 ms. Alle drie de tests zijn sterk afwijkend.

Literatuur

Buschbacher RM. Mixed nerve conduction studies of the median and ulnar nerves. Am J Phys Med Rehabil. 1999;78:S69–S74.

Jablecki CK, Andary MT, Floeter MK, et al. Second AAEM literature review of the usefulness of nerve conduction studies and needle electromyography for the evaluation of patients with carpal tunnel syndrome [Elektronische publicatie]. Muscle Nerve. 2002;26:S1–53.

Jackson DA, Clifford JC. Electrodiagnosis of mild carpal tunnel syndrome. Arch Phys Med Rehabil. 1989;70:199–204.

Kimura J. The carpal tunnel syndrome: localization of conduction abnormalities within the distal segment of the median nerve. Brain. 1979;102:619–635.

Kuntzer T. Carpal tunnel syndrome in 100 patients: sensitivity, specificity of multi-neurophysiological procedures and estimation of axonal loss of motor, sensory and sympathetic median nerve fibers. J Neurol Sci. 1994;127:221–229.

Nederlandse Vereniging voor Neurologie. Diagnostiek en behandeling van het carpale-tunnelsyndroom. Utrecht: NVN; 2005.

Scelsa SN, Herskovitz S, Bieri P, Berger AR. Median mixed and sensory nerve conduction studies in carpal tunnel syndrome. Electroencephalogr Clin Neurophysiol. 1998;109:268–273.

Uncini A, Di Muzio A, Awad J, Manente G, Tafuro M, Gambi D. Sensitivity of three median-to-ulnar comparative tests in diagnosis of mild carpal tunnel syndrome [see comments]. Muscle Nerve. 1993;16:1366–1373.

Compressieneuropathie van de nervi ulnaris en peroneus

D.M. Laman

12.1 Inleiding

Na het carpale-tunnelsyndroom zijn de nervus ulnarisneuropathie ter hoogte van de elleboog en de nervus peroneusneuropathie ter hoogte van het fibulakopje de meest voorkomende focale neuropathieën. Deze drie samen vormen ongeveer 90% van alle focale neuropathieën. De oorzaak is meestal acute of chronische compressie. Dit kan lokale demyelinisatie veroorzaken, waarbij de dikste zenuwvezels het eerst en het sterkst zijn aangedaan. Secundair kan lokale demyelinisatie leiden tot axonaal verval. Het routine zenuwgeleidingsonderzoek is zeer geschikt om een compressieneuropathie te onderzoeken, omdat dit vooral informatie geeft over de snelheid van de dikste en dus de snelst geleidende motorische en sensibele zenuwvezels, en over het gedrag van de motorische en sensibele responsen (respectievelijk CMAP en SNAP).

Bij een compressieneuropathie kan men aantreffen:

1. lokaal verlaagde geleidingssnelheden;
2. amplitudeverval van *compound muscle action potential* (CMAP) en *sensory nerve action potential* (SNAP) over het compressietraject, wijzend op lokale demyelinisatie;
3. verbreding en/of vervorming van voornamelijk de CMAP (vergeleken met de CMAP bij distale stimulatie) bij stimulatie proximaal van de compressieplaats, wijzend op abnormale temporale dispersie, eveneens als gevolg van lokale demyelinisatie;
4. lage CMAP en SNAP bij distale (van de compressieplaats) stimulatie als gevolg van axonale degeneratie;
5. bij naaldmyografisch onderzoek van de distaal van de compressieplaats geïnnerveerde spieren kunnen, als uiting van axonale degeneratie, fibrillaties, positieve scherpe golven en reïnnervatiepotentialen worden gevonden.

De ulnaris- en de peroneusneuropathie worden hier besproken, waarbij de nadruk zal liggen op de praktische uitvoering van het onderzoek en op de problemen die men hierbij kan tegenkomen. Omdat de anatomische verhoudingen rond de compressieplaatsen en enkele veelvoorkomende anatomische variaties consequenties hebben voor de praktijk, worden deze kort besproken.

12.2 Compressieneuropathie van de n. ulnaris

De zenuwvezels van de n. ulnaris (C(7)8-Th1) lopen via het onderste deel van de plexus brachialis en mediaal van de mediale kop van de triceps naar de sulcus n. ulnaris humeri. Bij de elleboog is er een traject van ongeveer 10 cm waar de zenuw oppervlakkig verloopt en in de sulcus ulnaris contact maakt met het bot. In dit traject kan op verschillende plaatsen compressie plaatsvinden, waardoor nauwkeuriger lokalisatie alleen mogelijk is door stapsgewijs stimuleren (inching-methode). In ▫ figuur 12.1 zijn de compressieplaatsen rond de elleboog aangeven.

1. Een zeldzame compressieplaats is de arcade van Struthers, een fasciale band tussen de mediale tricepskop en het septum intermusculare mediale die 8 cm proximaal van de mediale epicondylus medialis ligt en voornamelijk aanleiding zou geven tot (secundaire) compressie na een anterieure transpositie van de n. ulnaris. Deze compressieplaats wordt hier genoemd, omdat deze niet ontdekt wordt wanneer men zich beperkt tot de standaard stimulatieplaatsen boven en onder de elleboog.
2. De meest voorkomende lokalisatie van de compressie is het sulcustraject bij de epicondylus medialis (retro-epicondylaire groeve). Een voorbeeld is te zien in ▫ figuur 12.2. Zie ▫ figuur 12.3 voor het effect van *inching*.
3. Een andere compressieplaats ligt ongeveer 1,5 tot 3 cm distaal van de epicondylus medialis, waar de n. ulnaris onder de aponeurose duikt die tussen de twee koppen van de m. flexor carpi ulnaris ligt (*cubital tunnel*).
4. Even distaal van de cubital tunnel, ongeveer 4 cm van de epicondylus medialis, kan de n. ulnaris beklemd raken onder de aponeurose die is uitgespannen tussen de flexoren en m. pronator. Omdat de plaats van de compressie meer distaal ligt dan de standaard stimulatieplaats onder de elleboog, worden verlaagde motorische geleidingssnelheden en eventueel CMAP-verval gevonden in het onderarmtraject.
5. In de pols kunnen in het kanaal van Guyon de verschillende distale sensibele en motorische ulnaristakken variabel zijn aangedaan. Er worden dan verlengde distale motorische latenties naar de hypothenar en/of de m. interosseus dorsalis primus gevonden, en/of een verlaagde sensibele geleidingssnelheid naar de pink (meestal is deze echter normaal).

De spieren die door de n ulnaris worden geïnnerveerd zijn achtereenvolgens in de onderarm: m. flexor carpi ulnaris en m. flexor digitorum profundis (pars ulnaris), en dan de intrinsieke handspieren (o.a. m. abductor digiti V en m. interosseus dorsalis primus).

12.2.1 Klinische verschijnselen

De volgende klinische verschijnselen van een ulnarisneuropathie ter hoogte van de elleboog kunnen worden waargenomen:

1. spierzwakte, voornamelijk in de intrinsieke handspieren* (m. interosseus dorsalis primus > m. abductor digiti V);
2. gevoelsstoornissen, voornamelijk in de digitus IV (ulnaire zijde) en V, in iets mindere mate in de verzorgingsgebieden* van de n. cutaneus ulnaris (ramus) dorsalis en (ramus) palmaris.

*De zenuwvezels die de intrinsieke handspieren verzorgen, zijn het meest oppervlakkig gelegen in het elleboogtraject.

12.2.2 Klinisch neurofysiologisch onderzoek

Algemeen: de temperatuur aan de handrug dient ten minste 32 °C te bedragen (bij temperatuurveranderingen veranderen de geleidingssnelheden van aangedane zenuwen bij bepaalde neuropathieën minder dan die van niet-aangedane zenuwen). Bij lagere temperatuur dient men op te warmen (water, hot packs). De aardelektrode dient bij voorkeur geplaatst te worden tussen stimulatieplaats en actieve elektrode in.

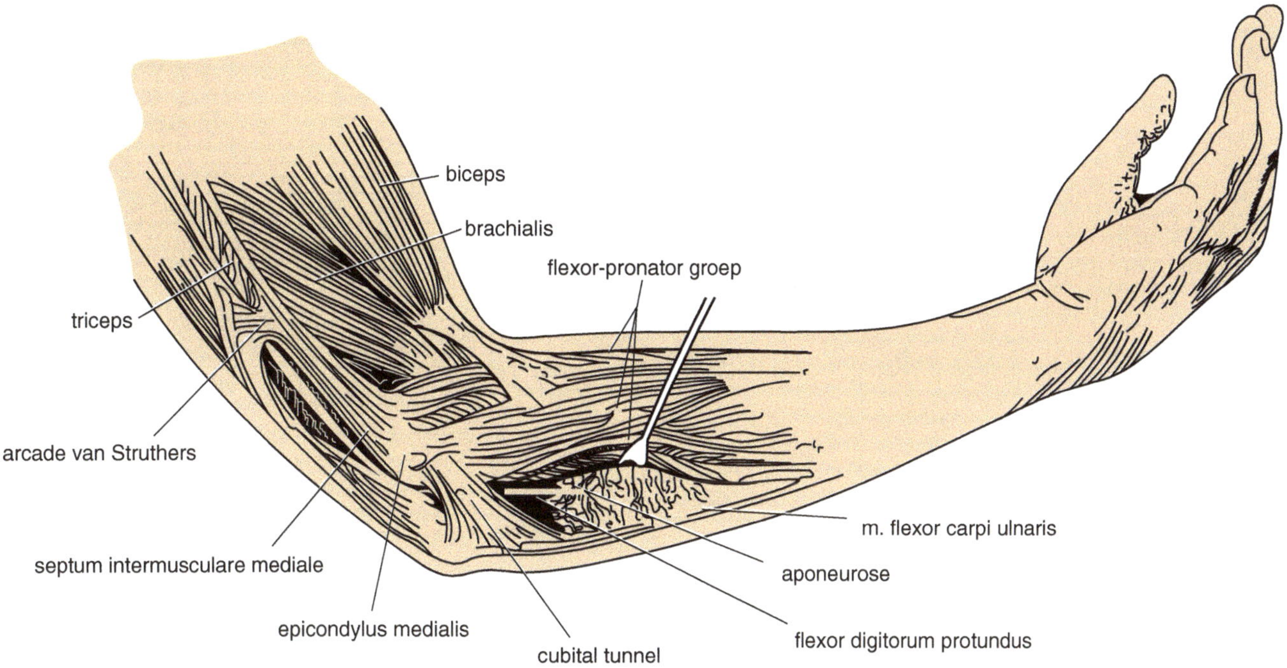

Figuur 12.1 De compressieplaatsen van de n. ulnaris. (uit: Amadio PC. Anatomical basis for a technique of ulnar nerve transposition. Surg Radiol Anat. 1986;8:158. By permission of the Mayo Foundation.)

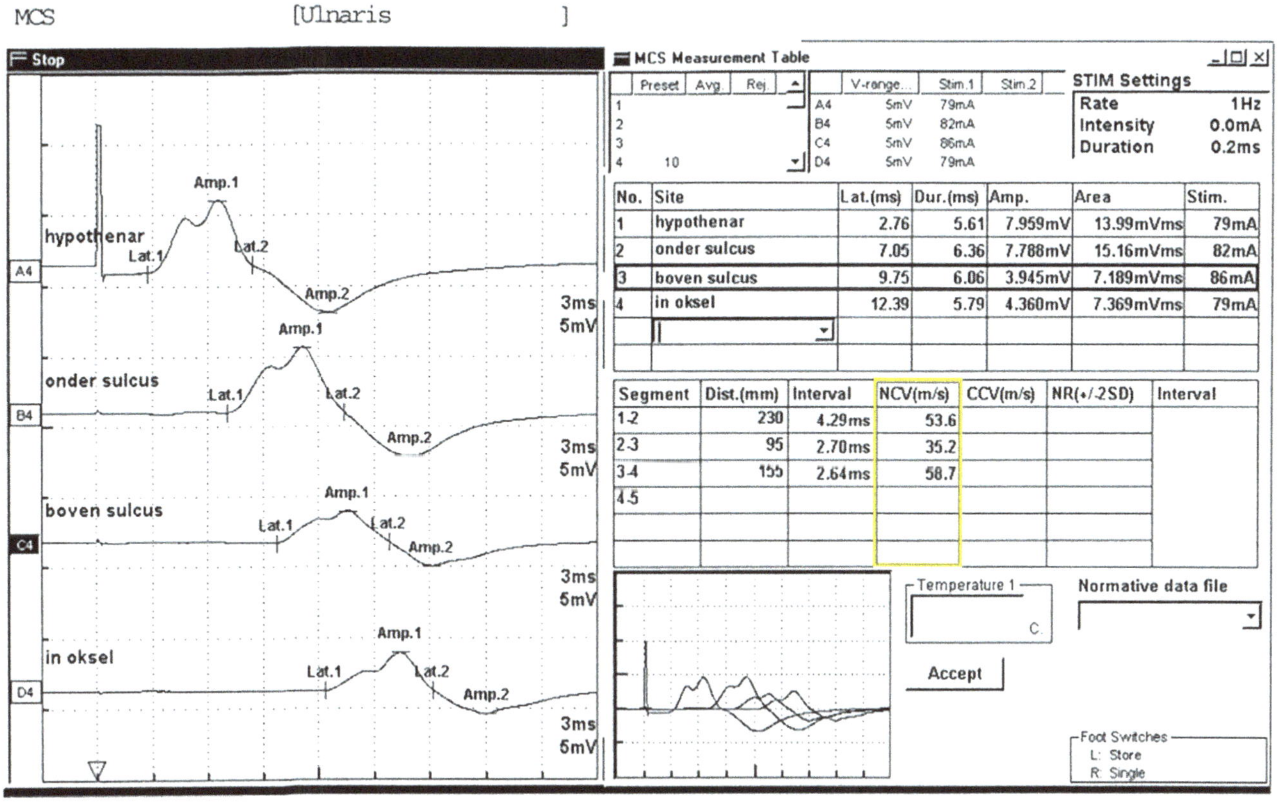

Figuur 12.2 N. ulnaris, afgeleid van de hypothenar. Typisch voorbeeld van een compressieneuropathie. Geleidingsverlaging en CMAP-verval (50%) over het sulcustraject.

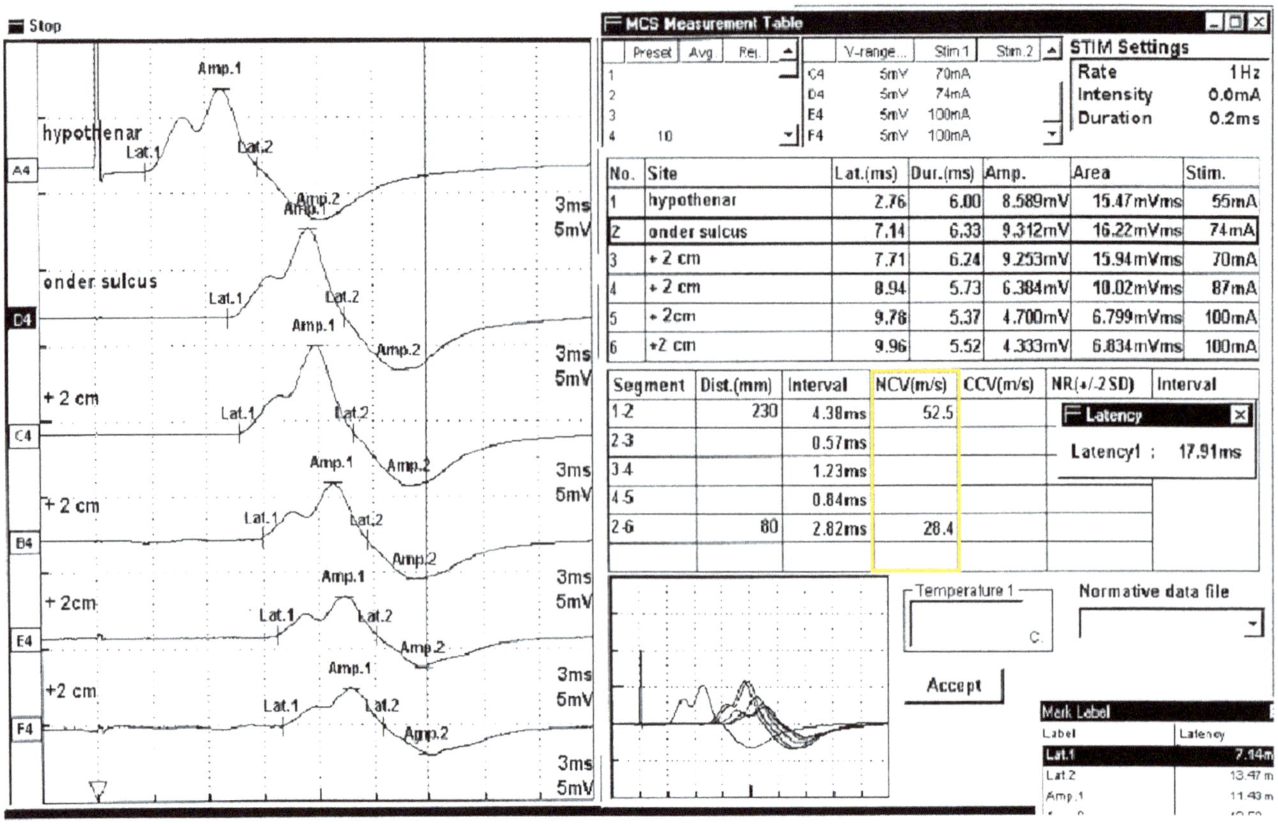

Figuur 12.3 *Inching* vanaf de stimulatieplaats onder de sulcus met stappen van 2 cm, bij dezelfde patiënt als in figuur 12.2. Bij de tweede stap (4 cm boven de distale stimulatieplaats; segment 3-4) is er een plotseling inzakken van de CMAP, wijzend op een meer precieze lokalisatie van de compressieneuropathie. In de kleine afbeelding midden-onder met de gesuperponeerde CMAP's is de plotselinge overgang goed te zien. De gemeten snelheid over dit korte segment is 16 m/s (2 cm/1,23 ms; niet aangegeven in de figuur).

12.2.3 Geleidingsonderzoek

Motorisch

De elleboog is 90 graden gebogen en de bovenarm wordt in 70 tot 90 graden abductiestand gehouden.

1. Actieve elektrode op het midden van de hypothenar (m. abductor digiti V) of de m. interosseus dorsalis I, referentie-elektrode op het metacarpofalangeale gewricht.
2. Distale stimulatie: even voor de polsplooi, mediaal van de pees van de m. flexor carpi ulnaris.
3. Onder de sulcus: kathode hooguit 2-3 cm distaal van de epicondylus medialis (anders kans op submaximale stimulatie omdat de ulnaris wegduikt onder de aponeurose).
4. Boven de sulcus: maximaal 8 cm proximaal van 3).
5. In bovenarm/oksel (tegen mediale zijde mediale kop m. triceps) in verband met de arcade van Struthers.

Sensibel (antidroom)

De elleboog is 90 graden gebogen en de bovenarm wordt in 70 tot 90 graden abductiestand gehouden.

1. Ringelektroden rond digitus V. Om meeregistratie van spierpotentialen van de pinkmuis te voorkomen, positioneert men de actieve elektrode niet op de pinkbasis maar halverwege rond de proximale falanx, of op het eerste interfalangeale gewricht (PIP). De referentie-elektrode dient ten minste 3-4 cm meer distaal te worden geplaatst.
2. Stimulatie: zie motorisch.

Naaldmyografisch onderzoek: bij axonale degeneratie vindt men pathologische spontane spieractiviteit (fibrillaties en/of positieve scherpe golven) in de ulnarisspieren. De kans hierop is in de m. interosseus dorsalis primus het hoogst en in mindere mate in de m. abductor digiti V. De ulnaris-onderarmspieren zijn veel minder frequent aangedaan.

12.2.4 Criteria compressieneuropathie n. ulnaris rond de elleboog

De volgende criteria (met verwijzing naar de literatuurlijst voor hun herkomst) worden gehanteerd voor een compressieneuropathie van de n. ulnaris rond de elleboog.

1. Een motorische geleidingssnelheid (MGS) over het elleboogtraject van < 50 m/s (Spaans et al, AAEM) (volgens Buschbacher < 43 m/s);
2. > 10 m/s (Spaans et al; AAEM) verschil in MGS tussen het elleboogtraject en de onderarm (volgens Buschbacher > 15 m/s; de NVN-conceptrichtlijn *Ulnaropathie 2012* raadt af dit als enige criterium te gebruiken.);

3. amplitudeverval van de CMAP van > 20% (> 16% volgens Buschbacher) of duidelijke CMAP-verandering over het elleboogtraject (NB: Een dergelijk CMAP-verval moet altijd gepaard gaan met een verlaagde motorische snelheid; zo niet: onderzoek op Martin-Gruber-anastomose.) Wanneer een CMAP-verval/verandering in combinatie met een verlaagde MGS alleen bestaat over het traject onder-elleboog – polsstimulatie, luidt de differentiële diagnose: compressie ter hoogte van de *cubital tunnel*, of nog meer distaal in de onderarm, of Martin-Gruber-anastomose (NVKNF-criteria);
4. sensibele geleidingssnelheden: idem als bij 1 en 2. (Het SNAP-amplitudeverval over onderarm en/of elleboogtraject is weinig specifiek (Spaans et al.)

12.2.5 Praktische overwegingen

Bij een (matig) ernstige ulnarisneuropathie rond de elleboog is het standaard motorisch geleidingsonderzoek (meestal naar de hypothenar) doorgaans afdoende ten aanzien van de diagnose en lokalisatie, en kan sensibiliteitsonderzoek zich beperken tot de vaststelling dat de distale SNAP van digitus V een relatief lage amplitude heeft.

Bij twijfel kan de motorische geleidingssnelheid naar de m. interosseus dorsalis primus worden onderzocht omdat de zenuwvezels hiervan iets ernstiger zouden zijn aangedaan. Bovendien kan er dan een uitspraak worden gedaan over een eventuele distale ulnaropathie ter hoogte van het kanaal van Guyon (waarin de sensibele geleidingssnelheid naar digitus V kan worden meegenomen).

Wanneer er een bijkomende neuropathie ter hoogte van het kanaal van Guyon bestaat, is het ter vaststelling van een compressieneuropathie rond de elleboog zinvol om de SNAP en de sensibele geleidingssnelheid te bepalen van de n. cutaneus ulnaris (ramus) dorsalis, omdat deze ongeveer 8 cm voor het kanaal van Guyon aftakt van de n. ulnaris en ter hoogte van de processus styloideus ulnae dorsaal verloopt.

Inching in het elleboogtraject helpt voornamelijk om een meer nauwkeurige lokalisatie te bepalen. Dit lijkt vooral van belang wanneer chirurgisch ingrijpen wordt overwogen.

De m. interosseus dorsalis primus heeft de hoogste naaldmyografische opbrengst, waarvan de bevindingen kunnen worden meegewogen in de prognosebepaling (puur demyeliniserende afwijkingen hebben een betere prognose dan demyelinisatie met bijkomende axonale degeneratie). Omdat er differentiaaldiagnostisch vaak aan een C8-radiculopathie wordt gedacht, kan het naaldmyografisch onderzoek worden beperkt tot de m. interosseus dorsalis primus indien daar geen of geringe afwijkingen worden aangetroffen. Is deze wel afwijkend, dan is uitbreiding van het onderzoek naar andere C8-spieren (niet-ulnaris, bijvoorbeeld m. extensor indices proprius, m. pronator quadratus, m. abductor pollicis brevis) aangewezen.

12.2.6 Algemeen

- Wanneer er een verlaagde geleidingssnelheid wordt gevonden in een ander segment dan het elleboogtraject, dienen aanvullend een of meer controlezenuwen onderzocht te worden (in verband met eventuele plexusaandoening, radiculopathie of polyneuropathie).
- Bij CMAP's die distaal groter zijn dan bij proximale stimulatie zonder begeleidende lage motorische snelheden moet een Martin-Gruber-anastomose worden uitgesloten (figuur 12.4).
- Het onderzoek dient eveneens te worden uitgebreid bij naaldmyografische afwijkingen die onvoldoende verklaard kunnen worden uit het geleidingsonderzoek.

12.3 Compressieneuropathie van de n. peroneus

De zenuwvezels van de n. peroneus (wortels L4-L5, S1-2) verlopen in de plexus lumbosacralis convergerend naar het foramen infrapiriforme en vormen samen met de vezels van de n. tibialis (L5-S2, mogelijk ook S3) de n. ischiadicus. In het bovenbeen splitst de n. ischiadicus zich in de n. peroneus en de n. tibialis. Meestal geschiedt dit proximaal van de fossa poplitea, maar de twee zenuwen kunnen al vanaf de oorsprong van de n. ischiadicus separaat verlopen.

De n. peroneus communis verloopt bij binnentreden in de fossa poplitea langs de mediale rand van de m. biceps femoris (caput breve) over de laterale kop van de m. gastrocnemius naar de achterkant van het fibulakopje. Hier ligt de n. peroneus communis in direct contact met het bot en is bovendien zeer oppervlakkig gelegen en daardoor kwetsbaar voor druk. Overigens zijn er ook zowel meer proximaal als meer distaal van het fibulakopje compressieplaatsen beschreven (respectievelijk onder de pees van de m. biceps femoris en tussen m. peroneus longus en het septum intermusculare), die dus gemist kunnen worden als de afstand tussen de stimulatieplaatsen boven en onder het fibulakopje te klein wordt genomen.

Predisponerende factoren voor een compressieneuropathie bij het fibulakopje zijn onder andere habituele *leg crossing*, hurkende werkzaamheden (Eng: *strawberry pickers palsy*) en sterk gewichtsverlies.

De n. peroneus splitst zich even caudaal van het fibulakopje in de n. peroneus profundus en de n. peroneus superficialis. De eerste verzorgt de m. tibialis anterior, m. extensor digitorum longus, m. extensor hallucis longus, m. extensor digitorum brevis en m. extensor hallucis brevis, de tweede innerveert de m. peroneus longus en m. peroneus brevis. In 20 tot 30% van de populatie is er sprake van een extra motorische tak (n. peroneus accessorius) van de n. peroneus superficialis, die achter de malleolus lateralis verloopt en de m. extensor digitorum brevis (voornamelijk het meest laterale deel) mede innerveert.

Een andere mogelijke compressieplaats van de n. peroneus (profundus) is distaal gelegen bij het retinaculum extensorum (voorste tarsaletunnelsyndroom).

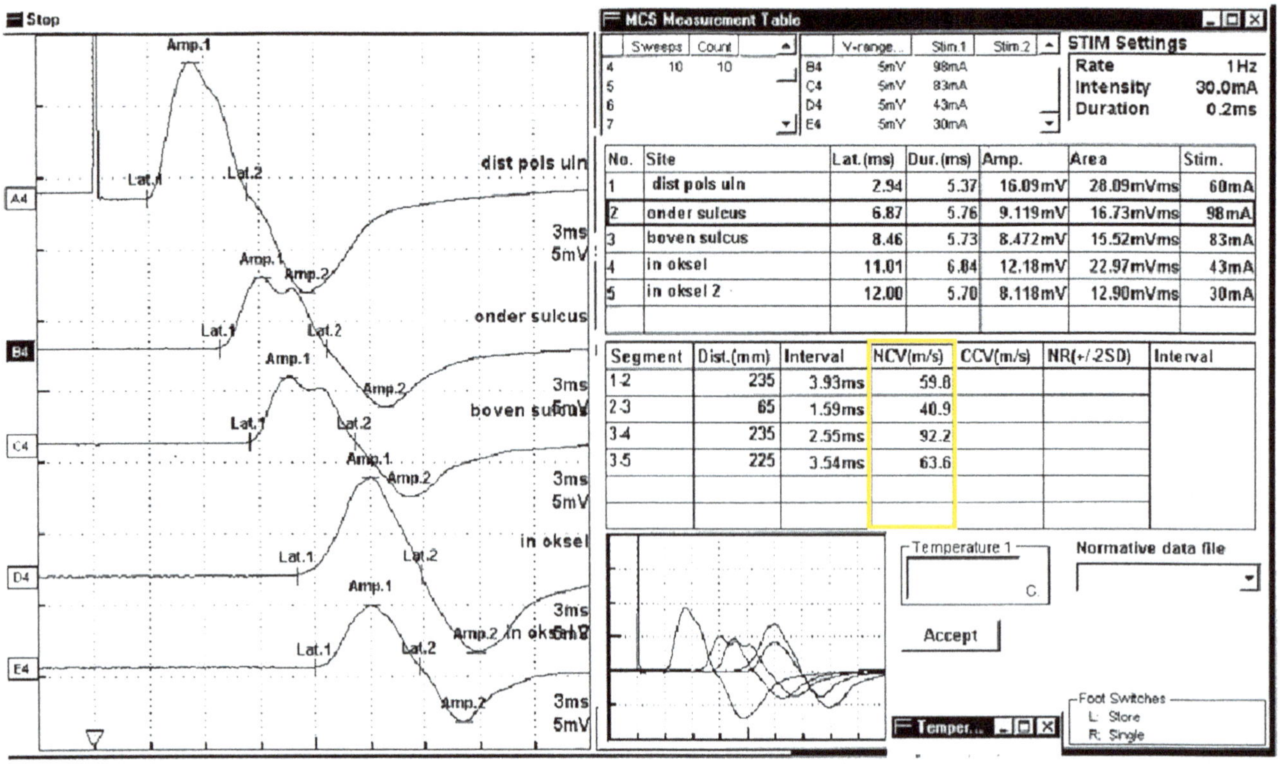

Figuur 12.4 Motorisch geleidingsonderzoek van de n. ulnaris, afgeleid van de hypothenar. Er is een lichte geleidingsvertraging over segment 2-3 (sulcustraject), maar al een lage CMAP over het onderarmsegment (44% CMAP-verval) bij een normale geleidingssnelheid in het onderarmtraject. In oksel gestimuleerd (D4): hogere CMAP met andere vorm, bij zeer hoge geleidingssnelheden (92 m/s) over het bovenarmtraject. Herhaling okselstimulatie (E4) met lagere intensiteit en visuele ulnarisrespons zoals bij stimulatie rond de sulcus.
Interpretatie: De opvallend hoge CMAP bij stimulatie in de oksel (D4) kan alleen verklaard worden door co-stimulatie van de n. medianus in de bovenarm en is hoogstwaarschijnlijk het gevolg van een Martin-Gruber-anastomose. Hierdoor ontstaat het beeld van een pseudoblokkade in de onderarm (goed te zien op de kleine afbeelding midden-onder waarbij de CMAP's gesuperponeerd zijn). Er is een lichte compressieneuropathie (alleen verlaagde snelheid) van de n. ulnaris in de sulcus. (De Martin-Gruber-anastomose zou nog verder moeten worden uitgezocht.)

12.3.1 Klinische verschijnselen

De volgende klinische verschijnselen van een peroneusneuropathie ter hoogte van de fibulakop kunnen worden waargenomen:

1. spierzwakte (als voornamelijk de n. peroneus profundus is aangedaan: voetheffers en teenextensoren; als voornamelijk de n. peroneus superficialis is aangedaan: de spieren die de eversie van de voet verzorgen);
2. gevoelsstoornissen (als de n. peroneus superficialis is aangedaan: huidgebied laterale onderbeen en voetrug; als de n. peroneus profundus is aangedaan: een klein driehoekig huidgebied op de voetrug, tussen digiti I en II).

12.3.2 Klinisch neurofysiologisch onderzoek

Algemeen

De temperatuur aan de voetrug dient ten minste 32 °Celsius te bedragen. De patiënt ligt op de rug met de knieën matig gebogen in een hoek van ongeveer 150 graden door een rond kussen in de knieholte. De aardelektrode dient bij voorkeur geplaatst te worden tussen stimulatieplaats en actieve elektrode in.

Motorisch

1. Afgeleid van de m. extensor digitorum brevis (EDB):
   a) oppervlakte-elektroden op de EDB, de actieve elektrode op de buik; referentie-elektrode op het vijfde metatarsofalangeale gewricht.
   b) distale stimulatie: kathode ongeveer 8 cm proximaal van de actieve elektrode aan de voorzijde van de enkel, even lateraal van de pees van de m. extensor hallucis longus;
   c) stimulatie onder het fibulakopje: kathode 2-4 cm distaal van de bovenrand van het fibulakopje;
   d) stimulatie boven het fibulakopje: kathode 10 cm proximaal van 3). De n. peroneus communis ligt mediaal van de pees van de m. biceps femoris caput breve.

2. Afgeleid van de m. tibialis anterior (TA):
   a) oppervlakte-elektroden op de TA, de actieve elektrode op de buik, op een derde van de afstand tuberositas tibiae – malleolus lateralis; referentie-elektrode 4 cm verder, op de tibia;
   b) als c) bij EDB;
   c) als d) bij EDB.

Sensibel

Sensibel (antidroom) geleidingsonderzoek van n. cutaneus dorsalis medialis pedis (een tak van de n. peroneus superficialis):

1. oppervlakte-elektroden op de voetrug, de actieve elektrode even na het retinaculum extensorum in de straal van de digitus II (tweede spatium interosseum); referentie-elektrode 5-6 cm meer distaal;
2. stimulatie 14 cm meer proximaal, even lateraal van de tibia.

Naaldmyografisch onderzoek: Bij axonale degeneratie als gevolg van een compressieneuropathie van de n. peroneus communis ter hoogte van het fibulakopje vindt men pathologische spontane spieractiviteit (fibrillaties en/of positieve scherpe golven) in de m. tibialis anterior en (meestal in mindere mate) in de n. peroneus longus en brevis. De m. extensor digitorum brevis heeft wegens zijn grotere kwetsbaarheid minder lokalisatorische waarde. Ter uitsluiting van een meer proximaal gelegen stoornis in de n. peroneus (n. ischiadicus) wordt de m. biceps femoris caput breve onderzocht: in geval van een compressieneuropathie ter hoogte van het fibulakopje worden hierin geen afwijkingen gevonden.

Wanneer differentiaaldiagnostisch aan een L5-radiculopathie wordt gedacht, kan het onderzoek zich het beste richten op de m. tibialis posterior, de m. semitendinosus en/of de m. flexor hallucis longus (L5, echter innervatie door n. tibialis) en/of L5-spieren buiten de n. ischiadicus (bijvoorbeeld de m. glutei medius of minimus, de m. tensor fascia lata, paraspinaal). Bij een L5-radiculopathie zal ondanks de klinische hypesthesie van de voetwreef de SNAP van de n. cutaneus dorsalis medialis of intermedius (takken n. peroneus superficialis) normaal moeten zijn.

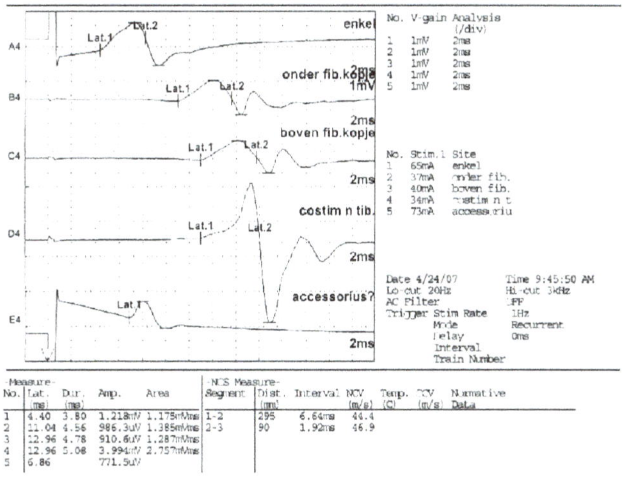

Figuur 12.5 Motorisch geleidingsonderzoek van de n. peroneus bij een patiënt met een lichte sensomotorische polyneuropathie met lichte voethefferszwakte.
Vraagstelling: gesuperponeerde peroneusneuropathie?
Stimulatie bij A4: distaal; B4, respectievelijk C4: onder, respectievelijk boven fibulakopje, dubbele CMAP (dd: dispersie of n. peroneus accessorius?) Bij D4: iets meer mediaal gestimuleerd boven fibulakopje: andere, grotere CMAP: co-stimulatie n. tibialis. Bij E4: stimulatie achter malleolus lateralis: geïsoleerde kleine CMAP, lijkend op de tweede deel van de dubbele CMAP bij B4 en C4: geïnterpreteerd als n. peroneus accessorius.
Bespreking: Bij B4 is er dus hoogstwaarschijnlijk geen dispersie als argument voor een compressieneuropathie, maar een stimulatie van de n. peroneus accessorius.
Conclusie: geen compressieneuropathie van de n. peroneus aangetoond.

12.3.3 Potentiële valkuilen

1. Co-stimulatie. Bij stimulatie boven het fibulakopje kan de n. tibialis worden meegestimuleerd. Dit wordt herkend doordat er tijdens het verhogen van de stimulatiesterkte opeens een duidelijk andere CMAP wordt verkregen dan bij de distale stimulatie (figuur 12.5, maar ook bij figuur 12.4). Tevens maakt de voet een andere beweging dan verwacht (bij co-stimulatie n. tibialis meer flexie/inversiebeweging dan de verwachte extensie/eversiebeweging). Ter voorkoming van co-stimulatie van de n. tibialis tijdens stimulatie boven het fibulakopje kan bijvoorbeeld de n. peroneus naar lateraal drukkend (tegen de mediale rand van de m. biceps femoris) en door een in kleine stapjes opgevoerde stimulatiesterkte gestimuleerd worden. De CMAP-configuratie verkregen bij proximale stimulatie moet normaal gesproken gelijk (of iets minder: < 20-30%) zijn aan die van de distale stimulatie, of, in geval van een lokale demyeliniserende neuropathie, een CMAP-verval laten zien waarin meestal de CMAP-configuratie nog wel herkenbaar is.
2. Fout-positieve lage snelheden. De snelheid over het fibulakopje kan foutief te laag uitvallen omdat de afstand te kort wordt gemeten. Ter voorkoming van een onderschatting van de afstand (zeker bij adipeuze patiënten) kan de stimulator na proximale stimulatie al drukkend op zijn plaats worden gehouden om vanuit deze (ingedeukte) plek met het meetlint de afstand te meten naar de gemarkeerde stimulatieplaats onder het fibulakopje. Door de proximale plaats te markeren nadat de huid/weke delen zijn 'teruggeveerd', kan namelijk de afstand tussen de stimulatieplekken met meer dan 2 cm korter uitvallen. Dit kan hier dan aanleiding geven tot een foutieve snelheidsvermindering van 20 tot 25%.

12.3.4 Welke criteria?

Er blijkt bij ongeveer 50% van de peroneusneuropathieën sprake te zijn van voornamelijk axonaal verval (lage CMAP's en SNAP's, naaldmyografische afwijkingen). In die gevallen is ook de SNAP van de n. peroneus superficialis verlaagd. De rest laat een mengbeeld zien van demyeliniserende kenmerken en axonale afwijkingen. Voor de vaststelling van een compressieneuropathie van de n. peroneus ter hoogte van het fibulakopje is het belangrijk dat een lokaliserende techniek dit ondersteunt. Motorische geleidingssnelheidsparameters (snelheden, CMAP's) zijn hiervoor het meest geschikt. Het CMAP-verval van de m. extensor digitorum brevis (EDB) kan bij normale proefpersonen 20 tot 30% bedragen. Soms kan de diagnose alleen bij uitsluiting waarschijnlijk worden gemaakt.

Er zijn enkele goede studies verschenen die normaalwaarden geven voor de parameters van de n. peroneus, maar deze zijn voornamelijk afkomstig van de EDB. Waarschijnlijk is het geleidingsonderzoek over het fibulakopje naar de m. tibialis anterior (TA) sensitiever.

Men moet er rekening mee houden dat de snelheden over het fibulakopje bij afleiding langs de TA normaal gesproken gemiddeld 8 m/s hoger zijn dan die van de EDB (over het fibulakopje).

CMAP-verval over het fibulakopje is voor de EDB beter uitgezocht dan voor de TA. Dit zal voor een deel komen doordat de actieve elektrode boven de TA deels ook signalen opvangt van de m. peroneus longus (co-registratie). En aangezien de vezels van de n. peroneus superficialis meestal minder lijken te zijn aangedaan dan die van de n. peroneus profundus, zal er snel co-stimulatie optreden van relatief normaal geleidende vezels.

Het standaard sensibiliteitsonderzoek van een distale tak van de n. peroneus superficialis heeft geen lokaliserende betekenis.

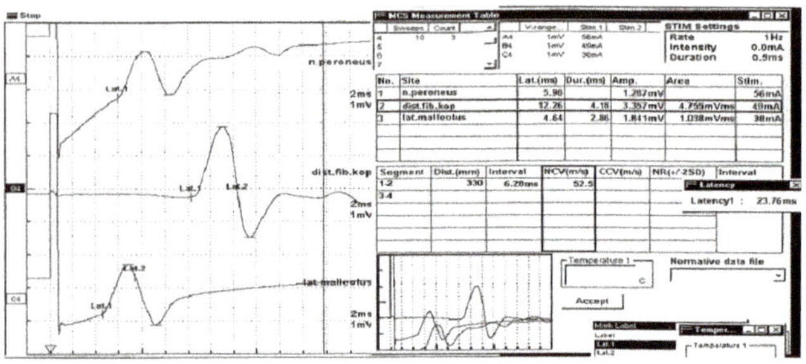

Figuur 12.6 Motorisch geleidingsonderzoek van de n. peroneus, afgeleid van de EDB. De CMAP bij distale stimulatie is kleiner dan bij stimulatie onder het fibulakopje, bij een normale geleidingssnelheid over het onderbeentraject. Bij stimulatie achter de malleolus lateralis wordt eveneens een CMAP van de EDB verkregen: deze is afkomstig van de n. peroneus accessorius.

12.3.5 Criteria compressieneuropathie n. peroneus bij het fibulakopje

De volgende criteria* worden gehanteerd voor een compressieneuropathie van de n. peroneus bij het fibulakopje:

1. motorische geleidingssnelheid (MGS) van het traject over het fibulakopje meer dan 10 m/s lager dan de MGS van het traject in het onderbeen (bij afleiden van de EDB);
2. motorische geleidingssnelheid over het fibulakopje bij afleiden langs de TA < 43 m/s.
3. CMAP-verval van de EDB en/of de TA over het fibulakopje van > 50%.
4. naaldmyografische afwijkingen alleen in het verzorgingsgebied van de n. peroneus distaal van het fibulakopje, zonder afwijkingen in de m. biceps femoris caput breve.

*1 en 3 zijn conservatieve, 'duidelijke' waarden, gericht op zekerheid. Al vanaf een CMAP-verval over het fibulakopje van > 25% is een compressieneuropathie waarschijnlijk (Spaans et al, Buschbacher 1999). Buschbacher (2003) geeft als bovengrens van normaal 36% CMAP-afname aan voor de TA.

Praktische overwegingen

Zodra bij stimulatie met de elektroden op de EDB aan criterium 1 en/of 3 is voldaan, is in feite de diagnose gesteld. Wanneer van de EDB geen CMAP wordt verkregen, of criterium 1 en 3 niet doorslaggevend zijn, moet de TA worden onderzocht. Soms kan inching (vergelijk ulnaris) van nut zijn, maar de literatuur hierover is beperkt. Naaldmyografie kan extra lokaliserende zekerheid geven.

12.3.6 Veelvoorkomende problemen

1. Een zeer lage of afwezige CMAP van de EDB; dit kan ook voorkomen bij personen zonder klachten. In dat geval dient onderzoek plaats te vinden met oppervlakte-elektroden op de m. tibialis anterior.
2. Een CMAP van de EDB die bij stimulatie onder het fibulakopje hoger is dan distaal (als gevolg van n. peroneus accessorius).

Bij ongeveer 25% van de populatie is er (en dan meestal dubbelzijdig) sprake van een n. peroneus accessorius die afkomstig is van de m. peroneus superficialis. Deze verloopt achter de malleolus lateralis en innerveert het meest caudale/laterale deel van de EDB. Bij iets te caudaal/lateraal aanbrengen van de actieve oppervlakte-elektrode op de EDB kan de respons bij distale stimulatie op de gebruikelijke plaats (even boven het retinaculum extensorum) aanleiding geven tot een lagere CMAP dan bij proximale stimulatie (ter hoogte van de fibulakop). Stimulatie van de n. peroneus accessorius achter de malleolus lateralis geeft dan de (bij distale stimulatie ontbrekende) respons van de EDB (figuur 12.6).

12.4 Conclusie

Met behulp van neurofysiologische diagnostiek, kennis van de lokale anatomie en haar belangrijkste variaties en juiste pathofysiologische interpretaties van de resultaten van geleidingsstudies en naaldmyografie kunnen de compressieneuropathieën van de n. ulnaris en n. peroneus goed worden onderzocht.

Kernpunten

- De meest voorkomende compressieplaatsen van de n. ulnaris en de n. peroneus zijn respectievelijk de sulcus ulnaris en de fibulakop. Op beide locaties is de zenuw goed door te meten.
- Bij de interpretatie van de resultaten van het klinisch neurofysiologisch onderzoek moet rekening worden gehouden met factoren als submaximale stimulatie, co-stimulatie en anatomische variaties.
- Bij een ulnarisneuropathie zijn de vezels naar de m. interosseus meestal meer aangedaan.
- Bij een klapvoet is een belangrijke differentiaaldiagnostische overweging neuropathie van de n. peroneus of L5-radiculopathie. In het laatste geval blijft de sensibele respons van de n. peroneus superficialis meestal normaal (preganglionaire laesie) en zijn L5-spieren zoals de m. biceps femoris en de m. gluteus medius vaak afwijkend.

Literatuur

AAEM. Consensus criteria for the diagnosis of partial conduction block. Muscle Nerve. 1999;8(suppl):S225–S229.
AAEM. The electrodiagnostic evaluation of patients with ulnar neuropathy at the elbow: literature review of the usefulness of nerve conduction studies and needle electromyography. Muscle Nerve. 1999;8(suppl):S175–S205.
Beekman R, Plas JP van der, Uitdehaag BM, Schellens RL, Visser LH. Clinical, electrodiagnostic, and sonographic studies in ulnar neuropathy at the elbow. Muscle Nerve. 2004;30:202–208.
Buschbacher RM. Peroneal nerve motor conduction to the extensor digitorum brevis. Am J Phys Med Rehabil. 1999;78(suppl):S26–S31.
Buschbacher RM. Reference values for peroneal nerve motor conduction to the tibialis anterior and for peroneal vs. tibial latencies. Am J Phys Med Rehabil. 2003;82:296–301.
Buschbacher RM. Ulnar nerve motor conduction to the abductor digiti minimi. Am J Phys Med Rehabil. 1999;78(suppl): S9–S14.
NVN. Richtlijn Neuropathie van de nervus ulnaris bij de elleboog. NVN; 2012
Spaans F, Dijk JG van. Compressieneuropathie. Consensusteksten Nederlandse Vereniging voor Klinische Neurofysiologie. NVKNF; 2000. (▸ www.nvknf.nl)

Nervus facialis

J.H.T.M. Koelman

13.1 Inleiding

Onderzoek aan de n. facialis kan worden verricht door directe stimulatie van de n. facialis, door naaldmyografisch onderzoek van de mimische spieren en door reflexmatige activatie na stimulatie van de n. trigeminus met behulp van de oogknipreflex. Klinisch neurofysiologisch onderzoek van de n. facialis kan van waarde zijn bij uitval van de n. facialis en bij hyperkinetische stoornissen in het gezicht. Enkele facetten van dit onderzoek worden besproken.

13.2 Directe stimulatie n. facialis

De n. facialis kan transcutaan elektrisch worden gestimuleerd bij het foramen stylomastoideum net onder en voor het mastoïd. De spieractiviteit van verschillende gelaatsspieren kan met behulp van oppervlakte-elektroden worden geregistreerd, bijvoorbeeld van de m. orbicularis oculi, de m. orbicularis oris, de m. nasalis of de m. mentalis. De referentie-elektrode wordt geplaatst over het neusbeen of op dezelfde spier aan de andere zijde. De aarde wordt geplaatst op de kin of op het voorhoofd. Een belangrijk probleem bij oppervlakteregistratie is dat activiteit van nabijgelegen spieren kan worden meegeregistreerd, wat de amplitude en de latentie van de spierpotentiaal beïnvloedt. De verschillende takken van de n. facialis kunnen ook meer distaal worden gestimuleerd, waardoor dit probleem kan worden verkleind. Amplituden variëren in belangrijke mate tussen de verschillende spieren en tussen personen. Daarom zijn amplituden alleen bruikbaar bij vergelijking van beide zijden. Bij stimulatie van de n. facialis wordt er soms een *compound muscle action potential* (CMAP) opgewekt van de m. masseter, mogelijk door directe spierstimulatie. Dit kan bij complete uitval van de n. facialis ten onrechte de indruk wekken dat er nog restactiviteit aanwezig is. Het is daarom belangrijk het gelaat tijdens de meting goed te observeren om na te gaan met welke beweging de opgewekte CMAP samenhangt. Eventueel kan met een naaldelektrode worden geverifieerd of de opgewekte activiteit daadwerkelijk van de veronderstelde spier afkomstig is. Bij registratie met behulp van een naaldelektrode moet dan een scherpe motorunitactiviteit worden waargenomen.

Directe stimulatie van de n. facialis kan ook magnetisch worden verricht. Hierbij wordt de coil pariëto-occipitaal achter het oor geplaatst. Het elektrische veld exciteert de zenuwvezels nabij de ingang in het os petrosum. De latentie is iets langer dan wanneer de CMAP wordt opgewekt met elektrische stimulatie bij het foramen stylomastoideum.

13.3 Naaldonderzoek

De motorunit-actiepotentialen (MUAP's) van de gelaatsspieren zijn smaller en talrijker dan die van arm- en beenspieren. Daarom is bij gelaatsspieren lastiger vast te stellen of er sprake is van myogene afwijkingen of van spontane spiervezelactiviteit. Brede polyfasische MUAP's wijzen op een neurogeen probleem.

Bij simultaan gebruik van naaldelektroden in meerdere spieren kan synkinetische activiteit worden aangetoond. Hiervoor wordt veelal afgeleid van de m. orbicularis oculi en de m. mentalis, of van de m. frontalis en de m. mentalis, en er wordt geregistreerd in rust, tijdens actief ogen sluiten en tijdens actief lippen tuiten.

13.4 Oogknipreflex

De oogknipreflex geeft informatie over de n. facialis, de n. trigeminus en de verbindingen tussen deze twee zenuwen in de hersenstam (figuur 13.1). De oogknipreflex wordt opgewekt door transcutane elektrische stimulatie van de n. supraorbitalis, bij het foramen supraorbitale mediaal aan de bovenrand van de orbita. Wanneer men de tweede divisie van de n. trigeminus wil onderzoeken, stimuleert men de n. infraorbitalis bij het foramen infraorbitale op de onderrand van de orbita. De stimulatiesterkte bedraagt 12 tot 20 milliampère (mA). De prikkels moeten met een latentie van minimaal 7 seconden worden toegediend om habituatie te voorkomen; soms zijn langere tussenpozen noodzakelijk. De stimulatie-elektroden moeten naar lateraal worden gericht om gelijktijdige stimulatie van de contralaterale n. supraorbitalis te voorkomen. Met oppervlakte-elektroden wordt beiderzijds de spieractiviteit afgeleid van de onder het oog gelegen delen van de m. orbicularis oculi. De referentie-elektrode wordt geplaatst lateraal op de neus of temporaal. De aarde wordt op het voorhoofd geplaatst of op de kin. Er worden meerdere reflexen opgewekt om hun reproduceerbaarheid te beoordelen.

Bij de oogknipreflex worden een R1- (ipsilateraal aan de stimulatiezijde) en een R2-respons (bilateraal) opgewekt. De R1 is een oligosynaptische en de R2 een polysynaptische reflex. Daarmee hangt samen dat de latentietijd en de vorm van de R1 veel constanter zijn dan die van de R2. De R2 wordt onder andere beïnvloed door aandacht en door het dragen van contactlenzen. De R1 is vertraagd bij een latentie van > 13 ms en de R2 is vertraagd bij een latentie van > 41 ms. Een latentieverschil tussen de respons verkregen na stimulatie links en die verkregen na stimulatie rechts van de R1 van > 1,5 ms en van de R2 van > 8 ms is abnormaal.

Wanneer een oogknipreflex wordt opgewekt door stimulatie van de tweede trigeminustak, wordt meestal geen R1 gevonden.

13.4.1 Interpretatie

Met behulp van de oogknipreflex kan pathologie van de n. trigeminus en de n. facialis en binnen de hersenstam waarschijnlijk worden gemaakt. Verschillende combinaties van afwijkingen worden daarbij gevonden. Bij afwijkingen in de n. trigeminus wordt een afferent patroon gevonden. Stimulatie van de aangedane zijde geeft bij afleiden een vertraagde of afwezige R1 en een beiderzijds vertraagde of afwezige R2. Bij een n. facialis letsel wordt een efferent patroon gevonden. Stimulatie aan de aangedane zijde geeft een vertraagde of afwezige R1 en R2 ipsilateraal, terwijl de R2 contralateraal goed is. Stimulatie aan de gezonde zijde geeft een vertraagde of afwezige R2 contralateraal. Bij afwijkingen in de hersenstam worden verschillende

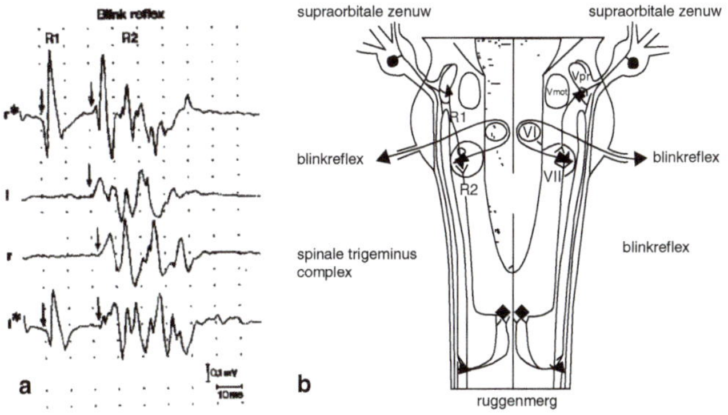

Figuur 13.1 **a** Oogknipreflex. *Geeft de gestimuleerde zijde aan; In de bovenste twee kanalen wordt de oogknipreflex weergegeven na rechtszijdige stimulatie van de n. supraorbitalis. Daarbij worden bij afleiden van de rechter m. orbicularis oculi (r) een normale R1 en R2, en bij afleiden van de linker m. orbicularis oculi (l), een normale R2 gezien. De onderste twee kanalen geven de eveneens normale situatie weer na stimulatie van de linker n. supraorbitalis. **b** Diagram van veronderstelde verbindingen in de hersenstam die betrokken zijn bij het tot stand komen van de oogknipreflex.

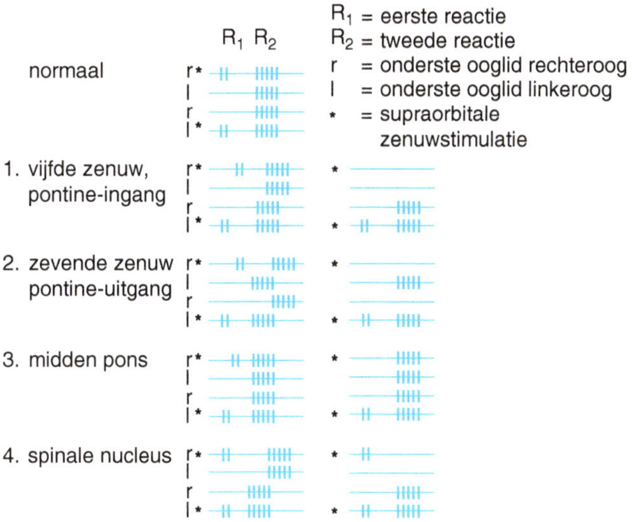

Figuur 13.2 Diagram van normale en abnormale oogknipreflexpatronen, afhankelijk van de lokalisatie van de afwijking (aangepast uit Ongerboer de Visser et al.).

patronen gevonden, afhankelijk van de lokalisatie van de laesie (figuur 13.2).

13.5 Nervus facialis verlamming

In het acute stadium van een idiopathische facialisverlamming is er een discrepantie tussen de CMAP opgewekt met behulp van elektrische stimulatie bij het foramen stylomastoideum (normaal) en de CMAP opgewekt met behulp van magnetische stimulatie pariëto-occipitaal (afwezig). Ook de oogknipreflex is al in het eerste stadium abnormaal, terwijl de CMAP opgewekt door directe stimulatie van de n. facialis nog normaal kan zijn.

Bij een idiopathische facialisverlamming is er een samenhang tussen de mate van axonale degeneratie en de uitkomst op langere termijn. Als de CMAP-afname (gemeten na dag 7-10) ten opzichte van de gezonde zijde niet groter is dan 90%, is de prognose meestal gunstig.

Onderzoek in een grote serie patiënten met een facialisparese laat bij andere oorzaken van een facialisverlamming verschillen in latentie en in de mate van axonale degeneratie zien ten opzichte van idiopathische facialisverlamming. Er is echter een belangrijke mate van overlap. Bij facialisverlamming bij het Guillain-Barré-syndroom wordt vaker een verlengde latentie van de directe facialispotentiaal gevonden. Bij de ziekte van Lyme en het Guillain-Barré-syndroom is er vaker sprake van dubbelzijdige problematiek. Bij een facialisverlamming door herpes zoster is er vaker sprake van een totale axonotmesis.

Bij een facialisverlamming kan naaldonderzoek na drie weken spontane spiervezelactiviteit laten zien. Spontane spiervezelactiviteit in de m. orbicularis oculi bij een idiopathische facialisverlamming gaat gepaard met een ongunstigere prognose. Naaldonderzoek na drie maanden kan een indicatie geven van het ontstaan van reïnnervatie. Door de m. frontalis, de m. orbicularis oculi, de m. orbicularis oris en de m. mentalis aan te prikken krijgt men een goed idee over de betrokkenheid en de mate van reïnnervatie van de verschillende delen van het gelaat.

Overigens kan reïnnervatie van de in de mediaanlijn gelegen spieren ook plaatsvinden vanuit de gezonde zijde. Dit kan worden aangetoond door de n. facialis aan de gezonde zijde te stimuleren terwijl de spieractiviteit aan de aangedane zijde wordt geregistreerd. Synkinetische activiteit (bijvoorbeeld activiteit in de m. mentalis bij aanspannen van de m. orbicularis oculi) wordt gezien na aberrante regeneratie na een facialisverlamming. Deze activiteit treedt op bij geïntendeerde faciale bewegingen.

13.6 Hemifaciale spasmen

Bij hemifaciale spasmen worden bij naaldonderzoek hoogfrequente *bursts* van synchrone activiteit in meerdere spieren gezien. Bij het verzoek de ogen te sluiten wordt ook activiteit in de m. mentalis gezien en bij het verzoek de lippen te tuiten ook activiteit in de m. orbicularis oculi (synkinetische activiteit, figuur 13.3). Bij myografie in het pretarsale deel van de m. orbicularis oculi kunnen spontane oogknippers worden geregistreerd, waarbij ook simultane activiteit in de m. mentalis wordt gezien.

Bij onderzoek met behulp van de oogknipreflex worden bij hemifaciale spasmen bij stimulatie van de n. supraorbitalis aan de aangedane zijde niet alleen in de orbicularis oculi een R1 en een R2 gevonden, maar ook in de m. orbicularis oris aan de aangedane zijde. Ook wordt na de R1 vaak persisteren van de spieractiviteit gezien, zodat R1 en R2 niet goed van elkaar te scheiden zijn.

13.6.1 Ephaptische transmissie, laterale spreiding

Bij hemifaciale spasmen kan, bij stimulatie van verschillende takken van de n. facialis, pathologische activiteit ontstaan in spieren die geïnnerveerd worden door niet-gestimuleerde tak-

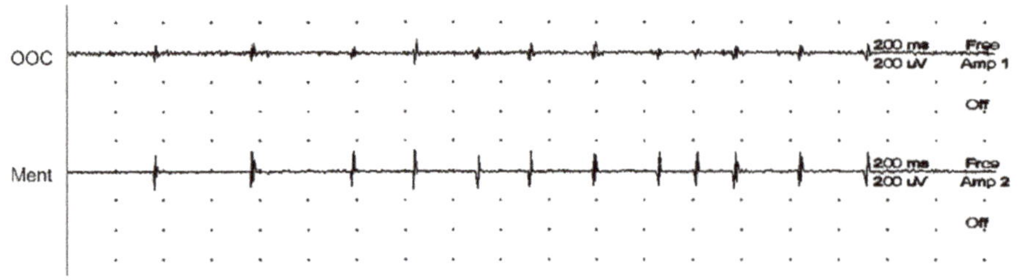

Figuur 13.3 Simultane registratie met naaldelektroden van de m. orbicularis oculi (OOC) en de m. mentalis (Ment) bij een patiënt met hemifaciale spasmen. Er worden spontane synchrone MUAP's gezien in beide spieren.

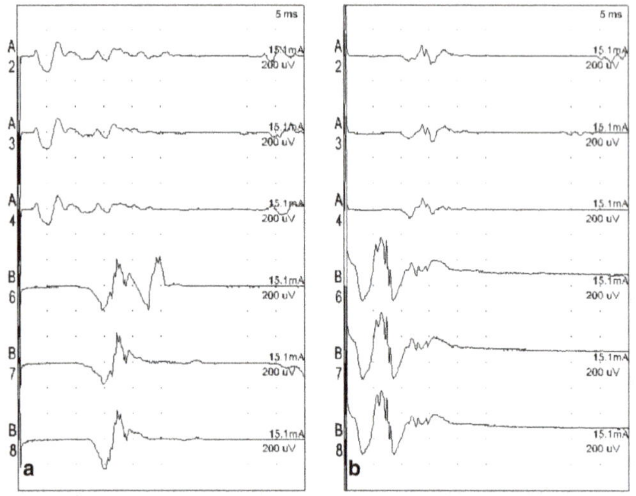

Figuur 13.4 Ephaptische transmissie. OOc = orbicularis oculi; Ment = m. mentalis (simultane registratie met naaldelektrode). a Stimulatie van de zygomaticustak naar de m. orbicularis oculi met ephaptische activiteit van de m. mentalis. b Stimulatie van de mandibulaire tak naar de m. mentalis met ephaptische activiteit van de m. orbicularis oculi.

ken van de n. facialis. Voor de registratie van deze activiteit worden meestal de m. orbicularis oculi (of de m. frontalis) en de m. mentalis gebruikt, waarbij dan de zygomaticustak (of de temporale tak) en de mandibulaire tak van de n. facialis worden gestimuleerd. Bij stimulatie van de zygomaticustak wordt dan ook activiteit in de m. mentalis gezien en vice versa; bij stimulatie van de mandibulaire tak wordt ook activiteit in de m. orbicularis oculi (of m. frontalis) gezien. Er bestaan verschillende opvattingen over de pathofysiologie achter dit fenomeen. Door plaatselijke demyelinisatie van axonen zouden ephaptische axo-axonale responsen ontstaan. Antidroom voortgeleide impulsen in gestimuleerde zenuwvezels genereren orthodrome impulsen in niet-gestimuleerde vezels, waardoor spieractiviteit wordt opgewekt in een niet-gestimuleerd deel van het gelaat. Ook zou door pathologie in de zenuw secundair de prikkelgevoeligheid van de neuronen in de kern van de n. facialis zelf kunnen veranderen en hangt het ontstaan van de pathologische activiteit hiermee samen (laterale spreiding). Kenmerkend is dat bij herhaalde stimulatie in het niet-gestimuleerde deel van het gelaat activiteit wordt gegenereerd met steeds min of meer eenzelfde configuratie en latentie (figuur 13.4). De ephaptische activiteit heeft een langere latentie dan de activiteit in het gestimuleerde deel. Er is geen sprake van habituatie, dus de stimuli kunnen met korte tussenpozen worden gegeven. Met naaldelektroden kan goed worden nagegaan in welke spieren deze activiteit wordt gegenereerd. Het onderzoek kan ook met oppervlakte-elektroden worden uitgevoerd. Van belang is te controleren of er geen sprake is van directe stimulatie van andere facialistakken, waardoor ten onrechte het bestaan van ephaptische activiteit wordt gesuggereerd. Het is daarom zinvol de positie van de stimulator wat te variëren en na te gaan of de respons blijft optreden. Onderzoek naar ephaptische transmissie wordt ook gebruikt bij operatieve behandeling van hemifaciale spasmen, door microvasculaire decompressie ter hoogte van de uittredeplaats van de n. facialis. Bij opheffing van dit vasculaire contact verdwijnt de ephaptische respons. Ephaptische activiteit kan overigens ook worden gezien na een perifere facialisverlamming.

Kernpunten

- Klinisch neurofysiologisch onderzoek van de n. facialis kan helpen bij het bepalen van de prognose in een vroeg stadium van een paralyse van Bell.
- Ephaptische activiteit wijst op een hemifacialisspasme, maar kan ook worden gezien na een doorgemaakte paralyse van Bell.

Literatuur

Aramideh M, Cruccu G, Vals-Solé J, Ongerboer de Visser BW. Assessment of disorders of the cranial nerves. In: Brown WF, Bolton CF, Aminoff MJ, eds. Neuromuscular function and disease. Basic, clinical and electrodiagnostic aspects. Philadelphia: W.B. Saunders Company; 2002, 757–780.

Aramideh M, Cruccu G, Vals-Solé J, Ongerboer de Visser BW. Cranial nerves and brainstem reflexes: electrodiagnostic techniques, physiology, and normative data. In: Brown WF, Bolton CF, Aminoff MJ, eds. Neuromuscular function and disease. Basic, clinical and electrodiagnostic aspects. Philadelphia: W.B. Saunders Company; 2002, 433–453.

Eekhof JL, Aramideh M, Speelman JD, Devriese PP, Ongerboer De Visser BW. Blink reflexes and lateral spreading in patients with synkinesia after Bell's palsy and in hemifacial spasm. Eur Neurol. 2000;43(3):141–146.

Enting RH, Lensing AWA, Ongerboer de Visser BW. De behandeling van de idiopathische facialisverlamming. Ned Tijdsch Geneeskd. 1998;142:436–438.

Fisch U. Prognostic value of electrical tests in acute facial paralysis. Am J Otolaryngol. 1984;5:494–498.

Gilhuis HJ, Beurskens CH, de Vries J, Marres HA, Hartman EH, Zwarts MJ. Contralateral reinnervation of midline muscles in nonidiopathic facial palsy. J Clin Neurophysiol. 2003;20(2):151–154.

Kokotis P, Piperos P, Zambelis T, Karandreas N. Denervation pattern of three mimic muscles in Bell's palsy. Neurophysiol Clin. 2006;36(4):255–259.

Montero J, Junyent J, Calopa M, Povedano M, Valls-Solé J. Electrophysiological study of ephaptic axono-axonal responses in hemifacial spasm. Muscle Nerve. 2007;35(2):184–188.

Mustafa MK, Weerden TW van, Mooij JJA. Hemifaciale spasmen door neurovasculaire compressie. Ned Tijdschr Geneeskd 2003;147:273–277.

Ongerboer de Visser BW, Cruccu G. Neurophysiologic examination of the trigeminal, facial, hypoglossal, and spinal accessory nerves in cranial neuropathies and brain stem disorders. In: Brown WF, Bolton CF, eds. Clinical electromyography. 2nd ed. Oxford: Butterworth-Heinemann; 1993, 61–92.

Rösler KM, Magistris MR, Glocker FX, Kohler A, Deuschl G, Hess CW. Electrophysiological characteristics of lesions in facial palsies of different etiologies. A study using electrical and magnetic stimulation techniques. Electroencephalogr Clin Neurophysiol. 1995;97:355–368.

Valls-Solé J. Electrodiagnostic studies of the facial nerve in peripheral facial palsy and hemifacial spasm. Muscle Nerve. 2007;36(1):14–20.

Deel II Elektro-encefalografie

Fysiologie van het EEG

M.J.A.M. van Putten

14.1 Inleiding

Het elektro-encefalogram (EEG) vindt zijn basis in de elektrische en chemische interacties tussen neuronen, waarbij kleine (μV) fluctuerende elektrische spanningen op de schedel ontstaan. Deze spanningen worden voornamelijk veroorzaakt door de extracellulaire stromen ten gevolge van activiteit van de corticale piramidecellen. In dit hoofdstuk zullen we deze processen bespreken en ook ingaan op de mechanismen die ten grondslag liggen aan het ontstaan van EEG-ritmes.

14.2 Het EEG in historisch perspectief

Door metingen te verrichten bij katten en honden ontdekte Richard Caton aan het eind van de achttiende eeuw dat de hersenen fluctuerende spanningen genereren. De spanningen die gemeten werden, waren 'groter tijdens slaap en aan het begin van de dood; nadat het sterven was opgetreden, werden ze snel zwakker en verdwenen vervolgens geheel'. Caton toonde ook aan dat er variaties in deze spanningen konden optreden door licht in de ogen te laten schijnen. Hij presenteerde in juli 1875 een deel van zijn onderzoeksgegevens op een bijeenkomst van de British Medical Association in Edinburgh. Caton vertelde zijn publiek:

» In every brain hitherto examined, the (string) galvanometer has indicated the existence of electric currents. The external surface of the grey matter is usually positive in relation to the surface of a section through it. Feeble currents of varying direction pass through the multiplier when the electrodes are placed on two points of the external surface of the skull. The electric currents of the grey matter appear to have a relation to its functions. When any part of the grey matter is in a state of functional activity, its electric current usually exhibits negative variation. For example, on the areas shown by Dr. Ferrier to be related to rotation of the head and to mastication, negative variation of the current was observed to occur whenever those two acts respectively were performed. Impressions through the senses were found to influence the currents of certain areas, e.g., the currents of that part of the rabbit's brain which Dr. Ferrier has shown to be related to movements of the eyelids, were found to be markedly influenced by stimulation of the opposite retina by light. (1875, 278.) «

Kort hierna werd het onderzoek gepubliceerd in het *British Medical Journal*. Het meten van EEG-signalen werd een stuk eenvoudiger nadat het Hans Berger (1873-1941) in 1925 was gelukt om hersengolven te meten door de intacte schedel heen. Deze metingen verrichtte hij bij zijn zoontje Klaus. Een dergelijke registratie is weergegeven in ◻ figuur 14.1.

Ook Berger gebruikte een snaargalvanometer voor de registraties van de spanningen, in de orde van grootte van 10 tot 100 μV. De eerste hersengolven die Berger ontdekte, waren ritmes variërend van 8 tot 13 Hz. Deze ritmes stonden in eerste instantie bekend als Berger-ritme, later werden ze alfaritme of alfa-activiteit genoemd. Pas na vijf jaar onderzoek en hernieuwde bestudering van zijn resultaten durfde Berger het aan om zijn metingen te publiceren. Hij schreef dat de hersenen elektrische impulsen of hersengolven maakten die sterk veranderden als de ogen werden gesloten of geopend. Ook stelde Berger vast dat, bij gesloten ogen, het alfaritme veranderde als de proefpersoon zich concentreerde, bijvoorbeeld om een wiskundig probleem op te lossen. Hierbij ontstonden snellere frequenties, in de bètaband (13-25 Hz). De publicatie van Bergers bevindingen in 1929 betekende een grote doorbraak in de neurofysiologie.

14.3 Bio-elektriciteit

Bij vrijwel alle cellen van ons lichaam is er een spanningsverschil aanwezig over de celmembraan. Neuronen en myocyten zijn hierin gespecialiseerd en kunnen ook snelle spanningsveranderingen genereren door het openen en sluiten van ionenkanalen.[1] Dergelijke exciteerbare cellen zijn omgeven door een semipermeabele membraan. Deze membraan bezit verschillende gradaties van permeabiliteit voor verschillende ionensoorten. Hierdoor is het mogelijk dat er spanningsverschillen over de membraan ontstaan als er concentratiegradiënten aanwezig zijn.

Laten we dit proces in iets meer detail bekijken. Als we een situatie beschouwen waarin er een ionenpaar aanwezig is, bijvoorbeeld kalium, en een ander, negatief geladen ion, en de concentraties aan elke zijde van een semipermeabele membraan zijn verschillend, dan zullen, als de membraan alleen doorlaatbaar is voor kalium, de kaliumionen door de concentratiegradiënt van de hoge naar de lagere concentratie gaan. Maar omdat kalium een positieve lading heeft, zullen deze ionen de negatieve ionen (of anionen) in hun kielzog meenemen. Er ontstaat dan na zeer korte tijd een situatie waarbij zich over de membraan aan de ene zijde kaliumionen gaan verzamelen, terwijl de anionen aan de andere zijde blijven. Immers, de membraan was alleen permeabel voor de kaliumionen en niet voor de anionen (vandaar ook de naam: semipermeabel, i.e. selectief permeabel). Er ontstaat dus een scheiding tussen de kalium- en de anionen. Deze situatie is geschetst in ◻ figuur 14.2.

Op datzelfde moment ontstaat er echter ook een spanningsverschil. Immers, ladingen die gescheiden zijn, genereren een elektrisch veld. Op de kaliumionen werken nu dus twee krachten: krachten als gevolg van de concentratiegradiënt, diffusiekrachten en krachten als gevolg van elektrische scheiding, elektrostatische krachten. De grootte van iedere kracht bepaalt uiteindelijk het evenwicht dat ontstaat met de bijbehorende membraanspanning. Deze spanning kunnen we beschrijven met de vergelijking van Nernst:

$$V_{Nernst,K} = -62\text{mV} \times \log\frac{[K]_\text{i}}{[K]_\text{e}} \qquad (14.1)$$

Voor de afleiding verwijzen we naar de literatuur. Deze vergelijking voor de Nernst- (of omkeer)potentiaal geeft dus aan hoe

1 Er bestaan spanningsafhankelijke ionkanalen (*voltage-gated channels*) en *ligand-gated channels* (hierbij is een neurotransmitter betrokken). Er zijn ook ionkanalen die door een mechanische verandering kunnen openen of sluiten.

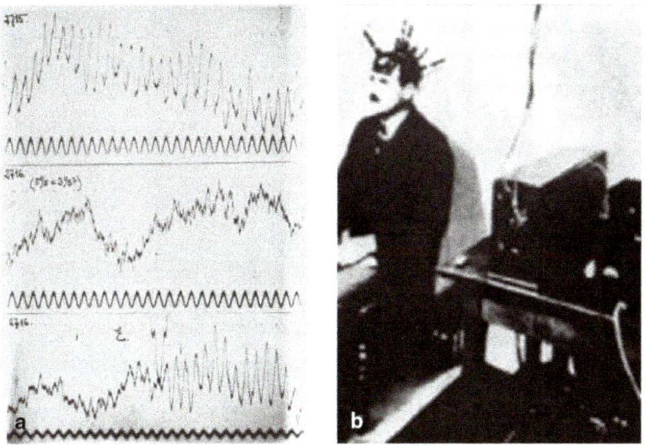

Figuur 14.1 a) Een van de eerste EEG's, geregistreerd door Hans Berger. Het alfaritme is goed zichtbaar en ook de modulatie door het openen van de ogen (midden). De sinusvormige curve onderaan elke figuur is een calibratiesignaal. b) Meting zoals die rond 1925 werden verricht. Een deel van de snaargalvanometer is ook zichtbaar.

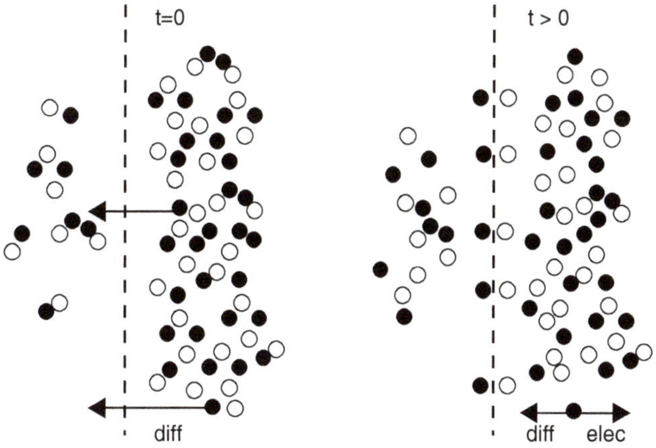

Figuur 14.2 Ladingscheiding over een semipermeabele membraan. Links de uitgangssituatie, waarbij er een concentratiegradiënt bestaat van rechts naar links. De membraan is alleen permeabel voor de kaliumionen (zwart). Bij het transport over de membraan door de diffusie (diff) blijft de 'bijbehorende' negatieve lading (de anionen) in de buurt, die echter niet kunnen worden doorgelaten. Uiteindelijk ontstaat een evenwicht zoals rechts geschetst, waarbij de diffusie en de elektrische krachten (elec) in evenwicht zijn en een deel van de ladingen over de membraan gescheiden is (aangegeven met de witte en zwarte bolletjes).

groot de membraanspanning is als er sprake is van één ionenpaar, bijvoorbeeld kaliumionen en een bijbehorend anion.

Wat direct uit de vergelijking volgt, is dat hoe groter de concentratiegradiënt, hoe groter het spanningsverschil is dat ontstaat. De factor -62 mV geldt bij een temperatuur van 37°C. Voor een fysiologische concentratie van kalium volgt dan dat de Nernst-potentiaal van kalium ongeveer -70 mV is.

In de biologische werkelijkheid zijn er meer spelers dan alleen kalium. De belangrijkste bijdragen aan de membraanpotentiaal worden geleverd door de natrium-, kalium- en chloorionen. Ook is de membraan nu niet alleen semipermeabel voor kalium, maar ook voor natrium en chloor. Het evenwicht kan nu beschreven worden door de vergelijking van Goldman-Hodgkin-Katz (GHK):

$$V_{GHK} = -62\text{mV} \times \log \frac{P_k[K]_i + P_{Na}[Na]_i + P_{Cl}[Cl]_e}{P_k[K]_e + P_{Na}[Na]_e + P_{Cl}[Cl]_e}$$

waarbij P_s de permeabiliteit van het ion s representeert en *i* en *e* de intracellulaire en extracellulaire ruimte aangeven.

In rust geldt dat de permeabiliteit voor natrium relatief klein is. Er is dan ook eenvoudig na te gaan, met $P_{Na} \ll P_K \simeq P_{Cl}$, dat de membraanspanning in deze situatie de Nernst-potentiaal van kalium benadert en dus ongeveer -60 mV bedraagt.

Exciteerbare cellen hebben nu de eigenschap dat de permeabiliteiten P_s van de semipermeabele membraan zeer snel kunnen veranderen. Zo is het mogelijk om de doorlaatbaarheid voor de natriumionen in een korte tijd heel groot te maken, waardoor de membraanpotentiaal een positieve waarde krijgt. Immers, uit de GHK volgt dan, met $P_{Na} \gg P_K \simeq P_{Cl}$, dat de membraanspanning ongeveer de Nernst-potentiaal van natrium bereikt, rond de +50 mV. Dit is na te gaan door in vergelijking 14.1 kalium te vervangen door natrium.

Tijdens de depolarisatie verandert de celmembraanspanning dus van ongeveer -60 mV naar +50 mV. Dit proces treedt op tijdens de generatie van een actiepotentiaal. Omdat de waarden van de verschillende permeabiliteiten in rust en tijdens de generatie van een actiepotentiaal elke keer vrijwel identiek zijn, en de snelheidsveranderingen eveneens, hebben actiepotentialen een identieke hoogte en vorm. Informatie wordt dan ook niet overgedragen door vormveranderingen van de actiepotentialen, maar door verschillen in vuurfrequentie. Voor corticale piramidecellen zijn deze vuurfrequenties gemiddeld ongeveer 4-5 Hz, maar individuele neuronen kunnen tot wel 500 Hz vuren. In het hierna volgende beschrijven we in meer detail hoe actiepotentialen gegenereerd worden.

De actiepotentiaal

De oorsprong van de actiepotentiaal is dus terug te voeren op de spannings- en tijdsafhankelijke eigenschappen van de semipermeabele celmembraan, die in de GHK-vergelijking gerepresenteerd worden door de verschillende permeabiliteiten. Deze permeabiliteiten kunnen veranderen door een specifieke stimulus, zoals een spanningsverandering of interacties met een (chemische) receptor. Hier speelt een aantal terugkoppelingsprocessen een essentiële rol. De fysiologen Alan Hodgkin en Andrew Huxley hebben dit proces in detail onderzocht, waarbij ze metingen hebben verricht aan het axon van de pijlinktvis. Dit is een axon met een heel grote diameter, ongeveer 1 mm, dat daardoor ideaal was voor de experimenten. Ook is het een relatief 'eenvoudig' axon omdat het aantal kanalen beperkt is tot twee: natriumkanalen en kaliumkanalen. Een van de meest inzichtgevende experimenten bestond uit het aanbrengen van een constant spanningsverschil over de celmembraan (de voltage-clamptechniek), waarbij tegelijkertijd de stroom door de celmembraan werd gemeten. Met deze experimenten werd het spanningsafhankelijke gedrag van de natrium- en kaliumkanalen ontdekt, dat uiteindelijk beschreven kon worden in de beroemde Hodgkin-Huxley-vergelijkingen. In 1963 ontvingen de twee onderzoekers de Nobelprijs voor Fysiologie en Geneeskunde.

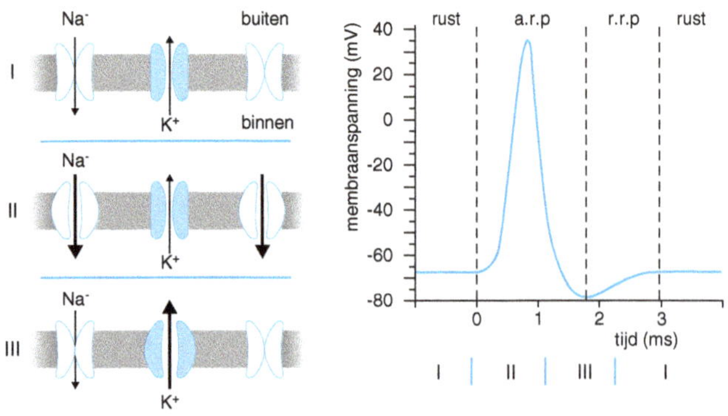

Figuur 14.3 Schematische weergave van de processen die een rol spelen bij de generatie van een actiepotentiaal. Bij I is de cel in rust, en in de periode aangegeven met II wordt de actiepotentiaal gegenereerd door het opengaan en vervolgens weer sluiten van de spanningsafhankelijke natriumkanalen. Aan het einde van de cyclus (III) is de cel meer negatief dan bij I, ten gevolge van de toegenomen permeabiliteit van kalium (P_K). Dit is de absoluut refractaire periode. Kort hierna is de evenwichtssituatie hersteld.

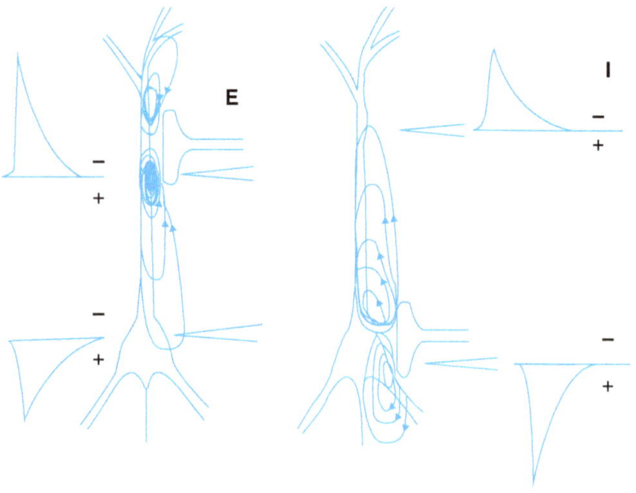

Figuur 14.4 Stromen in en rond een neuron. Links: (E) activatie van een apicale dendriet, wat resulteert in depolarisatie van de membraan. Rechts: (I) inhibitie van een synaps ter hoogte van het soma, resulterend in hyperpolarisatie. Inhibitie van het soma resulteert in een analoog extracellulair veld als excitatie ter hoogte van de apicale dendriet. De extracellulair gemeten EPSP's en IPSP's zijn links, respectievelijk rechts weergegeven.

Het proces waarbij de actiepotentiaal wordt gegenereerd kan globaal als volgt worden beschreven. Als door een spanningsverandering het (spanningsafhankelijke) ionkanaal voor natrium opent, zullen er natriumionen door de celmembraan stromen, van buiten de cel naar binnen de cel. Hierdoor stijgt de membraanspanning (wordt minder negatief), waardoor het natriumkanaal nog meer opent. De natriumstroom neemt hierdoor nog meer toe, waardoor de membraanspanning nog minder negatief wordt. Zo wordt de membraan steeds meer gedepolariseerd, totdat de permeabiliteit van het natriumkanaal veel groter is geworden dan die van het kaliumkanaal en de membraanspanning naar de Nernst-potentiaal van natrium gaat, rond de +50 mV. Op dat moment sluit het natriumkanaal zich weer, ook weer via allerlei terugkoppelingsprocessen. Daarom wordt de stroom door dit kanaal ook wel aangeduid als een *transient current*, een tijdelijke stroom. Terwijl dit gebeurt, neemt de permeabiliteit van het kaliumkanaal toe, zodat de cel relatief snel terugkeert naar de rustmembraanpotentiaal en zelfs iets doorschiet, door de (tijdelijk) toegenomen permeabiliteit van kalium (P_K). Dit is schematisch weergegeven in figuur 14.3.

Dit proces speelt zich af over een membraandikte van enkele nanometers. De stromen die hierbij optreden, deels intracellulair en deels extracellulair, zullen in aanliggende delen van de celmembraan de daar gelegen spanningsafhankelijke natriumkanalen laten opengaan, zodat ook daar depolarisatie plaatsvindt en actiepotentialen worden opgewekt. Op deze wijze 'verplaatst' de actiepotentiaal zich dus over de celmembraan met snelheden variërend van 0,5 tot 60 m/s, afhankelijk van de dikte van het axon en de mate van myelinisatie.

14.4 Interacterende neuronen en het EEG

Neuronen interacteren voortdurend met elkaar. Dit verloopt voornamelijk via chemische synapsen. Hier wordt een neurotransmitter vrijgemaakt in reactie op aankomende actiepotentialen die, bij het bereiken van het ontvangende neuron, een interactie aangaat met de postsynaptische receptor. Deze receptoren, ionkanalen die geactiveerd kunnen worden door interactie met een neurotransmitter, heten ionotrope receptoren en zullen meer of minder specifiek de doorlaatbaarheid van natrium-, kalium- of chloorionen laten veranderen. Hierbij ontstaan dus veranderingen in de membraanstromen. Bij exciterende input zullen er exciterende postsynaptische stromen (*excitatory postsynaptic currents*; EPSC) ontstaan waarbij de celmembraan minder negatief wordt; typisch het gevolg van een natriumstroom. Bij een inhiberende input kan de spanning aan de ontvangstzijde dalen door een inhiberende postsynaptische stroom (*inhibitiory postsynaptic current*; IPSC), door transport van kalium- of chloorionen.

Als deze stromen bij het ontvangende neuron groot genoeg zijn, zullen de bijbehorende spanningsveranderingen weer spanningsafhankelijke ionkanalen kunnen openen, vooral Na-kanalen. Uiteindelijk integreert het ontvangende neuron input van vele neuronen, typisch vijf- tot tienduizend, waarbij een deel van de input exciterend zal zijn en een deel inhiberend. Als een soort stembureau zal het neuron uiteindelijk beslissen om zelf een actiepotentiaal te genereren of niet, waarbij de sterkte van de uiteindelijke ja-stem de vuurfrequentie bepaalt.

De belangrijkste exciterende neurotransmitter is glutamaat, gamma-aminoboterzuur (GABA) is de meest voorkomende inhiberende neurotransmitter en genereert derhalve inhiberende postsynaptische potentialen (IPSP's). Ten gevolge van de exciterende postsynaptische potentiaal (EPSP) of de IPSP gaat er een klein elektrisch stroompje in de cel lopen, maar ook daarbuiten. Dit is weergegeven in figuur 14.4. Deze extracellulaire stromen zijn verantwoordelijk voor de generatie van de extracellulaire veldpotentialen die resulteren in een meetbaar EEG-signaal.

In de cortex is een groot deel van de neuronen, vooral de piramidecellen, parallel gerangschikt. De piramidecellen zijn voornamelijk aanwezig in laag II en III (de oppervlakkige piramidecellen) en laag V en VI (de diepe piramidecellen), zie figuur 14.5.

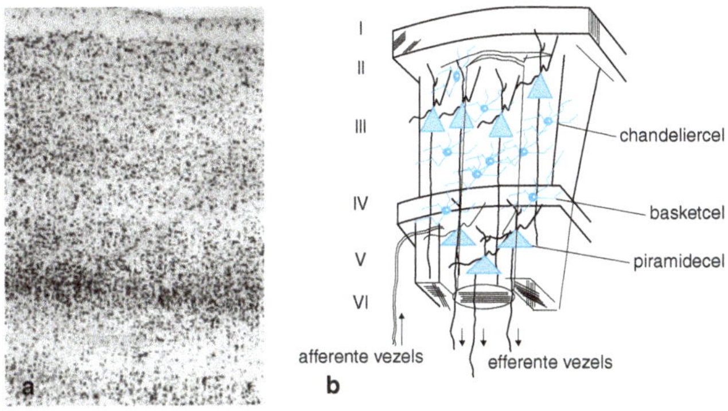

Figuur 14.5 a) Nissl-kleuring van een deel van de cortex. b) Illustratie van de ligging van piramidecellen en interneuronen in de cortex.

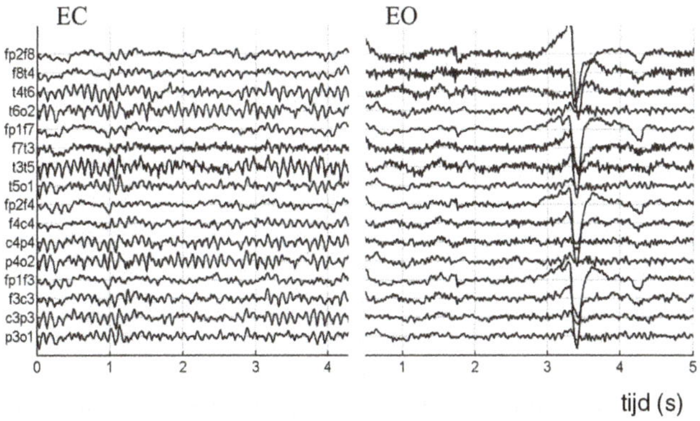

Figuur 14.6 Links een EEG-fragment met de ogen dicht (EC), rechts met geopende ogen (EO). Het alfaritme is links goed zichtbaar, rechts is dit grotendeels onderdrukt. Dit heet reactiviteit.

De oppervlakkige piramidecellen ontvangen vooral input van andere corticale neuronen, terwijl de diepe piramidecellen zowel intracorticale als subcorticale input verwerken, vooral uit de thalamus. Doordat een deel van deze input synchroon op de dendrieten van vele piramidecellen aankomt, zullen hier ook synchroon EPSP's of IPSP's worden opgewekt. Per piramidecel resulteert dit vervolgens in heel kleine extracellulaire stroompjes. Omdat er echter vele honderden piramidecellen synchroon actief zijn, ontstaat een veel grotere totale extracellulaire stroom met de bijbehorende extracellulaire potentialen, groot genoeg om spanningsverschillen op de schedel van 10-100 μV op te wekken. Immers, als een elektrische stroom door een geleider wordt gevoerd, ontstaat er een spanning over deze geleider. De wet van Ohm beschrijft de grootte van deze spanning (V) in relatie met de stroomsterkte (I) en de weerstand van de geleider (R), en is gegeven door $V = I \cdot R$. In het geval van het EEG meten we dus V, waarbij I de extracellulaire stroom is en R de weerstand van onder andere de hoofdhuid.

Met deze beschrijving hebben we een indruk gekregen van de generatoren van het EEG, de piramidecellen van de cortex, waarbij de parallelle rangschikking van de dendrieten en het deels synchroon ontvangen van EPSP's en IPSP's voldoende grote extracellulaire stromen genereert, zodat we spanningen op de schedel kunnen meten. Wat nog niet aan bod is gekomen, is de aanwezigheid van ritmes in het EEG: de spanningen die we meten zijn niet constant, maar fluctueren.

14.5 De oorsprong van hersenritmes

Het EEG representeert dus vooral de activiteit gegenereerd door synchrone IPSP's en EPSP's van corticale neuronen, vooral piramidecellen. Een voorbeeld is weergegeven in figuur 14.6.

Het is nog niet in detail opgehelderd welke neuronale netwerken nu precies verantwoordelijk zijn voor deze EEG-ritmes. Dat is best opmerkelijk, gegeven het feit dat we al bijna honderd jaar lang EEG-registraties maken. Maar, er is ook veel wél bekend, en een aantal aspecten zullen we hier bespreken.

Op allerlei schaalgrootten in de hersenen blijken ritmes te bestaan, variërend van het individuele neuron tot grote neurale netwerken, dus van micrometers tot centimeters.

Het eerste dat opvalt, is dat het EEG bestaat uit meer of minder regelmatige oscillaties (ook wel golven of 'ritmes' genoemd) in het frequentiebereik van ongeveer 0,1 tot 35 Hz. Deze ritmes zijn redelijk symmetrisch tussen de beide hemisferen, met een amplitudegradiënt in de voor-achterwaartse richting, waarbij de spanningen (tijdens waak) over de voorste gebieden kleiner zijn dan over de achterste. De verschillende frequenties van het EEG en de locatie van verschillende ritmes zijn weergegeven in tabel 14.1.

Tabel 14.1 Overzicht van verschillende EEG-ritmes en hun typische locaties op de schedel.

Ritme	Frequentie (Hz)	Locatie	Optreden/ modulatie
α	8–13	posterio-temporo-occipitaal	ogen dicht/ aandacht
μ	8–12	sensomotorisch	fysiologisch/ beweging
β	13–25	frontocentraal	fysiologisch
Θ	4–8	frontotemporaal	fysiologisch
δ	0,1–4	diffuus	bij slaap
γ	25–45	variabel	perceptie

Een individueel neuron kan ritmisch actiepotentialen genereren als reactie op het ontvangen van (voldoende) exciterende input (overigens zijn er ook neuronen die zonder input spontaan oscillaties genereren). Daarnaast zijn er ook fluctuaties in de membraanpotentiaal van individuele neuronen aanwezig. De stromen die hiermee geassocieerd zijn, zijn echter te klein om te detecteren met een oppervlakte-EEG. Met intraneuronale elektroden zou dat uiteraard wel kunnen, zoals Hodgkin en Huxley deden. In figuur 14.7 is een voorbeeld te zien van een simulatie waarbij een enkel neuron input ontvangt van 50 (links) of 150 (rechts) exciterende neuronen, en in reactie hierop actiepotentialen genereert.

In groepen neuronen kunnen ook ritmes ontstaan waarbij een deel van de neuronen op hetzelfde moment gaat vuren: synchroniciteit. Dit gekoppelde gedrag, waarbij de EPSP's en IPSP's van verschillende neuronen dus deels in fase optreden en waarbij er fluctuerende extracellulaire stromen ontstaan, is het gevolg van verschillende terugkoppelingskringen die aanwezig kunnen zijn in neuronale populaties. Als dit een relatief kleine groep

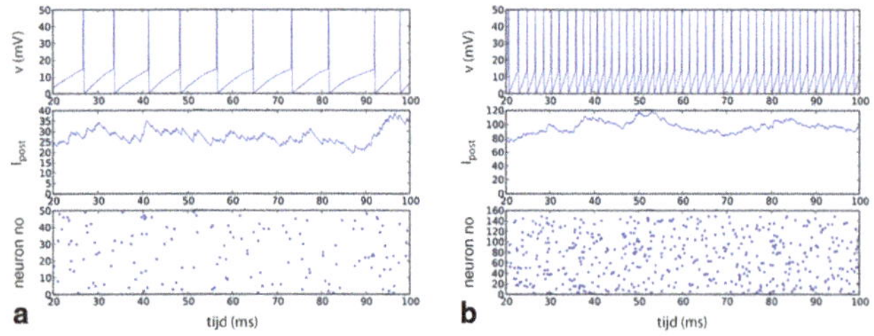

Figuur 14.7 Generatie van actiepotentialen van een modelneuron (bovenste paneel) als reactie op exciterende input van 50 neuronen (a) en 150 neuronen (b). Het middelste paneel toont de postsynaptische stromen, het onderste de vuurtijdstippen van de individuele neuronen die input leveren. De vuurfrequentie neemt toe bij toename van de input: rechtsboven is getoond dat deze bijna drie keer hoger is geworden. Ook is te zien dat, als een groot aantal neuronen input levert aan een ontvangend neuron, de postsynaptische stroom redelijk constant is, ondanks het feit dat de individuele neuronen onregelmatig vuren (te zien in het onderste paneel). Dit komt doordat de postsynaptische stroom van het ontvangende neuron niet meteen daalt als de input weer verdwijnt, maar geleidelijk, met een typische tijdconstante van de synaps van 2-10 ms.

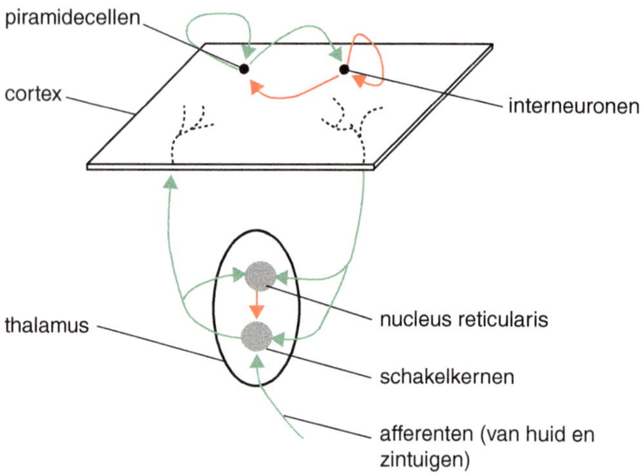

Figuur 14.8 Schema van de belangrijkste verbindingen tussen piramidecellen, interneuronen en thalamocorticale neuronen (met dank aan Dr. Rikkert Hindriks).

neuronen betreft (10-1000), zijn de stromen nog niet groot genoeg voor detectie op de schedel, maar wel groot genoeg om te worden gemeten met een extracellulaire elektrode, zoals elektroden die gebruikt worden bij diepe hersenstimulatie. Deze spanningsveranderingen heten *local field potentials* (LFP's) waarbij verschillende structuren veelal hun eigen ritme maken.

Bij verdere toename van de netwerkgrootte kunnen uiteindelijk stromen ontstaan die we wel met het EEG kunnen meten. Als vuistregel geldt dat de activiteit van ongeveer tienduizend neuronen (uit een volume van 1 cm^3) met het EEG gemeten kan worden. Een piek- of piek-golfcomplex wordt dan ook door minstens dit aantal neuronen gegenereerd. Met het EEG kijken we dus naar neuronaal gedrag op deze ruimtelijke schaal: we zien collectief gedrag van grote hoeveelheden neuronen.

Als we op deze schaal de mogelijke verbindingen tussen de neuronen bekijken, kunnen we deze in een paar groepen verdelen. Binnen de cortex zijn dit verbindingen tussen de piramidecellen onderling, van piramidecel naar interneuron, van interneuron naar piramidecel, en verbindingen van cellen naar zichzelf. Hierbij bestaan er verbindingen tussen de piramidecellen op korte afstanden, maar ook regionaal en verder, waaronder de interhemisferale connecties. Verder is er een groot aantal verbindingen tussen de thalamus en de cortex. Schematisch is dit weergegeven in figuur 14.8.

In de hersenen zijn dus zeer veel terugkoppelingskringen aanwezig. EEG-ritmes ontstaan door de interacties tussen deze verschillende neuronale populaties, waarbij onder andere de geleidingstijden van de verschillende verbindingen en de synaptische sterktes een rol spelen bij de frequenties die ontstaan. Het meeste onderzoek is gedaan naar het alfaritme. Een aantal onderzoekers suggereert dat de thalamus niet essentieel is voor de generatie van dit ritme: alleen met een cortex is het mogelijk een alfaritme te genereren, door interacties van de verschillende neuronale corticale populaties. Anderen zijn van mening dat het alfaritme ontstaat door interacties van de cortex met de thalamus. Een voorbeeld van een computersimulatie waarin het alfaritme wordt gegenereerd, is getoond in figuur 14.9.

Het is bij sommige vormen van pathologie in ieder geval onbetwist dat thalamocorticale interacties essentieel zijn. Absence-aanvallen zijn hier het prototype. Hierbij ontstaat er een pathologische oscillatie in het thalamocorticale circuit, die zich kan uiten als gegeneraliseerde periodieke piek-golfcomplexen. De uitgebreide projectie van de thalamus naar beide hemisferen kan de bilaterale synchroniciteit verklaren. Bij neocorticale epilepsieën is de thalamus (in ieder geval initieel) waarschijnlijk niet betrokken en kan tijdens een insult een geleidelijke uitbreiding van de epileptiforme afwijkingen over de hemisfeer worden gezien.

14.6 EEG-registratie en montages

Aangezien het EEG spanningsverschillen meet, zijn er minstens twee elektroden nodig voor de registratie. De meting betreft dan het spanningsverschil tussen deze twee posities. Dit is te vergelijken met het bepalen van het hoogteverschil tussen twee bergen. Dit houdt ook in, dat als dit spanningsverschil verandert (bijvoorbeeld toeneemt), het niet gegeven is welke neuronale populatie(s) hiervoor verantwoordelijk is (zijn): de ene berg kan hoger worden, de andere kan lager worden, of beide kunnen van hoogte veranderen.

Het EEG is dus een verzameling tijdreeksen, die de spanningsverschillen weergeven die op verschillende plaatsen op de schedel gemeten kunnen worden. In de kliniek is de standaard een 19-kanaals registratie, waarbij elektroden op gedefinieerde posities worden aangebracht. In figuur 14.10 zijn de standaardposities van de elektroden aangegeven volgens het 10-20-systeem (zie ▸ H. 16 voor meer details over afleidingen).

Een montage geeft aan tussen welke elektrodeposities spanningsverschillen worden gemeten. Bekende montages zijn verschillende bipolaire afleidingen, waarbij tussen voor-achterwaartse elektroden of dwars geplaatste elektroden (dwarse afleiding) spanningen worden bepaald. De voor-achterwaartse afleiding of montage wordt in het Nederlands ook wel aangeduid als 'dubbele banaan'. De bronafleiding (of source-afleiding) is een

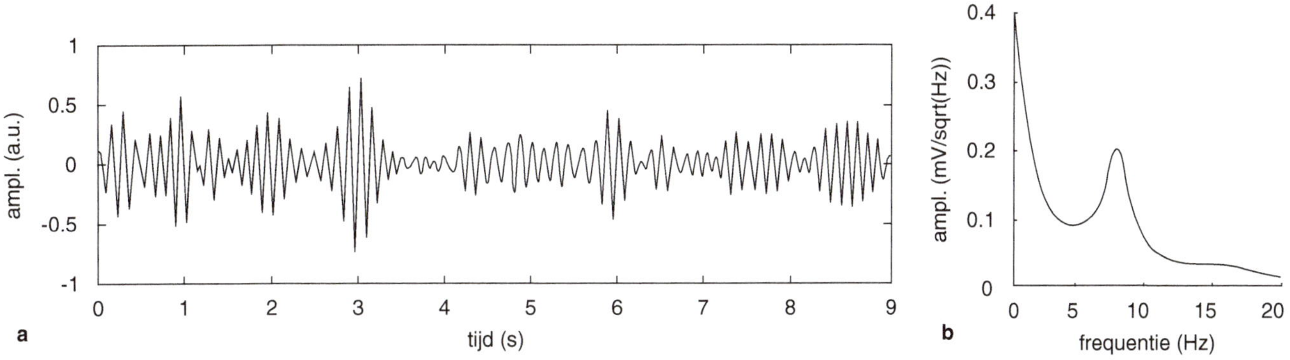

Figuur 14.9 Illustratie van een alfaritme (a) gegenereerd met het thalamocorticale model van figuur 14.8. Het spectrum (b) toont een piekfrequentie van ongeveer 8,5 Hz (met dank aan Dr. Rikkert Hindriks).

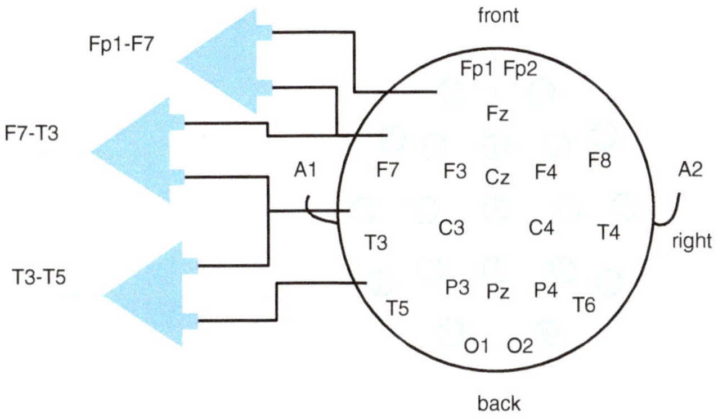

Figuur 14.10 Het 10-20-systeem voor de plaatsing van de elektroden bij een standaard-EEG. Een deel van een bipolaire montage is ook weergegeven. Even nummers hebben betrekking op de rechterzijde (Fp2, F8 enzovoort), oneven nummers op de linkerzijde.

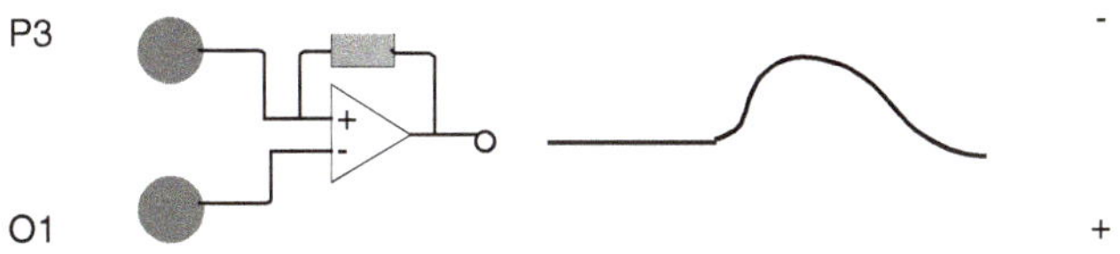

Figuur 14.11 Situatie waarbij P3 negatiever wordt dan O1. De uitwijking is dan in de richting van P3, dus naar boven.

montage waarbij spanningsverschillen tussen een elektrode en de naaste buren worden bepaald. Hier wordt dus een lokale gradiënt in het elektrische landschap gemeten: vergelijk dit weer met het meten van de hoogte van de berg ten opzichte van de bergen eromheen.

Polariteit

Als we een spanningsverschil met het EEG meten tussen twee elektroden A en B, is afgesproken dat als A meer negatief is dan B, het signaal in de richting van A wordt weergegeven. Beschouw bijvoorbeeld een afleiding P3-O1 als een pariëto-occipitale afleiding. Als we een spanningsverschil meten zoals geïllustreerd is in figuur 14.11, zien we dat de golf 'omhoog' gericht is. Dit betekent dat op dat moment het spanningsverschil tussen P3 en O1 zodanig is, dat P3 negatiever is dan O1.

Kernpunten

- Neuronen hebben een rustmembraanpotentiaal van ongeveer -50 tot -70 mV, die het gevolg is van concentratiegradiënten over de celmembraan van vooral natrium-, kalium- en chloorionen, en de semipermeabele membraaneigenschappen.
- Neuronen communiceren voornamelijk door chemische synapsen, waarbij neurotransmitters interacties aangaan met ionotrope receptoren.
- Neuronen zijn exciteerbare cellen, waarbij de membraanspanning kan veranderen door activiteit van spanningsafhankelijke ionkanalen of interacties van een neurotransmitter met een ionotrope receptor; bij een voldoende grote spanningsverandering worden actiepotentialen gegenereerd.
- Door neuronale interacties kunnen op allerlei ruimtelijke schalen ritmes ontstaan.
- Het EEG weerspiegelt vooral activiteit van corticale piramidecellen als gevolg van (deels synchrone) exciterende en inhiberende postsynaptische stromen, die aanleiding geven tot spanningsverschillen van 10-100 μV op de schedel.
- Spanningsverschillen in het EEG worden weergegeven in de richting van de relatief negatievere elektrode.

Literatuur

Hindriks R, Putten MJAM van. Thalamo-cortical mechanisms underlying changes in amplitude and frequency of human alpha oscillations. Neuroimage, 2013;70:150–63.

Kandel ER, Schwartz JH, Jessell TM et al. Principles of neural science. 5th ed. New York: McGraw-Hill; 2013.

Niedermeyer E, Lopes da Silva FH. Electroencephalography: Basic principles, clinical applications and related fields. Philadelphia: Lippincott Williams & Wilkins, 2005.

Nunez PL, Srinivisan R. Electric fields of the brain. The neurophysics of EEG. Oxford: Oxford University Press; 2006.

Putten MJAM van. Essentials of neurophysiology: Basic concepts and clinical applications for scientists and engineers. Berlin: Springer; 2009.

Terminologie van het EEG

J.G. van Dijk

15.1 Inleiding

» Routine interictal EEG is… responsible for great human suffering. *Chadwick, Lancet,* 1990.

The EEG is assumed to be an easy and standard test, probably because it is not a new test. It is not. *Benbadis, Epilepsy Behavior,* 2007.

The EEG terminology is filled with widely used, popular, and, alas, often quite sloppy and inaccurate terms… most electroencephalographers know what is meant by such expressions. (…) Must electroencephalographers really become linguistic and philosophical hair splitters when we know very well what is meant? *Niedermeyer, Electroencephalography,* 2005a.

Our usual EEG and epilepsy terminologies are taken from routine studies of EEG and epilepsy. Those fail us. *Nuwer. Clin Neurophysiol.* 2007 *(over EEG op de IC).* «

De bovenstaande uitspraken illustreren enkele uiteenlopende meningen die verbonden zijn met de terminologie van het EEG. De schrijver van dit hoofdstuk werd in de jaren tachtig ingevoerd in een school die het EEG interpreteerde met woorden als 'hypofunctioneel' en 'irritatief'. Er waren meer van zulke scholen, met termen als 'functiestoornissen van de diepe structuren', 'stamfunctiestoornissen', en 'mesencefale kenmerken'. Om een beeld te krijgen van de terminologie werd in 2008 een aantal vragen voorgelegd aan de Nederlandse KNF-opleiders. Enkele resultaten staan in ▶ kader 15.1. De enquête toont een verscheidenheid van meningen over de terminologie van het EEG. Vooral de vraag over af te schaffen termen leverde veel respons op, waarbij het woord 'irritatief' nogal eens wezenlijke ergernis veroorzaakte. Er waren verschillen tussen de door de opleiders gebruikte terminologieën.

Kader 15.1 Vragen over terminologie aan Nederlandse opleiders Klinische Neurofysiologie (KNF)

Het aantal respondenten bedroeg 16; er zijn 19 opleiders. Het aantal antwoorden staat voor het alternatief vermeld.

Wordt er in uw kliniek een consistent terminologiesysteem gebruikt voor EEG's?
N = 4: Ja, het is consistent tussen de diverse KNF'ers
N = 11: Ja, zij het met beperkte verschillen tussen verschillende KNF'ers
N = 1: Nee, er zijn forse verschillen tussen diverse KNF'ers
N = 0: Nee, de stafleden KNF voeren hier een onafhankelijk beleid in

De volgende vragen betreffen de begrippenleer voor het EEG die u persoonlijk als opleider hanteert; wat is de herkomst van het systeem?
N = 6: Het is grotendeels overgenomen van collega-KNF'ers, inclusief mijn opleider
N = 0: Het is grotendeels een eigen creatie
N = 10: Het is grotendeels afkomstig uit geschreven bronnen
Opm. Enkele mensen beantwoordden de vraag als 'a en c'.

Is het systeem schriftelijk of elektronisch vastgelegd? (Hiervoor gelden alle mogelijke bronnen: boeken, artikelen, eigen richtlijnen.)
N = 1: Het is niet vastgelegd
N = 8: Het is ten dele vastgelegd (bijvoorbeeld wel voor epileptiforme afwijkingen maar niet voor andere typen afwijkingen)
N = 7: Het is vastgelegd

Als het is vastgelegd, wilt u dan hier de bron omschrijven: Spehlman-primer; Electroencephalogr Clin Neurophysiol Suppl. 1999;52:21-41; LOI cursus; eigen richtlijnen (2x); boeken (2x); IFCN (4x); Educatieve module van Neurocenter; Syllabusbijdragen KNF- dagen; EEG-primer.
Bent u tevreden met het door u gebruikte systeem?
N = 1: Volledig
N = 12: Grotendeels
N = 3: Matig
N = 0: Niet

Zijn er EEG-termen die wat u betreft beter afgeschaft zouden kunnen worden? (er wordt een selectie van de antwoorden getoond)

Trage piek-golfcomplexen; nee, alle even nuttig; onderscheid pieken en 'sharp waves' is kunstmatig; irritatief (7x); hypofunctioneel; desynchronisatie; de 'E' in PLEDS; epileptogeen; centrocefaal/centrencefaal (2x); psychomotorische variant; tijdconstante; lokalisatie-gebonden; trifasische golven; myoclonusstatus als EEG-beeld bij ernstig postanoxische encefalopathie

Termen als hypofunctioneel leken uit te gaan van theoretische concepten over hoe het EEG tot stand komt. Helaas valt de feitelijke onderbouwing daarvan tegen, zodat de vraag rijst hoeveel waarde ze hebben. Ze lijken niet veel bij te dragen aan de waarde van het EEG als diagnosticum en maken het EEG misschien alleen maar geheimzinnig; kunnen we ze niet beter afschaffen?

Wat men wel op basis van feiten kan zeggen over de vorming van het EEG, staat in het hoofdstuk van Van Putten. EEG-golven berusten op al dan niet synchrone activiteit van een groter of een kleiner aantal neuronen, meer in het bijzonder piramidale neuronen in laag 3 en 5 van de neocortex. Soms worden 'synchronisatie' en 'desynchronisatie' gebruikt om toename en afname in EEG-activiteit te beschrijven, maar of die termen gewettigd zijn is de vraag. Een afname van de amplitude van golven duidt er inderdaad op dat er minder neuronen tegelijk vuren, maar of dat berust op een afname van het aantal zelf of op minder synchronie van hetzelfde aantal neuronen, kun je aan de golf niet zien. Het gebruik van de term desynchronisatie voor de afname van de amplitude van EEG-golven illustreert hoe beschrijving en interpretatie verweven kunnen raken, en tevens hoe die verweving tot onjuiste ideeën kan leiden. Een ander voorbeeld van die verwevenheid zijn de termen *tracé alternant* en burstsuppressie bij neonaten: het eerste is normaal, het tweede niet, maar er is geen zuiver beschrijvende term waarmee men het oordeel over (ab)normaliteit open laat.

In dit hoofdstuk komen de terminologie van het 'normale' EEG, van het EEG bij de vraagstelling epilepsie en van het EEG op de intensive care (IC) aan bod. Telkens worden voorbeelden gegeven van termen die tot misverstanden aanleiding kunnen geven. De keuze heeft soms een persoonlijk karakter, zodat de hier beleden voorkeur voor bepaalde termen, en de afkeer van andere, zeker niet door iedereen gedeeld hoeft te worden.

15.2 Normale EEG-fenomenen

Voor EEG-verschijnselen worden verschillende woorden gebruikt, van 'grafo-elementen' en 'transients' tot 'fenomenen', 'activiteit' en 'golven'. Met 'normale' golven worden golven bedoeld die men in het EEG van gezonde personen kan tegenkomen. Enerzijds zijn dat fenomenen die zo frequent voorkomen dat men er altijd op bedacht moet zijn (zoals alfa- en mu-activiteit), maar anderzijds zijn het ook zeldzamere fenomenen die gemakkelijk onterecht als afwijkend geduid worden, zoals 'wicket spikes', 'BETS/SSS', 'phantom spike waves' en nog vele andere. Naar analogie van 'zeldzame aandoeningen' zou men deze golven als 'zeldzame normaliteiten' kunnen beschouwen.

15.2.1 Veelvoorkomende typen golven

'Griekse golven', alfa- en bètagolven, zijn als eerste beschreven. Gamma dateert uit de jaren dertig van de vorige eeuw; het verdween daarna en kwam terug in de jaren negentig in het kader van cognitief onderzoek. Daarbij is gamma-activiteit omstreden, aangezien gamma in het oppervlakte-EEG deels berust op EMG-bijmenging. Na gamma volgde delta, maar bij de introductie van thèta werden de letters epsilon, zèta en èta bewust overgeslagen omdat thèta uit de thalamus zou komen. Er zijn nog veel meer specifieke golven met Griekse letters voorgesteld, maar slechts enkele hebben het gered: alfa, bèta, thèta, delta en la(m)bda.

Er kleeft een probleem aan 'alfa', want er is een verschil tussen de alfaband en het alfaritme. Het eerste duidt alleen het frequentiegebied van 8-13 Hz aan, en zo kan men bij een 'alfacoma' zien dat het EEG bijna uitsluitend bestaat uit zulke activiteit. Die activiteit heeft waarschijnlijk, behalve de frequentie, niets gemeen met het alfaritme; dat laatste bestaat uit activiteit in de alfaband, in waak, over het achterhoofd, toenemend bij rust en oogsluiting en afnemend bij enerzijds geestelijke activiteit en visuele verwerking en anderzijds doezel en slaap. Deze beschrijving van het alfaritme houdt noodzakelijkerwijs activiteit in de alfaband in. Dat is eigenlijk jammer, want bij kinderen komt immers tragere activiteit voor die hetzelfde fysiologische proces weerspiegelt, maar die we géén alfaritme mogen noemen. Helaas is daar geen eenvoudig woord voor (soms leest men zoiets als *posterior basic rhythm*, maar een handzame term is dat niet). Kortom: Niet alle activiteit in de alfaband is een alfaritme, en bij kinderen ligt datgene wat zich gedraagt als het alfaritme niet in de alfaband.

(Achter)grondpatroon

Volgens de *Glossary of Terms* (verder: de *Glossary*) van de International Federation of Clinical Neurophysiology is het (achter) grondpatroon datgene waar een bepaald normaal of abnormaal patroon zich van onderscheidt, met als toevoeging dat het géén synoniem is van enig individueel ritme zoals het alfaritme. Niedermeyer weigert het begrip te definiëren, met als argument dat bij de interpretatie alles dat aandacht verdient de voorgrond wordt. In de praktijk lijkt het woord meestal anders te worden uitgelegd dan in de *Glossary* staat. Soms lijkt men het te beschouwen als een aanduiding voor het EEG als geheel, of soms juist toch voor het alfaritme, in strijd met de *Glossary*. Overeenkomstig deze onduidelijkheid bleek in een onderzoek naar verschillen tussen twee beoordelaars het (achter)grondpatroon in 21% van de EEG's verschillend beoordeeld te worden op (ab) normaliteit. Zolang men weet waar een ander op doelt, hoeft men deze onduidelijkheid niet als een probleem te zien. Daar staat tegenover dat het altijd mogelijk is het woord te vervangen door een meer specifieke term die nauwkeuriger aangeeft wat men bedoelt: wie het alfaritme bedoelt, kan dat zeggen, en wie het EEG als geheel bedoelt, kan iets in die trant zeggen. Er is een recente poging gedaan om een aantal eigenschappen van het EEG als geheel en daarmee het achtergrondpatroon te kwantificeren: de eigenschappen zijn de frequentie van het alfaritme, reactiviteit, een voor-achtergradiënt, asymmetrieën en diffuse trage activiteit. Nog onduidelijk is of een dergelijk systeem aanvaard zal worden; het voordeel is dat vrije woordkeuze door een kwantificering vervangen wordt.

Tijd en plaats

EEG-golven worden beschreven naar plaats en tijd. Wat plaats betreft: is 'diffuus' hetzelfde als 'gegeneraliseerd'? De *Glossary* meldt voor diffuus: 'optredend over grote gebieden van één of twee zijden van het hoofd (zie gegeneraliseerd)'. 'Gegeneraliseerd' betreft dan: 'optredend over alle gebieden van het hoofd, gewoonlijk met een frontaal maximum, zelden met een occipitaal maximum'. Diffuus betreft dus formeel niet het hele hoofd, maar bijvoorbeeld wel een hele hemisfeer; maar zo wordt het vermoedelijk niet gebruikt. Andere woorden die plaats aangeven, zijn 'focaal' en 'multifocaal': het eerste betreft activiteit op een of twee intracraniële elektroden (waarom 'intracranieel erbij staat is onduidelijk); multifocaal slaat op meer dan twee ruimtelijk gescheiden foci. Vermoedelijk herkent men foci vooral als apart als de betreffende fenomenen niet alleen op een andere plaats maar ook op een ander moment voorkomen, maar dat meldt de definitie niet. 'Regionaal' slaat op *a region of the scalp*, ofwel zichtbaarheid in drie of meer elektroden. 'Multiregionaal' slaat op drie of meer regio's. Wanneer dit ook maar enigszins belangrijk is, lijkt het ook hier beter om zo specifiek mogelijk te zijn: 'links centraal', 'links frontotemporaal' of de 'voorste gebieden' geeft dan goed aan wat men wil overdragen.

Synchronie slaat op 'het gelijktijdig voorkomen van EEG-golven in gebieden aan dezelfde of de andere zijde van het hoofd', waarmee het woord in feite zowel plaats als tijd aanduidt. Let op dat 'bilateraal synchroon' niet impliceert dat het gaat over het hele hoofd; als men de *Glossary* volgt, geldt dat wel voor 'gegeneraliseerd bilateraal synchroon' maar niet voor 'diffuus bilateraal synchroon'.

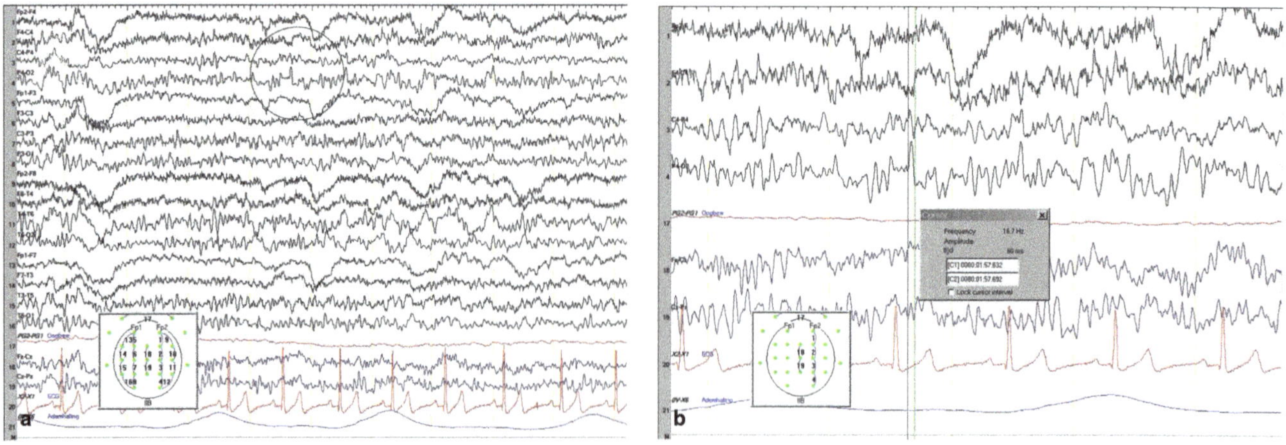

Figuur 15.1 Is dit een piek of niet? a) Pagina uit het EEG van een 31-jarige vrouw met een onduidelijke aanval. De vraagstelling is 'epilepsie?'. De ogen zijn dicht. U ziet ongetwijfeld enige trage activiteit, maar waar het om gaat is de scherpe activiteit die her en der te zien is (zie bijvoorbeeld de cirkel).
b) Vergroting van dat stuk EEG. U ziet dat de duur precies 60 ms bedraagt, zodat u dit formeel een piek of een scherpe golf mag noemen. Maar noemt u de golf op zichzelf epileptiform? Als dat zo is, interpreteert u dan het EEG als epileptiform, in de zin dat het wijst op een verhoogd risico op insulten? De uitleg die aan dit EEG gegeven is, is dat het hele EEG er zo uitziet, dat de scherpe golven daardoor niet afsteken tegen de rest van het EEG en dat ze vermoedelijk niet op epilepsie wijzen. Besloten is het woord piek niet te gebruiken en het woord epileptiform ook niet, noch voor de golfvorm (hoewel dat formeel wel mag), noch voor het EEG als geheel.

'Zeldzame normaliteiten'

Er is een zeer grote verscheidenheid aan relatief zeldzame golven die tot diagnostische verwarring kunnen leiden, meestal doordat ze onterecht als epileptiform in de zin van 'wijst-op-epilepsie' kunnen worden opgevat. Twee worden hier genoemd omdat hun naam inzicht geeft in de terminologie.

Van de vier trefwoorden in *Benign Epileptiform Transients of Sleep* (BETS) zijn er twee beschrijvend en twee interpreterend (benigne en epileptiform). Het synoniem *small sharp spikes* is daarentegen uitsluitend beschrijvend.

De 'psychomotorische variant' is historisch zo genoemd wegens overeenkomsten met de ontladingen bij sommige insulten. Maar als naam voor EEG-golven is 'psychomotorisch' wel erg ongelukkig, aangezien de golven niet gepaard gaan met enig herkenbaar psychisch of motorisch verschijnsel. Hoewel de term al in 1974 formeel is afgeraden in een woordenlijst van de IFSECN en nogmaals in 1999, bleek uit PubMed-onderzoek dat het gebruik niet verdween; bovendien kwam de aanbevolen term *rhythmical theta bursts of drowsiness* (tot eind 2012) in de letterlijke vorm geen enkele maal voor in PubMed: hoeveel of hoe weinig invloed hebben deze pogingen tot helderheid eigenlijk?

15.3 Het vaststellen van interictale epileptiforme afwijkingen

15.3.1 Wat betekent 'epileptiform' in een interictaal EEG?

Het woord epileptiform is verraderlijk, want het kan in twee betekenissen worden gebruikt: de eerste is als beschrijving van golven ('ziet er scherp uit') en de tweede slaat op de interpretatie ('wijst op epilepsie'). Wie zich daarvan bewust is, merkt dat beide betekenissen door elkaar worden gebruikt.

Wat de eerste betekenis betreft kan men in boeken zoeken welke golven hieronder vallen; het leerboek van Niedermeyer vermeldt onder *interictal paroxysmal patterns* het volgende: *spikes* (pieken), *sharp waves* (scherpe golven), *polyspikes* (polypieken) en *spike wave complexes* (piek-golfcomplexen), waarna overige golven volgen onder de kop *benign EEG variants*; de eerdere golven zijn dat dus blijkbaar niet. De Engelstalige terminologie lijkt overigens geen tegenhanger voor 'steile golven' te bevatten; dit woord kan men ook maar beter afschaffen.

Bij de beschrijving van pieken blijkt een erop volgende trage golf niet als bewijs voor een piek-golfcomplex te worden beschouwd. Een recenter stuk classificeert 'pieken gevolgd door trage golven' ook als 'pieken'. De *Glossary* rept er niet over, maar definieert een *spike-and-slow-wave-complex* als een piek gevolgd door een trage golf. Wanneer een golf een piek tot piek-golfcomplex maakt, blijft dus enigszins vaag; in Nederland lijkt t een piek-met-trage-golf altijd een piek-golfcomplex te worden genoemd. Niedermeyer brengt de term piek-golfcomplexen daarentegen uitsluitend in verband met specifieke epilepsievormen: voor 3 Hz is dat absence-epilepsie, voor 1-2,5 Hz het Lennox-Gastaut-syndroom; 4-5 Hz-piek-golfcomplexen worden onderscheiden van de 3 Hz-vorm, en de 6 Hz-vormen worden als 'marginal' omschreven.

Pillai en Sperling (2006) geven criteria voor pieken (spikes) en scherpe golven (sharp waves) in het interictale EEG en roepen op die criteria strikt te gebruiken bij het oordeel 'epileptiform'. Enkele opmerkingen in dat stuk suggereren echter dat piek-golfcomplexen hier ten dele ook onder vallen. ▶ Kader 15.2 geeft hun criteria weer; let op dat het hier niet gaat om opbouwende reeksen of andere typen ontladingen; waarschijnlijk laten de auteurs die buiten beschouwing doordat ze als ictale en niet als interictale verschijnselen gelden. Figuur 15.1 illustreert problemen bij de benoeming van pieken. Zie ook figuur 15.2.

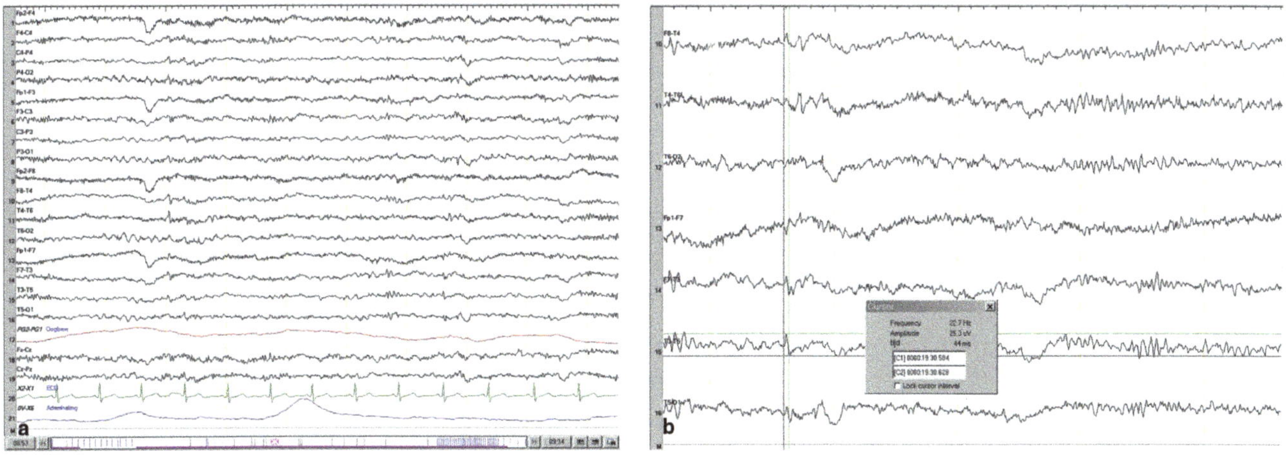

Figuur 15.2 a) Is dit een piek of niet? Dit is een slaapdeprivatie-EEG, verricht bij een vrouw van middelbare leeftijd met de vraagstelling 'epilepsie?'. Het EEG toont op deze en op de omringende pagina's tekenen van lichte slaap, en nu en dan treedt op verschillende plaatsen tijdens doezel scherpe activiteit op. b) De vergroting laat zien dat de duur van de golf past bij de definitie van een piek. In tegenstelling tot wat te zien is in figuur 15.1, steekt de activiteit hier bovendien nadrukkelijk af tegen de achtergrond van het moment. De lage amplituden, de wisseling in plaats en het voorkomen tijdens doezel/slaap maken echter dat hier sprake is van een normaal verschijnsel: small sharp spikes. Om onterechte associaties bij de aanvrager te vermijden, is de voorkeur gegeven aan deze term in plaats van aan het synoniem BETS.

Helaas: niet elke golf die voldoet aan deze definitie van epileptiform is geassocieerd met insulten. Dit geldt bijvoorbeeld voor small sharp spikes en diverse andere 'normale zeldzaamheden'. Dit betekent dat de beschrijvende betekenis 'ziet er scherp uit' en de interpretatie 'wijst op insulten' elkaar niet volledig overlappen. Dat is vooral lastig als de schrijver van een EEG-verslag 'ziet er scherp uit' bedoelt, maar de lezer dit opvat als 'wijst op insulten'. Een dergelijk misverstand zal vooral ontstaan als de lezer geen specifieke EEG-opleiding heeft, zoals een kinderarts of een IC-arts. Het lijkt verstandig om een van de twee betekenissen te schrappen.

Kader 15.2 Criteria voor interictale pieken en scherpe golven

1. De ontlading moet paroxismaal zijn en goed te onderscheiden van het omringende EEG.
2. De ontlading kent normaal gesproken een abrupte verandering in polariteit die enkele milliseconden duurt, resulterend in een scherpe of puntige vorm.
3. De ontlading dient minder dan 200 ms te duren. Pieken duren tussen 20 en 70 ms, en scherpe golven 70-200 ms. Het onderscheid betreft de vorm en er is geen klinische noodzaak om tussen beide te onderscheiden.
4. De ontlading moet een fysiologische verdeling hebben, waarbij de ontlading op meer dan een elektrode zichtbaar moet zijn en waarbij er een amplitudegradiënt dient te zijn.
5. Pieken en scherpe golven hebben doorgaans een negatieve polariteit.
6. De meeste pieken worden gevolgd door een langzame golf.

Het stuk van Pillai en Sperling geeft nuttige aanwijzingen voor het interpreteren van pieken en scherpe golven als 'wijzend op epilepsie' (kader 15.3).

Kader 15.3 Omstandigheden van invloed op de interpretatie van epileptiforme afwijkingen (EA)

- EA worden vaker bij kinderen dan bij volwassenen gezien.
- EA worden vaker gezien wanneer epilepsie vroeg in het leven begint.
- EA komen vaker voor bij sommige epilepsiesyndromen; ze komen vaak voor bij het West-syndroom, het Landau-Kleffner-syndroom, benigne rolandische epilepsie en absence-epilepsie.
- Bij volwassenen komen EA vaker voor bij temporaalkwab-epilepsie dan bij extratemporele epilepsie.
- EA komen vaker voor in waak dan in slaap.
- EA kunnen vaker geregistreerd worden met elektroden op bijzondere plaatsen, zoals het sfenoïd.
- De waarschijnlijkheid van EA kan toenemen met een hogere frequentie van insulten.
- EA zijn waarschijnlijker kort na een insult.
- Sommige anti-epileptica kunnen EA onderdrukken in sommige epilepsiesyndromen; zo kunnen valproaat en ethosuximide gegeneraliseerde piek-golfontladingen onderdrukken.

15.3.2 Speelt terminologie een rol bij het onterecht stellen van de diagnose epilepsie?

De rol van het EEG bij de diagnostiek van epilepsie valt uiteen in het waarschijnlijker maken van de diagnose en hulp bij vaststelling van een epilepsiesyndroom; dat tweede, zeer belangrijke doel wordt in dit hoofdstuk niet verder besproken.

Hoewel verscheidene artikelen aangeven dat de specificiteit van het EEG uitstekend is, is het de vraag of dat opgaat in de dagelijkse praktijk: als het aantal onterecht afwijkende EEG's immers heel laag zou zijn, zou het bijna onmogelijk moeten zijn om mede op grond van het EEG de diagnose epilepsie onterecht te stellen. Helaas gebeurt dat wel, mogelijk doordat het woord epileptiform te snel wordt gebruikt door niet-experts, wat kan bijdragen tot onterechte diagnosen (zie ▶ H. 18 voor nader commentaar). Op zich impliceert dit dat criteria als hiervóór genoemd waarschijnlijk niet erg strikt gevolgd worden, en dat roept weer de vraag op of verschillende beoordelaars EEG's wel hetzelfde beoordelen.

Een meta-analyse van 25 onderzoeken naar de diagnostische waarde van het EEG toonde forse verschillen in sensitiviteit (20-91%) en in specificiteit (13-99%) tussen de onderzoeken. Ten dele kan dit uiteraard verklaard worden door verschillen in populaties, maar interessanter is de bevinding dat beoordelaars die veel EEG's bij epileptici afwijkend vonden, dat ook vaak vonden bij niet-epileptici. Kennelijk zien sommige beoordelaars vaak epileptiforme afwijkingen, en dan zowel bij mensen met, als zonder epilepsie. Ten slotte wees de analyse erop dat degenen die zuinig zijn met de term epileptiform, vaker terecht onderscheidden wie wel en wie geen epilepsie had. In het algemeen is het beter de diagnose epilepsie bij onzekerheid uit te stellen dan onterecht snel epilepsie vast te stellen. Het is tevens beter diagnostische onzekerheid te benadrukken waar die bestaat.

In sommige landen uit een gebrek aan kennis over de rol van het EEG zich in het verrichten van EEG's bij slechte indicaties. Een gevaarlijke combinatie is een zwak klinisch verhaal in combinatie met een EEG beoordeeld door iemand met onvoldoende verstand van zaken. De resultaten van zulk handelen brachten Chadwick zelfs tot de stelling dat het EEG verantwoordelijk was voor *great human suffering*. Uiteraard ligt de oorzaak van dat lijden niet aan het EEG, maar aan gebrek aan kennis.

15.4 EEG op de intensive care

15.4.1 Overwegingen

De invoering van al dan niet langdurige EEG's op de IC, zowel bij volwassenen als bij premature zuigelingen, heeft een aantal voorheen onbekende EEG-patronen aan het licht gebracht waarvan de betekenis vooralsnog grotendeels onduidelijk is. Geleidelijk worden associaties van die beelden met het klinische beloop ontdekt, maar veelal is nog onbekend of die beelden medisch ingrijpen wettigen. Het is zeer waarschijnlijk dat de terminologie een onbevangen gedachtenvorming belemmert, doordat men teruggrijpt op associaties met al bestaande aandoeningen of EEG-fenomenen. Drie voorbeelden worden hier genoemd (zie ook ◘ figuur 15.3).

1. Op de IC kan men EEG-golven zien die een insult suggereren, maar zonder dat ze vergezeld gaan van enige klinische uiting. Dat kan tot de respons leiden dat men het EEG niet moet behandelen. Dit dogma is ontstaan in de context van interictale EEG-verschijnselen bij een wakkere poliklinische patiënt. Maar of het in deze totaal andere situatie wel toepasbaar is, is grotendeels onbekend.
2. Opname van 'epileptiform' in de naam van een verschijnsel, zoals bij *periodic lateralized epileptiform discharges* (PLED's), betekent niet dat er anti-epileptica voorgeschreven moeten worden. Vermoedelijk is de term niet toegevoegd op grond van een welomschreven verhoogde kans op insulten.
3. Geregeld wordt een EEG beschreven als status epilepticus, zonder nadere beschrijving van het uiterlijk van het EEG. Bij een postanoxische encefalopathie kan men scherpe periodieke activiteit vinden, al dan niet gepaard gaande met myoklonieën. Minstens één artikel bundelt waarschijnlijk dergelijke toestanden met een meer 'klassieke' status epilepticus. Maar betekenen de woorden 'status epilepticus' dat de NvN-richtlijn voor status epilepticus 'dus' van toepassing is? Die richtlijn is bedoeld voor een brein dat normaal kan werken maar dat nu niet doet. De toestand van een postanoxisch brein kan heel goed fundamenteel anders zijn. Toepassing van de richtlijn is dan misschien helemaal niet van toepassing.

15.4.2 Gepubliceerde adviezen

Er is een aantal namen in zwang geraakt voor de beschrijving van EEG-patronen. Een bekend stuk is dat van Brenner en Schaul (1990), met de nadruk op periodieke patronen. In de terminologie van die tijd werden ze omschreven als PLED's, BiPLED's, PSIDD's en PLIDD's (zie ▶ kader 15.4 voor de betekenis). 'Periodiek' geeft aan dat overeenkomstige golven regelmatig optreden, net als 'ritmisch', maar met een interval tussen de golven, wat er bij ritmische activiteit niet is. Een nadere uitwerking is te vinden in Hirsch et al. (2004), waarin de nadruk werd gelegd op stimulusresponsiviteit (▶ kader 15.4). Inmiddels zijn deze termen weer grotendeels veranderd.

Kader 15.4 Woorden voor periodieke EEG-verschijnselen

PED's: (*periodic epileptiform discharges*). De golfvorm kan in de regel wisselen en bestaat uit pieken en scherpe golven of andere golven met een scherp uiterlijk. De volgende vormen werden onderscheiden:
- PLED's: (*periodic lateralized epileptiform discharges*): deze zijn consistent eenzijdig;
- BiPLED's: (*bilateral PLEDs*): PLED'S links en rechts optredend, maar niet synchroon;
- GPED's (*generalized PEDs*): eveneens PLED'S links en rechts, maar nu wel synchroon;
- Trifasische golven: gegeneraliseerde scherpe golven of deltagolven met een trifasische vorm;
- PSIDD's: (*periodic short-interval diffuse discharges*). De ontladingen zijn synchroon over beide hemisferen en de intervallen duren 0,5-4 seconden;
- PLIDD's: (*periodic long-interval diffuse discharges*). Als PSIDD's, maar de intervallen duren 4-30 seconden.

Dergelijke golven, die reageren op stimuli zoals uitzuigen, aanraken en dergelijke, zijn beschreven als SIRPID's: *stimulus-*

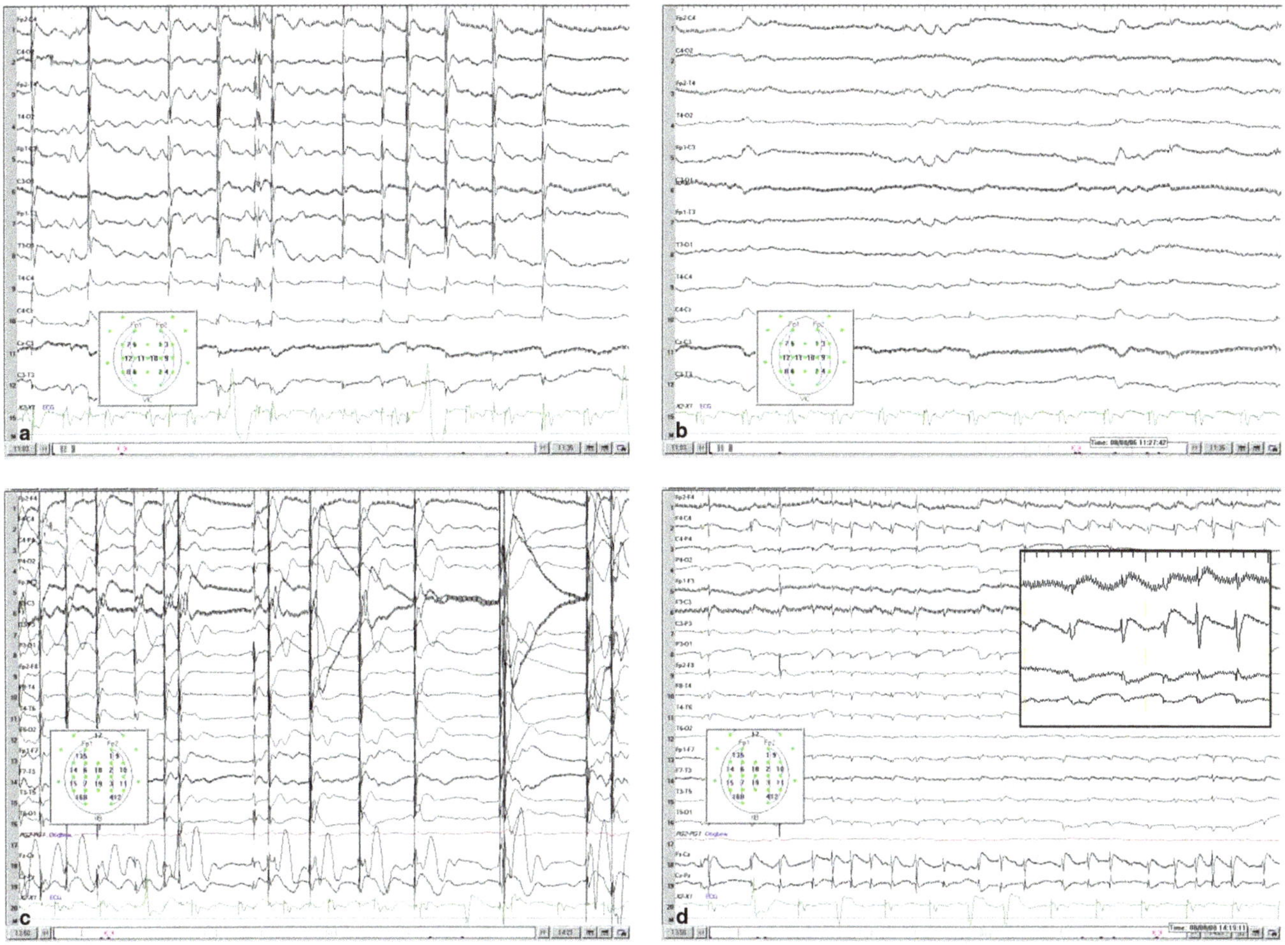

Figuur 15.3 Epilepsie of niet? Figuur a en b tonen het eerste EEG en c en d een tweede EEG enkele dagen later. Het betreft een man van 68 jaar, in coma na een reanimatiepoging. Hij heeft nogal forse schokken her en der over het hele lichaam, die klinisch ogen als postanoxische myoklonieën. Figuur a geeft het begin van het EEG aan. Is wat u ziet epileptiforme activiteit, in de zin van een van de PED-varianten? Figuur b toont de situatie enkele minuten na neuromusculaire blokkade. De klinische schokken zijn weg en dat geldt ook voor alle scherpe activiteit. Kennelijk waren dit slechts spierartefacten en werden de myoklonieën niet in de cortex gegenereerd.
Enkele dagen later wordt opnieuw een EEG verricht. De schokken zijn niet weg. Figuur c toont een vergelijkbaar beeld als a; zijn dit ook spierartefacten? Figuur d toont na complete verslapping dat er nu wel scherpe EEG-activiteit resteert, met een periodiek karakter; de inzet toont een vergroting. Is er nu wel sprake van epilepsie?

induced rhythmic, periodic or ictal discharges. Het is echter niet zeker of reactiviteit belangrijker is dan het uiterlijk van de EEG-fenomenen. Misschien is het dan ook beter om stimulusgevoeligheid aan de beschrijving toe te voegen in plaats van het als hoofdcategorie te gebruiken; dat is later dan ook gebeurd. Let op het voorkomen van het woord epileptiform in ▶ kader 15.4: Hirsch et al. (2004) schrijven daar het volgende over: 'we hebben 'epileptiform' tussen aanhalingstekens gezet omdat het gaat om golven met een scherpe vorm, en niet noodzakelijkerwijs slaat op insulten; we hebben het woord 'epileptiform' niet weggelaten wegens het algemene gebruik in de EEG-literatuur'. Er is echter veel voor te zeggen om een dergelijke stap juist wel te nemen: een historisch argument weegt niet op tegen wetenschappelijke onjuistheid of diagnostische fouten (◘ figuur 15.4).

Waar deze auteurs in 2004 kennelijk nog niet klaar waren voor het loslaten van 'epileptiform', geldt dat wel voor een voorstel voor een richtlijn uit 2005, bestemd voor wetenschappelijk gebruik. Die richtlijn vermeed woorden met een klinische associatie bewust. Woorden als *ictal*, *interictal* en *epileptiform* komt men er niet in tegen. Dit wil niet zeggen dat men geen enkel 'oud' woord kan gebruiken: reeksen piek-golfcomplexen van ≥ 3 Hz en reeksen ontladingen met een opbouw die uiteindelijk de > 4 Hz halen, worden nog steeds als EEG-insulten (*electrographic seizures*) erkend en benoemd.

De teneur van het EEG op de IC is dan ook om de bestaande terminologie te verlaten om de daarbij horende associaties te vermijden. ▶ Kader 15.5 toont het voorgestelde systeem in zijn complete vorm. Formeel is deze richtlijn bij het schrijven van dit hoofdstuk (2013) nog niet geaccepteerd, maar er zijn al wel diverse analyses naar verschillen tussen beoordelaars gepubliceerd.

Kader 15.5 Voorstel voor de wetenschappelijke beschrijving van EEG's op de IC

A Ritmische en periodieke patronen

De beschrijving maakt gebruik van een hoofdterm en een bijterm.

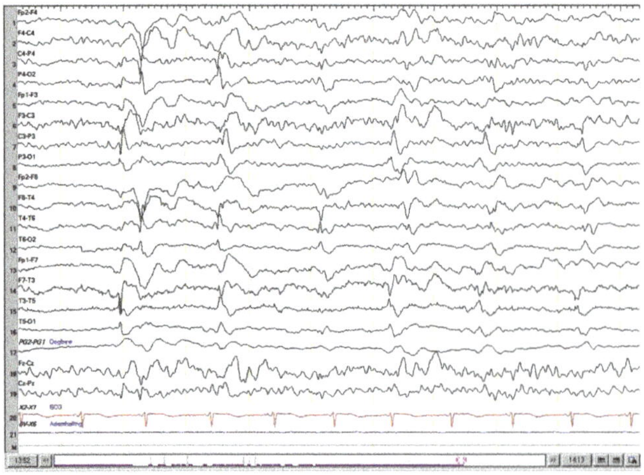

Figuur 15.4 Periodieke ontladingen. Als ander voorbeeld van een periodiek EEG wordt hier het EEG getoond van een patiënt met een acute demyeliniserende encefalomyelitis (ADEM) en een pneumonie. Er is sprake van per hemisfeer apart optredende activiteit met een scherpe vorm en een redelijk regelmatig optreden: het is periodieke activiteit. De ontladingen in de twee hemisferen lopen echter niet parallel. In een van de terminologievarianten zou men de term PLED's moeten overwegen bij een eenzijdig voorkomen, BiPLED's bij een dubbelzijdig maar asynchroon voorkomen, en GPED's als ze dubbelzijdig synchroon optreden. De 'E' in deze termen betekent epileptiform. Nu kunnen er gelijktijdige klinische trekkingen bij optreden, maar dat is slechts zelden zo. Mogelijk helpt weglaten van de E verkeerde associaties te voorkomen: PLD's, BiPLD's en GPD's.

Hoofdtermen

1. Gegeneraliseerd (*generalized*): beiderzijds synchroon voorkomende, relatief symmetrische ontladingen, die frontaal of occipitaal kunnen overwegen:
   - eenzijdig (gelateraliseerd, generalized): ook focale verschijnselen vallen hieronder;
   - beiderzijds onafhankelijk (*bilateral independent*): wel aan twee kanten, maar niet synchroon;
   - multifocaal (*multifocal*): zelden van toepassing.
2. Periodieke ontladingen of ritmische delta-activiteit:
   - ritmisch: opeenvolgende golven lijken vrij veel op elkaar en volgen elkaar zonder pauze op;
   - periodiek: opeenvolgende golven lijken vrij veel op elkaar en treden op met een pauze van telkens ongeveer dezelfde duur.

Bijtermen

1. Mate van voorkomen (geef het percentage op per patroon):
   a. continu (> 90% van de registratie)
   b. zeer vaak (50-90% van de registratie)
   c. frequent (10-50% van de registratie)
   d. nu en dan (1-10% van de registratie)
   e. zelden (< 1% van de registratie);
2. Duur (geef de typische duur per patroon op):
   a. zeer langdurig (> 1 uur)
   b. langdurig (5 min-1 uur)
   c. middellang (1-5 min)
   d. kort (10 sec-1 min)
   e. zeer kort (< 10 sec);
3. Frequentie (geef dit per patroon op in Hz);
4. Stimulusafhankelijk (deze bijterm geldt als het patroon herhaald ontstaat na een alerterende stimulus);
5. Ontwikkelend (*evolving*; hieronder vallen geen reeksen met een frequentie van > 4 Hz: zie boven) of fluctuerend (beide termen kunnen slaan op frequentie, plaats of vorm, niet alleen op amplitude).

Aanvullende bijtermen

1. Quasi-: gebruikt bij -ritmisch of -periodiek (quasi geniet de voorkeur boven pseudo- of semi-);
2. Plotseling of geleidelijk begin (waarbij aan een 'plotseling begin' de voorkeur gegeven wordt boven 'paroxismaal');
3. Frontaal of occipitaal overwegend.

Toevoeging

'Plus' of '+': dit is te gebruiken als er bij een patroon tevens snelle activiteit optreedt, of enige andere bijkomende activiteit die maakt dat het patroon meer aan een insult doet denken. In het geval van periodieke ontladingen betreft dit ritmische of quasi-ritmische activiteit, ongeacht de frequentie. In het geval van ritmische delta-activiteit betreft dit frequente pieken of scherpe golven.

Indien gewenst kan de morfologie nader beschreven worden (bijvoorbeeld trifasisch, voor-achterfaseverschil, amplitude).

B Kwantificatie en indeling van sporadische (niet-ritmische en niet-periodieke) epileptiforme ontladingen (epileptiforme ontladingen zijn in de *Glossary* gedefinieerd als pieken en scherpe golven)

1. Gegeneraliseerde epileptiforme ontladingen:
   a. zelden (< 1 per uur)
   b. nu en dan (> 1 per uur maar < 1/min)
   c. frequent (> 1 per minuut maar < 1/10 sec)
   d. zeer vaak (> 1/10 s, maar niet periodiek)
2. Eenzijdig (gelateraliseerd, *lateralized*):
   a. zelden
   b. nu en dan
   c. frequent
   d. zeer vaak.

15.5 Conclusies en aanbevelingen

De terminologie van het EEG is gegroeid, niet ontworpen. Deze terminologie is ten dele gebaseerd op theoretische concepten zonder empirische ondersteuning, en bestaat uit een mengsel van beschrijvende en associatieve termen. Veel termen zijn matig gedefinieerd en de vakliteratuur volgt aanbevelingen van gezaghebbende instanties nauwelijks.

Het citaat van Niedermeyer aan het begin van dit hoofdstuk geeft een mogelijke reactie op deze situatie weer: hij stelt dat de meeste EEG-beoordelaars weten wat ze bedoelen, zodat pogingen tot meer precisie overbodig zijn. De redacteuren van dit boek zijn het hier niet mee eens: is het niet eerder zo dat het gebrek aan een goed terminologiesysteem ertoe bijdraagt dat EEG-uitslagen matig overdraagbaar zijn tussen instituten, dat het denken over nieuwe ziekte-entiteiten op de IC erdoor belemmerd wordt, en misschien zelfs wel dat het een bijdrage levert aan het aantal onterechte diagnosen epilepsie?

De standaardaanpak zou nu zijn om EEG-fenomenen te beschrijven en ze te onderzoeken op associaties met klinisch relevante fenomenen. Voor het EEG op de IC worden dergelijke logische systemen momenteel voorgesteld. Voor het alledaagse poliklinische EEG is een dergelijk systeem (nog) niet voorhanden, maar het is op elk moment mogelijk verbeteringen aan te brengen.

Kernpunten

- Laat onbewezen theoretische concepten over de aard van EEG-golven los. Begrippen als hypofunctioneel, stamfunctiestoornissen en irritatief hebben geen diagnostisch nut en kunnen beter afgeschaft worden.
- Geef bij de beschrijving van EEG-golven zo mogelijk de voorkeur aan specifieke boven algemene termen.
- De beschrijving en de interpretatie van het EEG dienen terminologisch gescheiden te worden. Termen als benigne, ictaal, status epilepticus en vooral epileptiform horen geen deel te zijn van de naam en beschrijving van EEG-golven, maar beperkt te blijven tot de klinische interpretatie van het EEG.
- Niet alle activiteit in de alfaband is een alfaritme, en bij kinderen ligt dat wat zich gedraagt als het alfaritme niet in de alfaband.
- Tenzij men zelf een definitie van 'steile golven' heeft en gebruikt, kan men die term beter afschaffen.
- Voorkom verkeerde interpretaties van uw EEG-uitslagen door de term epileptiform te vermijden bij de beschrijving van het EEG en hem te reserveren voor de interpretatie, en dan in de betekenis 'wijst op epilepsie'.
- Bedenk bij de interpretatie van het EEG dat het bij onzekerheid beter is de diagnose epilepsie uit te stellen dan die onterecht snel te stellen.
- De mate van (on)zekerheid over de epileptiforme betekenis van EEG-afwijkingen dient vermeld te worden in een verslag.
- Het gebruik van terminologie afkomstig uit de klassieke epileptologie bij patiënten met ernstige hersenaandoeningen op de IC, heeft als risico dat het associaties ten aanzien van behandeling en prognose oproept die niet van toepassing hoeven zijn.

Literatuur

Abend NS, Gutierrez-Colina A, Zhao H, Guo R, Marsh E, Clancy RR, et al. Interobserver reproducibility of electroencephalogram interpretation in critically ill children. J Clin Neurophysiol. 2011;28:15–19.
Baxter P. Diagnosing epilepsy. Dev Med Child Neurol. 2006;48:323.
Beach R, Reading R. The importance of acknowledging clinical uncertainty in the diagnosis of epilepsy and non-epileptic events. Arch Dis Child. 2005;90:1219–1222.
Benbadis S. Errors in EEG and the misdiagnosis of epilepsy: importance, causes, consequences, and proposed remedies. Epilepsy Behav. 2007;11:257–262.
Brenner RP, Schaul N. Periodic EEG patterns: classification, clinical correlation, and pathophysiology. J Clin Neurophysiol. 1990;7:249–267.
Chadwick D. Diagnosis of epilepsy. Lancet. 1990;336:291–295.
Donselaar CA van, Stroink H, Arts WF; Dutch Study Group of Epilepsy in Childhood. How confident are we of the diagnosis of epilepsy? Epilepsia. 2006;47 Suppl 1:9–13.
Gerber PA, Chapman KE, Chung SS, Drees C, Maganti RK, Ng YT, et al. Interobserver agreement in the interpretation of EEG patterns in critically ill adults. J Clin Neurophysiol. 2008;25:241–249.
Gilbert DL, Gartside PS. Factors affecting the yield of pediatric EEGs in clinical practice. Clin Pediatr. 2002;41:25–32.
Gilbert DL, Sthuraman G, Kotagal U, Buncher R. Meta-analysis of EEG test performance shows wide variation among studies. Neurology. 2002;60:564–570.
Hirsch LJ, Brenner RP, Drislane FW, So E, Kaplan PW, Jordan KG, et al. The ACNS subcommittee on research terminology for continuous EEG monitoring: proposed standardized terminology for rhythmic and periodic EEG patterns encountered in critically ill patients. J Clin Neurophysiol. 2005;22:128–135.
Hirsch LJ, Claassen J, Mayer SA, Emerson RG. Stimulus-induced rhythmic, periodic, or ictal discharges (SIRPIDs): a common EEG phenomenon in the critically ill. Epilepsia. 2004;45:109–123.
Lodder SS, Putten MJ van. Quantification of the adult EEG background pattern. Clin Neurophysiol. 2013;124(2):228–37.
Niedermeyer E. Abnormal EEG patterns: epileptic and paroxysmal. In: Niedermeyer E, Lopes da Silva F. Electroencephalography. 5th ed. Philadelphia: Lippincott Williams & Wilkins; 2005b, 255–280.
Niedermeyer E. Abnormal EEG patterns: epileptic and paroxysmal. In: Niedermeyer E, Lopes da Silva F. Electroencephalography. 5th ed. Philadelphia: Lippincott Williams & Wilkins; 2005b: 255–280.
Niedermeyer E. The normal EEG of the waking adult. IN: Niedermeyer E, Lopes da Silva F. Electroencephalography. 5th ed. Philadelphia: Lippincott Williams & Wilkins; 2005a: 167–192.
Noachtar S, Binnie C, Ebersole J, Mauguière F, Sakamoto A, Westmoreland B. A glossary of terms most commonly used by clinical electroencephalographers and proposal for the report form for the EEG findings. Electroenceph Clin Neurophysiol. 1999;(Suppl. 52):21–41.
Nuwer MR. ICU EEG monitoring: nonconvulsive seizures, nomenclature, and pathophysiology. Clin Neurophysiol. 2007;118:1653–1654.
Pillai J, Sperling MR. Interictal EEG and the diagnosis of epilepsy. Epilepsia. 2006;47(Suppl 1):14–22.
Ronner HE, Ponten SC, Stam CJ, Uitdehaag BM. Inter-observer variability of the EEG diagnosis of seizures in comatose patients. Seizure. 2009;18:257–263.
Rossetti AO, Logroscino G, Liaudet L, Ruffieux C, Ribordy V, Schaller MD, et al. Status epilepticus. An independent outcome predictor after cerebral anoxia. Neurology. 2007;69:255–260.
Smith D, Bartolo R, Pickles RM, Tedman BM. Requests for electroencephalography in a district general hospital: retrospective and prospective audit. BMJ. 2001;322:954–957.
Stroink H, Schimsheimer RJ, Weerd AW de, Geerts AT, Arts WF, Peeters EA, et al. Interobserver reliability of visual interpretation of electroencephalograms in children with newly diagnosed seizures. Dev Med Child Neurol. 2006;48:374–377.
Whitham EM, Lewis T, Pope KJ, Fitzgibbon SP, Clark CR, Loveless S, et al. Thinking activates EMG in scalp electrical recordings. Clin Neurophysiol. 2008;119:1166–1175.
Whitham EM, Pope KJ, Fitzgibbon SP, Lewis T, Clark CR, Loveless S, et al. Scalp electrical recording during paralysis: quantitative evidence that EEG frequencies above 20 Hz are contaminated by EMG. Clin Neurophysiol. 2007;118:1877–1888.

Van potentiaalveld naar lokalisatie

J.G. van Dijk

16.1 Inleiding

Bij het beoordelen van het EEG vormt de beoordelaar zich van alle golven die hem of haar opvallen een beeld van waar het om gaat. Dat beeld houdt niet alleen de vorm van de golven in, zoals een scherpe golf, een piek of een piekgolf, maar ook een beeld van de aard van de golf (positief of negatief) en van waar de golf in de hersenen is gelokaliseerd. De lokalisatie vergt meer kennis dan alleen het aflezen van de elektrodeplaats in het EEG zelf. Om betrouwbaar te kunnen lokaliseren, moet men ten eerste op de hoogte zijn van elektrische velden. Daarnaast dient men te weten hoe de verschillende manieren om het EEG af te leiden verschillende effecten hebben op de weergave van de golven.

16.2 Dipolen en potentiaalvelden

Zoals in het vorige hoofdstuk beschreven, vinden de EEG-golven hun oorsprong in het synchroon optreden van talloze individuele postsynaptische potentialen. De elektrische activiteit van in feite elke golf kan worden weergegeven als een elektrische dipool met drie kenmerken: de dipool is gelokaliseerd op een bepaalde plaats in de hersenen, heeft een bepaalde grootte en heeft een bepaalde richting, die in drie dimensies te beschrijven is.

◘ Figuur 16.1 is een schematische weergave van een dipool die zich op de kruin (vertex) bevindt. De grootte is aangegeven door de lengte van de dipool; de richting is loodrecht op het oppervlak van het hoofd. Het potentiaalveld dat erbij hoort is weergegeven als een hoogtekaart, waarbij de kleuren de veldsterkte weergeven. Rondom de negatieve pool is een negatief veld te zien: hoe donkerder blauw hoe negatiever. Er is ook een positieve pool, maar die bevindt zich ergens aan de onderkant van de hersenen. Aangezien dat gebied niet toegankelijk is voor elektroden, toont het EEG het positieve veld dat erbij hoort niet. Een dergelijke dipool die loodrecht op het oppervlak staat, geldt voor veel golven die in het dagelijkse EEG gezien worden. Bij epileptiforme golven, zoals pieken, scherpe golven en piek-golfcomplexen, ziet men dat de negatieve pool 'naar buiten steekt', zodat zij een negatief veld veroorzaken zoals in ◘ figuur 16.1. ◘ Figuur 16.2 toont een zeldzamer voorkomende 'horizontale dipool', waarbij beide polen zich aan de bovenkant van het hoofd bevinden, en dan ook allebei voor het EEG toegankelijk zijn. Het resultaat is dat een en dezelfde activiteit zich op de ene plaats als een negatief veld (blauw) en op een andere plaats als een positief veld (rood) manifesteert.

In principe kan men net zo veel elektroden op een hoofd bevestigen als erop passen. Voor het standaard klinisch gebruik zijn 19 EEG-elektroden en 1 aardelektrode voldoende. Het lijkt voor de hand te liggen dat meer elektroden meer golven tonen of de bestaande golven nauwkeuriger zichtbaar maken, maar dat is maar ten dele zo. Die hogere resolutie wordt beperkt doordat de potentiaalvelden van de cortex door liquor, vliezen, bot en huid worden veranderd en 'versmeerd' en vooral doordat het klinische rendement op een gegeven moment niet meer essentieel toeneemt. Apparaten met 64 en 128 kanalen kunnen zinvol zijn in een wetenschappelijke opzet. Ze kunnen ook klinisch zinvol zijn, bijvoorbeeld bij epilepsiechirurgie, wanneer ze gecombineerd worden met speciale verwerkingsmethoden.

◘ Figuur 16.3 toont de naamgeving van de 19 elektrodeplaatsen volgens het internationale '10/20 systeem'. De principes zijn als volgt: 'F' staat voor frontaal, 'C' voor centraal, 'P' voor parietaal, 'T' voor temporaal en 'O' voor occipitaal. 'Fp' staat voor 'frontopolair'; dit geeft de voorkant van de frontaalkwab weer. Elektroden aan de rechterzijde van het hoofd hebben even nummers; die aan de linkerzijde hebben oneven nummers en die in de middenlijn krijgen een 'z' mee (voor 'zero'). De plaatsing van alle elektroden berust op vier anatomische punten. Het kuiltje boven de neus tussen de ogen heet het 'nasion' en de protuberantia occipitalis heet in EEG-termen het 'inion'. De lijn over het hoofd van nasion tot inion wordt gemeten; aan elk van de twee einden wordt 10% afgezet en de rest wordt in vier stukken van 20% verdeeld. De twee andere plaatsen zijn de kuiltjes net voor het oor. De oor-tot-oorafstand wordt op precies dezelfde wijze verdeeld. Deze methode levert een plaatsing van de 19 elektroden op die aan de anatomie is gerelateerd en toepasbaar is voor verschillende hoofdgrootten en -vormen.

16.2.1 Afleidingen

Een fundamenteel kenmerk van het meten van bio-elektriciteit is dat het om een verschilmeting gaat en niet om een meting van de absolute potentiaalsterkte. Als dat laatste het geval was, zou elk EEG bestaan uit 19 kanalen, namelijk de verandering van de potentiaal in de tijd voor elk van de 19 elektroden. Mogelijk zou men dan kunnen volstaan met deze ene afleiding (in het Engels *montage*): met afleiding bedoelt men hoe de verschilpotentialen gevormd worden en hoe ze in een verzameling kanalen worden weergegeven. Er is een enorm aantal manieren om verschillen te berekenen als men uitgaat van 19 waarnemingen, elk afzonderlijk of in combinatie. Gelukkig zijn enkele afleidingen zo logisch dat zij wereldwijd gebruikt worden. Afgezien van deze vaste kern zijn er flinke verschillen in voorkeur voor een bepaalde afleiding tussen laboratoria en tussen individuen. Er lijkt overigens nooit onderzoek te zijn verricht naar de mogelijke superioriteit van een bepaalde afleiding. In de regel worden afleidingen in twee hoofdcategorieën verdeeld: bipolaire en referentiële afleidingen. Met digitale apparatuur wordt de informatie van de elektroden zo opgeslagen, dat men later bij het bekijken alsnog elke gewenste afleiding kan selecteren, die dan ter plaatste wordt berekend uit de opgeslagen informatie. Dat heeft het grote voordeel dat de beoordelaar op verschillende manieren naar hetzelfde signaal kan kijken, om zich zo het beste oordeel te vormen over de aard van een verschijnsel (bijvoorbeeld: wijst het op epilepsie of niet?) en over de lokalisatie (bijvoorbeeld: begint het focaal of niet, en zo ja, waar dan?). Hierna worden eerst voorbeelden gegeven van de voornaamste typen afleidingen en vervolgens voorbeelden van potentiaalvelden.

In ◘ figuur 16.4 zijn twee voorbeelden te zien van afleidingen met bipolaire ketens. De zogeheten 'dubbele banaan' is mogelijk de meest gebruikte afleiding ter wereld. Een bipolaire keten begint met een reeks elektroden op een rij. Voor de rechterbuitenbocht van de dubbele banaan zijn dat, van voor naar achter,

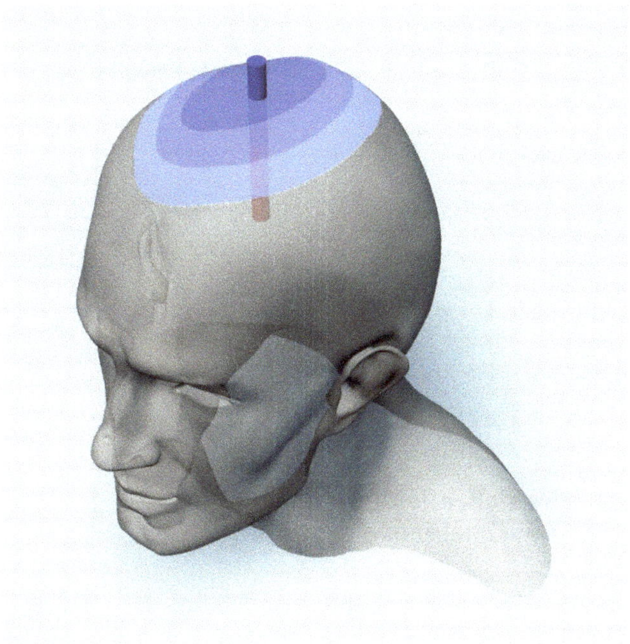

Figuur 16.1 Dipool loodrecht op het hersenoppervlak.

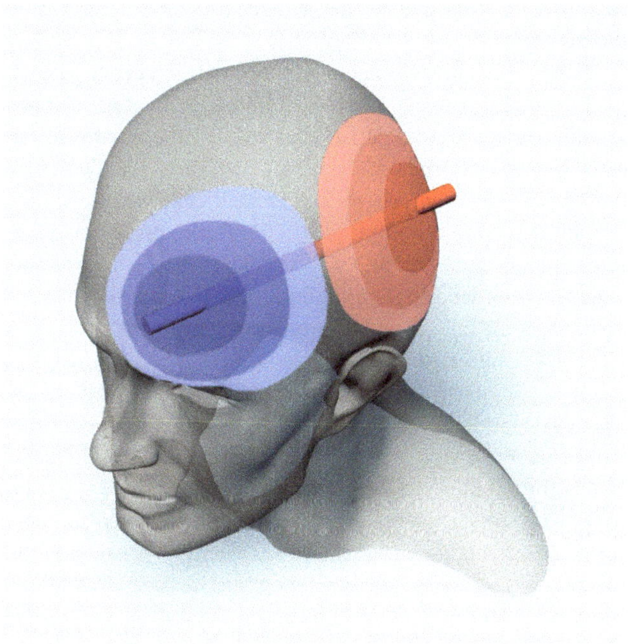

Figuur 16.2 Horizontale dipool.

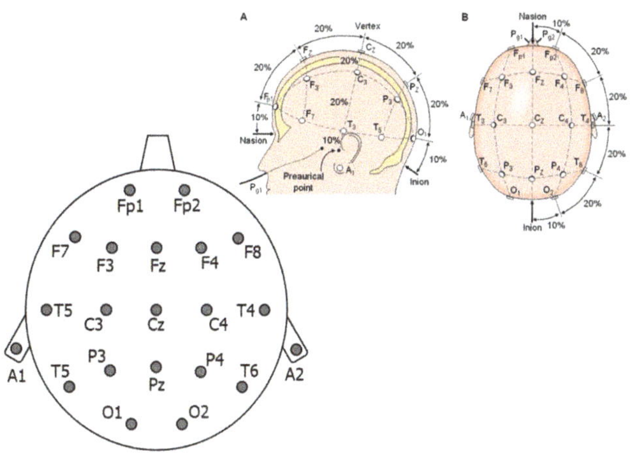

Figuur 16.3 Benamingen van de negentien elektrodeplaatsen volgens het internationale 10/20-systeem.

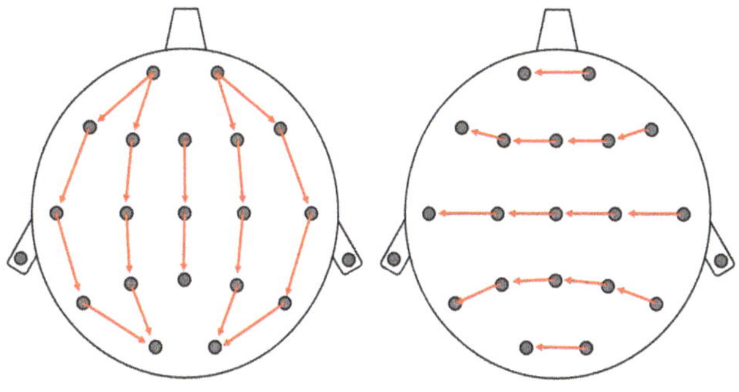

Figuur 16.4 Bipolaire ketens.

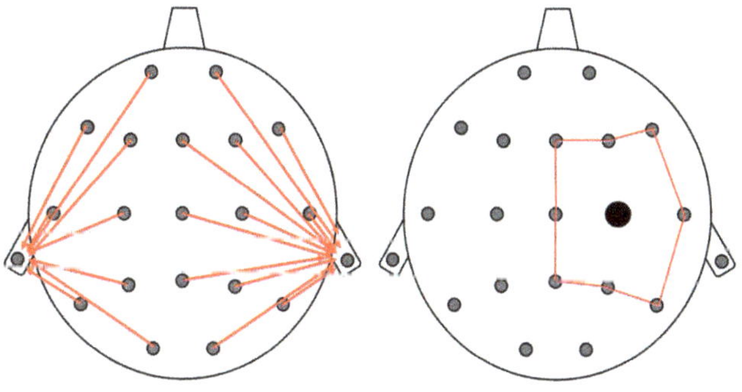

Figuur 16.5 Referentiële afleidingen.

Fp2, F8, T4, T6 en O2. Met die vijf elektroden worden vier kanalen gemaakt die elk het verschil in potentiaal tussen opeenvolgende elektroden weergeven: Fp2-F8, F8-T4, T4-T6 en T6-O2. De schrijfwijze 'F8-T4' kan men opvatten als 'van F8 naar T4', maar het verschilprincipe komt ook goed tot zijn recht als men het formuleert als 'F8 min T4'. Zoals hierna zal blijken heeft een dergelijke keten belangrijke consequenties voor hoe EEG-golven eruitzien. De rechterfiguur toont een dwarse of 'coronaire' afleiding. In deze twee voorbeelden worden de ketens gevormd uit dicht bij elkaar liggende elektroden; men kan er ook voor kiezen om met grote afstanden te werken. Van voor naar achter betreft dat dan bijvoorbeeld de ketens Fp2-T4 en T4-O2. Er zijn nog andere mogelijkheden om te kiezen welke elektroden men in een keten opneemt, bijvoorbeeld een rondgang om het hoofd. Men kan er ook voor kiezen om in de afleiding een aantal voor-achterwaartse en dwarse kanalen te combineren.

Figuur 16.5 toont twee referentiële afleidingen. Het basisidee hierbij is dat de twee elementen in de verschilmeting (A min B) niet telkens allebei veranderen, zoals in een bipolaire keten wel gebeurt. Links ziet men een variant waarbij een oorelektrode

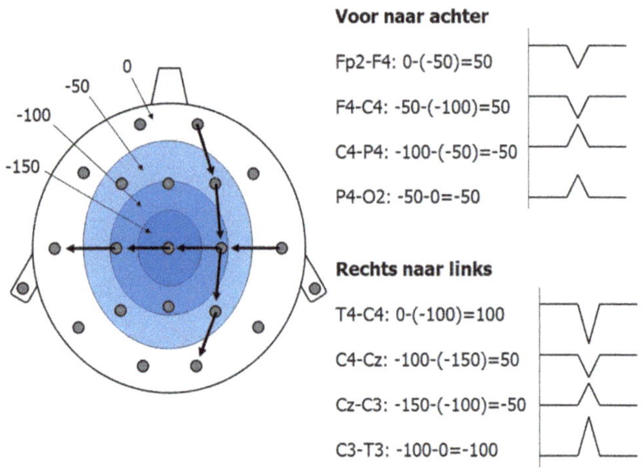

Figuur 16.6 Negatief veld symmetrisch rond de vertex.

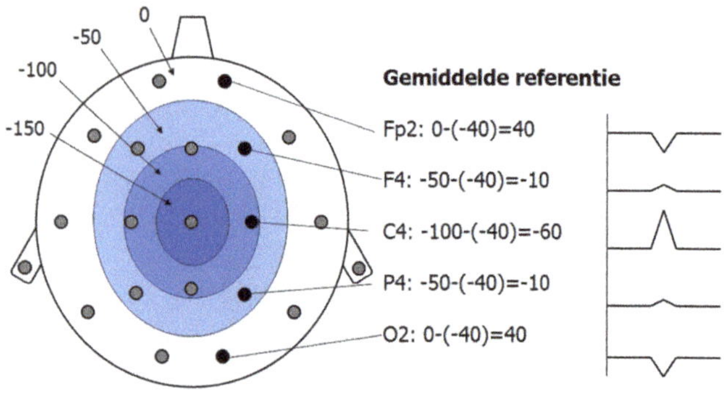

Figuur 16.7 Hetzelfde als in figuur 16.6, maar nu voor een gemiddelde referentie.

gebruikt wordt als gemeenschappelijke factor: dit heet dan ook een gemeenschappelijke referentie. Een dergelijke afleiding heeft als voordeel dat verschillen tussen kanalen vrij inzichtelijk terug te voeren zijn op de individuele elektroden; een activiteit die wel in 'C4-A2' te zien is maar niet in 'T4-A2', zal niet van A2 afkomstig zijn, maar van C4. Omgekeerd is het wel zo dat activiteit, gegenereerd bij de referentie-elektrode, in alle kanalen verschijnt. Het zou dan ook ideaal zijn om voor de referentie-elektrode een plek te nemen waar geen hersenactiviteit zichtbaar is. Voor het oor gaat dat redelijk op, maar niet perfect, doordat elektrische velden zich nu eenmaal door geleidende weefsels verspreiden. Er zijn ook laboratoria waar men Cz als gemeenschappelijke referentie gebruikt, een plaats die zeker niet elektrisch neutraal is.

Een tweede veelgebruikte referentiële afleiding is de gemiddelde referentie. Hierbij geeft elk kanaal het verschil weer tussen de activiteit van één elektrode en de gemiddelde activiteit van alle elektroden. Zoals uit voorbeelden zal blijken, maakt deze methode golven met een klein veld goed zichtbaar.

De derde referentiële afleiding is de source-afleiding: deze vergelijkt de activiteit van een elektrode ook met de gemiddelde activiteit van andere elektroden, maar alleen voor die elektroden die om de betrokken elektrode heen liggen. Daarbij wordt er rekening mee gehouden hoe ver de andere elektroden bij de betrokken elektrode vandaan liggen, want de afstand bepaalt de mate van hun bijdrage; dit wordt per elektrode rekenkundig verwerkt. In feite is dit een methode die lokale contrasten verscherpt.

De verschillende afleidingsmethoden gaan op verschillende manieren om met de spatiële informatie van het EEG; in een afleiding zoals de gemiddelde referentie bevat elke kanaal in feite informatie van alle elektroden, maar wel zo dat men aan de verschillen tussen kanalen kan zien waar wat gebeurt. Bij andere technieken kiest met er juist voor om slechts activiteit van geselecteerde elektroden te gebruiken, zoals bij een bipolaire keten en een source-afleiding. In alle gevallen maakt de beoordelaar gebruik van alle kanalen om zich een ruimtelijk beeld te vormen van wat er waar en wanneer gebeurt.

16.3 Velden, afleidingen en golven: voorbeelden

In enkele voorbeelden (figuur 16.6 tot en met 16.11) is een aantal potentiaalvelden getekend en zijn daar telkens EEG-golven bij getekend, eenmaal voor een bipolaire afleiding en eenmaal voor een gemiddelde referentie. Deze volgorde geeft weer hoe het EEG gevormd wordt, maar niet hoe de beoordeling gaat; daarbij dient men in feite de velden te reconstrueren uit de afleidingen.

Twee zaken zijn voor het begrip cruciaal. Ten eerste gaat het per kanaal altijd om een verschilpotentiaal. Stel dat er eerst een basislijn van 0 µV is, en dat er dan kortdurend een verschil van +50 µV ontstaat. De waarde van 0 µV zegt niets over de hoogte van de twee waarden waaruit het verschil berekend wordt: het verschil is nul als beide waarden 100 µV zijn, maar ook als ze beide -100 µV zijn. Een verschil van +50 µV kan evengoed ontstaan zijn doordat de potentiaal bij A in 'A-B' hoger is geworden als doordat die bij B lager is geworden. Aan één enkel kanaal is niet te zien welke van de twee elektroden verantwoordelijk is voor een golf, maar de combinatie van kanalen staat dat wel toe (zie de voorbeelden).

Figuur 16.6 toont een vrij groot negatief veld dat zich symmetrisch rond de vertex bevindt. Een dergelijke verdeling komt voor bij een zogeheten vertexgolf, die bij inslapen normaal voorkomt. De veldsterkte is als vier niveaus weergegeven: 0, -50, -100 en -150 µV. Het veld vormt een topografische kaart, waarbij het negatieve veld een diep dal is. Er worden een voor-achterwaartse en een dwarse bipolaire keten getoond. De verschillen tussen elektrodeparen zijn uitgerekend en rechts zijn EEG-kanalen getoond alsof dat veld even opkomt en weer verdwijnt. Iets waar men aan moet wennen is hoe het verschil wordt weergegeven: als dat verschil, zoals bij kanaal Fp2-F4, bijvoorbeeld +50 µV bedraagt, ontstaat een uitslag omlaag. Het is zo te onthouden: de uitslag wijst naar de meest negatieve van de twee elektroden. Als de afleiding Fp2-F4 een golf omlaag toont, wijst die golf naar F4, en dan weet je dat de potentiaal bij F4 meer negatief is dan die bij Fp2. Op zich kun je aan één enkel kanaal niet zien of dat komt doordat de potentiaal bij F4 meer negatief is geworden, of dat die bij Fp2 meer positief is geworden.

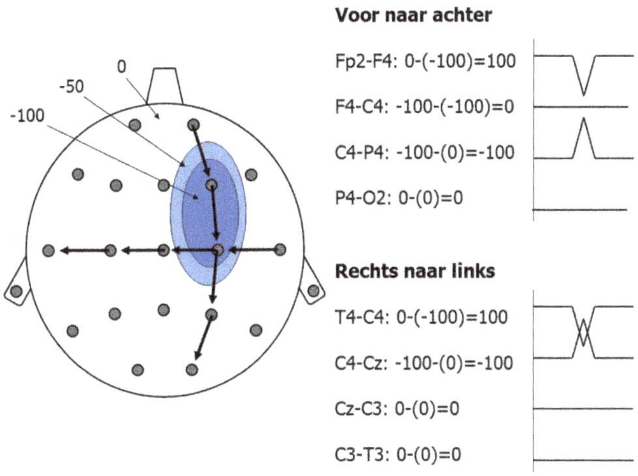

Figuur 16.8 Een focaal negatief veld.

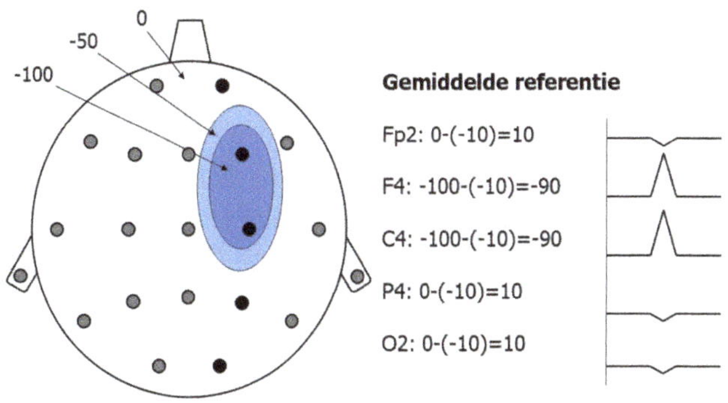

Figuur 16.9 Het veld van figuur 16.8 met een gemiddelde referentie.

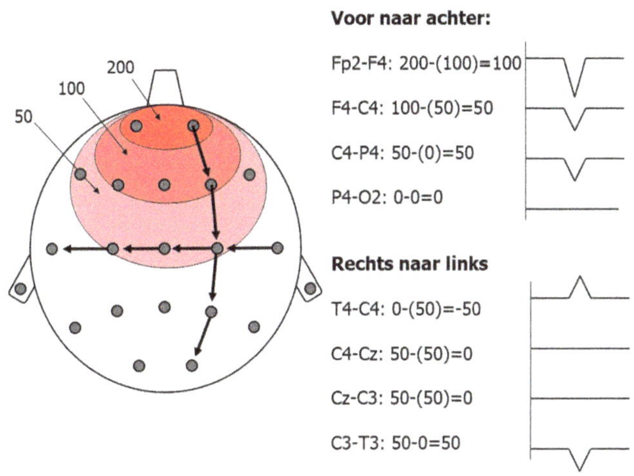

Figuur 16.10 Sterk positief veld over een groot deel van het voorhoofd.

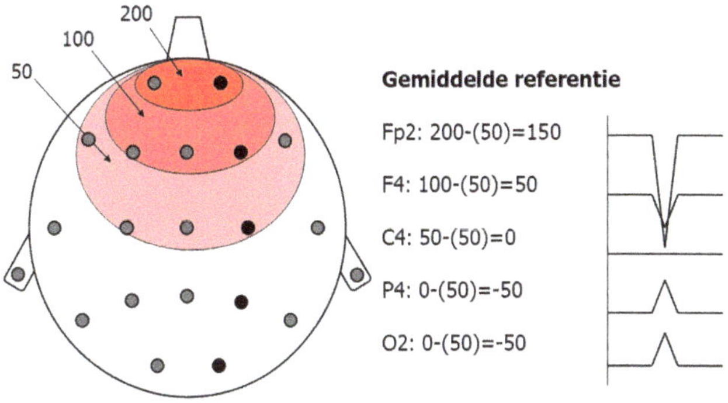

Figuur 16.11 Dezelfde oogknip met een gemiddelde referentie.

In het voorbeeld klapt de uitslag om tussen de elektrodeparen F4-C4 en C4-P4. Deze 'tegenfase' of 'faseoppositie' is het gevolg van de opeenvolgende verschillen. De keten is in feite een differentiatie tussen opeenvolgende veldsterkten en geeft dus hellingen aan: zolang men verder daalt, het dal in, zal de uitslag in een keten omlaag zijn, vooruit wijzend naar het dal. Zodra men het dal weer uit begint te klimmen klapt de fase om, waarbij de uitslag naar het dal blijft wijzen, achter de klimmer. Het omklappunt geeft aan waar het dal het diepst is, ofwel waar het potentiaalveld de grootste negatieve waarde heeft. De lezer wordt aangeraden zelf een tekening te maken voor hetzelfde veld, waarbij alle waarden positief zijn. Het gaat dan om een berg in plaats van een dal. Is er dan ook een tegenfase? Het antwoord is ja; de keten start nu bergop, met uitslagen omhoog, en waar men weer gaat dalen klappen de uitslagen om, omlaag. De tegenfase bestaat in dat geval uit van elkaar af wijzende uitslagen. De horizontale keten toont een volledig vergelijkbare logica.

Figuur 16.7 toont dezelfde kaart als de vorige figuur, maar nu voor een gemiddelde referentie. Het gemiddelde van alle elektroden levert hier ongeveer 40 μV op, wat verklaard wordt doordat het veld een flink deel van het hoofd beslaat. De verschillen worden voor een aantal elektroden weergegeven. Bestudering maakt het volgende duidelijk: overal over het dal is het verschil tussen de lokale potentiaal en de gemiddelde potentiaal negatief; de plaats waar het dal het diepst is, is te zien aan de amplitude van de uitslag: waar die het grootst is, is het veld het sterkst. Plaatsen waar het veld even sterk is als het gemiddelde, krijgen een sterkte van nul. Plaatsen waar in het echt geen activiteit is, krijgen een uitslag alsof er wel activiteit is, maar met de omgekeerde uitslag van de 'echte' activiteit. Dit alles maakt dat de plaats waar een veld het sterkst is, te herkennen is aan de plek waar de uitslag het grootst is, en niet aan een tegenfase zoals bij een bipolaire reeks.

Figuur 16.8 toont een kleiner veld dan de vorige figuur. De voor-achterwaartse keten laat een tegenfase zien tussen Fp2-F4 en C4-P4, maar het kanaal ertussenin toont geen activiteit. In eerste instantie zou men dan denken dat de toppen in Fp2-F4 en C4-P4 niets met elkaar te maken hebben, maar dat is onjuist. De elektroden F4 en C4 hebben dezelfde veldsterkte en het verschil is dus nul. In termen van dalen en bergen loopt men hier over de vlakke bodem van het dal alvorens weer te stijgen (de tegenhanger van een vlak dal bij een positief veld is een tafelberg). De horizontale keten toont ook een tegenfase en ook vlakke kanalen, maar de vlakke kanalen zitten niet tussen de kanalen van de tegenfase. Deze combinatie betekent dat er een dal is bij de tegenfase en dat er niets interessants gebeurt bij de vlakke kanalen.

Figuur 16.9 toont hetzelfde veld met een gemiddelde referentie. De gemiddelde activiteit is nu 20 μV. Opnieuw geldt dat de grootste uitslagen zich bevinden waar het veld het sterkst is: F4 en C4.

Figuur 16.10 toont een sterk positief veld over een groot deel van het voorhoofd. In elk EEG kan men dit zien bij een oogknip: de oogbollen hebben namelijk een zeer grote veldsterkte, zodat oogbewegingen en oogknippen zeer forse potentialen veroorzaken. De voor-achterwaartse keten toont géén tegenfase. De reden daarvoor is dat de keten de top van de berg niet omvat: er zit geen elektrode aan de andere kant van de top. Verder is te zien dat de helling niet overal even steil is: het voorste kanaal (Fp2-F4) toont een grotere uitslag dan het tweede en het derde kanaal. Meestal ziet men bij oogknippen dat de uitslag steeds kleiner wordt naarmate men meer naar achteren komt. De horizontale keten toont een tegenfase, en wel in de vorm van een lage tafelberg met een groot vlak stuk op de top.

Figuur 16.11 toont ten slotte dezelfde oogknip in een gemiddelde referentie. De gemiddelde activiteit is 50 µV, met als effect dat de oogknip ook goed te zien is over het achterhoofd. Hoe groter de bijdrage van een activiteit aan het gemiddelde EEG, des te meer zal men die activiteit overal in het EEG zien, waarbij de uitslag op plaatsen waar de activiteit niet haar oorsprong heeft in de tegenovergestelde richting wijst van die waar de activiteit wordt gevormd.

Kernpunten

- EEG-golven worden gevormd door tijdelijke elektrische velden gemeten aan de buitenkant van de hersenen.
- Elk EEG-kanaal geeft een potentiaalverschil weer, geen absolute potentiaal.
- Er zijn twee hoofdgroepen afleidingen: bipolaire ketens en referentiële afleidingen.
- In bipolaire ketens geeft een tegenfase de lokalisatie van een golf weer en in een referentiële afleiding geeft de plaats met de grootste uitslag de lokalisatie weer.
- Een tegenfase in een bipolaire keten zegt iets over de lokalisatie van een EEG-activiteit, niet over de aard van die activiteit.

Gebruik van digitale mogelijkheden

M.J. Zwarts

17.1 Inleiding

Het digitale EEG is sinds ruim tien jaar de standaard en analoge EEG-apparaten zijn in Nederland alleen nog in een museum te bewonderen. De mogelijkheden en onmogelijkheden van het beoordelen van een digitaal EEG zijn velerlei; in dit hoofdstuk zullen de basale, de meest voorkomende en de meest nuttige toepassingen worden beschreven.

17.2 Tijdsbasis en gevoeligheid

Een groot voordeel van digitale registratie is het achteraf kunnen aanpassen van de X- en de Y-as, of, in EEG-termen, de tijdsbasis en de gevoeligheid. Het aanpassen van de tijdsbasis kan nuttig zijn om de tijdsrelatie van fenomenen preciezer te bekijken. Bijvoorbeeld: van bilateraal optredende pieken kan precies bekeken worden waar de eerste fenomenen optreden. Andersom kan het nuttig zijn de tijdas te comprimeren. Soms zijn periodieke fenomenen met een vrij groot tijdsinterval dan beter te herkennen, net als asymmetrieën in het EEG (◘ figuur 17.1).

Uiteraard is het aanpassen van de gevoeligheid heel nuttig bij paroxismale hooggevolteerde fenomenen zoals piek-golfparoxismen. Ook bij aanvallen met bijkomende bewegingsonrust kan aanpassing van de gevoeligheid nuttig zijn, eventueel in combinatie met aanpassing van de filters, bijvoorbeeld door trage activiteit door hoofdbewegingen te filteren.

17.3 Filters

Het achteraf kunnen aanpassen van de filters is zeer handig bij het wegfilteren van bijvoorbeeld spieractiviteit (laagdoorlaatfilter naar beneden aanpassen, bijvoorbeeld van 70 naar 30 of 15 Hz). Uiteraard kunnen relevante fenomenen, zoals scherpe epileptiforme fenomenen dan ook weggefilterd worden! Het hoogdoorlaatfilter aanpassen naar boven is zeer nuttig bij bewegingsonrust en zweetpotentialen. Het hoeft geen betoog dat men deze aanpassingen selectief uitvoert, bij stukken EEG waar dit relevant is; het standaard wegfilteren van spieractiviteit is natuurlijk ongewenst.

17.4 Montages

Waarschijnlijk de nuttigste toepassing van digitale reviewmogelijkheden is het achteraf beoordelen in verschillende afleidingen of montages. Het EEG kan worden opgenomen met een enkele elektrode als referentie of ten opzichte van alle aangebrachte elektroden (REF). Bij een dergelijke opname heeft men bijvoorbeeld de volgende kanalen: Fp2-REF en F4-REF. Hieruit kan de volgende bipolaire afleiding worden gemaakt: (Fp2-REF) - (F4-REF) = Fp2-F4 enzovoort. Bij een bipolaire afleiding wordt de op beide elektroden identieke elektrische EEG-activiteit verwijderd en ziet men alleen nog de verschillen tussen de twee elektroden. Gemeenschappelijke activiteit wordt niet meer gezien. In de praktijk betekent dit meestal dat de amplituden lager worden en dat vooral de trage activiteit (die meestal over een groter gebied verspreid is) verdwijnt. Het is dus niet zo dat de informatie-inhoud van het weergegeven EEG-signaal tussen de verschillende montages onveranderd of zelfs identiek is. Hier is in feite sprake van spatiële filtering; dit kan bepaalde EEG-verschijnselen duidelijker aantonen maar kan ook afwijkingen 'verdoezelen'. Dit kan heel nuttig zijn, maar geeft ook een beperkt zicht op het EEG. Het is daarom ook niet wenselijk een EEG in zijn geheel in bijvoorbeeld de *source derivation* (bronafleiding) te bekijken omdat men dit 'prettig kijken' vindt! Uiteraard kan selectief, afhankelijk van de situatie, een stuk EEG in een andere montage bekeken worden. Voorbeelden hiervan zijn de detectie van lokale pieken, die afhankelijk van de lokalisatie en richting van de bron in sommige montages geheel kunnen wegvallen (◘ figuur 17.2). Vaak kan men epileptiforme fenomenen het best detecteren in een gemeenschappelijke referentiemontage (*common average*). Asymmetrie in het EEG wordt vaak beter gezien in een banaanafleiding. Subtiele rechtslinksverschillen kan men bekijken met een elektrodenconfiguratie waarbij het linkerelektrodekanaal aldoor onder het homologe rechterelektrodekanaal ligt.

17.5 Mapping

Zowel in het frequentiedomein als in het amplitudedomein is het eenvoudig een stuk EEG weer te geven als een 'landkaart'. Dit kan nuttig zijn ter illustratie in een verslag, maar kan ook gebruikt worden om een visuele impressie van bijvoorbeeld een subtiele trage haard te onderbouwen. Ook kan hiermee eenvoudig over een of meer kanalen een frequentieanalyse worden gemaakt, bijvoorbeeld om het dominante occipitale ritme te meten en eventuele links-rechtsverschillen vast te stellen. Veel systemen hebben ook de optie om over de gehele registratieduur van het EEG (bijvoorbeeld boven of onderin) een balkje met een spectraalanalyse van het EEG te tonen waardoor men in één oogopslag kan zien of er tijdens de registratie grote veranderingen optreden, zoals slaap of gegeneraliseerde aanvallen.

17.6 Polygrafie

Standaard worden in het EEG het ECG en meestal de oogbewegingen meegenomen; op dezelfde manier kan men meerdere fysiologische variabelen meeregistreren. De polysomnografie is het extreme voorbeeld hiervan, waarbij het aantal kanalen EEG meestal ver in de minderheid is. Bij bewegingsstoornissen, zoals myoklonieën, kan het nuttig zijn spierafleidingen mee te registreren om een eventueel corticaal correlaat op te sporen. Een zeer nuttige en bekende toepassing is het meeregistreren van video, vooral om de relatie tussen kliniek en EEG te kunnen bestuderen, bijvoorbeeld bij aanvallen die al dan niet van epileptische origine zijn. Verder is dit ook handig voor het detecteren van artefacten, waarbij de relatie tussen de kliniek en het EEG goed kan worden vastgesteld.

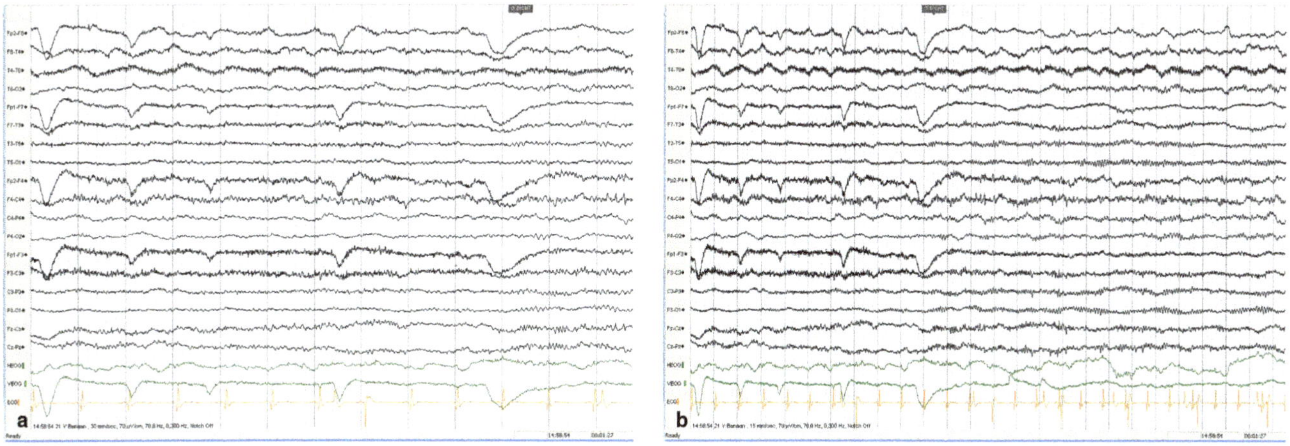

Figuur 17.1 Een asymmetrisch EEG in dubbele banaanafleiding, links (a) met een normale tijdas van 1 seconde per divisie en rechts gecomprimeerd tot 1,5 cm per divisie. De trage activiteit over de rechterhemisfeer is in het b-paneel beter te herkennen.

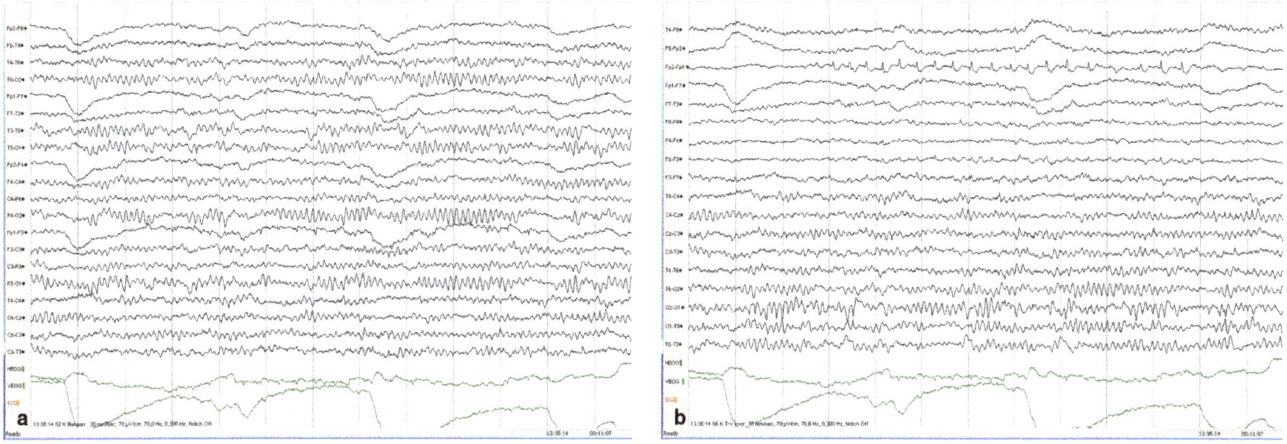

Figuur 17.2 Hetzelfde stuk EEG getoond in respectievelijk dubbele banaan (a) en een transversale (b) montage. In de transversale montage is heel duidelijk een piekreeks links frontaal te zien die in de dubbele banaan montage vrijwel niet zichtbaar is.

17.7 Overige toepassingen

Een groot voordeel van digitale EEG is het op afstand meelezen van het EEG via een lokaal netwerk of via internet. Alleen voor de toepassing van een EEG/registratie in het kader van een donorprocedure is dit wettelijk niet toegestaan. Andere toepassingen van digitale EEG zijn: automatische spikedetectie, automatische slaapscore en bewaking van bijvoorbeeld het neonatale EEG (cerebralefunctiemonitor; CFM) of op de IC.

De vergelijking met eerdere EEG-registraties is door de multipele 'windowmogelijkheden' van de software ook vereenvoudigd.

Samenvattend kan gesteld worden dat met de komst van het digitale EEG een wereld van mogelijkheden voor de neuroloog/klinisch neurofysioloog is opengegaan. De toename van het aantal analyse- en bewerkingsmogelijkheden kost tijd, maar is door de winst aan informatie meer dan de moeite waard.

Kernpunten

- Het digitale EEG biedt veel mogelijkheden om de beoordeling van het EEG te verbeteren, zoals achteraf aanpassen van filters, tijdsbasis enzovoort.
- Veel montages, zoals de *source derivation*, zijn in feite spatiële filters, waardoor de informatie-inhoud van het EEG-signaal afneemt.
- Om epileptiforme verschijnselen te detecteren, kan men het EEG het best beoordelen met een common-average registratie.

Literatuur

Brenner RP, Scheuer ML. Cross-country digital EEG survey 1998. J Clin Neurophysiol. 1998;15(6):485–8.

Fisch BJ. Fisch and Spehlmann's EEG primer. Basic principles of digital and analog EEG. 3rd edition. Oxford: Elsevier Health Sciences; 1999.

Hirsch LJ. Continuous EEG monitoring in the intensive care unit: an overview. J Clin Neurophysiol. 2004;21(5):332–40.

Jirsch J, Hirsch LJ. Nonconvulsive seizures: developing a rational approach to the diagnosis and management in the critically ill population. Clin Neurophysiol. 2007;118(8):1660–70.

Levy SR, Berg AT, Testa FM, Novotny EJ Jr, Chiappa KH. Comparison of digital and conventional EEG interpretation. J Clin Neurophysiol. 1998;15:476–80.

Nuwer M. Assessment of digital EEG, quantitative EEG, and EEG brain mapping: report of the American Academy of Neurology and the American Clinical Neurophysiology Society. Neurology. 1997;49:277-92. Review.

Schomer DL, Lopes da Silva F. Niedermeyer's Electroencephalography. Ch 7: Digital recording principles. Philadelphia: Lippincott Williams & Wilkins; 2011.

Toet MC, Meij W van der, Vries LS de, Uiterwaal CS, Huffelen KC van. Comparison between simultaneously recorded amplitude integrated electroencephalogram (cerebral function monitor) and standard electroencephalogram in neonates. Pediatrics. 2002;109(5):772–9.

Van Cott A, Brenner RP. Technical advantages of digital EEG. J Clin Neurophysiol. 1998;15(6):464–75.

Het normale EEG bij volwassenen

J. Meulstee

18.1 Inleiding

Soms treft men in EEG's van gezonde, klachtenvrije personen verschijnselen aan, die wat hun vorm betreft lijken op verschijnselen die juist voorkomen bij patiënten. Deze verschijnselen kunnen verwarring geven bij de interpretatie en zo tot ongewenste *overreading* leiden. Bij naar schatting een derde van de patiënten bij wie later de diagnose epilepsie onterecht bleek, was dit het gevolg van mis- en vooral overinterpretatie van het EEG. Er is een aantal benigne varianten met scherp of ritmisch aspect, die ten onrechte voor met epilepsie geassocieerde grafo-elementen kunnen worden aangezien. Deze zijn echter vrij gemakkelijk te herkennen op grond van hun specifieke eigenschappen wat vorm, lokalisatie en elektrische polariteit betreft. Deze worden beschreven in ▶ par. 18.4. Moeilijker is het, wanneer men pieken of piek-golfcomplexen aantreft in EEG's van personen zonder epilepsie. Men kan hier dan niet aan de vorm of de lokalisatie van de epileptiforme activiteit zien of er wel of geen betekenis aan dient te worden gehecht. Deze verschijnselen worden besproken in ▶ par. 18.5.

Tijdens doezel en slaap komen in EEG's van gezonde klachtenvrije volwassenen ook vrij veelvuldig (voor doezel en slaap normale) grafo-elementen voor met een scherp aspect of sterke gelijkenis vertonend met piek-golfcomplexen. Deze worden beschreven in ▶ par. 18.6.

Een ander verschijnsel in het EEG bij normalen is een 'afwijkend' aspect van de *ongoing activity*, ook (achter)grondpatroon of basisritme genoemd, en van de provocatiemethoden. Deze worden besproken in ▶ par. 18.2.

Artefacten kunnen verraderlijke, op epileptiforme grafoelementen gelijkende activiteit veroorzaken; ze vallen buiten het bestek van dit hoofdstuk, net als de afwijkende activiteiten ten gevolge van medicamenten zoals psychofarmaca.

18.2 (Achter)grondritme

18.2.1 Alfaritme

Het pariëto-occipitaal voorkomende alfaritme dient bij volwassenen een minimale frequentie te hebben van 8 Hz; lager is afwijkend, ook bij oude normale volwassenen. De bevinding dat de frequentie van het alfaritme gemiddeld met 1 Hz per decade afneemt is nooit bevestigd. Het alfaritme toont bij meer dan 50% van de gezonde mensen enige asymmetrie in amplitude, maar die bedraagt niet meer dan 50% en dan meestal met een hogere amplitude aan de rechterzijde. Het staat overigens niet vast dat dit gerelateerd is aan de rechtshandigheid. De asymmetrie kan uiteraard ook veroorzaakt worden door een schedelasymmetrie of asymmetrisch bevestigde elektroden. De asymmetrie moet aanwezig zijn bij meerdere elektrodenposities en moet duidelijk zijn in bipolaire en referentiële afleidingen. Een frequentieasymmetrie van minder dan 1 Hz wordt als niet-afwijkend aangegeven, maar noopt toch tot voorzichtigheid. Men kan bijvoorbeeld kijken of er nog meer asymmetrieën zijn in normaal voorkomende activiteiten (mu-, thèta- of bètaritme, volgreacties of reactiviteit). Normaal is ook dat het alfaritme soms een scherp aspect heeft; dit komt vooral bij jongeren voor. Vaak is dat het gevolg van bijmenging van bètaritme (al of niet medicamenteus bepaald) (▫ figuur 18.1). Wanneer dit optreedt in de temporale gebieden, kan dit soms worden aangezien voor met epilepsie geassocieerde activiteit en zo leiden tot overreading van het EEG.

De mate van onderdrukking door het openen van de ogen is interindividueel erg verschillend. Alfaritme komt eigenlijk nooit frontopolair voor (zie ▶ H. 1 over ritmische activiteit in de alfaband/RAAB). Wanneer men ritme in alfafrequentie in reeksen frontopolair aantreft bij gezonde volwassenen, is dit waarschijnlijk snelle oogflutter (kapparitme). Dit is gemakkelijk te herkennen als standaard wordt gebruikgemaakt van simultane videoregistratie (▫ figuur 18.2).

Bij sommige personen is er helemaal geen alfaritme te vinden (< 2%), ofwel de amplitude van het alfaritme is erg laag (< 7%). Bij lage amplituden kan men beter voor-achterwaartse bipolaire afleidingscombinaties met grote afstanden tussen de elektroden toepassen. Door relaxatie, bijvoorbeeld kort voordat doezel optreedt of in het begin van de hyperventilatie, kan het alfaritme veel duidelijker zijn. Bij angstige of innerlijk gespannen mensen kan het alfaritme (tijdelijk) afwezig zijn of alle activiteiten in het EEG zeer lage amplituden tonen. Men spreekt van een laaggevolteerd EEG (*low voltage EEG*) wanneer de amplituden lager zijn dan 20 μV.

Alfavariantvormen, dat wil zeggen geïsoleerde of in groepjes voorkomende golven in alfafrequentie in gebieden waar normaalgesproken alfaritme voorkomt, kunnen zich nogal eens voordoen bij normalen ('dicrote en polyfasische varianten') (▫ figuur 18.3). Ook kan het alfaritme in sub- en supraharmonische frequenties optreden. Alle worden onderdrukt door het openen van de ogen. Lichtflitsprikkeling (zie verder) onderdrukt alfavariantvormen wel, in tegenstelling tot afwijkende trage activiteit occipitaal. Soms is ook het alfaritme vervangen door een variantritme met de halve frequentie. Variantvormen komen voor tot circa 25-jarige leeftijd en hebben geen pathologische betekenis.

18.2.2 Mu-ritme

Mu-ritme komt voor met een maximum boven de centrale gebieden. Het heeft een karakteristiek kamvormig aspect en de frequentie is meestal iets hoger dan die van het alfaritme. Het mu-ritme kan soms een zeer scherp aspect hebben en aanleiding geven tot misinterpretatie. De constante frequentie en de typische lokalisatie en vorm nemen de twijfel doorgaans weg. Het is niet abnormaal als er een asymmetrie is in amplitude, maar een frequentie asymmetrie van meer dan 1 Hz wordt als pathologisch beschouwd. Persisterende asymmetrie dient als afwijkend te worden beschouwd, zeker als andere ritmes dezelfde asymmetrie tonen. Het nut van het testen van de reactiviteit lijkt dubieus te zijn.

18.2.3 Bètaritme

Bètaritme komt voor in het EEG van gezonde personen. Wanneer het een hoge amplitude heeft (bijvoorbeeld > 30 μV), kun-

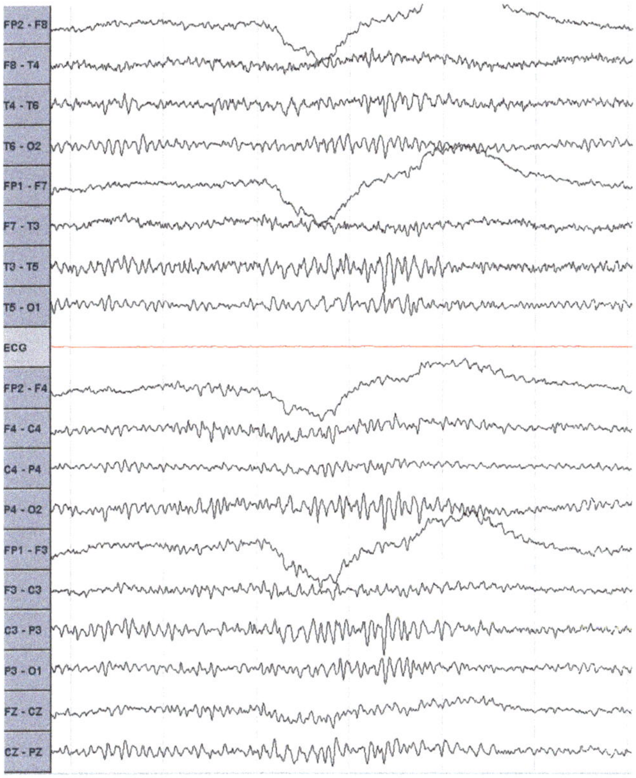

Figuur 18.1 Scherp alfaritme.

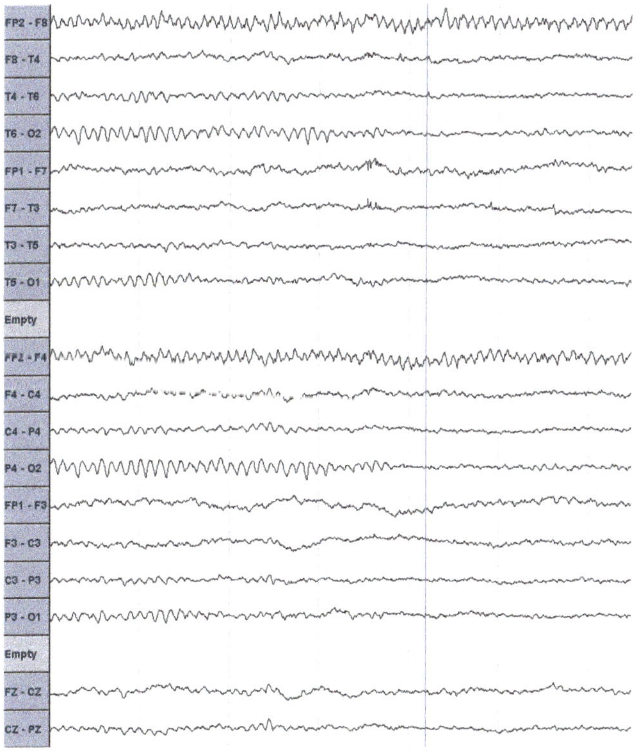

Figuur 18.2 Oogflutter.

nen medicamenten hiervan de oorzaak zijn. Vaak is dan de frequentie wat lager. Een consequente amplitudeasymmetrie duidt op een corticale disfunctie. Ter hoogte van schedeldefecten kan

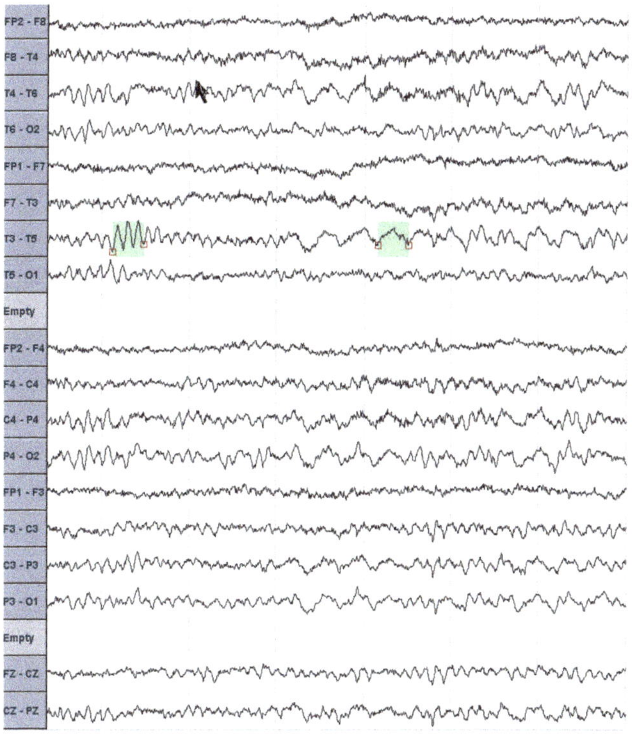

Figuur 18.3 Alfavarianten.

de snelle activiteit een hoge amplitude hebben en daardoor een scherp effect krijgen (*activité de brêche*) (figuur 18.4).

18.2.4 Thètaritme

Thètaritme komt in het EEG van gezonde volwassenen voor. In de literatuur wordt aangegeven dat thètaritme met een frequentie van 6-7 Hz en een amplitude van minder dan 15 μV normaal is. Uiteraard is een toename bij doezel normaal.

Een bijzondere vorm is het zogenoemde 4 Hz-vertexritme. Het betreft ritmische triangulaire golven met een frequentie van 3,5 tot 4,5 Hz en een amplitude tot circa 40 μV, die voorkomen in reeksen met een duur van circa 2,5 s boven de vertex bij jonge volwassenen. Deze zijn niet geassocieerd met epilepsie.

Bij oudere klachtenvrije mensen (> 55 jaar) neemt de hoeveelheid thèta wat toe en komt temporaal wat meer thèta-activiteit intermitterend voor, vooral linkszijdig, en af en toe intermitterend deltagolven, vooral geïsoleerd (circa 1%). Men kan zich afvragen of dit een normaal verschijnsel is, of dat het verschijnsel toch berust op bilaterale 'stille' vasculaire stoornissen. Men dient dus terughoudend te zijn om deze verschijnselen als afwijkend te interpreteren.

18.3 Provocatiemethoden

18.3.1 Hyperventilatie

In het algemeen resulteert bij personen tot 30 jaar diep zuchten in bilaterale synchrone frontale delta-activiteit. Meestal is 30 se-

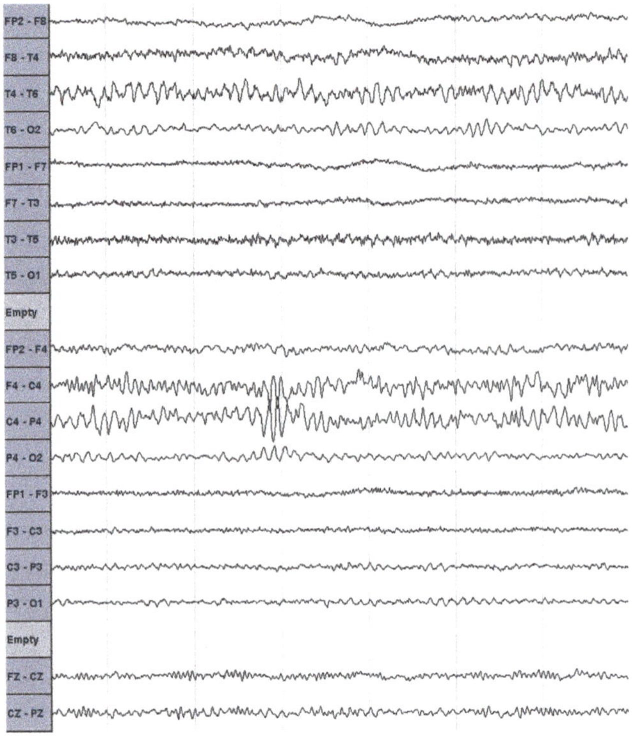

Figuur 18.4 Activité de brêche.

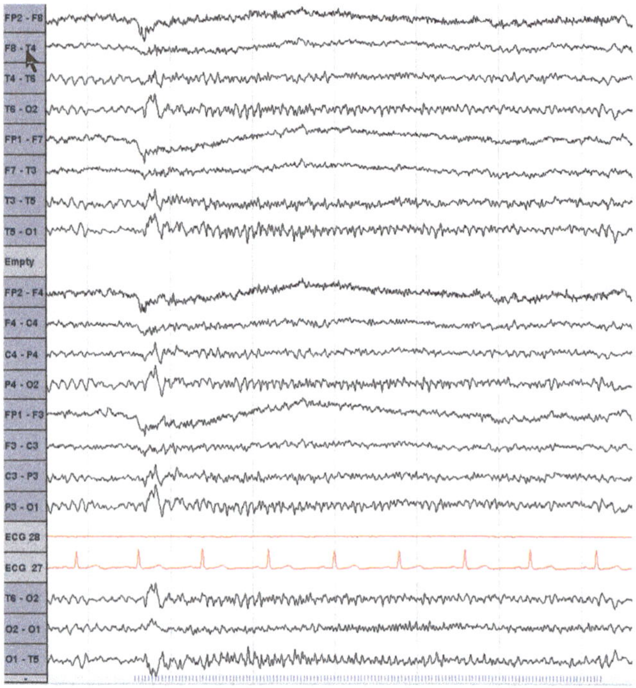

Figuur 18.5 On-reactie bij LFP.

conden na stoppen met zuchten deze activiteit weer verdwenen; ook wanneer het effect langer aanhoudt, heeft het meestal geen pathologische betekenis. Wel kan een hypoglykemie, bijvoorbeeld door vasten, hiervan de oorzaak zijn. Ook het ontbreken van deze reactie na adequaat uitgevoerde hyperventilatie heeft geen pathologische betekenis. Daarnaast is het normaal dat het (achter)grondpatroon wat vertraagt, dat wil zeggen dat de hoeveelheid thèta toeneemt en de frequentie van het alfaritme wat afneemt.

Men ziet nogal eens dat het alfaritme duidelijker wordt (hogere amplitude of juist regelmatiger); dit wordt toegeschreven aan het relaxerende effect van de hyperventilatie.

Occipitale intermitterende ritmische delta-activiteit (OIRDA) tijdens hyperventilatie is bij kinderen normaal, maar zeker niet bij volwassenen.

18.3.2 Lichtflitsprikkeling

Bij lichtflitsprikkeling kunnen de occipitale volgreacties een tijdsgebonden directe relatie hebben met de flitsen maar ook kunnen de volgreacties in dubbele frequentie optreden. Volgreacties kunnen bij normalen ook totaal ontbreken; dit heeft geen pathologische betekenis. Asymmetrische volgreacties hebben vooral betekenis wanneer ze samen voorkomen met overeenkomstige asymmetriëen van andere activiteiten (alfaritme, muritme of achtergrondactiviteit); een asymmetrie van minder dan 50% in amplitude heeft geen klinische betekenis.

Aan het begin van en na stoppen met lichtflitsprikkeling kunnen zich zogenoemde on-offreacties voordoen. Meestal hebben ze een duur van < 0,5 seconde en vallen ze op door hun scherpe aspect (figuur 18.5). Deze on-offreacties zijn niet met epilepsie geassocieerd.

Lichtflitsprikkeling is een provocatiemethode die behalve epileptiforme activiteit, die van diagnostisch belang is, ook reacties kan teweegbrengen die niet geassocieerd zijn met epilepsie, maar wel een epileptiform aspect kunnen hebben. Daarom definieerde Bickford al in 1952 twee abnormale reacties op intermitterende fotostimulatie: de fotomyoklone en de fotoparoxismale respons. De fotomyoklone respons bestaat uit orbitofrontale fotomyokloniëen (fotomyoklone reactie van Bickford), door lichtflitsprikkeling opgewekte spierpotentialen, die meteen stoppen na beëindigen van de lichtflitsprikkeling. De voornaamste betrokken spieren zijn de m. orbicularis oculi, de m. frontalis en soms spieren van hoofd, nek, schouders of zelfs van de bovenarmen. De afzonderlijke spierpotentialen treden 50 ms na de afzonderlijke lichtflitsen op.

Afwijkend zijn de zogenoemde fotoparoxismale responsen (PPR). Hierbij komen gegeneraliseerde multipele pieken of piek-golfcomplexen voor, die bovendien soms enkele seconden doorgaan na stoppen met lichtflitsprikkeling (figuur 18.6). Soms resulteren ze in een klinisch epileptisch paroxisme.

De gedetailleerde bespreking van de PPR valt buiten het bestek van dit hoofdstuk.

Wanneer er een PPR kan worden opgewekt, is zogenoemde fotosensitiviteit aangetoond. Dit betekent niet zonder meer dat er dan epilepsie is aangetoond; na onttrekking van bijvoorbeeld benzodiazepinen of alcohol, of na een flinke slaaponthouding, kan men PPR ook aantreffen bij mensen zonder epilepsie. Bij circa 2% van de gezonde mensen kan een PPR worden gevonden. Ook hier is een zorgvuldig afgenomen anamnese weer van belang.

18.4 Niet met epilepsie geassocieerde benigne varianten met scherp of ritmisch aspect

Het betreft hier vrij gemakkelijk herkenbare grafo-elementen, die meestal geen verwarring veroorzaken, mits men ze herkent. Dit kan op grond van vorm, lokalisatie en elektrische polariteit. Een samenvatting staat in tabel 18.1.

18.4.1 Wicket spikes/rhythm

Dit ritme (figuur 18.7) wordt vooral gezien in EEG's van personen boven het 30e levensjaar, met een vrij lage incidentie van circa 0,9%, vooral tijdens doezel en oppervlakkige slaap. Dit ritme lijkt wat betreft het kam- of arcadevormige aspect nog het meest op een mu-ritme; het maximum ligt echter voor- of midtemporaal in plaats van centraal, zoals bij het mu-ritme. Het kan bilateraal onafhankelijk voorkomen en meestal in reeksjes van 1 seconde of minder met een frequentie van 6-11 Hz. Soms komen ze in geïsoleerde vorm voor. Ze worden echter niet gevolgd door een langzame potentiaalverandering en veroorzaken geen verandering van de EEG-achtergrond. *Wicket spikes* zijn niet geassocieerd met epilepsie.

18.4.2 Small sharp spikes

Small sharp spikes (figuur 18.8; synoniemen: *benign epileptiform transients of sleep, benign sporadic sleep spikes*) komen voor in EEG's van volwassenen tijdens doezel en lichte slaap. Door de karakteristieke vorm zijn ze gemakkelijk herkenbaar. Ze komen solitair voor met een vrij lage amplitude (< 50 μV) en korte duur (< 50 ms). Ze zijn mono- of bifasisch en worden gevolgd door een langzame golf met lage amplitude. Het maximum is vrij breed en ligt temporaal, met verre spreiding. Soms komen small sharp spikes onafhankelijk van elkaar over beide hemisferen voor. Ze zijn niet geassocieerd met epilepsie. Er wordt een incidentie aangeven van circa 20%.

18.4.3 Subclinical rhythmic electrographic discharges (SREDA)

Deze reeksen (figuur 18.9) komen voor in EEG's van volwassenen boven de 50 tijdens hyperventilatie, maar ook in rust en tijdens doezelen. Vrij karakteristiek is dat de 'ontlading' zeer abrupt begint en eindigt. De reeks bestaat uit scherpe golven met constante (!) frequentie van 5 tot 6 Hz (range 4-7 Hz) en heeft een karakteristieke duur van 40 tot 80 seconden. Het maximum van deze activiteit ligt pariëtaal en achtertemporaal en spreidt naar de omgeving. Het is typisch bilateraal synchroon aanwezig maar kan ook eenzijdig voorkomen. De incidentie bedraagt minder dan 0,05%. SREDA wordt abusievelijk nogal eens met epilepsie geassocieerd. Er zijn echter geen veranderingen van frequentie of van lokalisatie of uitbreiding tijdens de reeks.

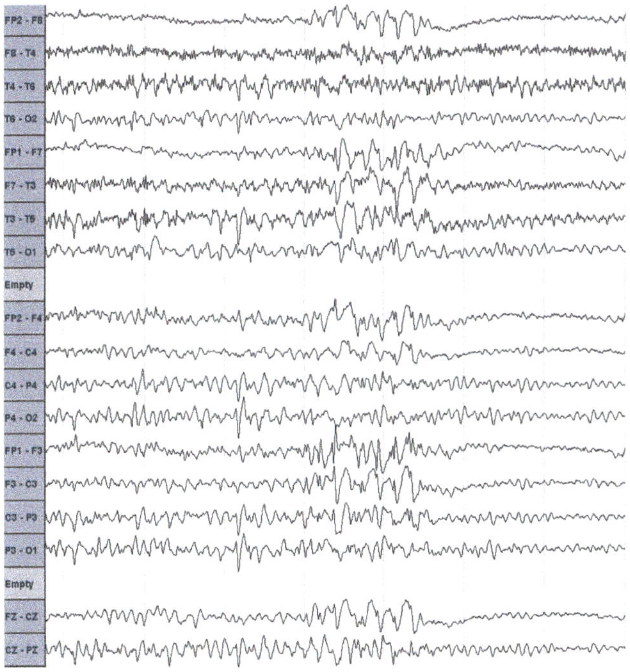

Figuur 18.6 Fotoparoxismale reactie.

18.4.4 Rhythmic midtemporal theta burst of drowsiness (RMTD, psychomotorische variant)

Deze reeksvormige activiteit komt voor in 0,5 tot 2% van de EEG's bij volwassenen (figuur 18.10). Het betreft een vrij karakteristiek patroon, dat bestaat uit reeksen van scherpe thètagolven met een frequentie rond de 7 Hz met wat afgeplatte toppen of *notchy* aspect. Het maximum ligt midtemporaal en het komt bilateraal onafhankelijk boven de twee hemisferen voor bij adolescenten en volwassenen in wakkere, ontspannen toestand.

De reeks begint en eindigt wat amplitude betreft gradueel en verandert niet van frequentie of vorm, wat de gemakkelijkst van epileptisch paroxisme onderscheidende eigenschap is.

Er is geen associatie met epilepsie aangetoond.

18.4.5 Midline theta rhythm (Ciganek)

Dit betreft een focale ritmische activiteit boven de vertex (Cz) met soms enige spreiding. De frequentie bedraagt 5 tot 7 Hz en het ritme is sinusoïdaal en arcadevormig in crescendo-decrescendovorm. Het komt tijdens waak en doezel voor. Er is geen associatie aangetoond met epilepsie.

18.4.6 6 Hz piek-golfcomplexen

Naar aanleiding van zijn onderzoek onderscheidt Hughes de reeksen piek-golfcomplexen met repetitiefrequentie van 6 Hz

Tabel 18.1 Niet met epilepsie geassocieerde benigne varianten met scherp of ritmisch aspect.

Epileptiforme activiteit (synoniemen)	Grafo-element	Duur burst	Lokalisatie	Leeftijd	Bewustzijn	Betekenis
wicket spikes	μ-ritmevormig, 6–11 Hz, 60–200 μV	seconden	temporaal bilateraal onafhankelijk	> 30 jaar, 0,9%	doezel, lichte slaap	geen
small sharp spikes (SSS): – *benign epileptiform transients of sleep* (BETS); – *benign sporadic sleep spikes* (BSSS)	mono-/difasisch, gevolgd door langzame comp.; < 50 μV, < 50 ms	solitair	temporaal grote elektrische afstanden, soms dipool over parasagittaal	volwassenen 20–25%	doezel, lichte slaap	geen
subclinical rhythmic electrographic theta discharges in adults (SREDA)	ritmische scherpe golven, 5–7 Hz; abrupt begin en veranderingen	40–80 sec	achtertemporaal spreidt bilateraal asymmetrisch	volwassenen > 50 jaar	rust, doezel, hyperventilatie	geen
rhythmic midtemporal discharges: – rhythmic temporal theta bursts of drowsiness; – psychomotorische variant	golven met platte toppen en scherpe notches, 5–7 Hz	enkele sec	midtemporaal bilateraal (a)synchroon	adolescenten en volwassenen 0,5–2%	rust, doezel	geen
midline theta rhythm v. Ciganek (MTR)	sinusoïd ritme 5–7 Hz, spoelvormig	4–20 sec	F0 met spreiding arrest bij OO en arousal	kinderen en volwassenen	waak, doezel	geen
6 Hz *spike and wave* – *phantom spike and waves*, WHAM, FOLD	kleine piek-golfcomplexen 6 Hz (5–7 Hz) 1–2 sec	1–2 sec	WHAM (*waking, high amplitude, anterior, male*); FOLD (*female, occipital, low amplitude, drowsiness*)		rust, waak; doezel verdwijnt in de slaap	WHAM's zijn geassocieerd met epilepsie, FOLD's niet
14 & 6 positive bursts: – 14 & 6 per second positive spikes; – ctenoids	ritmisch arcadevormig, positieve pieken, negatieve langzame comp.; slaapspoelvormig; 14 Hz en 6–7 Hz	0.5–1 sec	Achtertemporaal, bilateraal asynchroon, grote elektrische afstanden	3–4 jaar; adolescenten 10–58%	doezel, lichte slaap	geen
4 Hz vertexritme	triangulaire golven; 3,4–4,5 Hz, 40 μV; spoelvormig	2–3 sec	vertex	jongvolwassenen	waak	geen
frontal arousal rhythm: – *rhythmic superior frontal sharp activity with arousal from sleep in early childhood*	ritme van 7–10 Hz met notches (harmonische componenten)	20 sec	frontaal	kinderen	arousal, slaap, weg bij waak	geen

(synoniem: *phantom spike and waves*; (figuur 18.11) in de zogenoemde WHAM's en FOLD's. Dit zijn acroniemen, die dit soort EEG-verschijnselen goed karakteriseren. De WHAM's komen voor tijdens wakkere toestand (W), hebben een hoge amplitude (H), komen voor boven de anterieure gebieden (A), vooral bij mannen (M). Ze zijn wel geassocieerd met epilepsie. De FOLD's komen meer voor bij vrouwen (F), zijn occipitaal gelokaliseerd (O), tonen een lage amplitude (L) en komen vooral voor tijdens doezel (D). FOLD's zijn niet geassocieerd met epilepsie. De duur van de reeksjes bedraagt meestal 1 tot 2 seconden. De incidentie zou 2,5% bedragen.

18.4.7 14 & 6 Hz positive bursts

Deze circa 0,5 tot 1 seconde durende reeksjes (synoniem: *ctenoids*; (figuur 18.12) kan men aantreffen in EEG's van jonge volwassenen; de incidentie bedraagt volgens de literatuur 10 tot 58%. Het betreft kamvormige *spindles* met een maximum achtertemporaal, met scherpe golven of pieken met een repetitiefrequentie van 14 of 6 à 7 Hz en een burstduur van 0,5-1 seconde. Ze kunnen unilateraal of bilateraal asynchroon voorkomen, tijdens doezel en lichte slaap. Karakteristiek is dat de scherpe component een elektrisch positief maximum heeft; vandaar de naam. Het meest duidelijk zijn 14 en 6 Hz positive bursts te vinden in een referentiële afleiding met het oor. Ze zijn niet geassocieerd met epilepsie.

18.5 Pieken en piek-golfcomplexen in het EEG van normale, klachtenvrije personen

Bij patiënten die verdacht worden van epilepsie, is het aantreffen van pieken, piek-golfcomplexen of paroxismaal optredende ritmes (epileptiforme activiteit) een belangrijke diagnostisch

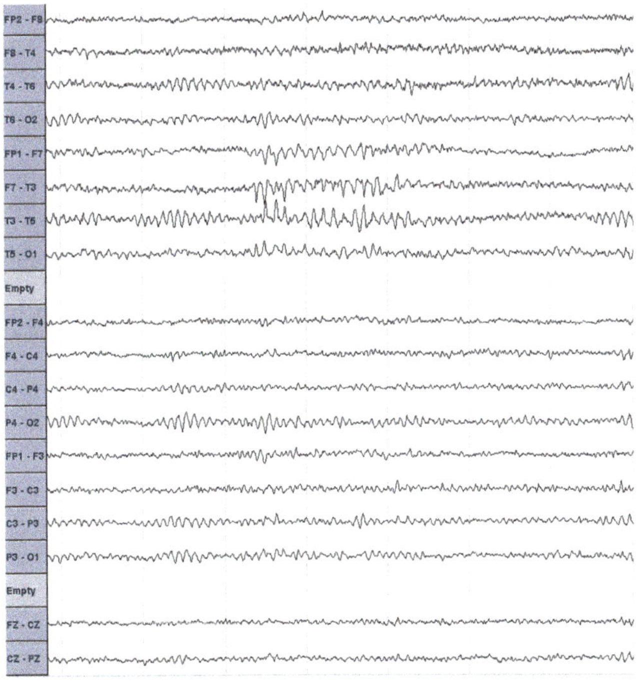

Figuur 18.7 Wicketritme.

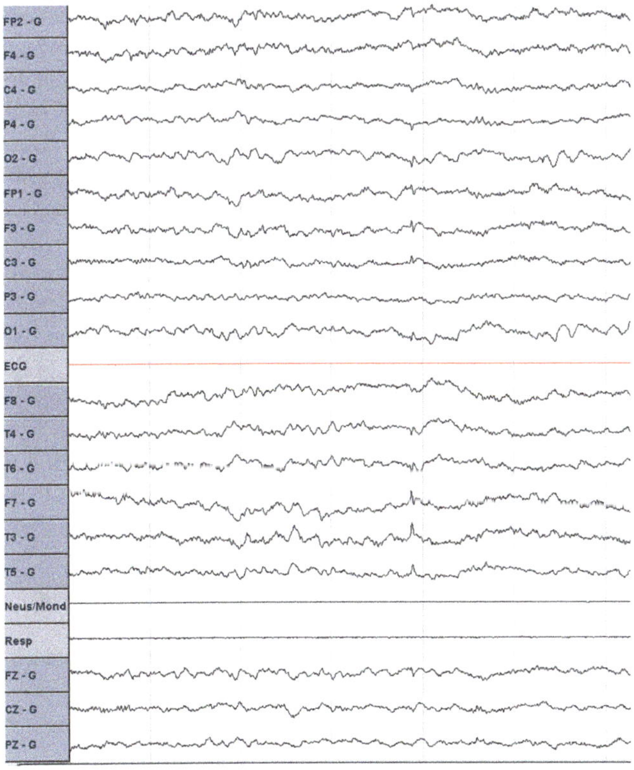

Figuur 18.8 Small sharp spikes.

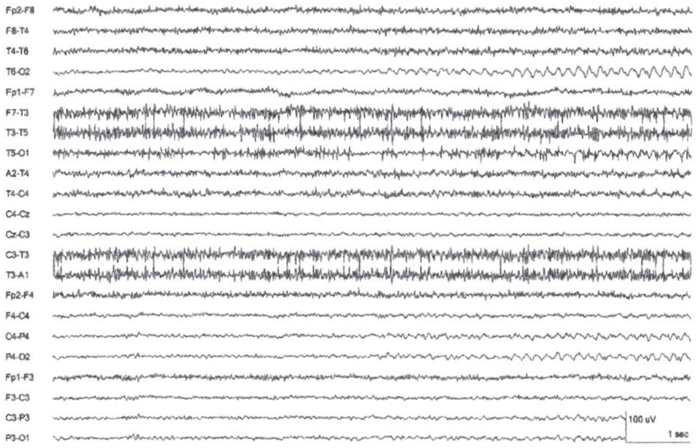

Figuur 18.9 Subclinical rhythmic electrographic discharge (Bron: Stern en Engel).

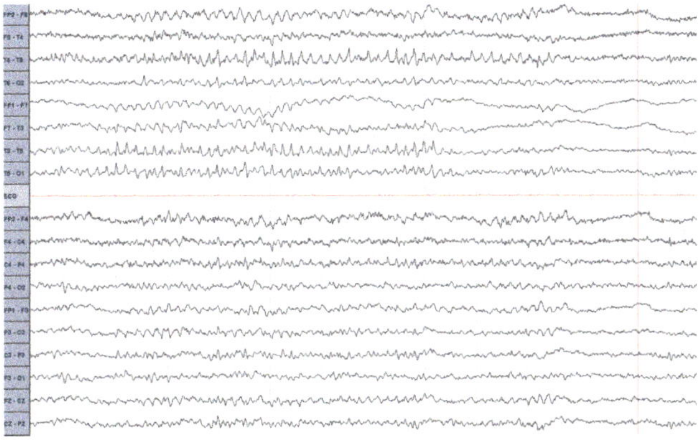

Figuur 18.10 RMTD.

bevinding die de klinische diagnose kan steunen. In het EEG van normale personen tijdens waak is de incidentie van epileptiforme activiteit zeer laag. Deze blijkt 0,5% te bedragen onder gezonde jongemannen die een keuring ondergingen voor een pilotenopleiding. Wanneer er geen signalen of symptomen zijn die het bestaan van epilepsie doen vermoeden, hebben deze epileptiforme activiteiten geen voor epilepsie diagnostische betekenis. De kliniek (goede anamnese) bepaalt dus de klinische betekenis. Overigens is de incidentie veel hoger bij neurologische patiënten zonder epilepsie.

Bij blinden zonder epilepsie kan men in de occipitale gebieden pieken aantreffen met een zeer korte duur en een lage amplitude (*needle-like spikes of the blind*). Deze zijn niet geassocieerd met epilepsie.

18.6 Niet met epilepsie geassocieerde scherpe grafo-elementen in de normale doezel en slaap

Tijdens doezel kunnen er scherpe grafo-elementen voorkomen, die uitvoerig in kaart zijn gebracht door Santamaria en Chiappa. Zij vonden deze verschijnselen bij 30% van de door hen onderzochte groep van 55 gezonde proefpersonen. Het betrof vooral gegeneraliseerde of frontale scherpe golven. Hun bevindingen zijn vastgelegd in een zeer aanbevelenswaardige atlas; een samenvatting van de relevante delen is terug te vinden in een (elektronisch toegankelijke) publicatie.

Tijdens lichte en diepere slaap kan men bij klachtenvrije personen ook scherpe golven en pieken aantreffen. Deze zijn uitgebreid beschreven door Beun et al. (1998). Zij vonden in EEG's met volledige beplakking van zestig gezonden die twee nacht-

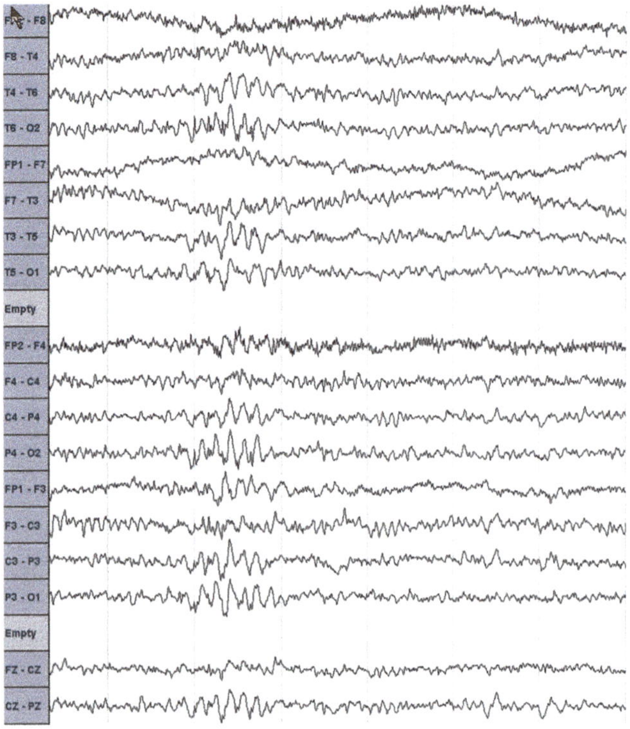

Figuur 18.11 FOLD's.

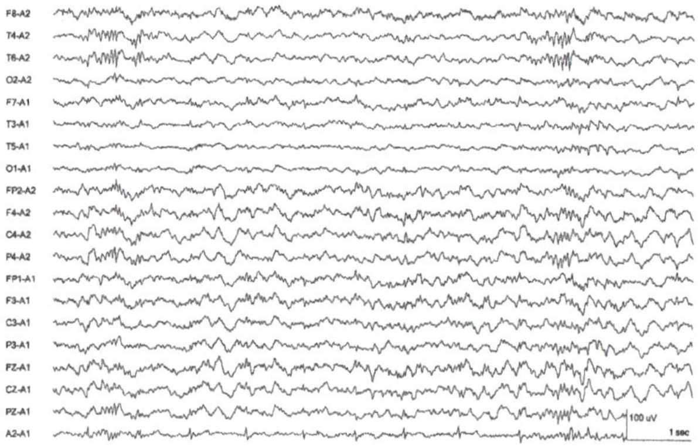

Figuur 18.12 14 and 6 Hz positive bursts (bron Stern en Engel).

slaapregistraties ondergingen, scherpe golven en piek-golfcomplexen. Eenieder die zich met epilepsiediagnostiek bezighoudt, wordt aangeraden de gehele publicatie te bestuderen.

De opvallendste paroxismale verschijnselen gedurende de doezel en slaap waren geïsoleerd of in een patroon voorkomende scherpe golven boven de frontale en temporale gebieden in respectievelijk 68 en 37% van alle registraties. In slechts 6,7% toonde het EEG geen epileptiforme verschijnselen. Piek-golfcomplexen kwamen bij 13% meestal frontaal voor. Ook de K-complexen waren in 25% van de registraties niet zoals men zou verwachten: een frontaal maximum met scherp aspect of vermengd met scherpe golven. Wat vertexgolven betreft, gold dit voor 22%. Bij bijna de helft van de proefpersonen toonden de K-complexen een asymmetrisch maximum.

De mate van voorkomen van de scherpe golven- en piekenactiviteiten was meestal vrij laag; *occasional* voor frontale scherpe golven (niet vaker dan 1-3 keer per slaapstadium) en voor temporale scherpe golven was dit nog veel lager. De incidentie van piek-golfcomplexparoxismen was eveneens laag (bij 1 persoon 3 keer per 5 minuten in stadium I-II en overigens niet vaker dan drie piek-golfcomplexparoxismen per slaapstadium). Scherpe frontale K-complexen deden zich wat vaker voor: 4 tot 10 keer per 5 minuten. Van belang is dat de scherpe golven zich meestal voordeden in stadia I en II van de eerste twee slaapcycli.

De auteurs wijzen erop, dat wanneer er epileptiforme activiteit wordt gevonden in doezel of slaapstadium I of II, men voorzichtig dient te zijn met de interpretatie (gevaar voor overreading). Zeker bij patiënten met een geringe pre-testkans op epilepsie en wanneer de epileptiforme activiteit niet vaak voorkomt, met wisselende potentiaalverdeling, en wanneer zij beperkt blijven tot de stadia I en II van de eerste slaapcyclus.

18.7 Bespreking

Bij een derde van de patiënten bij wie achteraf bleek dat de diagnose epilepsie ten onrechte was gesteld, was dat mede te wijten aan misinterpretatie van epileptiforme afwijkingen in het EEG. Het is lang niet altijd eenvoudig om dit te voorkomen, omdat – zoals uit het voorgaande blijkt – de vorm van sommige benigne grafo-elementen verraderlijk veel op die van met epilepsie geassocieerde epileptiforme verschijnselen kan lijken. Bovendien komen af en toe (0,5%) bij gezonden piek-golfcomplexen voor zonder dat er epilepsie in het spel is. In de eerste plaats kan de aanvrager van EEG-onderzoek de kans op een foutieve diagnose verminderen door zorgvuldig om te gaan met aanvragen van EEG's en zich te realiseren dat het vinden van piek-golfcomplexen bij een zeer lage a-priorikans voor de diagnose epilepsie weinig betekenis heeft (theorema van Bayes). De benigne, niet met epilepsie geassocieerde scherpe/ritmische varianten zijn vrij gemakkelijk te herkennen. Bij het beoordelen van geïsoleerde pieken kan het helpen om te letten op de vorm en het voorkomen ervan. Wanneer ze de volgende kenmerken hebben, is de associatie met epilepsie sterker dan wanneer deze kenmerken ontbreken:

- duidelijk hogere amplitude dan de achtergrondactiviteit;
- steeds hetzelfde maximum;
- ze worden gevolgd door een lichte verandering van de achtergrondactiviteit;
- de frequentie van de reeks waarin ze voorkomen verandert (neemt af);
- de lokalisatie van de reeks waarin ze voorkomen breidt zich uit.

Literatuur

Benbadis SR, Rielo D. Atlas of EEG. eMedicine Journal (serial online) 2001. Available at ▸ http://www.emedicine.com/neuro/ELECTROENCEPHALOGRAPHY_ATLAS.htm

Benbadis SR, Tatum WO. Overinterpretation of EEGs and misdiagnosis of epilepsy. J Clin Neurophysiol. 2003;20:42–44.

Benbadis SR. Misdiagnosis of epilepsy due to errors in EEG interpretation. Pract Neurol. 2007;7(5):323–5.

Beun AM, Emde-Boas W van, Dekker E. Sharp transients in the sleep EEG of healthy adults: a possible pitfall in the diagnostic assessment of seizure disorders. Electroenceph Clin Neurophysiol. 1998;106:44–51.

Cott AC van. Epilepsy and EEG in the elderly. Epilepsia. 2002;43(suppl. 3):94–102.

Gregory RP, Oates T, Meey RTG. Electroencephalogram epileptiform abnormalities in candidates for aircrew training. Electroencephalogr Clin Neurophysiol. 1993;86:75–7.

Huffelen AC van, Magnus O. 4 C-sex vertex spindles. Electroencephalogr Clin Neurophys. 1973;34:543–6.

Hughes JR. Two forms of the 6 per second spike and wave complex. Electroencephalogr Clin Neurophys. 1980;48:535–50.

Jensen O, Goel P, Kopell N, Pohja M, Hari R, Ermentrout B. On the human sensorymotor-cortex beta rhythm: sources and modeling. Neuroimage 2005;26:347–55.

Kellaway P. Orderly approach to visual analysis: elements of the normal EEG and their characteristics in children and adults. In: Ebersole JS, Pedley TA, eds. Current practice of clinical electroencephalography. 3rd ed. Philadelphia: Lippincot, Williams & Wilkins; 2003.

Klass DW, Brenner RP. Electroencephalography of the elderly. J Clin Neurophysiol. 1995;12:116–31.

Santamaria J, Chiappa KH. The EEG of drowsiness in normal adults. J Clin Neurophysiol. 1987;4:327–82.

Santamaria J, Chiappa KH. The EEG of drowsiness. New York: Demos Publications; 1987.

Stern J, Engel J. Atlas of EEG patterns. Philadelphia: Lippincott, Williams & Wilkins; 2005.

Tatum WO, Husain AM, Benbadis SR, Kaplan PW. Normal adult EEG and patterns of uncertain significance. J Clin Neurophysiol. 2006;23:194–207.

Westmooreland B. Benign electroencephalographic variants and patterns of uncertain clinical significance. In: Ebersole JS, Pedley TA, eds. Current practice of clinical electroencephalography. 3rd ed. Philadelphia: Lippincott, Williams & Wilkins; 2003.

Epileptiforme afwijkingen bij volwassenen

H.E. Ronner

19.1 Inleiding

Het standaard-EEG, eventueel aangevuld met slaapregistraties, vormt nog steeds het meest gebruikte technische onderzoek dat epileptiforme afwijkingen kan laten zien. Als het op de juiste wijze wordt uitgevoerd en geïnterpreteerd, heeft het een hoge sensitiviteit en specificiteit. Het EEG wordt onder andere gebruikt om de diagnose epilepsie te ondersteunen. Daarnaast is het voor de beoordeling van de ernst van de epilepsie, de keuze van de behandeling en het doen van uitspraken met betrekking tot de prognose belangrijk dat er een classificatie van het epilepsiesyndroom plaatsvindt. Met behulp van het EEG kunnen de epileptiforme afwijkingen worden gelokaliseerd en kan soms ook het behandeleffect worden gecontroleerd. Het is van belang om ictale (tijdens een aanval) en interictale (tussen de aanvallen) paroxismale activiteit te onderscheiden. Dit hoofdstuk gaat vooral over de fenomenologie van het EEG bij epilepsie.

19.2 Interictale epileptiforme afwijkingen

Volgens de officiële definitie is een epileptiform paroxisme een specifiek grafo-element dat zich onderscheidt van de achtergrondactiviteit en frequent voorkomt bij mensen met epilepsie (of bij dieren met experimentele epilepsie). Epileptiforme patronen bestaan uit pieken of scherpe golven, al dan niet in combinatie met een langzame golf, en treden geïsoleerd op of in bursts van enkele seconden. Epileptiforme EEG-fenomenen zijn erg specifiek maar niet erg sensitief voor de diagnose epilepsie. Zowel bij gezonden als bij patiënten met neurologische afwijkingen zonder epilepsie komen ook 'epileptiforme' afwijkingen voor. Daarom hebben lang niet alle epileptiforme afwijkingen diagnostische betekenis voor epilepsie. Om deze reden is het van praktisch belang om diverse epileptiforme afwijkingen goed van elkaar te onderscheiden. Ook is het van belang, om verwarring tegen te gaan, een grafo-element pas epileptiform te noemen bij de interpretatie van het EEG. Door een grafo-element epileptiform te noemen in de beschrijving van het EEG is er al een associatie met epilepsie, zonder dat hier klinisch sprake van is.

De volgende golfvormen kunnen interictaal epileptiform zijn: pieken, polypieken, piek-golfcomplexen, polypiek-golfcomplexen, scherpe golven en scherpegolf-langzamegolfcomplexen.

19.2.1 Definities

De piek is een voorbijgaand verschijnsel met een scherpe top. De duur is kort (20-70 ms). De piek heeft een negatieve polariteit en komt boven de achtergrondactiviteit uit. Een enkele piek heeft een multifasisch karakter. Er worden een kleine positieve, een grote negatieve en een tweede kleine positieve component gezien. Het opgaande deel is steiler dan het neergaande deel. Epileptische pieken worden gegenereerd door abnormale excitatieprocessen (paroxismale hypersynchronisatie) in corticale regionen.

Polypieken bestaan uit twee of meer bifasische pieken die meer of minder ritmisch voorkomen in bursts van variabele duur en meestal een hoge amplitude hebben. Korte reeksen van twee of meer pieken komen minder vaak voor dan geïsoleerde pieken. Er is een associatie tussen polypieken en het optreden van myoklonieën

Piek-golfcomplexen (◘ figuur 19.1) zijn pieken gevolgd door een langzame golf in de thèta- of deltaband. Ze komen geïsoleerd of in reeksen voor.

Scherpe golven hebben een langere duur dan pieken (70 tot 200 ms) en onderscheiden zich ook van de achtergrondactiviteit. Ze hebben een negatieve polariteit. De opstijgende fase is vergelijkbaar met die van de piek, maar de dalende fase duurt langer. Ook de scherpe golf heeft vaak een multifasisch karakter en wordt vaak voorafgegaan door een positieve component van korte duur. Pieken en scherpe golven zijn neurofysiologisch nauw verwant, ze zijn epileptiform maar scherpe golven hebben een andere betekenis dan pieken. Scherpe golven komen bij verschillende soorten pathologie voor.

Om een scherpe golf epileptiform te noemen (waarmee een associatie met een verhoogde kans op epileptische aanvallen wordt gesuggereerd) moet men een afweging maken met de klinische informatie en de overige EEG-afwijkingen. Het is belangrijk om bij de beschrijving van het EEG het woord epileptiform te vermijden en deze term alleen te gebruiken voor de interpretatie.

Een scherpegolf-langzamegolfcomplex (◘ figuur 19.2) is een scherpe golf, gevolgd door een langzame golf.

19.3 Ictaal EEG

EEG-patronen tijdens aanvallen variëren enorm en zijn afhankelijk van het soort aanvallen. Er kan sprake zijn van ritmische reeksen van piek-golfcomplexen of reeksen van ritmische bèta-, alfa- of thètagolven met een toename in amplitude en een afname van de frequentie gedurende de aanval. Deze elektro-encefalografische aanvallen hebben een abrupt begin en duren minstens 10 seconden. De meerderheid van de elektro-encefalografische aanvallen gaat gepaard met duidelijke klinische verschijnselen. De non-convulsieve epileptische aanvallen worden voornamelijk aangetoond met langdurige EEG-registratie bij patiënten opgenomen op de IC, die comateus zijn of een verlaagd bewustzijn hebben. Deze non-convulsieve aanvallen gaan meestal wel gepaard met subtiele klinische verschijnselen. Er zijn door Young in 1996 criteria voor een non-convulsieve aanval gepubliceerd; deze zijn door Chong en Hirsch gemodificeerd in 2005 (▶ kader 19.1).

Kader 19.1 Criteria voor non-convulsieve aanvallen door Chong en Hirsch (aangepaste criteria van Young et al., 1996)

De criteria van Chong en Hirsch voor een non-convulsieve aanval zijn:
- een patroon dat minstens 10 s duurt;
- ten minste een van de primaire criteria.

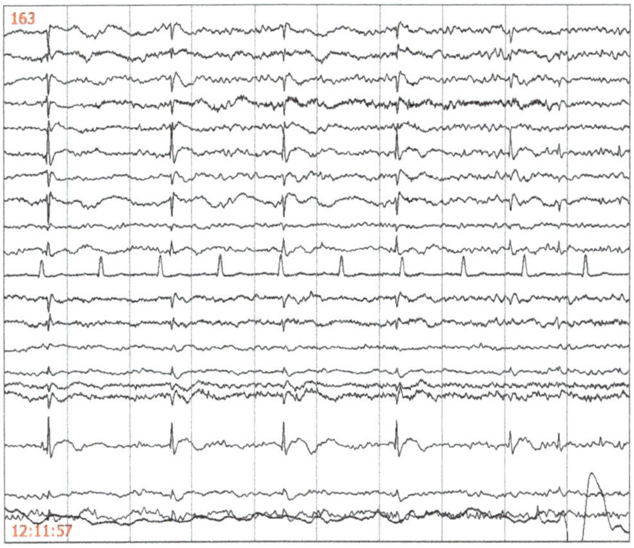

Figuur 19.1 Piek-golfcomplex.

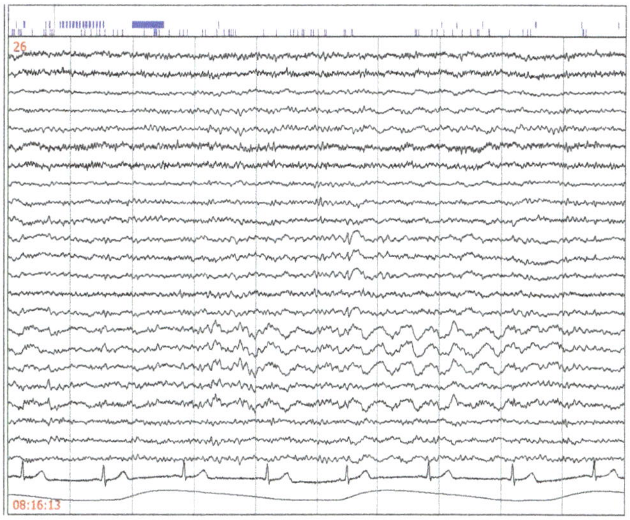

Figuur 19.3 TIRDA.

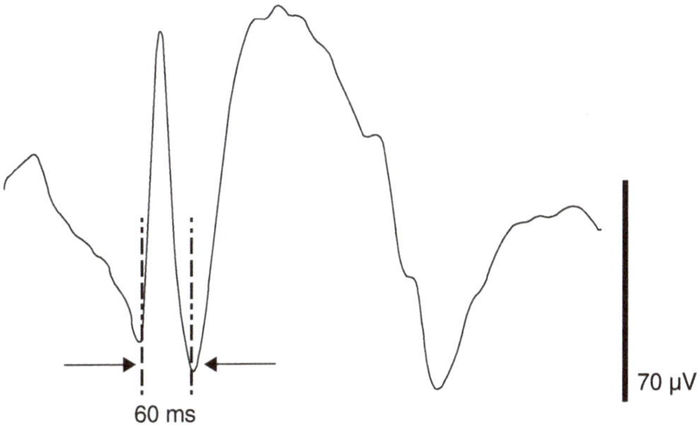

Figuur 19.2 Scherpegolf-langzamegolfcomplex.

Primaire criteria

1. Repetitieve gegeneraliseerde of focale pieken, scherpe golven, piek-golfcomplexen of scherpegolf-langzamegolfcomplexen van > 3/s.
2. Repetitieve gegeneraliseerde of focale pieken, scherpe golven, piekgolf-complexen of scherpegolf-langzamegolfcomplexen van ≤ 3/s en het secundaire criterium.
3. Opeenvolgende ritmische, periodieke of quasiperiodieke golven van ≥ 1/s en evolutie in frequentie (geleidelijke toename of afname met ten minste 1/s, bijvoorbeeld van 2 tot 3 Hz), morfologie of locatie (spreiding in of uit een regio waarbij minstens twee elektroden betrokken zijn). Evolutie in amplitude alleen is niet afdoende. Verandering in scherpte zonder andere verandering in morfologie is niet genoeg om het een verandering in morfologie te noemen.

Secundair criterium

Significante verbetering in de klinische toestand of verschijnen van eerder afwezige normale EEG-patronen (zoals een posterieur dominant ritme) als gevolg van het toedienen van een snelwerkend anti-epilepticum. Verdwijnen van de epileptiforme afwijkingen gevolgd door diffuse vertraging zonder klinische verbetering en zonder verschijnen van voorheen afwezige normale EEG-patronen voldoet niet aan het tweede criterium.

19.4 EEG-patronen die geassocieerd zijn met epilepsie

19.4.1 Periodieke ontladingen

Periodieke ontladingen kunnen er scherp en ritmisch uitzien, maar zijn niet altijd epileptiform. Het betreft simpele of complexe golfvormen die met een regelmatig interval terugkomen. Ze kunnen worden ingedeeld op basis van drie criteria: unilateraal of bilateraal voorkomen, bilaterale synchronie en de duur van het interval tussen de ontladingen (minder of meer dan 4 seconden). Elders wordt uitgebreid ingegaan op de indeling van de periodieke ontladingen.

Lateralized periodic discharges (LPD's) zijn wel geassocieerd met een hogere kans op epileptische aanvallen, maar ze zijn niet erg specifiek. Ze kunnen interictaal, ictaal of postictaal zijn.

19.4.2 Intermitterende ritmische delta-activiteit

Het optreden van intermitterende ritmische delta-activiteit (IRDA) is paroxismaal, met een abrupt begin en einde. Bij een temporaal gelokaliseerde IRDA spreekt men van TIRDA. Deze bijzondere vorm van IRDA wordt gezien bij temporaalkwabepilepsie, vooral bij langer bestaande epilepsie vanuit het mesiale deel van de temporaalkwab. Het onderliggende proces is vaak mesiotemporale sclerose (MTS; figuur 19.3).

19.5 Provocatiemethoden

19.5.1 Hyperventilatie

Hyperventilatie moet ten minste twee minuten worden volgehouden. Het kan epileptiforme afwijkingen of aanvallen provoceren.

19.5.2 Lichtflitsprikkeling

Lichtflitsprikkeling wordt uitgevoerd om na te gaan of er sprake is van fotosensitiviteit. Een echte fotoparoxismale respons bestaat uit gegeneraliseerde piek-golfcomplexen die doorgaan tot na het stoppen van de flitsreeks. Deze reactie heeft een specificiteit van 75% voor de klinische diagnose epilepsie in het algemeen en van 100% als er ook sprake is van objectieve of subjectieve symptomen tijdens de ontlading.

19.5.3 Slaapregistraties

Slaapregistraties zijn van groot belang bij de diagnose en classificatie van epilepsie. Uitbreiding van de diagnostische serie met meerdere slaap-EEG's verhoogt de sensitiviteit van het EEG tot 92%. Slaaponthouding heeft geen additionele provocerende invloed op het voorkomen van epileptiforme activiteit, behalve bij enkele idiopathische gegeneraliseerde epilepsiesyndromen (juveniele myoklonische epilepsie). Een negatief slaaponderzoek heeft geen diagnostische betekenis.

19.6 Interpretatie

De specificiteit van het EEG is afhankelijk van de onderzochte populatie. Zowel bij gezonden, bij familieleden van patiënten met epilepsie als bij patiënten met neurologische afwijkingen zonder epilepsie komen epileptiforme afwijkingen voor. Bij keuringen van piloten is gebleken dat bij 0,5% epileptiforme afwijkingen in de vorm van pieken of piek-golfcomplexen in het EEG voorkomen, zonder dat er klinisch sprake is van epilepsie. Bij 2 tot 3% van een verder ongeselecteerde groep van neurologische patiënten werden eveneens epileptiforme afwijkingen gevonden. Ook bij 2 tot 3% van de psychiatrische patiënten, zeker als ze behandeld worden met psychofarmaca, worden epileptiforme afwijkingen gezien zonder dat zich epileptische aanvallen voordoen. Bij patiënten die worden onderzocht in verband met het vermoeden op epilepsie is de specificiteit van het EEG hoog, namelijk 97%.

Deze getallen zullen wel juist zijn, maar hoe kan het dan dat er in 20 tot 30% van de gevallen met veronderstelde epilepsie uiteindelijk geen sprake blijkt te zijn van epilepsie? Hoe vaak dit vooral aan het EEG te wijten is, is onbekend, maar het speelt ongetwijfeld een rol. Kan de verklaring zijn dat de uitstekende specificiteit alleen geldt voor experts, en dat niet-experts het EEG veel vaker onterecht epileptiform vinden? In een Engelse enquête bleek 40% van de beoordelaars geen formele opleiding in het beoordelen van kinder-EEG's te hebben, maar die beoordelingen wel te doen. In de VS herbeoordeelde Benbadis EEG's die eerder als epileptiform waren afgegeven. Onder andere werd een aantal normale fluctuaties in het EEG als afwijkend beoordeeld en ook werden zaken als *wicket spikes*, *small sharp spikes*, 14- en 6-Hz spikes en vertraging bij hyperventilatie en doezel fout geïnterpreteerd. Hierbij moet men aantekenen dat er kennelijk in de VS geen verplichte EEG-training in de opleiding tot neuroloog zit, zodat de situatie in Nederland waarschijnlijk, althans op dit moment, minder onrustbarend is dan in de VS. Maar ook in een artikel uit Nederland wordt gewaarschuwd voor overwaardering van enkele scherpe golven bij doezel of lichte slaap.

De verschillen kunnen zelfs tussen ervaren beoordelaars groot zijn: in een onderzoek van 2500 kinder-EEG's uit een ziekenhuis bleken de beoordelaars nogal te kunnen verschillen. Waar de een 15,6% van de EEG's epileptiform vond en in 1,2% van de gevallen tot een tweede EEG adviseerde, gold dat bij een ander in respectievelijk 24,3% en 46,2% van de gevallen. Het kan overigens beter: onderzoek naar de vergelijkbaarheid tussen twee beoordelaars in Nederland toonde dat zij bij 8 tot 15% van de EEG's een andere mening hadden over de vraag of het EEG al dan niet epileptiforme afwijkingen bevatte.

19.6.1 Sensitiviteit

Epilepsie is een paroxismale aandoening en dit geldt niet alleen voor het optreden van de aanvallen, maar ook voor het optreden van epileptiforme activiteit in het EEG. Een registratie van 30 minuten is een momentopname en laat bij 30 tot 50% van alle patiënten met epilepsie epileptiforme afwijkingen zien. Herhaalde EEG's verhogen deze sensitiviteit. Bij ruim 15% van de patiënten met epilepsie zijn waak-EEG's consistent niet afwijkend. Ook het tijdsinterval na een aanval speelt een rol: de sensitiviteit daalt van 53% op de dag van de aanval naar 42% in de daaropvolgende week en naar 34% in het daaropvolgende jaar (dit geldt voor gegeneraliseerde aanvallen; het is voor andere aanvallen niet goed onderzocht).

Uit het voorgaande valt af te leiden dat fout-positieve EEG's ('epileptiforme afwijkingen zonder epilepsie') voorkomen. De incidentie is zeer laag bij gezonden en ligt aanzienlijk hoger bij neurologische patiënten zonder epilepsie. Hoe dient men hier nu mee om te gaan in de dagelijkse praktijk? Wanneer men geheel onverwacht pieken of piek-golfcomplexen in een EEG aantreft, zal bij die patiënt de anamnese nog eens herhaald moeten worden. Als er anamnestisch een verdenking op epilepsie is, kunnen de epileptiforme EEG-afwijkingen een goede steun zijn voor de diagnose en classificatie van epilepsie. Als er anamnestisch geen aanwijzingen gevonden worden voor epilepsie, hebben de epileptiforme afwijkingen geen betekenis voor de diagnose epilepsie. Uiteraard kunnen deze verschijnselen (epileptiforme afwijkingen) wel een uiting zijn van cerebrale afwijkingen die gepaard gaan met scherpe golven, zoals het geval is bij weefseldestructie (tumoren, bloedingen, ontstekingen enzovoort). Deze bevindingen hebben dan wel klinische betekenis, maar niet voor de diagnose epilepsie.

Bij symptomatisch gelokaliseerde epilepsiesyndromen kunnen ook niet-epileptiforme EEG-afwijkingen (bijvoorbeeld TIRDA) een bijdrage leveren aan de syndroomdiagnose met betrekking tot de lokalisatie, ook als er geen epileptiforme afwijkingen worden gevonden.

De volgende beperkingen van het EEG gelden bij epilepsie.

- Het interictale EEG kan epilepsie niet uitsluiten (het eerste EEG levert in 30-50% van de gevallen epileptiforme afwijkingen op) en ook niet bewijzen.
- Een ictaal EEG hoeft niet altijd afwijkend te zijn (denk aan frontale aanvallen, waarbij de epileptiforme activiteit niet zichtbaar is in het EEG).
- Het aantal interictale EEG-afwijkingen is geen maat voor de aanvalsfrequentie of therapierespons.
- Interictale EEG-afwijkingen bij volwassenen zijn geen betrouwbare voorspeller van aanvalsvrijheid na staken van de medicatie.

Kernpunt

- Het is van belang om bij de beschrijving van het EEG het woord epileptiform te vermijden en deze term alleen te gebruiken voor de interpretatie.

Literatuur

Ajmone Marsan C, Zivin LS. Factors related to the occurrence of typical paroxysmal abnormalities in the EEG records of epileptic patients. Epilepsia. 1970;11:361–81.
Baxter P. Diagnosing epilepsy. Dev Med Child Neurol. 2006;48:323.
Benbadis S. Errors in EEG and the misdiagnosis of epilepsy: importance, causes, consequences, and proposed remedies. Epilepsy Behav. 2007;11:257–62.
Benbadis SR, Lin K. Errors in EEG interpretation and misdiagnosis of epilepsy. Eur Neurol 2008;59:267–71.
Beun AM, Emde Boas W van, Dekker E. Sharp transients in the sleep EEG of healthy adults: a possible pitfall in the diagnostic assessment of seizure disorders. Electroenceph Clin Neurophysiol. 1998;106:44–51.
Bridgers SL. Epileptiform abnormalities discovered on electroencephalographic screening of psychiatric inpatients. Arch Neurol. 1987;44:312–52.
Chong DJ, Hirsch LJ. Which EEG patterns warrant treatment in the critically ill? Reviewing the evidence for treatment of periodic epileptiform discharges and related patterns. J Clin Neurophysiol. 2005;22:79–91
Emde Boas W van, Huffelen AC van. Consensus Nederlandse Vereniging KNF 1997: Het EEG bij epilepsie.
Gilbert DL, Gartside PS. Factors affecting the yield of pediatric EEGs in clinical practice. Clin Pediatr. 2002:41:25–32.
Gregory RP, Oates T, Merry RTG. Electroencephalogram abnormalities in candidates for aircrew training. Electroenceph Clin Neurophysiol. 1993;86:75–77.
Hirsch LJ, Brenner RP, Drislane FW, So E, Kaplan PW, Jordan KG, Herman ST, et al. The ACNS Subcommittee on Research Terminology for Continuous EEG monitoring: Proposed standardized terminology for rhythmic and periodic EEG patterns encountered in critically ill patients. J Clin Neurophysiol. 2005;22:128–35.
Hughes JR. Two forms of the 6/sec spike and wave complex. Electroenceph Clin Neurophysiol. 1980;48:535–50.
Jirsch J, Hirsch LJ. Nonconvulsive seizures: Developing a rational approach to the diagnosis and management in the critically ill population. Clin Neurophysiol. 2007;118:1660–70.
Klass DW, Westmoreland BF. Nonepileptic epileptiform electroencephalographic activity. Ann Neurol. 1985;18:627–35.
Salinsky M, Kanter R, Dasheiff RM. Effectiveness of multiple EEG's in supporting the diagnosis of epilepsy: an operational curve. Epilepsia. 1987;28:331–4.
Stroink H, Schimsheimer RJ, Weerd AW de, Geerts AT, Arts WF, Peeters EA, et al. Interobserver reliability of visual interpretation of electroencephalograms in children with newly diagnosed seizures. Dev Med Child Neurol. 2006;48:374–7.
Westmoreland BF. Benign EEG variants and patterns of uncertain clinical significance. In: Daly DD, ed. Current practice of clinical electroencephalography. 2nd ed. Ch. 8. New York: Raven Press; 1990.
White JC, Langston JW, Pedley TA. Benign epileptiform transients of sleep. Clarification of the small sharp spike controversy. Neurology. 1977;11:1061–68.
Young GB, Jordan KG, Doig GS. An assessment of nonconvulsive seizures in the intensive care unit using continuous EEG monitoring: an investigation of variables associated with mortality. Neurology. 1996;47:83–9.
Zivin L, Ajmone Marsan C. Incidence and prognostic significance of 'epileptiform' activity in the EEG of nonepileptic subjects. Brain. 1968;91:751–78.

EEG in de klinische epileptologie

F.S.S. Leijten

20.1 Inleiding

Het interpreteren van een EEG gebeurt altijd in de klinische context. Daarbij is het even belangrijk dat een EEG dat niets toevoegt aan de klinische gegevens ook geen invloed heeft op de besluitvorming, als dat een EEG dat nieuw licht werpt op een casus het verdere handelen bepaalt. Dit hoofdstuk zal daarom ingaan op de specificiteit en sensitiviteit van het EEG bij epilepsie, of liever: de positief en negatief voorspellende waarden die daaruit volgen. En er wordt ingegaan op de rol van het EEG bij:

- het stellen van de diagnose epilepsie, of liever: het voorspellen van nieuwe aanvallen;
- het classificeren van epilepsie en het stellen van een syndroomdiagnose;
- het monitoren van therapie;
- het lokaliseren van de bron van de aanvallen en stellen van de indicatie voor verwijzing voor epilepsiechirurgie;
- het oproepen van klinische vragen.

20.2 Diagnose en voorspellende waarde

Diagnosticeren met EEG is in feite prognosticeren. Na een eerste aanval verhoogt de aanwezigheid van epileptiforme afwijkingen in het EEG de kans op een tweede aanval binnen een jaar van 40 naar 70%. Daarom eist de wetgever het maken van een EEG en/of een EEG na slaapdeprivatie bij de beoordeling van de termijn van ongeschiktheid voor autorijden na een aanval.

Het EEG ontleent zijn waarde in de epileptologie vooral aan het kunnen detecteren van interictale epileptiforme gebeurtenissen. Deze gebeurtenissen zijn 'vonken' maar geen 'brand': ze zijn afwijkend, hebben nu geen directe consequenties, maar verhogen wel het risico op brand (= een epileptische aanval). Ze treden incidenteel op en er is soms enig geluk nodig om ze te 'vangen'. De redenering is in een typisch geval dus: iemand heeft aanvallen die mogelijk epileptisch (brand) zijn en het EEG laat vonken zien; bij elkaar opgeteld wordt de kans dus groot dat brand ook werkelijk brand is geweest en de vonken de oorzaak ervan.

Niet iedereen met epilepsie heeft interictale activiteit die meetbaar is. Behalve het geluk dat nodig is voor het vangen van deze pieken en piekgolven, speelt ook de plaats waar ze ontstaan een rol. Het geluk is te vergroten door langer en vaker te registreren, maar als de plaats zich onttrekt aan de waarneming blijft alles onzichtbaar. Zo zal het moeilijk zijn om een epileptisch focus te detecteren diep interhemisferisch, in de hippocampus of fronto-orbitaal. Daar liggen immers geen elektroden in de buurt en de overliggende cortex overstemt gemakkelijk de signalen.

De schatting is dat 90% van de epilepsiepatiënten interictale activiteit vertoont die op enig moment te meten is met EEG. In de praktijk ligt dat percentage lager. Niet iedereen zal bereid zijn de tien EEG's te maken die voor deze hoge sensitiviteit nodig zijn. Belangrijk is om in te zien dat de meerwaarde van een EEG bepaald wordt door de klinische informatie vooraf en kennis over het verwijspatroon, want die bepalen de waarschijnlijkheid vooraf dat het om epileptische aanvallen gaat. Wanneer de a-priorikans te laag is (of te hoog), is de meerwaarde van het verrichten van EEG gering. Bij een duidelijk verhaal van syncope dient men geen EEG te maken. Er is het risico dat er aspecifieke afwijkingen worden gevonden zonder betekenis (maar waaraan voorts wel betekenis wordt gehecht), dat schijnbaar epileptiforme verschijnselen zoals *psychomotor variants* als bewijs voor epilepsie worden geïnterpreteerd, of dat er werkelijk epileptiforme afwijkingen zijn, maar dat er van klinische epilepsie en een grond voor behandeling geen sprake is (een kans van enkele procenten). Bij een vooraf hoge kans op epilepsie (tweemaal een tonisch-klonisch insult met tongbeet) voegt het EEG voor de diagnose niets toe; dan wordt het alleen gebruikt voor classificatie. Een en ander is uitstekend uitgelegd in de richtlijn voor het maken van een EEG.

Wat erg bepalend is voor de 'pakkans' van een EEG is de leeftijd van de patiënt. De sensitiviteit van het EEG neemt af met het stijgen van de leeftijd, van meer dan 70% bij jonge kinderen tot circa 25% boven het 65e jaar. Het wordt op oudere leeftijd moeilijker om te besluiten of (vooral temporale) afwijkingen wel epileptiform zijn, een ouderdomsverschijnsel, of passend bij vasculaire risicofactoren of doorgemaakte ischemie. Juist op de kinderleeftijd is het EEG het meest succesvol. Hoewel in het algemeen geldt: 'een normaal EEG sluit epilepsie niet uit', geldt dit voor bepaalde syndromen op jonge leeftijd niet. Het EEG heeft wel degelijk negatief voorspellende waarde in het geval van verdenking op het West- en het Lennox-Gastaut-syndroom, maar ook bij absence-epilepsie en waarschijnlijk ook juveniele myoklonische epilepsie.

Ten slotte: vaak wordt na een normaal standaard-EEG een EEG na slaapdeprivatie aangevraagd. Wat even effectief kan zijn in het verhogen van de pakkans, is het doen van een EEG binnen twaalf uur na een klinische aanval. Dit verkleint misschien ook de kans op fout-positieven; het EEG tijdens slaap is het meest vatbaar voor fouten in de beoordeling.

20.3 Classificatie en syndroom

Bij 'classificatie van epilepsie' stelt men zich al snel lange lijsten voor die onmogelijk te onthouden zijn en in beton gegoten. Tegelijkertijd is classificatie de basis van de diagnostiek van aanvallen, de prognose en het beleid ten aanzien van de patiënt en van wetenschappelijk onderzoek.

De geschiedenis van de classificatie van epilepsie is zeker niet saai, vooral wanneer men bedenkt dat er nogal wat grote persoonlijkheden met elkaar botsten bij de keuzes voor terminologie, classificatieschema's en syndromen waaraan vaak hun eigennamen verbonden waren. Binnen de Commission on Classification and Terminology van de International League Against Epilepsy zijn nog steeds vele kleurrijke personen actief. Een nieuwe classificatie is al jaren in voorbereiding. Er zijn verhitte discussies over het nieuwe voorstel. Het laatste woord hierover is nog niet gezegd (en zal wellicht ook niet gezegd worden).

In het licht van deze controversen is het verstandig om de aloude, maar nog officieel geldende classificatie uit 1989 als uitgangspunt te blijven nemen. In ieder geval is over deze classificatie veel bekend door onderzoek en gebruik in de praktijk, van Zuid-India tot Noorwegen tot Uruguay. Het beste overzicht is verschenen in een recente publicatie uit IJsland die de algemene kritiek op deze classificatie goed weergeeft. De conclusies zijn als volgt.

1. Weinig epilepsieën kunnen in een afgebakend syndroom worden ondergebracht.
2. Veel epilepsieën kunnen niet met zekerheid worden geclassificeerd ondanks EEG en MRI.
3. De situatie is beter voor kinderen dan voor volwassenen.

Ondanks deze beperkingen heeft de classificatie uit 1989 als voordeel dat hij relatief eenvoudig is, en flexibel waar het de toevoeging van nieuw herkende syndromen betreft. De stappen zijn als volgt.

1. Diagnosticeer waar mogelijk een syndroom.
2. Als syndroomdiagnose niet mogelijk is, val dan terug op twee assen van classificatie:
   - idiopathisch versus symptomatisch en
   - focaal (partieel) versus gegeneraliseerd.
3. Als geen classificatie mogelijk is, wacht dan af en probeer het later nog eens.

Voor de classificatie van epilepsieën en epilepsiesyndromen moet gebruikgemaakt worden van aanvullend onderzoek, op zijn minst de anamnese, het lichamelijk onderzoek en het EEG (de classificatie is 'elektroklinisch'). In de huidige tijd kunnen daaraan in sommige gevallen MRI en genetisch onderzoek worden toegevoegd. Let wel: de epilepsieclassificatie staat los van de aanvalsclassificatie, waarvoor alleen de anamnese volstaat.

De drie besproken stappen zullen hierna worden besproken en becommentarieerd. De syndroomlijst wordt hier niet weergegeven; die is op te vragen via de internetsite van de International League Against Epilepsy of in te zien in het boek van Panayiotopoulos (2005) dat u toch al op de plank had staan. Verplichte leeskost voor de praktijk is ook de zogeheten *Glossary*; hierin staan alle begrippen zoals die in de klinische epileptologie worden gebruikt.

Een van de begrippen die de classificatie van 1989 hanteert, maar die de meeste epilepsiedeskundigen hebben verlaten, is 'cryptogene epilepsie'. Dit is in wezen een symptomatische epilepsie waarvan men de oorzaak niet kent. Als u dus de MRI-scan slecht hebt bekeken en een mesiotemporale sclerose over het hoofd zag, noemt u de epilepsie 'cryptogeen'. Het is beter om iedere epilepsie als 'symptomatisch' te omschrijven wanneer deze niet idiopathisch is. Dat dwingt meer tot nadenken en bijvoorbeeld tot het herbeoordelen of herhalen van beeldvorming.

Voor het stellen van een syndroomdiagnose met behulp van EEG is informatie nodig: demografische gegevens, familieanamnese, cognitief functioneren en ontwikkeling van de patiënt; aanvalsbeschrijving, aanvalsfrequentie en uitlokkende omstandigheden; eventuele resultaten van beeldvorming. Het is belangrijk dat deze gegevens beschikbaar zijn bij het beschrijven van het EEG. Omdat veel ziekenhuizen het Elektronisch Patiënten Dossier hebben ingevoerd, is het voor iedere functieafdeling een goed moment om het EEG-aanvraagformulier hierop nog eens onder de loep te nemen.

Met de meeste syndromen is de EEG-ist wel bekend (syndromen van West en van Lennox-Gastaut, klassieke absence, juveniele myoklonische epilepsie en rolandische epilepsie). Andere syndromen zijn relatief nieuw (Panayiotopoulos-syndroom en mesiotemporale epilepsie met hippocampussclerose), blijven iedere keer verwarring geven (myoklonisch-astatische epilepsie), of vragen tegenwoordig om genetisch onderzoek (autosomaal dominante nachtelijke frontaalkwabepilepsie en Dravet-syndroom). Het boek van Panayiotopoulos (2005) geeft hierover nuttige informatie.

Tabel 20.1 Criteria voor classificatie met EEG.

Klasse	Grondpatroon	Epileptiforme afwijkingen
idiopathisch gegeneraliseerd	normaal	gegeneraliseerd
idiopathisch focaal	normaal	focaal (voorkeurslokalisatie)
symptomatisch focaal	normaal of focale trage activiteit	focaal, eventueel secundair bilateraal synchroon
symptomatisch gegeneraliseerd	gestoord	gegeneraliseerd of multifocaal

Wanneer gegevens ontbreken, of een syndroombeschrijving niet voldoet, kan men op basis van het EEG classificeren in algemene categorieën. Dit gaat op basis van het grondpatroon en de aanwezigheid van epileptiforme afwijkingen. Afwezigheid van epileptiforme afwijkingen kan niet tot classificatie leiden. Bij uitzondering kunnen niet-epileptiforme afwijkingen tot een syndroomdiagnose leiden, zoals hypsaritmie bij het syndroom van West en temporale intermitterende ritmische delta-activiteit (TIRDA) bij mesiotemporale epilepsie. Het is ook zo dat de aanwezigheid van focale polymorfe delta-activiteit, hoewel zeker niet epileptiform, de kans verhoogt dat de patiënt ook epilepsie heeft; immers, iedere focale hersenaandoening verhoogt de kans op epilepsie.

De meest zekere epileptiforme afwijkingen zijn volgens de handboeken pieken en (poly)piek-golfcomplexen. Minder specifiek zouden zijn: scherpe golven, scherpegolf-tragegolfcomplexen en periodieke verschijnselen als LPD's (*lateralized periodic discharges*). Dit is niet altijd waar; zo zal men niet snel pieken vinden bij een hippocampische bron, maar wel kleine scherpe golven anterieur temporaal, die, samen met de anamnese van de aanvallen, specifiek kunnen zijn voor het syndroom van mesiotemporale epilepsie.

In tabel 20.1 staan de criteria voor classificatie met EEG.

Het begrip 'gegeneraliseerd' in de epilepsieclassificatie is anders dan in de aanvalsclassificatie. Dat geeft veel verwarring, vooral wanneer echte gegeneraliseerde piekgolven ontbreken bij een gestoord grondpatroon en in plaats daarvan multifocale pieken te zien zijn. Het classificeren als 'symptomatische gegeneraliseerde' epilepsie stuit dan gevoelsmatig tegen de borst. Men moet zich bedenken dat 'gegeneraliseerd' hier bedoeld is als: ieder hersenneuron is aangedaan en in principe in staat om epileptische activiteit te genereren. Blijft men dit verwarrend vinden, dan is de oplossing eenvoudig: de classificatie kan dan luiden 'symptomatisch multifocaal', ook al is deze niet officieel.

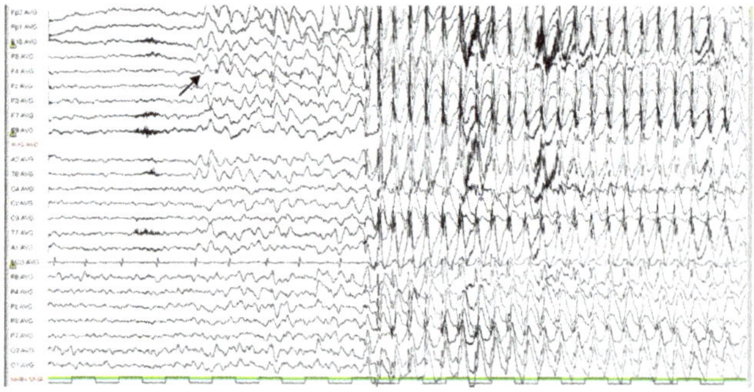

Figuur 20.1 9-jarige jongen met klinische absences; tijdens het EEG ontstaat na hyperventilatie een aanval met 3 Hz gegeneraliseerde piekgolfcomplexen; echter, de aanval start 3 s eerder rechts frontaal (zie pijl). Het gaat hier om een frontaal focus met snelle bilaterale synchronie. Op MRI werden geen afwijkingen gevonden. De patiënt houdt aanvallen ondanks behandeling met valproïnezuur.

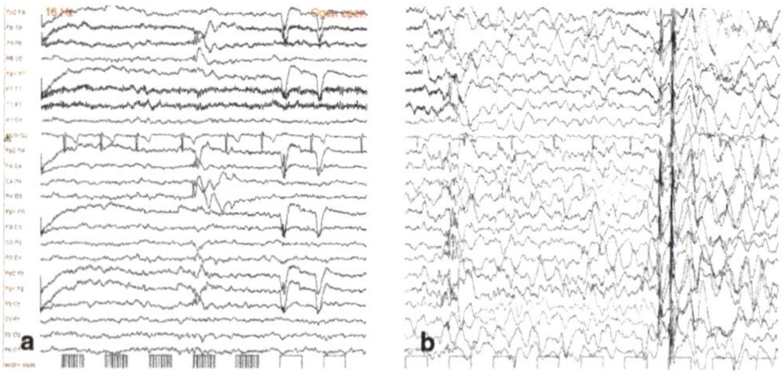

Figuur 20.2 14-jarige jongen na eenmalig gegeneraliseerd tonisch-klonisch insult na ontwaken. Bij lichtflitsprikkeling (paneel a) is er een focale (poly)piekgolf; bij hyperventilatie (paneel b) zijn er zowel focale als gegeneraliseerde (poly)piekgolven van hoge amplitude, geclassificeerd als passend bij (relatieve late-onset) idiopathische gegeneraliseerde epilepsie. Merk op dat de focale afwijkingen geen consistente lokalisatie hebben (horizontale lijn is 1 s; verticale lijn is 150 μV).

Het begrip 'gegeneraliseerd' is ook in het EEG niet altijd eenduidig als het gaat om de beschrijving van piekgolven. Zo valt iedere beginnende aios KNF op, dat reeksen 'gegeneraliseerde' piekgolven een amplitudemaximum hebben (achterin bij jonge kinderen, voorin op latere leeftijd) en niet altijd even symmetrisch verlopen. Er is inderdaad vanuit recente neurofysiologische inzichten behoorlijk wat af te dingen op het in oorsprong gegeneraliseerd-zijn van deze EEG-fenomenen. Maar voor de praktijk is het te vroeg en niet praktisch om de opgebouwde ervaring van EEG-isten nu al als obsoleet terzijde te schuiven. We zullen moeten accepteren dat ook hier de terminologie de elektrische lading niet dekt. Een reeks piekgolven is dus gegeneraliseerd als hij er gegeneraliseerd uitziet volgens de EEG-atlas.

Een speciaal probleem ontstaat wanneer er zowel focale als gegeneraliseerde epileptiforme afwijkingen in het EEG aanwezig zijn. Er kan dan sprake zijn van twee situaties:

1. Er is een focale epilepsie, meestal met een parasagittaal of diepfrontaal focus, die zowel focale piekgolven veroorzaakt als focale piekgolven die snel generaliseren (zogeheten secundaire bilaterale synchronie veroorzaken) (figuur 20.1).
2. Het gaat om een *late-onset* idiopathisch gegeneraliseerde epilepsie, vaak een juveniele myoklonische epilepsie of 'gegeneraliseerde epilepsie met tonisch-klonische aanvallen bij ontwaken', waarbij naast gegeneraliseerde polypiekgolven ook bijna altijd enkele geïsoleerde focale pieken over de voorste gebieden optreden (figuur 20.2).

Men moet hier uit zien te komen met aanvullende gegevens, liefst een syndroomdiagnose (als het gaat om juveniele myoklonische epilepsie). Het alternatief is om beide opties te noemen in de conclusie van het EEG.

Ook de classificatie als 'focale epilepsie' is niet altijd eenduidig. De belangrijkste problemen zijn:

1. het voorkomen van pieken en piekgolven beiderzijds temporaal, vaak wel met een voorkeurszijde. Dit is meer regel dan uitzondering bij temporale epilepsie en een uiting van de sterke band tussen beide temporaalkwabben (zie figuur 20.3). Men moet zich niet te snel laten verleiden tot de diagnose 'bitemporale epilepsie'! Wanneer de aanvallen geen aanleiding geven om anders te denken, is de aanwezigheid van pieken over beide temporale gebieden passend bij de classificatie 'focale symptomatische epilepsie met een temporaal focus'. De zijde van dit focus is pas met zekerheid aan te geven wanneer de verhouding tussen het aantal pieken 4:1 is.
2. de mogelijkheid van 'benigne varianten': De belangrijkste zijn: psychomotor variants, small sharp spikes of sleep, niet-epileptische rolandische pieken bij geretardeerde patiënten, wicket waves en 'six per second positive spikes'. Zie hiervoor ▸ H. 19.

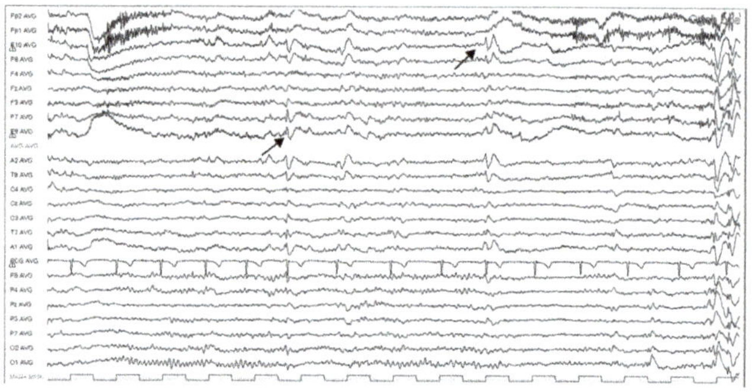

Figuur 20.3 12-jarige jongen met complex partiële aanvallen voorafgegaan door een aura van een opstijgend gevoel uit de maag; op MRI mesiotemporale sclerose links; na linkszijdige epilepsiechirurgie aanvalsvrij. Let op zowel links- als rechtszijdig temporaal piekgolfcomplex (zie pijlen). Het belang van 10-10 elektroden F9 en F10 in het standaard EEG is evident. AVG = gemeenschappelijk gemiddelde referentie.

Hoeveel patiënten lopen er rond met een symptomatische epilepsie waarvan de oorzaak niet wordt gevonden? Meestal wordt er bij het debuut van de aanvallen diagnostiek verricht, maar wordt er daarna alleen nog behandeld. Dat leidt soms tot nadeel voor de patiënt, vooral wanneer men een symptomatische focale epilepsie vermoedt en er aanvallen blijven bestaan ondanks medicatie. In die omstandigheden zou men keer op keer de vragen moeten stellen: is het wel epilepsie? Om vervolgens aan familie van de patiënt te vragen of deze een homevideo wil maken van een aanval, EEG en beeldvorming te herhalen, of te besluiten tot verwijzing naar een epilepsiecentrum voor aanvalsregistratie.

20.4 Therapiemonitoring

Nog niet zo lang geleden was de vraag: 'Kunnen de anti-epileptica gestaakt worden?' een van de belangrijkste redenen om een EEG te maken. Het klinkt ook logisch: is er nog epileptische activiteit aanwezig, dan lijkt staken niet gewenst. Maar veel, ook Nederlands, onderzoek heeft aangetoond dat dit niet evidence-based is. Er is geen verband tussen de aanwezigheid van of het aantal interictale pieken in het EEG, en de aanwezigheid van of het aantal aanvallen. Patiënten met focale epilepsie houden vrijwel altijd hun pieken, ook al zijn ze aanvalsvrij, met of zonder medicatie. De duur van klinische aanvalsvrijheid en syndroomdiagnose blijven de beste parameters om te besluiten tot het afbouwen van medicatie.

Uitzonderingen zijn er wel. Een van de belangrijkste is visuele gevoeligheid, die bij 5% van de epilepsiepatiënten voorkomt. Bij een dergelijke patiënt geldt het verdwijnen van de typische epileptiforme activiteit bij lichtflitsprikkeling als maat voor de effectiviteit van de therapie. Het terugkeren van visuele gevoeligheid in het EEG pleit dan tegen verdere afbouw van medicatie.

20.5 Lokalisatie en epilepsiechirurgie

De richtlijnen van de Nederlandse Vereniging voor Neurologie schrijven voor dat epilepsiechirurgie overwogen moet worden bij iedere patiënt die aanvallen blijft houden en langer dan twee jaar wordt behandeld, of na gebruik van drie anti-epileptica. Dit min of meer ongeacht de MRI- en EEG-bevindingen.

Soms betreft het patiënten met normale MRI bij wie, na toepassen van speciale MRI-protocollen, hogere veldsterkten of PET-onderzoek, toch structurele afwijkingen worden gevonden. Juist op dat gebied is er veel ontwikkeling: in de veldsterkte van de MRI-scanners (3 Tesla; inmiddels ook 7 Tesla), in nieuwe MRI-protocollen, in nieuwe MRI-technieken (diffusie gewogen MRI, magnetischeresonantiespectroscopie en EEG-gecorreleerde functionele MRI) en in de combinatie van technieken (MEG-EEG, SPECT en PET gecombineerd met MRI). Aarzel dus niet om na verloop van tijd beeldvorming te herhalen (te 'updaten'), of door te verwijzen naar een epilepsiecentrum of academisch ziekenhuis voor video-EEG-monitoring of geavanceerde neuro-imaging. Het interictale EEG bij unifocale epilepsie toont nogal eens multifocale afwijkingen. Ook dat is geen reden om een patiënt epilepsiechirurgie te onthouden, zoals bij langer bestaande temporaalkwabepilepsie het voorkomen van bilaterale (temporale) interictale afwijkingen de regel is.

Interictale epileptiforme activiteit kan heel lokaliserend zijn voor het focus van de aanvallen en kan helpen bij de beoordeling van MRI en de beslissing tot epilepsiechirurgie. Bronlokalisatie ontwikkelt zich voortdurend. Hiervoor zijn wel geavanceerde soft- en hardware nodig. De meeste digitale systemen bieden wel mogelijkheden tot eenvoudige amplitudemapping van pieken, waarmee men een idee kan krijgen van de lokalisatie van een eventuele onderliggende dipool. De uitdaging is om, met een dergelijke lokalisatie in het EEG, een verband te zien met de aanvalssemiologie en daarmee terug te gaan naar de MRI, zeker wanneer deze alleen globaal is beoordeeld omdat de vraagstelling luidde: 'Epilepsie; afwijkingen?' Het op MRI vinden van subtiele corticale dysplasieën is sterk afhankelijk van de specificiteit van de klinische informatie. Het vinden van een anatomisch substraat voor focale aanvallen op MRI is voorts een belangrijke pijler voor epilepsiechirurgie.

20.6 Vragen door het EEG

Het EEG dient niet alleen om vragen te beantwoorden, maar roept soms ook vragen op. Wanneer een EEG gegeneraliseerde polypiekgolven laat zien en visuele gevoeligheid na een eerste tonisch-klonisch insult, rijst de vraag of er sprake kan zijn van juveniele myoklonische epilepsie. De klinische vraag moet dan zijn naar het vóórkomen van ochtendmyoklonieën. Of het EEG laat onverwacht een slecht grondpatroon zien bij een patiënt met chronische epilepsie. De vraag is dan of er cognitieve stoornissen zijn en of er sprake is van bijwerkingen of overdosering van medicatie, een onderliggende encefalopathie, of een progressieve aandoening (zoals progressieve myoklonische epilepsie in plaats van juveniele). Het EEG kan een groot aantal interictale gegeneraliseerde epileptiforme afwijkingen laten zien bij een bekende idiopathische gegeneraliseerde epilepsie, waarbij de vraag rijst of dit toch geen cognitieve effecten heeft. Dit kan eventueel worden onderzocht door EEG te combineren met neuropsychologische tests, waarbij een correlatie kan worden gevonden tussen het optreden van paroxismen en fouten in cognitieve tests. Hiervoor kan het best verwezen worden naar een epilepsiecentrum.

Er zijn ook polygrafische aanwijzingen mogelijk. Het ECG tijdens EEG-registratie kan ritmestoornissen vertonen. Een nystagmus bij gesloten ogen kan door het EEG aan het licht komen. Bij hyperventilatieprovocatie kunnen voor de patiënt herkenbare symptomen ontstaan. En ook deze bevindingen kunnen vragen oproepen ten aanzien van de aard van de aanvallen.

20.7 Tips

Het is, vaker dan misschien gedacht, mogelijk om aanvallen te registreren met EEG, ook buiten de setting van een epilepsiecentrum of academisch ziekenhuis. Het is daarbij essentieel om over synchrone video te beschikken. De pakkans wordt vergroot door langer te registreren, vaker tijdens hetzelfde EEG gebruik te maken van een standaard provocatietest als hyperventilatie, andere tests te introduceren (Valsalva, inspanning door bijvoorbeeld fietsen op een hometrainer), of te registreren op speciale tijdstippen (aan het einde van de dag, tijdens de menses); natuurlijk afhankelijk van wat de anamnese heeft opgeleverd als uitlokkende factor voor aanvallen. Bedenk wel dat het EEG tijdens een focale aanval andere kenmerken vertoont dan het interictale EEG. Hierbij worden meestal geen pieken gezien of piekgolven, maar ritmische activiteit in de thèta-, alfa- of bètafrequentie. Het beoordelen van een ictaal video-EEG kan moeilijk zijn en overleg vergen.

Ten slotte geldt ook het advies om vaker te overleggen over moeilijke EEG's. Zoals u in dit boek kunt zien, zijn er in Nederland gelukkig nog veel specialisten op EEG-gebied die u kunt raadplegen. Vroeger was het nodig om digitale EEG's te converteren naar het Europees Data Formaat (EDF), maar tegenwoordig is dat zelden nog nodig. De meeste digitale EEG-producenten hebben gratis viewers op hun websites staan. Het op CD kopiëren van een registratie is dus meestal voldoende.

Kernpunten

- Het interictale EEG speelt een belangrijke rol bij de diagnose, prognose en classificatie van epilepsie, vooral op jonge leeftijd.
- Het is belangrijk om EEG-bevindingen en aanvalskliniek met elkaar te verbinden.
- Kennis van syndromen is behulpzaam, maar classificatie in idiopathisch versus symptomatisch en focaal versus gegeneraliseerd blijft de basis.
- Het EEG dient niet alleen om vragen te beantwoorden, maar ook om klinische vragen op te roepen.

Literatuur

Beun AM, Emde Boas W van, Dekker E. Sharp transients in the sleep EEG of healthy adults: a possible pitfall in the diagnostic assessment of seizure disorders. Electroencephalogr Clin Neurophysiol. 1998;106:44–51.

Binnie CD. General characteristics of the EEG. In: Pressler RM, Binnie CD, Cooper R, Robinson R. Neonatal and paediatric clinical neurophysiology. Edinburgh: Churchill Livingstone; 2007, 7–109.

Blume WT, Borghesi JL, Lemieux JF. Interictal indices of temporal seizure origin. Ann Neurol. 1993;34:703–9.

Blume WT, Lüders HO, Mizrahi E, Tassinari C, Emde Boas W van, Engel J Jr. Glossary of descriptive terminology for ictal semiology: report of the ILAE Task Force on Classification and Terminology, Epilepsia. 2001;42:1212–8.

Commission on Classification and Terminology of the International League Against Epilepsy. Proposal for revised classification of epilepsies and epileptic syndromes. Epilepsia. 1989;30:389–99.

Commission on Classification and Terminology of the International League Against Epilepsy. Proposal for classification of epilepsies and epileptic syndromes. Epilepsia. 1985;26:268–78.

Donselaar CA van, Schimsheimer RJ, Geerts AT, Declerck AC. Value of the electroencephalogram in adult patients with untreated idiopathic first seizures. Arch Neurol. 1992;49:231–7.

Emde Boas W van, Huffelen AC van. Het EEG bij epilepsie. Consensus Nederlandse Vereniging voor KNF, 1997: ▸ http://www.nvknf.nl/consensus/Epilepsie/EpilepsieConsensus.doc

Engel Jr. J. A proposed diagnostic scheme for people with epileptic seizures and with epilepsy: report of the ILAE Task Force on Classification and Terminology. Epilepsia. 2001;42:796–803.

Engel Jr. J. Commentary, classification of the international league against epilepsy: time for reappraisal. Epilepsia. 1998;39:1014–7.

Fisher RS, Emde Boas W van, Blume W, Elger C, Genton P, Lee P, et al. J. Epileptic seizures and epilepsy: definitions proposed by the International League Against Epilepsy (ILAE) and the International Bureau for Epilepsy (IBE). Epilepsia. 2005;46:470–2.

ILAE Task Force. A proposed diagnostic scheme for people with epileptic seizures and with epilepsy: International League Against Epilepsy, 2001: ▸ http://www.ilae-epilepsy.org/Visitors/Centre/ctf/overview.cfm

Kasteleijn-Nolst Trenité DGA. Photosensitivity in epilepsy; electrophysiological and clinical correlates. Acta Neurol Scand. 1989;80(Suppl. 125):1–149.

King MA, Newton MR, Jackson GD, Fitt GJ, Mitchell LA, Silvapulle MJ, et al. Epileptology of the first-seizure presentation: a clinical, electroencephalographic, and magnetic resonance imaging study of 300 consecutive patients. Lancet. 1998;352:1007–11.

Leijten FS, Huiskamp GJ. Electromagnetic source imaging in focal epilepsy: practices, results and recommendations. Curr Opin Neurol. 2008;24:437–45.

Leijten FSS. Epileptische aanvallen bij ouderen: diagnostische problemen. Ned Tijdschr Geneeskd. 1999;143(34):1730–2.

Olafsson E, Ludvigsson P, Gudmundsson G, Hesdorffer D, Kjartansson O, Hauser WA. Incidence of unprovoked seizures and epilepsy in Iceland and assessment of the epilepsy syndrome classification: a prospective study. Lancet Neurol. 2005;4:627–34.

Overweg J. Withdrawal of antiepileptic drugs (AEDs) in seizure-free patients, risk factors for relapse with special attention for the EEG. Seizure. 1995;4:19–36.

Panayiotopoulos CP. Clinical aspects of the diagnosis of epileptic seizures and epileptic syndromes. In: Panayiotopoulos CP. The epilepsies: seizures, syndromes and their management. Oxford: Bladon Medical Publishing; 2005, 8–28.

Seino M. Classification criteria of epileptic seizures and syndromes. Epilepsy Res. 2006;70(Suppl 1):S27–33.

Werkgroep Richtlijnen Epilepsie. Epilepsie: richtlijnen voor diagnostiek en behandeling. Nederlandse Vereniging voor Neurologie, 2006: ▸ http://www.neurologie.nl/uploads/136/454/richtlijn_epilepsie_definief_2.pdf

Het normale EEG op de kinderleeftijd

V.H.J.M van Kranen-Mastenbroek

21.1 Inleiding

Het EEG bij kinderen is een belangrijk onderdeel van de dagelijkse neurofysiologische praktijk. In de neonatale periode wordt het EEG onder andere aangevraagd bij kinderen met de verdenking op convulsies of met een verhoogde kans op perinatale hersenbeschadiging. Het EEG levert (aanvullende) informatie met betrekking tot de cerebrale functie en kan een indicatie geven over de prognose met betrekking tot latere ontwikkeling. Op de kinderleeftijd is het EEG vooral van belang bij kinderen met de verdenking epilepsie. Circa 30% van alle epilepsiesyndromen ontwikkelt zich op de kinderleeftijd. Het EEG kan een substantiële bijdrage leveren aan het stellen van de juiste syndroomdiagnose.

Zoals elk neurofysiologisch onderzoek, vergt ook het EEG bij kinderen een speciale aanpak en expertise. Niet alleen is de manier van benaderen anders, ook de registratie in technisch opzicht en de interpretatie van het EEG is bij kinderen duidelijk anders dan bij volwassenen. Binnen de leeftijdsgrenzen van 0 tot 16 jaar is er nog een onderverdeling te maken: Het neonatale EEG verschilt in meerdere opzichten van het EEG op de kinderleeftijd, dat op zijn beurt weer andere kenmerken heeft dan het EEG bij een gezonde volwassene.

Dit alles is het gevolg van de voortdurende ontwikkeling van de hersenen in de zin van gyrering, synapsvorming, myelinisatie en vorming van neuronale netwerken. De achtergrondactiviteit en de daarin aanwezige fysiologische grafo-elementen zijn als gevolg hiervan voortdurend aan veranderingen onderhevig. Om een EEG op de verschillende leeftijden te kunnen beoordelen en daarbij de belangrijkste valkuilen te vermijden, is het dus noodzakelijk om de normale patronen tijdens waak en slaap en de ontwikkeling ervan met de leeftijd te kennen en herkennen.

In dit hoofdstuk zal de ontwikkeling van de achtergrondactiviteit en van de fysiologische grafo-elementen inclusief enkele varianten c.q. patronen behandeld worden. Pathologie zal dus niet uitvoerig worden besproken, maar waar nodig zal wel worden ingegaan op het onderscheid tussen fysiologie en pathologie, zeker bij fysiologische activiteit die gemakkelijk met pathologie kan worden verward (en vice versa).

21.2 Het normale neonatale EEG

21.2.1 De registratie

Het neonatale EEG wordt vooral bij prematuren geregistreerd met behulp van een beperkt aantal elektroden. Bij à terme zuigelingen kan ook gebruikgemaakt worden van een volledige beplakking volgens het internationale 10-20-systeem. Het verdient de voorkeur gebruik te maken van oppervlakte-elektroden, maar ook het gebruik van subdermale naaldelektroden kan worden overwogen, zeker bij jonge prematuren (snelle applicatie, *minimal handling*, lage weerstanden). Bij beperkte beplakking wordt meestal een 16-kanaals EEG geregistreerd, inclusief ECG, ademhaling, oogbewegingen en EMG. In ◻ figuur 21.1 a t/m c worden drie afleidingen weergegeven die, indien ze gecombineerd gebruikt worden, vrijwel alle benodigde informatie opleveren.

Van het grootste belang zijn de aantekeningen van de laborant, vooral wat de toestand van het patiëntje betreft (ogen open, ogen dicht, beademing, eventueel bewegingen en convulsieve verschijnselen). Een belangrijk artefact dat op deze leeftijd kan optreden, is het beademingsartefact, dat in het bijzonder bij hoogfrequente beademing (10 Hz) zeer uitgesproken aanwezig kan zijn (◻ figuur 21.2). Ook zuigen op de speen en de hik kunnen artefacten veroorzaken die door hun ritmische of periodieke karakter als pathologische (aanvals)activiteit kunnen imponeren (◻ figuur 21.3).

Het gebruik van gelijktijdige videoregistratie voor een optimale synchronisatie van EEG en kliniek heeft juist op deze leeftijd een grote meerwaarde. Door de directe koppeling van EEG en kliniek is het veel gemakkelijker te bepalen of de geregistreerde activiteit berust op een artefact of niet.

Ook kennis met betrekking tot de leeftijd van het patiëntje is onontbeerlijk, zodat kan worden bepaald of de in het EEG voorkomende patronen overeenkomen met de patronen die we op deze leeftijd mogen verwachten. De term *gestational age* (GA) wordt gebruikt voor de duur van de zwangerschap. De *conceptional age* (CA) ofwel de postconceptionele leeftijd (PCA) is de leeftijd van het kind vanaf conceptie en komt overeen met de gestational age plus de tijd in weken vanaf de geboorte. De neonatale periode is gedefinieerd als 24 weken PCA tot de leeftijd van 30 dagen ofwel 1 maand post-term (CA = 44 weken PCA).

In dit hoofdstuk zal steeds worden uitgegaan van de postconceptionele leeftijd. Voor de beoordeling van het EEG is de postconceptionele leeftijd het belangrijkst. Voor de ontwikkeling van het EEG is nooit aangetoond dat er significante verschillen zijn tussen een ontwikkeling binnen of buiten de baarmoeder. Het EEG van een gezonde à terme geboren neonaat en een gezonde prematuur geboren neonaat zal op à terme leeftijd dan ook in essentie gelijk zijn.

21.2.2 Gedragsmatige indeling van slaap

Het EEG op deze leeftijd wordt vaak geregistreerd tijdens slaap. De ontwikkeling van slaapstadia begint vanaf 29 weken. De stadia zijn echter pas goed herkenbaar in het EEG vanaf circa 34 weken.

- Actieve slaap (AS): ogen dicht, snelle horizontale oogbewegingen, onregelmatige ademhaling, kleine bewegingen zoals grimasseren, (glim)lachen en huilen. Lage spiertonus. Meestal eerste stadium van de slaap.
- Rustige slaap (*quiet sleep*; QS): ogen dicht, rustig, sporadische beweging, *startles*, sporadisch enkelvoudige oogbewegingen, regelmatige ademhaling, continue spiertonus.
- Als de slaap niet helemaal voldoet aan de criteria voor AS of QS hebben we meestal te maken met een overgang naar een van beide stadia en spreken we van *transitional sleep* of overgangsslaap.

21.2.3 Achtergrondpatroon

Postconceptionele leeftijd < 28 weken

Op deze leeftijd is er in het EEG nog geen onderscheid te maken tussen waak en slaap.

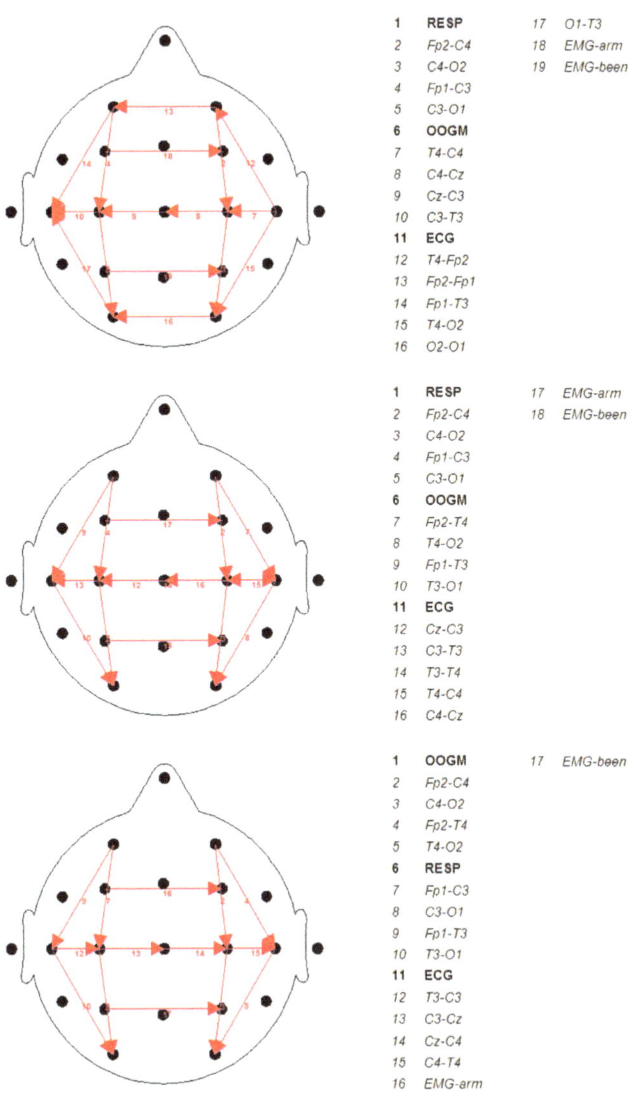

Figuur 21.1 Afleidingen neonataal met beperkt elektrodenaantal. Voordelen a: prefrontale gebieden en vertex, b: temporale gebieden, c links-rechtsverschillen.

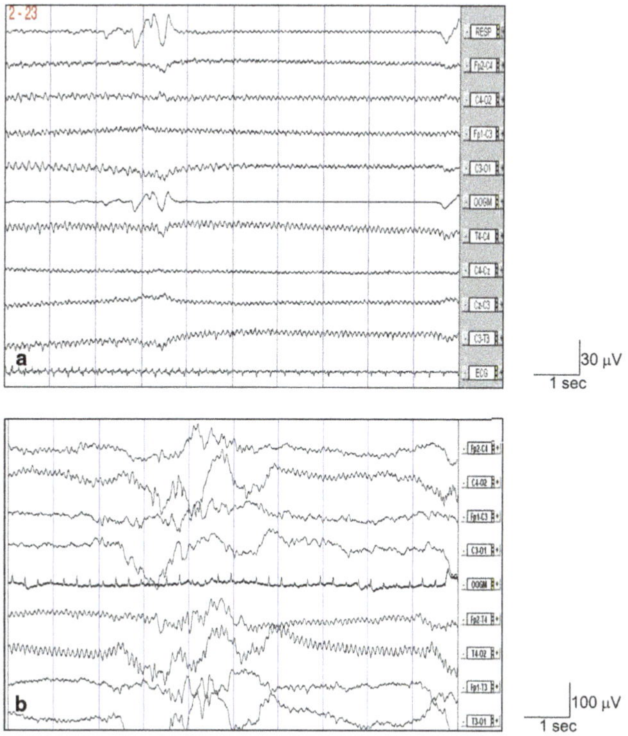

Figuur 21.2 High-frequency beademingsartefact (10 Hz) diffuus (a) en T4/ O2 (b).

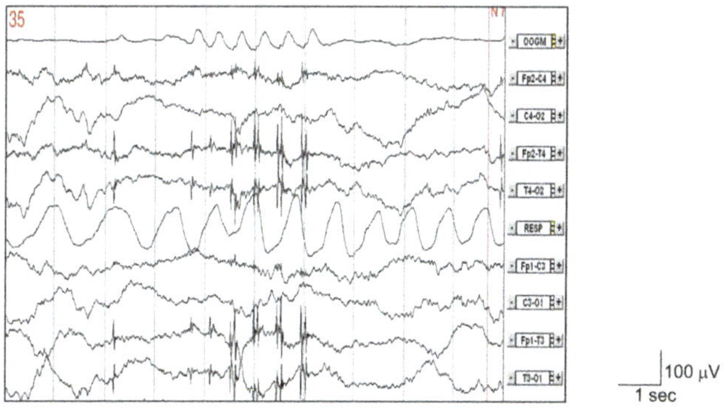

Figuur 21.3 Artefact door sabbelen op speen.

De achtergrondactiviteit bestaat uit een discontinu patroon of *tracé discontinu*. Dit is een fysiologisch achtergrondpatroon, niet te verwarren met (en dus ook niet te benoemen als) een burstsuppressiepatroon. Bij dit tracé discontinu worden bursts van hooggevolteerde gemengde activiteit (> 50 µv) afgewisseld met intervallen met geen of zeer laag gevolteerde activiteit (< 10 µV), (figuur 21.4). Zowel de inhoud van de bursts als de duur van de intervallen toont een grote variabiliteit (dit in tegenstelling tot het pathologische burstsuppressiepatroon). De intervallen zijn korter tijdens perioden met veel beweging en nemen af in duur naarmate de leeftijd toeneemt. Voor een PCA van minder dan 24 weken is er weinig bekend over de duur van deze intervallen. Intervallen tot maximaal 126 seconden zijn beschreven bij prematuren met een PCA van 21 tot 22 weken. Rond 24 weken wordt een maximale duur van 86 seconden beschreven en op 28 weken maximaal 40 seconden. De burstactiviteit is meestal synchroon (< 1,5 seconden tijdsverschil tussen de beide hemisferen). Soms komen er korte perioden voor met meer continue activiteit die tot circa 1 minuut kan duren en bestaat uit een mengeling van thèta- en delta-activiteit en soms alfa- en bèta-activiteit in vooral de frontale, centrale en occipitale gebieden. Reactiviteit op externe stimuli, zoals sensibele stimuli (aanraking, wrijven) en pijnprikkels, is op deze leeftijd nog niet zichtbaar in het EEG. Soms komen bij deze zeer premature kinderen kaakmyoklonieën voor die gemakkelijk kunnen worden aangezien voor convulsieve verschijnselen.

Postconceptionele leeftijd 28-31 weken

Rond de leeftijd van 28 weken beginnen de grote sulci van de hersenen zich te ontwikkelen. Ook beginnen de slaapstadia zich gedragsmatig al te ontwikkelen, maar in het EEG is er nog geen duidelijk onderscheid te maken tot de leeftijd van 30 à 31 weken. De achtergrondactiviteit is nog overwegend discontinu, waarbij de vlakke intervallen afnemen in duur tot maximaal 20 seconden tussen 30 en 32 weken. De interhemisferische synchronie neemt af en is rond de leeftijd van 31 à 32 weken op een diep-

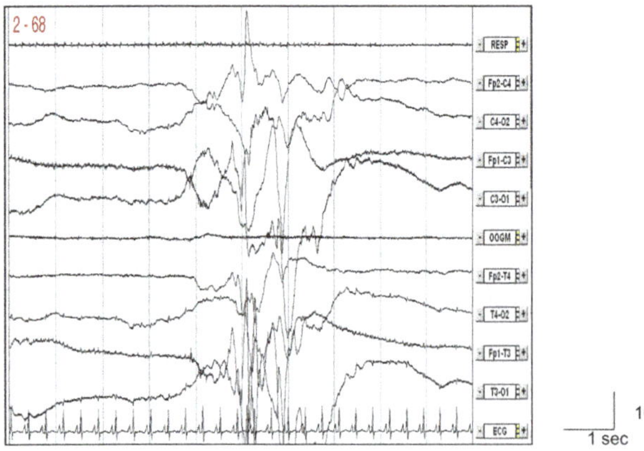

Figuur 21.4 Tracé discontinu, 29 weken.

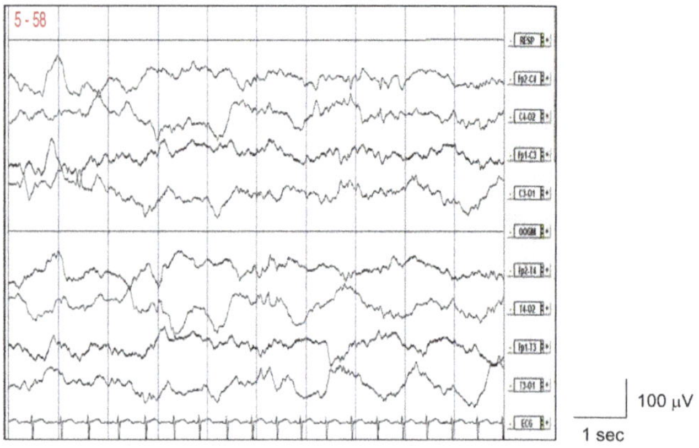

Figuur 21.6 Tracé continu: mixed voltage pattern/activité moyenne tijdens actieve slaap, PCA 36 weken.

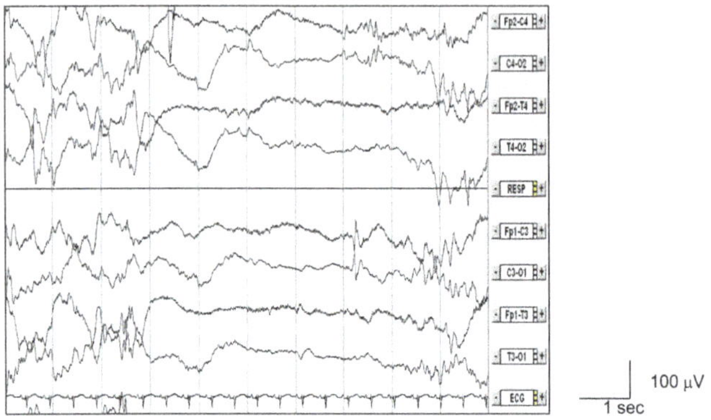

Figuur 21.5 Tracé alternant, à terme, slaap.

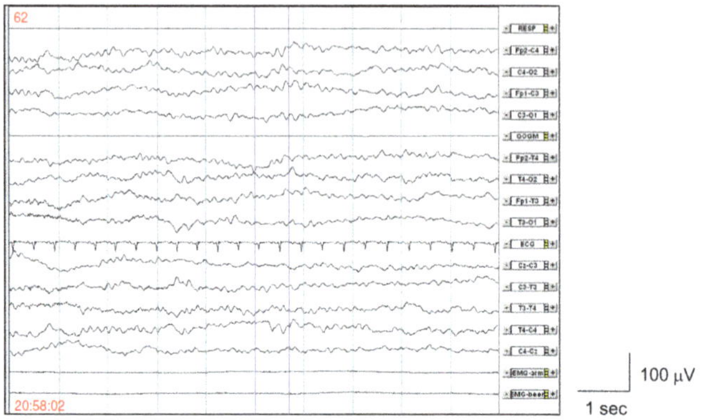

Figuur 21.7 Tracé continu, *low voltage irregular* tijdens actieve slaap.

tepunt. Het voorkomen van asynchrone bursts op deze leeftijd is dus normaal. Daarnaast doen zich meer perioden voor met continue activiteit in de thèta- en deltaband en is er een toename van snelle activiteit met lage amplitude. Reactiviteit op externe stimuli, zoals sensibele stimuli, is meestal nog niet zichtbaar in het EEG tot de leeftijd van circa 30 à 31 weken. Daarna kan er bij stimulatie soms een afname optreden in amplitude of een toename van snelle activiteit.

Postconceptionele leeftijd 32-34 weken

Er is een toename van continue activiteit, vooral tijdens waak en actieve slaap. Het tracé discontinu bevat kortere vlakke intervallen met een duur van maximaal 15 seconden op de leeftijd van 32 weken en maximaal 10 seconden op de leeftijd van 34 weken. Op deze leeftijd komt het tracé discontinu nog vooral voor tijdens rustige slaap. Bij toediening van externe stimuli is er nu een duidelijke verandering in het EEG zichtbaar.

Postconceptionele leeftijd 34-36 weken

Vanaf 34 weken zijn slaapstadia zowel gedragsmatig als in het EEG duidelijk te onderscheiden. De achtergrondactiviteit wordt steeds meer continu. Met de ontwikkeling van actieve en rustige slaap wordt het tracé discontinu vervangen door het *tracé alternant*, waarin perioden van activiteit met lage amplitude (15-45 µV) worden afgewisseld met perioden met activiteit met hogere amplitude (figuur 21.5). Er is in toenemende mate bijmenging van snellere activiteit met lage amplitude zichtbaar. Daarnaast is er een toenemende mate van interhemisferische synchroniciteit. Bij toedienen van stimuli is er zowel tijdens waak als tijdens slaap een duidelijke reactie in het EEG zichtbaar, meestal bestaande uit een diffuse onderdrukking van activiteit; soms echter treedt er ook juist een toename van activiteit op.

Postconceptionele leeftijd 37-42 weken

Vanaf circa 36 weken bestaat er tijdens waak en in actieve slaap een continu patroon (*tracé continu*).

Tijdens actieve slaap bestaan er twee patronen:

1. Het eerste, in de Engelstalige literatuur vaak aangeduid met *mixed voltage pattern* (MV), in het Frans beter bekend als *activité moyenne*, wordt gekenmerkt door diffuse onregelmatige activiteit, met voornamelijk thèta-activiteit (4-7 Hz) en (occipitale) delta-activiteit (1-3 Hz), af en toe gemengd met activiteit in de alfa- en bètaband. Amplituden variëren van 40 tot 100 µV. Dit patroon treedt meestal op direct na inslapen (figuur 21.6).
2. Het tweede patroon treedt op na een non-REM- of rustige slaapcyclus en bestaat uit continue lager gevolteerde (20-50 µV) diffuse, onregelmatige activiteit in de thèta- en deltaband, met af en toe een reeksje snellere activiteit. Dit patroon wordt in de literatuur aangeduid met *low voltage irregular* (LVI). De activiteit tijdens waak komt vrijwel overeen met dit patroon (figuur 21.7).

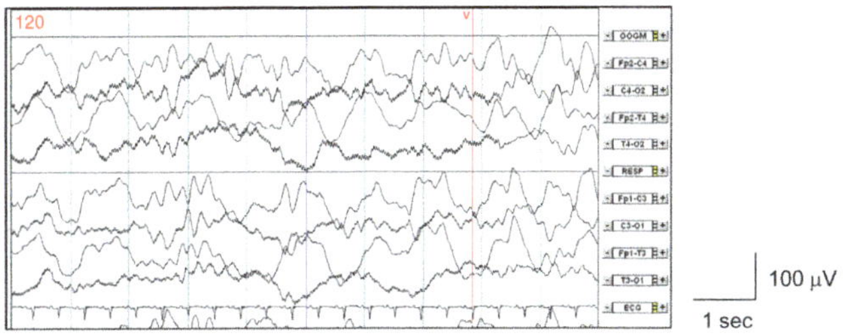

Figuur 21.8 Tracé continu, *high voltage slow* tijdens rustige slaap.

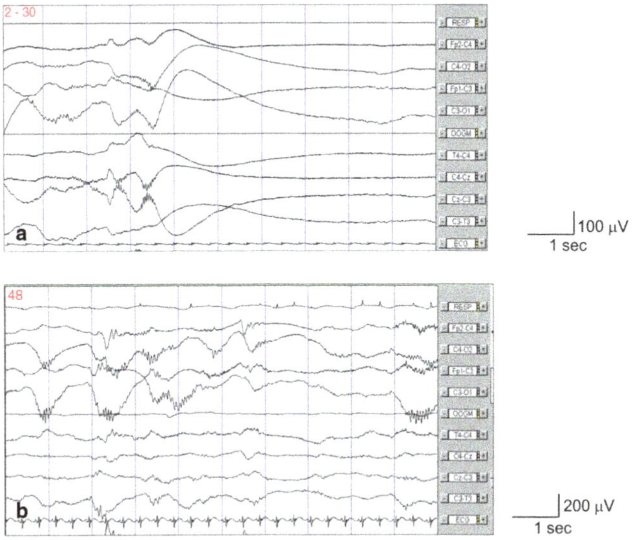

Figuur 21.9 Delta brushes centraal 28 weken (a), occipitaal 34 weken (b).

Tijdens rustige slaap is er vaak een tracé alternant, afgewisseld met hooggevolteerde trage activiteit: *high voltage slow* (HVS) (figuur 21.8). Het tracé alternant verdwijnt na PCA 44 weken. Het EEG toont dan zowel tijdens waak als tijdens slaap een continu patroon.

21.2.4 Fysiologische transiënten

Tot nu toe is er gesproken over de achtergrondactiviteit in de zin van continuïteit. Daarnaast komt in het EEG van de gezonde premature en à terme neonaat een aantal grafo-elementen voor die in of na de neonatale periode min of meer geleidelijk verdwijnen. Deze transiënten zijn een onderdeel van het normale achtergrondpatroon en herkenning ervan is belangrijk om te voorkomen dat zij ten onrechte als pathologisch worden geïnterpreteerd. Daarnaast kunnen zij bijdragen aan de termijnbepaling wanneer deze niet zeker is. De belangrijkste transiënten zullen kort worden besproken.

Delta brushes

Delta brushes bestaan uit min of meer hooggevolteerde deltagolven (50-300 µV) met daarop gesuperponeerd snelle activiteit met een frequentie van meer dan 8 Hz (figuur 21.9). Deze komen al in geringe mate voor op de leeftijd van 28 weken PCA, dan nog voornamelijk over de centrale gebieden. Zij nemen toe in voorkomen met een piek op 32 tot 34 weken, en dan voornamelijk temporaal en occipitaal, waarna ze in aantal afnemen. Op de leeftijd van 40 weken komen ze nog sporadisch voor.

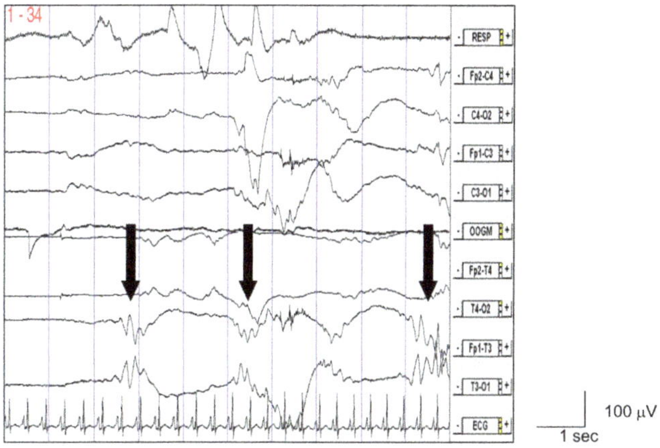

Figuur 21.10 Premature temporale thèta, 30 weken.

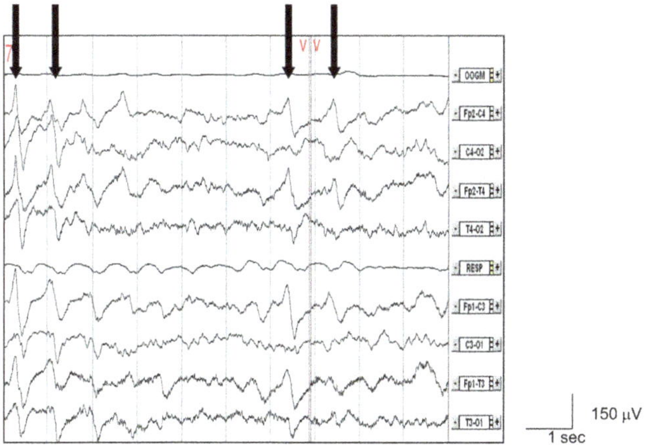

Figuur 21.11 Encoches frontales.

Premature temporale thèta

Deze activiteit heeft in het verleden verschillende namen gekregen, zoals premature temporale thèta, temporale zaagtandactiviteit (*sawtooth activity*), *theta bursts*, temporale scherpe golven en *bursts of sharp theta*. Zij bestaat uit bursts van 4,5 tot 6 Hz activiteit in de temporale gebieden en heeft een min of meer typische zaagtandconfiguratie (figuur 21.10). Deze bursts worden al gezien vanaf 24 weken PCA, met een piek op 29 à 31 weken. Ze verdwijnen na circa 34 weken, maar kunnen sporadisch nog voorkomen in het EEG van een à terme zuigeling. Ze komen vaker voor tijdens (actieve) slaap.

Frontale steile transiënten/encoches frontales

Encoches frontales zijn (pre)frontale steile golven, uni- en bilateraal voorkomend. Ze hebben soms een scherp karakter, met een voltage van 50 tot 200 µV. Ze worden gezien vanaf circa 34 weken, wanneer ze vaak nog wat breder zijn en asymmetrisch. Ze hebben een piek op 36 tot 38 weken en kunnen voorkomen tot circa 45 weken PCA. Zij komen vooral voor tijdens overgangsslaap (figuur 21.11).

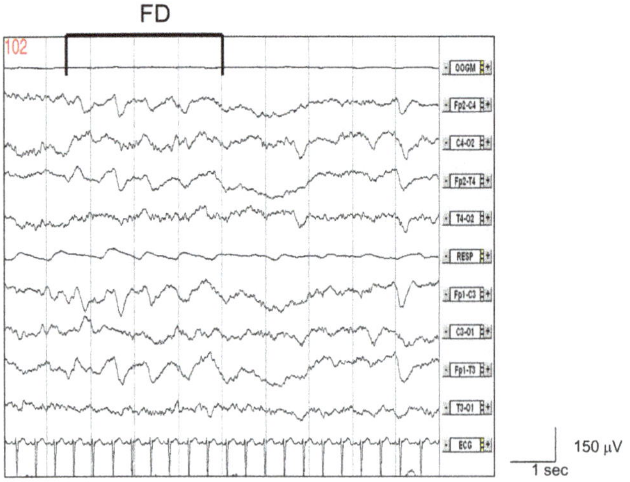

Figuur 21.12 Frontale disritmie, à terme.

Frontale disritmie/anterior slow dysrhythmia

Frontale disritmie (FD) bestaat uit mono- en/of polymorfe delta-activiteit (1-3 Hz; 50-100 µV) in de frontale gebieden. Deze activiteit komt voor in korte bursts (enkele seconden) vanaf 36 à 37 weken PCA, vooral tijdens (actieve) slaap (figuur 21.12).

Pieken en scherpe golven/scherpe transiënten

Pieken en scherpe golven komen voor in het EEG van vrijwel elke neonaat, zowel prematuur als à terme. Over de frequentie van voorkomen die nog als normaal mag worden beschouwd, bestaat geen consensus in de literatuur. Zijn deze scherpe transiënten negatief, komen ze voor met wisselende locatie en in geringe aantallen (< 1 per 2 min), dan moeten ze waarschijnlijk als normaal worden beschouwd op iedere leeftijd.

21.2.5 Interpretatie en verslaglegging

In dit hoofdstuk wordt alleen het normale neonatale EEG besproken. Voor een adequate interpretatie is uiteraard kennis van de voorkomende pathologische activiteit onontbeerlijk. Toch geven we hier enkele tips met betrekking tot de interpretatie en verslaglegging van het neonatale EEG.

Het verslag bestaat uit twee delen. Ten eerste wordt een beschrijving gegeven van de activiteit die in het EEG gezien wordt. Wanneer de eerder beschreven patronen en fysiologische fenomenen bekend zijn, leidt een duidelijke beschrijving als het ware vanzelf tot de juiste conclusie. Deze beschrijving wordt gevolgd door een conclusie, die de beschreven activiteit combineert met de gegevens over de postconceptionele leeftijd. Dit leidt tot een classificatie van het EEG als normaal of abnormaal (zie tabel 21.1). Hierbij moet uiteraard rekening worden gehouden met eventuele bijkomende gegevens, zoals gebruikte medicatie, aangezien deze van invloed kunnen zijn op de achtergrondactiviteit. In de conclusie kan verder een relatie worden gelegd met de kliniek van het patiëntje. Daarnaast dient het EEG vergeleken te worden met eventuele eerder gemaakte EEG's en kan, afhankelijk van de bevindingen, een vervolg-EEG geadviseerd worden. Eventueel kan een uitspraak worden gedaan over de prognostische betekenis van de bevindingen. Vooral afwijkingen in de achtergrondactiviteit, meer dan bijvoorbeeld de aanwezigheid van epileptische ontladingen, lijken van prognostisch belang te zijn. Vooral van 35 tot 45 weken is een normaal eerste EEG gecorreleerd met een goede prognose, terwijl een ernstig afwijkend achtergrondpatroon (afwezigheid van cerebrale activiteit of ernstige discontinuïteit of burstsuppressie) sterk geassocieerd is met een slechte neurologische uitkomst. De prognostische waarde van het EEG wordt groter wanneer meerdere opeenvolgende registraties worden verricht.

Schematische beoordeling van het neonatale EEG

1. Achtergrondpatroon:
   a. continu/discontinu?
      - evt. slaapstadia herkenbaar?
2. Fysiologische grafo-elementen:
   a. delta brushes
   b. premature temporale thèta
   c. frontale steile transiënten
   d. scherpe golven (max. 1 per 2 min.)
3. Zijn 1 en 2 passend bij de leeftijd?
4. Zijn er pathologische grafo-elementen?
5. Conclusie:
   a. normaal/afwijkend (*cave* medicatie!)
   b. correlatie met de kliniek
   c. vervolg-EEG al dan niet noodzakelijk.

21.3 Het normale EEG op de kinderleeftijd

21.3.1 De registratie

Voor het EEG ná de neonatale periode (vanaf 1 maand postterm) wordt meestal gebruikgemaakt van een volledige beplakking volgens het internationale 10-20-systeem. Het gebruik van oppervlakte-elektroden verdient ook hier de voorkeur. Indien mogelijk kan een elektrodencap worden gebruikt.

Hyperventilatie kan worden toegepast bij de wat oudere kinderen. Bij jonge kinderen kan geprobeerd worden hyperventilatie te verkrijgen door tegen een plastic windmolentje te laten blazen. Fotostimulatie kan in principe op elke leeftijd worden toegepast. Hierbij geldt in principe dezelfde procedure als bij volwassenen.

21.3.2 Achtergrondactiviteit

Het EEG op de kinderleeftijd toont een grote variatie van frequenties en golfvormen, die vaker een hogere amplitude hebben dan op volwassen leeftijd. Het gevolg van superpositie van meerdere golfvormen is dat er vaak complexen ontstaan die een wat scherper aspect hebben, maar niet pathologisch zijn. Daarnaast is het belangrijk rekening te houden met de toestand van het kind tijdens de registratie. Vooral jonge kinderen zullen vaker geregistreerd worden op tijden dat ze gewend zijn

Tabel 21.1 Beschrijving achtergrondpatroon en grafo-elementen bij de verschillende leeftijden.

Activiteit	Achtergrond-patroon	Waak/slaapdiffe-rentiatie	Synchro-nie	Reactivi-teit	Delta brushes	Premature temporale thèta	Frontale steile tran-siënten	Frontale disritmie	Pieken/scherpe golven
leeftijd (PCA in weken)									
< 28	TD, IBI 28 weken, max. 40 sec	–	++	–	–	+	–	–	+
28–31	TD, IBI 30-31 weken, max. 20 sec	–	±	–	+ (cen-traal)	++	–	–	+
32–34	TD (slaap), IBI: 32 weken circa 15 s; 34 weken circa10 s, TC (waak)	±	±	+	++ (tem-poraal/oc-cipitaal)	+	–	–	+
34–36	TC (waak/actieve slaap), TA (slaap), TD (slaap)	+	+	++	±	±	±	–	+
37–42	TC, TA (slaap)	++	++	++	±	–	++	+	+

TD = tracé discontinu; TA = tracé alternant; TC = tracé continu; IBI = interburst interval.

Tabel 21.2 Overzicht van de ontwikkeling van het EEG.

Activiteit	Achtergrondritme	Centrale ritmes	Varianten (waak)	Slaapstadia	Fysiologische slaap-fenomenen	Varianten (slaap)
Leeftijd						
1–3 mnd	geen differentiatie voorste/achterste gebieden; thèta en delta diffuus			geleidelijke overgang waak/slaap	beginnende slaap-spoeltjes	
3–12 mnd	enige voor-achterwaartse differentiatie; occipitaal ritme: - 4 mnd: 3–4 Hz; - 5 mnd: 5 Hz; - 1 jaar: 6–7 Hz	vanaf 3 mnd: 6–7 Hz		hypnagoge hypersyn-chronie; ontwikkeling REM- en non-REM-slaap	slaapspoeltjes > 3 mnd; vertexgolven > 6 mnd; K-complexen > 6 mnd	
1–16 jaar	- 3 jaar: 8 Hz; - 7 jaar: 9 Hz; - 15 jaar: 10 Hz	vanaf 6 mnd: 7– 11 Hz; vanaf 2 jaar: mu-ritme	*posterior slow waves of youth*; *slow posterior rhythm*; langzame alfavari-anten; lambdagolven	I–IV en REM	*frontal arousal rhythm* vanaf 10 jaar	14 en 6 Hz; *O-waves*; *rhythmic mid-temporal discharge*

te slapen. Het EEG zal dus vaker tekenen van doezel en slaap vertonen, die, als ze niet als zodanig herkend worden, voor pathologie kunnen worden aangezien. Op de kinderleeftijd maakt het EEG een grote ontwikkeling door. Een overzicht van de ontwikkeling van de verschillende EEG-variabelen tussen de leeftijd van 0 en 16 jaar wordt gegeven in ▣ tabel 21.2

Leeftijd 1-3 maanden

Waak: in de eerste maanden na de geboorte verdwijnen de specifieke neonatale patronen (achtergrondactiviteit en transiënten) en beginnen zich patronen te ontwikkelen die meer en meer lijken op de patronen op volwassen leeftijd. De achtergrondactiviteit is continu en ook het tracé alternant verdwijnt vanaf de leeftijd van circa 46 weken PCA. Frontale steile transiënten verdwijnen, maar kunnen sporadisch nog gezien worden tot de

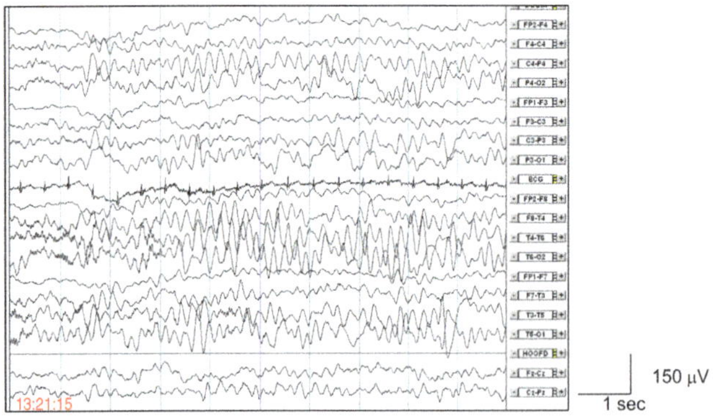

Figuur 21.13 Hypnagoge hypersynchronie, begin slaap, 13 maanden.

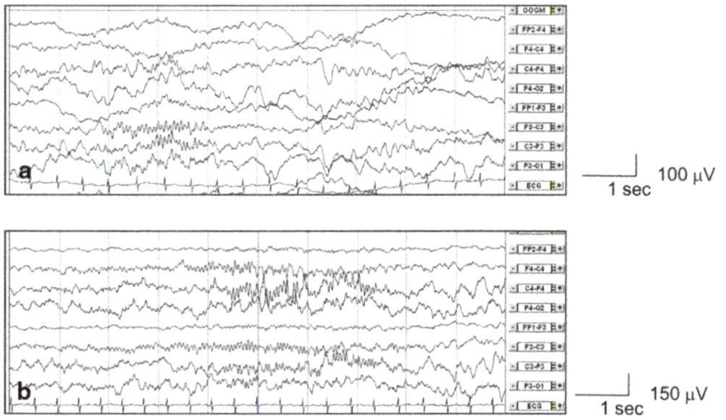

Figuur 21.14 Slaapspoeltjes asynchroon (a), synchroon (b).

leeftijd van 48 weken. Ook de fysiologische multifocale scherpe golven verdwijnen geleidelijk en komen na de leeftijd van 44 weken niet meer voor.

De achtergrondactiviteit bestaat uit een mengeling van thèta- en delta-activiteit. Vaak wordt min of meer ritmische activiteit van 5 tot 6 Hz gezien over de centrale gebieden. Sporadisch kunnen tijdens waak lambdagolven worden gezien over de achterste gebieden terwijl het kind rustig rondkijkt.

Tijdens fotostimulatie kan op deze leeftijd bij lage flitsfrequentie of enkelvoudige stimuli soms een *visual evoked potential* (VEP) worden opgewekt over de occipitale gebieden.

Slaap: doezel wordt gekenmerkt door een toename van trage activiteit met een hogere amplitude en gaat geleidelijk over in slaap. Er is een toename van de hoeveelheid rustige slaap. Deze bestaat vooral uit hooggevolteerde trage activiteit (high-voltage slow). Deze activiteit heeft vaak een hogere amplitude over de achterste dan over de voorste gebieden.

Slaapspoeltjes of sigmaspoelen beginnen rond de leeftijd van 2 tot 3 maanden. Zij worden gevormd door 3 tot 5 seconden durende reeksen 12 tot 14 Hz activiteit met lage tot matige amplitude en een maximum over de centrale gebieden. Zij hebben een karakteristieke vorm met een scherpe negatieve fase en een boogvormige positieve fase; dit in tegenstelling tot de sinusvormige slaapspoeltjes op latere leeftijd. Vertexgolven komen op deze leeftijd meestal nog niet voor.

Leeftijd 3-12 maanden

Waak: Het EEG tijdens waak begint enige differentiatie te vertonen tussen de voorste, de achterste, de temporale en de centrale gebieden. De achtergrondactiviteit bestaat uit activiteit in de delta- en thètaband, die vaak meer uitgesproken is over de achterste gebieden. De delta-activiteit neemt sterk af in de loop van het eerste jaar.

Occipitale ritmes: Vanaf drie maanden, maar zeker vóór de leeftijd van 5 maanden, ontstaat er een occipitaal dominant ritme, dat duidelijk uit de achtergrondactiviteit naar voren springt. Dit is de fysiologische voorloper van het latere alfaritme. Dit ritme heeft een frequentie van 3 tot 4 Hz en neemt af in amplitude bij het openen van de ogen (arrestreactie). Het ritme wordt regelmatiger en neemt toe in frequentie, waarbij rond de leeftijd van 5 maanden een frequentie van 5 Hz en tegen het eind van het eerste jaar een frequentie van 6 tot 7 Hz wordt bereikt. De amplitude wordt geleidelijk wat lager.

Centrale ritmes: Vanaf 3 maanden ontstaat enige 6 tot 7 Hz thèta-activiteit over de centrale gebieden.

Slaap: In het eerste jaar is er een geleidelijke overgang van waak naar slaap, die gekenmerkt wordt door een toename van de amplitude en een afname van de frequentie tot PCA 2 à 3 Hz. Vanaf de leeftijd van 3 maanden wordt vaak hypnagoge hypersynchronie gezien (figuur 21.13). Dit doezelfenomeen bestaat uit plotseling optredende hooggevolteerde, bilateraal synchrone thèta- en delta-activiteit (3-5 Hz, 75-200 µV). De activiteit kan frontaal, temporaal of occipitaal overwegen en kan kortdurend optreden (enkele seconden), maar ook minutenlang doorgaan. Het fenomeen treedt meestal op aan het begin of aan het eind van de slaap. Het wordt gezien vanaf de leeftijd van 3 maanden tot 12 jaar, met een piek tussen 4 maanden en 2 jaar.

De slaapactiviteit maakt een belangrijke ontwikkeling door in het eerste levensjaar. Actieve slaap gaat over in REM-slaap, die steeds meer gelijkenis toont met de laaggevolteerde activiteit die op volwassen leeftijd tijdens REM-slaap wordt gezien. De hoeveelheid REM-slaap neemt af van 50% op de leeftijd van 1 tot drie maanden tot 30% op de leeftijd van 6 tot 12 maanden. Rustige slaap ontwikkelt zich tot non-REM-slaap. De volwassen slaapstadia I-IV worden herkenbaar vanaf 6 maanden, met bijbehorende fysiologische transiënten.

Slaapspoeltjes nemen toe vanaf 3 tot 6 maanden, zijn vaak zeer geprononceerd en kunnen in lange reeksen voorkomen (figuur 21.14). Na 6 maanden neemt de duur van de reeksen af. De slaapspoeltjes zijn meestal asynchroon tot de leeftijd van circa 8 maanden. Zij tonen een wisselende asymmetrie. Een consistente asymmetrie is echter verdacht voor pathologie.

Vertexgolven zijn duidelijk herkenbaar vanaf 5 à 6 maanden. Ze zijn vaak hooggevolteerd (tot 250 µV) en komen soms voor in reeksen. Doordat ze scherper zijn dan op volwassen leeftijd, kan het moeilijk zijn om te differentiëren tussen vertexgolven en epileptiforme fenomenen.

K-complexen hebben dezelfde verdeling als vertexgolven, maar hebben een langere duur. Zij worden op deze leeftijd niet altijd gevolgd door slaapspoeltjes. Zij komen spontaan voor, maar ook als reactie op sensorische stimuli (vooral geluid).

Leeftijd 1-16 jaar

Waak: rond de leeftijd van 1 jaar is de frequentie van het dominante occipitale ritme meestal 6 tot 7 Hz. De frequentie hiervan neemt verder toe met de leeftijd. Op de leeftijd van 3 jaar is de

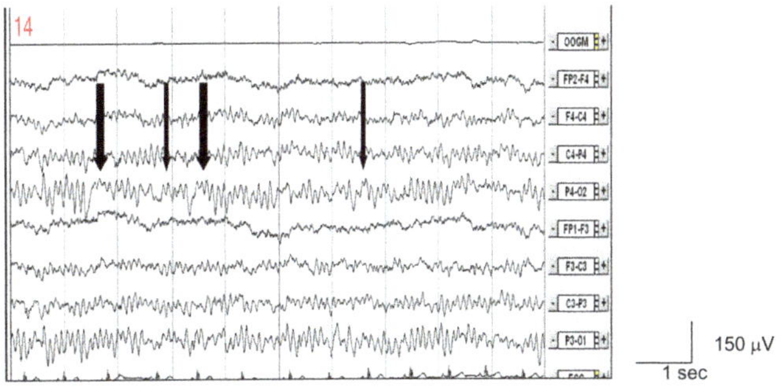

Figuur 21.15 Posterior slow waves of youth (dikke pijl) en langzame alfavarianten (dunne pijl), 10 jaar.

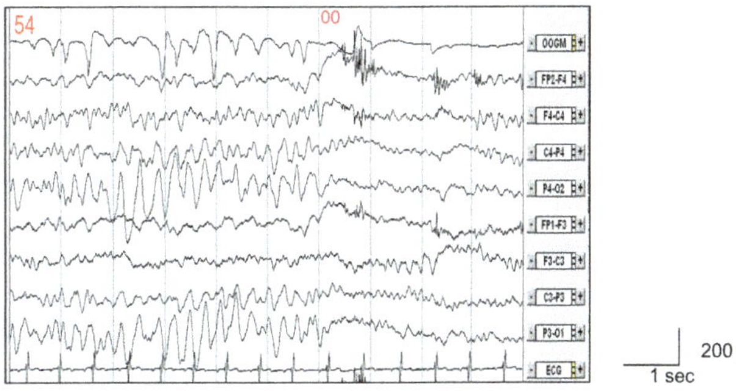

Figuur 21.16 Slow posterior rhythm (SPR), 3 jaar. Onderdrukking bij openen van de ogen (OO).

frequentie circa 8 Hz en kunnen we dus spreken van het alfaritme. Op 7-jarige leeftijd is de frequentie 9 Hz en op de leeftijd van 15 jaar circa 10 Hz. De variatie op de kinderleeftijd is echter zo groot dat een voorzichtige houding moet worden aangenomen bij het toekennen van een pathologische betekenis aan de mogelijk verlaagde frequentie van het dominante occipitale ritme op de kinderleeftijd. Ook tekenen van doezel zijn soms moeilijk te herkennen. Doezel kan het occipitale ritme vertragen met 1 tot 2 Hz. Alleen als bij een absoluut wakker kind met actieve (op verzoek) of passieve (begeleider of laborant) sluiting van de ogen het dominante occipitale ritme 2 of meer Hz lager is dan bovengenoemde waarden, kan het achtergrondritme als zeker afwijkend worden beschouwd. Zo nodig kan er gebruik worden gemaakt van activatie, door bijvoorbeeld de patiënt een opdracht te laten uitvoeren zoals rekenen of het beantwoorden van vragen.

21.3.3 Fysiologische posterieure ritmes/golven

Posterior slow waves of youth

Door vermenging van het occipitale ritme met tragere activiteit van 2 tot 4 Hz, kunnen samengestelde polyfasische golven ontstaan. Soms lijken deze complexe golven op piek-golfcomplexen, doordat een normale alfagolf voorafgaat aan de tragere golf. Door vergelijking van de alfagolven met de andere alfagolven van het alfaritme kan het onderscheid met een pathologisch piek-golfcomplex worden gemaakt (figuur 21.15) Deze fysiologische varianten worden onderdrukt bij ogen openen.

Slow posterior rhythm of posterieure ritmische golven

Ritmische sinusvormige golven van 3 à 4 Hz komen in groepjes of lange reeksen voor bij 25% van de normale kinderen, soms direct na het sluiten van de ogen (figuur 21.16).

Langzame alfavarianten

Langzame alfavarianten komen, geïsoleerd of in reeksen (langzame alfavariantritme), voor over de achterste gebieden. De frequentie van de langzame alfavarianten is ongeveer de helft van die van het alfaritme dat in de rest van hetzelfde EEG voorkomt. Zij hebben vaak een getande golfvorm (figuur 21.15). De variant gedraagt zich net zo als het alfaritme en wordt onderdrukt bij het openen van de ogen.

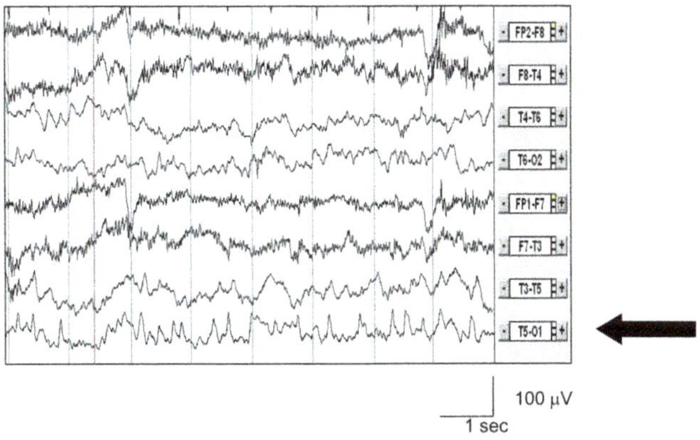

Figuur 21.17 Lambdagolven links occipitaal, ogen open.

Lambdagolven

Deze golven treden op bij geopende ogen, vooral tijdens fixatie (bijvoorbeeld lezen). De belangrijkste fase van deze golven is positief. Zij hebben soms een scherp aspect (figuur 21.17), waardoor ze kunnen lijken op occipitale pieken, die echter voornamelijk bij gesloten ogen voorkomen en geen positief aspect hebben. Er is een sterke correlatie tussen het optreden van lambdagolven en de occipitale volgreactie.

21.3.4 Fysiologische centrale activiteit

Het centrale ritme bij geopende ogen heeft vanaf circa 6 maanden een frequentie van 7 tot 11 Hz. Het is vaak aanwezig met een wisselende asymmetrie en wisselende amplitude. Vanaf het tweede jaar ontstaat het kamvormig mu-ritme, dat ook al enige reactiviteit vertoont op contralaterale beweging of sensorische stimulatie. Het mu-ritme komt meer voor naarmate de leeftijd toeneemt en heeft zijn piek in de tweede decade.

Frontocentrale bèta-activiteit

Bèta-activiteit komt tijdens waak niet zo veel voor op de kinderleeftijd. De amplitude is maximaal 25 µV. Excessieve (diffuse) bèta-activiteit is meestal het gevolg van medicatiegebruik, vooral van benzodiazepinen en barbituraten. Ook afwijkingen in de corticale ontwikkeling (corticale dysplasie/dysgenesie) kunnen een overmaat aan bèta-activiteit veroorzaken. Afhankelijk van

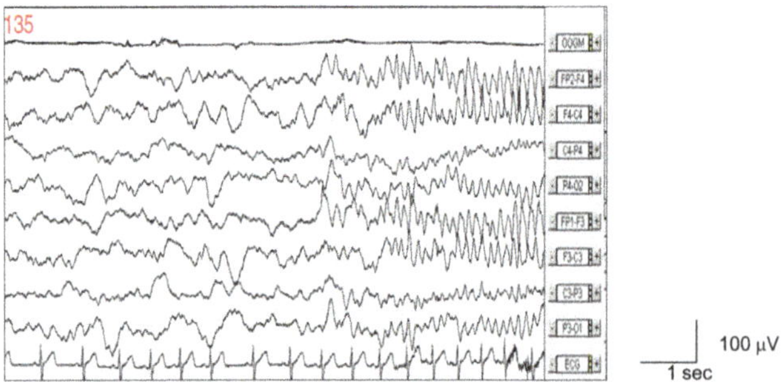

Figuur 21.18 Frontal arousal rhythm, 12 jaar.

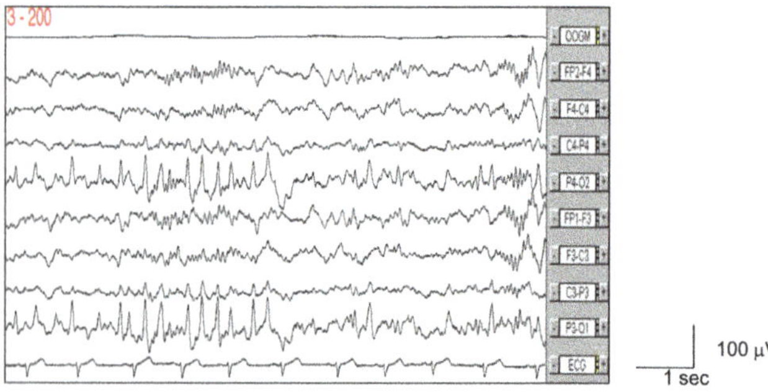

Figuur 21.19 Positieve occipitale scherpe transiënten (POST's).

de uitgebreidheid van de ontwikkelingsstoornissen komt deze overmaat van bèta-activiteit focaal voor of meer diffuus.

21.4 Activatieprocedures

Hyperventilatie: Dit kan op de kinderleeftijd soms een zeer heftige reactie opwekken. De amplitude van alfa-, thèta- en delta-activiteit neemt toe en er treedt ritmische, bilateraal synchrone delta-activiteit op, in eerste instantie over de achterste gebieden en later diffuus. Door superpositie van achtergrondactiviteit kan de activiteit soms een scherp aspect hebben of lijken op piekgolfcomplexen. Zij heeft echter geen epileptiforme betekenis

Fotostimulatie: Dit kan in principe op elke leeftijd worden gedaan. Het stimulusprotocol is gelijk aan het gehanteerde protocol bij volwassenen. Een occipitale volgreactie kan soms al worden opgewekt bij een à terme neonaat, vooral bij enkelvoudige stimuli of bij stimulatie met een lage flitsfrequentie (bijvoorbeeld 5 Hz). De respons neemt toe met de leeftijd. Op de leeftijd van 6 jaar is er een maximale volgreactie bij stimulusfrequenties tussen 6 en 16 Hz. Een afwezige volgreactie is niet pathologisch, een asymmetrische volgreactie (≥ 50% links-rechtsverschil) wel. Fotostimulatie wordt net als bij volwassenen verricht met als doel het uitlokken van een fotoparoxismale respons en is vaker positief bij een gegeneraliseerd epilepsie en in het bijzonder bij kinderen met een myoclonusepilepsie. Soms is er een fotomyoklonische respons, bestaande uit hoogfrequente oogknippers. De betekenis hiervan is onzeker, maar zeer waarschijnlijk duidt dit niet op epilepsie.

21.4.1 Slaap

Doezel wordt vanaf 6 maanden tot 2 jaar vaak gekenmerkt door hypnagoge hypersynchronie. Hierna neemt het voorkomen van hypnagoge hypersynchronie af; na de leeftijd van 12 jaar wordt het nog zelden gezien. Vaak is er tijdens doezel een toename van bèta-activiteit, in eerste instantie over de achterste en centrale gebieden. Bij oudere kinderen en volwassenen komt deze bèta-activiteit tijdens doezel meer voor over de voorste gebieden.

Vanaf ongeveer 10 jaar komen de kenmerken van doezel meer overeen met die van volwassenen, bij wie langzame horizontale oogbewegingen het begin van doezel markeren. Deze oogbewegingen creëren langzame golven (circa 1 Hz) met een maximum over de temporale gebieden die een tegengestelde polariteit hebben bij elektrode F7 en F8. Zij komen meestal voor als het alfaritme nog (wisselend) aanwezig is. Bij voortbestaande doezel wordt het alfaritme 1 tot 2 Hz trager.

Tussen 10 en 20 jaar treedt soms frontale ritmische thèta-activiteit op, het zogenoemde *frontal arousal rhythm* (figuur 21.18). Deze activiteit heeft soms een zeer scherp karakter, maar is fysiologisch en heeft geen epileptiforme betekenis.

De slaapstadia maken een verdere ontwikkeling door en krijgen steeds meer gelijkenis met volwassen slaapstadia. De hoeveelheid REM-slaap neemt af van 30% van de totale slaap op de leeftijd van 1 tot 2 jaar tot de volwassen hoeveelheid van 25% van de totale slaap. Er ontstaan positieve occipitale golven (POST's) (figuur 21.19) zoals ook bij volwassenen worden gezien. Vertexgolven komen vooral tussen 3 en 5 jaar zeer veel voor en hebben vaak een hoge amplitude en een scherp aspect. Zij zijn daardoor ook op deze leeftijd soms moeilijk te differentiëren van pathologische centrale pieken of scherpe golven, bijvoorbeeld van benigne centrotemporale rolandische pieken. Vertexgolven hebben echter een groter spreidingsveld dan genoemde epileptiforme fenomenen. Zij hebben hun maximum op de vertex met uitbreiding naar links en rechts centraal (figuur 21.20).

21.4.2 Goedaardige varianten tijdens slaap

14 en 6 Hz positive bursts komen tijdens doezel en slaap vaker voor bij kinderen en adolescenten dan bij volwassenen. Het is een goedaardig fenomeen dat geen pathologische (epileptiforme) betekenis heeft en wordt gevormd door bursts van 13 tot 17 Hz golven en/of 5 tot 7 Hz golven, maar meestal 14 en 6 Hz, in een reeksje van circa 1 seconde. De bursts worden gekenmerkt door een breed veld met het maximum meestal achter temporaal bij een relatief lage amplitude (60-70 μV). De scherpe componenten van deze bursts zijn positief ten opzicht van andere gebieden.

Tot de leeftijd van 5 jaar kunnen tijdens slaap geïsoleerde driehoekige deltagolven met een matige tot hoge amplitude voorkomen over de achterste gebieden, de zogenoemde *O-waves* of *cone waves*.

Kernpunten

- Het EEG maakt gedurende de kinderleeftijd een grote ontwikkeling door. Kennis van de belangrijk-

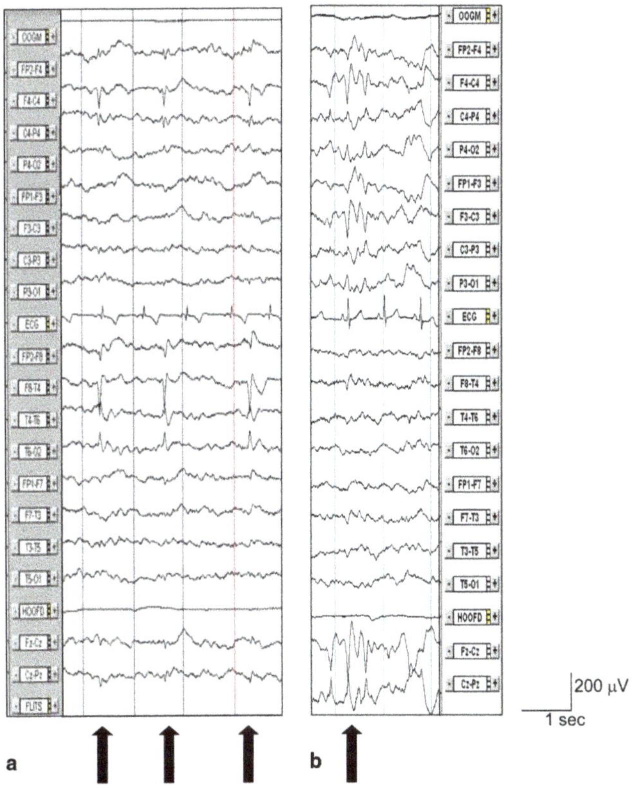

Figuur 21.20 Vergelijking spreidingsveld rolandische pieken (a) en vertexgolven (b).

ste kenmerken op iedere leeftijd is een voorwaarde voor een goede beoordeling van een kinder-EEG.
- Kennis van de postconceptionele leeftijd van de pasgeborene is onontbeerlijk voor een betrouwbare beoordeling van het neonatale EEG.
- Kennis van goedaardige (fysiologische) varianten die voorkomen in het EEG op de kinderleeftijd is noodzakelijk om te voorkomen dat deze als pathologische fenomenen worden geïnterpreteerd.
- Video-opnamen gesynchroniseerd met het EEG zijn van onschatbare waarde bij de interpretatie van het EEG (op elke leeftijd).

Literatuur

Andre M, Lamblin MD, d'Allest AM, Curzi-Dascalova L, Moussalli-Salefranque F, S Nguyen et al. Electroencephalography in premature and full-term infants. Developmental features and glossary. Neurophysiol Clin. 2010;40(2):59-124.

Fisch BJ (ed.). Fisch and Spehlmann's EEG primer: Basic principles of digital and analog EEG. 3rd ed. Elsevier; 1999.

Holmes G, Moshe S, Royden Jones H. Clinical neurophysiology of infancy, childhood, and adolescence. 1st ed. New York: Butterworth-Heinemann; 2005.

Holmes GL, Lombroso CT. Prognostic value of background patterns in the neonatal EEG. J Clin Neurophysiol. 1993;10(3):323–352.

Lombroso C. Neonatal EEG polygraphy in normal and abnormal newborns. In: Niedermeyer E, Lopes da Silva F (eds.). Electroencephalography. Basic principles, clinical applications, and related fields. 3rd ed. Williams & Wilkins; 1993, 803–75.

Niedermeyer E, Lopes da Silva F. Electroencephalography: Basic principles, clinical applications, and related fields. 5th ed. Baltimore: Williams & Wilkins; 2005.

Pressler R, Binnie CD, Cooper R, Robinson R (eds.). Neonatal and paediatric clinical neurophysiology. Philadelphia: Churchill Livingstone; 2007.

Weerd AW de. Atlas of EEG: In the first months of life. Amsterdam: Elsevier; 1995.

Zeinstra E, Fock JM, Begeer JH, Weerden TW van, Maurits NM, Zweens MJ.The prognostic value of serial EEG recordings following acute neonatal asphyxia in full-term infants. Europ J Paediatr Neurol. 2001;5(4):155–60.

Epilepsiesyndromen bij kinderen

O.F. Brouwer en J.H. van der Hoeven

22.1 Inleiding

Een epilepsiesyndroom is een vorm van epilepsie die wordt gekenmerkt door een min of meer consistent optredende combinatie van klinische kenmerken zoals beginleeftijd, aanvalstype(n), etiologie, uitlokkende factoren, ernst, duur, dag- en nachtritme en prognose. In tegenstelling tot een ziekte hoeft een syndroom niet altijd dezelfde etiologie en prognose te hebben. Sommige epilepsiesyndromen kunnen later benoemd worden als ziekte doordat de onderliggende pathofysiologie bekend wordt. Een voorbeeld daarvan zijn de benigne familiaire neonatale convulsies, waarvan het gendefect geïdentificeerd is.

De in 1989 door de International League against Epilepsy (ILAE) ingevoerde syndroomclassificatie ging uit van twee assen: (a) naar type epilepsie (partiële versus gegeneraliseerde epilepsie); (b) naar etiologie (idiopathische versus symptomatische versus cryptogene epilepsie). Voortschrijdend inzicht in de achtergrond van de diverse syndromen noopte tot aanpassing van deze classificatie. In 2001 kwam de daartoe opgerichte taakgroep van de ILAE met een eerste wijziging, waarin type epilepsie en etiologie nog wel een rol speelden, maar waarin er ook ruimte kwam voor categorieën zoals de epileptische encefalopathieën. In dit hoofdstuk wordt uitgegaan van de in 2006 door dezelfde taakgroep voorgestelde nieuwe classificatie, waarin de leeftijd van optreden een belangrijke rol kreeg, terwijl het type epilepsie en de etiologie als leidende factoren verdwenen.

In 2010 verscheen opnieuw een voorstel voor herziening van de oude classificatie. Het accent ligt hierin op verandering van het gebruik van de termen focaal en gegeneraliseerd, alsmede op invoering van nieuwe terminologie voor de etiologie (genetisch, structureel metabool en onbekend in plaats van idiopathisch, cryptogeen en symptomatisch). De hier gehanteerde indeling van elektroklinische syndromen bleef in dat voorstel echter grotendeels gehandhaafd.

In ◘ tabel 22.1 zijn de aan een bepaalde leeftijd gebonden syndromen opgenomen. Van de meest voorkomende vormen worden hier de belangrijkste klinische en EEG-kenmerken besproken. De behandeling zal niet aan de orde komen.

Voor de juiste interpretatie van EEG-bevindingen is kennis van het klinische beeld onmisbaar. Dat geldt bij uitstek voor de hier te bespreken epilepsiesyndromen. De klinische verschijnselen van de verschillende syndromen vertonen soms een duidelijke overlap, terwijl het EEG-beeld niet altijd pathognomonisch is voor één specifiek syndroom.

Om een idee te geven van de frequentie van voorkomen van deze syndromen, waarvan een deel relatief zeldzaam is, wordt bij de meeste voor zover bekend weergegeven om welk percentage van alle epilepsievormen bij kinderen het gaat.

22.2 Epilepsiesyndromen in de neonatale periode

22.2.1 Benigne familiaire neonatale convulsies (BFNC)

Het betreft een zeldzame autosomaal dominante vorm van epilepsie, waarbij tevoren normale pasgeborenen op de tweede of derde levensdag aanvalletjes gaan vertonen. Deze aanvallen duren meestal kort, 1 tot 2 minuten, met een frequentie van 20 tot 30 per dag. De aanvallen beginnen over het algemeen met een tonische fase met apneu, gevolgd door vocalisaties, oogsymptomen, andere autonome verschijnselen, automatismen en focale of gegeneraliseerde klonische bewegingen. Interictaal zijn de kinderen normaal. Voor het onderkennen van het familiair voorkomen is informatie van de grootouders over het optreden van dezelfde fenomenen bij een van de ouders van het kind onontbeerlijk. De diagnose kan worden bevestigd met DNA-onderzoek.

Het interictale EEG is meestal normaal, maar vertoont soms (multi)focale afwijkingen.

Het ictale EEG begint met algehele afvlakking gedurende 5 tot 20 seconden, overeenkomend met de tonische fase en de apneu, gevolgd door bilaterale en vaak asymmetrische piekgolfontladingen met een duur van 1 tot 2 minuten. Deze afwijkingen zijn niet specifiek.

22.2.2 Benigne neonatale convulsies (niet-familiair; fifth-day fits)

Bij benigne neonatale convulsies gaat het eveneens om verder normale kinderen die in de eerste levensweek aanvallen ontwikkelen. Bij 90% beginnen de aanvallen tussen de 4e en de 6e levensdag, vandaar de naam *fifth-day fits*. De aanvallen manifesteren zich klinisch als een klonische status epilepticus met opeenvolgende unilaterale klonische aanvallen, met meedoen van gelaat en extremiteiten. De aanvalletjes kunnen van kant wisselen; zelden zijn ze bilateraal. Bij een derde van de aanvallen treedt apneu op. Elke aanval duurt een tot drie minuten. De hele periode met aanvallen duurt tussen twee uur en drie dagen, gemiddeld twee dagen. Als deze periode eenmaal voorbij is, treden daarna geen aanvallen meer op. De etiologie is onbekend.

Het interictale EEG toont bij de helft van de kinderen een 'thèta pointu alternerend patroon'. Dit wordt gekenmerkt door reeksen dominante thèta-activiteit van 4 tot 7 Hz gemengd met scherpe golven, wisselend over de linker- en rechterhemisfeer. Het ritme reageert niet op diverse prikkels, dit in tegenstelling tot de fysiologische achtergrondritmiek. Het treedt op tijdens zowel waak als slaap en kan aanwezig blijven tot twaalf dagen na het stoppen van de aanvallen. Deze activiteit is overigens niet specifiek voor dit epilepsiesyndroom en kan bijvoorbeeld ook voorkomen bij hypoxisch-ischemische encefalopathie. Ook andere (multi)focale afwijkingen komen voor. Bij 10% is het EEG normaal.

Het ictale EEG toont ritmische pieken of langzame golven, meestal over de centrotemporale gebieden. De ictale paroxismen kunnen zowel unilateraal als gegeneraliseerd voorkomen, of eerst focaal en daarna gegeneraliseerd. De duur ervan bedraagt een tot drie minuten, soms gevolgd door subklinische ontladingen gedurende vele uren.

Tabel 22.1 Epilepsiesyndromen bij kinderen, gerangschikt naar leeftijd van voorkomen en per categorie in oplopende ernst, met vermelding van relatieve frequentie van voorkomen (t.o.v. hele groep kinderen met epilepsie) en belangrijkste klinische en EEG-kenmerken (naar Engel, 2006).

Epilepsiesyndroom naar leeftijd van optreden	Relatief aandeel van alle kinderepilepsieën	Belangrijkste kenmerken
Neonatale periode (0–1 mnd)		
benigne familiaire neonatale convulsies	< 1%	– aanvallen op dag 2 of 3 na geboorte bij verder normale zuigeling; – familiair voorkomen; – EEG: interictaal normaal
benigne neonatale convulsies	< 1%	– cluster van halfzijdige klonische aanvallen, begin op 4e-6e levensdag, 1–2 dagen durend; – niet-familiair; – EEG: bij helft interictaal thèta pointu alternerend patroon (niet specifiek)
early myoclonic encephalopathy	< 1%	– continu verspringende segmentale myoklonieën; – EEG: burstsuppressie
early infantile epileptic encephalopathy with suppression burst (Ohtahara-syndroom)	< 1%	– tonische aanvallen tijdens waak en slaap; – EEG: burstsuppressie
Jonge kinderleeftijd (1 mnd-2 jaar)		
benigne infantiele convulsies	< 1%	– partiële aanvallen vanaf 5–6 maanden bij verder gezond kind – soms familiair (bij grootouders navragen); – EEG: interictaal normaal
myoklonische epilepsie	< 1%	– myoklonische aanvallen, soms te provoceren door visuele stimulatie of onverwachte geluiden/tactiele prikkels; – EEG: ictaal gegeneraliseerde (poly)piek-golfcomplexen
West-syndroom	1–5%	– in reeksen optredende flexie- en/of extensiekrampen; – EEG: hypsaritmie
Dravet-syndroom	< 1%	– aanvankelijk normaal kind; – convulsies bij koorts eind 1e levensjaar (vaak febriele status); – in 2e-3e jaar aanvallen zonder koorts, stagnatie ontwikkeling en motorische stoornissen; – EEG: snelle verslechtering interictale achtergrondpatroon; – DNA: mutatie SCN1A-gen bij deel van kinderen
Kinderleeftijd (2–12 jaar)		
benigne kinderepilepsie met centrotemporale pieken	15%	– partiële aanvallen met motorische/sensibele verschijnselen in gelaat en mondgebied (vaak in vroege ochtend, kunnen generaliseren); – EEG: centrotemporale pieken en piekgolven, toenemend tijdens slaap, bij normaal achtergrondpatroon
benigne occipitale epilepsie met vroeg begin (Panayiotopoulos-syndroom)	5–10%	– langdurige aanvallen met vooral autonome symptomen, bewustzijnsdaling en oogdeviatie; – EEG: interictaal frequente multifocale piek-golfcomplexen
occipitale epilepsie met laat begin (Gastaut-type)	< 1%	– aanvallen met visuele hallucinaties; – EEG: occipitale piek-golfcomplexen bij ontbreken van actief fixeren (gesloten ogen, donkere ruimte)
absences van de kinderleeftijd	5–12%	– seconden durende afwezigheden zonder begeleidende complexe motorische activiteit; – provocatie met hyperventilatie; – EEG: ictaal reeksen gegeneraliseerde bilateraal synchrone 3 Hz piek-golfcomplexen
epilepsie met myoklonische absences	< 1%	– langer durende absences met daarbij ritmische spierschokken; – EEG: ictaal gegeneraliseerde 3 Hz polypiek-golfcomplexen
epilepsie met myoklonisch-astatische aanvallen	1–5%	– symmetrische myoklonieën gevolgd door tonusverlies en vallen; – geen tonische aanvallen; – aanvankelijk normale ontwikkeling; – EEG: 2–3 Hz polypiek-golfcomplexen

Tabel 22.1 Vervolg

Epilepsiesyndroom naar leeftijd van optreden	Relatief aandeel van alle kinderepilepsieën	Belangrijkste kenmerken
Lennox-Gastaut-syndroom	1–5%	- optreden meerdere soorten aanvallen inclusief tonische aanvallen; - vaak tevoren al cognitieve en gedragsproblemen; - EEG: snel afwijkend achtergrondpatroon; - 2–2,5 Hz gegeneraliseerde piek-golfcomplexen
epileptische encefalopathie met continue piekgolven tijdens slaap (CSWS, ESES), inclusief Landau-Kleffner-syndroom	< 1%	zie tabel 22.2
Adolescentie (12–18 jaar)		
juveniele absence-epilepsie	1–5% (?)	- na 9e-10e jaar beginnende langdurige absences; - vaak tevens tonisch-klonische aanvallen bij ontwaken; - geen intensieve myoklonieën; - EEG: ictaal 3–4,5 Hz gegeneraliseerde polypiek-golfcomplexen
juveniele myoklonische epilepsie	5–10%	- myoklonieën in armen en handen in de vroege ochtend; - provocatie door slaaptekort, alcoholgebruik of staken valproaat; - EEG: 3–4 Hz gegeneraliseerde polypiek-golfcomplexen

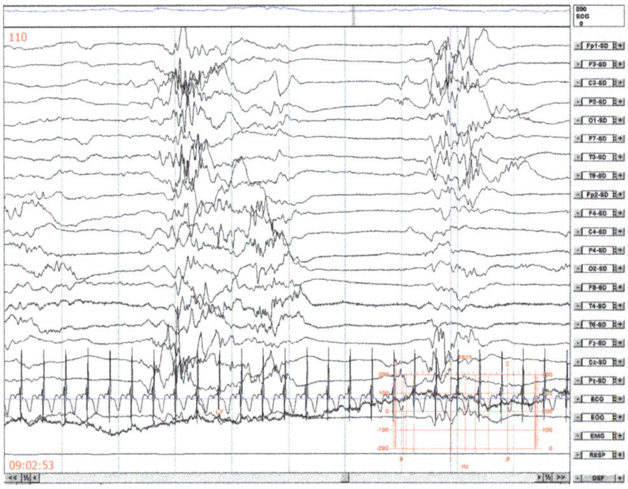

Figuur 22.1 Jongen geboren door middel van sectio in verband met stuitligging na een normale zwangerschap met een goede start (AS 10/10). Vanaf de tweede levensdag was hij ondanks fenobarbital persisterend convulsief, met myoklonieën en perioden met dyspneu en saturatiedaling. Metabool onderzoek en MRI hersenen waren normaal; er was geen reactie op pyridoxine. Op de leeftijd van 5 weken overleed het patiëntje ten gevolge van toenemende respiratoire problemen. Het EEG met twee weken toont een burstsuppressiepatroon met twee seconden durende bursts met scherpe activiteit van ruim 100 microvolt, afgewisseld met vlakke perioden van twee tot drie seconden. Diagnose: EME zonder aangetoonde etiologie.

22.2.3 Early Myoclonic Encephalopathy (EME)

Deze ernstige vorm van epilepsie begint meestal ook in de eerste levensdagen. Achtereenvolgens openbaren zich verschillende typen aanvallen. Eerst zijn het vooral multifocale myoklonieën (*erratic myoclonus*) die zich voortdurend van het ene deel van het lichaam verplaatsen naar het andere (gelaat, arm, been). Daarna komen focale aanvalletjes, met oogdeviatie of autonome symptomen zoals flushing van het gezicht of apneu. Vervolgens frequente tonische aanvallen die zowel tijdens waak als tijdens slaap optreden. Bij een deel van de kinderen wordt een onderliggende oorzaak gevonden, meestal een *inborn error of metabolism* zoals non-ketotische hyperglycinemie. De prognose is in alle gevallen slecht, hoewel een kind is beschreven dat goed reageerde op toediening van pyridoxine.

Het interictale EEG toont een burstsuppressiepatroon zonder enige normale fysiologische activiteit (figuur 22.1). De bursts van hooggevolteerde pieken en piekgolven duren een tot vijf seconden, de suppressie perioden drie tot tien seconden. Meestal wordt dit patroon duidelijker tijdens slapen en het kan zelfs tijdens waken ontbreken. De myoklonieën hebben geen specifiek EEG-substraat, maar volgen soms de burst in het EEG. Het burstsuppressiepatroon kan na enkele maanden tijdelijk overgaan in atypische hypsaritmie, maar daarna weer terugkeren naar het oorspronkelijke patroon.

22.2.4 Early Infantile Epileptic Encephalopathy

Ook deze ernstige vorm van epilepsie (EIEE, ook Ohtahara-syndroom) begint vroeg na de geboorte, meestal in de eerste tien dagen, maar soms ook later, tot zelfs drie maanden. Klinisch staan seconden durende tonische aanvallen op de voorgrond, geïsoleerd optredend of in langdurige clusters, met een frequentie oplopend tot honderden per dag. Meestal zijn ze gegeneraliseerd van karakter, soms ook met een accent op één lichaamshelft. Ze komen zowel in waak als in slaap voor. Bij minder dan een derde van de kinderen komen focale klonische aanvallen of hemiconvulsies voor. Structurele hersenafwijkingen, congenitaal of intra-uterien verworven, vormen de belangrijkste etiologie. De prognose is slecht, de helft van de kinderen overlijdt binnen enkele weken tot maanden, de kinderen die overleven, zijn zonder uitzondering ernstig gehandicapt.

Het EEG toont een burstsuppressiepatroon, dat zowel tijdens waken als slapen aanwezig is (figuur 22.2). De bursts bevatten

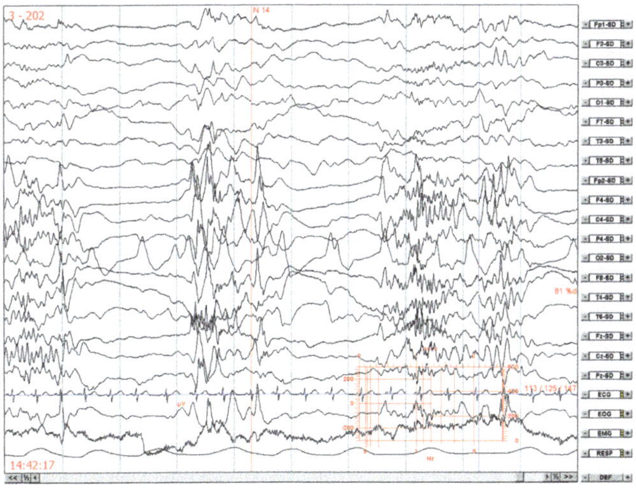

Figuur 22.2 Jongen geboren door middel van sectio in verband met niet vorderende uitdrijving na normale zwangerschap met goede start (AS 9/10). Vanaf de derde levensdag zijn er schokjes in beide armen, optredend in reeksjes. Daarna ontwikkelt zich therapieresistente epilepsie met diverse aanvalstypen, met soms schermhouding van de armen, nystagmoïde oogbewegingen, plots gestrekt heffen van alle ledematen van de onderlaag en afwezigheden. Wel is er enige ontwikkeling met motorische asymmetrie ten nadele van links. MRI van de hersenen toont een beeld van hemimegalencefalie rechts met polymicrogyrie. Op de leeftijd van ruim een half jaar functionele hemisferectomie rechts. EEG met 3 weken tijdens waken toont burstsuppressiepatroon met bursts voornamelijk over de rechterhemisfeer, met hooggevolteerde pieken en piekgolven, afgewisseld met vlakke perioden van ruim twee seconden. Over de linkerhemisfeer is nog enige fysiologische activiteit zichtbaar. Diagnose: EIEE op basis van hemimegalencefalie rechts.

hooggevolteerde langzame golven gemengd met pieken en duren twee tot zes seconden, de suppressieperioden drie tot vijf seconden. Tonische spasmen treden synchroon met de bursts op, maar soms zijn hierbij ook andere EEG-veranderingen zichtbaar. Bij het ouder worden van deze kinderen verandert het EEG-patroon; tussen 2 en 6 maanden gaat het kenmerken van hypsaritmie vertonen, later van dat van een Lennox-Gastaut-epilepsie (zie verder).

22.3 Epilepsiesyndromen op de jonge kinderleeftijd

22.3.1 Benigne infantiele convulsies (BFIC)

Deze goedaardige vorm van epilepsie, die gepaard gaat met partiële aanvallen, kent een familiaire en een niet-familiaire (sporadische) vorm, die klinisch overigens niet van elkaar verschillen. De beginleeftijd is tussen 4 en 7 maanden. De aanvallen zijn kort van duur en beginnen met unilaterale trekkingen die vervolgens secundair generaliseren; daarbij treden hypertonie en cyanose op met tonische deviatie van hoofd en ogen. Vaak treden de aanvallen op in clusters van enige dagen. Er zijn families beschreven waarbij infantiele convulsies geassocieerd zijn met paroxismale kinesiogene dyskinesieën of hemiplegische migraine.

Bij de meeste familiaire vormen kan de diagnose met DNA-onderzoek worden bevestigd. De prognose is goed, aanvallen stoppen binnen 1 tot 2 jaar. De ontwikkeling verloopt normaal. Het interictale EEG is normaal. Het ictale EEG bevat focale ontladingen van snelle activiteit, gemengd met pieken die kunnen spreiden naar de omgeving. Ze kunnen ook bij eenzelfde patiënt verschillend van lokalisatie zijn.

22.3.2 Myoklonische epilepsie

Voorheen werd deze epilepsievorm benigne infantiele myoklonische epilepsie genoemd, maar vanwege het niet altijd benigne verloop is dat veranderd. Vermoedelijk gaat het om de vroegste vorm van idiopathische gegeneraliseerde epilepsie. Aanvallen beginnen tussen 6 maanden en 3 jaar. Het betreft korte myoklonische aanvallen waarbij hoofd, ogen, armen en diafragma meedoen. De schokjes duren kort en treden meestal geïsoleerd op, maar soms ook in reeksjes. Aanvalletjes kunnen heel subtiel zijn, met hoofdknikjes, korte opwaartse bewegingen met de armen en even omhoog draaien van de ogen. Een enkele keer kunnen valpartijen ontstaan als de benen meedoen. Aanvallen treden meestal spontaan op. Bij 20% van de kinderen is er visuele gevoeligheid en bij 10% worden aanvalletjes uitgelokt door onverwachte geluiden of tactiele prikkels. De aanvalletjes nemen in ernst toe bij doezelen en tijdens non-REM-slaap. Sommige kinderen vertonen clusters van gegeneraliseerde klonische aanvallen tijdens slaap of na het wakker worden, die tot 15 minuten kunnen duren.

De prognose is over het geheel genomen goed. De kinderen reageren goed op valproaat. Een klein deel ontwikkelt later gegeneraliseerde tonisch-klonische aanvallen en heeft cognitieve problemen.

Het interictale EEG is normaal.

Het ictale EEG toont tijdens de schokjes gegeneraliseerde polypiek- of piekgolfontladingen met een duur van een tot drie seconden. De ontladingen blijven nogal eens beperkt tot het rolandische gebied of rond de vertex. Met lichtflitsprikkeling of onverwachte akoestische of tactiele prikkels kunnen soms gegeneraliseerde ontladingen met pieken worden opgewekt.

22.3.3 West-syndroom

Deze epileptische encefalopathie is genoemd naar de Londense kinderarts West, die het bij zijn eigen zoon waarnam en in 1841 in *The Lancet* beschreef. De hierbij optredende aanvalletjes, salaamkrampen of infantiele spasmen, beginnen meestal rond 5 maanden (90% tussen 3 en 10 maanden). Ze bestaan uit flexie-, soms extensiekrampen van de nek-, romp- en extremiteitsmusculatuur, zeer abrupt optredend en veelal in series voorkomend. Een dergelijke serie kan enkele tot wel tien minuten duren; de spasmen duren enkele seconden, dus langer dan myoklonieën, en het interspasme-interval bedraagt gemiddeld circa 10 seconden met een spreiding van 5 tot 40. Vrij kort na het begin van

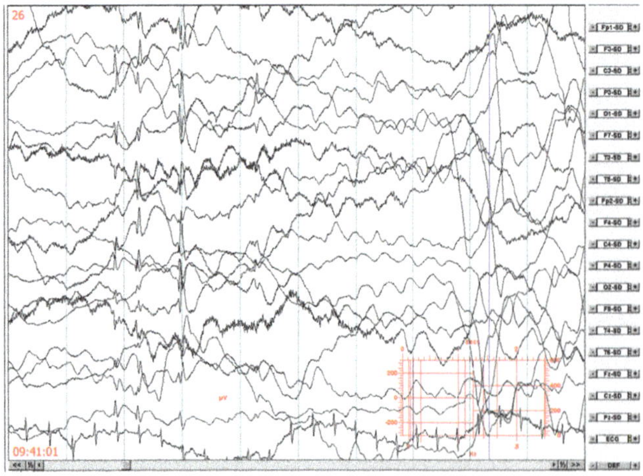

Figuur 22.3 Meisje met vanaf de leeftijd van 6 maanden koortsconvulsies, vanaf ruim 2 jaar ook aanvallen zonder koorts in de vorm van gegeneraliseerde klonische aanvallen en korte afwezigheden met nystagmoïde oogbewegingen. Met lamotrigine was er een toename van de aanvallen. Aanvankelijk was de ontwikkeling normaal, maar na het tweede jaar stagneerde deze en waren er toenemende gedragsproblemen. Bij meerdere eerstegraads familieleden waren er koortsconvulsies, bij een broer van vader retardatie en epilepsie. Het MRI is niet afwijkend. DNA-onderzoek toont een mutatie in het SCN1A-gen. EEG met 30 maanden toont tijdens waken diffuus te trage achtergrondactiviteit en frequent kortdurende gegeneraliseerde pieken en piekgolven met een maximum in de voorste gebieden. Diagnose: severe myoclonic epilepsy of infancy (Dravet-syndroom).

de spasmen treedt vaak een stilstand van de ontwikkeling op, in ernstige gevallen gevolgd door een regressie. Bij ongeveer 80% van de kinderen met het West-syndroom kan een onderliggende oorzaak worden gevonden. Daarbij kan het gaan om verworven hersenschade door hypoxie-ischemie of infecties, cerebrale aanlegstoornissen, chromosomale afwijkingen (Down-syndroom) of tubereuze sclerose. Zeldzaam is een familiair voorkomende X-gebonden vorm (ARX-gen). Bij kinderen die voorafgaand aan de salaamkrampen andere aanvalletjes hebben vertoond, moet ook nog aan pyridoxineafhankelijkheid worden gedacht. Deze diagnose kan tegenwoordig worden bevestigd met een biochemische marker in de urine en zelfs met DNA-onderzoek. De prognose van het West-syndroom is zeer matig. De meerderheid van de kinderen vertoont een afwijkende psychomotorische ontwikkeling en 60% houdt epilepsie, in de vorm van een Lennox-Gastaut-syndroom of partiële epilepsie met partieel complexe aanvallen. Slechts 5 tot 10% maakt uiteindelijk een normale psychomotorische ontwikkeling door.

Het interictale EEG toont bij twee derde van de kinderen een patroon van hypsaritmie, gekenmerkt door volledige desorganisatie met hooggevolteerde multifocale sharp-and-slow waves, pieken en polypieken bij ontbreken van enige normale achtergrondactiviteit. Bij een derde wordt een asymmetrische of andere vorm van atypische hypsaritmie gezien (*modified hypsarrhythmia*). Een asymmetrische of unilaterale (hemi)hypsaritmie wijst meestal op een focale afwijking in de betreffende hemisfeer. Tijdens slaap nemen de pieken en polypieken toe. In de beginfase van het syndroom kan de hypsaritmie zelfs alleen tijdens doezel of lichte slaap optreden.

Ictale EEG-patronen kunnen sterk variëren. Meestal gaat het om hooggevolteerde gegeneraliseerde langzame golven, gevolgd door gegeneraliseerde snelle activiteit met lage amplitude of zelfs volledige afvlakking.

22.3.4 Dravet-syndroom

De eerste tekenen van het Dravet-syndroom (*severe myoclonic epilepsy of infancy*, SMEI) doen zich bij de meeste kinderen voor aan het eind van het eerste levensjaar, met convulsies bij koorts, vaak eenzijdig, soms uitmondend in een febriele status epilepticus. Vrij snel gaat dit daarna over in aanvallen zonder koorts: myoklonische aanvallen, atypische absences en partieel complexe aanvallen. Status epilepticus komt geregeld voor. Tegelijk begint tussen het tweede en zesde jaar de ontwikkeling te stagneren, met tekenen van spasticiteit en ataxie. Zo rond het tiende jaar begint een stabielere fase, waarbij de epilepsie relatief rustiger wordt maar het kind een ernstige retardatie blijft houden. De behandeling is moeilijk. Lamotrigine kan tot toename van de aanvallen leiden. Stiripentol is in 2007 in Nederland als weesgeneesmiddel voor deze indicatie geregistreerd. Een deel van de kinderen met het Dravet-syndroom heeft een pathogene mutatie in een gen dat codeert voor de alfa-1-subunit van een spanningsafhankelijk natriumkanaal, gelegen op chromosoom 2q (SCN1A). Ditzelfde gen is een van de genen die betrokken zijn bij *epilepsy with febrile seizures plus* (EFS+).

Het interictale EEG is aanvankelijk normaal, met hooguit een gegeneraliseerde fotoparoxismale respons. Bij de meerderheid verslechtert het EEG binnen een jaar aanzienlijk, met trager worden van de achtergrondactiviteit en frequent optredende piek-/polypiekgolfparoxismen, die toenemen tijdens slaap (figuur 22.3). Bij een deel treden ontladingen op, geprovoceerd door lichtflitsen of sluiten van de ogen.

Het ictale EEG wisselt en is afhankelijk van het type aanval.

22.4 Kinderleeftijd

22.4.1 Benigne kinderepilepsie met centrotemporale pieken

Rolandische epilepsie, ook wel centropariëtale, centrotemporale of rolandopariëtale epilepsie genoemd, is de bekendste en meest frequente vorm van goedaardige gelokaliseerde epilepsie op de kinderleeftijd. Dit syndroom maakt circa 15% uit van alle epilepsieën op de kinderleeftijd. De aanvallen treden op vanaf 3 tot hooguit 13 jaar, met een piek tussen 7 en 9 jaar. De aanvalsfrequentie is meestal laag en de aanvallen komen nogal eens in clusters voor. Zeker 70 tot 75% van de aanvallen treedt 's nachts op en dan vooral vroeg in de ochtend. Typische aanvallen gaan gepaard met focale trekkingen in een gelaatshelft of in de tong (gepaard gaand met trillingen of stijfheid), zich uitbreidend naar de arm en sporadisch naar het been. Daarbij treden hypersalivatie en anartrie op. Het kind kan door de anartrie op de ouders de indruk maken een gedaald bewustzijn te hebben. Ook merken ouders vaak op dat hun kind angstig is, vooral als de aanvallen nog niet eerder zijn opgetreden. Secundaire generalisatie treedt in circa 20 tot 30% van de gevallen op. Als dit niet gebeurt, is er geen duidelijke indicatie voor onderhoudsbehandeling met anti-epileptica. Bij alle kinderen verdwijnt de epilepsie spontaan, uiterlijk op de leeftijd van 12 tot 13 jaar, terwijl bij de klassieke vorm van dit syndroom geen problemen in de psychomotorische ontwikkeling optreden. Genetische factoren spelen bij het ontstaan van deze vorm van epilepsie een belangrijke rol, wat onder andere blijkt uit het familiair voorkomen en het optreden bij monozygote tweelingen. Bij ongeveer 30% van de gezonde broers en zussen van kinderen met rolandische epilepsie komen rolandische pieken voor.

Het interictale EEG toont typische afwijkingen, geïsoleerde focale, hooggevolteerde (meestal > 100 μV) pieken en piek-golfcomplexen in het centrale en centrotemporale gebied (C3, T3 of C4, T4), bij een normaal achtergrondpatroon (▫ figuur 22.4). Deze piek-golfcomplexen hebben een horizontale dipoolconfiguratie met de negatieve pool ter hoogte van de centrale en centrotemporale elektroden en de positieve pool frontaal. Ze verschijnen rond de leeftijd van 7 tot 10 jaar en blijven aanwezig, ook als het kind inmiddels geen aanvallen meer heeft; ze verdwijnen rond het 16e levensjaar. Deze ontladingen kunnen unilateraal voorkomen, maar vaker bilateraal en onafhankelijk van elkaar. Ze nemen in intensiteit toe tijdens doezel en slaap. Bij 30% van de kinderen komen ze zelfs alleen tijdens slaap voor, maar de morfologie blijft tijdens waken en slapen dezelfde. Bij een zeer klein deel van de kinderen treden ook gegeneraliseerde ontladingen op in de vorm van een tot drie seconden durende gegeneraliseerde bursts van 3-5 Hz langzame golven, gemengd met laaggevolteerde pieken.

Dezelfde typische EEG-afwijkingen worden ook gevonden bij 2 tot 3% van de gezonde schoolkinderen; slechts 10% van hen krijgt uiteindelijk ook aanvallen. Bij rolandische epilepsie lijkt dus sprake te zijn van autosomaal dominante overerving met leeftijdsgebonden penetrantie en wisselende expressie.

22.4.2 Benigne occipitale epilepsie met vroeg begin (Panayiotopoulos-syndroom)

De pas enkele jaren geleden door Panayiotopoulos beschreven vorm van idiopathische occipitale epilepsie komt waarschijnlijk veel vaker voor dan die beschreven door Gastaut (zie verder). Deze nieuwe vorm is echter veel moeilijker te herkennen, omdat hij vooral voorkomt bij kinderen onder de 6 jaar, met een piek tussen 4 en 5 jaar, en autonome verschijnselen de belangrijkste aanvalssymptomen zijn. Vooral het braken tijdens de aanvallen is typisch. Daarnaast worden bleekheid (soms cyanose), mydriasis (soms miosis), incontinentie, bradycardie of tachycardie, stoornissen in de temperatuurregulatie en de darmmotiliteit, en hypersalivatie gezien. In ongeveer 20% van de gevallen treedt een wegraking op, waarbij het kind bewusteloos en slap is. Het is nog niet duidelijk of dit een ictaal fenomeen is. Pas daarna volgt soms een meer klassiek insult met halfzijdige of gegeneraliseerde trekkingen, waarbij een opvallende dwangstand van de ogen naar één kant kan optreden. De aanvallen duren vaak erg lang, tot meer dan een half uur, en treden relatief vaak in de slaap op. De prognose is zeer goed. Een kwart van de kinderen heeft slechts één aanval, de helft twee tot vijf aanvallen. Over het

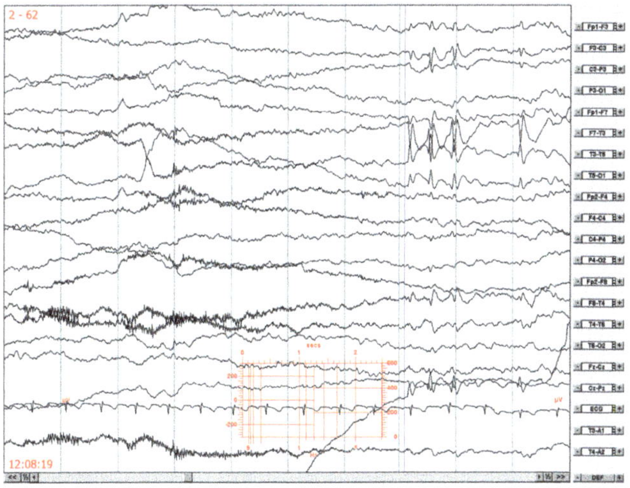

▫ **Figuur 22.4** Meisje met licht vertraagde ontwikkeling, dat vanaf de leeftijd van ruim 4 jaar nachtelijke aanvallen heeft met niet kunnen spreken en speekselvloed, één keer schokken van beide armen en hoofddeviatie naar links en één keer met nadien een passagère hemiparese links. EEG met 5 jaar toont tijdens waken geïsoleerde piekgolven in het linker (centro) temporale gebied bij een normaal achtergrondpatroon. Diagnose: benigne kinderepilepsie met centrotemporale pieken.

algemeen komen patiënten binnen een tot twee jaar in remissie. Interessant is dat 5 tot 10% van deze kinderen later rolandische aanvallen krijgt.

Het interictale EEG toont een normaal achtergrondpatroon, met bij 90% van de patiënten hooggevolteerde sharp-slow waves met een multifocaal karakter. Pieken kunnen overal optreden, met enige voorkeur voor de occipitale gebieden, en nemen toe tijdens slaap. Occipitale ontladingen kunnen nogal eens worden geactiveerd door sluiten van de ogen, maar visuele gevoeligheid is zeldzaam (▫ figuur 22.5).

Het ictale EEG toont ritmische thèta- of delta-activiteit, vaak gemengd met laaggevolteerde pieken, unilateraal beginnend, vooral over de achterste gebieden, maar soms ook anterieur.

Het verwarrende is dat het Panayiotopoulos-syndroom eigenlijk geen occipitale epilepsie is: bij het begin van de aanvallen ligt de nadruk op autonome verschijnselen, wat een occipitale oorsprong niet aannemelijk maakt. Interictale occipitale pieken kunnen volledig ontbreken en zelfs het ictale EEG kan ook over de voorste gebieden afwijkingen laten zien.

22.4.3 Occipitale epilepsie met laat begin (Gastaut-type)

Meestal betreft het kinderen vanaf circa 6 jaar, met een piek rond 8 tot 9 jaar. In typische gevallen bestaan de aanvallen uit visuele hallucinaties, zoals het zien van gekleurde figuren (vaak cirkels met diverse kleuren) of meer complexe gewaarwordingen. Uitbreiding van de epileptische activiteit kan daarna leiden tot wegdraaien van hoofd en ogen, halfzijdige trekkingen of secundaire generalisatie met bewusteloosheid. Postictaal hebben de patiënten vaak langdurige heftige hoofdpijn met misselijkheid en braken. De aanvallen zijn minder typisch en constant dan bij rolandische epilepsie, terwijl symptomatische epilepsie met

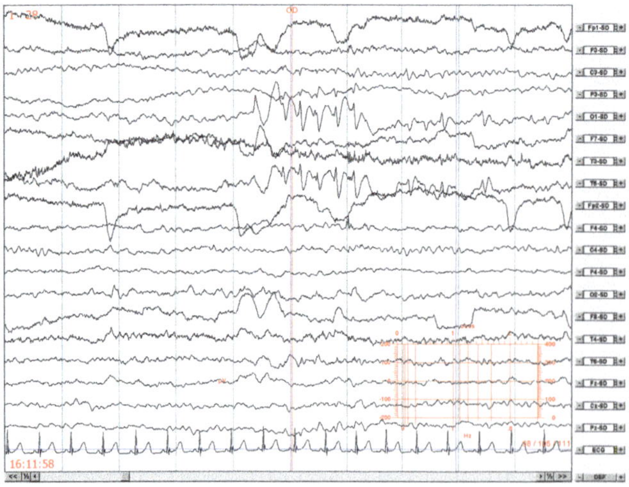

Figuur 22.5 Meisje met blanco voorgeschiedenis, dat op de leeftijd van ruim 5 jaar 's avonds na enige tijd slapen de woonkamer binnenkomt en vervolgens begint met plotseling staren, deviatie van de ogen naar links, spugen en na 20 minuten ook schokken van de linker lichaamshelft. De aanval wordt na ruim 45 minuten gecoupeerd in het ziekenhuis. Nadat zich enkele weken later een tweede aanval heeft voorgedaan, wordt gestart met valproaat, waarna ze aanvalsvrij blijft. Het EEG tijdens waken toont een normaal achtergrondpatroon, met in het linker occipitale gebied regelmatig reeksjes piekgolven, met duidelijke toename na sluiting van de ogen (OD). Diagnose: benigne occipitale epilepsie met vroeg begin (Panayiotopoulos-syndroom).

een occipitaal focus vergelijkbare symptomen kan geven. Jonge kinderen kunnen de visuele symptomen meestal niet aangeven. Hoewel de aanvallen matig reageren op anti-epileptica, is de prognose goed; ruim 90% komt voor het 19e jaar in remissie. Er bestaat een genetische belasting in bijna de helft van de gevallen.

Het interictale EEG toont occipitale piekgolfparoxismen bij ontbreken van actief fixeren zoals bij gesloten ogen (*fixation-off sensitivity*), bij een normaal grondpatroon.

Het ictale EEG wordt gekenmerkt door het plotseling verschijnen van occipitale snelle activiteit, laaggevolteerde snelle piekactiviteit, of beide.

22.4.4 Absences van de kinderleeftijd

De typische absences van de kinderleeftijd beginnen vóór de leeftijd van 10 jaar. De kinderen zijn tevoren gezond en hebben een normaal ontwikkelingsniveau. Kortdurende bewustzijnsdalingen, in duur variërend van enkele seconden tot hooguit 15 à 20 seconden, treden in grote frequentie op, tot tientallen malen per dag. Het kind staart en vertoont daarbij nauwelijks of geen motorische activiteit. Soms is er even omhoog wegdraaien van de ogen, trillen van de vingers of de onderkaak, vooral in de eerste seconden van de absence. Ook treden er nogal eens automatismen op in de vorm van het min of meer continueren van de bestaande activiteit (eten, wandelen) in een trager tempo of in de vorm van lipbewegingen, slikken of frutselen met de handen. In tegenstelling tot partieel complexe aanvallen wordt complexe motorische activiteit echter onderbroken. Duidelijke ooglidmyoklonieën worden als exclusiecriterium beschouwd en passen eerder bij een ander syndroom (zie verder). Begin en eind zijn zeer abrupt en het kind voelt niets aankomen. Het ontbreken van auraverschijnselen, de korte duur en het ontbreken van motorische verschijnselen onderscheiden absences van complexe partiële aanvallen. Bij de meeste kinderen kunnen absences worden uitgelokt, zowel in de spreekkamer als tijdens de EEG-registratie, door het kind gedurende enkele minuten te laten hyperventileren.

De prognose is vrij gunstig; het merendeel van de kinderen is goed te behandelen en komt in remissie. Volgens sommige bronnen treden bij ongeveer 40% van de kinderen met typische absences later gegeneraliseerde tonisch-klonische aanvallen op, meestal op de leeftijd van 10 tot 15 jaar. Deze zouden vaker optreden bij kinderen met een relatief laat begin van de absences (na de 8e verjaardag), als er op het EEG polypieken of polypiek-golfcomplexen worden gezien, en als het moeilijk was de absences medicamenteus onder controle te brengen. In onze eigen serie van de Dutch Study of Epilepsy in Childhood kregen echter slechts 6 van de 47 (13%) kinderen met absence-epilepsie tijdens een follow-up van 12 tot 17 jaar gegeneraliseerde tonisch-klonische aanvallen.

Het interictale EEG is normaal, maar sommige kinderen vertonen opvallende reeksen hooggevolteerde ritmische delta-activiteit over de achterste gebieden (OIRDA: occipitale intermitterende ritmische delta-activiteit), die afneemt bij openen van de ogen en toeneemt bij hyperventilatie. De aanwezigheid ervan zou een prognostisch gunstige betekenis hebben.

De ictale EEG-afwijkingen zijn karakteristiek, met paroxismaal optredende reeksen bilateraal synchrone, gegeneraliseerde piekgolven van 3 seconden; overigens kan de frequentie in het begin van de reeks ontladingen iets hoger liggen (4 Hz). Deze gegeneraliseerde ontladingen vormen het elektro-encefalografische equivalent van een absence; bij deze vorm van epilepsie bestaat er in wezen geen interictale epileptische activiteit. Dat wil dus ook zeggen dat dit een van de weinige vormen van epilepsie is, waarbij men zou kunnen overwegen het kind louter en alleen op grond van de EEG-afwijkingen te behandelen: de absences kunnen zo kort zijn dat ze niet worden opgemerkt.

22.4.5 Epilepsie met myoklonische absences

Myoklonische absences zijn zeldzaam. Zij ontstaan vaak op wat jongere leeftijd dan de typische kinderabsences, al vanaf de leeftijd van 1 jaar, maar de piek is rond 7 jaar. Hoewel ook hier een duidelijke genetische predispositie lijkt te zijn (positieve familieanamnese bij 20%), is er ook relatief vaak al sprake van psychomotorische retardatie voor het optreden van de epilepsie. De absences, die wat langer kunnen duren (10-60 seconden), gaan gepaard met ritmische schokken in de schouders, nek, armen en benen. Soms dreigen kinderen daarbij te vallen. Ook periorale myoklonieën komen regelmatig voor. Bij twee derde van de patiënten treden ook andere aanvallen op, zoals tonisch-klonische en atone aanvallen; in dat geval is de prognose minder gunstig. De behandeling is minder succesvol dan bij typische absences en ongeveer de helft houdt aanvallen. Ook hebben de kinderen vaak een achterstand in de ontwikkeling. De etiologie is niet altijd idiopathisch; bij een deel van de kinderen is sprake van een onderliggende structurele hersenafwijking of een chromosomopathie.

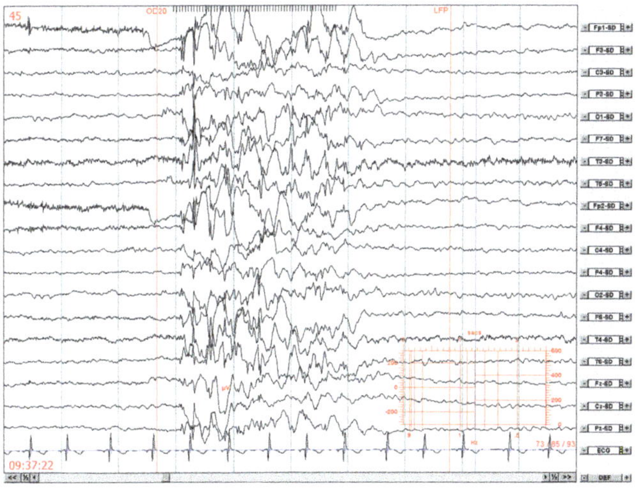

Figuur 22.6 Meisje met een globale milde ontwikkelingsachterstand, met al in het eerste levensjaar 'schrikaanvalletjes' met even wegdraaien van de ogen, later ook met kortdurend afwezig zijn. Elders is mede op grond van EEG-afwijkingen gestart met valproaat. Hiermee was er een afname van het aantal aanvallen. Op 6-jarige leeftijd, onder valproaat, zijn er nog steeds dagelijks optredende staarmomenten van enkele seconden, gepaard gaande met ritmisch knipperen van de ogen. Na omzetting op lamotrigine is het meisje aanvalsvrij. Moeder is vanaf haar tweede jaar bekend met epilepsie, zich eerst uitend in 'schrikaanvallen', vanaf de puberteit in tonisch-klonische aanvallen. EEG op de leeftijd van ruim 7 jaar toont tijdens waken een redelijk normaal achtergrondpatroon met reeksen gegeneraliseerde onregelmatige polypiekgolven van 3,5 tot 4 Hz met een maximum in de frontale gebieden, geïnduceerd door lichtflitsprikkeling gecombineerd met oogsluiting (OD), klinisch gepaard gaande met gedaald bewustzijn en snelle oogknippers. Diagnose: absences met ooglidmyoklonieën (Jeavons-syndroom).

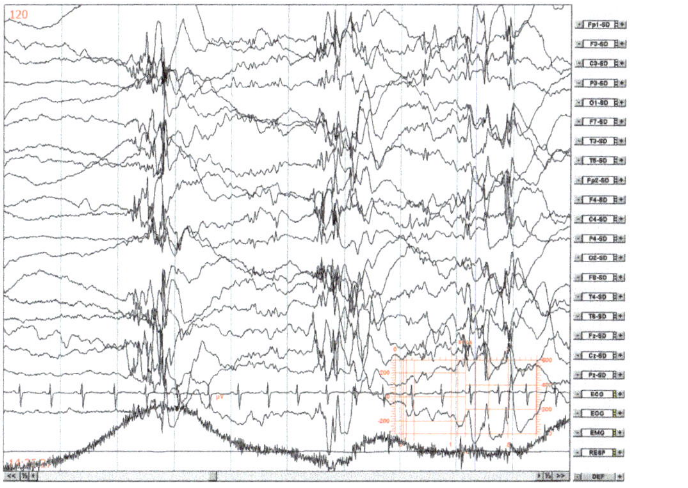

Figuur 22.7 Jongen met blanco voorgeschiedenis en normale ontwikkeling, met vanaf de leeftijd van ruim 2 jaar zeer frequente knikaanvalletjes van het hoofd, soms gepaard gaande met een schokje in beide armen. Tevens heeft hij regelmatig valpartijen, maar het is onduidelijk of er een verband bestaat met de knikjes. Er is een snelle reactie op valproaat. EEG op de leeftijd van bijna 3 jaar toont tijdens waak, met duidelijke toename tijdens slaap, intensieve pieken, polypieken en polypiekgolven met een maximum over de frontale gebieden en vaak neiging tot generalisatie. Diagnose: myoklonisch-astatische epilepsie (Doose-syndroom).

Het interictale EEG is meestal normaal, maar kan zeker in symptomatische gevallen afwijkend zijn. Ook kunnen korte gegeneraliseerde, focale of multifocale piekgolven voorkomen.

Het ictale EEG vertoont ritmische gegeneraliseerde polypiekgolven van 3 Hz, waarbij de optredende spierschokken samenvallen met de pieken.

Volgens een aantal auteurs vormen absences met ooglidmyoklonieën een apart syndroom, voor het eerst beschreven door Jeavons. Dit zijn zeer korte absences, die veelal ook niet met een diepe bewustzijnsdaling gepaard gaan. Hoewel het syndroom al in de kinderjaren begint, en goed op therapie (valproaat, ethosuximide) reageert, blijft het vaak tot op de volwassen leeftijd bestaan. De relatie met andere epilepsiesyndromen is onduidelijk.

Het EEG toont hooggevolteerde ontladingen van pieken, polypieken en langzame golven met frequenties van 3 tot 5 per seconde, vooral na het sluiten van de ogen, en verdwijnend in het donker (figuur 22.6). Vrijwel alle onbehandelde kinderen tonen een fotoparoxismale respons.

22.4.6 Epilepsie met myoklonisch-astatische aanvallen

Dit syndroom, ook wel Doose-syndroom genoemd, hoort thuis in de groep van idiopathische gegeneraliseerde epilepsieën, wat onder andere blijkt uit een voor epilepsie positieve familieanamnese bij 15 tot 40% van de kinderen. De aanvallen kunnen beginnen tussen 7 maanden en 6 jaar, met een piek tussen 2 en 4 jaar. De kinderen zijn tevoren volstrekt normaal, hoewel zich bij meer dan de helft eerder al grotere aanvallen met of zonder koorts hebben voorgedaan. De typische myoklonisch-astatische aanvallen zijn in feite myoklonisch-atone aanvallen, waarbij het kind symmetrische myoklonieën vertoont, meteen gevolgd door verlies van spiertonus met vallen. Daarnaast komen atone aanvallen voor, met vallen of alleen maar knikjes van het hoofd, geïsoleerde myoklonieën en absences. Een non-convulsieve status epilepticus met een mengbeeld van eerder genoemde aanvalletjes komt regelmatig voor.

De prognose is wisselend; soms redelijk, met goede aanvalscontrole en zonder evidente leerproblemen, soms echter ook met forse ontwikkelings- en gedragsproblematiek.

Interessant is het gegeven dat de bij dit syndroom optredende aanvallen soms ook worden gezien in families met *epilepsy with febrile seizures plus* (EFS+). Genetisch onderzoek bij series sporadische patiënten met myoklonisch-astatische epilepsie toonde echter geen mutaties aan in de bekende bij EFS+ betrokken genen.

Het interictale EEG wordt gekenmerkt door clusters van (poly)piek-golfcomplexen van 2 à 3 Hz (figuur 22.7).

Het ictale EEG toont onregelmatige (poly)piek-golfcomplexen van 2,5 à 3 Hz. Verlies van tonus gaat gepaard met de langzame golf van een dergelijk piek-golfcomplex.

22.4.7 Lennox-Gastaut-syndroom

Het Lennox-Gastaut-syndroom is de meest voorkomende vorm van (zeer) moeilijk behandelbare epilepsie. Aanvallen kunnen

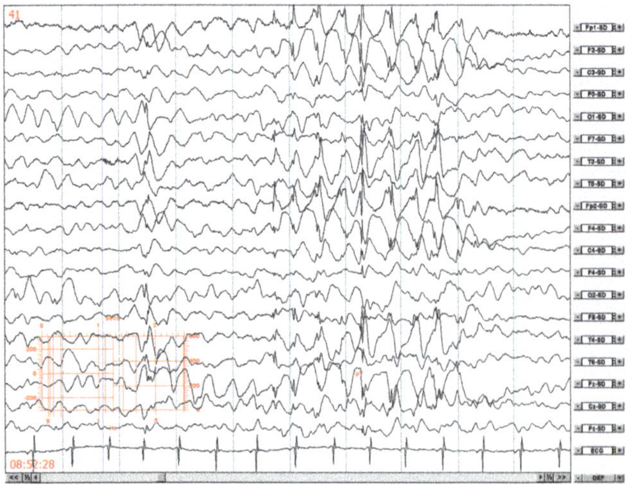

Figuur 22.8 Meisje met blanco voorgeschiedenis en normale ontwikkeling, met vanaf de leeftijd van ruim 6 jaar abrupte valpartijen en kortdurende afwezigheden, later gevolgd door tevens optredende nachtelijke tonisch-klonische insulten. De reactie op valproaat was matig. Later waren er persisterende spierschokken, afwezigheden en ook abrupt verstijven met vallen overdag. De schoolprestaties stagneerden geleidelijk. MRI van de hersenen was niet afwijkend. Uiteindelijk werd met valproaat en clobazam goed gereguleerd. EEG op de leeftijd van bijna 7 jaar tijdens waak toont een te traag achtergrondpatroon met reeksen gegeneraliseerde piekgolven van 2 Hz met een maximum over de frontale gebieden. Diagnose: Lennox-Gastaut-syndroom.

beginnen tussen 1 en 8 jaar, met een piek tussen 3 en 5 jaar. Bij een voorafgaand West-syndroom, wat bij 20% van de kinderen voorkomt, kan het wat eerder ontstaan. Bij het Lennox-Gastaut-syndroom komen diverse soorten aanvallen naast elkaar voor, zoals tonische, atone en myoklonische aanvallen. Tonische aanvallen vormen het meest voorkomende (80-100%) en kenmerkende type aanval bij dit syndroom. Deze treden zowel op tijdens waak als tijdens slaap. Mengvormen zijn zeer gebruikelijk, met atypische absences (wegrakingen met atonie of myoklonieën), myoklonisch-astatische aanvallen, *drop attacks*, gegeneraliseerde tonische of tonisch-klonische aanvallen en knikaanvallen (voorover knikken van het hoofd). Vaak treden perioden van status epilepticus op, meestal non-convulsief, die moeilijk te behandelen zijn. Bij ongeveer twee derde van de kinderen berust de epilepsie op een onderliggende hersenaandoening, bij 20 tot 60% is voorafgaand aan de aanvallen sprake van cognitieve en gedragsproblemen. De aanvallen nemen in de loop der jaren in ernst en frequentie af, maar intussen is er dan bij de meeste kinderen sprake van een ernstige ontwikkelingsstoornis, waarbij voornamelijk de spraak- en taalontwikkeling zijn getroffen.

Het interictale EEG vertoont al in de vroege fase een afwijkend achtergrondpatroon met een te traag alfaritme en diffuse bijmenging van trage golven. Daarnaast treden tijdens waken frequent langzame gegeneraliseerde piek-golfcomplexen van 2 tot 2,5 Hz op, vaak met een maximum in de frontale gebieden (figuur 22.8); tijdens non-REM-slaap zijn er opvallende bursts van snelle pieken van 10 Hz.

Het ictale EEG toont tijdens atypische absences langzame gegeneraliseerde piekgolven van 2 tot 2,5 Hz. Tonische aanvallen gaan gepaard met snelle paroxismale activiteit, in sommige gevallen zeer snel (15-25 Hz), met geleidelijk toenemende amplitude tot 50 à 100 μV, soms wat minder snel (10 Hz) en EEG-afwijkingen vergelijkbaar met die tijdens de tonische fase van een tonisch-klonisch insult. Ook treedt soms ictale afvlakking op, al dan niet in combinatie met de eerdergenoemde snelle activiteit.

Tabel 22.2 Belangrijkste kenmerken van LKS en epilepsie met CSWS (naar Panayiotopoulos, 2010).

	LKS	Epilepsie met CSWS
EEG-bevindingen		
CSWS	80%	100%
lokalisatie epileptische ontladingen	temporaal	frontaal
klinische verschijnselen		
epileptische aanvallen	75%	100%
afwijkend MRI	10%	33%
taalstoornis	verbale auditieve agnosie	expressieve > receptieve afasie
cognitieve/gedragsproblemen	45%	95%
initieel hogere functiestoornissen	verbale auditieve agnosie	globaal
prognose	50% goed	25% goed

22.4.8 Epileptische encefalopathie met continue piekgolven tijdens slaap, inclusief Landau-Kleffner-syndroom

Er is discussie over de vraag of epilepsie met *continuous spike-and-waves during slow-wave sleep* (CSWS), ook wel *electrical status epilepticus during slow sleep* (ESES) genoemd, en het Landau-Kleffner-syndroom (LKS) aandoeningen zijn die vallen binnen hetzelfde spectrum. De ILAE-classificatiewerkgroep heeft in 2006 voor het eerst gesuggereerd ze wel als zodanig te beschouwen, op grond van het feit dat er onvoldoende rechtvaardiging is om ze als aparte ziekte-entiteiten te zien. Dat neemt niet weg dat er wel verschillen tussen beide zijn (tabel 22.2). Volgens Panayiotopoulos vormen ze uitersten in het spectrum van wat hij noemt *benign childhood seizure susceptibility syndrome*. Deze gedachte wordt ondersteund door het feit dat er kinderen beschreven zijn met een initiële diagnose benigne centrotemporale epilepsie of Panayiotopoulos-syndroom, die geleidelijk ontsporen in de richting van LKS of epilepsie met CSWS.

LKS, ook wel genoemd *acquired epileptic aphasia*, begint op de leeftijd van 2 tot 8 jaar, met een piek tussen 5 en 7 jaar, met een auditieve of verbale agnosie. Die kan zo indrukwekkend zijn dat het lijkt alsof het kind plotseling doof of autistisch is.

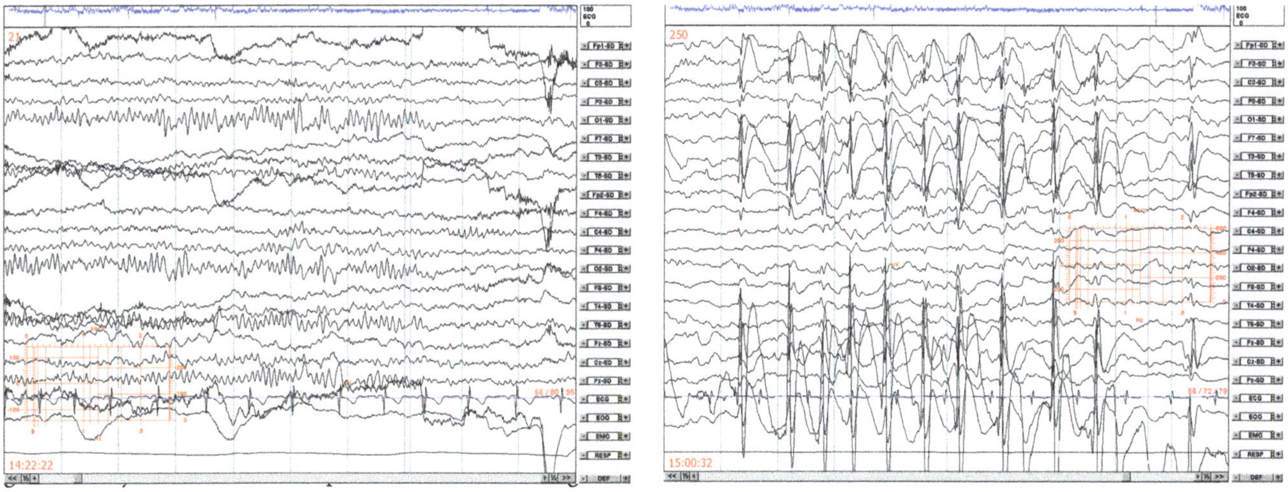

Figuur 22.9 Meisje met blanco voorgeschiedenis, met voor het eerst op de leeftijd van ruim 9 jaar episoden met 's ochtends vroeg niet goed reageren en grote pupillen zonder begeleidende motorische verschijnselen, gevolgd door hoofdpijn en moeheid en daarnaast nachtelijke gebeurtenissen geduid als nachtmerries. Mede op grond van het EEG luidt de diagnose partiële epilepsie vanuit links frontotemporaal. Het MRI van de hersenen is verdacht voor mesiotemporale sclerose rechts. Behandeling met valproaat en later carbamazepine wordt wegens bijwerkingen gestaakt, later wordt begonnen met lamotrigine. Aanvullend wordt een slaap-EEG gemaakt wegens toename van de aanvallen, minder goed functioneren op school en gedragsproblemen. Volledige normalisatie van het EEG wordt bereikt met clobazam. (links) EEG op de leeftijd van 11 jaar tijdens waak toont een normaal achtergrondpatroon. (rechts) EEG tijdens slaap toont vrijwel continu zeer hooggevolteerde langzame piekgolven met een maximum links frontotemporaal en rechts centraal. Diagnose: epilepsie met CSWS.

piekgolven, vaak zeer intens en soms zelfs bijna continu. In dat laatste geval is dus feitelijk sprake van CSWS.

Epilepsie met CSWS is een aan de kinderleeftijd gebonden epilepsiesyndroom met een aanvalsbegin tussen 2 maanden en 12 jaar en een piek tussen 4 en 5 jaar. Meer dan de helft van de kinderen is tevoren normaal, bij de rest is er sprake van preexistente neurologische problematiek. In eerste instantie treden vaak nachtelijke aanvallen op, nogal eens hemiconvulsies, maar ook andere aanvallen komen voor. Het interictale EEG toont dan multifocale pieken en meer gegeneraliseerde scherpe golven of piek-golfcomplexen. Een tot twee jaar na de eerste aanval vormen toename van de aanvalsfrequentie en/of stagnatie van het cognitief functioneren en motorische stoornissen reden voor een slaap-EEG, dat dan een CSWS-beeld laat zien. Na een aantal jaren verdwijnen de aanvallen, het EEG normaliseert soms volledig en ook in cognitief opzicht treedt verbetering op, hoewel de kinderen vrijwel nooit meer een gemiddeld niveau bereiken.

Het klassieke CSWS-beeld bestaat uit (vrijwel) continue bilaterale langzame piek-golfcomplexen, meestal 1,5 tot 2,5 Hz, met een maximum in de voorste en centrale gebieden gedurende meer dan 50 tot 85% van de non-REM-slaap (figuur 22.9 a en b). Oorspronkelijk werd een percentage van minimaal 85 beschouwd als vereist voor deze diagnose, maar in de loop der jaren is men daar iets minder stringent in geworden. Er is wel gesuggereerd dat een *spike wave index* tijdens non-REM-slaap van bij herhaling minder dan 85% gepaard gaat met een betere prognose wat cognitief functioneren betreft. De ontladingen kunnen ook een meer focaal karakter hebben of zelfs unilateraal optreden.

22.5 Adolescentie

22.5.1 Juveniele absence-epilepsie

Deze epilepsie wordt beschouwd als een van de vormen van idiopathische gegeneraliseerde epilepsie. Bij 70% van de kinderen beginnen de aanvallen tussen 9 en 13 jaar, maar dit kan variëren tussen 5 en 20 jaar. Kenmerkend zijn de absences die minder frequent (1-10 per dag) zijn dan de *childhood absences*, maar wel langduriger (4-30 seconden). Ze kunnen vergezeld gaan van milde ooglidmyoklonieën. Gedurende een dergelijke absence kan het kind soms zelfs nog vrij gecompliceerde taken uitvoeren, waardoor soms ten onrechte wordt gedacht aan partieel complexe aanvallen. Bij 80% is tevens sprake van gegeneraliseerde tonisch-klonische aanvallen, vooral na het ontwaken. Bij een kleiner aantal treden myoklonieën op, het vaakst in de loop van de dag bij toenemende vermoeidheid. Een absencestatus komt bij deze vorm vaker voor dan bij de typische absences van de kinderleeftijd.

Het interictaal EEG heeft een normaal achtergrondpatroon, maar kan epileptische functiestoornissen laten zien in de vorm van asymmetrische bursts van pieken en polypieken. Het ictale EEG vertoont gegeneraliseerde polypiekgolven van 3 tot 4,5 Hz. Hyperventilatie kan aanvallen gemakkelijk provoceren.

22.5.2 Juveniele myoklonische epilepsie (Janz)

Kenmerkend is de trias van myoklonieën, gegeneraliseerde tonisch-klonische aanvallen en bij ruim een derde van de patiënten tevens absences. Bij de kinderen bij wie zich alle aanvalsvormen openbaren, begint het over het algemeen met de absences, een of meer jaren later gevolgd door de myoklonieën en daarna de tonisch-klonische aanvallen. De myoklonieën zijn karakteristiek voor deze vorm van epilepsie. Ze treden op bij het ontwaken en dan vooral in de armen; ze kunnen soms zeer subtiel zijn maar ook aanleiding geven tot valpartijen. Slaaponthouding en vermoeidheid, zeker na overmatig alcoholgebruik, kunnen gemakkelijk aanvallen provoceren.

Het interictale EEG van onbehandelde patiënten is vaak abnormaal, met kortdurende gegeneraliseerde polypiek-golfcomplexen van 3 tot 5 Hz. Bij meer dan 30% is sprake van fotosensitiviteit.

Het ictale EEG laat tijdens myoklonieën gegeneraliseerde bursts van polypieken zien met een duur van 0,5 tot 2 seconden, bij absences polypiekgolven met opvallend veel pieken die gedeeltelijk gesuperponeerd zijn op de daaropvolgende golf.

22.6 Conclusie

Het vaststellen van een epilepsiesyndroom vormt bij sommige kinderen de afronding van het diagnostische proces, bijvoorbeeld bij benigne rolandische epilepsie. Bij anderen is het een belangrijke schakel in dat proces, maar vormt het slechts een deel daarvan. Er moet dan verder worden gezocht naar de onderliggende etiologie, bijvoorbeeld bij het West-syndroom.

De belangrijkste elementen die noodzakelijk zijn voor het stellen van de diagnose epilepsiesyndroom zijn: (1) leeftijd bij eerste aanvallen, (2) aanvalstype(n) en (3) EEG.

De belangrijkste EEG-bevindingen die daarbij van betekenis zijn, zijn: (1) achtergrondpatroon, (2) aanwezigheid van polypiekgolven, (3) aanwijzingen voor visuele gevoeligheid, en (4) afwijkingen tijdens slaap. Een (blijvend) normaal achtergrondpatroon suggereert een goedaardige vorm van epilepsie, een afwijkend achtergrondpatroon een ernstige vorm van epilepsie. Aanwezigheid van polypiekgolven, zeker in combinatie met visuele gevoeligheid, wijst in de richting van een myoklonische vorm van epilepsie. Tijdens slaap kunnen afwijkingen aan het licht komen die anders verborgen blijven, bijvoorbeeld CSWS.

22.7 Ten slotte

In het voorafgaande zijn niet alle kinderepilepsieën c.q. epilepsiesyndromen aan bod gekomen. Denk daarbij bijvoorbeeld aan enkele genetisch bepaalde vormen, zoals *epilepsy with febrile seizures plus* en de autosomaal dominante nachtelijke frontaalkwabepilepsie, maar ook aan reflexepilepsieën, het Rasmussen-syndroom en progressieve myoclonusepilepsieën.

Zoals eerder al is benadrukt, zijn klinische diagnostiek – in dit geval vooral de anamnese – en EEG-diagnostiek onlosmakelijk met elkaar verbonden. In Nederland bestaat de situatie dat verreweg de meeste kinderen met epilepsie primair door de kinderarts worden gezien. Deze zal bij verdenking op epilepsie de neuroloog inschakelen voor aanvullend EEG-onderzoek. Dat betekent dat niet het gehele diagnostische proces in één hand blijft. Uitwisseling van gegevens van beide zijden kan dan ernstige misverstanden voorkomen. Regelmatig overleg tussen behandelend kinderarts en neuroloog, misschien in het kader van een kinder-EEG-bespreking, is cruciaal om deze uitwisseling van klinische en EEG-gegevens tot stand te brengen. Uiteindelijk zullen kliniek en EEG samen moeten leiden tot het stellen van een juiste diagnose en – minstens zo belangrijk – tot het voorkomen van het stellen van een verkeerde diagnose.

Kernpunten

- Epilepsiesyndromen bij kinderen onderscheiden zich door een combinatie van specifieke klinische en EEG-kenmerken.
- Belangrijkste onderscheidende klinische kenmerken zijn leeftijd bij eerste aanvallen, aanvalstype, eventuele afwijkende ontwikkeling en familiair voorkomen.
- Belangrijkste onderscheidende EEG-kenmerken zijn verandering van het achtergrondpatroon, aanwezigheid van polypiekgolven, visuele gevoeligheid en afwijkingen tijdens slaap.

Literatuur

Appleton R, Gibbs J. Epilepsy in childhood and adolescence. 3rd ed. London: Martin Dunitz; 2004.

Berg AT, Berkovic SF, Brodie MJ, Buchhalter J, Cross JH, van Emde Boas W, et al. Revised terminology and concepts for organization of seizures and epilepsies: report of the ILAE commission on classification and terminology, 2005-2009. Epilepsia. 2010;51:676–685.

Engel J, Jr. Report of the ILAE Classification Core Group. Epilepsia. 2006;47:1558–1568.

Panayiotopoulos CP. A clinical guide to epileptic syndromes and their treatment. Springer, London; 2nd edition (2010).

Roger J, Bureau M, Dravet Ch, Genton P, Tassinari CA, Wolf P. Epileptic syndromes in infancy, childhood and adolescence. 4th ed. Eastleigh (UK): John Libbey & Co Ltd; 2005.

Overige EEG-afwijkingen

G.H. Visser

23.1 Inleiding

Het EEG is een betrouwbare afspiegeling van de hersenfunctie. Veel aandoeningen van de hersenen gaan dan ook in zekere mate gepaard met EEG-afwijkingen. Een afwijkend EEG is vooral het gevolg van abnormaal functioneren van neuronen en/of de onderlinge verbindingen en min of meer onafhankelijk van de oorzaak. Een EEG registreert de elektrische activiteit van corticale neuronen, vooral de piramidecellen, en toont pas afwijkingen zodra deze neuronen direct of indirect een afwijkende activiteit vertonen. Er zijn nauwelijks aandoeningen die specifieke EEG-afwijkingen veroorzaken en een afwijkend EEG wordt dan ook gekenmerkt door een relatief beperkt aantal verschillende patronen.

Het meest algemene patroon wijzend op een gestoorde hersenfunctie is een vertraging van het EEG (vertraging en verminderde reactiviteit van het alfaritme, toename van thèta-/delta-activiteit; afname van bèta). Dit is een volstrekt aspecifiek beeld, maar de mate van vertraging is wel een goede afspiegeling van de ernst van de encefalopathie. De afwijkende trage activiteit kan intermitterend of meer continu aanwezig zijn, wat samenhangt met de ernst van de stoornis. De lokalisatie van de EEG-afwijkingen geeft globale informatie over de plaats van het ziekteproces. Ook asymmetrieën in normaal aanwezige fysiologische activiteiten kunnen een globale aanwijzing zijn voor focale of gelateraliseerde afwijkingen. Daarnaast kunnen patronen worden onderscheiden met een min of meer periodieke herhaling van afwijkende grafo-elementen. Een aantal daarvan heeft wel een hoge specificiteit voor een bepaalde aandoening, zeker in combinatie met het klinische beeld. Bij de ziekte van Creutzfeldt-Jakob (CJD) is het EEG zelfs onderdeel van de WHO-criteria voor de diagnose (overigens ligt de nadruk dan wel op de combinatie met de kliniek, want periodieke ontladingen alleen maken nog geen CJD). Daarnaast is een aantal EEG-patronen te onderscheiden die alleen gevonden kunnen worden bij patiënten in coma. Epileptiforme afwijkingen zijn een aparte groep EEG-verschijnselen die eventueel in combinatie met andere EEG-afwijkingen aanwezig kunnen zijn.

De afwijkende EEG-patronen die kunnen worden onderscheiden, zijn:

1. Afwijkingen in fysiologisch aanwezige activiteit:
   a. alfaritme (vertraging, asymmetrie, afgenomen reactiviteit);
   b. bèta-activiteit (toe- of afname, asymmetrie door gelokaliseerde af- of toename);
   c. afwijkingen in andere soorten fysiologische activiteit, zoals mu-ritme, volgreacties op lichtflitsen, lambda, slaapspoelen (vooral asymmetrieën).
2. Afwijkende trage activiteit:
   a. polymorfe (niet-ritmische) trage activiteit (thèta en/of delta, intermitterend of continu aanwezig);
      - focaal;
      - diffuus (uni- of bilateraal);
   b. intermitterende ritmische delta-activiteit (IRDA).
3. Epileptiforme afwijkingen (valt verder buiten het bestek van dit hoofdstuk):
   a. ictaal;
   b. interictaal.
4. Periodieke complexen:
   a. unilateraal (*lateralized periodic discharges*, LPD's);
   b. bilateraal asynchroon (*bilateral independent periodic discharges*, BIPD's);
   c. bilateraal synchroon (*generalized periodic discharges*, GPD's);
   d. trifasische golven;
   e. SIRPID's (*stimulus-induced rhythmic, periodic or ictal discharges*) of SIRD's (*stimulus-induced rhythmic discharges*)
5. Geen cerebrale activiteit (o.a. bij cerebrale dood, intoxicatie).

Los van de beschrijving van EEG-fenomenen kan men ook het EEG bezien in termen van veelvoorkomende patronen. Bij coma levert dat het volgende op.

Patronen bij patiënten in coma:

1. alfa-activiteit (alfacoma);
2. bèta-activiteit (bètacoma);
3. *spindles* (spindlecoma);
4. thèta/delta (thèta-/deltacoma);
5. burstsuppressiepatroon;
6. diffuse of regionale afvlakking van het grondpatroon.

Vanwege de lage specificiteit is het vrij zinloos om een opsomming te geven van de EEG-afwijkingen die kunnen optreden bij de vele verschillende cerebrale aandoeningen. De basis is meestal een vertraging van het EEG, al dan niet gecombineerd met epileptiforme afwijkingen. Epileptiforme afwijkingen kunnen vooral gevonden worden bij die aandoeningen waarbij klinisch ook epileptische aanvallen kunnen optreden. In dit hoofdstuk zal de nadruk daarom liggen op het herkennen en de betekenis van de diverse soorten afwijkende EEG-patronen. Het doelgericht zoeken naar deze patronen geeft een betere en snellere EEG-interpretatie dan het in detail beschrijven van de diverse soorten activiteit in het EEG zonder zich de samenhang te realiseren. Alleen de aandoeningen die min of meer specifieke EEG-afwijkingen kunnen vertonen, worden nader toegelicht.

Afhankelijk van de context kan overigens ook een normaal EEG betekenis hebben. Bij klinische twijfel tussen een stil delier en een psychiatrische toestand pleit een normaal EEG sterk voor de tweede mogelijkheid. Een ander voorbeeld is het differentiëren van de ziekte van Alzheimer met een frontotemporale lobaire degeneratie (FTLD), waarbij een normaal EEG meer pleit voor een FTLD.

Men dient zich wel altijd goed te realiseren dat co-existente cerebrale aandoeningen, die niet primair de vraagstelling betreffen, of eventueel medicatiegebruik eventueel aanwezige EEG-afwijkingen kunnen verklaren. Bij de interpretatie van het EEG dient hiermee rekening te worden gehouden. In voorkomende gevallen biedt onder andere het artikel van Markand (1999) een mooi overzicht van de te verwachten EEG-afwijkingen.

Om toch even stil te staan bij de diversiteit van encefalopathieën die EEG-afwijkingen kunnen geven, noemen we hieronder de meest voorkomende:

- lever- en nierfunctiestoornissen;
- elektrolytstoornissen (vooral hyponatriëmie);

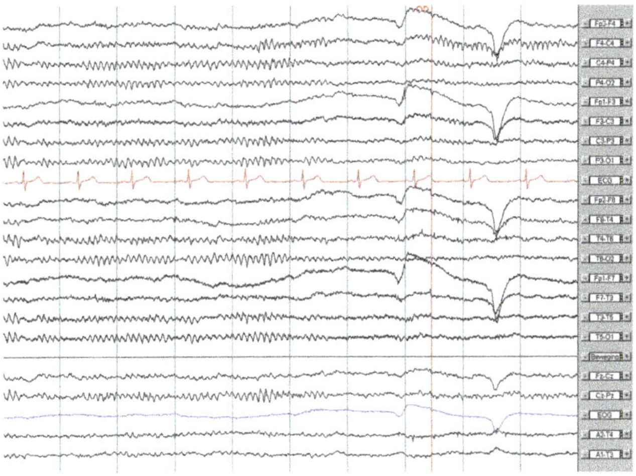

Figuur 23.1 EEG tijdens waak, man van 32 jaar, normaal alfaritme (10 Hz), verdwijnt na openen van de ogen, terwijl het mu-ritme zichtbaar blijft (tijdsbasis 10 sec, gevoeligheid 50µ).

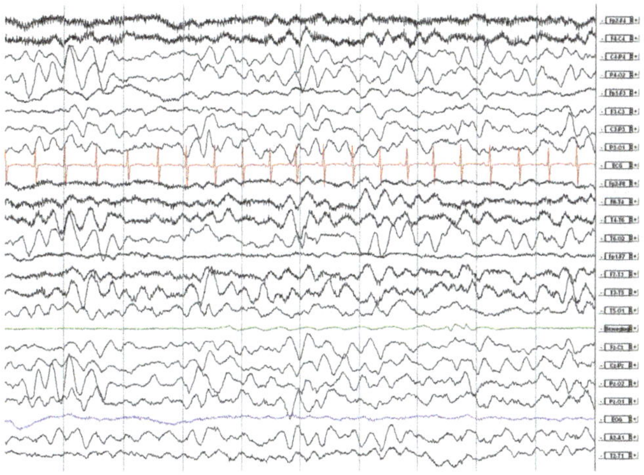

Figuur 23.2 EEG tijdens waak, kind van 5 maanden, normaal dominant ritme in de achterste gebieden van 4 Hz (tijdsbasis 10 sec, gevoeligheid 100µ).

- hypo- en hypercalciëmie;
- hypo- en hyperthyreoïdie;
- hypoglykemie en in mindere mate ook hyperglykemie;
- hypothermie;
- intoxicaties (de meeste centraal actieve middelen zoals barbituraten, sedativa, anxiolytica, anti-epileptica, morfine);
- anoxie;
- degeneratieve aandoeningen (dementieën, vooral Alzheimer, Lewylichaampjes-dementie, Parkinson, leukodystrofieën, gangliosidosen);
- traumatische afwijkingen.

23.2 Afwijkingen in fysiologisch aanwezige activiteit

23.2.1 Alfaritme

De frequentie van het alfaritme bij een volwassene hoort per definitie tussen de 8 en 13 Hz te zijn (figuur 23.1). Een alfaritme van 8 tot 8,5 Hz is echter al wel als afwijkend te beschouwen (tenzij de patiënt doezelt). Ook bij gezonde oudere volwassenen is de frequentie meestal 9 Hz of hoger. Bij 75% van de kinderen is er vanaf 3 à 4 maanden een occipitaal dominant ritme te vinden van circa 4 Hz, toenemend tot 5 à 6 Hz op 1-jarige leeftijd (figuur 23.2). Op 3-jarige leeftijd wordt bij de meerderheid van de kinderen de 8 Hz gehaald. In het tiende levensjaar is het alfaritme gemiddeld 9 Hz en in het vijftiende levensjaar gemiddeld 10 Hz. In de literatuur zijn echter grote verschillen te vinden betreffende de leeftijdsontwikkeling van de alfaritmefrequentie. Als ondergrenzen voor normaal worden in de EEG-atlas van Lüders en Noachtar (2000) bijvoorbeeld grenzen genoemd van 5 Hz (1 jaar), 6 Hz (4 jaar), 7 Hz (5 jaar), en 8 Hz (> 8 jaar). Markand (1990) geeft in zijn artikel over het alfaritme een ondergrens van 8 Hz aan als afwijkend bij kinderen vanaf 4 jaar. Een 'voordeel van de twijfel'-benadering bij het beoordelen van een kinder-EEG valt derhalve goed te verdedigen. Op de kinder- en jeugdleeftijd kunnen vaak alfavarianten worden gevonden, zowel subharmonisch als harmonisch, van de alfaritmefrequentie. Soms kunnen de alfavarianten het dominerende ritme zijn, wat – vooral in het geval van trage alfavarianten – niet als een vertraagd alfaritme moet worden geïnterpreteerd. Belangrijk is dat deze alfavarianten altijd onderdrukt worden bij het openen van de ogen.

Het alfaritme wordt onderdrukt door het openen van de ogen en door aandacht, angst of doezel. Bij sommige mensen is er nauwelijks of zelfs geen alfaritme aanwezig, wat waarschijnlijk genetisch bepaald is. Een afwezig alfaritme hoeft dus niet altijd een afwijkende bevinding te zijn. Een afwezig alfaritme door een daadwerkelijk gestoorde hersenfunctie gaat veelal gepaard met ook andere afwijkingen, zoals toename van trage activiteit. Ook laesies buiten de occipitale gebieden kunnen overigens veranderingen in het alfaritme veroorzaken. De belangrijkste afwijkingen in het alfaritme zijn een afname van de frequentie, een verlaging van amplitude of een verlies van reactiviteit. Een unilaterale afwijking in frequentie of reactiviteit is een betrouwbare maat voor een ipsilaterale laesie. Een geïsoleerde amplitudeasymmetrie is een minder hard gegeven.

Als oorzaak van een vertraagd alfaritme op de wat oudere leeftijd wordt wel een verminderde cerebrale doorbloeding genoemd, maar of dat nu op hard bewijs berust, is onduidelijk. Daarnaast kunnen vele toxische en metabole encefalopathieën een vertraging van het alfaritme veroorzaken. De etiologie is dus aspecifiek, maar functioneel en klinisch is een afname van de frequentie klinisch zeker relevant. Tussen opeenvolgende EEG's is een verandering van het alfaritme klinische relevant bij een afname vanaf 1 Hz. Soms kan er ook een links-rechtsverschil in alfafrequentie optreden, meestal wijzend op een gelokaliseerde stoornis zoals een tumor, een infarct of een contusiehaard. Een links-rechtsverschil van 1 Hz of meer is afwijkend (figuur 23.3).

Normaal kan er enige asymmetrie in de amplitude van het alfaritme aanwezig zijn, waarbij rechts vaak een wat hogere amplitude heeft dan links. Een bilaterale afname van de amplitude is niet als afwijking te herkennen door de grote interindividuele variatie in alfaritmeamplitude. Een consistent links-rechtsamplitudeverschil van meer dan 50% is echter wel als een klinisch

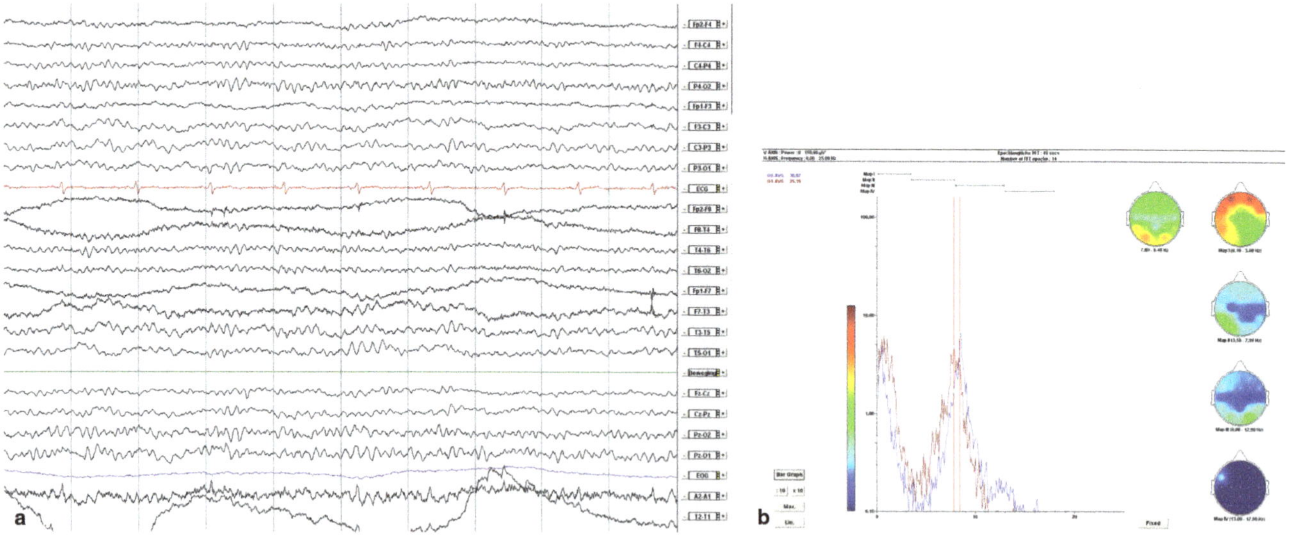

Figuur 23.3 EEG tijdens waak. Man van 47 jaar. EEG wegens wegrakingen eci, begint met krabben op hoofd, gevolgd door voorover zakken. EEG toont een klinisch significante frequentieasymmetrie van het alfaritme (links 7,8 Hz en rechts 8,4 Hz; tijdsbasis 10 sec, gevoeligheid 50µ; spectrum epochlengte 10 sec, 14 epochs gemiddeld).

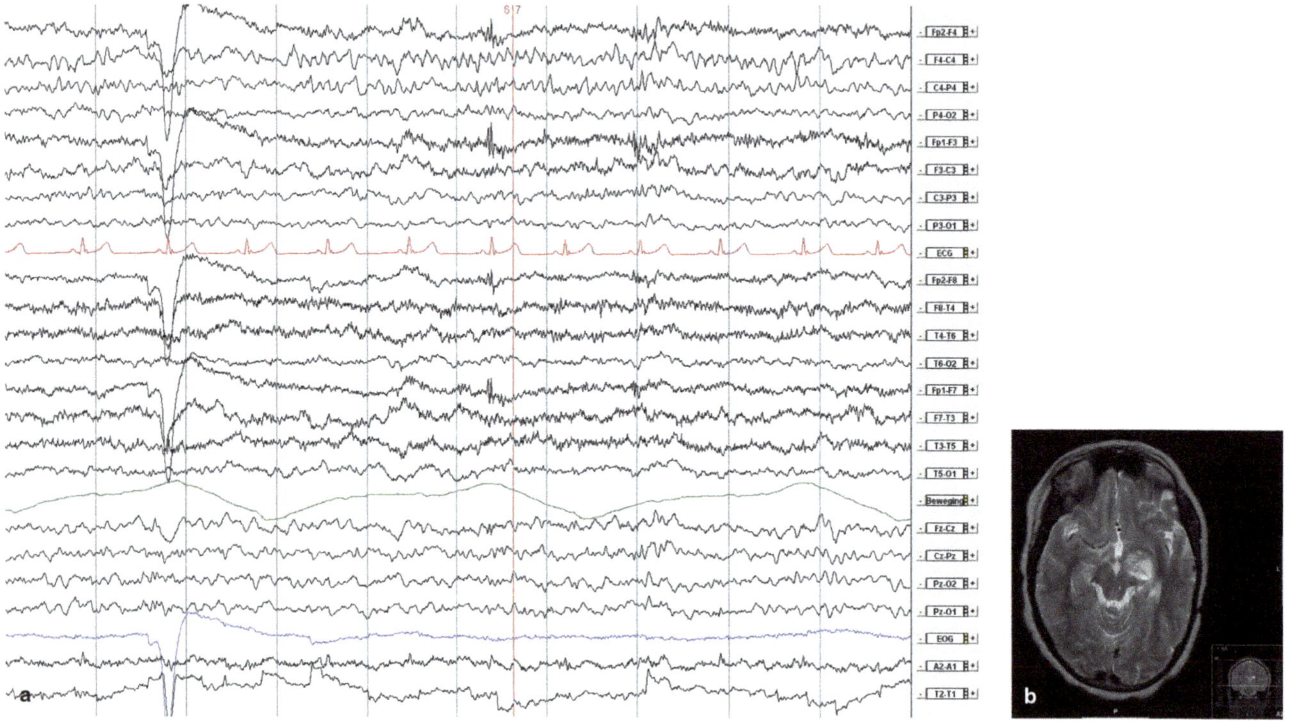

Figuur 23.4 EEG tijdens waak. Jongen van 11 jaar. Aanvallen met mutisme en trekkingen rechterarm. EEG toont een asymmetrie in voorkomen van het mu-ritme (links minder dan rechts). De klinische significantie van een dergelijke bevinding wordt ondersteund door MRI, dat een tumor links in de thalamus toont (tijdsbasis 10 sec, gevoeligheid 70µ).

relevante afwijking te duiden (evt. > 30% als de amplitude rechts lager is dan links). Unilaterale afname of afwezigheid van het alfaritme kan het gevolg zijn van een laesie in de ipsilaterale occipitale schors of thalamus (anteroventraal). Het tevens vinden van andere focale afwijkingen of evidente asymmetrieën kan de bevinding kracht bijzetten (zoals asymmetrie in lambdagolven, alfavarianten, reactie op lichtflitsstimulatie, slaapspoelen of POST's) (figuur 23.4). Asymmetrieën van dergelijke fysiologisch aanwezige activiteiten hebben overigens als op zichzelf staande bevinding lang niet altijd een klinische betekenis. Uiteraard moet er bij het vinden van een amplitudeasymmetrie altijd gecontroleerd worden of deze verklaard kan worden door aanwezige schedeldefecten, een sub- of epiduraal hematoom, een subcutane zwelling of door technische defecten (zoals calibratiefouten of asymmetrisch aangebrachte elektroden).

Een duidelijke eenzijdig verminderde of afwezige alfareactiviteit (Bancoud-fenomeen) als enige verschijnsel is een zeldzaam fenomeen, maar heeft wel betekenis. Unilateraal afgenomen reactiviteit kan onder meer worden gevonden bij posterieure subcorticale laesies. Uiteraard is er ook een afwezige reactiviteit van alfa-activiteit bij een alfacoma, maar deze onderscheidt zich ook door de diffuse verdeling van de activiteit in de alfaband (die waarschijnlijk weinig te maken heeft met het alfaritme) en wordt alleen gezien bij patiënten in coma.

23.2.2 Afwijkende bèta-activiteit

Bèta-activiteit met een typische overweging in de frontale en centrale gebieden is een normale bevinding. Een symmetrische toename in voltage, ritmiciteit en hoeveelheid kan worden veroorzaakt door het gebruik van vele soorten sedativa, hypnotica of anxiolytica, met benzodiazepinen of barbituraten als meest voorkomende voorbeelden. Een dergelijke symmetrische toename van bèta-activiteit is strikt genomen niet een afwijkend EEG-patroon, maar te beschouwen als een normaal reactiepatroon van de hersenen op dergelijke medicamenten.

Bèta-activiteit is een gevoelige maat voor de corticale functie en is vaak de eerste activiteit die afneemt bij corticale beschadiging. Net als het alfaritme is een bilaterale afname van bèta-activiteit echter niet eenvoudig te herkennen als een afwijkende bevinding en moet de aandacht vooral gericht zijn op asymmetrieën. Meer dan 35 tot 50% links-rechtsverschil in het voorkomen of de amplitude van bèta-activiteit wordt wel als afwijkend beschouwd, maar naar sensitiviteit en specificiteit zoekt men in de literatuur vermoedelijk tevergeefs. Een persistente asymmetrie door een focale afname van bèta-activiteit is een betrouwbare maat voor de aanwezigheid van corticale disfunctie ter plaatse van het gebied van de verminderde bèta-activiteit. Het kan bij diverse laesies worden gevonden, zoals een abces, infarct, arterioveneuze malformatie (AVM) of hersentumor. Bij het tevens gebruiken van bijvoorbeeld benzodiazepinen kan de asymmetrie duidelijker zichtbaar worden, aangezien de gebruikelijke toename van bèta-activiteit in het afwijkende hersengebied minder sterk is of achterwege blijft. Een asymmetrie in bèta-activiteit kan overigens ook een tijdelijke bevinding zijn na bijvoorbeeld een partiële epileptische aanval of na een tijdelijke focale ischemie (TIA).

Een asymmetrie kan ook veroorzaakt worden door een focale toename van snelle activiteit. De meest voorkomende oorzaak is het zogenoemde breach-ritme, veroorzaakt door een defect in de schedel (craniotomie, boorgaten, fracturen). Het breach-ritme is het meest uitgesproken aanwezig bij defecten in de centrale (C3/C4) en temporale (T3/T4) gebieden en de verdeling is meestal uitgebreider dan het onderliggende schedeldefect. Naast de snellere componenten, zal een breach-ritme voor een belangrijk deel ook uit geaccentueerde mu-activiteit bestaan (8-13 Hz). Een breach-ritme heeft verder geen klinische betekenis en de aanwezige scherpe componenten moeten niet te snel als epileptiform worden geïnterpreteerd (figuur 23.5).

Een andere oorzaak van focale of regionale ritmische activiteit, die opvallend snel is voor de leeftijd en vaak een opvallend hoge amplitude heeft, kan worden gevonden bij focale corticale dysplasieën (figuur 23.6). In zeldzame gevallen kunnen focale structurele letsels (hersenabces, tumor, AVM, infarct) ook een

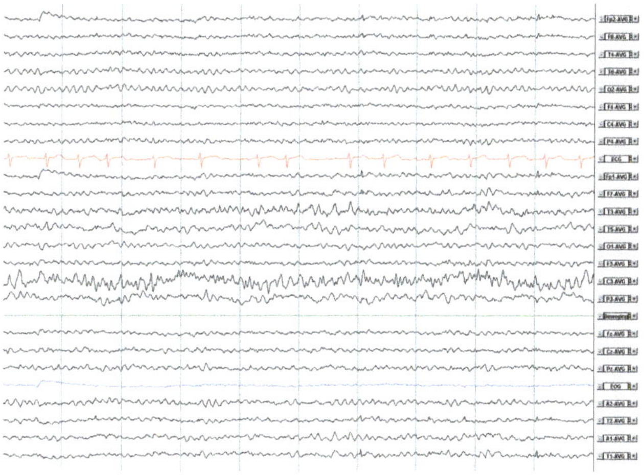

Figuur 23.5 EEG tijdens waak. Volwassene, geopereerd i.v.m. een meningeoom links. Ter plaatse van het operatiegebied is met een maximum op C3 een toename van scherpe snellere activiteit te zien (Breach-ritme; tijdsbasis 10 sec, gevoeligheid 100μ).

focale toename van bèta-activiteit geven, maar de eerdergenoemde focale afname van bèta-activiteit is bij deze aandoeningen veel gebruikelijker.

Evident paroxismaal optreden van focale snelle activiteit is sterk verdacht voor epileptiforme (ictale) activiteit en wordt verder besproken in de hoofdstukken over epilepsie.

23.3 Afwijkende trage activiteit

Bij volwassenen is de aanwezigheid van afwijkende trage activiteit relatief gemakkelijk te beoordelen. In een normaal waak-EEG hoort geen delta-activiteit aanwezig te zijn en boven de circa 35 jaar maar weinig of geen thèta-activiteit. Bij volwassenen boven de 60 jaar kunnen er tijdens waak korte thètareeksen en sporadisch deltagolven aanwezig zijn in de temporale gebieden, met een predominantie aan de linkerkant (*benign temporal theta of the elderly*; BTTE). Dit heeft waarschijnlijk weinig pathologische betekenis. Thèta-activiteit is lastiger te interpreteren, aangezien bij 20% van de normale volwassenen tussen de 40 en 60 jaar focale intermitterende temporale thèta wordt gevonden, ook weer met een nadruk op de linkerkant. De klinische betekenis van een geringe hoeveelheid intermitterende trage activiteit in de temporale gebieden is waarschijnlijk gering en wordt meestal beschouwd als een normaal verouderingsverschijnsel. Bij jongere kinderen is de grens tussen een normale en een afwijkende hoeveelheid trage activiteit helaas veel lastiger te trekken, aangezien er ook in het normale waak-EEG als onderdeel van alfavarianten een zekere hoeveelheid delta-activiteit aanwezig mag zijn en vrij veel thèta-activiteit. De interindividuele variatie is bovendien groot.

Afwijkende trage activiteit kan zich presenteren als polymorf (onregelmatige vorm, niet-ritmisch met wisselende duur/frequentie) of ritmisch (regelmatige vorm en betrekkelijk constante frequentie). De trage activiteit kan zowel thèta- als deltafrequenties betreffen, afhankelijk van de ernst van de cerebrale functiestoornis. Verder is het van belang om de afwijkende trage

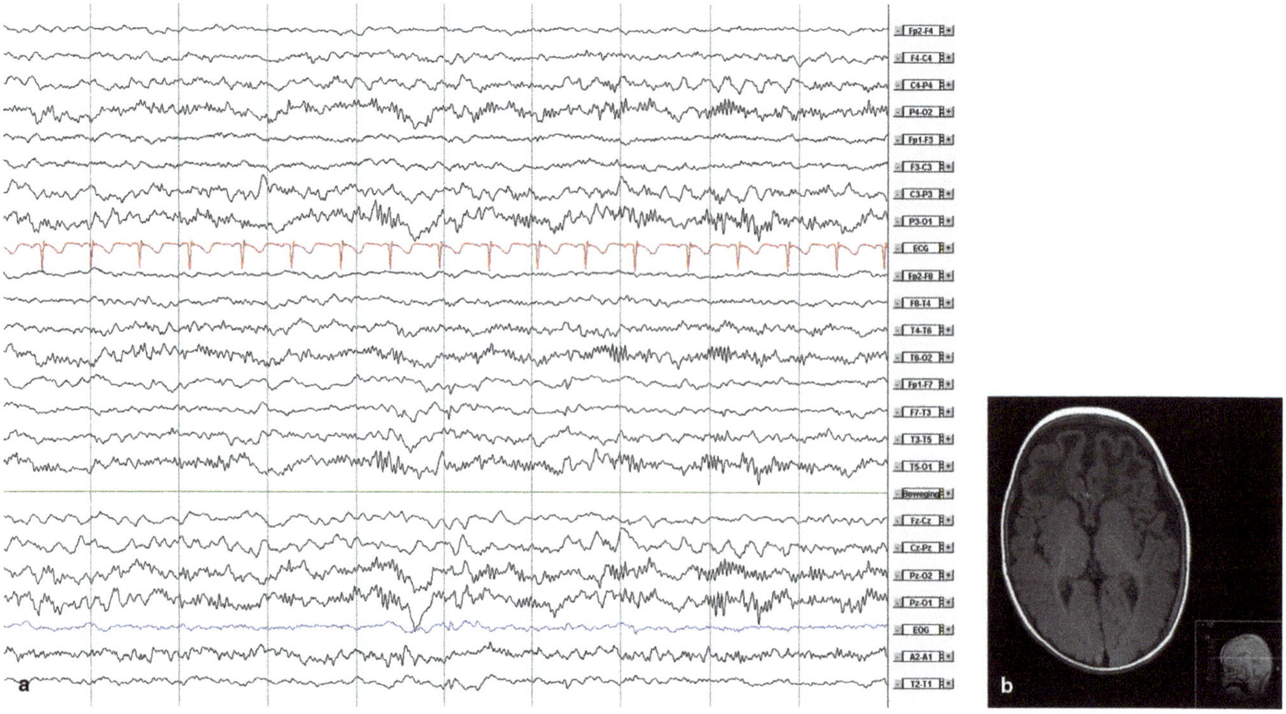

Figuur 23.6 EEG van een meisje van 6 maanden. Het EEG toont bèta-activiteit als dominant ritme in de achterste gebieden, niet onderdrukt tijdens de geopende ogen. MRI toont uitgebreide corticale aanlegstoornissen (tijdsbasis 10 sec, gevoeligheid 150µ).

activiteit te onderscheiden in intermitterend of continu aanwezig en de lokalisatie te beoordelen (focaal, gelateraliseerd of gegeneraliseerd). Indien bilateraal aanwezig, kan de activiteit bilateraal synchroon of onafhankelijk (asynchroon) over beide hemisferen optreden. Niet alle combinaties komen voor: ritmische of regelmatige delta komt vrijwel uitsluitend intermitterend voor in de vorm van *frontal intermittent rhythmic delta activity* (FIRDA) of *occipital intermittent rhythmic delta activity* (OIRDA).

Frontale delta is soms lastig te onderscheiden van oogartefacten. Een hulpmiddel is om frontale en infraorbitale elektroden met een gemeenschappelijke referentie te combineren. De oogartefacten zijn dan te herkennen aan een tegengestelde polariteit en de hoogste amplitude op de prefrontale elektroden, terwijl delta-activiteit gelijkgerichte polariteit heeft met de hoogste amplitude op de frontale elektroden.

23.3.1 Polymorfe (niet-ritmische) trage activiteit

De aanwezigheid van trage activiteit is een klinisch zeer significante bevinding, maar een aspecifieke uiting van gestoorde cerebrale activiteit. In het algemeen geldt dat bij ernstigere afwijkingen de frequentie lager is en de amplitude hoger, en dat de trage activiteit uitgebreider aanwezig is. Bovendien laat een acuut beloop meer geprononceerde afwijkingen zien dan een meer chronisch beloop. Trage thèta-activiteit heeft dus eenzelfde betekenis als delta-activiteit, maar wijst op een minder ernstige of minder acute functiestoornis. Met seriële EEG's is het verloop van de afwijkingen goed te volgen. Een toename van de bovengenoemde kenmerken bij seriële EEG's wijst op een verslechtering, een afname op een verbetering van het onderliggend lijden.

Polymorfe trage activiteit wordt vooral door supratentoriële wittestofbeschadiging veroorzaakt en niet zozeer door corticale beschadiging van neuronen. De afwijkingen zijn mogelijk vooral het gevolg van verstoring van netwerken, wat kan verklaren waarom een grote diversiteit van aandoeningen vergelijkbare EEG-afwijkingen kan geven. De EEG-afwijkingen kunnen soms veel uitgesprokener zijn dan met beeldvormende technieken te zien is, of zelfs aanwezig zijn zonder evidente afwijkingen op CT/MRI. Dit illustreert het duidelijke verschil tussen een beeldvormende techniek en functioneel onderzoek. Er is dus sprake van complementaire diagnostische technieken. Een dergelijke discrepantie wordt vooral gezien bij encefalitis, bij een metabole encefalopathie en bij tijdelijke functiestoornissen zoals bij migraine, een kortdurende ischemie of een postictale conditie.

23.3.2 Polymorfe (niet-ritmische) trage activiteit, focaal

De aanwezigheid van intermitterende focale trage activiteit of trage activiteit die onderdrukt wordt door het openen van de ogen (of activatie anderszins) heeft geen sterke correlatie met een bepaalde klinische conditie en kan alleen worden geïnterpreteerd als een aspecifieke uiting van een gestoorde hersenfunctie met enige lokaliserende betekenis (figuur 23.7).

Continue focale polymorfe delta-activiteit heeft wel een sterkere correlatie met vooral structurele laesies zoals een tumor, een infarct, encefalitis, een intracerebraal abces, een hematoom of een contusiehaard. De trage activiteit heeft op zichzelf globale lokaliserende waarde, maar bij uitgebreidere neuronale schade zijn het vooral de randgebieden die de afwijkende activiteit

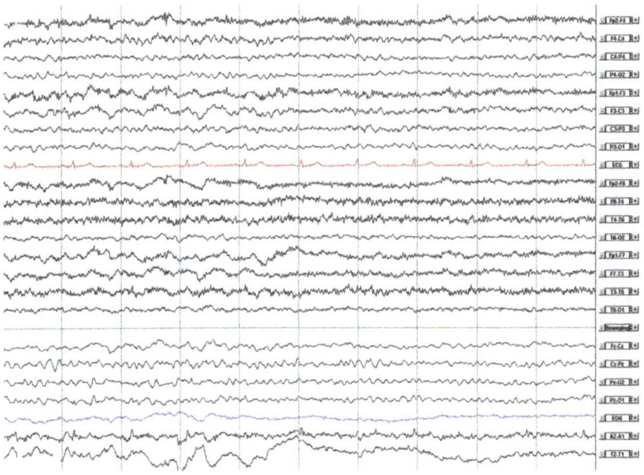

Figuur 23.7 EEG tijdens waak. Man van 66 jaar met herpes simplex encefalitis (en afasie). EEG laat intermitterende trage (thèta en delta) activiteit zien frontotemporaal, links meer dan rechts. Op CT was een hypodensiteit links temporaal te zien (tijdsbasis 10 sec, gevoeligheid 70µ).

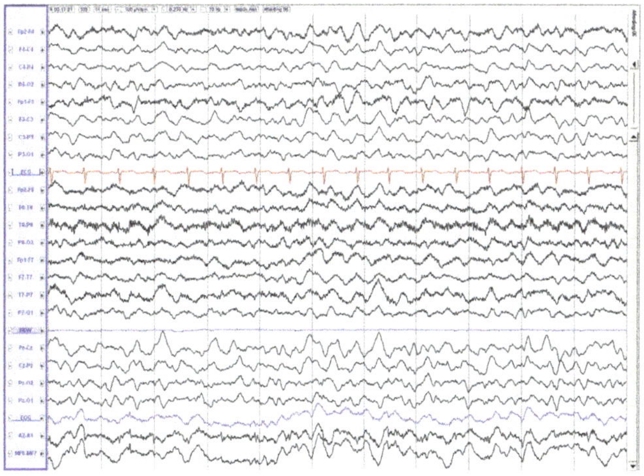

Figuur 23.8 Vrouw van 41 jaar, somnolent. Pre-eclampsie; EEG na opname wegens drie keer een aanval met trekkingen en bewustzijnsverlies. EEG laat continu diffuse trage activiteit zien (thèta en delta; tijdsbasis 10 sec, gevoeligheid 100µ).

veroorzaken. Het is dan juist het gebied met de afvlakking in het EEG dat de meeste richting geeft aan de lokalisatie van het letsel. Verder geven oppervlakkige laesies meer focaal begrensde afwijkingen en veroorzaken diepere laesies uitgebreidere of zelfs bilaterale afwijkingen. Frontale laesies geven relatief vaak bilaterale afwijkingen en bij pariëtale laesies zijn de meeste afwijkingen vaak temporaal te zien.

De trage activiteit gaat vaak gepaard met een afname ter plaatse van snellere (bèta-)activiteit. Vaak worden deze EEG-afwijkingen over een uitgebreider gebied gezien dan waar het letsel op een CT of MRI te zien is. Focale niet-ritmische trage activiteit hoeft niet altijd op een permanente structurele laesie te wijzen maar kan ook van voorbijgaande aard zijn, zoals na een epileptische aanval, een migraine-aanval of na licht-matig traumatisch hersenletsel.

23.3.3 Polymorfe (niet-ritmische) trage activiteit, diffuus

Diffuse polymorfe niet-ritmische trage (delta-)activiteit is een aspecifieke bevinding die wijst op een diffuse verstoring van de hersenfunctie, meestal door een metabole of toxische encefalopathie (figuur 23.8). Bilateraal diffuse trage activiteit kan ook worden gevonden bij bilaterale laesies in de thalamus of het mesencefalon, bijvoorbeeld veroorzaakt door inklemming, of door diffuse axonale beschadiging (*diffuse axonal injury;* DAI) bij ernstig hersenletsel. Over het algemeen gaan de trage afwijkingen gepaard met een vertraging van het alfaritme. Een lichte encefalopathie met enige vertraging van het alfaritme en wat bilateraal onregelmatige thèta-activiteit kan overigens lastig te onderscheiden zijn van doezel. Het is van belang dat de laborant de patiënt goed probeert te activeren om de reactiviteit van het EEG-patroon te beoordelen. Met het toenemen van de ernst van de encefalopathie neemt deze reactiviteit overigens geleidelijk af, klinisch gepaard gaande met somnolentie.

De meest voorkomende metabole stoornissen die diffuse trage activiteit veroorzaken, zijn hypoglykemie, hypoxie of hypoperfusie, uremie of hepatische ziekten of een verstoorde osmolariteit. Een toxische oorzaak betreft meestal intoxicatie door geneesmiddelen, waarbij de combinatie met een overmaat aan bèta-activiteit (bij niet zeer ernstige intoxicatie) vaak wordt veroorzaakt door benzodiazepinen (zie ook ▶ par. 23.2.2).

Andere oorzaken zijn leukodystrofieën, meningitis/encefalitis of een subarachnoïdale bloeding met doorbraak in het hersenparenchym.

Kortom, een etiologische diagnose kan niet verwacht worden van het EEG. Wel kan een uitspraak worden gedaan over een al dan niet aanwezige encefalopathie en de ernst ervan op dat moment, waarbij het beloop goed gevolgd kan worden met seriële EEG's.

23.3.4 Intermitterende ritmische delta-activiteit (IRDA)

Het betreft hier (meestal) bilateraal synchrone trage activiteit met een relatief constante vorm en frequentie (circa 2,5 Hz), intermitterend optredend en met een relatief abrupt begin en einde. Deze onderscheidt zich duidelijk van de overige aanwezige EEG-activiteit. De activiteit neemt vaak wat toe tijdens hyperventilatie en doezel en wordt vaak onderdrukt door het openen van de ogen of activatie anderszins. Let op het onderscheid met *sleep onset* FIRDA bij ouderen, wat een fysiologisch verschijnsel is. In diepere slaap kan de activiteit verdwijnen, maar ze kan weer terugkomen tijdens REM-en oppervlakkige slaap. De mate van reactiviteit is echter wisselend en niet echt betrouwbaar onderscheidend ten opzichte van bijvoorbeeld periodieke activiteiten.

IRDA kan nader getypeerd worden naar frequentie (per definitie en meestal delta, maar soms trage thèta) en lokalisatie (meestal frontaal, temporaal, occipitaal). Bij volwassenen wordt meestal een frontale lokalisatie gevonden, terwijl bij kinderen een occipitale lokalisatie meer voorkomt. Dit verschil wordt

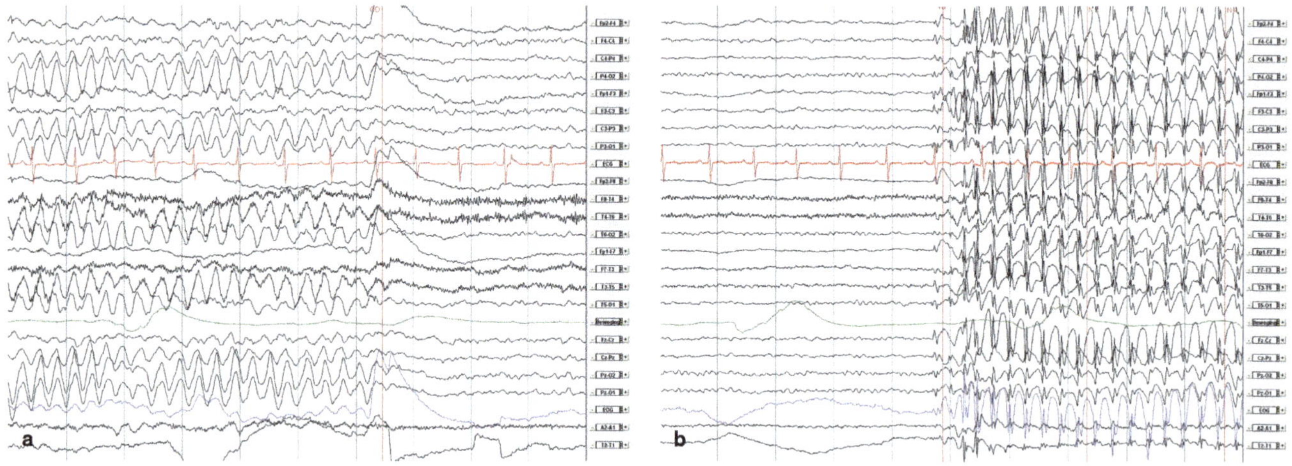

Figuur 23.9 Jongen van 7 jaar. Sinds vijfde jaar staaraanvallen met voorafgaande visuele verschijnselen. EEG toont OIRDA (linker fragment (a)), reactief op het openen van de ogen en later in het EEG een gegeneraliseerde aanval passend bij absence-epilepsie (tijdsbasis 10 sec, gevoeligheid 150µ) (rechter fragment (b)).

waarschijnlijk vooral bepaald door de rijpingsgraad van het brein en heeft niet zozeer een pathogenetisch discriminerende betekenis. IRDA wordt al naargelang de lokalisatie onderscheiden in FIRDA (*frontal intermittent rhythmic delta activity*), OIRDA (*occipital intermittent rhythmic delta activity*; met occipitale lokalisatie) of TIRDA (met temporale lokalisatie; relatief vaak geassocieerd met temporale epilepsie).

IRDA heeft bij volwassenen altijd een afwijkende betekenis en kan gevonden worden bij structurele cerebrale laesies, maar is vaker geassocieerd met een diffuse (metabole) encefalopathie of subcorticale pathologie. Meestal zijn er ook andere afwijkingen in het EEG, zoals een te traag grondpatroon, en is het bewustzijn verlaagd. Ook bij primair infratentoriële laesies (stam, cerebellum) kan IRDA ontstaan, meestal gepaard gaande met een obstructieve hydrocefalus en daarbij optredende cerebrale functiestoornissen. De IRDA kan soms asymmetrisch voorkomen of zelfs unilateraal en is dan wel meer gecorreleerd met ipsilateraal gelegen diepere laesies.

Ondanks het paroxismale aspect wordt IRDA niet als een epileptiform verschijnsel beschouwd. Wel is er een verhoogde associatie met epilepsie, vooral bij een temporale lokalisatie of occipitaal bij kinderen. FIRDA kan worden gevonden bij idiopathische gegeneraliseerde epilepsiesyndromen, OIRDA wordt nogal eens gezien bij kinderen met absence-epilepsie (figuur 23.9) en TIRDA is geassocieerd met temporale epilepsie. In de literatuur is de sterkte van de associatie echter niet goed beschreven.

Verder dient bij kinderen vooral onderscheid gemaakt te worden met een hyperventilatierespons en hypnagoge hypersynchronie en bij volwassenen met bilateraal paroxismale trage activiteit na slaapdeprivatie.

23.4 Periodieke complexen

Hiermee worden paroxismaal optredende EEG-verschijnselen bedoeld met een min of meer stereotiepe complex/samengestelde golfvorm (pieken, scherpe golven en/of trage golven), een min of meer regelmatige herhalingsfrequentie (pseudoperiodiek), die zich duidelijk onderscheiden van de overige EEG-activiteit. De verdeling (uni- of bilateraal), de synchroniciteit (bij bilateraal voorkomen) en de intervalduur tussen de complexen zijn de belangrijkste kenmerken om richting te geven aan de interpretatie van deze EEG-bevindingen. Enkele van deze patronen hebben een hoge specificiteit, vooral in combinatie met de klinische bevindingen.

Unilaterale periodieke complexen worden LPD's (*lateralized periodic discharges*) genoemd. In oudere literatuur wordt gesproken over *periodic lateralized epileptiform discharges*; de term 'epileptiform' is echter misleidend, want hoewel er wel een associatie is met epilepsie, zijn de meeste periodieke complexen geen duidelijke uiting van een epileptische functiestoornis. LPD's kunnen unilateraal voorkomen, maar ook bilateraal. Bilaterale LPD's kunnen asynchroon zijn en worden dan *bilateral independent periodic discharges* (BIPD's) genoemd. Als de complexen synchroon optreden, worden ze GPD's (*generalized periodic discharges*) genoemd.

23.4.1 LPD's en BIPD's

LPD's en bilateraal onafhankelijke PD, BIPD's worden vooral gezien bij (sub)acute focale destructieve laesies zoals een (hemorragisch) infarct of een snelgroeiende tumor (figuur 23.10). Het EEG toont naast de LPD's meestal ook polymorfe gelokaliseerde of meer diffuse trage activiteit. LPD's kunnen ook een uiting zijn van een focale epileptische functiestoornis. Vooral bij een langer bestaande focale status epilepticus kunnen epileptiforme ontladingen de vorm aannemen van LPD's (of eventueel BIPD's bij multifocale ontladingen).

Een klinische verdenking op HSV (type 1) encefalitis kan sterk ondersteund worden door het vinden van focale of gelateraliseerde afwijkingen met een maximum in de temporale gebieden (figuur 23.11). Een normaal EEG maakt de diagnose onwaarschijnlijk. De afwijkingen kunnen aspecifiek zijn, zoals trage activiteit, epileptiforme afwijkingen of een plaatselijke suppressie. De meer specifieke afwijkingen bestaan uit periodieke complexen van 100 tot 500 µV met trage en scherpe

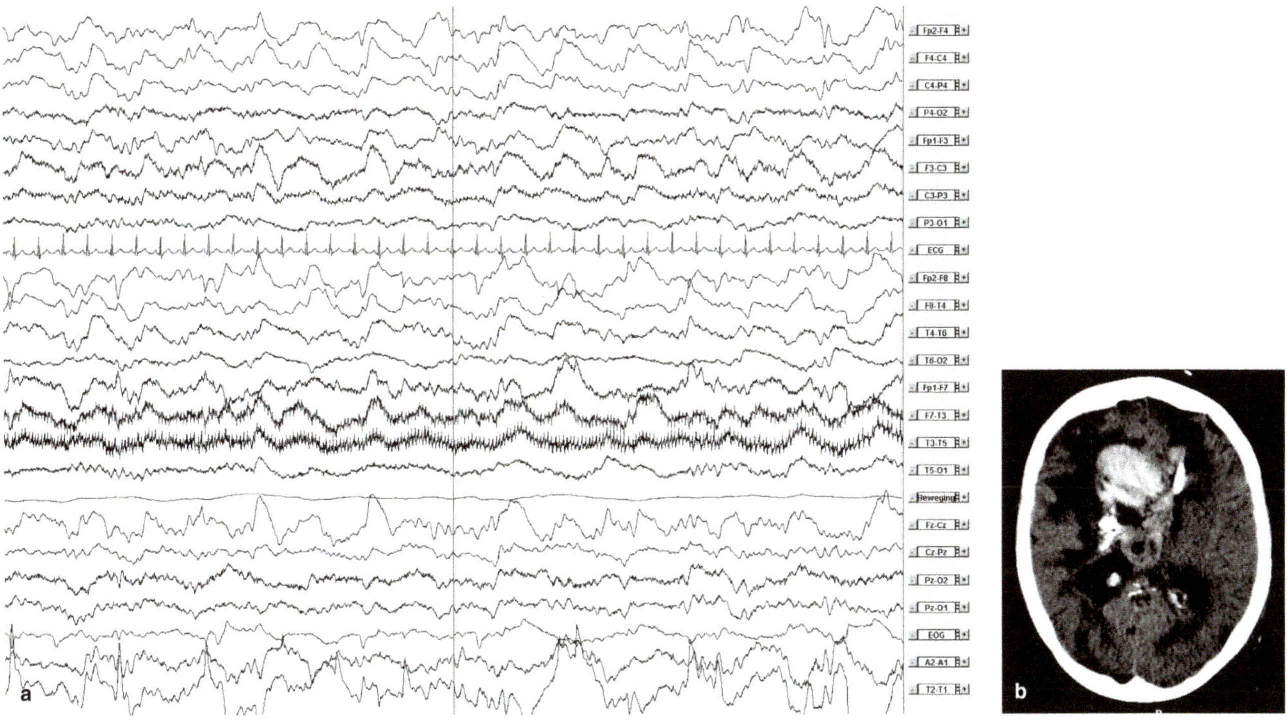

Figuur 23.10 Vrouw van 37 jaar. EEG toont bilateraal onafhankelijke periodieke complexen (BiPLEDs of volgens de nieuw voorgestelde terminologie BIPDs). MRI laat een ruimte-innemend proces frontaal zien (tijdsbasis 10 sec, gevoeligheid 70µ).

componenten met een interval van 1,5 tot 2,5 seconde. De complexen kunnen zowel unilateraal (LPD's) als bilateraal (BIPD's) aanwezig zijn en dan zowel onafhankelijk als *time-locked*. De LPD's ontstaan in de acute fase, vier tot twaalf dagen na het klinische begin van de ziekte, en verdwijnen weer in de loop van een week, onafhankelijk van het klinische beloop. De periodieke complexen zijn vooral kenmerkend bij volwassenen met HSV-encefalitis, maar kunnen ook wel gevonden worden bij kinderen met een HSV2-encefalitis. Bij kinderen wordt echter meestal een beeld gevonden van multifocale periodieke complexen en is er een minder uitgesproken voorkeur voor temporale gebieden.

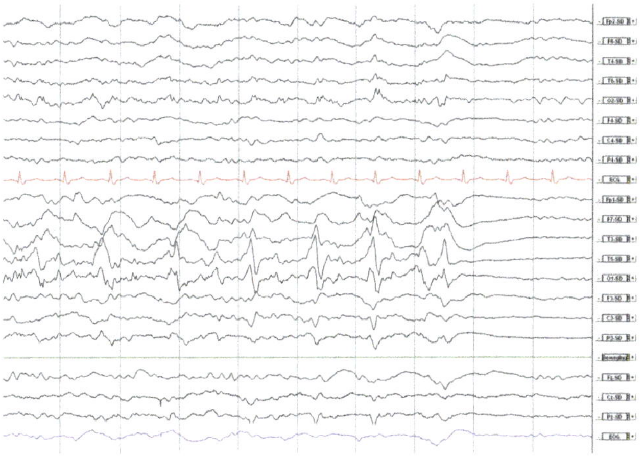

Figuur 23.11 Vrouw van 83 jaar. Sinds vijf dagen klachten van hoofdpijn en later ontstaat een dysfasie en licht hemibeeld links, 40,2 °C koorts. EEG laat gelateraliseerde periodieke ontladingen zien met een interval van circa 1 sec (PLED's of LPD's). Beeld passend bij een herpes simplex-encefalitis (tijdsbasis 10 sec, gevoeligheid 100µ).

23.4.2 GPD's

De gegeneraliseerde bilateraal synchrone ontladingen, GPD's, kunnen worden gezien bij een zeer ernstige postanoxische encefalopathie en zijn een kenmerkende bevinding bij de sporadische vorm van de ziekte van Creutzfeldt-Jakob (CJD).

Afhankelijk van de intervalduur van de GPD's kan men de termen PSIDD's (*periodic short interval diffuse discharges*; interval < 4 sec) of PLIDD's (*periodic long interval diffuse discharges*) tegenkomen. Dit is geen rationeel onderscheid en slechts een indicatie voor onderliggende etiologie. Het is beter gewoon de intervalduur te noemen bij het beschrijven van GPD's.

In de beginfase van CJD zijn de EEG-afwijkingen meestal nog aspecifiek (diffuse vertraging, FIRDA). De kenmerkende periodieke ontladingen (scherpe golven, eventueel vermengd met trage componenten, maximum meestal frontaal) zijn binnen drie maanden bij zeker twee derde van de patiënten aanwezig. In het beginstadium kunnen de periodieke complexen nog gelateraliseerd zijn. De duur van de complexen bedraagt 100 tot 600 ms. Het interval tussen de complexen bedraagt in de beginfase van de ziekte tot 2,5 s en in latere fasen < 1 s. De GPD's zijn meestal niet gerelateerd aan de klinisch vaak aanwezige myoklonieën. In de eindfase van de ziekte kunnen de complexen geleidelijk verdwijnen en zal meestal een niet-reactief deltacomabeeld ontstaan en in zeldzame gevallen een alfacomapatroon.

De huidige diagnostische criteria van de WHO onderscheiden *definite*, *probable* en *possible* CJD. De definitieve diagnose vereist neuropathologisch onderzoek. Bij de 'probable' variant speelt het EEG een rol. Naast de snel progressieve dementie, de aanwezigheid van klinische verschijnselen zoals ataxie of

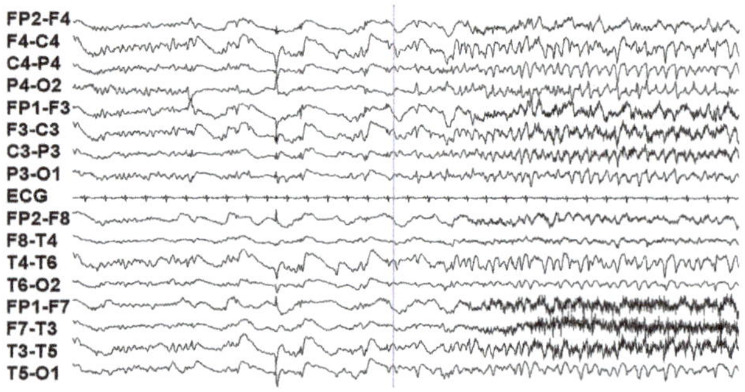

Figuur 23.12 Status na reanimatie. EEG toont door een pijnprikkel uitgelokte ritmische ontladingen (verticale markatielijn). De betekenis hiervan is onzeker, maar moet niet zonder meer als epileptiform worden geïnterpreteerd.

myoklonieën, moet hetzij het EEG de kenmerkende complexen laten zien, hetzij het 14-3-3-eiwit in de liquor worden aangetoond.

Bij patiënten met iatrogene CJD kunnen de periodieke complexen ook optreden, maar zijn dan meestal veel meer focaal gelokaliseerd, overeenkomend met de plaats van inoculatie. Bij de genetische CJD zijn de periodieke complexen zeldzaam (slechts bij 10% van de patiënten). Bij de variant CJD worden de PSIDD's niet aangetroffen en laat het EEG voornamelijk aspecifieke diffuse vertraging zien.

Bij kinderen worden GPD's met een interval < 2 seconden vooral beschreven bij lipidose (zoals de ziekte van Tay-Sachs). Overige oorzaken zijn hypoxie, baclofenintoxicatie en ernstig leverfalen (zie ▶ par. 23.4.2).

Ook kunnen GPD's worden gevonden bij SSPE (subacute scleroserende panencefalitis). Het betreft bilateraal synchrone scherpe-tragegolfcomplexen met diffuse verdeling en een interval van 5 tot 10 seconden. In vroege stadia treedt het patroon vooral op tijdens hyperventilatie of slaap. Bij vrijwel alle patiënten is dit kenmerkende periodieke patroon aanwezig, behalve in de begin- en eindfase van de ziekte. Door vaccinatieprogramma's tegen mazelen wordt het patroon in westerse landen vrijwel niet meer gezien.

23.4.3 Trifasische golven

Trifasische golven worden gedefinieerd als positieve transiënten met relatief hoge amplitude (> 70 µV), voorafgegaan en gevolgd door een negatieve golf van lagere amplitude, waarbij de opeenvolgende fasen een steeds langere duur hebben. Trifasische golven moeten duidelijk van het achtergrondpatroon te onderscheiden zijn en treden min of meer periodiek op met een frequentie van 1 tot 2 Hz. De verdeling is diffuus, bilateraal synchroon, met een frontaal maximum en een fronto-occipitale *time-lag* (zichtbaar in een bipolaire voor-achterwaartse afleiding).

Trifasische golven worden vooral beschreven bij metabole encefalopathieën, relatief vaak bij hepatische encefalopathie, maar zeker ook bij diverse andere aandoeningen zoals uremie, ernstige hyponatriëmie, hypoglykemie of lithiumintoxicatie. Er zijn geen kenmerken van de trifasische golven die richting geven aan de diagnose en die bijvoorbeeld een hepatische van een niet-hepatische origine kunnen onderscheiden. Het is omstreden of een trifasische golf überhaupt een apart te onderscheiden EEG-verschijnsel is. Het verdient de voorkeur dergelijke verschijnselen als GPD's te benoemen, dus zonder de pretentie 'trifasische golven' als een apart fenomeen te kunnen herkennen.

23.4.4 SIRPID's/SIRD's

SIRPID's (*stimulus-induced rhythmic, periodic or ictal discharges*) of SIRD's (*stimulus-induced rhythmic discharges*) kunnen worden gevonden bij ernstige en acute encefalopathie. De ritmische ontladingen worden uitgelokt door externe of interne tactiele of pijnlijke stimuli en kunnen 20 tot 120 seconden duren (figuur 23.12). De morfologie is variabel (scherpe golven, trifasische golven of trage golven). De ontladingen maken een sterk paroxismale indruk, gaan klinisch vaak gepaard met onrust en kunnen daardoor sterk de indruk geven van epileptiforme ontladingen. De betekenis is echter onduidelijk en dit EEG-verschijnsel moet zeker niet zonder meer als epileptiform worden geïnterpreteerd. Daarom heeft de term SIRD's de voorkeur boven SIRPID's, maar belangrijker is waarschijnlijk of stimulussensitiviteit op zich wettigt dat we weer een andere term gebruiken voor wat feitelijk dezelfde golven zijn.

23.5 EEG-patronen bij patiënten in coma

Het betreft hier een aantal EEG-beelden bij patiënten in coma waarin één bepaalde vorm van activiteit opvallend dominant en diffuus aanwezig is. Het EEG-beeld wordt benoemd naar deze overwegend aanwezige activiteit. Onderscheiden kunnen worden: EEG-beeld bij alfacoma, spindlecoma, bètacoma of thèta-/deltacoma. Vervolgens kunnen nog een burstsuppressiepatroon, een zeer lage amplitude en een vlak EEG worden onderscheiden. Bij patiënten in coma kunnen ook de eerdergenoemde periodieke complexen worden gevonden.

De alfa-activiteit bij een alfacoma is diffuus aanwezig, met een maximum in de voorste gebieden, en is niet reactief op externe stimuli. Het alfacoma wordt vooral (maar niet alleen) gezien bij ernstige postanoxische encefalopathie en is dan geassocieerd met een zeer slechte prognose. De activiteit wordt ook wel gezien bij zeer uitgebreide laesies in het pontomesencefale gebied of bij intoxicaties. De prognose is ook in deze gevallen doorgaans zeer slecht (behalve in het geval van een intoxicatie). Met dient erop alert te zijn dat bij een schijnbaar comateuze patiënt met een locked-in-syndroom een normaal EEG-patroon gezien kan worden met een normaal reactief alfaritme.

Een spindlecoma is een coma met een EEG-beeld met kenmerken van slaapstadium 2 met prominent aanwezige slaapspoelen, wat wijst op intacte corticothalame netwerken. Meestal wordt dit gezien bij een laesie hoog in het mesencefalon, maar het kan ook optreden bij niet-progressieve condities zoals een posttraumatische of een postencefalitisencefalopathie. De prognose van patiënten met een spindle-comabeeld is relatief gunstig.

Een bètacomabeeld wordt meestal veroorzaakt door geneesmiddelenintoxicatie (benzodiazepinen en dergelijke) en is dan een potentieel volledig reversibel beeld. Een bètacomabeeld kan echter ook het gevolg zijn van acute laesies in de hersenstam.

Een thèta-/deltacomabeeld kan het gevolg zijn van een diffuse encefalopathie veroorzaakt door diverse etiologieën (figuur 23.13). In principe kan het gaan om een reversibele toestand, maar de prognose wordt bepaald door de onderliggende oorzaak van de encefalopathie.

Bij een burstsuppressiepatroon is de EEG-activiteit tussen de bursts (met pieken, scherpe golven en tragere componenten) vrijwel afwezig (< 10 μV) waarbij de duur van het interburst interval sterk kan variëren, en soms wel minutenlang kan zijn.. Het wijst op een ernstige diffuse encefalopathie en is geassocieerd met een slechte prognose als er sprake is van een onderliggende structurele laesie of hypoxie (zie figuur 23.14). Het burstsuppressiepatroon kan overigens ook gezien worden bij hypothermie of een ernstige intoxicatie. In dit geval betreft het uiteraard wel een potentieel reversibele toestand. Ten slotte kan een burstsuppressiepatroon ook worden geïnduceerd door algehele anesthesie of in het kader van een barbituraten- of propofolcoma.

Een gegeneraliseerde suppressie wordt gedefinieerd als een EEG-patroon bestaande uit thèta- en/of delta-activiteit met een maximale amplitude van 20 μV. Dit wijst op een ernstige diffuse encefalopathie en is geassocieerd met een zeer slechte prognose als de oorzaak structureel of hypoxisch van aard is. Regionale suppressie kan het gevolg zijn van massaal weefselverlies ter plaatse of van afwezigheid van hersenweefsel, zoals bij een (grote) cyste of een vochtophoping tussen schedel en cerebrum).

Bij patiënten na een ernstige hypoxie zoals na reanimatie kan ook een EEG-beeld worden gevonden dat gekenmerkt wordt door GPD's: gegeneraliseerde bilateraal synchrone ontladingen die periodiek optreden. De epileptiforme betekenis, maar is zeer omstreden. Het lijkt vooral een uiting te zijn van een zeer ernstig beschadigd cerebrum. De prognose is dan ook waarschijnlijk infaust (zie bijv. ook H.24, Fig. 24.1).

Aan het einde van het spectrum staat het EEG zonder aantoonbare cerebrale activiteit (iso-elektrisch EEG), gedefinieerd als geen aantoonbare activiteit hoger dan 2 tot 5 μV. De prognose is vanzelfsprekend zeer somber. Uiteraard moeten factoren zoals ernstige hypothermie of medicamenteuze intoxicatie zijn uitgesloten, aangezien ook hierbij een EEG kan optreden zonder aantoonbare cerebrale activiteit.

23.6 Trage activiteit en epileptiforme afwijkingen

In dit hoofdstuk ligt het accent op de niet-specifieke epileptiforme afwijkingen. Helaas is het onderscheid tussen wel en niet epileptisch niet altijd strikt. Bij een (focale) laesie in de hersenen kan er naast trage activiteit in het EEG ook epileptiforme activiteit ontstaan (pieken, piek-golfcomplexen, scherpe-trage-golfcomplexen), al dan niet gepaard gaand met epileptische ontladingen en ook klinisch epileptische aanvallen. Epileptiforme EEG-afwijkingen als gevolg van een onderliggende laesie hoeven echter niet altijd op epilepsie te wijzen.

Soms uit ictale epileptiforme activiteit zich met een aspecifiek aspect, zoals ritmische trage activiteit. De interpretatie is dan niet altijd eenvoudig en hangt af van bijkomende kenmerken, zoals opbouw en afbouw in frequentie en/of amplitude, het paroxismale karakter en vooral ook een gebleken consistente samenhang met simultaan optredende klinische verschijnselen. Een gecombineerde EEG-videoregistratie heeft dan een duidelijke meerwaarde bij de beoordeling. Het verdwijnen van de voor epileptiform verdachte activiteit door het geven van anti-epileptica kan alleen als bevestiging worden beschouwd als ook het klinische beeld verbetert.

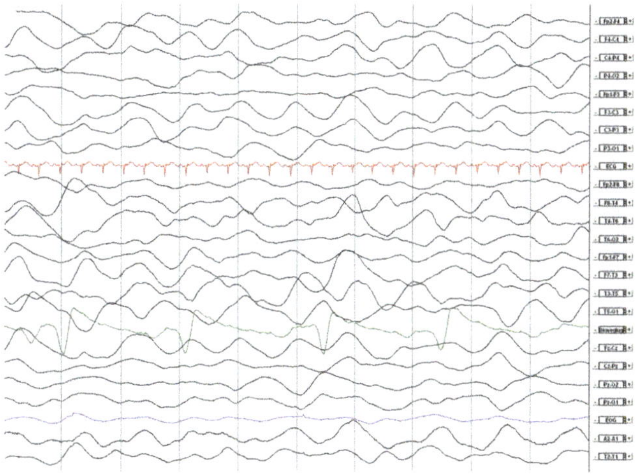

Figuur 23.13 Jongentje van 6 maanden. Comateus na hypoxie. Klinisch afwezige stamreflexen. EEG toont continue trage delta-activiteit als uiting van ernstige diffuse cerebrale schade (tijdsbasis 10 sec, gevoeligheid 100μ).

23.7 Tot slot, nomenclatuur

In 2005 heeft een subcommissie van de American Clinical Neurophysiology Society een voorstel gedaan voor nieuwe nomenclatuur voor ritmische en periodieke EEG-patronen, aangezien in de literatuur niet consistent met terminologie wordt omgegaan en men termen die een interpretatie van de afwijkingen suggereren (zoals ictaal of epileptiform) wilde vervangen door puur beschrijvende termen. Hoewel de voorgestelde terminologie in de literatuur nog niet goed doordringt, is een puur beschrijvende terminologie een uitstekende ontwikkeling en er is dan ook besloten deze nieuwe terminologie hier te gebruiken (zie tabel 23.1).

De basistermen van de ACNS zijn:

- *Generalized (G; includes frontally dominant or occipitally dominant synchronous, relatively symmetric discharges) of Lateralized (L; includes unilateral focal), bilateral independent (BI), or multifocal (Mf, rarely encountered);*
- *Periodic discharges (PDs) or rhythmic delta activity (RDA).*

Kernpunten

- Het meest algemene patroon wijzend op een gestoorde hersenfunctie is een vertraging van het EEG (vertraging en verminderde reactiviteit van het alfaritme, toename van thèta-/delta-activiteit; afname van bèta). Dit is een volstrekt aspecifiek beeld, maar de mate van vertraging is wel een goede afspiegeling van de ernst van de encefalopathie.
- De aanwezigheid van polymorfe (niet-ritmische) trage activiteit is een klinisch zeer significante bevinding, maar een aspecifieke uiting van ge-

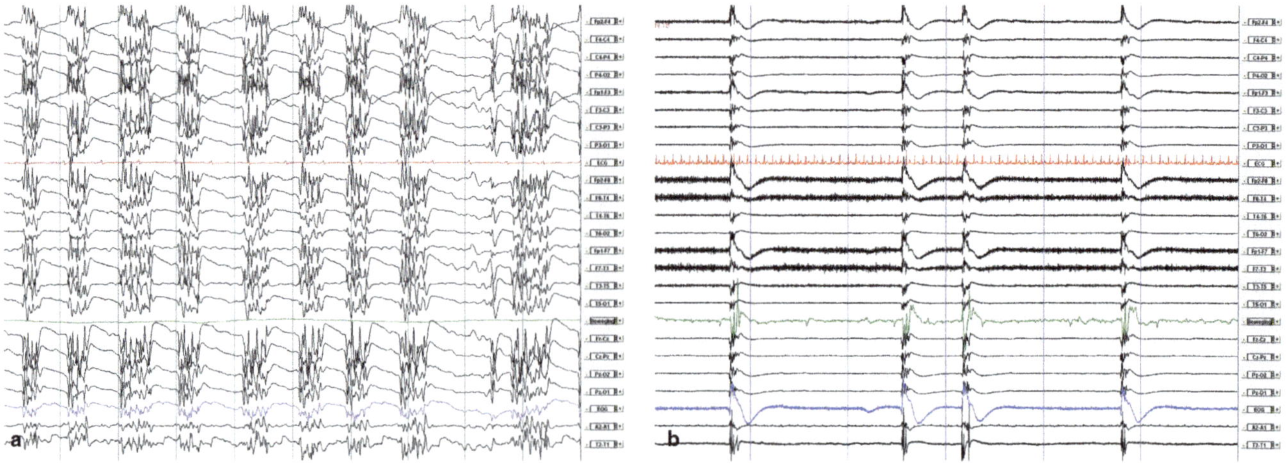

Figuur 23.14 a) Vrouw van 61 jaar. Status na reanimatie, coma. EEG laat een burst suppressie patroon zien met een interburst interval van ongeveer 1 s. Klinisch beeld passend bij een status myoclonicus. Het EEG-beeld moet waarschijnlijk niet als een status epilepticus worden gezien, maar vooral passend bij zeer ernstige diffuse cerebrale schade (tijdsbasis 10 s, gevoeligheid 100 µV). b) Volwassene. Status na reanimatie. Burst suppressie patroon, vergelijkbaar met het EEG van fig. 23.14a, maar nu met veel langer interval van 1 per 1-2 minuten. Een dergelijke EEG beeld moet waarschijnlijk beschouwd worden als een "dying brain" (tijdsbasis 1 min, gevoeligheid 200µV).

Tabel 23.1 Nomenclatuur voor ritmische en periodieke EEG-patronen.

Oud	Nieuw
PLED's	LPD's (lateralized periodic discharges)
BiPLED's	BIPD's (bilateral independent periodic discharges)
GPED's (inclusief trifasische golven)	GPD's (generalized periodic discharges)
SIRPID's (focaal)	SI-LRDA (stimulus-induced lateralized rhythmic delta activity)

storde cerebrale activiteit. In het algemeen geldt dat bij ernstigere afwijkingen de frequentie lager is en de amplitude hoger en dat de trage activiteit uitgebreider aanwezig is. Een acuut beloop laat meer geprononceerde afwijkingen zien dan een meer chronisch beloop.
- Intermitterende ritmische delta-activiteit (IRDA) heeft bij volwassenen altijd een afwijkende betekenis en kan worden gevonden bij structurele cerebrale laesies, maar is vaker geassocieerd met een diffuse (metabole) encefalopathie of subcorticale pathologie.
- Enkele periodieke complexe patronen hebben een hoge specificiteit, vooral in combinatie met de klinische bevindingen, zoals bij HSV(type 1)-encefalitis, de ziekte van Creutzfeldt-Jakob en SSPE.

Literatuur

Bazil CW, Herman ST, Pedley TA. Focal electroencephalographic abnormalities. In: Ebersole JS, Pedley TA, eds. Current practice of clinical electroencephalography. 3rd ed. Philadelphia: Lippincott Williams & Wilkins; 2003, 303–347.

Brenner RP, Schaul N. Periodic EEG patterns: classification, clinical correlation and pathophysiology. J Clin Neurophysiol. 1990;7(2):249–67.

Cott AC van, Brenner RP. Drug effects and toxic encephalopathies. In: Ebersole JS, Pedley TA, eds. Current practice of clinical electroencephalography. 3rd ed. Philadelphia: Lippincott Williams & Wilkins; 2003, 463–482.

Ebersole JS, Pedley TA, eds. Current practice of clinical electroencephalography. 3rd ed. Philadelphia: Lippincott Williams & Wilkins.

Fisch BJ, Klass DW. The diagnostic specificity of triphasic wave patterns. EEG Clin Neurophysiol. 1988;70:1–8.

Hirsch LJ et al. The ACNS subcommittee on research terminology for continuous EEG monitoring. proposed standardized terminology for rhythmic and periodic EEG patterns encountered in critically ill patients. J Clin Neurophysiol. 2005;22(2):128–35.

Ikeda A, Klem GH, Lüders HO. Metabolic, infectious and hereditary encephalopathies. In: Ebersole JS, Pedley TA, eds. Current practice of clinical electroencephalography. 3rd ed. Philadelphia: Lippincott Williams & Wilkins; 2003, 348–377.

Kozelka JW, Pedley TA. Bèta and mu rhythms. J Clin Neurophysiol. 1990;7(2):191–207.

Lüders HO, Noachtar S. Atlas and classification of electroencephalography (English translation 2000). W.B. Saunders Company (Philadelphia, USA). ISBN 0-7216-6554-3.

Markand ON, Brenner RP. Organic brain syndromes and dementias. In: Ebersole JS, Pedley TA, eds. Current practice of clinical electroencephalography. 3rd ed. Philadelphia: Lippincott Williams & Wilkins; 2003, 378–404.

Markand ON. Alpha rhythms. J Clin Neurophysiol. 1990;7(2):163–89.

Markand ON. Electroencephalogram in metabolic encephalopathies. Electroencephalogr Clin Neurophysiol Suppl. 1999;50:301–10.

Sas AMG, Cherian PJ, Visser GH. Evaluation of stimulus-induced rhythmic EEG discharges in three patients with encephalopathy. Eur J Neurology 2006;13:908–11.

Schaul N. Pathogenesis and significance of abnormal nonepileptiform rhythms in the EEG. J Clin Neurophysiol. 1990;7(2):229–48.

Stam CJ. Het diffuus afwijkend EEG: de bomen en het bos. Syllabus KNF-dagen; 2008;15–23.

Wieser HG, SchindlerK, Zumsteg D. EEG in Creutzfeldt-Jakob disease. Clin Neurophysiol. 2006;117:935–51.

Zifkin BG, Cracco RQ. An orderly approach to the abnormal electroencephalogram. (chapter 10, p 288–302).

EEG op de intensive care

M.J.A.M. van Putten

24.1 Inleiding

Op een (neuro-)intensive care bestaan vele risico's voor het centrale en perifere zenuwstelsel, waaronder ischemie en insulten. De klinische beoordeling van neurologische functies van patiënten op de intensive care (IC) is echter over het algemeen zeer beperkt, doordat patiënten vaak gesedeerd en beademd zijn. Daarnaast is deze (beperkte) klinische beoordeling intermitterend, met tussenpozen van vaak uren, waarbij de tijdschaal waarop zich neurologische veranderingen kunnen voordoen veel korter is, soms zelfs minuten.

Hoewel het niet altijd mogelijk is optredende neurologische schade te beperken, zijn er ook situaties waarin dit wel kan. Zo kan dreigende ischemie in sommige situaties goed worden beperkt of voorkomen door verhoging van de tensie of kunnen anti-epileptica worden gestart bij insulten. Ook is het goed geïnformeerd zijn over de neurologische status van de patiënt van groot belang bij de besluitvorming over de vraag of verdere behandeling zinvol is. Het klassieke voorbeeld is de patiënt met de postanoxische encefalopathie, waar neurofysiologisch onderzoek zijn waarde goed heeft bewezen (zie ▶ H. 42).

24.2 Waarom EEG?

Gegeven de beperkte klinische beoordeling waarmee neurologische complicaties op een IC kunnen worden vastgesteld, is het gebruik van andere meetmethoden zeer wenselijk. Het EEG is hier in principe zeer geschikt. Het EEG is zeer gevoelig voor hypoxie, waarbij veranderingen vaak optreden in een potentieel reversibel tijdsinterval, en bij onbegrepen bewustzijnsdalingen is het EEG onmisbaar voor het aantonen of uitsluiten van een non-convulsieve status epilepticus. Daarnaast heeft het EEG een zeer goede tijdsresolutie (ms) en is het non-invasief, waardoor continue monitoring goed mogelijk is.

De oorsprong van het EEG is te vinden op het niveau van het individuele neuron en zijn interacties in de neurale netwerken (zie ▶ H. 14). Rudolpho Llinás, een beroemd neurofysioloog en hersenwetenschapper, drukte het ooit zeer fraai uit met de uitspraak: 'Neurons like each other very much, like people in a social network. They basically chat all day'. Het is precies dit continu communiceren van neuronen, gepaard gaand met intra- en extracellulaire stromen, dat, dankzij een zekere mate van fysiologische synchronisatie, leidt tot meetbare spanningen op de schedel en tot de verschillende EEG-ritmes. Voor de volledigheid wordt vermeld dat het voornamelijk de synaptische activiteit is van de piramidecellen van laag 3 en 5 in de cortex, die het EEG genereert. Het is ook juist deze synaptische activiteit die bij ischemie als eerste faalt. Dit wordt klinisch goed geïllustreerd door de observatie dat EEG's van patiënten met een postanoxische encefalopathie (PAE) ernstig afwijkend kunnen zijn, terwijl de MRI normaal is, zelfs de diffusie gewogen opname.

Naast de grote gevoeligheid voor ischemie is het EEG ook bij uitstek geschikt om pathologische veranderingen in synchronisatie vast te stellen, zoals onder andere optreedt bij insulten. Als veel neuronen pathologisch verhoogd gesynchroniseerd zijn, ontstaan relatief grote stromen in de hersenen en de schedel (en relatief grote spanningen), die vaak een ritmisch karakter hebben. Hierbij is het metabolisme ook vaak verhoogd, wat waarschijnlijk een van de redenen is dat neuronen schade kunnen lijden door langdurige insulten. Daarnaast wordt het steeds aannemelijker dat door langdurige insulten, en zeker een status epilepticus, pathologische veranderingen aan synaptische verbindingen kunnen ontstaan (zeker bij kinderen en neonaten). Op lange termijn kan dit leiden tot gedragsproblemen, leerstoornissen en een grotere kans op blijvende epilepsie.

Overigens zijn er ook vele periodieke patronen in het EEG, die ook een uiting zijn van pathologische koppeling (*lateralized periodic discharges* (LPD's), *generalized periodic discharges* (GPD's), *bilateral periodic discharges* (BIPD's)). Hiervan is de klinische betekenis niet altijd duidelijk, vooral doordat de onderliggende pathofysiologie nog onvoldoende bekend is. Met deze inleiding is de achtergrond van de potentiële bruikbaarheid van het EEG voor monitoring kort geschetst. Om uiteindelijk in een klinische omgeving zinvol te kunnen meten, is de gevoeligheid van een techniek om afwijkingen vast te stellen echter niet voldoende. Twee andere, vaak onderbelichte aspecten zijn: hoe gemakkelijk kunnen de data worden verkregen, en hoe worden de data uiteindelijk gepresenteerd aan de gebruiker? Op een IC is dit vaak niet alleen de neuro(fysio)loog, maar bijvoorbeeld ook de verpleegkundige of de IC-arts.

24.3 'Number Needed to Monitor' (NNM)

Welke patiënten op een IC zijn nu vooral relevant om te monitoren? Een eenduidig antwoord daarop is niet goed te geven. De belangrijkste kwestie hierbij is uiteraard het definiëren welke pathologie we wensen te detecteren, en hoe dit de besluitvorming zal beïnvloeden. Jordan publiceerde al bijna tien jaar geleden een review waarin hij bij ruim 200 patiënten uit zijn eigen volwassenen neuro-IC inventariseerde wat de bijdrage van het EEG was geweest. Bij ongeveer 50% van de patiënten die werden gemonitord, vond hij dat het EEG een toegevoegde waarde had. Dit varieerde van het veranderen van medicatie tot het maken van een CT-scan of abstineren. Interessant hierbij is overigens, dat Jordan zijn verpleegkundigen op de neuro-IC uitgebreid geschoold had om het ruwe EEG-signaal te interpreteren, zoals focale delta-activiteit en diffuse vertraging. In lijn met de *number-needed-to-treat* (NNT) kan hier een *number-needed-to-monitor* (NNM) worden gedefinieerd als het aantal patiënten bij wie een bepaalde monitoringtechniek (in dit geval een EEG) wordt toegepast opdat de besluitvorming bij minstens één patiënt wordt beïnvloed. In bovenstaande situatie geldt dus dat de NNM ongeveer 2 is. Uiteraard is de kans dat er voor de besluitvorming relevante informatie wordt verkregen ook een functie van de duur van de monitoring: langer registreren leidt tot een grotere kans op het vinden van afwijkingen. Of bovengenoemde getallen van toepassing zijn op een typische neuro-IC in Nederland, is onbekend. Uit eigen ervaring echter zou ik inschatten dat dit getal bij een goede indicatiestelling niet heel anders hoeft te zijn. Het is dan goed mogelijk om een NNM tussen de 2 en 3 te realiseren.

Niet alleen bij volwassenen, ook bij kinderen en neonaten is EEG-monitoring vaak zinvol. Insulten en status epilepticus komen bij neonaten veel voor. Bij prematuren en kinderen met een laag geboortegewicht kan dit oplopen tot zelfs wel 25% of hoger. Hoewel er – nog steeds – veel discussie is met betrekking tot de langetermijneffecten van insulten op de jonge leeftijd, komen er steeds meer aanwijzingen dat insulten schadelijk kunnen zijn voor het jonge brein, waaronder een verhoogd risico op perinatale hypoxisch-ischemische schade. Ook hebben Toet et al. (2005) recentelijk aangetoond dat agressieve behandeling van insulten, inclusief epileptiforme EEG-afwijkingen zonder klinisch correlaat, het risico op epilepsie en leermoeilijkheden op latere leeftijd beperkt.

24.4 Definiëren van hoogrisicopatiënten

Bij welke patiënten is er nu een redelijke kans dat continue EEG (cEEG)-monitoring zinvol is, dus kan leiden tot een andere behandelingsstrategie? Belangrijke categorieën zijn patiënten die behandeld worden voor (non-convulsieve) status epilepticus, patiënten met een coma e.c.i., patiënten met een reële kans op hypoxie/hypoperfusie, sommige postoperatieve patiënten en ernstige neurotrauma's. Ook bij patiënten met een hersenbloeding of -infarct kan cEEG worden overwogen. Vooral bij patiënten met bloedingen blijken vaak (tot wel bij 30%) insulten aanwezig, waarvan de helft niet-convulsief is (en dan alleen elektro-encefalografisch vast te stellen). Op dit moment is nog onduidelijk in welke mate de aanwezigheid hiervan de kans op epilepsie vergroot en ook of behandeling ervan de prognose verbetert. Gegeven dit grote aantal, lijkt verder klinisch onderzoek hiernaar zonder meer zinvol. Ook bij patiënten met een subarachnoïdale bloeding (SAB) kan EEG-monitoring worden overwogen. Vaatspasmen die zodanig zijn dat ze leiden tot hypoxie, kunnen met een EEG soms goed worden vastgesteld.

24.5 Veelvoorkomende patronen

Het aantal afwijkende EEG-patronen dat kan worden waargenomen bij patiënten op de IC, is zeer variabel. Toch is er een globale verdeling te maken in de meest voorkomende afwijkingen, die gecategoriseerd kunnen worden in twee grote groepen. De eerste groep betreft periodieke patronen; hierin horen onder andere de epileptiforme afwijkingen thuis. Een subgroepering betreft dan de verdeling in de gegeneraliseerde en de focale/unilaterale periodieke patronen. Een tweede grote groep is die van de niet-periodieke EEG-patronen, die ook een verdere classificatie in diffuse en focale/unilaterale afwijkingen toelaat. Deze tweedeling is niet altijd mutueel exclusief, maar blijkt in de praktijk heel redelijk te werken. Tot de diffuse (of gegeneraliseerde) periodieke patronen behoren dan de gegeneraliseerde periodieke ontladingen (GPD's) en de gegeneraliseerde epileptiforme afwijkingen. Asymmetrieën kunnen ontstaan door bijvoorbeeld focale insulten, maar ook door unilaterale ischemie. De eerste groep behoort dan tot de unilaterale-periodieke afwijkingen, de tweede tot de unilaterale-niet periodieke. We bespreken eerst de groep van de periodieke patronen. Een aparte categorie zijn de burst-suppressiepatronen, waarbij de intervallen tussen de bursts soms wel, maar vaak ook niet regelmatig zijn.

24.5.1 Periodieke patronen

Periodieke, of bijna-periodieke, EEG-patronen kunnen worden gedefinieerd als EEG-signalen waarvan het grafo-element zich na (vrij) vaste tijdsintervallen herhaalt.[1] EEG-signalen zijn overigens nooit precies periodiek (en in die zin wringt de definitie wel eens) en vaak wordt ook de term ritmisch gebruikt. Het nadeel van het gebruik van deze term is dat die feitelijk geen goede definitie heeft, behalve dat 'ritmisch' door de meesten wordt geïnterpreteerd als een signaal dat een 'zekere mate van regelmatige' variatie vertoont, dus niet constant is. Velen prefereren daarom de term 'periodiek'.

De bekendste patronen waarin periodiciteit aanwezig is, zijn de epileptiforme afwijkingen die voorkomen tijdens een (non-convulsieve) status epilepticus. Deze patronen zijn vrij recent ge(her)definieerd op een bijeenkomst van de American Clinical Neurophysiology Society, die deze periodieke EEG-patronen benoemd heeft zoals weergegeven in ▶ kader 24.1.

Kader 24.1 Criteria voor non-convulsieve insulten, zoals recent voorgesteld in 2005 (ACNS).

Elk patroon dat minstens 10 seconden duurt en voldoet aan een van de volgende drie criteria:

Primair criterium

- repetitieve gegeneraliseerde of focale pieken, scherpe golven of piek-golfcomplexen met een frequentie ≥ 3 Hz;
- repetitieve gegeneraliseerde of focale pieken, scherpe golven of piek-golfcomplexen met een frequentie < 3 Hz, waarbij het secundaire criterium ook geldt.

Secundair criterium

- Significante verbetering in de kliniek of het optreden van een eerder niet aanwezig normaal EEG-patroon ten gevolge van het toedienen van een snelwerkend anti-epilepticum.

Als de 'epileptiforme ontladingen' verdwijnen maar een traag patroon ontstaat zonder klinische verbetering, voldoet dit dus niet aan dit secundaire criterium.

Daarnaast is er een grote groep van periodieke fenomenen die voorheen werden aangeduid als trifasische golven: PLED's, BI-PLED's, GPED's/PED's, PLED's+ en SIRPID's. In 2005 heeft de American Clinical Neurophysiological Society (ACNS) voorgesteld de 'E' uit deze acroniemen te verwijderen, gegeven de niet-eenduidige relatie met epilepsie. Bilateraal synchroon

1 Wiskundig geldt voor een periodiek signaal dat $x(t+T)=x(t)$ voor elke keuze van t (je kunt op elk begintijdstip starten, het signaal herhaalt zich na een tijdsduur T) waar geldt dat de minimale waarde van T waarvoor dit waar is, de periode is van het periodieke signaal.

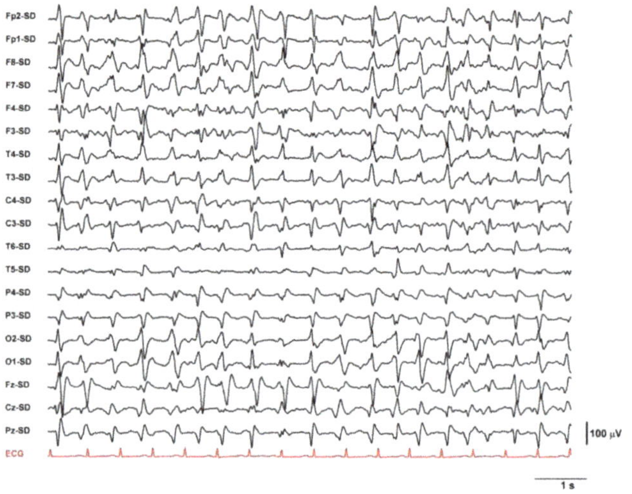

Figuur 24.1 Gegeneraliseerde periodieke ontladingen.

optredende periodieke complexen worden dan aangeduid als *generalized periodic discharges*: GPD's. Een voorbeeld is weergegeven in figuur 24.1. Dit soort patronen wordt verder gekenmerkt door een grafo-element dat niet voldoet aan de criteria die voor epileptiforme afwijkingen gelden, zoals aangegeven in ▶ kader 24.1. In welke mate de GPD's een uiting kunnen zijn van epileptiforme activiteit, is nog onduidelijk. Zeer waarschijnlijk voldoet een deel van de GPD's hier zonder meer aan, zoals zeer aannemelijk gemaakt door de klinische verbetering die bij sommige patiënten kan worden gezien na toedienen van anti-epileptica. Over het algemeen is de prognose van patiënten met GPD's overigens zeer matig: ruim 80% houdt ernstige cerebrale schade of overlijdt.

Als deze periodieke patronen beperkt zijn tot één hemisfeer, worden ze inmiddels aangeduid als *lateralized periodic discharges*, LPD's (voorheen dus PLED's). LPD's zijn over het algemeen een uiting van acute schade, zoals veroorzaakt kan worden door een infarct, een bloeding of een (snel groeiend) ruimte-innemend proces. Daarnaast zijn LPD's sterk geassocieerd met het optreden van insulten, en worden dan als een interictaal verschijnsel beschouwd. Er zijn echter beschrijvingen van LPD's die *time-locked* zijn, met focale motorische verschijnselen, en dan als ictale pathologie werden beschouwd. Ook zijn LPD's beschreven die gepaard gingen met negatieve symptomen, zoals afasie, cognitieve veranderingen en zelfs hemiparese, die na toedienen van een anti-epilepticum verdwenen! Als er bilateraal periodieke activiteit voorkomt die niet bilateraal synchroon is, is er sprake van BIPD's (voorheen BIPLED's).

Verder geldt dat veel van deze periodieke patronen zeer lang (dagen) aanwezig kunnen zijn en ook kunnen evolueren. Bij de non-convulsieve status epilepticus (NCSE) heeft Treiman verschillende stadia gedefinieerd die niet alleen bij de mens, maar ook bij proefdieren (epilepsiemodellen) zijn aangetoond. Deze Treiman-stadia (I-V; ▶ kader 24.2) zijn ook interessant omdat ze de EEG-dynamica van de NCSE goed illustreren. Hoewel Treiman deze stadia beschreef bij gegeneraliseerde insulten, is het zeer aannemelijk dat ze ook voorkomen bij de partiële status epilepticus.

Kader 24.2 Treiman-stadia die zich kunnen voordoen bij een langer bestaande (NC)SE.

Treiman V krijgt kenmerken van een burstsuppressiepatroon.

- I: Discrete epileptiforme ontladingen die zich herhalen.
- II: Neiging tot meer continue epileptiforme ontladingen met variërende amplitude en frequentie van de EEG-ritmes.
- III: Continue epileptiforme ontladingen, periodiek.
- IV: Periodieke (epileptiforme) ontladingen, afgewisseld met kortdurend zeer laag gevolteerde EEG-activiteit.
- V: Periodieke (epileptiforme) ontladingen, met langdurige zeer laag gevolteerde interburstintervallen.

Hoewel dit in het originele artikel niet als zodanig geformuleerd is, lijken deze latere stadia steeds meer het karakter van GPD's en LPD's te krijgen, soms ook neigend naar een burst-suppressiepatroon.

Recent werd ook gepubliceerd over bovengenoemde periodieke patronen die juist ontstaan bij het toedienen van een stimulus: *'stimulus induced rhythmic, periodic or ictal discharges'*, oorspronkelijk SIRPID's genoemd. In de nieuwe terminologie wordt dit *'stimulus induced rhythmic delta activity'* (SI-RDA) genoemd. In deze studie werden prospectief 150 patiënten beoordeeld die zowel cEEG als videomonitoring ondergingen. SIRPID's bleken bij 33 patiënten (22%) voor te komen. Ook bij SIRPID's zijn helaas de pathofysiologie, de prognostische betekenis en de therapeutische consequenties nog niet goed opgehelderd. Of deze dus behandeld moeten worden met anti-epileptica is onduidelijk.

Resumerend kunnen we het volgende stellen. Alle periodieke patronen (inclusief SIRPID's) kunnen ictaal zijn; zeker die waarbij de grafo-elementen voldoen aan de 'klassieke' definitie van epileptiforme afwijkingen, maar ook de GPD's en de LPD's. Wat op neuronaal niveau bepaalt of er sprake is van ictale ontladingen, kan in een aantal gevallen pas achteraf worden vastgesteld. Het pathofysiologische mechanisme moet gezocht worden in de reversibiliteit van het gedrag van het neuronale netwerk. Zowel bij een tijdelijke als bij een onomkeerbare disbalans tussen exciterende en inhiberende netwerken kunnen periodieke EEG-patronen ontstaan, die met de huidige inzichten (nog) niet goed te differentiëren zijn in de zin van potentiële reversibiliteit. Een aantal groepen werkt op dit moment aan het modelleren van netwerkgedrag met computersimulaties. Hiermee zal het waarschijnlijk mogelijk worden uiteindelijk een beter onderscheid te maken tussen de patronen die reversibel zijn (ictaal) en patronen die dat niet zijn. Voorlopig zal echter in veel gevallen nog een proefbehandeling nodig zijn om reversibiliteit aan te tonen of uit te sluiten.

24.5.2 Niet-periodieke patronen

Niet-periodieke afwijkende EEG-patronen betreffen meestal diffuse vertraging, zoals wordt gezien bij diffuse hypoxie en (andere) metabole encefalopathieën. Bij korte registraties moet

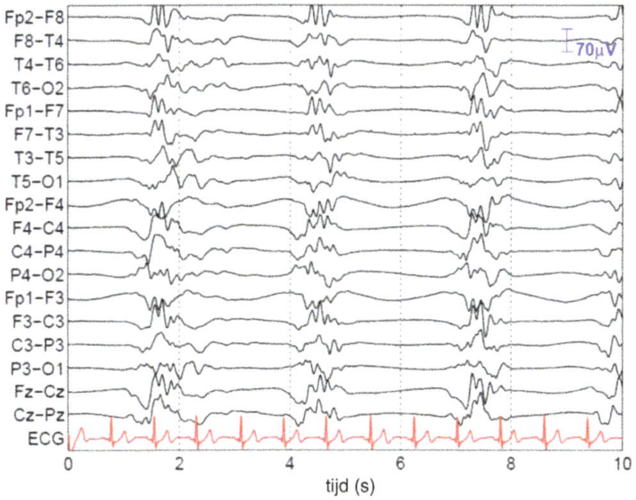

Figuur 24.2. Burst-suppressiepatroon bij een patiënt behandeld met therapeutische hypothermie na een reanimatie.

men er alert op zijn of er sprake is van een Treiman-stadium I of II. Immers, bij deze patiënten (die zich later dus blijken te bevinden in een NCSE) kunnen de 'interictale' perioden vrij lang zijn, soms zelfs wel 20 minuten. Het is niet ongebruikelijk dat bij een te korte EEG-registratie dan geconcludeerd wordt dat er 'slechts' sprake is van een diffuse vertraging, terwijl het feitelijk gaat om een vorm van postictale EEG-activiteit. Registreer daarom niet te kort; het liefst minstens een paar uur en nog liever 24 uur.

Wat diffuse vertraging betekent voor de prognose van de patiënt, is variabel. Het wordt nogal eens gezien, zeker bij een (status na) sepsis, dat EEG-patronen (zeer) traag zijn, maar niet noodzakelijkerwijs irreversibel.

De focale afwijkingen met een niet-periodiek karakter kunnen bijvoorbeeld voorkomen bij unilaterale ischemie. Daarnaast kan postoperatief focale secundaire schade ontstaan, zoals na verwijderen van een subduraal of epiduraal hematoom of bij een ruimte-innemend proces. Ook bij patiënten met status na een klepvervanging of thoracale vaatreconstructies komen postoperatieve complicaties regelmatig voor, vooral ischemie (vaak unilateraal). In een aantal situaties kan dit (mede) veroorzaakt worden door een te lage tensie. Wanneer dit op tijd wordt onderkend, is irreversibele schade nogal eens te voorkomen. Bij (acute) unilaterale cerebrale schade komen overigens ook nogal eens periodieke ontladingen voor (LPD's), wat illustreert dat de gepresenteerde indeling niet altijd mutueel exclusief is.

24.5.3 Burst-suppressie

Burst-suppressie-EEG-patronen worden gekenmerkt door het optreden van relatief hooggevolteerde activiteit, afgewisseld met laaggevolteerde of (vrijwel) afwezige EEG-activiteit, waarbij de intervallen een variabele of een meer constante duur kunnen hebben (figuur 24.2). Burst-suppressie kan voorkomen door het gebruik van sedativa (propofol, thiopenthal), maar ook als uiting van – vaak ernstige – cerebrale schade. Burst-suppressie als uiting van cerebrale pathologie is sterk geassocieerd met een slechte prognose, maar niet met 100% specificiteit.

24.6 Langdurig registreren

Bij het registreren is een aantal aspecten relevant: hoe lang moet er geregistreerd worden, hoeveel kanalen gaan er gebruikt worden, welke elektroden worden toegepast, wordt video meegeregistreerd en welke bemonsterfrequentie wordt er gekozen? Ook videomonitoring kan zeer informatief zijn bij cEEG-registraties. Vooral voor het betrouwbaar definiëren van artefacten, dat nogal eens lastig blijft, is het videobeeld zeer nuttig. De huidige camera's zijn ook zeer betaalbaar en relatief klein. Overweeg bij aanschaf uiteraard wel of infrarooddetectie gewenst is. Daarnaast kunnen ook stimulusgeïnduceerde ritmische ontladingen (SIRD's) juist met video goed worden vastgesteld.

Een ander belangrijk punt bij langdurige EEG-registratie is: wie bekijkt en interpreteert de data en hoeveel tijd kost dit? Uiteindelijk zal het de neuro(fysio)loog zijn die de EEG's beoordeelt. Door het gebruik van computeralgoritmen kan de beoordelingsduur worden beperkt. Zo kan ook de IC-verpleegkundige een eerste interpretatie doen als bijvoorbeeld een trendcurve aanwezig is, en de neuro(fysio)loog waarschuwen wanneer de trend afwijkt van gedefinieerde grenswaarden.

24.6.1 Registratieduur

Gegeven het intermitterende karakter waarmee insulten zich kunnen manifesteren, en zeker ook NCSE, is de sensitiviteit van het EEG een functie van de registratieduur. Pandian et al. (2004) vonden dat meer dan de helft van de insulten op een IC werden gemist als slechts een half uur EEG werd gemaakt: met routine-EEG stelden zij bij 11% van de patiënten insulten vast, met een cEEG (mediane duur 2,7 dagen) was dit percentage 27%. Jirsch (2007) vond bij 16 van de 110 patiënten bij start van het EEG epileptiforme afwijkingen, wat opliep tot 50% na een uur. Als richtlijn hanteren wij een registratieduur van 6 tot 12 uur, maar meestal monitoren we minstens 24 uur. Is dit dan voldoende lang om met een redelijke waarschijnlijkheid epilepsie onaannemelijk te maken? Ook hierover is wel literatuur te vinden. Claassen vond, wederom bij ruim 100 patiënten, dat bij ongeveer 95% van de niet-comateuze patiënten de insulten voorkwamen in de eerste 24 uur. Bij patiënten met een EMV-score < 8 was dit 80%. Zelfs bij ruim 10% van deze patiënten werd het eerste insult pas na 48 uur vastgesteld.

24.6.2 Elektroden

Er zijn meerdere soorten elektroden op de markt voor de registratie van het EEG. Het primaire doel van de elektroden is het omzetten van de spanningen op het hoofd, gerealiseerd door ionenstromen, naar elektrische stromen. Een identiek proces treedt overigens op bij het maken van het naald-EMG. Een dergelijke omzetting kan plaatsvinden door daadwerkelijk ladingstransport over de elektrode-huidinterface toe te staan (niet-polariseerbare elektroden), of gebruik te maken van polariseerbare elektroden waarbij dit niet mogelijk is en de overgang elektrode-huid als een condensator gemodelleerd kan worden.

Tabel 24.1 Overzicht van enkele kenmerken van EEG-elektroden.

	Conventioneel	Corkscrew	Naald	Subdermaal
disposable	nee	ja	ja	ja
reinigen	snel	–	–	–
invasief	nee	ja	ja	ja
gel	ja	nee	nee	nee
scrub	ja	nee	nee	nee
impedantie	< 5 kΩ	< 5 kΩ	varieert	< 5 kΩ
polariseerbaar	nee	?	kan	nee
CT-compatibel	soms	nee	soms	ja
stabiliteit	redelijk/goed	redelijk/goed	redelijk	goed

In de praktijk zullen de eigenschappen van de elektroden tussen deze twee extremen liggen, waarbij ofwel de perfecte niet-polariseerbare ofwel de perfecte polariseerbare elektrode het meest worden benaderd. Dit betekent dat hier al een filtering van het signaal plaatsvindt, die dan ook wordt bepaald door de aard van de toegepaste elektrode. Een aantal relevante kenmerken van mogelijke elektroden is gegeven in tabel 24.1.

Ook van belang is het materiaal van de elektrodedrager, die meestal ook de compatibiliteit met CT en MRI bepaalt. Het is niet ongebruikelijk dat patiënten beeldvormend onderzoek moeten ondergaan. Elektrodesystemen die dan eenvoudig kunnen worden losgekoppeld van de versterker, waarbij de elektroden *in situ* kunnen blijven en weinig tot geen artefacten geven, zijn dan zeer gewenst. Veel fabrikanten leveren cupelektroden van kunststof, die bedekt zijn met een dun laagje zilver/zilverchloride en geen noemenswaardige artefacten opleveren. Recent hebben wij gebruikgemaakt van subdermale draadelektroden. Het voordeel hiervan is dat ze snel kunnen worden aangebracht, een zeer stabiele registratie mogelijk maken en relatief pijnloos kunnen worden ingebracht. Ook deze elektroden kunnen in situ blijven tijdens beeldvormend onderzoek. In onze ervaring is de applicatietijd – met enige oefening – vergelijkbaar met die van de klassieke cupelektroden. Het grote voordeel is langetermijnstabiliteit (dagen) van de meting. Een dergelijke elektrode is getoond in figuur 24.3.

24.6.3 Aantal kanalen

Over het aantal kanalen bestaat geen consensus. Onze ervaring is dat minimaal vier bipolaire afleidingen per hemisfeer vaak voldoende is (Fp1-T3, T3-O1; Fp1-C3 en C3-O1 en analoog contralateraal). Maar als er toch geplakt gaat worden is een 19-kanaals registratie wél zo plezierig, vooral ook omdat deze relatief eenvoudiger te interpreteren is: we zijn dit immers zo gewend.

24.6.4 Instellingen van de EEG-versterker

Vooral bij langere registraties kunnen databestanden vrij groot worden. Hoewel opslagcapaciteit steeds goedkoper wordt, is het niet ongebruikelijk (zeker bij toepassing van video) dat er toch 'krapte' ontstaat. Soms wordt de maximale registratieduur door de fabrikant beperkt, tot bijvoorbeeld 24 uur. Er moet dan eerst een nieuw bestand worden aangemaakt om verder te kunnen registreren. In principe kan dezelfde bemonsterfrequentie worden gehanteerd als voor het routine-EEG. Wij samplen meestal met 250 Hz. Voor een 19-kanaals EEG zonder video levert dit bestandsgroottes op van typisch 0,5 tot 1 MB/uur. Opslaan in gecomprimeerd formaat (zip, tar enzovoort) kan overigens vaak nog zo'n 20% besparen op diskruimte.

24.7 Computeranalyse van EEG-patronen

Naast klassieke visuele analyse zijn er, om een deel van de *visual burden* te verlichten, vele algoritmen voorgesteld voor gebruik van computeranalyse van het EEG. Bij neonaten is de cerebrale functiemonitor (CFM) het bekendst, waarbij gebruikgemaakt wordt van het 'amplitudegeïntegreerde' EEG. In essentie is deze techniek gebaseerd op het gegeven dat veel insulten bij neonaten gekenmerkt worden door veel hogere amplituden dan het niet-ictale patroon. Door deze amplituden tijdgecomprimeerd (en logaritmisch) weer te geven, kunnen patronen ontstaan waarmee het mogelijk is epileptiforme aanvalsactiviteit te detecteren. De uiteindelijke beoordeling is dus visueel en daarvoor zijn training en ervaring noodzakelijk.

Bij volwassenen wordt de CFM ook wel toegepast, maar dan zijn de sensitiviteit en de specificiteit veel beperkter. Men kan zich overigens afvragen of het gebruik van de CFM (waarover bij neonaten ook al veel discussie bestaat) niet als achterhaalde technologie moet worden beschouwd voor het vaststellen van epileptiforme afwijkingen bij volwassenen en zeker bij volwassenen op de IC. Men dient zich te realiseren dat de CFM werd ontwikkeld als methode om hypoxie te detecteren, ruim voor de invoering van het digitale EEG. Het filteren en 'comprimeren' van de CFM werd met analoge technieken verricht; met moderne digitale technologie zijn veel geavanceerdere signaalverwerkingstechnieken mogelijk, waarmee epileptiforme afwijkingen veel betrouwbaarder dan met een CFM kunnen worden vastgesteld. Fabrikanten bieden tegenwoordig meerdere mogelijkheden voor computeranalyse en visuele weergave van de verkregen EEG-kenmerken, die de interpretatie kunnen vereenvoudigen. Een paar voorbeelden zullen kort worden besproken.

24.7.1 Insultdetectie

Er is een zeer groot aantal algoritmen voorgesteld om insulten te detecteren met behulp van computeranalyse van de EEG-signalen. Technieken die worden toegepast, zijn bijvoorbeeld het detecteren van pieken op basis van een template, van ritmiciteit en van verschillende vormen van synchronisatie. Voor detectie van focale aanvallen blijkt het detecteren van veranderingen in symmetrie vaak zeer goed bruikbaar.

24.7.2 Ischemie

Ischemische veranderingen gaan typisch gepaard met een vertraging van het grondpatroon. Bruikbare maten voor frequentieveranderingen zijn bijvoorbeeld de *spectral edge* en de alfa-deltaratio. De spectral edge-frequentie is die frequentie waaronder zich een zeker percentage van de totale hoeveelheid EEG-power bevindt. Bij vertragen van het EEG zal deze spectral edge-frequentie afnemen. De alfa-deltaratio meet de ratio tussen de hoeveelheid power in de alfaband (8-13 Hz) en de delta-band (0,5-4 Hz). Het hangt van de fabrikant af of deze algoritmen aanwezig zijn.

24.7.3 Asymmetriedetectie

Bij (verdenking op) unilaterale pathologie kan het bepalen van een maat voor symmetrie heel handig zijn, zoals de Brain Symmetry Index (BSI). Hiermee is inmiddels veel klinische ervaring opgedaan, oorspronkelijk bij bewaking op de operatiekamer tijdens carotischirurgie, maar inmiddels ook bij andere indicaties. Een aantal fabrikanten (Clinical Science Systems, OSG) levert deze index standaard mee met de EEG-software.

Een overzicht van veelvoorkomende EEG-patronen op de IC en een aantal kwantitatieve technieken om deze te detecteren is weergegeven in ◘ tabel 24.2.

Slechts ten dele in de tabel opgenomen zijn de vele technieken die synchronisatie meten, die over het algemeen verhoogd is tijdens insulten. Deze kunnen in een aantal gevallen evengoed of zelfs beter worden toegepast dan de meer klassieke piek- of scherpe golf detectie methoden.

◘ Tabel 24.2 Overzicht van mogelijke indelingen van veelvoorkomende EEG-fenomenen op de IC. De laatste kolom geeft een aantal kwantitatieve technieken aan die behulpzaam kunnen zijn bij de detectie en deels in de literatuur zijn onderzocht.

Spatiële verdeling	Interpretatie	qEEG-techniek
A: Diffuus		
periodiek		
GPD's	variabel	SL, COH
pieken (50-70 ms)	(NC)SE	PD
piek-golfcomplexen	(NC)SE	PD
scherpe golven (70-200 ms)	(NC)SE	PD
GPD/trifasisch	metabool	ADR
burst-suppressie	hypoxie, sedatie, Treiman V	BSR
overige	identieke bursts	correlatie
niet-periodiek		
vertraging	metabool	ADR, SE90, CSA
	hypoxie	ADR, SE90, CSA
	sedatie	ADR, SE90, CSA
	verhoogde ICP	ADR,SE90, CSA
B: Focaal		
LPD's	variabel	BSI, SL, COH
unilaterale vertraging	focale ischemie	BSI, CSA
unilaterale epileptiforme afwijkingen	(NC)SE	BSI, CSA

BSI = Brain Symmetry Index; SL = *synchronization likelihood;* ADR = alfa-deltaratio; SE90 = spectral edge (90%); COH = coherence; PD = piekdetectie; SD+COH = spatiële verdeling in combinatie met coherentie; BSR = burst-suppressieratio, SE = status epilepticus; NCSE = non-convulsieve status epilepticus; CSA = *compressed spectral array.*

24.8 Casuïstiek

In deze paragraaf worden drie patiëntencasussen gepresenteerd die het gebruik van cEEG, waarbij een bepaald kenmerk als trend wordt weergegeven, kunnen toelichten. De eerste patiënte is 6 jaar oud en toonde recidiverende insulten vanuit de rechterhemisfeer. Om te illustreren dat de BSI hier goed bruikbaar is als insultdetector, is deze in ◘ figuur 24.4 weergegeven als functie van de tijd. Rond 14:00 uur is het patiëntje aanvalsvrij; wel is er een geringe asymmetrie aanwezig. Enkele uren later, rond 16:00 uur, ontstaan weer insulten, die unilateraal aanwezig zijn. Dit wordt goed gedetecteerd door de BSI-trendcurve. Een verpleegkundige kan dit goed interpreteren en vervolgens de (kinder) neuroloog waarschuwen.

Het tweede voorbeeld betreft een IC-patiënte opgenomen met een subarachnoïdale bloeding. Het voorbeeld dient vooral om aan te geven dat in sommige situaties de EEG-veranderingen veel eerder optreden dan de kliniek. De curve die is weergegeven (◘ figuur 24.5), is de spectral edge (in dit geval de SE98, waarbij dus de frequentie is weergegeven waaronder het EEG 98% van de energie bevat (van de totale hoeveelheid die zou zijn verkregen over het interval van 0,5 tot 25 Hz). Vanaf ongeveer 12:30 uur is te zien dat de spectral edge fors afneemt. Op dat moment zijn er geen veranderingen bij deze patiënte; beoordeling is echter zeer beperkt (pupilreacties en corneareflexen). Bij de pijl valt op dat de pupillen middenwijd zijn. Dit is ruim anderhalf uur nadat de SE98 begon te dalen.

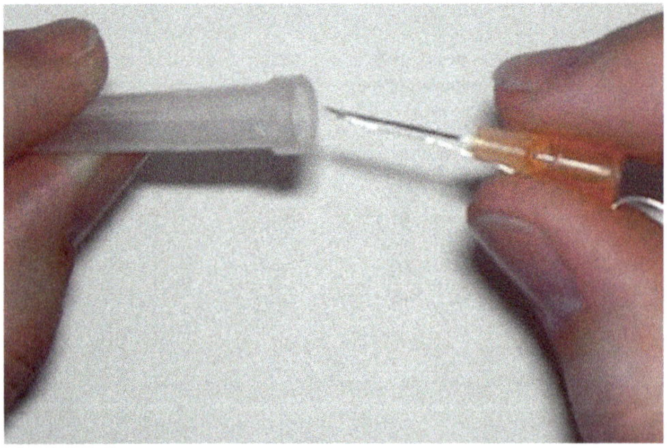

Figuur 24.3 Subdermale draadelektrode. De dunne draad is geheel geïsoleerd, behalve aan de top. De tip is gecoat met Ag/AgCl.

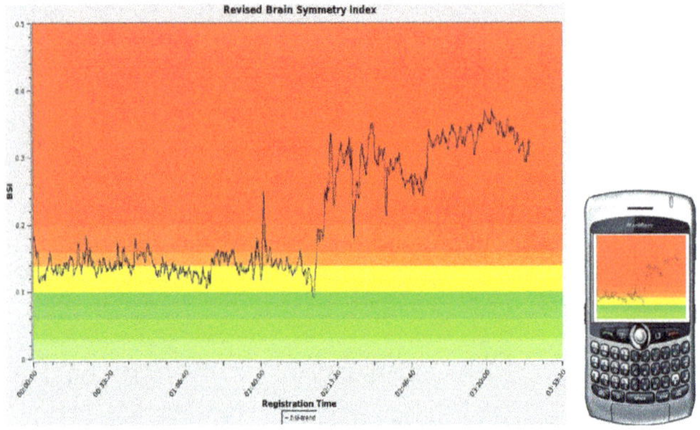

Figuur 24.4 Illustratie van de BSI als insultdetector bij een patiëntje van 6 jaar met unilaterale focale insulten.

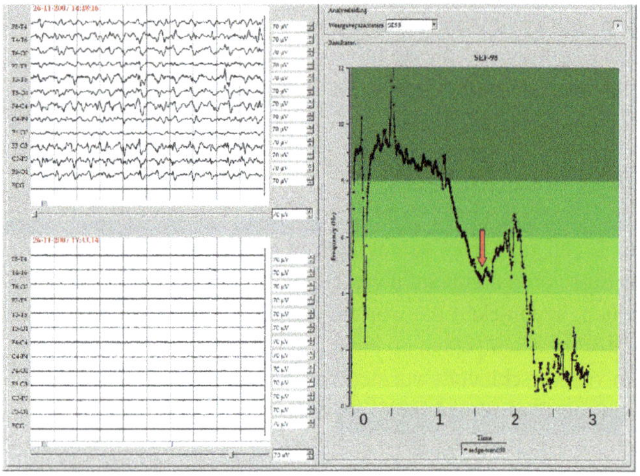

Figuur 24.5 Links twee EEG-fragmenten. De tijd hiertussen is ongeveer drie uur. Rechts de spectral edge, continu weergegeven als een trendcurve; de begintijd is nul uur. Bij de pijl heeft de patiënte middenwijde, lichtstijve pupillen, de uren daarvoor niet. Dit illustreert dat EEG-veranderingen soms uren kunnen vooruitlopen op de kliniek.

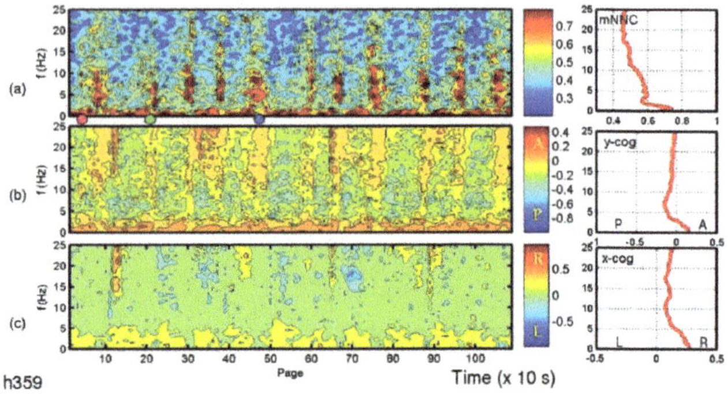

Figuur 24.6 Transformatie van het EEG van een patiënte met een langer bestaande (uren) NCSE. a: de bovenste tijd-frequentiecurve toont bursts van hoge synchronisatie. b: de middelste curve toont de voor-achterdifferentiatie als functie van de tijd en frequentie (blauw occipitaal, rood frontaal), c: de onderste curve toont de asymmetrie per frequentieband, in kleur gecodeerd, waarbij de koude (warme) kleuren aangeven dat er dominantie is over de linker- (rechter)hemisfeer. Dit stadium kan geduid worden als Treiman III. Voor details, zie Van Putten (2008).

De derde patiënte heeft een NCSE. Het EEG toonde terugkerende bursts van epileptiforme activiteit met een variërende duur en een variërend interval tussen de epileptiforme bursts. Deze waren vooral over de rechterhemisfeer aanwezig. Figuur 24.6 toont een transformatie van het EEG van deze patiënte.

24.9 EEG-monitoring bij postanoxisch coma

Een toenemend aantal publicaties toont aan dat EEG-monitoring zinvol is voor vroege prognosticering bij patiënten opgenomen op de IC na een hartstilstand die behandeld worden met therapeutische hypothermie. Dit geldt zowel voor een goede als voor een slechte uitkomst. Verscheidene studies hebben inmiddels aannemelijk gemaakt dat als het EEG binnen de eerste 12 uur (dus nog tijdens de behandeling met therapeutische hypothermie) een continu niet-laaggevolteerd patroon toont, de prognose goed is; als echter het EEG na 24 uur iso-elektrisch is of laaggevolteerd, is de prognose slecht. Ook geldt dat een burst-suppressiepatroon, zeker als dit na 24 uur – dus tijdens de hypothermie – (nog steeds) aanwezig is, geassocieerd is met een slechte uitkomst. GPD's of epileptiforme ontladingen kunnen ook optreden en zijn eveneens sterk geassocieerd met een slechte prognose. Een deel van deze patiënten herstelt echter goed; de precieze betekenis van deze patronen bij deze patiëntengroep is daarom nog niet opgehelderd. Het tijdstip van ontstaan en de reactie op anti-epileptica lijken belangrijke prognostische parameters. Al deze bevindingen zijn nog relatief recent, maar zeer waarschijnlijk zal het EEG bij deze patiënten steeds vaker worden ingezet, zodat al in een vroeg stadium informatie aanwezig is over de meest waarschijnlijke uitkomst en zinloze behandeling op tijd kan worden gestaakt.

Kernpunten

- Het EEG is zeer geschikt voor monitoring op de intensive care.
- Er zijn meerdere kwantitatieve technieken om te assisteren bij de interpretatie.
- Ook bij prognostisering van het postanoxisch coma is het EEG van toenemend belang.

Literatuur

Abou Khaled KJ, Hirsch LJ. Advances in the management of seizures and status epilepticus in critically ill patients. Crit Care Clin. 2006 Oct;22(4):637-59; abstract viii. Review.

Abou Khaled KJ, Hirsch LJ. Updates in the management of seizures and status epilepticus in critically ill patients. Neurol Clin. 2008 May;26(2):385-408, viii.

Altenburg J, Vermeulen RJ, Strijers RL, Fetter WP, Stam CJ. Seizure detection in the neonatal EEG with synchronization likelihood. Clin Neurophysiol. 2003;114(1):50–5.

Bolay H, Gürsoy-Ozdemir Y, Sara Y, Onur R, Can A, Dalkara T. Persistent defect in transmitter release and synapsin phosphorylation in cerebral cortex after transient moderate ischemic injury. Stroke. 2002;33(5):1369–75.

Brenner RP, Schaul N. Periodic EEG patterns: classification, clinical correlation, and pathophysiology. J Clin Neurophysiol. 1990;7(2):249-67. Review.

Bussière M, Pelz D, Reid RH, Young GB. Prolonged deficits after focal inhibitory seizures. Neurocrit Care. 2005;2(1):29–37.

Chong DJ, Hirsch LJ. Which EEG patterns warrant treatment in the critically ill? reviewing the evidence for treatment of periodic epileptiform discharges and related patterns. J Clin Neurophysiol. 2005;22(2):79–91.

Claassen J, Hirsch LJ, Kreiter KT, Du EY, Connolly ES, Emerson RG et al. Quantitative continuous EEG for detecting delayed cerebral ischemia in patients with poor-grade subarachnoid hemorrhage. Clin Neurophysiol. 2004;115(12):2699–710.

Claassen J, Jetté N, Chum F, Green R, Schmidt M, Choi H, et al. Electrographic seizures and periodic discharges after intracerebral hemorrhage. Neurology. 2007;69(13):1356–65.

Claassen J, Mayer SA, Hirsch LJ. Continuous EEG monitoring in patients with subarachnoid hemorrhage. J Clin Neurophysiol. 2005 Apr;22(2):92–8.

Claassen J, Mayer SA, Kowalski RG, Emerson RG, Hirsch LJ. Detection of electrographic seizures with continuous EEG monitoring in critically ill patients. Neurology. 2004;62(10):1743–8.

Cloostermans MC, Vos CC de, Putten MJAM van. A novel approach for computer assisted EEG monitoring in the adult ICU. Clin Neurophysiol. 2011;122: 2100–09.

Cloostermans MC, Meulen FB van, Eertman CJ, Hom HW, Putten MJAM van. Continuous electroencephalography monitoring for early prediction of neurological outcome in postanoxic patients after cardiac arrest. Crit Care Med. 2012;40(10):2867-75.

Deburchgraeve W, Cherian PJ, De Vos M, Swarte RM, Blok JH, Visser GH, et al. Automated neonatal seizure detection mimicking a human observer reading EEG. Clin Neurophysiol. 2008;119(11):2447–54.

Faul S, Boylan G, Connolly S, Marnane L, Lightbody G. An evaluation of automated neonatal seizure detection methods. Clin Neurophysiol. 2005;116(7):1533–41.

Gotman J, Flanagan D, Rosenblatt B, Bye A, Mizrahi EM. Evaluation of an automatic seizure detection method for the newborn EEG. Electroencephalogr Clin Neurophysiol. 1997;103(3):363–9.

Hirsch LJ, Brenner RP, Drislane FW, So E, Kaplan PW, Jordan KG, et al. The ACNS subcommittee on research terminology for continuous EEG monitoring: proposed standardized terminology for rhythmic and periodic EEG patterns encountered in critically ill patients. J Clin Neurophysiol. 2005;22(2):128–35.

Hirsch LJ, Claassen J, Mayer SA, Emerson RG. Stimulus-induced rhythmic, periodic, or ictal discharges (SIRPIDs): a common EEG phenomenon in the critically ill. Epilepsia. 2004;45(2):109–23.

Hofmeijer J, Putten MJAM van. Ischemic cerebral damage: an appraisal of synaptic failure. Stroke. 2012;43(2):607–15.

Ives JR. New chronic EEG electrode for critical/intensive care unit monitoring. J Clin Neurophysiol. 2005;22(2):119–23.

Jensen FE, Baram TZ. Developmental seizures induced by common early-life insults: short- and long-term effects on seizure susceptibility. Ment Retard Dev Disabil Res Rev. 2000;6(4):253–57.

Jirsch J, Hirsch LJ. Nonconvulsive seizures: developing a rational approach to the diagnosis and management in the critically ill population. Clin Neurophysiol. 2007;118(8):1660–70.

Jordan KG. Continuous EEG monitoring in the neuroscience intensive care unit and emergency departments. J Clin Neurophysiol. 1999;16:14–39.

Khalilov I, Holmes GL, Ben-Ari Y. In vitro formation of a secondary epileptogenic mirror focus by interhippocampal propagation of seizures. Nat Neurosci. 2003;6(10):1079–85.

Losiniecki A, Zuccarello M. Subarachnoid hemorrhage: effect on cerebral blood flow and cerebral metabolism. Front Biosci. 2008;13:1845–56.

Maynard DE. EEG processing by the cerebral function monitor (CFM). Ann Anesthesiol Fr. 1979;20(3):170–4.

Mizrahi EM, Clancy RR. Neonatal seizures: early-onset seizure syndromes and their consequences for development. Ment Retard Dev Disabil Res Rev. 2000;6(4):229–41.

Nei M, Lee JM, Shanker VL, Sperling MR. The EEG and prognosis in status epilepticus. Epilepsia. 1999;40(2):157–63.

Nuwer MR. ICU EEG monitoring: nonconvulsive seizures, nomenclature, and pathophysiology. Clin Neurophysiol. 2007;118(8):1653-4. Epub 2007 Jun 18.

Ono S, Chida K, Fukaya N, Yoshihashi H, Takasu T. Dysphasia accompanied by periodic lateralized epileptiform discharges. Intern Med. 1997;36(1):59–61.

Pandian JD, Cascino GD, So EL, Manno E, Fulgham JR. Digital video-electroencephalographic monitoring in the neurological-neurosurgical intensive care unit: clinical features and outcome. Arch Neurol. 2004;61(7):1090–4.

Phlypo R, Van Hese P, Hallez H, Boon P, Van de Walle R, D'Asseler Y, et al. Extracting the spike process from the EEG by spatially constrained ICA. Conf Proc IEEE Eng Med Biol Soc. 2006;1:5286–9.

Putten MJAM van, Kind T, Visser F, Lagerburg V. Detecting temporal lobe seizures from scalp EEG recordings: A comparison of various features. Clin Neurophysiol. 2005;116(10):2480–9.

Putten MJAM van, Liefaard L, Danhof M, Voskuyl R. Four phasic response in kainic treated rats. Published as Chapter 5 in Thesis by Lia Liefaard, PK-PD modeling of GABA kinetics in University of Leiden, 2008.

Putten MJAM van, Peters JM, Mulder SM, de Haas JA, Bruijninckx CM, Tavy DL. A brain symmetry index (BSI) for online EEG monitoring in carotid endarterectomy. Clin Neurophysiol. 2004;115(5):1189–94.

Putten MJAM van, van Putten MH. Discovery of recurrent multiple brain states in non-convulsive status epilepticus. Clin Neurophysiol. 2007;118(12):2798–804.

Putten MJAM van. Nearest neighbor phase synchronization as a measure to detect seizure activity from scalp EEG recordings. J Clin Neurophysiol. 2003;20(5):320–5.

Putten MJAM van. Neonatal seizure detection (editorial). Clin Neurophysiol. 2008;119(11):2417–18.

Putten MJAM van. The colorful brain: visualization of EEG background patterns. J Clin Neurophysiol. 2008;25(2):63–8.

Putten MJ, Tavy DL van. Continuous quantitative EEG monitoring in hemispheric stroke patients using the brain symmetry index. Stroke. 2004;35(11):2489–92.

Qu H, Gotman J. A seizure warning system for long-term epilepsy monitoring. Neurology. 1995;45(12):2250–4.

Rossetti, AO, Urbano, LA Delodder F, Kaplan PW, Oddo M. Prognostic value of continuous EEG monitoring during therapeutic hypothermia after cardiac arrest, Critical Care. 2010;**14**:R173.

Sanders P. EEG monitoring in the ICU: beta-scientific and managerial aspects. Technical report, Rijksuniversiteit Groningen (Master Thesis), 2007.

Shah AK, Agarwal R, Carhuapoma JR, Loeb JA. Compressed EEG pattern analysis for critically ill neurological-neurosurgical patients. Neurocrit Care. 2006;5(2):124–33.

Slooter AJ, Vriens EM, Leijten FS, Spijkstra JJ, Girbes AR, van Huffelen AC, et al. Seizure detection in adult ICU patients based on changes in EEG synchronization likelihood. Neurocrit Care. 2006;5(3):186–92.

Smit LS, Vermeulen RJ, Fetter WP, Strijers RL, Stam CJ. Neonatal seizure monitoring using non-linear EEG analysis. Neuropediatrics. 2004;35(6):329–35.

Stam CJ, Dijk BW van. Synchronization likelihood: an unbiased measure of generalized synchronization in multivariate data sets. Physica D. 2002;2850:1–16.

Toet MC, Groenendaal F, Osredkar D, van Huffelen AC, de Vries LS. Postneonatal epilepsy following amplitude-integrated EEG-detected neonatal seizures. Pediatr Neurol. 2005;32(4):241–247.

Treiman DM, Walton NY, Kendrick C. A progressive sequence of electroencephalographic changes during generalized convulsive status epilepticus. Epilepsy Res. 1990;5(1):49–60.

Treiman DM. Electroclinical features of status epilepticus. J Clin Neurophysiol. 1995;12(4):343–62.

Treiman DM. Status epilepticus. Baillieres Clin Neurol. 1996;5(4):821–39.

Vos CC de, van Maarseveen SM, Brouwers PJ, van Putten MJ. Continuous EEG monitoring during thrombolysis in acute hemispheric stroke patients using the brain symmetry index. J Clin Neurophysiol. 2008;25:77–82.

Wennervirta JE, Ermes MJ, Tiainen SM, Salmi TK, Hynninen MS, Särkelä MO, et al. Hypothermia-treated cardiac arrest patients with good neurological outcome differ early in quantitative variables of EEG suppression and epileptiform activity, Crit Care Med. 2009;37(8);2427-35 .

Wirrell EC, Armstrong EA, Osman LD, Yager JY. Prolonged seizures exacerbate perinatal hypoxic-ischemic brain damage. Pediatr Res. 2001;50(4):445–54.

Zandbergen EG, Hijdra A, Koelman JH, Hart AA, Vos PE, Verbeek MM, and PROPAC Study Group. Prediction of poor outcome within the first 3 days of postanoxic coma. Neurology. 2006;66(1):62–68.

Deel III Ultrageluid in de neurologie

Fysiologie van de bloedvoorziening van de hersenen

W.H. Mess

25.1 Inleiding

Met behulp van extra- en transcraniële Doppler-apparatuur kan de bloedstroomsnelheid in de cerebropetale vaten worden bepaald. Zodoende kan voor de patiënt relevante informatie bij diverse klinische vraagstellingen worden verkregen. Voorwaarde voor een goed onderbouwde en volledige interpretatie van de verkregen signalen is daarbij de kennis van de fysiologische basis van de bloedvoorziening van de hersenen. Dit hoofdstuk belicht enkele relevante aspecten van deze fysiologie en verwijst waar mogelijk naar de betekenis in de praktijk.

25.2 Hart en hersenen

De hersenen worden van een buitengewoon grote hoeveelheid bloed voorzien. De *cardiac output* is circa 5 l/min. Ook al maakt het gewicht van de hersenen maar circa 2% uit van het totale lichaamsgewicht, toch gaat circa 15 tot 20% van de cardiac output, dus zo'n 800 à 900 ml per minuut, naar de hersenen toe. Het merendeel, ongeveer 75%, bereikt de hersenen via de aa. carotides. Per minuut stroomt er dus ongeveer 300 ml bloed door iedere a. carotis. Het grootste gedeelte hiervan stroomt via de a. carotis interna naar de a. cerebri media.

Van wezenlijk belang is dat de hoeveelheid bloed per tijd die door de a. carotis stroomt onafhankelijk is van de diameter. ◘ Figuur 25.1 laat schematisch een bloedvat zien met vier duidelijk verschillende diameters: het bloedstroomvolume blijft in elk segment gelijk. Wat wél verandert is de bloedstroomsnelheid. Dit gegeven is onder andere de basis voor het kunnen bepalen van de graad van stenose van de a. carotis. Hoe kleiner de diameter (dus hoe ernstiger de stenose), hoe hoger de bloedstroomsnelheid zal zijn. Dit simpele model houdt geen rekening met factoren die de stroomsnelheid indirect beïnvloeden, zoals de mate van weerstand verder distaal of bijzondere gevallen zoals een subtotale stenose.

25.3 Vaatvertakkingen en de gevolgen

Distaal vertakken de cerebropetale vaten in steeds meer vaten. De diameter van die vaten wordt weliswaar steeds kleiner, maar de som van de dwarsdoorsneden van alle vaten samen met een bepaalde diameter neemt dramatisch toe. De a. carotis heeft een straal van 0,4 cm, wat een oppervlakte van de doorsnee van 0,5 cm^2 oplevert. Dat kan vergeleken worden met een schatting van de dwarsdoorsnede van alle hersencapillairen. Het oppervlak van alle capillairen van het lichaam samen is ongeveer 3.000 cm^2. Ervan uitgaande dat 15 tot 20% van het bloed naar de hersenen gaat en dat de stroomsnelheden in de grote hersenarteriën vergelijkbaar zijn met die van andere organen, betekent dit een gezamenlijk oppervlak voor de hersencapillairen van circa 525 cm^2. Dit is een factor van circa 1.000 ten opzichte van het oppervlak van de doorsnede van de a. carotis communis. Volgens het continuïteitsprincipe is de hoeveelheid bloed per tijdseenheid in deze vaten identiek, wat betekent dat de gemiddelde bloedstroomsnelheid fors afneemt naarmate de vaatboom verder splitst. Op capillair niveau is de stroomsnelheid slechts circa 0,03 cm/s, inderdaad ongeveer 1000 keer langzamer dan de gemiddelde snelheid in de a. carotis communis. De relatief lage bloedstroomsnelheden in de kleine vaten zijn dus niet het gevolg van een hogere weerstand. Overigens daalt ook de druk in het lumen naarmate de bloedvaten kleiner worden, maar het verschil in druk is tussen grote en kleine vaten veel minder groot dan geldt voor het verschil in bloedstroomsnelheden. Een typische gemiddelde druk in de a. carotis is 90 mmHg en in de capillairen 25 mmHg. Het grootste drukverval treedt op ter hoogte van de precapillaire arteriolen.

25.4 Laminaire stroom en turbulentie

In een recht vat is er sprake van een zogenoemde laminaire stroom. Het bloed stroomt in lagen, waarbij de binnenste lagen sneller stromen dan de buitenste (◘ figuur 25.2). Ter plaatse van een opsplitsing van de vaatboom, zoals bij de carotisbifurcatie, wordt de bloedstroomsituatie complexer. ◘ Figuur 25.3 licht de situatie aldaar nader toe.

25.5 Naar een gelijkmatige bloedvoorziening van de hersenen

Omdat hersenweefsel praktisch geen energiereserve heeft, is een permanente adequate perfusie essentieel. Belangrijk zijn twee factoren die deze gelijkmatige perfusie kunnen belemmeren. Ten eerste is de *cardiac output* niet constant maar pulserend: slechts tijdens de systole, ofwel gedurende ongeveer een kwart tot een derde van de tijd, pompt het hart bloed de aorta in. De zogenoemde windketelfunctie van de grote bloedvaten zorgt voor een in de tijd relatief gelijkmatige bloedstroom (zie verder). Ten tweede is de bloeddruk op hartniveau niet constant; de bloeddruk varieert immers naargelang de eisen van het moment (denk aan inspanning, stress, slaap enzovoort). Deze bloeddrukschommelingen dienen niet direct aan de hersenen te worden doorgegeven en moeten dus worden opgevangen. De regelfunctie die de stroom constant houdt ongeacht wisselingen in bloeddruk, heet cerebrale autoregulatie. Het mechanisme verloopt via aanpassing van de tonus van gladde spiercellen van vooral precapillaire arteriolen.

25.5.1 Het windketeleffect

De grote bloedvaten zoals de a. carotis zijn van het elastische type. Dit houdt in dat tijdens de systole het bloed niet alleen in craniële richting stroomt, maar ook dat de verhoogde druk de wanden oprekt. Als de druk na de systole weer afneemt, worden de vaten weer wat nauwer. Omdat de aortaklep dan gesloten is, onderhoudt deze elastische krimp een stroom van het hart af, zij het met een lagere druk dan tijdens de systole. Dit is het zogenoemde windketeleffect, benoemd naar een vergelijkbaar

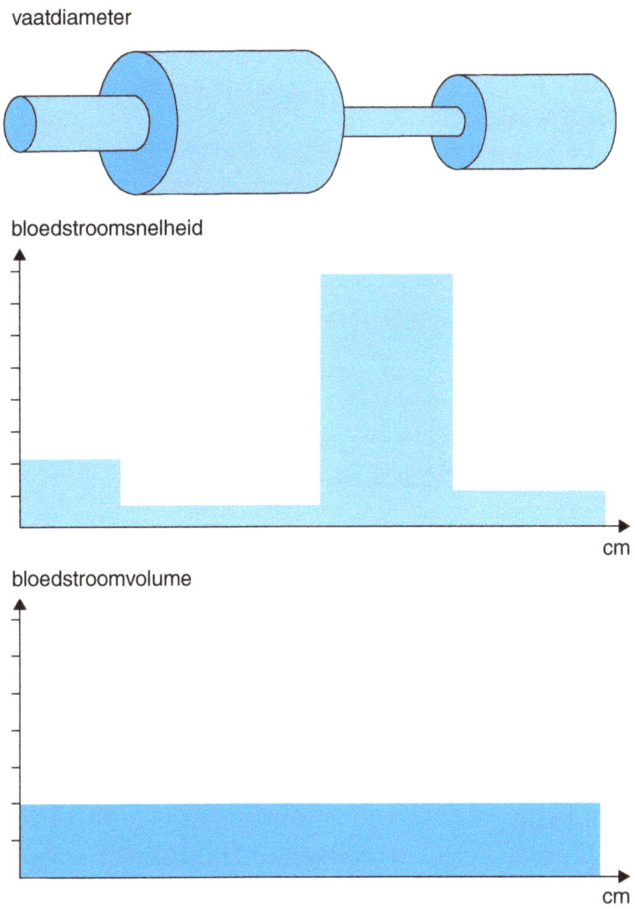

Figuur 25.1 Het continuiteïtsprincipe. (Naar: Ultraschall in der Neurologie. Kaps M, et al. Thieme; 2005.)

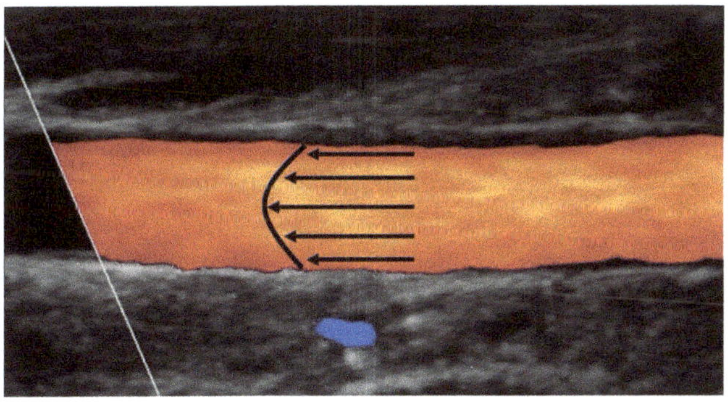

Figuur 25.2 Laminaire stroom. De kleurenduplexafbeelding laat de a. carotis communis in het middentraject zien bij een gezonde 25-jarige. De pijlen geven een indicatie van de bloedstroomsnelheid van de desbetreffende bloedstroomlaag. Voor de praktijk geldt de vuistregel dat de Doppler-meting geschiedt in het midden van het lumen, dus ter plaatse van de hoogste bloedstroomsnelheden.

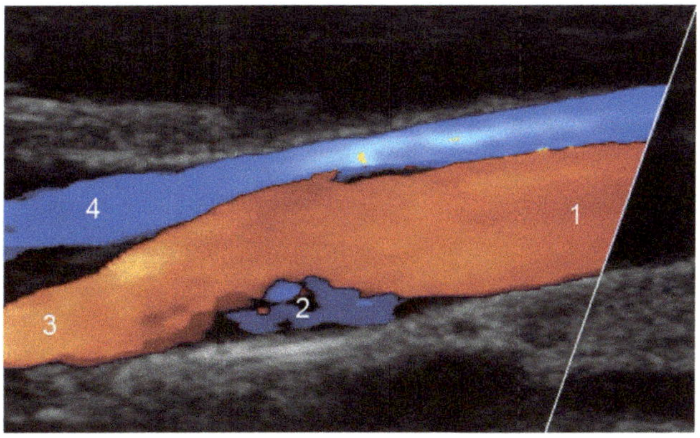

Figuur 25.3 Complexe stroom in de carotisbifurcatie. De kleurenduplexafbeelding toont de a. carotis communis (1), de a. carotis interna (3) en de v. jugularis interna (4) van een gezonde 25-jarige. In de a.carotis communis wordt een homogene kleureninvulling gezien. Dit past bij een ongecompliceerde laminaire stroming zoals boven beschreven. De rode kleur geeft aan dat het bloed van rechts naar links stroomt. Verder distaal in de bulbus verandert deze situatie. Daar waar de bulbus het wijdst is (ter hoogte van "2"), ontstaat er een gebied waar het bloed van links naar rechts stroomt, aangeduid door de blauwe kleur. Het is opvallend dat de endotheelcellen in dit gebied een andere configuratie vertonen dan elders in de a. carotis en dat een carotisplaque zich nagenoeg altijd juist in dit gebied ontwikkelt.
Verder distaal (tussen "2" en "3") is te zien dat het stromingsprofiel in de proximale a. carotis interna duidelijk minder homogeen is dan in de a. carotis communis. Daar waar de a. carotis interna grenst aan de v. jugularis interna (de zogeheten *near wall*) is er sprake van vrij hoge snelheden (weergegeven in geel). In de buurt van de zogeheten *far wall* zijn de bloedstroomsnelheden juist erg laag (weergegeven in donkerrood. Daartussenin worden dezelfde bloedstroomsnelheden gezien als in de a. carotis communis. Nog verder distaal ("3") is er weer sprake van een gelijkmatig beeld, waarbij de kleur tussen rood en geel is en de bloedstroomsnelheden dus hoger zijn dan in de a. carotis communis. Dit is te verklaren door het continuïteitsprincipe (zie boven).
In de praktijk kan de kleurenduplexmodus goed gebruikt worden om de plaats van de hoogste bloedstroomsnelheden te bepalen en aldaar de exacte bloedstroomsnelheid vast te stellen met een Doppler-meting.

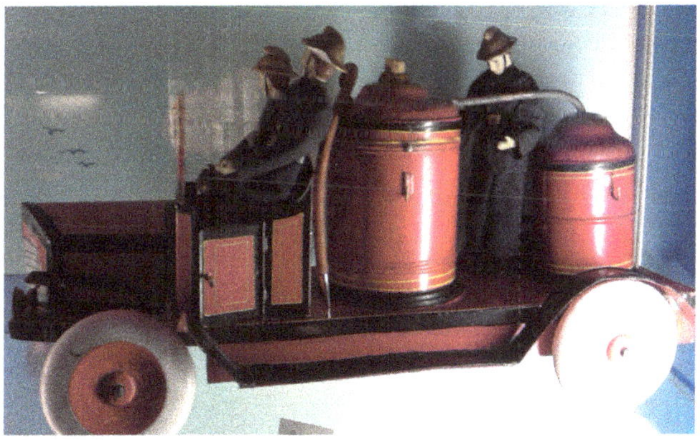

Figuur 25.4 Model van een historische windketel (foto ter beschikking gesteld door dr. Erik Hoff).

systeem bij (zeer oude) brandweerpompen. Daarbij zorgde lucht in een drukvat (de 'wind') dat men met een zo gelijkmatig mogelijke stroom water kon werken (figuur 25.4).

De rekbaarheid van een vat wordt compliantie (*compliance*) genoemd en wordt gedefinieerd als ΔV gedeeld door ΔP, ofwel het volumeverschil dat in een vat ontstaat bij een bepaald drukverschil. Hoe groter de compliantie, hoe slapper het vat. De compliantie zorgt ervoor dat arteriën pulseren in de afwisseling van systole en diastole, wat goed te zien is in het zogeheten B-beeld. Typische waarden voor minimale en maximale diameters zijn

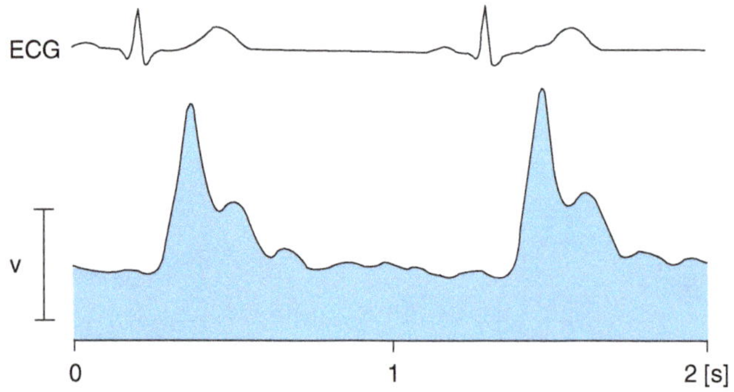

Figuur 25.5 Correlatie tussen ECG en bloedstroomsnelheden in de a. carotis. Het ECG (bovenste lijn) en het Doppler-signaal van de a. carotis communis (onderste gedeelte) zijn tegelijkertijd gemeten. Op de X-as is de tijd weergegeven en op de Y-as in het onderste gedeelte de bloedstroomsnelheid. Let op de tijdsverschuiving tussen QRS-complex en maximale bloedstroomsnelheid in de systole maar ook op het Doppler-signaal in de diastole, dat dankzij het windketeleffect niet terugkeert naar nul, ook al is er dan geen *cardiac output* meer. (Naar: Ultraschall in der Neurologie. Kaps M, et al. Thieme; 2005.)

7 en 8 mm. Vertaald naar het oppervlak van de dwarsdoorsnede is dat een verschil van 25%. Aangezien de lengte van een vat tijdens de hartslag nauwelijks verandert, verandert het volume van het vat evenredig met de verandering van dat oppervlak. In het geval van de a. carotis wordt tijdens de systole circa een kwart van het volume niet naar craniaal verplaatst maar zijwaarts door de oprekking van de vaatwand. Pas tijdens de diastole stroomt dit bloed alsnog naar craniaal. Figuur 25.5 illustreert de relatie tussen hartslag, systole, diastole en de bloedstroomsnelheden zoals gemeten in de a. carotis communis.

Autoregulatie

Zoals gezegd is cerebrale autoregulatie het mechanisme om de hersendoorbloeding constant te houden ongeacht het optreden van geleidelijke drukveranderingen (met 'geleidelijk' wordt bedoeld dat het niet gaat om veranderingen binnen één hartslag maar over vele hartslagen). Essentieel voor het begrip is kennis van de factoren die over het algemeen de stroom in een vat of een buis bepalen. De formule van Hagen-Poiseuille zet deze factoren op een rij.

$$V = \frac{\Delta P * r^4 * \pi}{8 * \eta * l}$$

waarbij: V = gemiddelde stroom ('flow'): volume per tijdseenheid; ΔP = drukverschil tussen begin en einde van de buis; r = radius (straal) van de buis; η = viscositeit; l = lengte van de buis.

Deze samenhang heeft enkele belangrijke consequenties. Zo is de stroom dus omgekeerd evenredig aan de viscositeit. Dit is van praktisch belang bij patiënten met een anemie; door de afgenomen viscositeit zullen de stroom en de bloedstroomsnelheid in alle onderzochte vaten toenemen. Voor de bespreking van de cerebrale autoregulatie is het cruciaal dat de stroom evenredig is met de vierde macht van de straal van het vat. Dit houdt in dat zeer geringe diameterveranderingen van een bloedvat al tot een grote verandering van de stroom zullen leiden. Een voorbeeld: stel dat een kleine arterie eerst een diameter van 1 mm heeft, die vervolgens afneemt tot 0,95 mm. De afname in diameter is maar 5%, maar de stroom zal dan met circa 20% dalen.

De voornoemde diameterveranderingen vinden vooral plaats op het niveau van de kleine (precapillaire) arteriolen. Zij bepalen daarmee de weerstand en zijn zodoende zeer effectief in het reguleren van de bloedstroom door de hersenen. Deze volgt in wezen een simpel principe: de wet van Ohm is hier van toepassing.

$$I = U/R \qquad (25.1)$$

waarbij: I = stroom; U = spanning; R = weerstand.

Naar de doorbloeding van de hersenen vertaald wordt de formule:

$$CBF = ABP/CVRes \qquad (25.2)$$

waarbij: CBF = cerebrale bloedstroom; ABP = arteriële bloeddruk; CVRes = cerebrovasculaire weerstand.

De stroom is gelijk aan de axiale druk (in de richting van het bloedvat) gedeeld door de weerstand. Hoe hoger de druk in de aanvoerende bloedvaten, hoe sterker de doorstroming. Hoe hoger de weerstand in het distale vaatbed, hoe lager de stroom en vice versa.

In praktische termen betekent dit dat in het geval van bloeddrukdalingen of -stijgingen de CBF constant kan blijven mits de weerstand wordt aangepast. Omdat de diameterverandering zo'n effectief middel is om de CBF aan te passen, kunnen enorm grote bloeddrukverschillen gecompenseerd worden (circa 100 mmHg). Maar bij een gemiddelde arteriële bloeddruk lager dan circa 50mmHg, of boven 150 mmHg, werkt de regulatie niet en volgt de CBF de ABP passief. De autoregulatie kan verminderd of zelfs opgeheven zijn onder verschillende omstandigheden, vooral bij patiënten met een beroerte. Zo zijn de weerstandsvaten bij een ernstige carotisstenose of occlusie in afhankelijkheid van de collaterale stroom continu maximaal gedilateerd en zullen bloeddrukdalingen niet gecompenseerd kunnen worden. Een dergelijke situatie bestaat in de regel lang en verandert niet meteen wanneer de stenose door een operatie opeens verwijderd wordt. De bloeddruk in het desbetreffende stroomgebied is dan opeens veel hoger dan voor de operatie, maar de weerstandsvaten staan open en zijn niet onmiddellijk in staat nauwer te worden. Zo ontstaat een verhoogd risico op een hyperperfusiesyndroom.

Windketel, wet van Ohm en Doppler-meting

De kracht achter de bloedstroom is tijdens de systole hoger dan tijdens de diastole. Dit is een functie van het samenspel tussen cardiac output en windketeleffect. Veranderingen in de weerstand verder distaal zullen zich daarom bij een Dopplermeting in eerste instantie sterker vertalen in de diastolische dan in de systolische bloedstroomsnelheden. In de praktijk komen we dit fenomeen onder diverse omstandigheden tegen. Bij een

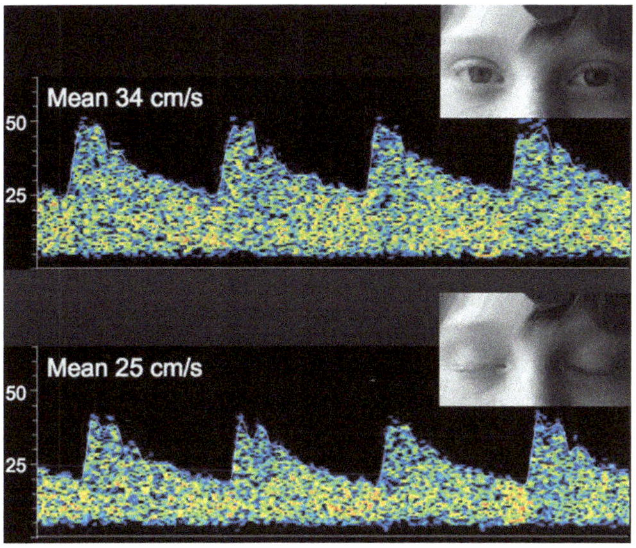

Figuur 25.6a Neurovasculaire koppeling. Terwijl de proefpersoon de ogen wél (boven) of niet (onder) heeft geopend, worden de bloedstroomsnelheden van het P2-segment van de rechter a. cerebri posterior bepaald met TCD. Let op de duidelijk hogere bloedstroomsnelheden bij geopende ogen.

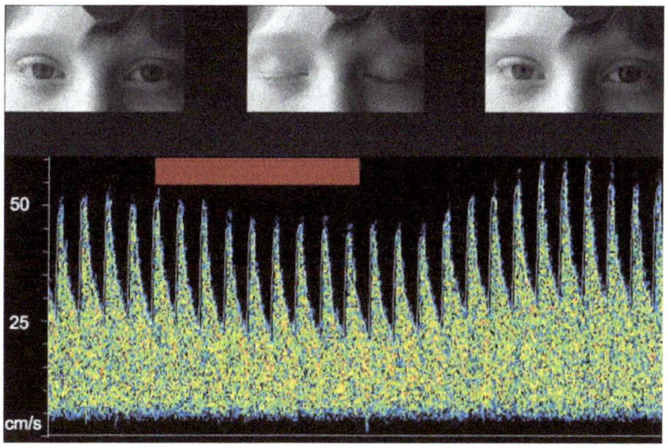

Figuur 25.6b De dynamiek van de neurovasculaire koppeling is bij deze langer durende registratie goed te zien. Aan het begin zijn de ogen geopend. De rode balk geeft aan wanneer de ogen gesloten zijn. Het duurt circa vijf hartslagen voor de laagste waarde is bereikt. Na het openen van de ogen duurt het weer circa vijf hartslagen voor het oorspronkelijke niveau weer bereikt is. Daarna treedt echter nog een zogeheten *overshoot* op. Opnieuw is na circa vijf hartslagen het maximum daarvan bereikt, waarna de bloedstroomsnelheden na een vergelijkbare periode op hun oorspronkelijke niveau terugkeren.

verhoogde hersendruk wordt er bij een transcraniële Dopplermeting (TCD) in de a. cerebri media in eerste instantie alleen een verlaging van de diastolische bloedstroomsnelheden gezien. Typisch is dan ook de duidelijk toegenomen pulsatiliteitsindex (PI; V_{max}-V_{min}/V_{mean}). Wanneer de kleine arteriolen in het geval van een uitgeputte autoregulatie maximaal openstaan, is de perifere weerstand uitermate laag en zien we juist een relatief hoge diastolische bloedstroomsnelheid en daarmee een lage PI. Hetzelfde principe geldt voor ernstige obstructies van de cerebropetale vaten. Zo wordt bij een carotisstenose van meer dan 80% vaak een duidelijk verlaagde diastolische bloedstroomsnelheid in de ipsilaterale a. carotis communis gezien (verschil meer dan 100%). En in het geval van een distale occlusie van de a. vertebralis is er in het nektraject sprake van een hogeweerstandsprofiel, een signaal dat door een uitermate lage zo niet afwezige diastolische flow wordt gekenmerkt.

25.5.2 De neurovasculaire koppeling

Net als bij andere orgaansystemen geldt ook voor de hersenen dat de activiteit en de bloeddoorstroming aan elkaar gekoppeld zijn. Het precieze mechanisme van deze zogenoemde neurovasculaire koppeling is nog niet precies bekend. Wel is duidelijk dat de hoeveelheid bloed die per tijdseenheid naar een bepaald hersengebied gaat, wordt geregeld door middel van diameterveranderingen van de precapillaire arteriolen. Neemt de activiteit van een bepaald hersengebied toe, dan zullen deze kleine vaten dilateren. Dientengevolge daalt de weerstand, en volgens de wet van Ohm zal de stroom toenemen. De diameter van de grote bloedvaten van de cirkel van Willis daarentegen verandert niet. In die vaten leidt een verhoogde stroom dus tot een toename van de bloedstroomsnelheid, en die kan gemakkelijk met TCD gemeten worden. Figuur 25.6a en figuur 25.6b laten een voorbeeld zien.

25.5.3 De metabole koppeling

Ten slotte is er nog een derde factor die invloed heeft op de diameter van de precapillaire arteriolen, en dat is de metabole koppeling. CO_2 is een afvalproduct van het celmetabolisme en een sterke vasodilatator. Een CO_2-toename zal dus via een diametertoename van de precapillaire arteriolen, net zoals bij de metabole koppeling, ook tot een toename van de bloedstroomsnelheden in de grote vaten van de cirkel van Willis leiden en daar met behulp van TCD kunnen worden gemeten.

Er zijn diverse mogelijkheden om het vermogen van de weerstandsvaten om van diameter te veranderen ten gevolge van CO_2-dalingen of -stijgingen met behulp van TCD te testen. Bij de eenvoudigste methode houdt de onderzochte persoon de adem gedurende 30 seconden in, zodat de hoeveelheid CO_2 toeneemt. Een andere methode creëert een CO_2-stapeling door het inademen van lucht met een hoog CO_2-gehalte. Ten slotte kan acetazolamide intraveneus worden toegediend; deze carboanhydraseremmer zal de hoeveelheid CO_2 eveneens doen toenemen.

Behalve door provocatie zijn er ook nog andere mogelijkheden om de autoregulatie te testen. De zogenoemde dynamische autoregulatie kan worden onderzocht door gelijktijdige continue meting van het Doppler-signaal en de bloeddruk. Zodoende worden fysiologische langzame schommelingen van de bloeddruk gezien. Deze schommelingen vertalen zich in veranderingen van de bloedstroomsnelheden in de a. cerebri media. Deze veranderingen treden echter niet tegelijkertijd op maar met een tijdsverschil. Dit tijdsverschil wordt gebruikt als maat voor de functie van de cerebrale autoregulatie.

Kernpunten

- De hersenen maken slechts circa 2% uit van het lichaamsgewicht, maar worden voorzien van 15-20% van het bloed dat het hart verlaat.
- De elastische eigenschappen van de grote bloedvaten en de cerebrale autoregulatie zorgen samen voor een gelijkblijvende cerebrale bloedvoorziening.
- Diameterveranderingen van vooral de precapillaire arteriolen zijn het belangrijkste instrument voor de cerebrale autoregulatie, maar ook de neurovasculaire en neurometabole koppeling.
- De fysiologie van de cerebrale bloedvoorziening kan met behulp van Doppler-metingen in kaart worden gebracht, waarbij in acht dient te worden genomen dat niet de stroom in ml/min maar de bloedstroomsnelheid in cm/s wordt bepaald.

Literatuur

Boron, WF, Boulpaep EL, eds. Medical physiology. 3rd. ed. Philadelphia: Saunders; 2012.

Kaps M, Reutern GM von, Stolz E, Büdingen HJ von (eds). Ultraschall in der Neurologie. Stuttgart: Thieme; 2005.

Valdueza JM, Schreiber SJ, Roehl JE, Klingebiel R. Neurosonology and neuroimaging of stroke. Stuttgart: Thieme; 2008.

Ultrageluid: fysica en apparatuur

W.H. Mess

26.1 Inleiding

Tegenwoordig wordt bij patiënten bij wie een neurologische aandoening wordt vermoed, op allerlei manieren aanvullend onderzoek verricht waarbij ultrageluid wordt toegepast. Dit hoofdstuk licht de beginselen van deze methode toe, zodat er in de praktijk optimaal gebruik van kan worden gemaakt. Fysica en techniek staan hier dus centraal, maar voor zover mogelijk zal de relatie met de praktijk worden gelegd, vooral daar waar er implicaties zijn voor de interpretatie van de bevindingen.

Er worden twee verschillende soorten apparatuur toegepast: ten eerste Doppler-systemen zonder beeldvorming en ten tweede de zogenoemde duplexsystemen, waarbij vaak verschillende modaliteiten (waaronder Doppler-metingen) min of meer tegelijkertijd gebruikt worden. Echter, door de analyse van plaque-eigenschappen, perifere zenuwen en spieren en ook intracraniele structuren, heeft ook het op zichzelf staande echo-onderzoek een belangrijke plaats veroverd in de aanvullende diagnostiek. Er zal in dit hoofdstuk in eerste instantie worden ingegaan op pure Doppler-systemen en daarmee op het principe van bloedstroomsnelheidsmetingen met behulp van het Doppler-effect. In tweede instantie zal de duplexapparatuur worden besproken en daarmee de principes van het echo-onderzoek en de zogenoemde kleurenduplex, alsmede de manier waarop in duplexsystemen Doppler-metingen plaatsvinden.

26.2 Doppler-systemen

26.2.1 Geschiedenis

In het midden van de negentiende eeuw werd het Doppler-effect door de gelijknamige mathematicus in Praag voor het eerst beschreven. Dopplers aandachtsgebied daarbij was het gekleurde licht van sterren. Buys Ballot, de eerste directeur van het KNMI, werkte in Nederland en was eveneens geïnteresseerd in meteorologie. Via deze weg vernam hij de ideeën van Doppler, waarin hij overigens niet geloofde. Om theorieën over frequentieverschuivingen als gevolg van beweging te weerleggen, voerde Buys Ballot een experiment uit op het eerste spoorwegtraject van Nederland, tussen Utrecht en Maarssen. Tot zijn eigen verbazing kon hij wel degelijk een verschuiving in de Doppler-frequentie meten, in dit geval voor akoestische signaalbronnen.

De algemene Doppler-formule voor frequentieveranderingen bij een zich verplaatsende geluidsbron luidt:

$$fD = fg\ (v\ /\ (v\ -\ vg)) \qquad (26.1)$$

waarbij: fD = Doppler-frequentie; fg = frequentie van de geluidsbron; v = snelheid van geluid in het betreffende medium; vg = snelheid van verplaatsing van de geluidsbron.

Er kan dus alleen dan een Doppler-frequentieverschuiving optreden als de geluidsbron zich verplaatst. Wanneer vg gelijk is aan 0, zal de Doppler-frequentie gelijk zijn aan de frequentie van de geluidsbron. Uit de formule blijkt ook dat indien vg positief is (de geluidsbron beweegt naar de waarnemer toe), de Doppler-frequentie hoger zal zijn dan de frequentie van de geluidsbron en uiteraard vice versa. Buys Ballot bleef echter sceptisch over zijn bevindingen en vroeg zich dan ook in een publicatie hierover af wat het mogelijke nut van deze ontdekking zou kunnen zijn, wat naar hedendaagse maatstaven van vrij veel zelfkritiek getuigt. Ironisch genoeg bleek later inderdaad dat het Doppler-effect niet toegepast kon worden op het door Doppler zelf gekozen terrein, maar dat het wel degelijk bruikbaar is voor de analyse van geluiden, bijvoorbeeld in het kader van bloedstroomsnelheidsmetingen.

26.2.2 Basisprincipe van het Doppler-toestel

Moderne Doppler-toestellen werken nagenoeg volledig digitaal, maar het basisprincipe is nog steeds hetzelfde als dat van de analoge voorgangers. ◘ Figuur 26.1 illustreert de belangrijkste processen. Het signaal van een frequentiegenerator wordt versterkt en stuurt een transducer aan. Deze converteert de elektrische energie in akoestische energie door middel van een kristal aan het uiteinde van de transducer (piëzo-elektrisch effect). In het geval van een transcranieel Doppler-systeem zal dit bijna altijd een 2 MHz transducer zijn. Voor extracraniële toepassing komen frequenties van 4 en 8 MHz in aanmerking. Het piëzo-elektrische effect functioneert ook omgekeerd; teruggekaatst ultrageluid wordt door het kristal weer in elektrische energie getransformeerd. Het gaat kortom om een elektrisch signaal dat geanalyseerd kan worden. Het binnenkomende signaal wordt vergeleken met het verstuurde signaal (demodulatie), frequentieverschillen worden hoorbaar gemaakt en het frequentiespectrum kan worden geanalyseerd.

26.2.3 Continuous en pulsed wave

De eerste extracraniële Doppler-toestellen voor de evaluatie van de halsvaten, daterend uit de jaren zeventig, werkten met transducers waarbij aan de top twee kristallen naast elkaar waren geplaatst. Het ene verstuurde continu ultrageluid, het andere ontving continu (*continuous wave*; CW-Doppler). Deze werkwijze wordt momenteel alleen nog voor speciale toepassingen gebruikt (bijvoorbeeld intraoperatief bij carotisendarteriëctomie). Het voornaamste nadeel is de ontbrekende mogelijkheid een teruggekaatst signaal aan een bepaalde diepte te relateren. Dit is wél mogelijk in de zogenoemde *pulsed wave*-mode (PW-mode) (◘ figuur 26.2). Er wordt niet continu ultrageluid verzonden maar in kortdurende pulsen, vandaar de naam. De pauzes tussen de pulsen zijn vaak vijf tot tien keer zo lang als de duur van de puls. Aan de top van een transducer voor PW-onderzoek bevindt zich overigens maar één kristal, dat continu omschakelt tussen zenden en ontvangen. ◘ Figuur 26.3 laat voorbeelden van PW-transducers zien.

26.2.4 Metingen op een gedefinieerde diepte

Met behulp van een PW-systeem is het mogelijk Doppler-metingen op één gedefinieerde diepte te verrichten. Het principe daarvan is weergegeven in ◘ figuur 26.4. Nadat de ultrageluids-

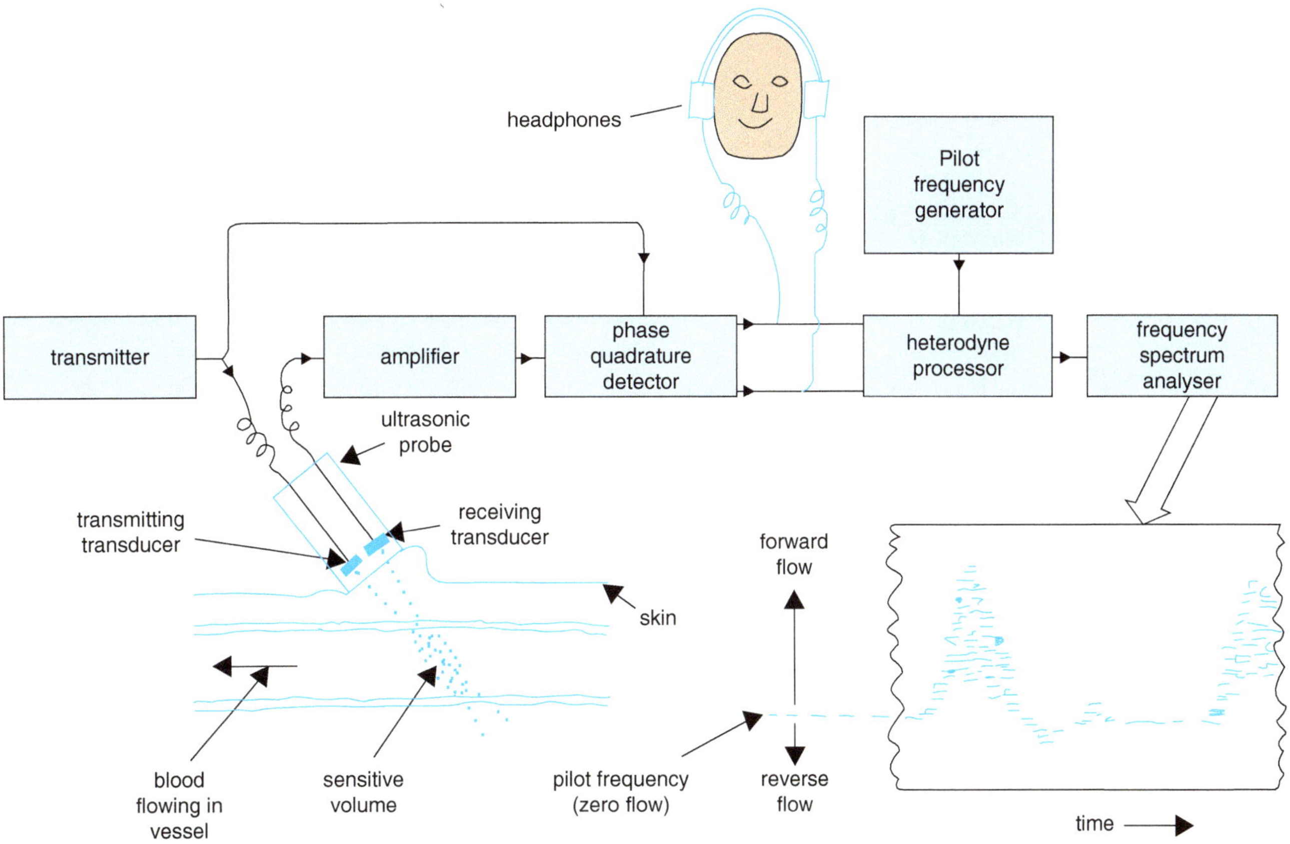

Figuur 26.1 Blokdiagram van een continuous wave-Doppler-systeem. In de *phase quadrature detector* worden het uitgaande en het inkomende signaal vergeleken, waarbij het verschil vervolgens hoorbaar is en via analyse van het frequentiespectrum zichtbaar wordt gemaakt. (Bron: Wells, 2001.)

puls verstuurd is, zullen er continu reflecties optreden. Het PW-systeem kent echter een zogenoemde *receiver gate*, dus een poort aan de ontvangstkant. Het interval tussen versturen van de puls en openen van de receiver gate bepaalt van welke diepte het ontvangen signaal afkomstig is. Ervan uitgaande dat de snelheid van (ultra)geluid in bijvoorbeeld de hersenen 1540 ms is, kan een bepaalde tijdsduur gecorreleerd worden aan een bepaalde diepte. Anders uitgedrukt: als de onderzoeker de diepte van het meetbereik bij een Doppler-toestel verandert, wordt in feite het interval tussen zenden en openstellen van de receiver gate aangepast.

26.2.5 Het sample volume

Afhankelijk van de duur zal de puls een bepaalde lengte hebben, die kan worden ingesteld door het zogenoemde *sample volume* (SV; het meetbereik) aan te passen. Gebruikelijk zijn waarden van rond de 10 mm. Dit komt bij een 2 MHz transducer overeen met een puls ofwel een *burst* van dertien golven. Alle verkregen informatie op een gegeven moment is dus telkens het gemiddelde over een lengte van bijvoorbeeld 10 mm in de diepterichting. Dit is dan ook bij benadering de axiale resolutie van het systeem. Het is overigens correcter om te spreken van *burst length* in plaats van *sample volume length* (SVL), aangezien de lengte van de uitgezonden ultrageluidspuls wordt bedoeld. De SVL is namelijk van verschillende factoren afhankelijk, waarvan de lengte van de uitgezonden puls er maar één is. De werkelijke SVL is langer dan de *burst length* en kan oplopen tot wel het dubbele ervan (bijvoorbeeld bij een zeer hoge gain-instelling of wanneer het teruggekaatste ultrageluid een zeer hoge amplitude heeft, zoals het geval is bij een luchtembolus). Dit heeft uiteraard gevolgen voor de spatiële resolutie van een Doppler-meting.

26.2.6 De interactie tussen de ultrageluidspuls en het bloed

Bij een commercieel verkrijgbaar transcranieel Doppler-systeem zal de transducer ultrageluid met een frequentie van circa 2 MHz versturen. Dit komt overeen met een golflengte van circa 770 µm. Aangezien de erytrocyten circa honderd keer kleiner zijn, komt het niet tot een reflectie maar tot een verstrooiing (*scattering*) van het ultrageluid (figuur 26.5 en figuur 26.6). Hoe dan ook zal een deel van het toegediende ultrageluid naar de transducer teruggekaatst worden. Een beweging van de erythrocyten naar de transducer toe zal volgens het Doppler-effect tot een verhoging van de frequentie leiden. Anders uitgedrukt: Als bij de demodulatie de frequentie van het ontvangen ultrageluid vergeleken wordt met de frequentie van het verzonden ultrageluid zal een verschil vastgesteld worden, de Doppler-frequentieverschuiving. De samenhang van frequentieverschuiving en bloedstroomsnelheid is als volgt:

$$fD = (2\ f0\ \cos \cdot v)\ c \qquad (26.2)$$

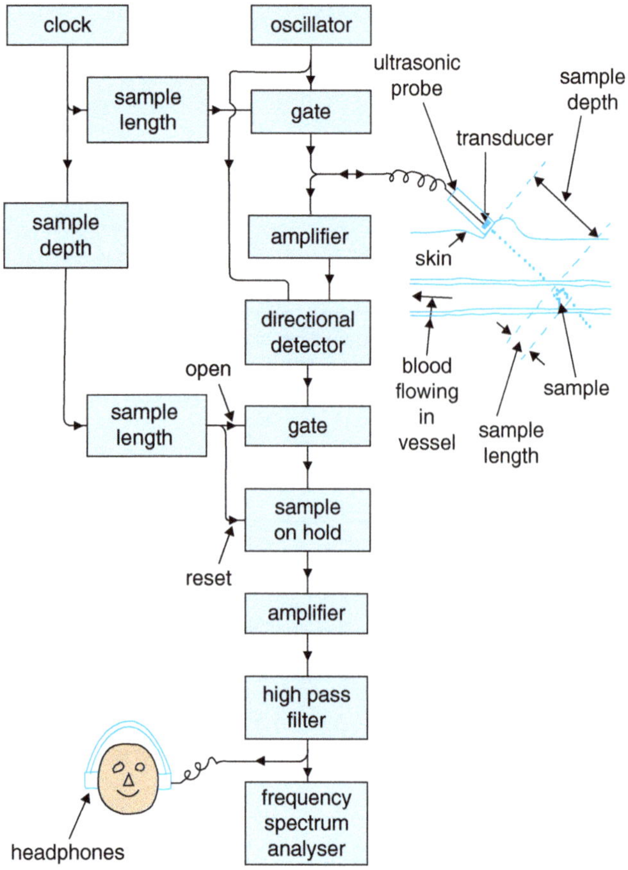

Figuur 26.2 Blokdiagram van een PW-Doppler-systeem. Let vooral op de zogenoemde 'gate'. Door deze gate op bepaalde tijden open te zetten, wordt het mogelijk het teruggekaatste ultrageluid van een specifieke diepte te analyseren. (Bron: Wells, 2001.)

waarbij: fD = Doppler-frequentie; f0 = uitgezonden frequentie; cos = hoek tussen bloedvat en ultrageluidsbundel; v = bloedstroomsnelheid; c = snelheid van ultrageluid (1540 ms).

Hieruit blijkt dat de Doppler-frequentieverschuiving proportioneel is aan de bloedstroomsnelheid, maar ook dat de relatie beïnvloed kan worden door de insonatiehoek. De cosinus van 0 is 1; dit is de optimale situatie. Naarmate de hoek groter wordt, zal de cosinus eveneens toenemen; uiteindelijk zal bij 90º de cosinus 0 zijn. Staat dus de ultrageluidsbundel loodrecht op het bloedvat, dan zal geen frequentieverschuiving meetbaar zijn.

26.2.7 De intensiteit van het Doppler-signaal

De intensiteit van het door de erytrocyten teruggekaatste ultrageluid is vrij laag in vergelijking met de totale hoeveelheid teruggekaatst ultrageluid. Het merendeel van het teruggekaatste ultrageluid is afkomstig van niet bewegend weefsel en zal na demodulatie en het gebruik van een clutterfilter niet zichtbaar of hoorbaar zijn. Daarnaast schommelt de intensiteit van het door de erytrocyten teruggekaatste ultrageluid omdat verstrooiing optreedt in plaats van reflectie. Dit leidt tot onvoorspelbare faseverschillen van de teruggekaatste ultrageluidsgolven. De som van al deze golven varieert dus nogal in de tijd; het is het resultaat van een complexe wisselwerking van het instralende ultrageluid en een grote hoeveelheid erytrocyten. Dit proces vindt bij iedere verzonden puls opnieuw plaats. De kortdurende en onvoorspelbare variatie in de intensiteit van het teruggekaatste ultrageluidsignaal wordt *speckle* genoemd en kan – mede afhankelijk van de gebruikte apparatuur – oplopen tot 5 of 6 dB. Dit heeft consequenties voor de detectie van micro-embolieën. De kleinst mogelijke embolus die nog gedetecteerd kan worden, zal dus boven het speckleniveau uit moeten steken.

26.2.8 De pulsherhalingsfrequentie

De pulsherhalingsfrequentie (*pulse repetition frequency*; PRF) bepaalt volgens het Nyquist-theorema de maximaal te meten Doppler-frequentie en dus ook bloedstroomsnelheid. Het is niet mogelijk bij een Doppler-toestel rechtstreeks de PRF in te stellen; dit gebeurt automatisch als de schaal wordt veranderd (een grotere schaal gaat gepaard met een hogere PRF). Hoe groter de ingestelde diepte, hoe langer de pauzes tussen de ultrageluidspulsjes moeten zijn, omdat de terugkaatsing van een puls eerst ontvangen moet zijn voordat de volgende puls kan worden verstuurd. Anders zouden de ontvangen signalen niet meer eenduidig kunnen worden gerelateerd aan de verzonden ultrageluidspulsen. Daarom neemt de maximaal te meten snelheid met de diepte af, wat bijvoorbeeld bij het meten van een stenose in de a. basilaris vanuit occipitale richting een probleem kan opleveren.

Er zijn echter ook toestellen die een zogenoemde 'fast PRF'-mode kunnen toepassen. Daarbij wordt toch alvast een tweede puls verstuurd terwijl de terugkaatsing van de eerste nog niet bij de transducer is. Dit betekent dat bij de analyse van het ontvangen ultrageluid niet duidelijk is of het berust op reflecties van de eerste of van de tweede puls. Echter, de afstand tussen twee na elkaar verzonden pulsjes is nog steeds dusdanig groot, dat de reflecties van de tweede puls van zeer ondiep afkomstig zijn. In het geval van transcranieel Doppler-onderzoek betreft het maximaal 2 à 3 centimeter. Dit is dus een dieptebereik waar geen bloedvat te verwachten is en dus geen signaal dat met de eerste puls zou kunnen interfereren.

26.2.9 Frequentieanalyse

Meestal zal met een snelle Fast Fourier Transformation (FFT) geanalyseerd worden welke frequenties deel uitmaken van het gedemoduleerde signaal. Het principe hiervan is als volgt. Er worden bijvoorbeeld signalen van 128 pulsen gemiddeld (128-punts FFT); wanneer bijvoorbeeld de PRF 12.000 is, worden 94 FFT-analyses per seconde uitgevoerd. Dit komt overeen met een interval van ongeveer 11 ms. Voor iedere FFT wordt bepaald welke frequenties deel van het signaal uitmaken en ook in welke mate. Het resultaat kan in een grafiek worden weergegeven, waarbij de x-as de tijd en de y-as de frequentie representeert. De inten-

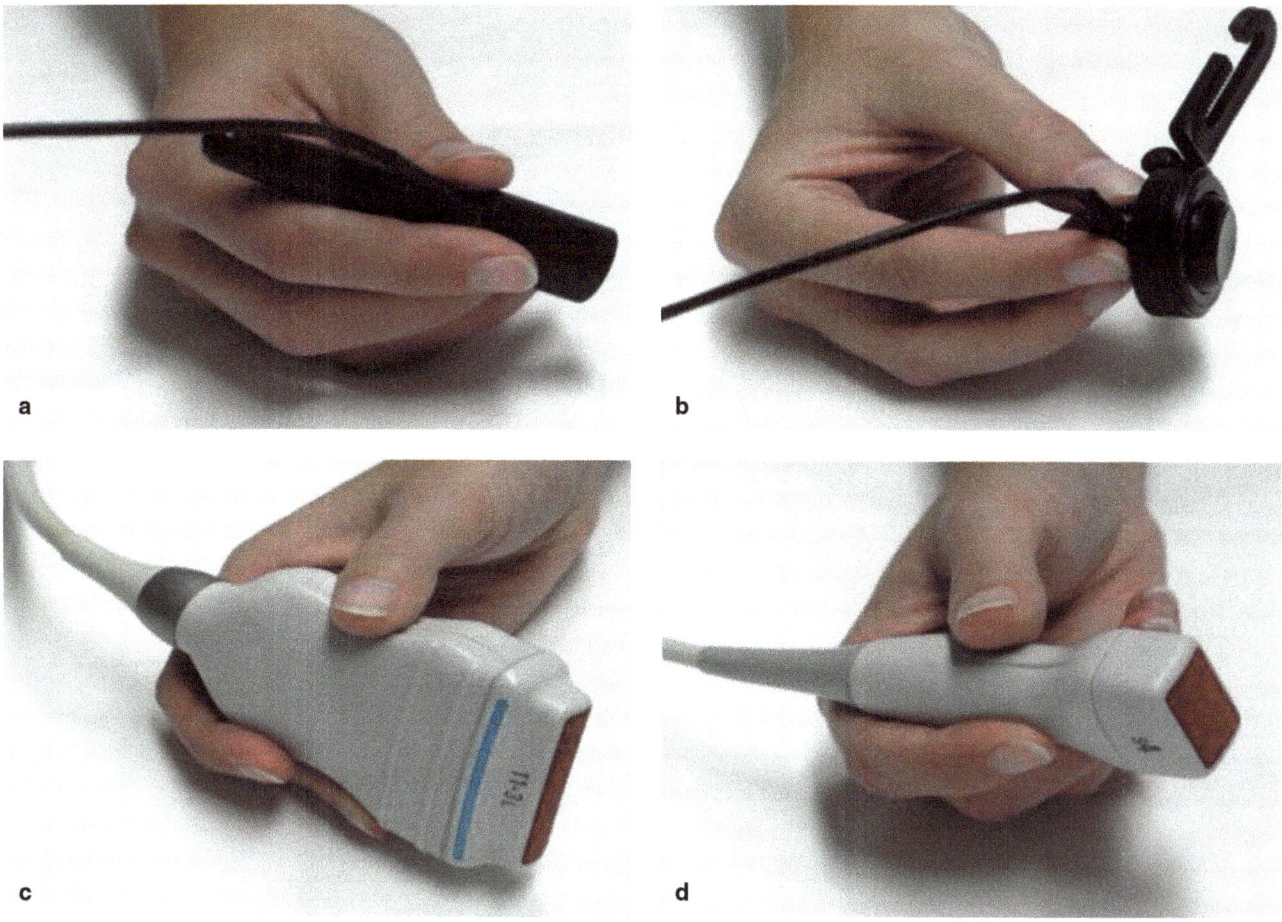

Figuur 26.3 Vier verschillende gangbare transducers: a Doppler-transducer, voornamelijk voor transcranieel onderzoek (2 MHz). b Als a, maar voor monitoringdoeleinden. De transducer zit in een houder die aan een hoofdband bevestigd wordt. c Lineaire duplextransducer met een frequentieband van 3-11 MHz. d *Phased array* duplextransducer met een frequentieband van 2-4 MHz.

siteit waarmee een bepaalde frequentie in het signaal aanwezig is, wordt in kleur gecodeerd, waarbij de warme kleuren zoals geel en rood gebruikt worden voor de codering van de hogere intensiteiten. Zodoende kan iedere FFT-analyse als één verticale lijn van datapunten worden weergegeven. Als de lijnen van de achtereenvolgende analyses naast elkaar worden geplaatst, ontstaat het typische Doppler-frequentiespectrum, waaroverheen een zogenoemde envelop ofwel omhullende curve kan worden gelegd (figuur 26.7 en figuur 26.8).

In werkelijkheid zal er overigens overlap van de door één FFT gemeten groep signalen zijn, meestal ongeveer 50%. Iedere nieuwe FFT zal berusten op 50% van signalen die al door de voorafgaande FFT zijn meegenomen en daarnaast 50% nieuwe datapunten, enzovoort. Ook wordt er nog een low-cutfilter toegepast om alle frequenties onder de 50 tot 300 Hz te verwijderen (clutterfilter). Dit gebeurt om de sterke signalen die afkomstig zijn van structuren die geen frequentieverschuiving veroorzaken te onderdrukken. Figuur 26.7 (links) laat zien dat het Dopplerfrequentiespectrum niet tot aan de nullijn reikt; in dit geval is een clutterfilter van 50 Hz toegepast en er worden daarom geen frequenties lager dan 50 Hz weergegeven.

26.2.10 Bepalen van de bloedstroomsnelheid

Ook al worden er frequenties gemeten, er wordt toch een snelheid in cm/s op de y-as aangegeven. Voor de omrekening wordt uiteraard formule (26.2) toegepast. Bij een 2 MHz transducer, een hoek van 0 graden en een veronderstelde geluidssnelheid van 1540 ms komt een frequentie van 2,6 kHz overeen met een bloedstroomsnelheid van 100 cm/s (figuur 26.7).

Over het Doppler-frequentiespectrum heen kan een zogenoemde omhullende curve worden gelegd, die gebruikt wordt voor het bepalen van de hemodynamische parameters (figuur 26.8). Zo kunnen in de systole de maximale snelheid (V_{max}), en in de einddiastolische fase de minimale snelheid (V_{min}) worden uitgerekend, alsmede de gemiddelde snelheid (V_{mean}) over een hele hartcyclus. Het gaat hierbij dus altijd om de maximale snelheid op een bepaald tijdstip en niet bijvoorbeeld om het gemiddelde van alle snelheden op een moment. Afgeleid van voornoemde grootheden worden de pulsatiliteitsindex (PI) en de resistance-index (RI). De pulsatiliteitsindex wordt daarbij berekend als $PI = (V_{max} - V_{min}) / V_{mean}$ en de resistance-index als $RI = V_{max} / V_{min}$.

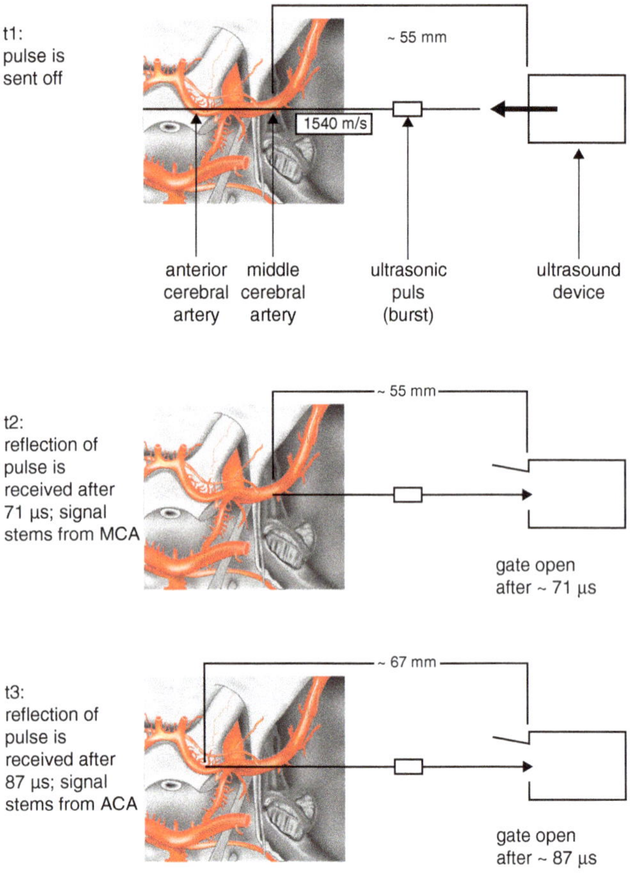

Figuur 26.4 Meten op een specifieke diepte met een gepulst Dopplersysteem. Links is een onderdeel van de cirkel van Willis in het horizontale vlak weergegeven; de rechter a. cerebri media, anterior en posterior zijn duidelijk te herkennen. Rechts is het gehele PW-systeem als een rechthoek weergegeven. Bij t1 (bovenste gedeelte) wordt een ultrageluidspuls door de transducer met een snelheid van 1540 ms weggestuurd. Wanneer de receiver gate na 71 µs geopend wordt (bij t2), zal alleen informatie afkomstig van een diepte van 55 mm verzameld worden, wat meestal overeenkomt met de hoofdstam van de a. cerebri media. Wanneer de receiver gate pas na 87 µs geopend wordt (bij t3), zal de informatie afkomstig zijn van de a. cerebri anterior. (Bron: Mess, 2003.)

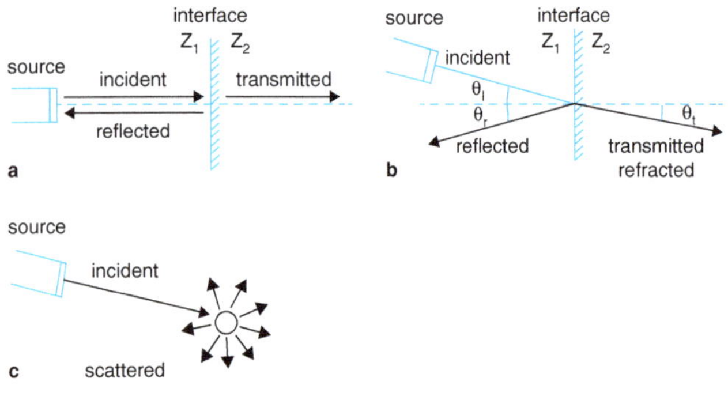

Figuur 26.5 Reflectie en verstrooiing. Mits het ultrageluid op een recht grensvlak terechtkomt, treedt reflectie op (a en b). Worden relatief kleine structuren (ten opzichte van de golflengte) geïnsoneerd, wordt het ultrageluid daarentegen verstrooid (*scattering*; c). (Bron: Evans, 2006.)

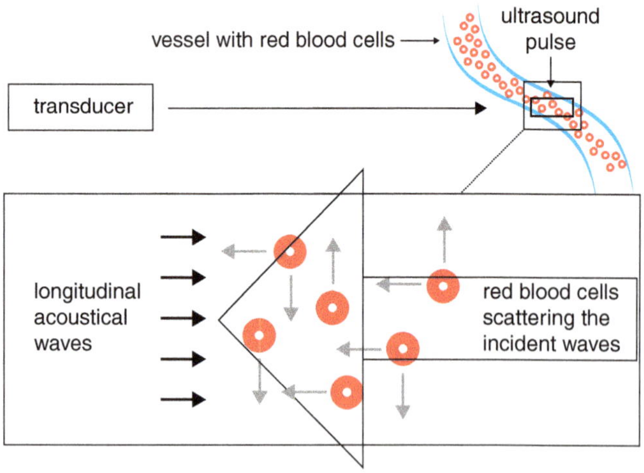

Figuur 26.6 Interactie tussen de ultrageluidspuls en het stromende bloed. Het bovenste gedeelte laat schematisch zien dat een ultrageluidspuls door de transducer in de richting van een bloedvat verstuurd is. Het bloed vloeit van rechtsonder naar linksboven. Het onderste gedeelte laat zien wat er vervolgens gebeurt. Het van links aankomende ultrageluid (kleine zwarte pijlen) wordt door de erytrocyten in alle richtingen verstrooid (kleine grijze pijlen). Dit houdt ook in dat een gedeelte daarvan naar de transducer wordt teruggekaatst (grote grijze pijl). (Bron: Mess, 2003.)

26.3 Duplexsystemen

26.3.1 Het echo-onderzoek

Deze modaliteit kent enkele overeenkomsten maar ook essentiële verschillen met de Doppler-metingen zoals hiervóór beschreven. Er worden, net zoals bij een gepulst Doppler-systeem, ultrageluidspulsen met een bepaalde herhalingsfrequentie de diepte in gestuurd en hun reflecties worden na een bepaalde tijd weer ontvangen. De analyse van deze reflecties staat echter los van eventuele frequentieverschuivingen. Ook wordt niet alleen op één bepaalde diepte een meting verricht, maar de reflecties van alle dieptes worden benut om het uiteindelijke echobeeld te genereren. Verschillende structuren in het geïnsoneerde gebied zullen het ultrageluid in een bepaalde mate terugkaatsen. De intensiteit van deze reflecties kan weergegeven worden op een grijswaardenschaal met als laagste intensiteit een zwarte punt en als hoogste intensiteit een witte punt (daarom ook: *brightness* ofwel *B-mode ultrasound*). Wanneer men bijvoorbeeld 128 ultrageluidselementen in een transducer naast elkaar plaatst en alle elementen op bovenstaande manier gebruikt worden, ontstaat er een tweedimensionaal zwart-witbeeld (figuur 26.9). Zo'n transducer wordt *linear array transducer* genoemd (figuur 26.3c en figuur 26.10a). Bij het onderzoek van de halsvaten wordt meestal dit transducertype toegepast, maar ook bij het onderzoek van zenuwen en spieren. Alle ultrageluidselementen zijn min of meer tegelijkertijd actief en sturen het ultrageluid parallel de diepte in. Het resulterende echobeeld heeft de typische rechthoekige vorm.

Het voornoemde proces wordt in hoog tempo herhaald. De beeldherhalingsfrequentie (*frame rate*) is afhankelijk van de insonatiediepte, de snelheid van ultrageluid in weefsel, alsmede het aantal beeldlijnen dat op de monitor wordt weergegeven.

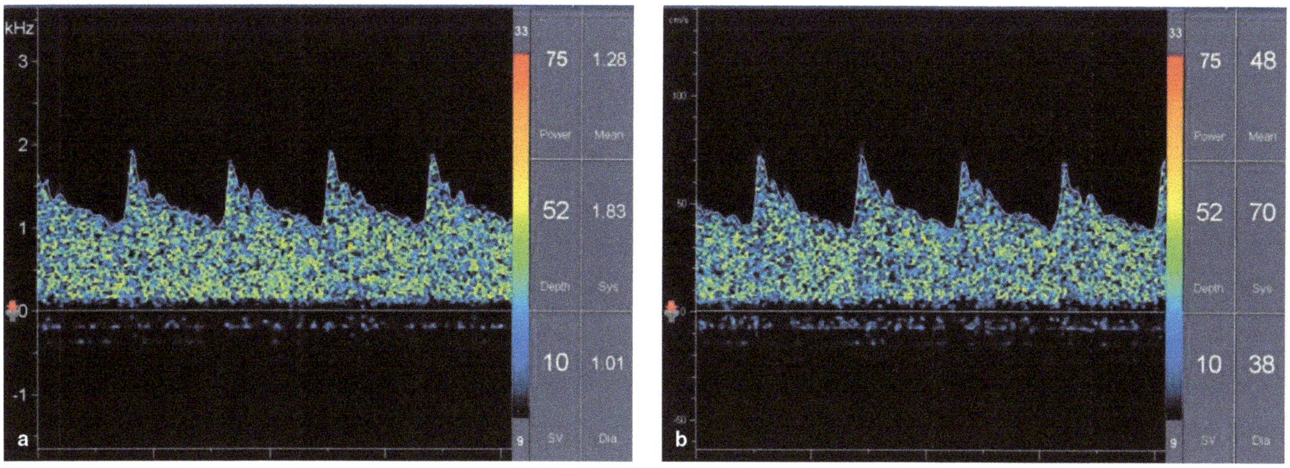

Figuur 26.7 Doppler-signaal van de a. cerebri media op een diepte van 52 mm. Bij a is de Doppler-frequentieverschuiving in kHz weergegeven, bij b de daarmee corresponderende bloedstroomsnelheid.

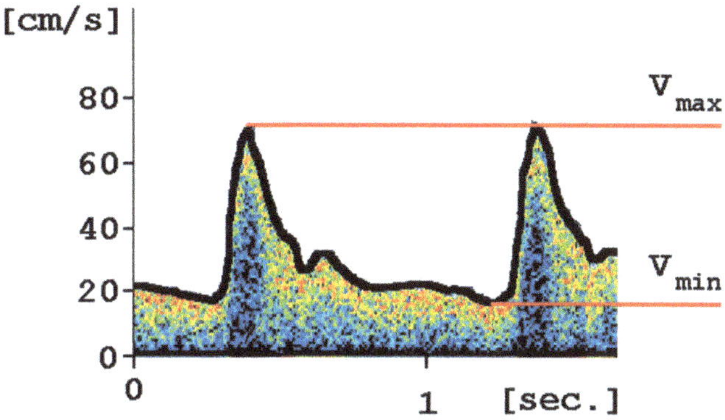

Figuur 26.8 FFT van een Doppler-signaal. Het betreft een typisch Doppler-frequentiespectrum van de a. carotis. De intensiteit van de verschillende frequenties is in kleur gecodeerd, waarbij blauw de lage en rood de hoge waarden representeert (groen en geel staan voor intermediaire waarden). De omhullende curve is hier met een zwarte lijn weergegeven. V_{max} is de systolische en V_{min} de diastolische bloedstroomsnelheid, V_{mean} wordt berekend uit het gemiddelde van alle punten op de omhullende curve tijdens een hartslag.

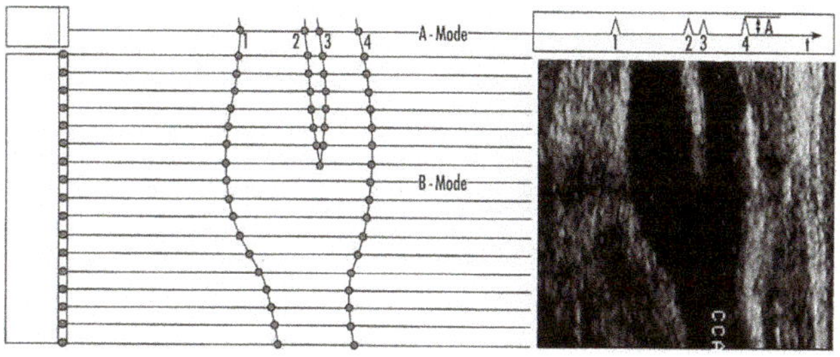

Figuur 26.9 Het principe van het echo-onderzoek. Aan de linkerkant is schematisch een lineaire transducer weergegeven. Alle elementen versturen ultrageluid, dat wordt gereflecteerd door grensvlakken, zoals de wanden van de a. carotis. Omdat de snelheid van ultrageluid in de hals bekend is, kunnen de reflecties aan bepaalde dieptes worden gerelateerd. Door de intensiteit van de reflectie op een grijswaardenschaal te coderen, ontstaat een tweedimensionaal zwart-witbeeld. Er zijn dus overeenkomsten met de ondertussen verlaten A-mode, de B-mode kan ook gezien worden als een geavanceerde toepassing van de A-mode in meerdere elementen tegelijkertijd. (Bron: Bartels, 1999.)

Wanneer alleen echo-onderzoek wordt verricht, zal de beeldherhalingsfrequentie vaak waarden hebben tussen de 20 en 100 Hz. Dit is voldoende om een vloeiend real-timebeeld te genereren, omdat mensen vanaf een beeldherhalingsfrequentie van 18/s een reeks van plaatjes niet meer als zodanig ervaren maar als film.

De moderne transducers passen meestal verschillende insonatiefrequenties tegelijk toe (bijvoorbeeld 3-11 MHz), waarbij de frequentie lager wordt naarmate er diepere structuren worden onderzocht. Door deze truc probeert men telkens het beste compromis te vinden in de paradox rondom de te gebruiken frequentie. Aan de ene kant verdient een hoge frequentie de voorkeur vanwege zijn relatief korte golflengte en daarmee zijn hoge axiale resolutie. Hoe hoger de frequentie, hoe kleiner de afstand tussen twee reflectoren op de diepte-as mag zijn om ze nog als aparte structuren te kunnen waarnemen. De axiale resolutie komt overeen met de lengte van één golf. In de B-mode is de lengte van het uitgezonden ultrageluid dus veel korter dan bij Doppler-metingen. In het geval van bijvoorbeeld 6 MHz is de golflengte 257 μm; de axiale resolutie is dan circa 0,25 mm.

Aan de andere kant verdient een lage frequentie de voorkeur omdat hiermee veel beter informatie uit dieper liggende gebieden kan worden verkregen. Ervan uitgaande dat in menselijk weefsel de verzwakking circa 0,5 dB per cm per MHz is, dat het ultrageluid heen en weer moet gaan voordat het geanalyseerd kan worden en dat het dynamische bereik van echosystemen toestaat signalen tot op een diepte van circa 300 à 400 golflengtes te analyseren, volgt voor bijvoorbeeld een frequentie van 10 MHz dat de maximale diepte van waar nog een signaal kan worden verkregen, circa 5 cm is. De signaal-ruisverhouding is dan echter al vrij laag en voor het onderzoek van de a. carotis komen dan ook al gauw lagere frequenties in aanmerking.

Het is mogelijk de verschillende elementen van een duplextransducer op verschillende momenten te activeren (figuur 26.11). Hierdoor kan (binnen bepaalde grenzen) de richting van de ultrageluidsbundel worden beïnvloed. Dit wordt aangeduid met het begrip *steering*. Het echobeeld berust op reflecties van het uitgezonden ultrageluid op grensvlaktes.

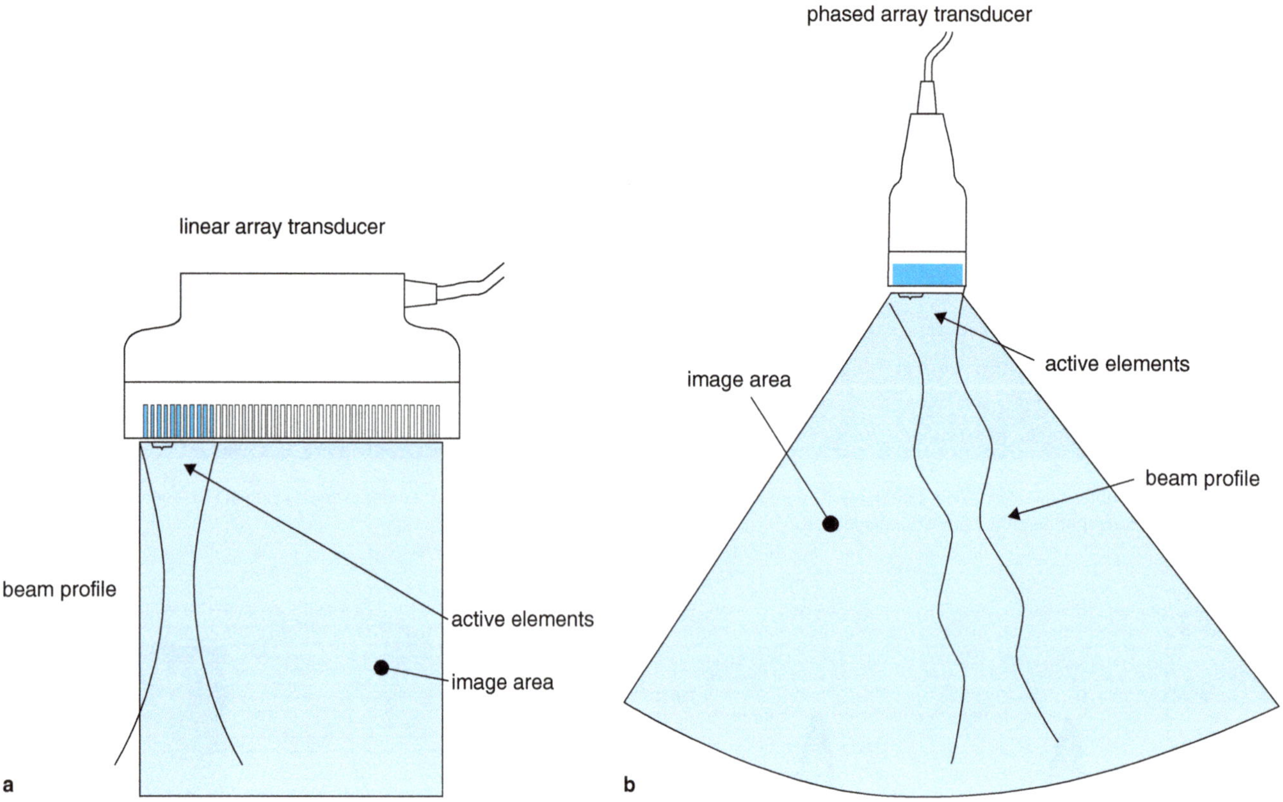

Figuur 26.10 De twee belangrijkste typen ultrageluidstransducer van een duplexsysteem. a de linear array transducer, die een rechthoekig echobeeld produceert, b de phased array transducer met het daarvoor karakteristieke kegelvormige echobeeld. (Bron: Jensen, 2007.)

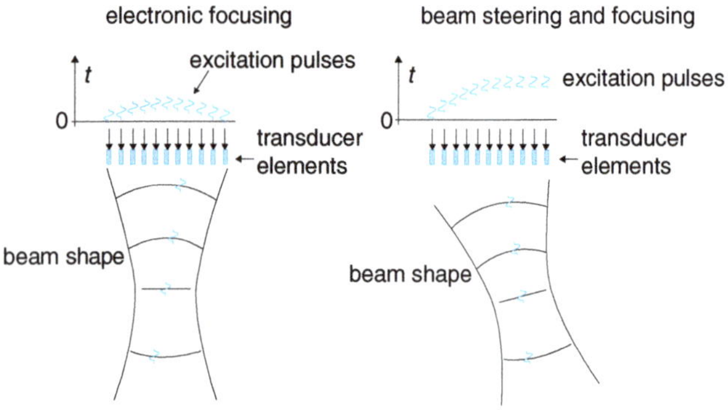

Figuur 26.11 Elektronische focussering (links en rechts) en sturing (rechts) van de ultrageluidsbundel. Afhankelijk van het tijdstip waarop de elektrische pulsen die de transducerelementen aansturen daar aankomen, zal de ultrageluidsbundel van vorm en richting veranderen. Het is dus mogelijk om, door een afstemming van de elektrische pulsen, zowel de focussering als de richting van de ultrageluidsbundel te sturen. Deze *steering* is belangrijk om bij de echo- en kleurenmodus de beste beeldkwaliteit te behalen. (Bron: Jensen, 2007.)

Deze reflecties zijn maximaal bij een insonatiehoek van 90^0 (figuur 26.5). Indien dus een relevante structuur schuin door het beeld loopt kan de beeldkwaliteit vaak verbeterd worden door de steering van de B-mode aan te passen om de ideale insonatiehoek zo goed mogelijk te benaderen. Figuur 26.12 geeft een voorbeeld.

De elektronische aansturing van de transducerelementen op verschillende momenten staat ook toe de vorm van de ultrageluidsbundel te beïnvloeden, ofwel te focusseren (figuur 26.10). Dit heeft gevolgen voor de laterale resolutie. Een ultrageluidstransducer kent een *near zone* en een *far zone*, waarbij de ultrageluidsbundel ter plaatse van de overgang tussen de twee gebieden het smalste is. De ultrageluidsbundel is op deze diepte gefocusseerd (figuur 26.13). Op die plek wordt de hoogste laterale resolutie bereikt (circa 5 keer de golflengte, dus bij een 6 MHz-systeem circa 1,25 mm). Bij een eenvoudige TCD-transducer ligt het focuspunt vast, maar bij een lineaire duplextransducer kan door elektronische aansturing het focuspunt in de diepte worden aangepast (figuren 26.10 en 26.11). Tijdens het zenden van het ultrageluid kan er in principe maar op één diepte gefocusseerd worden, tijdens het ontvangen op meerdere dieptes tegelijkertijd, door de focus in de tijd te veranderen. Op het niveau van de focus worden dus de hoogste ultrageluidsintensiteit (tijdens zenden) en gevoeligheid (tijdens ontvangen) bereikt.

De intensiteit (ofwel *power*) van het verstuurde ultrageluid kan worden aangepast, waarbij als vuistregel het ALARA-principe gehanteerd dient te worden (zie par. 26.4), wat erop neerkomt zo min mogelijk energie toe te dienen en tegelijkertijd een optimaal resultaat te verkrijgen. Aan de ontvangstkant wordt de algehele gevoeligheid voor de teruggekaatste ultrageluidsenergie meestal met 'gain' geregeld. De zogenoemde *time gain compensation* (TGC) is nodig om de teruggekaatste ultrageluidsgolven uit de verschillende diepten met elkaar te kunnen vergelijken, omdat zonder TGC de echo's van de ondiepe structuren veel helderder zouden zijn dan de echo's van de diepe structuren. Dit is uiteraard het gevolg van de eerder besproken verzwakking van het ultrageluid in men-

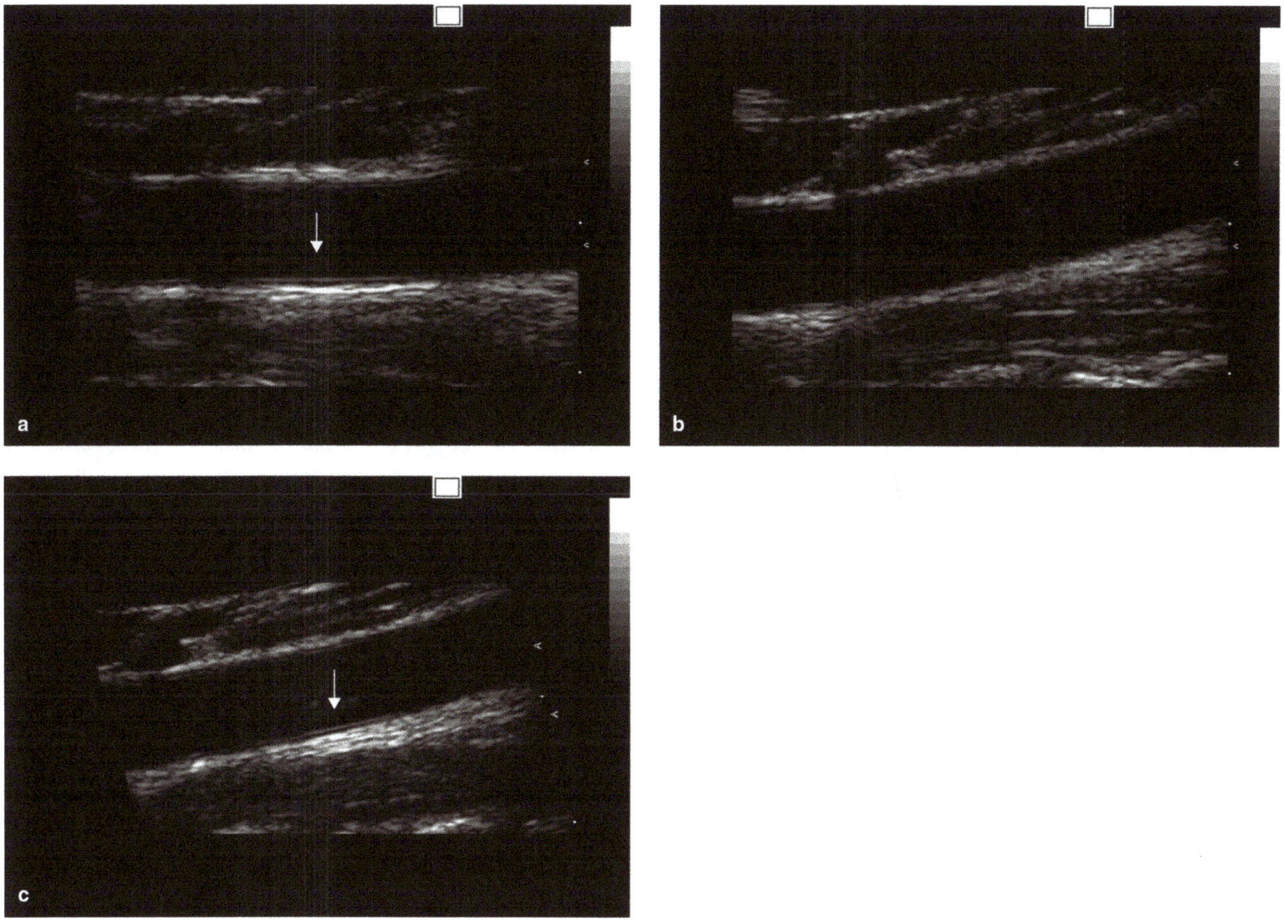

Figuur 26.12 De invloed van de insonatiehoek op de kwaliteit van het echobeeld. Telkens wordt de rechter a. carotis communis circa 2 cm proximaal van de bulbus onderzocht. Het beeld is ter verheldering uitvergroot. Het eerste plaatje (a) laat een volledig horizontaal door het beeld lopend vat zien. Omdat met het ultrageluid loodrecht van boven wordt ingestraald, is de onderzoekssituatie optimaal en zijn de details van het intima-mediacomplex (↓) goed zichtbaar. Vervolgens wordt de transducer zodanig gekanteld, dat hetzelfde vat schuin door het beeld loopt. Wanneer de insonatierichting gelijk blijft, is het intima-mediacomplex niet meer herkenbaar (b). Als er echter steering wordt toegepast (de ultrageluidsbundel wordt naar rechts gericht, te herkennen aan de laterale begrenzing van het beeld), ontstaat er weer een min of meer optimale hoek ten opzichte van het vat. Dientengevolge is het intima-mediacomplex weer afgrensbaar (↓).

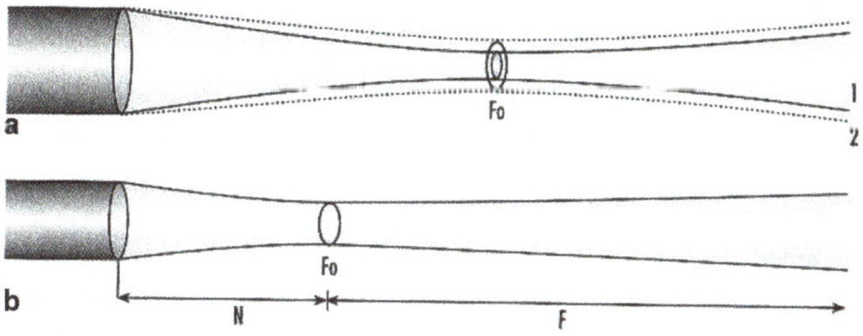

Figuur 26.13 Focus en laterale resolutie. De ultrageluidsbundel convergeert tot aan het focuspunt (near field) en divergeert vanaf daar (far field). Ter plaatse van het focuspunt is de laterale resolutie optimaal. De diepte van het focuspunt hangt af van het oppervlak van de transducer (hoe kleiner, hoe dichterbij; zie a versus b) en de frequentie, de breedte van de bundel van de frequentie (hoe hoger, hoe smaller; zie 1 [hogere frequentie] versus 2 [lagere frequentie]). (Bron: Bartels, 1999.).

selijk weefsel. 'Compress' daarentegen beïnvloedt het contrast van het beeld, dat wil zeggen de mate waarin intensiteitsverschillen in grijswaardenverschillen worden omgezet (figuur 26.14). Indien het niet mogelijk is om met een transducer van bijvoorbeeld 5 cm breedte te insoneren (bijvoorbeeld bij transcraniële duplex) wordt een *phased array* transducer gekozen (figuur 26.3d). Bij een dergelijke transducer worden minder ultrageluidselementen toegepast dan bij een *linear array* transducer. Door de elektronische aansturing op verschillende tijdstippen ontstaat uiteindelijk het typische kegelvormige beeld (figuur 26.10b). Zo is het mogelijk om ondanks een klein transduceroppervlak toch informatie van een groot gebied te verkrijgen. In geval van transcranieel onderzoek wordt een transducer gekozen die ultrageluid met relatief lage frequenties (1-5M Hz) verstuurt. De verzwakking van het ultrageluid door de structuren tussen transducer en hersenen is voor hogere frequenties te groot om nog een signaal van de intracraniële structuren te kunnen verkrijgen. Mede door de zeer lage insonatiefrequentie heeft het beeld van de B-mode een veel lagere resolutie dan het beeld bij extracranieel onderzoek met hoogfrequente linear array transducers. Ook al is het mogelijk diverse intracraniële structuren te visualiseren (zie H. 27), kunnen bijvoorbeeld de bloedvaten niet á vue worden gebracht. Dit is wél mogelijk in de kleurenmodus (zie par. 26.3.3).

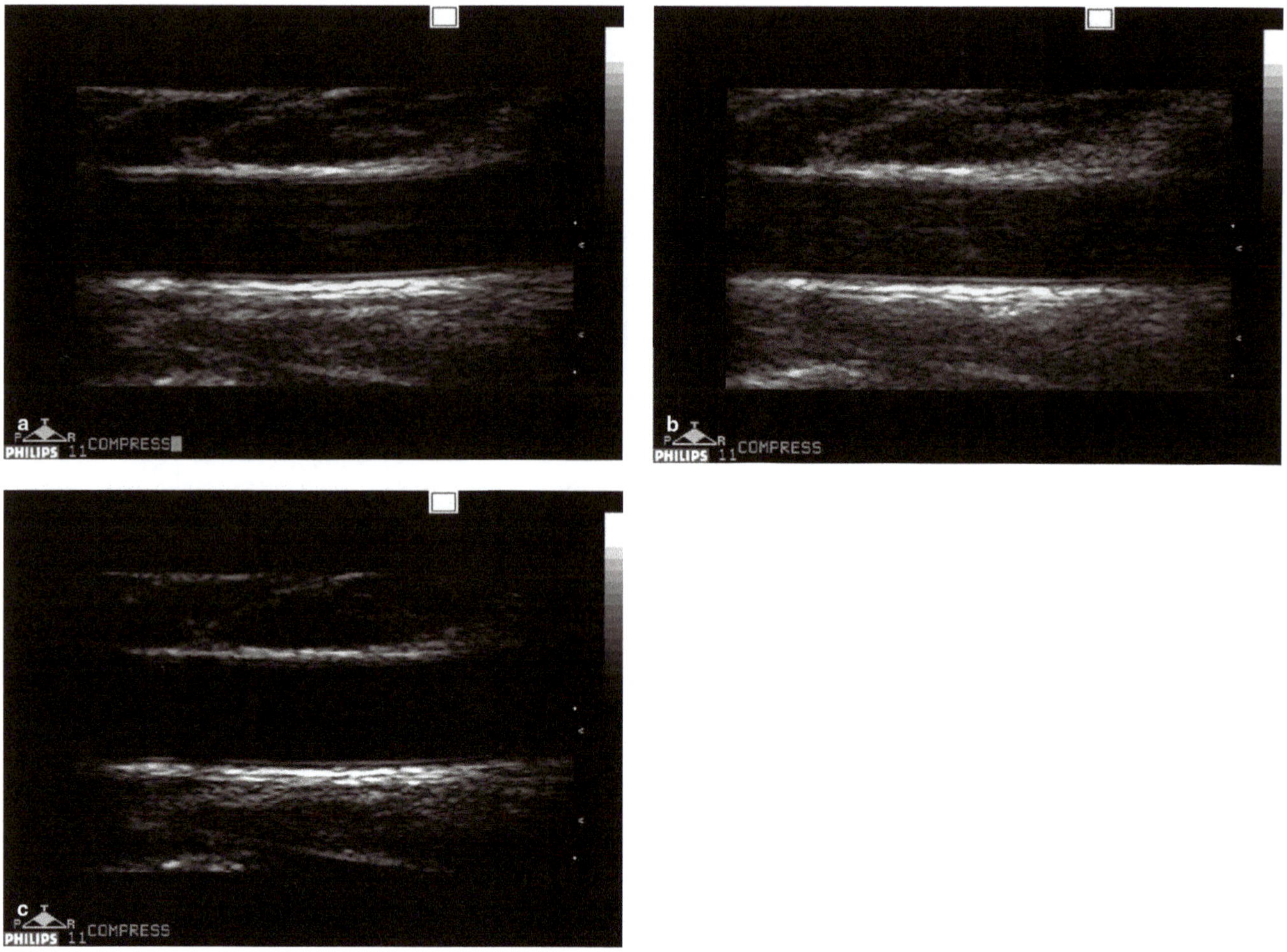

Figuur 26.14 'Compress' verandert het contrast. Het teruggekaatste ultrageluid bij echo-onderzoek heeft een zeer groot bereik, dat gecomprimeerd moet worden wil men de structuren zo goed mogelijk differentiëren. Bij figuur a is een standaardwaarde voor de compressie ingesteld (45). Deze kan meestal gevarieerd worden tussen 0 (= geen compressie) en 100 (maximale compressie). Figuur b toont het effect van meer compressie (= minder contrast), c toont het effect van minder compressie (= meer contrast).

26.3.2 Nieuwe technieken

Er zijn diverse nieuwe technieken die mogelijk in de toekomst ook voor de neurologische patiënt een rol kunnen gaan spelen. Zij hebben echter (nog) niet hun intrede in de alledaagse praktijk gedaan en worden daarom hier alleen kort genoemd.

Een relatief nieuwe ontwikkeling op het gebied van het B-mode ultrageluid is de zogenoemde *compound imaging*. Het principe is in figuur 26.15 toegelicht. Deze techniek staat een duidelijk betere resolutie toe en daarmee herkenbaarheid van details. Figuur 26.16 laat dit aan de hand van een gecompliceerde carotisplaque zien. Ook voor de echografie van de perifere zenuwen speelt deze techniek een belangrijke rol (zie ▶ H. 33).

Hoewel bij andere specialismen zoals obstetrie al volop toegepast, staat de driedimensionale beeldvorming van bijvoorbeeld de carotisplaque nog in de kinderschoenen. Er zijn diverse technische mogelijkheden om dit te realiseren en er zijn bovendien aanwijzingen dat de bepaling van het plaquevolume vrij betrouwbaar mogelijk is. Ook lijkt met driedimensionale beeldvorming het behandeleffect van bijvoorbeeld statinen op de plaque in de a. carotis vrij goed meetbaar.

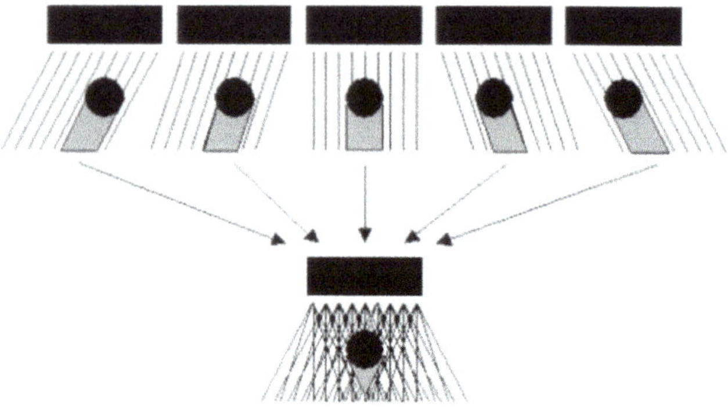

Figuur 26.15 Compound imaging. Het ultrageluid wordt niet alleen in één richting verstuurd (meestal loodrecht van de transducer af; zie middelste situatie in de figuur), maar ook zijdelings onder verschillende hoeken (zie de twee situaties rechts en links). De aparte elementen van de linear array transducer functioneren dus eigenlijk telkens als phased array transducers. Daardoor wordt een bepaalde structuur (de zwarte bol) als het ware uit meerdere hoeken bekeken. Door al deze informatie te bundelen (zie onderste afbeelding) verbetert de signaal-ruisverhouding en is er veel minder schaduwvorming. (Bron: Kern, 2004.).

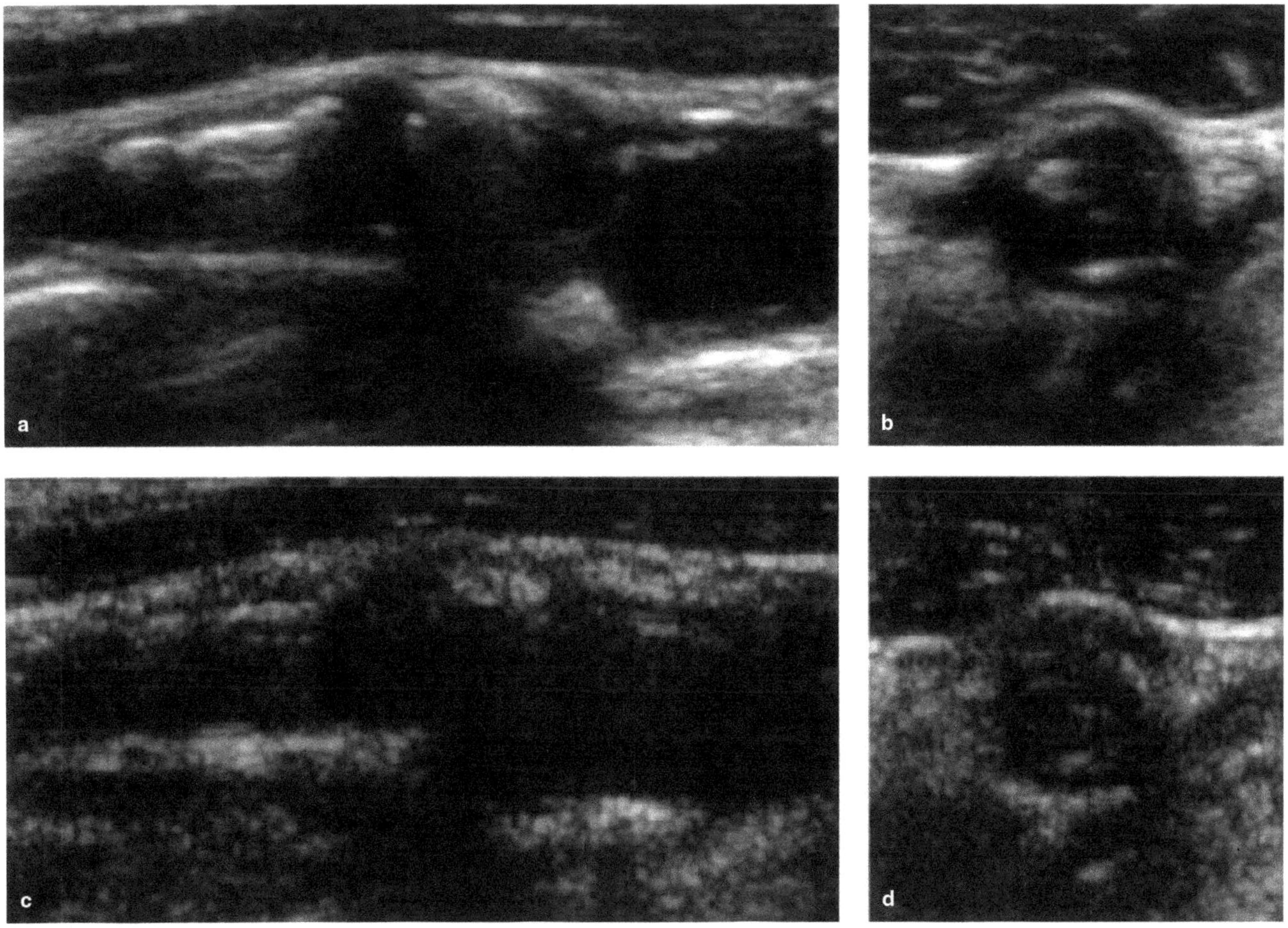

Figuur 26.16 Voorbeeld van een stenose van circa 70% in de a. carotis, veroorzaakt door een heterogene, voornamelijk echorijke plaque. Door het gebruik van compound imaging (a [longitudinaal] en b [transversaal]) wordt een veel betere indruk van de grootte en de samenstelling van de plaque verkregen dan met conventionele beeldvorming (c en d). (Bron: Kern, 2004.).

Het gebruik van luchtcontrastmiddel verbetert de signaal-ruisverhouding voor de detectie van bloed, omdat de toegediende luchtbelletjes, die kleiner zijn dan erytrocyten en derhalve in alle bloedvaten detecteerbaar, de hoeveelheid teruggekaatst ultrageluid zullen doen toenemen. Daardoor is het mogelijk alsnog bloedvaten aan te tonen en bloedstroomsnelheden te meten, ook al zijn de onderzoeksomstandigheden slecht (inferieur transtemporaal schedelvenster of complexe plaque met veel schaduwvorming). Ten minste even fascinerend is de mogelijkheid om met behulp van luchtcontrastmiddel *bedside* perfusiemetingen te doen, bijvoorbeeld na een CVA. De resultaten lijken vergelijkbaar met die van MR-onderzoek. Zie voor een recent overzicht Seidel en Meairs (2009).

Een belangrijk aspect bij het gebruik van luchtcontrastmiddel is het optreden van harmonische frequenties, veroorzaakt door trillingen van het omhulsel van de luchtbelletjes. Wanneer men dus niet in het frequentiegebied van het uitgezonden ultrageluid meet maar bijvoorbeeld in een twee keer zo hoog frequentiegebied, zal het contrast tussen bloedvaten en omgevend weefsel nog meer toenemen. Bij een alternatieve techniek worden (in plaats van naar een specifiek frequentiebereik te kijken) twee pulsen kort achter elkaar het weefsel in gestuurd, waarbij de fase van de tweede puls 180 graden gedraaid is ten opzichte van de eerste puls (pulsinversie). Ook hierdoor zullen de harmonische responsies veel beter aantoonbaar zijn. Daarnaast lijkt de pulsinversietechniek de beeldkwaliteit ook zonder toepassing van luchtcontrastmiddel te verbeteren, omdat het niet-lineaire gedeelte van het teruggekaatste ultrageluid duidelijker in het signaal naar voren komt.

26.3.3 Het kleurenduplexonderzoek

Net zoals met B-mode worden er vanuit de transducers ultrageluidspulsen verstuurd. Op de terugkaatsingen hiervan wordt bewegingsdetectie toegepast (kleurenmode). De antwoorden op twee achtereenvolgende ultrageluidspulsen worden met elkaar vergeleken (autocorrelatie). Als ze identiek zijn, worden ze geëlimineerd voor verdere analyse. Dit betekent immers dat er geen Doppler-frequentieverschuiving door bewegend bloed of weefsel heeft plaatsgevonden. Is dat wel het geval, dan treedt een faseverschuiving op. Hoe groter de faseverschuiving, des te hoger is de Doppler-frequentieverschuiving en dus ook de snelheid in het meetvolume. De snelheid wordt kleurgecodeerd, meestal met lichtere tinten voor hogere snelheden. Uiteraard kan ook de richting van de beweging worden weergegeven. Bij extracranieel

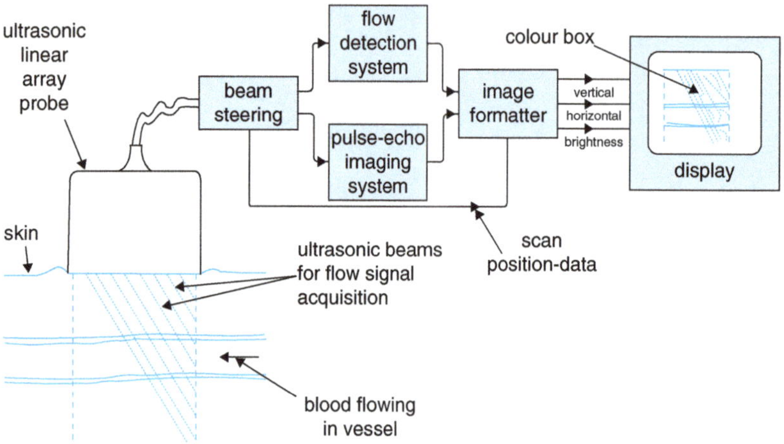

Figuur 26.17 Blokdiagram van een typisch kleurenduplexsysteem. Om naast een B-beeld ook een kleurenbeeld te verkrijgen, is er een parallel traject in het circuit met enerzijds het pulsechogedeelte en anderzijds het gedeelte dat stroom detecteert. De kleureninformatie wordt vervolgens op de zwartwitinformatie gesuperponeerd (*image formatter*) waarna ze gezamenlijk op de monitor worden weergegeven. (Bron: Wells 2001.).

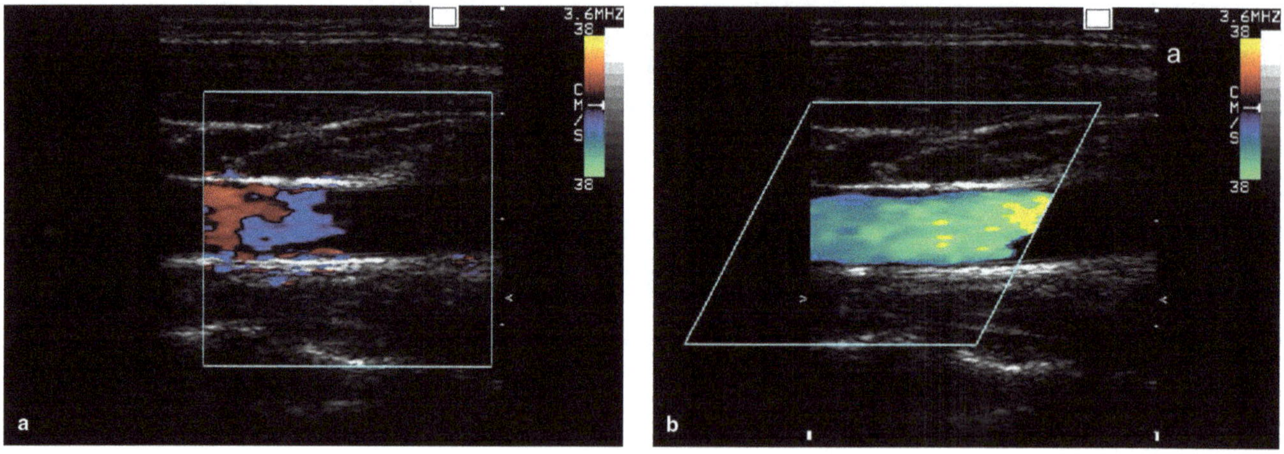

Figuur 26.18 De invloed van de insonatiehoek op de kwaliteit van het kleurenbeeld. Hetzelfde vaatsegment als in figuur 26.14 wordt onderzocht; het vat loopt telkens horizontaal door het beeld. Als het ultrageluid dat benut wordt voor de kleurenmodus loodrecht instraalt op het vat, is er nauwelijks een invulling van het vat (a). Als door middel van *steering* naar links een hoek van duidelijk minder dan 90 graden tussen vat en insonatierichting ontstaat (b), verbetert de invulling van het vat in hoge mate. Let ook op de telkens toegepaste kleuren die verschillende bloedstroomsnelheden aanduiden, terwijl alleen de hoek van insonatie is veranderd maar de daadwerkelijke bloedstroomsnelheid niet.

duplexonderzoek wordt beweging van rechts naar links (dus craniaalwaarts) bijvoorbeeld met rood en geel aangeduid, beweging van links naar rechts met blauw en groen. Dit leidt ertoe dat arteriën rood worden afgebeeld en venen blauw. Bij transcranieel duplexonderzoek wordt beweging naar de transducer toe met rood en geel aangeduid, beweging van de transducer af met blauw en groen.

Aan het einde van dit databewerkingsproces staat de *gating*, die het mogelijk maakt een verband te leggen tussen bepaalde signalen en de diepte van het geïnsoneerde gebied waarvan ze afkomstig zijn. Zodoende is het mogelijk een tweedimensionale afbeelding van alle bewegende structuren (d.w.z. vooral bloedvaten) te genereren. Deze wordt vervolgens op het zwart-witbeeld gesuperponeerd (figuur 26.17).

Door de aard van de signaalanalyse zijn circa vijf à tien pulsen vanuit hetzelfde transducerelement nodig om tot een resultaat te komen. De beeldherhalingsfrequentie van de kleurenmode zal dus beduidend lager zijn dan bij de echomode (1/5 tot 1/10). In de praktijk wordt daarom vaak maar een deel van de transducerelementen benut om toch een real-timeanalyse te kunnen doen. De gaten tussen de geanalyseerde lijnen worden door interpolatie opgevuld. Naarmate het te insoneren vat dieper ligt, moet het ultrageluid een steeds langere weg afleggen. Dit heeft verdere gevolgen voor de beeldherhalingsfrequentie. In de praktijk betekent dit dat voor diepe structuren soms maar 4-5 Hz bereikt kan worden. Om toch een gelijkmatige kleureninvulling te verkrijgen, wordt de zogenoemde *persistence* toegepast. Deze verzacht de overgangen tussen de enkele frames maar verhoogt wel de onnauwkeurigheid van het weergeven van

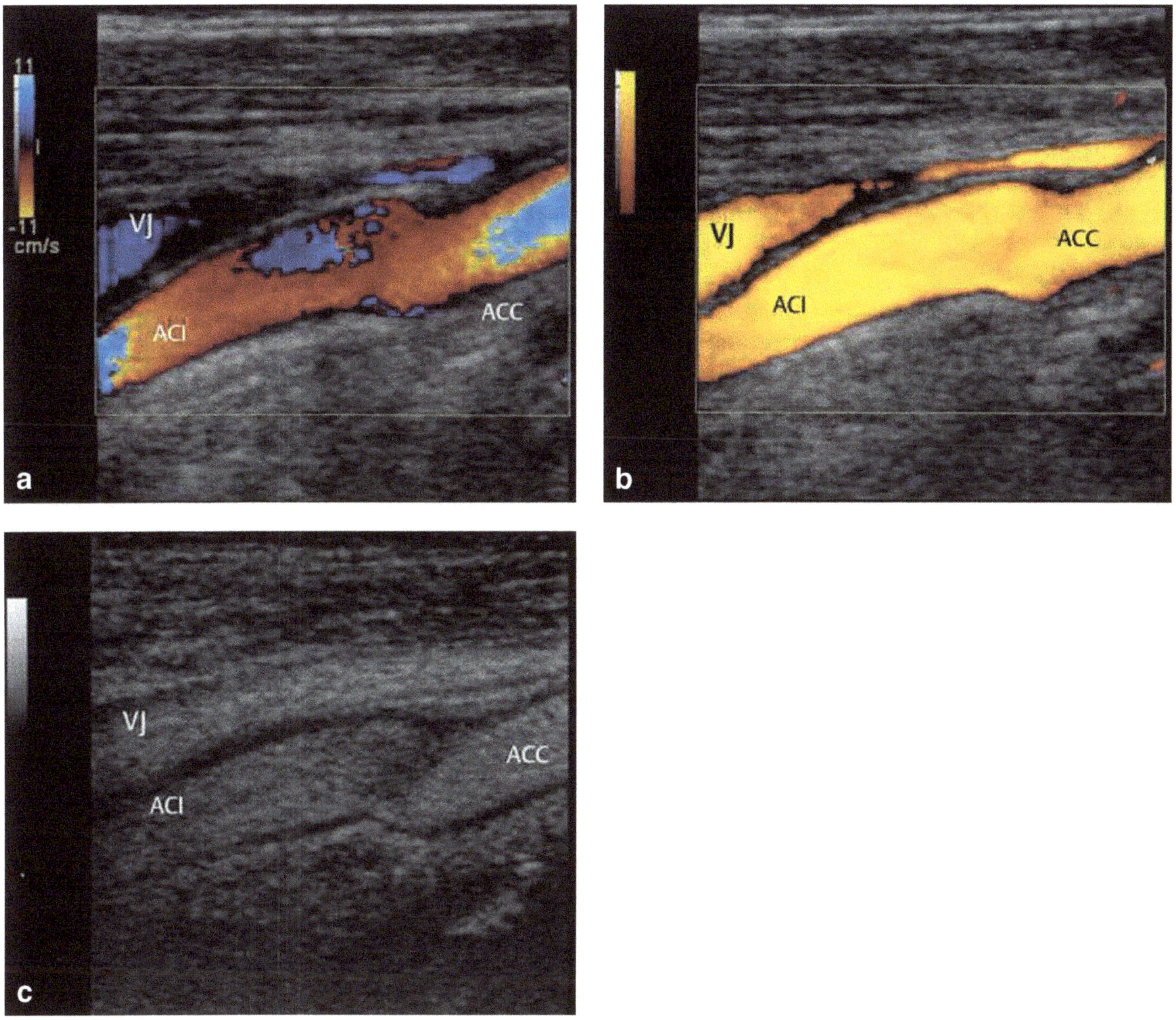

Figuur 26.19 Drie verschillende manieren om de bloedstroom zichtbaar te maken. Telkens is de overgang van de a. carotis communis naar de a. carotis interna geïnsoneerd. In de kleurenmode (a) zijn turbulenties ter plaatse van de oorsprong van de a. carotis interna te herkennen alsmede aliasing in het distale segment van de a. carotis communis en in het middentraject van de a. carotis interna. Links in het beeld is de vena jugularis te zien.
De power-mode (b) laat een volledige invulling van de bloedvaten zien, onafhankelijk van de insonatiehoek; daardoor gaat echter de informatie over richting en snelheid verloren.
Bij de B-flowanalyse (c) wordt op een geavanceerde manier de spatiële resolutie verbeterd (*coded excitation*). Verder detecteert deze methode, net als de twee andere, ook beweging van het geïnsoneerde weefsel. Op vergelijkbare wijze als bij de power-mode wordt daarbij niet de frequentie maar de intensiteit van de beweging als basis voor de signaalanalyse gebruikt. (Bron: Kaps, 2005.)

de gemeten snelheid. Een ander alternatief om de extreem lage beeldherhalingsfrequenties te vermijden, is het gebied waarin de kleurenmode wordt toegepast te verkleinen.

Ook in de kleurenmode speelt de *steering* een belangrijke rol, net als bij het echo-onderzoek. Omdat in dit geval echter beweging gedetecteerd moet worden, zal de beeldkwaliteit juist beter worden als de hoek tussen de ultrageluidsbundel en de as van de beweging (dus het bloedvat) zo klein mogelijk is (figuur 26.18). Dit staat haaks op de eis aan de hoek bij het echo-onderzoek en daarom kan de *steering* van de kleurenmode ook apart worden ingesteld.

Ook al worden bepaalde kleuren aan bepaalde bloedstroomsnelheden toegekend en wordt er een getal in cm/s aan verbonden (figuur 26.18 en figuur 26.19), toch betreft het hier een schatting. Er wordt immers over een vrij lange tijd gemiddeld. Er zal, zeker bij extracranieel onderzoek, vaak sprake zijn van insonatiehoeken van rond de 60 graden, wat tot een forse onderschatting van de bloedstroomsnelheden leidt. De met de kleurenmode bepaalde bloedstroomsnelheden dienen dan ook niet gebruikt te worden voor het bepalen van de mate van stenose. Dit neemt niet weg dat de kleurenmode een belangrijk hulpmiddel is bij het vastleggen van de exacte bloedstroomsnelheden door middel van een 'echte' Doppler-meting (zie verderop), zowel bij extracranieel als bij transcranieel onderzoek. Daarbij kan een fenomeen behulpzaam zijn dat strikt genomen een fout in de data-acquisitie is: het zogenoemde

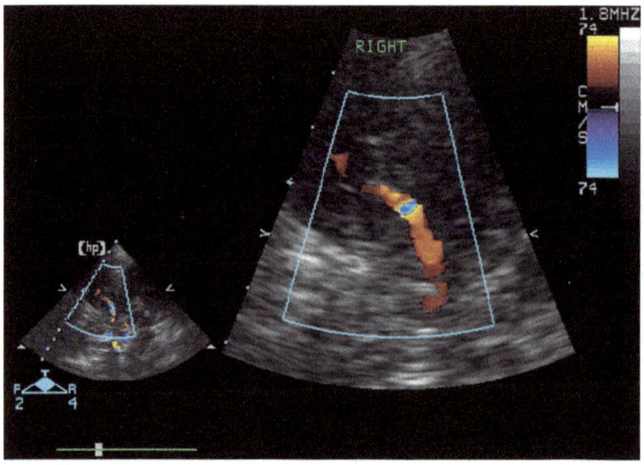

Figuur 26.20 Aliasing in de kleurenmode. Het M1-segment van de rechter a. cerebri media is in de kleurenmode goed te herkennen. Er is in dit voorbeeld bewust een te lage kleurenschaal (74 cm/s max.) gekozen om de plaats van de verhoogde bloedstroomsnelheden duidelijker weer te kunnen geven. Ongeveer in het midden van het bloedvat treedt op basis van een forse lokale stenose op die plaats aliasing op. De blauwe tinten suggereren een flow van de transducer af, wat uiteraard niet het geval is, maar ze worden door het toestel toegepast omdat de hoge bloedstroomsnelheden niet meer door de gele tinten gecodeerd kunnen worden.

aliasing. Volgens het Nyquist-theorema dient de bemonsteringsfrequentie ten minste twee keer zo hoog te zijn als de maximale frequentie in een signaal. In het geval van de kleurenmode (net als bij de Doppler-meting) is de bemonsteringsfrequentie de PRF. Is er een vrij hoge bloedstroomsnelheid in het meetgebied, dan kan de PRF niet meer toereikend zijn om dit adequaat weer te geven, zoals eerder beschreven. Het systeem kent dan 'foute' kleuren toe, in die zin dat ze een 'verkeerde' richting aanduiden. Door de schaal van het kleurenbeeld (en daarmee de PRF) gedoseerd aan te passen, komt de plaats van de hoogste snelheid in een bloedvat bijzonder duidelijk naar voren (figuur 26.20).

Naast de kleurenmode zijn er nog twee andere technieken om beweging te visualiseren. Ten eerste de zogenoemde power-mode, soms ook angio-mode genoemd. In wezen is het principe hetzelfde als hiervóór beschreven, alleen wordt voor verdere analyse niet de frequentie van het Doppler-effect benut maar de amplitude. Hierdoor komt het tot een gelijkmatigere invulling van bloedvaten, zeker bij een bochtig verloop, omdat de insonatiehoek nagenoeg geen rol meer speelt. Ook is de signaal-ruisverhouding om technische redenen beter dan bij de kleurenmode.

Uiteraard staat daar tegenover dat er geen informatie over snelheid en eventuele aliasing is en er (meestal) geen richting wordt aangeven. In de praktijk zal men in moeilijke gevallen eerst met de power-mode de bloedvaten opzoeken, om vervolgens alsnog in de kleurenmode verder te gaan. Een derde en vrij nieuwe methode is de B-flowanalyse, die nog maar op weinige systemen geïmplementeerd is. Deze kent parallellen met de power-mode maar heeft op basis van geavanceerde modificaties van de ultrageluidspulsen (*coded excitation*) een hogere spatiële resolutie. Alle drie de methoden zijn in figuur 26.19 naast elkaar gezet.

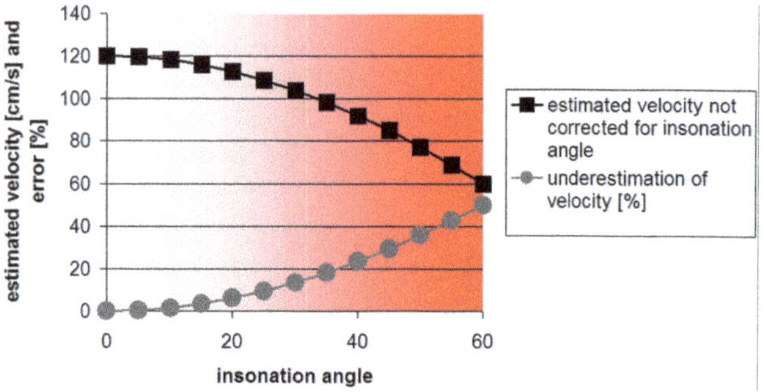

Figuur 26.21 Invloed van de insonatiehoek op de geschatte bloedstroomsnelheid. De insonatiehoek is op de x-as weergegeven, de geschatte bloedstroomsnelheid en de gemaakte fout op de y-as. Naarmate de hoek toeneemt, zal de cosinus kleiner dan 1 worden. Dit leidt tot een onderschatting van de daadwerkelijke bloedstroomsnelheden. Tot een hoek van circa 30 graden is deze fout in de praktijk min of meer verwaarloosbaar maar vervolgens neemt hij onevenredig toe. Bij 60 graden bedraagt deze al 50%.

26.3.4 Het Doppler-onderzoek

Naast het zwart-wit- en het kleurenbeeld kan in een kleurenduplexsysteem ook nog een Doppler-systeem zoals eerder beschreven gesimuleerd worden. Wanneer men tegelijkertijd de B-mode en de Doppler-mode gebruikt, spreekt men van duplex. Ook goedkope toestellen kunnen dit goed in *real time* realiseren, wat het positioneren van het samplevolume (SV) voor de Dopplermeting vrij gemakkelijk maakt. Wordt hier nog de kleurenmode aan toegevoegd, dan spreekt met van kleurgecodeerde duplex ('triplex' zou correcter zijn, maar is niet gangbaar). Hoe dan ook krijgt de onderzoeker visuele feedback over de positie van het SV, waardoor het bepalen van de bloedstroomsnelheden gemakkelijker is dan met een 'blind' Doppler-systeem. Dit heeft ook tot gevolg dat de onderzoeker met een duplextoestel al vrij snel in staat is bloedstroomsnelheden reproduceerbaar te meten. Dit is van toepassing voor zowel het extracranieel als het transcranieel onderzoek.

Het komt bovendien de nauwkeurigheid van bloedstroomsnelheidsmetingen ten goede dat duplexsystemen toestaan de hoek tussen de ultrageluidsbundel en het bloedvat te meten. Mits deze waarde bekend is, kan bij de bepaling van de bloedstroomsnelheden hiermee rekening worden gehouden (zie ook formule 26.1). Vooral bij intracranieel onderzoek kan dit vrij relevant zijn omdat de vaten ten opzichte van de ultrageluidsbundel soms zeer bochtig verlopen en hoeken van 60 graden (cos. 60 graden = 0,5!) geen uitzondering zijn. Zie voor de mate waarin de meting van de bloedstroomsnelheid door de hoek wordt onderschat figuur 26.21. Hieruit volgt dat de met duplexapparatuur gemeten snelheden van de intracraniële vaten betrouwbaarder zijn dan degene die met de conventionele TCD worden gemeten (zie figuur 26.22 voor een voorbeeld). Er zijn echter ook grenzen aan de hoekcorrectie. Metingen onder een hoek van meer dan 60 graden dienen niet te worden gedaan omdat ook met correctie voor de insonatiehoek onbetrouwbare inschattingen van de bloedstroomsnelheden het gevolg zijn. Ook dient men metingen over een bochtig verloop voorzichtig te interpreteren wanneer een substantiële hoekcorrectie (~30-60 graden) is toegepast; overschattingen kunnen het gevolg zijn.

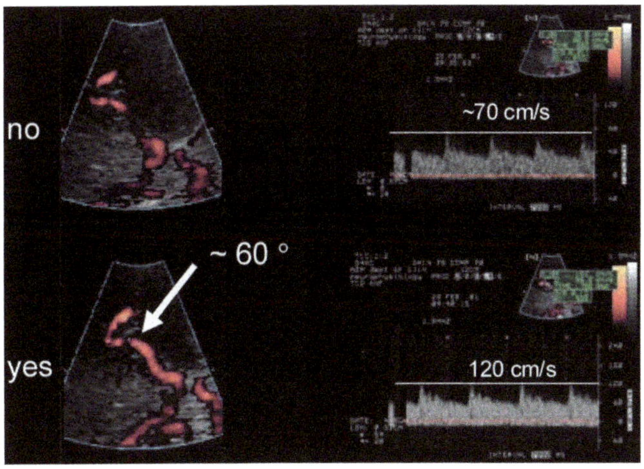

Figuur 26.22 Voorbeeld van hoekcorrectie op de geschatte bloedstroomsnelheid. Links is een deel van de cirkel van Willis in de zogenoemde power-Doppler-mode weergegeven, rechts de gemeten Doppler-signalen ter plaatse van het distale M1-segment van de a. cerebri media. Wanneer geen hoekcorrectie wordt toegepast (bovenste rij), wordt een maximale bloedstroomsnelheid van ~70 cm/s aangegeven. Het M1-segment laat duidelijk een schuin verloop ten opzichte van de ultrageluidsbundel (blauwe gestippelde lijn) zien (circa 60 graden). Mits hiervoor gecorrigeerd wordt, verandert er uiteraard niets aan het signaal zelf maar wordt alleen de y-as aangepast. Het resultaat is een maximale bloedstroomsnelheid van ~120 cm/s.

26.4 Veiligheid van ultrageluidsonderzoek

Het uitgezonden ultrageluid zal door het weefsel niet alleen gereflecteerd of verstrooid worden, maar voor een deel ook geabsorbeerd. Het is niet uitgesloten dat het weefsel hierdoor beschadigd raakt. Dit kan gebeuren op twee manieren: ten eerste door opwarming en ten tweede door mechanische irritatie met als gevolg cavitatie.

Het temperatuurverhogende vermogen van ultrageluid wordt uitgedrukt als *thermal index* (TI) en is afhankelijk van de gemiddelde intensiteit en de duur van de insonatie. De TI wordt tijdens onderzoek met duplexapparatuur aangegeven. Een getal van 1 betekent dat het tot een temperatuursverhoging van maximaal 1 graad kan komen, dat wil zeggen in het geval van weefsel met een hoog absorberend vermogen, bijvoorbeeld huid of bot. Volgens internationaal geaccepteerde richtlijnen is een temperatuursverhoging met 2 graden gedurende minder dan 50 uren biologisch gezien ongevaarlijk.

De mechanische irritatie wordt uitgedrukt als *mechanical index* (MI). Deze is gerelateerd aan de maximale geluidsdruk die door het ultrageluid wordt opgewekt, ook kortdurend. Zeer hoge drukken kunnen tot cavitatie leiden, dus het ontstaan van gasbelletjes in het bloed die vervolgens imploderen. De daardoor vrijkomende energie kan tot weefselschade leiden. In dierexperimentele studies met een 1 MHz transducer leidden drukken van 8 MPa tot laesies door cavitatie, wat overeenkwam met een ultrageluidsintensiteit van 2000 W/cm^2. De maximaal toegestane intensiteit bij door de Amerikaanse Food en Drug Administration (FDA) goedgekeurde Doppler- en duplexapparatuur is daarentegen maar 0,720 W/cm^2. De MI kan worden berekend uit de maximale geluidsdruk en frequentie. Ook indien er met het maximale vermogen van het ultrageluidstoestel wordt gewerkt, zal de MI nauwelijks groter zijn dan 1. Commercieel verkrijgbare ultrageluidsapparatuur voor diagnostische doeleinden mag een MI van maximaal 1.9 genereren. Ter vergelijking: in het voornoemde dierexperimentele voorbeeld is de MI 8.

Resumerend kan gesteld worden dat diagnostisch gebruik van Doppler- en duplexapparatuur, zoals deze wordt toegepast bij de neurologische patiënt maar ook in het kader van perioperatieve monitoring, geen relevante risico's introduceert. Desalniettemin lijkt het verstandig volgens het ALARA-principe te werken: 'as low as reasonably achievable'. Dat wil zeggen dat er altijd wordt gewerkt met de laagst mogelijke intensiteit en de kortst mogelijke tijd die nodig is om goed interpreteerbare resultaten te verkrijgen.

Kernpunten

- Met ultrageluid kunnen diverse voor de neuroloog relevante structuren, zoals de cerebropetale bloedvaten maar ook de perifere zenuwen en spieren, op een veilige en zeer patiëntvriendelijke manier in kaart worden gebracht.
- In de B-mode wordt met behulp van grijswaarden een tweedimensionaal beeld van de onderzochte structuren weergegeven dat dankzij nieuwe technieken een spatiële resolutie van minder dan een millimeter kent.
- Met de Doppler-techniek kunnen de bloedstroomsnelheden worden gemeten en de mate van stenose in een bloedvat worden bepaald. In combinatie met de B-mode kunnen de hoek en de plaats van de meting precies worden vastgesteld.
- Het is ook mogelijk beweging te detecteren en in kleur weer te geven. Ook dit berust op het Doppler-principe en draagt bij aan het identificeren van bloedvaten, vooral intracranieel.

Literatuur

Ainsworth CD, Blake CC, Tamayo A, Beletsky V, Fenster A, Spence JD. 3D ultrasound measurement of change in carotid plaque volume, a tool for rapid evaluation of new therapies. Stroke. 2005;35:1904–09.

Bartels E. Color-coded duplex ultrasonography of the cerebral vessels; atlas and manual. Stuttgart: Schattauer; 1999.

Buys Ballot CHD. Akustische Versuche auf der Niederländischen Eisenbahn, nebst gelegentlichen Bemerkungen zur Theorie des Herrn Prof. Doppler. Pogg Ann. 1845;LXVI:321–51.

Buys Ballot CHD. Bedrog van het gehoororgaan in het bepalen van de hoogte van een waargenomen toon. Caecilia Algemeen Muzikaal Tijdschrift van Nederland. 1845;2:78–81.

Eden A. Christian Doppler; thinker and benefactor. Salzburg: The Christian Doppler Institute for Medical Science & Technology; 1988.

Evans DH, McDicken WN. Doppler ultrasound; physics, instrumentation and signal processing. 2nd ed. Chicester: Wiley & Sons; 2000.

Evans DH. Physical and technical principles. Front Neurol Neurosci. 2006;21:1 18.

▸ http://www.fda.gov/downloads/MedicalDevices/DeviceRegulationandGuidance/GuidanceDocuments/UCM070911.pdf (document gedownload 7 november 2009)

Jansen JA. Medical ultrasound imaging. Prog Biophys Mol Biol. 2007;93:153–65.
Kaps M, Reutern GM von, Stolz E, Büdingen HJ von (eds). Ultraschall in der Neurologie. Stuttgart: Thieme; 2005.
Kern R, Perren F, Schoeneberger K, Gass A, Hennerici M, Meairs S. Ultrasound microbubble destruction imaging in acute middle cerebral artery stroke. Stroke. 2004;35:1665–70.
Landry A, Spence JD, Fenster A. Measurement of carotid plaque volume by 3-dimensional ultrasound. Stroke. 2004;35:864–69.
Mess WH. On the characteristics and detectability of intracranial microembolic signals [Thesis]. Maastricht: Maastricht University; 2003.
Seidel G, Meairs S. Ultrasound contrast agents in ischemic stroke. Cerebrovasc Dis. 2009;27(suppl.2):25–39.
Valdueza JM, Schreiber SJ, Roehl JE, Klingebiel R. Neurosonology and neuroimaging of stroke. Stuttgart: Thieme; 2008.
Wells PNT. Duplex and colour flow imaging. In: Hennerici MG, Meairs SP (eds). Cerebrovascular ultrasound; theory, practice and future developments. Cambridge: Cambridge University Press; 2001, pp. 88–100.

Extracranieel onderzoek: de carotiden

A.M.J.J. Bour

27.1 Inleiding

Het ultrageluidsonderzoek met kleurenecho-Doppler van de carotiden wordt voornamelijk gebruikt in de diagnostiek van cerebrovasculaire problematiek van allerlei aard. Het is een goedkope en patiëntvriendelijke methode om betrouwbaar een uitspraak te kunnen doen over het al dan niet aanwezig zijn van een hemodynamisch significante ofwel symptomatische stenose. Vaak – maar dit verschilt per kliniek – zal dit onderzoek gevolgd worden door conventioneel beeldvormend onderzoek om een precieze, driedimensionale indruk van de mate en de plaats van de stenose te krijgen. Tegenwoordig is de kwaliteit van het echo-B-beeld van dusdanig goede kwaliteit dat de morfologie van de vaatwand en eventuele plaque zeer nauwkeurig in beeld kan worden gebracht. De gevoeligheid van het ultrageluidsonderzoek in de diagnostiek naar significante vaatstenosen is dan ook vergelijkbaar met conventioneel beeldvormend onderzoek in de vorm van *computed tomography angiography* of *magnetic resonance angiography* (CTA/MRA). Ook is de driedimensionale echografie in opkomst, zodat wellicht in de nabije toekomst kan worden volstaan met het ultrageluidsonderzoek.

De bepaling van de mate van stenosering door een atherosclerotische plaque aan de hand van bloedstroomsnelheden heeft als voordeel dat deze methode niet afhankelijk is van de configuratie van de plaque; die is niet regelmatig, waardoor het vaatlumen bij een stenose niet overal even wijd is.

Een voordeel van de echo-Doppler boven beeldvormend angiografisch onderzoek met CTA/MRA of *digital subtraction angiography* (DSA) is het lopende beeld, zodat een indruk gegeven wordt van het fysiologische gedrag van het bloed en de vaatwand in de tijd. Het onderzoek is als dusdanig dan ook goed bruikbaar als het gaat om het bepalen van bijvoorbeeld de elasticiteit van de vaatwand, dissecties van de wand, eventuele collaterale flow in de vaten en trombo-embolische processen.

In dit hoofdstuk zal worden ingegaan op de praktische aspecten van het onderzoek van de halsvaten. Ook zal de diagnostiek van de meest voorkomende afwijkingen worden besproken.

27.2 De praktijk

De patiënt wordt onderzocht in liggende houding met het hoofd licht achterovergebogen en iets van de te onderzoeken zijde afgewend. De onderzoeker zit achter de patiënt en de sonde wordt met één hand vastgehouden (figuur 27.1).

Aangezien het om vrij oppervlakkig gelegen vaten gaat, wordt een lineaire breedband pulsed wave-mode gebruikt met een ultrageluidsfrequentie van circa 3 tot 12 Hz. De markering op de transducer wordt naar craniaal gehouden. Dit komt overeen met de linkerzijde van het beeld op de monitor. De bloedvaten worden in longitudinale richting geïnsoneerd, afhankelijk van het anatomisch verloop meer vanuit laterale of ventrolaterale richting. Bij het meten van de bloedstroomsnelheid dient een Doppler-hoek groter dan 60 graden te worden vermeden, aangezien er dan te grote meetfouten betreffende de bloedstroomsnelheden ontstaan.

Men begint liefst proximaal in de hals met de a. carotis communis. Gelet wordt op de structuur van de vaatwand op het echo-B-beeld en het stroomprofiel met de kleurenduplex en Doppler. Vooral op verschillen tussen rechts en links moet worden gelet, waarbij de hoek van insonatie gelijk moet zijn. Bij voorkeur wordt op drie plaatsen de bloedstroomsnelheid gemeten. Hierbij wordt de sonde langzaam omhoog geschoven, waarbij men steeds de lengterichting van het vat volgt tot aan de bulbus. Hier splitst de a. carotis communis zich in de a. carotis interna en de a. carotis externa. De sonde moet iets naar ventraal of dorsaal worden verplaatst omdat de bulbus iets naar lateraal in de hals verloopt. Het is aan te bevelen ook in dwarsdoorsnede naar de distale carotis communis en de bulbus te kijken om een idee te krijgen van de doorsnede van het lumen, wat zeker belangrijk is bij excentrisch gelegen plaques.

In de regel verloopt de a. carotis interna dorsolateraal van de a. carotis externa en kunnen deze vaten niet in hetzelfde vlak worden weergegeven. Daarom moet de sonde iets naar het oor toe (externa) dan wel van het oor af (interna) worden gekanteld.

Men kan volstaan met een meting proximaal in de a. carotis externa, die te herkennen is aan de aftakkingen op het echo-B-beeld en het hogeweerstandsprofiel van de flow en de smallere diameter. Onderscheid is te maken door enkele keren te tikken op de ipsilaterale a. temporalis, wat een terugslag geeft in het flowprofiel (zie figuur 27.4).

De a. carotis interna verloopt in de regel als het ware in het verlengde van de a. carotis communis. Het vat wordt zo ver mogelijk naar distaal vervolgd en bij voorkeur wordt op drie plaatsen de bloedstroomsnelheid gemeten.

27.3 De vaatwand

27.3.1 Anatomie

Van buiten naar binnen is de vaatwand opgebouwd uit drie lagen: de adventitia, de media en de intima. De adventitia bestaat voornamelijk uit bundels collageen, die dwars op de richting van het bloedvat verlopen om de drukgolf van het pulserende bloed op te vangen. Er is geen duidelijke begrenzing met het omliggende bindweefsel.

De media is de dikste laag van het bloedvat en bestaat voornamelijk uit glad spierweefsel, collageen en elastische bindweefselbundels.

De intima is de dunste laag en bestaat uit endotheel en collageen. Met het vorderen van de leeftijd neemt de dikte toe, maar deze wordt in de regel niet dikker dan circa 0,10 mm.

27.3.2 Dikte van de intima media

Het B-mode-ultrageluidsonderzoek leent zich uitstekend voor het bepalen van de *intima media thickness* (IMT). Hiertoe wordt een sonde gebruikt met een frequentie van > 7 Hz. Getracht moet worden om de vaatwand loodrecht te insoneren om vertekening van het beeld te voorkomen. Verder is het belangrijk dat

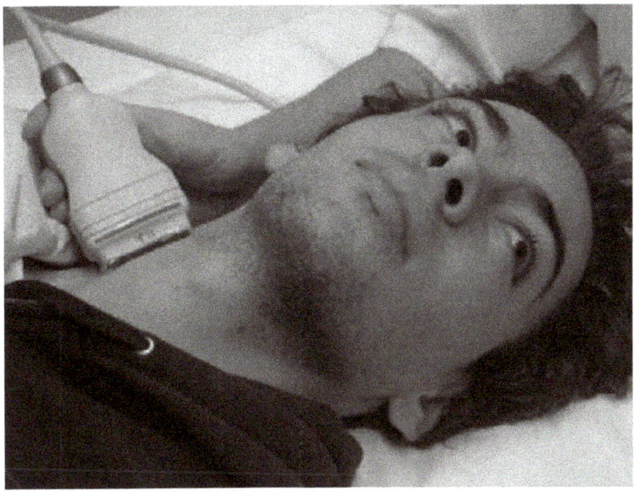

Figuur 27.1 Ultrageluidsonderzoek van de carotiden.

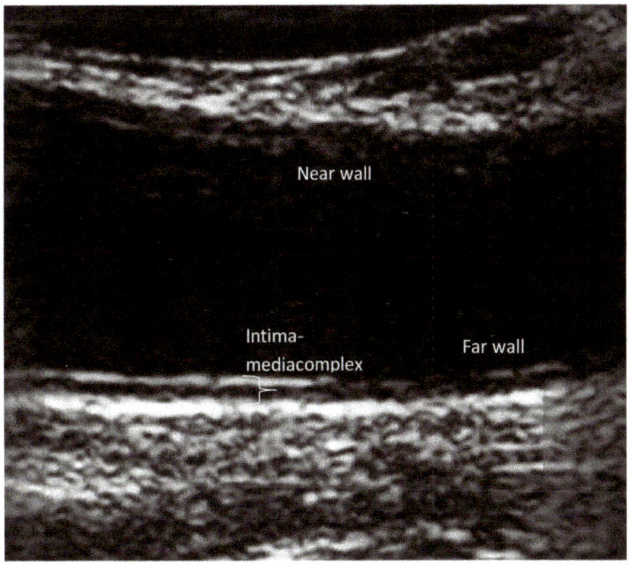

Figuur 27.2 De vaatwand van de arteria carotis communis.

op het B-beeld het vaatlumen echt zwart is en de adventitia wit maar niet spierwit, om oversturing te voorkomen. Tegenwoordig is elk echo-Dopplerapparaat van software voorzien om het intima-mediacomplex te herkennen en te meten.

De verschillende lagen van de vaatwand hebben een verschillende akoestische impedantie en daardoor echolucentie, waardoor de gelaagde opbouw duidelijk zichtbaar is. Deze is het beste zichtbaar te maken als de impedantie die de passerende echobundel tegenkomt, toeneemt van laag naar hoog. Aangezien de adventitia veel echogener is dan het intima-mediacomplex, wordt voor een juiste bepaling van de IMT de wand genomen die het verst van de sonde af ligt. De bundel treft dan eerst een dunne, echorijke laag, gevolgd door een echolucente laag, die samen het intima-mediacomplex vormen. Aangezien de intima zeer dun is, is het niet mogelijk intima en media van elkaar te onderscheiden. Hierna volgt een bredere echorijke laag welke de adventitia voorstelt (figuur 27.2).

De normale IMT van de a. carotis communis ligt tussen de 0,6 en 1,0 mm, maar toont enige verschillen afhankelijk van de plaats waar wordt gemeten. Daarom wordt aanbevolen de meting te verrichten op meerdere plaatsen (ten minste drie). Voorts is de IMT bij mannen iets groter dan bij vrouwen en neemt de IMT gedurende het leven toe met circa 0,010 mm per jaar.

Toename van de IMT wordt vooral gezien op de plaatsen waar ook de meeste plaquevorming ontstaat; distaal in de a. carotis communis en in de bulbus. Toename van de IMT wordt gezien als een vroege determinant voor atherosclerotische vaatwandafwijkingen en heeft een duidelijke correlatie met stroke en myocardinfarct in de aanwezigheid van risicofactoren voor hart- en vaatziekten zoals hyperlipidemie, diabetes, adipositas, roken en vooral hypertensie. Echter, eenduidige criteria om vroege atherosclerotische plaqueformatie te destilleren uit een toename van de dikte van het intima-mediacomplex zijn er niet. De IMT kan immers ook toenemen bij niet-atherosclerotische vaatwandaandoeningen zoals fibrocellulaire hypertrofie. Toename van de IMT wordt mogelijk veroorzaakt door een hypertrofische respons van de vaatwandcellen op lipideninfiltratie en hypertensie en is minder vaak geassocieerd met overige risicofactoren voor hart- en vaatziekten dan plaqueformatie, waarbij sprake is van inflammatoire reacties in de vaatwand, endotheeldisfunctie en proliferatie van gladde spiercellen. De betekenis van een toegenomen IMT bij een individuele patiënt is dan ook discutabel en het routinematig meten van de IMT is in de dagelijkse klinische praktijk van weinig toegevoegde waarde, zeker als een patiënt bekend is met risicofactoren voor hart- en vaatziekten.

27.3.3 Plaqueformatie

Een plaque is een lokale verdikking van de vaatwand die al dan niet tot een stenosering van het vat leidt. De Mannheim Intima-Media Thickness Consensus definieert een plaque als een focale structuur die in het vaatlumen prijkt van 0,5 mm, of van 50% van de omgevende IMT-waarde, of een dikte van ≥ 1,5 mm gemeten van de overgang tussen media en adventitia en de overgang tussen intima en lumen.

Atherosclerotische plaqueformatie wordt in de regel gezien ter plaatse van bochten en vertakkingen, waar de bloedstroomsnelheden aan de wand het laagst zijn. In de carotiden worden de meeste plaques dan ook gevonden ter hoogte van de carotisbifurcatie, aan de achterwand van de bulbus. Plaques zijn met het B-mode-echobeeld goed in beeld te brengen (figuur 27.3). Vooral bij zeer echo-arme plaques is het vaak behulpzaam de kleurenduplex te gebruiken om het contrast en het beloop van de plaque optisch naar voren te laten komen. Het is belangrijk de plaque in meerdere richtingen te bekijken, aangezien plaques zich meestal excentrisch in het vat bevinden en niet op alle plaatsen even dik of van eenzelfde structuur zijn.

Plaques worden echografisch ingedeeld in echo-arm en echorijk. Echo-arme plaques bestaan voornamelijk uit lipidenophopingen en hemorragieën. Echorijke plaques duiden op fibrogeen en kalkafzettingen. Verder is het van belang of een plaque een homogene of inhomogene structuur met echo-arme en echorijke gebieden heeft en of er sprake is van een glad of een

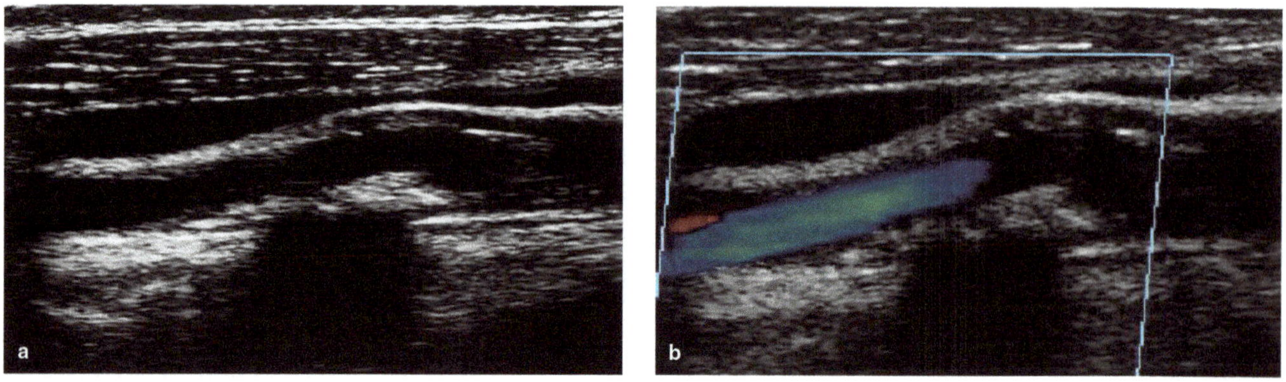

Figuur 27.3 Een plaque proximaal in de a. carotis interna, in beeld gebracht met B-mode-echobeeld en kleurenduplex.

grillig oppervlak. Uit studies is gebleken dat vooral echo-arme plaques geassocieerd zijn met trombo-embolische processen, TIA's en stroke. In twee studies werd een jaarlijks strokerisico gevonden van 5,7% versus 2,4% en van 4,2% versus 1,2% voor een echo-arme respectievelijk echorijke plaque met vergelijkbare maten van stenose.

Uit histopathologische studies is gebleken dat instabiele plaques gekenmerkt worden door ulceratie en trombosevorming, hoewel hemorragieën op zichzelf in nagenoeg alle plaques worden gevonden. Uit histopathologische studies is gebleken dat inflammatie en neo-angiogenese van belang zijn in het ontstaan van het atheroom en dat in symptomatische plaques een grotere dichtheid van vasa vasorum gevonden wordt. In enkele studies is het gelukt deze verhoogde vascularisatie en neovascularisatie in plaques met intraveneus toegediend microbubblecontrast en ultrageluid in beeld te brengen. Wellicht is het in de toekomst mogelijk op deze wijze instabiele plaques te onderscheiden van plaques die minder gevoelig zijn voor ruptuur. Een verder kenmerk van een symptomatische plaque is dat de necrotische delen zich direct onder een slechts zeer dunne, fibrotische kap en dicht bij het vaatlumen bevinden, waardoor ze meer blootstaan aan hemodynamische effecten en erosie en sneller ruptureren.

Echografische kenmerken van instabiele plaques zijn echolucentie, een onregelmatig oppervlak, de vorming van hemodynamisch significante stenosen, beweeglijkheid van de plaque in de vaatwand en plaqueprogressie. Een plaque groeit sneller over de lengte van het vat dan in de dikte. Uit een studie van Spence et al. (2004) waarbij 1686 patiënten gedurende vijf jaar werden vervolgd, bleek dat een groter plaqueoppervlakte een goede voorspeller is voor stroke, myocardischemie en overlijden. Patiënten met plaqueprogressie hadden een tweemaal verhoogd risico op een event ten opzichte van patiënten met een stabiele situatie dan wel plaqueregressie.

Met driedimensionale echografie zijn plaqueoppervlakte en -progressie goed in beeld te brengen. Ainsworth et al. (2005) gebruikten deze methode om het effect van statinen op plaque-evolutie te meten en vonden dat 3D-echografie hiervoor zeer gevoelig was. Hierdoor zijn in de toekomst kleinere populaties nodig als het gaat om onderzoek naar plaque-evolutie. Ook is het denkbaar dat monitoring van preventieve therapie bij de individuele patiënt in de nabije toekomst terrein wint.

27.3.4 Dissectie

Een dissectie is een scheur in de vaatwand met een vaatwandbloeding. In de media breidt deze bloeding zich over de lengte van het vat uit. Een dissectie tussen media en adventitia veroorzaakt een aneurysmatische verwijding van het vat. Hierdoor ontstaat een vernauwing en soms zelfs een occlusie van het vat door compressie van het lumen. Door een scheur in de intima kunnen bloedstolsels in het lumen terechtkomen. In het lumen worden vaak stolsels gezien, hetzij afkomstig uit de dissectie, hetzij door stase ter plaatse van de compressie van het vat.

Dissecties ontstaan daar waar de vrije beweeglijkheid van het bloedvat ten opzichte van het omgevende weefsel beperkt wordt en schuifkrachten ontstaan veelal door tractie bij (nek) traumata. Voor de extracraniële a. carotis interna geldt dat dissecties dan ook meestal gezien worden distaal van de bifurcatie. Doorgaans stopt de dissectie waar het vat de schedelbasis in gaat.

Echografisch kan een dissectie herkend worden aan een echo-arme, trechtervormige, langgerekte stenosering van het lumen. Het Doppler-spectrum van de intracraniële arteriën is normaal; bij een ernstige stenose of occlusie vindt men echter ipsilateraal een poststenotisch signaal. In het lumen van het getromboseerde vat kan een verminderde bloedstroomsnelheid worden gezien, dan wel een flow in het valse lumen of een pendelflow als het vat afgesloten is. Na verloop van tijd wordt het wandhematoom gereorganiseerd en meer echodens. Vaak zijn er na enkele maanden geen afwijkingen meer te zien.

27.4 Stenosen

27.4.1 De normale flow

De flow in een bloedvat wordt bepaald door de kracht die het bloed door het vat duwt, het drukverschil tussen de beide uiteinden en de stromingsweerstand. In formulevorm:

$$i = \Delta P / R \qquad (27.1)$$

Verder is de weerstand afhankelijk van de viscositeit en de lengte en radius van het bloedvat. In formulevorm:

$$R = 8\eta\, l \,/\, r4\, \pi \quad (27.2)$$

Hieruit volgt dat kleine veranderingen in de vaatafmeting bij een gelijkblijvende drukgradiënt grote veranderingen in stroomsterkte tot gevolg hebben.

De stroomsnelheid is afhankelijk van de stroomsterkte i en omgekeerd evenredig met de doorsnede van het vat:

$$V = i \,/\, Q \quad (27.3)$$

en hangt dus af van het drukverschil en de radius van het bloedvat.

Bij gelijke stroomsterkte is de flowsnelheid op plaatsen met een grote vaatdoorsnede lager dan op plaatsen met een kleine doorsnede. Voorts geldt de wet van behoud van energie, zodat de toename van de stroomsnelheid ter plaatse van een vernauwing leidt tot een afname in druk; er wordt druk als energievorm omgezet in snelheid.

De normale flow in de carotiden wordt beschouwd als een laminaire flow. Dit betekent dat het bloed met een constante snelheid stroomt in een langgerekt, glad bloedvat volgens een gelaagd patroon, waarbij de snelste partikels zich in het midden van het vat bewegen en de stroomsnelheid naar de vaatwand toe geleidelijk afneemt, zodat aan de vaatwand de laagste bloedstroomsnelheden worden gemeten. Direct langs de vaatwand kan turbulentie worden gezien waarbij de flow niet alleen voorwaarts is gericht. Een turbulente flow ontstaat doordat het bloed onregelmatig in verschillende richtingen in het bloedvat stroomt, waardoor er wervelingen ontstaan. De afzonderlijke partikels hebben allemaal een verschillende bloedstroomsnelheid en -richting en de stromingsweerstand neemt toe ten opzichte van de laminaire flow. Turbulentie kan gezien worden in een vat op plaatsen waar de laminaire flow wordt onderbroken, zoals in bochten en bij bifurcaties, verwijdingen of stenosen.

De arteriële vaatwand is elastisch en zet in de systolische fase uit door het passerende pulserende bloed. In de diastolische fase wordt deze opgeslagen energie gebruikt en treedt contractie op zodat het bloed als het ware actief vooruit wordt gestuwd (windketelfenomeen). Dit zorgt voor drukopbouw in de diastolische fase. Gedurende het leven neemt de vaatweerstand toe door een vermindering van deze elasticiteit van de vaatwand en door atherosclerose, waarbij de wand in de systolische fase minder goed uitzet en in de diastolische fase minder goed een druk kan opbouwen. In het flowsignaal is dit te herkennen aan een grotere discrepantie tussen systolische en diastolische bloedstroomsnelheid met een hoge en spitse systolische fase en een snelle daling van de diastole waardoor er een hoog weerstandsprofiel met toegenomen pulsatiliteit ontstaat.

Ongeveer 80% van de flow in de a. carotis communis wordt voortgestuwd naar de a. carotis interna, zodat er per minuut per a. carotis interna ongeveer 300 ml bloed naar de hersenen gaat. Hierdoor lijkt het flowsignaal van de a. carotis communis erg op het signaal van de a. carotis interna, met een positieve diastolische flowfase. Het signaal toont verder in analogie met de a. carotis externa een snelle systolische stijging met een scherpe systolische piek en een vrij snelle eindsystolische deceleratie (figuur 27.4).

De flow in de a. carotis interna, die elk circa 40% van de totale cerebrale doorbloeding verzorgt, wordt bepaald door de cerebrale autoregulatie en de lage vaatweerstand in de hersenen, zodat er een tamelijk constant flowpatroon zichtbaar is met een positieve diastolische flow. Er is een snelle systolische fase, gevolgd door een eindsystolische afronding in het signaal en een geleidelijke deceleratie gedurende de diastole.

De a. carotis externa voorziet het hogeweerstandsvaatbed van de spieren van het aangezicht en het hoofd. Dit profiel kenmerkt zich door een snelle systolische stijging van de bloedstroomsnelheid, met een scherpe systolische piek en een zeer snelle eindsystolische deceleratie, soms met een omdraaien van de flowrichting als de hartkleppen sluiten. De diastolische bloedstroomsnelheid is laag (figuur 27.4).

27.4.2 Stenosering

Een typisch kenmerk van de anatomie van de carotiden is de bulbus, waar sprake is van een relatieve verwijding van het bloedvat, gevolgd door een vorkvormige vertakking. Zoals uit het voorgaande valt op te maken, heeft dit grote hemodynamische consequenties ter plaatse. De stroomsnelheid langs de wand is laag doordat hier sprake is van een verwijding en er ontstaat hier meer turbulentie, waardoor juist op deze plaats atherosclerose wordt gezien (figuur 27.5). Vooral op de achter-zijwand van de a. carotis communis, doorlopend in de bulbus en de a. carotis interna, zijn de meeste plaques gelokaliseerd.

De kleuren-Doppler-techniek (tabel 27.1) stelt ons in staat zowel directe als indirecte gevolgen van een stenose vast te stellen, dit laatste bijvoorbeeld wanneer de precieze plaats van stenosering niet in beeld te brengen is op het echo-B-beeld. Vlak voor de stenose neemt de stromingsweerstand toe, de flow af en de vaatweerstand toe, wat tot uiting komt in het dalen van de diastolische flow en het ontstaan van een hogeweerstandsprofiel. De pulsatiliteit neemt toe. Dergelijke bevindingen worden vaak pas duidelijk door goede links-rechtsvergelijking.

Zoals eerder gesteld, is de stroomsterkte in ieder vaatsegment gelijk, wat ervoor zorgt dat de stroomsnelheid ter plaatse van een vernauwing toeneemt. Er moet immers binnen eenzelfde tijdsbestek eenzelfde hoeveelheid bloed door een smaller segment. Het frequentiespectrum ter plaatse van de stenose toont fors verhoogde snelheden, die overigens correleren met de stenosegraad (zie verder). Verder is het spectrum inhomogeen en verbreed, wat betekent dat er veel verschillende snelheden worden gemeten. Dit is overigens pas bij een stenose van > 50% te verwachten.

Poststenotisch wordt een turbulent signaal gezien met veel lage frequenties en retrograde flowdelen. Hoe hoger de graad van stenosering, hoe turbulenter het poststenotische signaal. De stroomsnelheden zijn vaak afgenomen, eveneens afhankelijk van de stenosegraad (figuur 27.6).

Verder kunnen er bij stenosen > 70% tekenen van een collaterale flow zichtbaar zijn ter compensatie. Dit kan bestaan uit

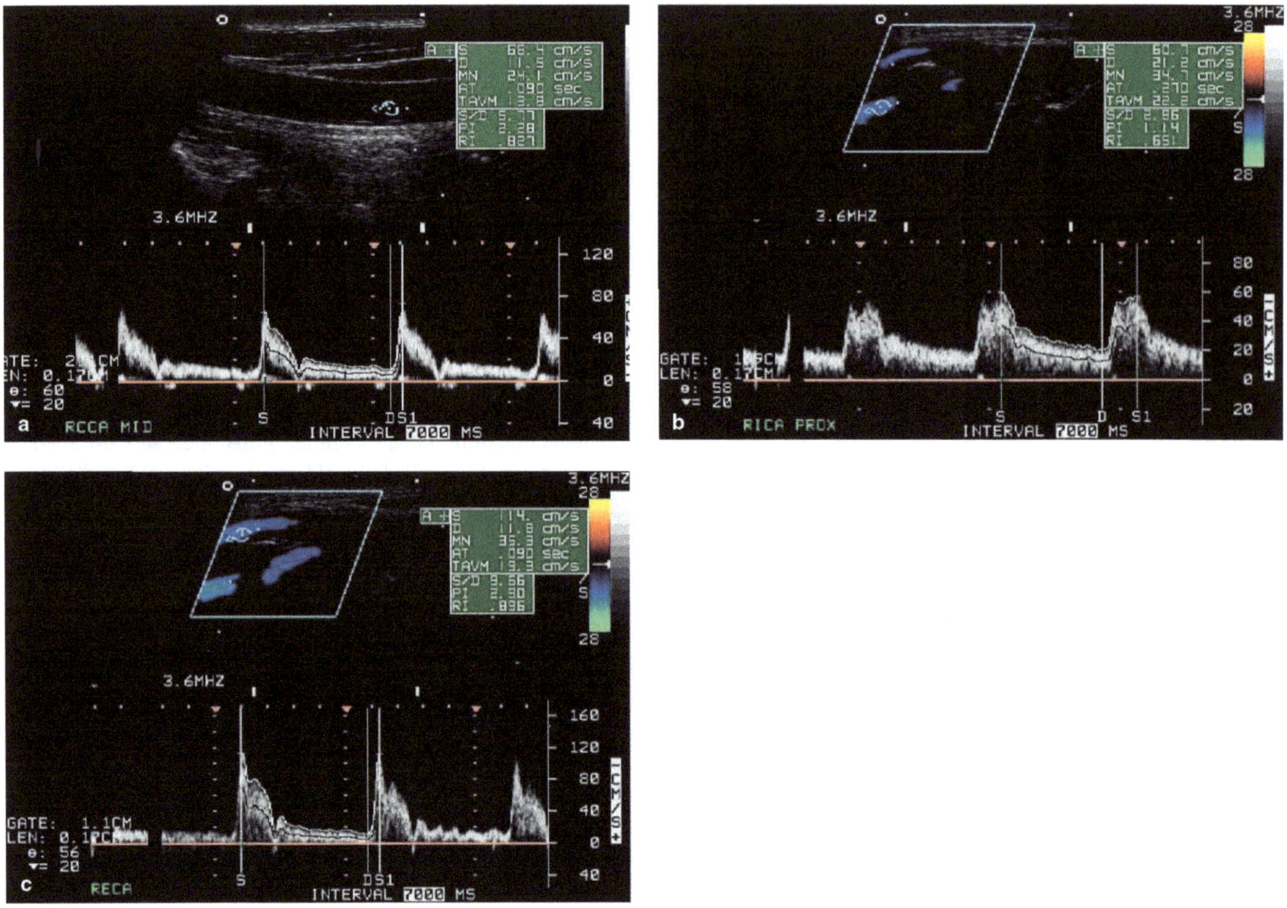

Figuur 27.4 Normaal spectrum van de a. carotis communis (RCCA), de a. carotis interna (RICA) en de a. carotis externa (RECA). Let op de terugslag in het signaal van de a. carotis externa door tikken op de ipsilaterale a. temporalis superficialis (onderste paneel).

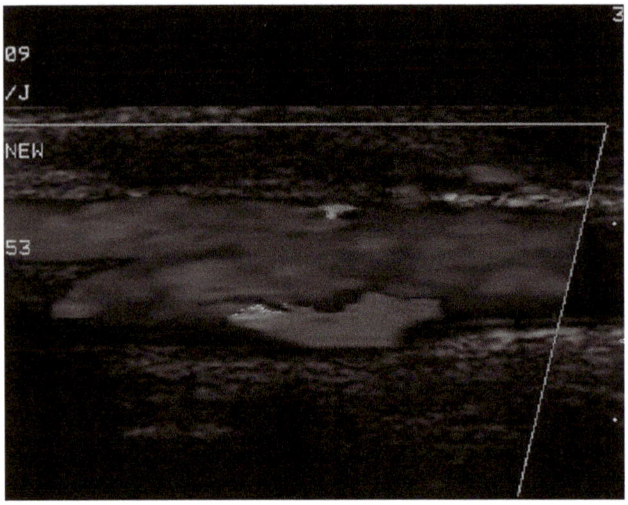

Figuur 27.5 Carotisbifurcatie. Aan de achterwand van de bulbus wordt de laminaire flow onderbroken en worden de laagste bloedstroomsnelheden gemeten.

Tabel 27.1 Bevindingen bij ultrageluidsonderzoek met kleuren-echo-Doppler ter plaatse van een stenose.

Plaats	Bevindingen bij ultrageluidsonderzoek
in de stenose	verhoogde bloedstroomsnelheden
direct poststenotisch	gestoorde stroming met turbulenties
	afname bloedstroomsnelheid
	systolische fase minder steil omhoog
	verminderde pulsatiliteit
direct prestenotisch	verminderde bloedstroomsnelheid
	toegenomen pulsatiliteit
collateralen	verhoogde bloedstroomsnelheden
	verminderde pulsatiliteit
	omgekeerde flow

een toename van de flow in de overige vaten, vaak met verminderde pulsatiliteit, of (retrograde) vulling van een vat via een collateraal. De belangrijkste collaterale verbindingen lopen via de cirkel van Willis. Die kan een collaterale flow verzorgen tussen rechts en links via de a. communicans anterior en van achteren naar voren via de a. communicans posterior. Er kan collateralisatie optreden via een anastomose tussen de a. occipitalis en de a. vertebralis. Voorts kan de a. ophthalmica een anastomose vormen met eindtakken van de a.facialis en derhalve een verbinding tussen de a. carotis interna en externa.

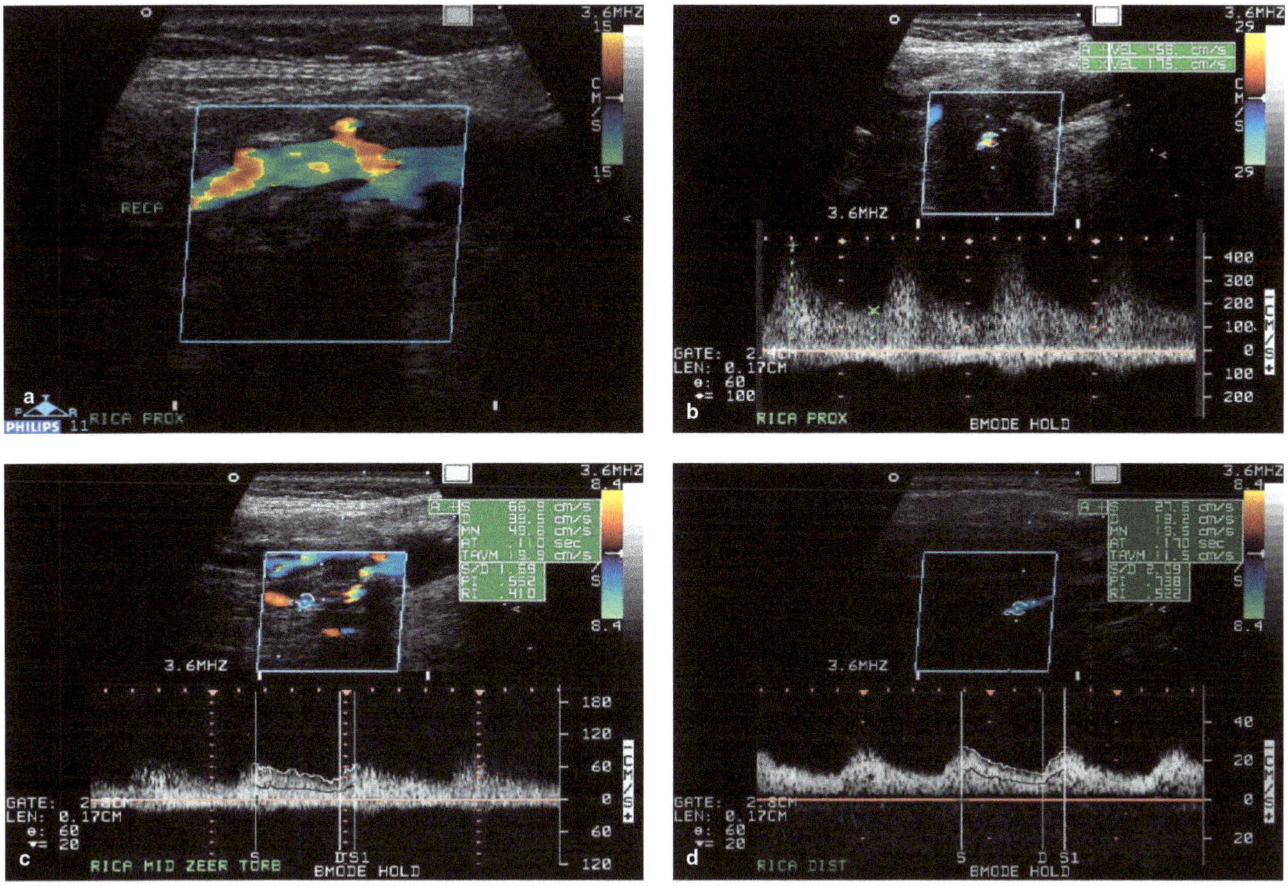

Figuur 27.6 Hooggradige stenose in de a. carotis interna met fors verhoogde turbulente bloedstroomsnelheden ter plaatse van de stenose, waardoor het Doppler-spectrum verbreed is. Poststenotisch worden lage bloedstroomsnelheden gemeten, eveneens turbulent. Op het B-beeld met kleurenduplex is duidelijk de aliasing te zien in het kleurenspectrum.

In het geval van een occlusie is het van belang altijd te trachten het geoccludeerde lumen op het echo-B-beeld goed zichtbaar te krijgen. Proximaal van de occlusie wordt een verlaagde systolische en diastolische flow gezien en direct voor de occlusie kan sprake zijn van een pendelflow. Hierbij is de voorwaartse flow even groot als een achterwaartse gradiënt, die ontstaat door toename van de weerstand verderop. Met kleurenduplex is duidelijk te zien hoe het vat inkleurt en ook een dergelijke pendelflow is goed te herkennen. Distaal van de occlusie ziet men met kleurenduplex de vaatwand goed in beeld, echter zonder inkleuring van het lumen. Bij een occlusie kunnen dezelfde compensatoire mechanismen worden gezien als bij een hooggradige stenose.

27.4.3 Kwantificering van stenosen

A. carotis interna

Het bepalen van de mate van stenosering is belangrijk, aangezien dit direct correleert met het risico op een ischemische beroerte na een TIA. Stenosen van > 50% zijn verantwoordelijk voor zo'n 25% van alle beroerten. Ook de besluitvorming rond een eventuele operatieve ingreep bij een symptomatische stenose door middel van een carotisendarteriëctomie (CEA) dan wel stentplaatsing is hierop gebaseerd, aangezien verschillende studies hebben aangetoond dat een dergelijke ingreep de incidentie van herhaling van een event bij patiënten met een symptomatische stenose van > 70% met circa 50% reduceert vergeleken met medicamenteuze therapie alleen.

Over een eventueel gunstig effect van een CEA bij asymptomatische hooggradige stenosen bestaat (nog) geen consensus. Studies naar het effect van een CEA bij asymptomatische stenosen > 50% (ACST, ACAS) rapporteerden een absolute risicoreductie van 5,4 tot 5,9% over vijf jaar. Het jaarlijkse percentage strokes in de medicamenteuze groep was 2 versus 1 in de chirurgisch behandelde groep. In een onderzoek naar de effectiviteit van CEA bij asymptomatische stenosen van > 50 tot 60% werden de resultaten van meerdere studies uit de afgelopen 25 jaar betrokken. Uit dit onderzoek bleek dat, door de door de jaren heen verbeterde niet-chirurgische therapie en preventieve maatregelen, het risico op stroke dusdanig is afgenomen, dat dit de voorkeur heeft boven een risicovolle en duurdere chirurgische ingreep.

Gouden standaard bij het bepalen van de mate van stenose is het vat met de atherosclerotische plaque die *en bloque* verwijderd is. Meerdere studies zijn verricht naar de accuraatheid van DSA, MRA, CTA en ultrageluid (NASCET, ECST, CHS). Voordeel van ultrageluid is dat er een real-time beeld kan worden gevormd en dat het visuele echobeeld gecombineerd wordt met de hemodynamiek. Verschillende studies zijn verricht om

Tabel 27.2 Consensuscriteria voor carotisstenose van de Society of Radiologists in Ultrasound.

Stenosegraad	ICA-PSV	ICA/CCA-PSV	ICA-EDV	Plaque
normale flow	< 125 cm/s	< 2,0	< 40 ms	geen
< 50%	< 125 cm/s	< 2,0	< 40 cm/s	< 50% reductie diameter
50–69%	125–230 cm/s	2,0–4,0	40–100 cm/s	≥ 50% reductie diameter
70–99%	> 230 cm/s	> 4,0	>100 cm/s	≥ 50% reductie diameter
subocclusie	doorgaans laag of niet detecteerbaar	variabel	variabel	significant, lumen detecteerbaar
occlusie	niet detecteerbaar	n.v.t.	n.v.t.	significant, lumen niet detecteerbaar

ICA-PSV = pieksystolische flow van de a. carotis interna; ICA/CCA-PSV = pieksystolische flow van de a. carotis interna/pieksystolische flow van de a. carotis communis; ICA-EDV = einddiastolische flow van de a. carotis interna.

de stroomsnelheid te bepalen die past bij een stenose > 70%. Hierbij worden een goede sensitiviteit en specificiteit gevonden. De mate van stenosering met ultrageluid wordt bepaald door een samenstelling van de hoogste pieksystolische flow (PSV), de ICA/CCA-PSV-ratio, de einddiastolische flow (EDV) en de bevindingen op het echo-B-beeld, samen met bepaling van het residuale lumen door middel van colour-flow.

Tabel 27.2 toont de criteria zoals vastgesteld in de *Consensus Criteria for Carotid Stenosis* van de Society of Radiologists in Ultrasound. Ook de Nederlandse Richtlijn voor CVA hanteert deze criteria.

Bij het inschatten van de mate van stenose is beeldvorming met het echo-B-beeld van groot belang, aangezien de bloedstroomsnelheid verhoogd kan zijn zonder dat er sprake is van stenosering. Dit is bijvoorbeeld het geval bij jonge patiënten of bij een verlaagde viscositeit. Ook kan er sprake zijn van een compensatoire flow in verband met een stenose elders in het vaatbed.

Bij een hooggradige stenose wordt een verbreding van het Doppler-spectrum gezien met hoog- en laagfrequente delen en fors verhoogde pieksystolische bloedstroomsnelheden. Poststenotisch is er sprake van turbulentie en fors verval in bloedstroomsnelheid. Bij zeer hooggradige stenosen, tandemstenosen en pseudo-occlusies dient men erop bedacht te zijn dat de bloedstroomsnelheden juist verlaagd kunnen zijn. De prestenotische bevindingen en tekenen van collateralisatie zullen dan indicatief zijn. Hier kan het toedienen van echocontrast behulpzaam zijn, om zeer lage bloedstroomsnelheden te kunnen meten en de aanwezigheid van een zeer gering restlumen te kunnen visualiseren. Verder kan door middel van echocontrast het plaqueoppervlak goed in beeld worden gebracht, zodat een indruk wordt verkregen van de mate van stabiliteit.

Bij een occlusie van de a. carotis interna (figuur 27.7) zal men in de ipsilaterale a. carotis communis een uitgesproken verlaagde systolische en diastolische bloedstroomsnelheid vinden die gehalveerd is ten opzichte van de overliggende normale zijde. De pulsatiliteit neemt toe, zodat er zelfs een pendelflow kan ontstaan. De flow in de a. carotis interna aan de overliggende zijde kan ter compensatie verhoogd zijn. Ook in de aa. vertebrales kan dit het geval zijn. Bij transcranieel duplexonderzoek kan ter collateralisatie een omgekeerde flow worden gezien in de a. cerebri anterior dan wel in de a. communicans posterior.

Laaggradige stenosen hebben in de regel geen tot zeer geringe hemodynamische consequenties. Vooral de diameterbepaling op het echo-B-beeld is van belang.

A. carotis communis

Proximale stenosen en occlusies van de a. carotis communis zijn met echo-Doppler soms moeilijk in beeld te brengen. Bepaling van een dergelijke stenose zal daarom ook mede berusten op secundaire hemodynamische consequenties, zoals een poststenotische turbulente flowstoornis, verlaagde flow en afgenomen pulsatiliteit. Bij een (proximale) occlusie kan geen flowsignaal worden aangetoond in het vat. Men moet echter bedacht zijn op de mogelijkheid van collaterale flow via takken van de a. carotis externa en via de a. ophthalmica.

Als de stenose zich meer naar distaal bevindt, zal deze goed in beeld kunnen worden gebracht.

Kernpunten

- Ultrageluidsonderzoek met kleurenecho-Doppler stelt ons in staat aan de hand van bloedstroomsnelheden in combinatie met het echo-B-beeld een betrouwbare uitspraak te doen over de mate van stenosering, het fysiologische gedrag van het bloed en de morfologie van de vaatwand.
- De mate van stenosering kan met goede sensitiviteit en specificiteit worden bepaald met ultrageluid door een samenstelling van de hoogste pieksystolische flow, de ICA/CCA-PSV-ratio, de einddiastolische flow en de bevindingen op het echo-B-beeld, samen met bepaling van het residuale lumen door middel van colour-flow.
- Het echo-B-beeld kan behulpzaam zijn bij het bepalen van de morfologie en de stabiliteit van een plaque, waarbij instabiele plaques zich kenmerken door echo-arme delen, een onregelmatig oppervlak, beweeglijkheid in het lumen en plaqueprogressie. Met nieuwe technieken als microbubblecontrast en 3D-echografie zijn goede resultaten bereikt; morfologie en plaqueoppervlak en -progressie kunnen hiermee nog beter in beeld worden gebracht en gemonitord in de tijd.

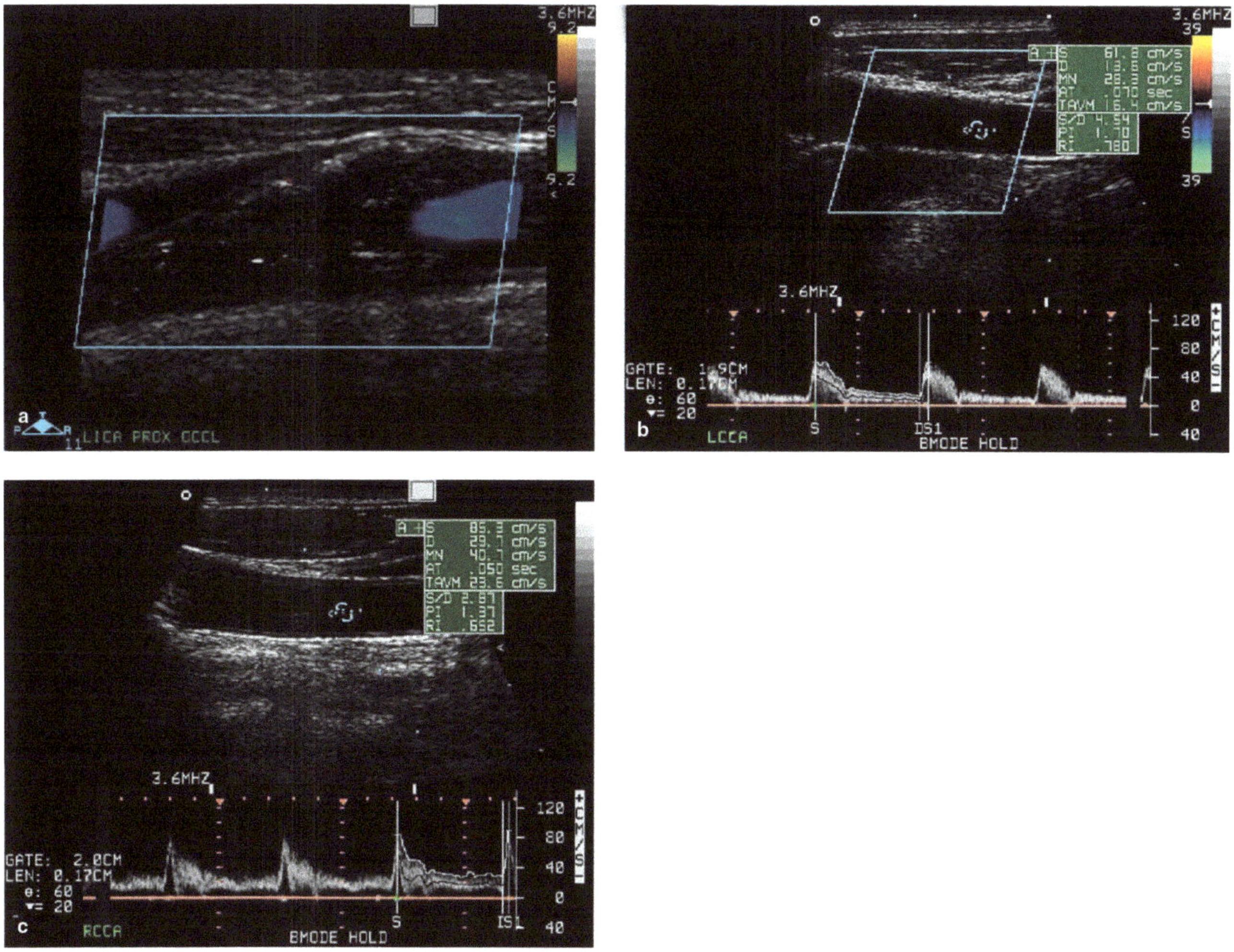

Figuur 27.7 Occlusie van de a. carotis interna. B-beeld van het geoccludeerde vat met duidelijk waarneembaar lumen, gevuld met atherosclerotisch plaquemateriaal (a). In de a. carotis communis aan de symptomatische zijde worden proximaal van de occlusie lagere bloedstroomsnelheden gemeten (b) vergeleken met de andere kant (c).

Literatuur

Abbott AL. Medical (nonsurgical) intervention alone is now best for prevention of stroke associated with asymptomatic severe carotid stenosis. Results of a systematic review and analysis. Stroke. 2009;40:e573–e583.

Ainsworth CD, Blake CC, Tamayo A, Beletsky V, Fenster A, Spence JD. 3D ultrasound measurement of change in carotid plaque volume. A tool for rapid evaluation of new therapies. Stroke. 2005;36(9):1904–9.

Alexandrov AV (editor). Cerebrovascular ultrasound in stroke prevention and treatment. Boston: Blackwell Publishing; 2004.

Barnett HJ, Taylor DW, Eliasziw M, Fox AJ, Ferguson GG, Haynes RB, et al. Benefit of carotid endarterectomy in patients with symptomatic moderate or severe stenosis. North American Symptomatic Carotid Endarterectomy Trial Collaborators. N Eng J Med. 1998;339:1415–25.

Barnett HJ. Final results from the North American Symptomatic Carotid Endaretectomy Trial (NASCET). Stroke. 1998;29:286.

Caplan LR. Stroke. A clinical approach. 2nd ed. New York: Butterworth-Heinemann; 1993.

European Carotid Surgery Trialists' Collaborative Group: Randomised trial of endarterecomy for recently symptomatic carotid stenosis: final results of the MRC European Carotid Surgery Trial (ECST). Lancet. 1998;351:1379–87.

Executive Committee for the Asymptomatic Carotid Atherosclerosis Study: Endarterectomy for asymptomatic carotid artery stenosis. JAMA. 1995;273:1421–28.

Fisher M, Paganini-Hill A, Martin A, Cosgrove M, Toole JF, Barnett HJ, et al. Carotid plaque pathology: thrombosis, ulceration, and stroke pathogenesis. Stroke. 2005;36;253–57.

Giannoni MF, Vicenzini E, Citone M, Ricciardi MC, Irace L, Laurito A, et al. Contrast carotid ultrasound for the detection of unstable plaques with neoangiogenesis: A pilot study. Eur J Vasc Endovasc Surg. 2009;37:722–27.

Grant EG, Benson CB, Moneta GL, Alexandrov AV, Baker JD, Bluth EI, et al. Carotid artery stenosis: gray-scale and Doppler US diagnosis-Society of Radiologists in Ultrasound Consensus Conference. Radiology. 2003;229(2):340–346.

Halliday A, Mansfield A, Marro J, Peto C, Peto R, Potter J, et al. Prevention of disabling and fatal strokes by successful carotid endaretectomy in patients without recent neurological symptoms: randomized controlled trial. Lancet. 2004;363:1491–1502.

Hennerici MG, Meairs SP (eds). Cerebrovascular ultrasound. Theory, practice and future developments. Cambridge: Cambridge University Press; 2001.

Kaps M, Von Reutern GM, Stolz E, Von Büdingen HJ. Ultraschall in die Neurologie. 2nd ed. Stuttgart: Thieme; 2005.

Nagaki T, Sato K, Yoshida T, Yoshimoto Y, et al. Benefit of carotid endarterectomy for symptomatic and asymptomatic severe carotid artery stenosis: a Markov model based on data from randomized controlled trials. J Neurosurgery. 2009:8; 1–8.

North American Symptomatic Carotid Endareterectomy Trial Collaborators: Beneficial effect of carotid endareterectomy in symptomatic patients with high-grade carotid stenosis. N Eng J Med. 325;445-453:1991.
Redgrave JN, Gallagher P, Lovett JK, Rothwell PM. Critical cap thickness and rupture in symptomatic carotid plaques: The Oxford plaque study. Stroke. 2008;39;1722–1729.
Rothwell PM, Eliasziw M, Gutnikov SA, Fox AJ, Taylor DW, Mayberg MR, et al. Analysis of pooled data from the randomized controlled trials of endarterectomy for symptomatic carotid stenosis. Lancet. 2003;361:107–16.
Spence JD, Eliasziw M, DiCicco M, Hackam DG, Galil R, Lohmann T. Carotid plaque area: A tool for targeting and evaluating vascular preventive therapy. Stroke. 2002;33;2916–2922.
Spence JD, Hegele RA. Noninvasive phenotypes of atherosclerosis: Similar windows but different views. Stroke. 2004;35;649–653.
Touboul PJ, Hennerici MG, Meairs S, Adams H, Amarenco P, Desvarieux M, et al. Mannheim Intima-Media Thickness Consensus. Cerebrovasc Dis. 2004;18:346–349.
Vicenzini E, Giannoni MF, Benedetti-Valentini F, Lenzi GL. Imaging of carotid plaque angiogenesis. Cerebrovasc Dis. 2009;27(suppl 2):48–54.

Extracranieel onderzoek: de vertebralis

S.C. Tromp

28.1 Inleiding

Hoewel zo'n 20% van alle TIA's en herseninfarcten het gevolg is van een doorbloedingsstoornis in het vertebrobasilaire stroomgebied, heeft de a. vertebralis van oudsher bij de neuroloog minder in de belangstelling gestaan dan de a. carotis interna. Dit heeft onder andere te maken met het feit dat diverse grote trials hebben aangetoond dat er bij een symptomatische stenose van de a. carotis interna een behandeloptie is, namelijk de carotisendarteriëctomie. Operatief ingrijpen is daarentegen niet geschikt als behandeling voor een mogelijke stenose van de a. vertebralis. De laatste jaren zijn echter de technische mogelijkheden toegenomen om bijvoorbeeld stenosen van de a. vertebralis te behandelen door middel van een endovasculaire procedure, zoals het plaatsen van een stent (figuur 28.1). Dit heeft geresulteerd in een grotere aandacht voor klinische verschijnselen vanuit de 'achterste' circulatie en voor de diagnostiek naar afwijkingen in de a. vertebralis.

In dit hoofdstuk zullen, na enige basale anatomie, de technische aspecten worden beschreven van ultrageluidsonderzoek van de a. vertebralis. Deze techniek zal bovendien worden vergeleken met ander beeldvormende technieken zoals *computed tomography angiography* (CTA), *magnetic resonance angiography* (MRA) of *digital subtraction angiography* (DSA). Daarna komen de verschillende afwijkende bevindingen aan bod.

28.2 Anatomie

28.2.1 Segmenten

De a. vertebralis is de eerste aftakking van de a. subclavia en wordt in vier segmenten verdeeld (figuur 28.2). Het V1-segment is het prevertebrale gedeelte vanaf de origo tot waar het vat het foramen van de processus transversus van de wervel C6 binnengaat. Het V2-segment verloopt verticaal door de foramina. Het V3-segment is het gedeelte vanaf de wervel C2 en volgt de achterste boog van de atlas tot waar het vat de dura doorkruist naar de schedelbasis.

Het V4-segment is het intracraniële gedeelte tot waar het vat samen met de contralaterale a. vertebralis de a. basilaris vormt. Vanaf het V4-segment worden de a. spinalis anterior, a. spinalis posterior en vaak de a. cerebelli posterior inferior afgegeven.

28.2.2 Varianten

Vaak verloopt de a. vertebralis zoals hierboven beschreven, maar er zijn veel anatomische varianten. Zo kan de a. vertebralis rechtstreeks uit de aorta ontspringen (circa 6%), of eindigen in de a. cerebelli posterior inferior in plaats van in de a. basilaris. Bij ongeveer 15% van de populatie is er sprake van hypoplasie van één van de aa. vertebrales. Normaal is de diameter van de a. vertebralis 3 tot 5 mm (de linker is meestal iets wijder dan de rechter), bij hypoplasie is de diameter < 2 mm en vaak is er in het hypoplastische vat een lagere bloedstroomsnelheid dan in het contralaterale vat.

28.3 Technische aspecten

Doorgaans kan de a. vertebralis het beste onderzocht worden door eerst het V2-segment in beeld te brengen. De transducer (tussen 3-9 MHz) wordt halverwege de nek tussen trachea en m. sternocleidomastoideus geplaatst en naar dorsaal gericht. De processus transversus veroorzaakt een akoestische schaduw op het beeldscherm en tussen twee van die schaduwrijke gedeelten wordt de a. vertebralis zichtbaar (figuur 28.3). Hierna worden met kleuren-Doppler de stroomrichting en het stroomprofiel beoordeeld. De normale pieksystolische stroomsnelheid in de a. vertebralis varieert tussen 20 en 60 cm/s en er is een stroomprofiel dat past bij een lage weerstand in het verzorgingsgebied.

Door stap voor stap het beloop van de a. vertebralis in proximale richting te vervolgen, kan in de meeste gevallen (vooral afhankelijk van de bouw van de patiënt) de origo worden bereikt. Vanwege anatomische verschillen is het onderzoek van de linker origo moeilijker dan dat van de rechter. De stroomsnelheden ter hoogte van de origo zijn gemiddeld iets hoger dan meer distaal in het vat (30 tot 100 cm/sec).

De a. vertebralis kan ook in meer distale richting vervolgd worden, meestal tot aan de wervel C1. Het meest distale, intracraniële gedeelte van het vat kan door middel van een suboccipitaal geplaatste transducer voor transcranieel duplexonderzoek (1,5-4 MHz) in de regio van het foramen magnum in beeld worden gebracht. Zo is het vat te vervolgen tot het met de contralaterale a. vertebralis de a. basilaris vormt (figuur 28.4). Ook de a. basilaris kan nog voor een gedeelte worden vervolgd. Vanuit het temporale botvenster kunnen de P1-segmenten van de a. cerebri posterior in beeld worden gebracht, om zo de outflow van de a. basilaris te onderzoeken.

28.4 Vergelijking duplex met andere beeldvormende technieken

In studies waarbij verschillende beeldvormende technieken met elkaar worden vergeleken, is de DSA de gouden standaard, maar in de praktijk wordt eerst gebruikgemaakt van minder invasieve technieken. Uit een systematische review blijkt dat MRA met intraveneus contrast de meest sensitieve niet-invasieve techniek is om een stenose van de a. vertebralis aan te tonen, op de voet gevolgd door CTA en duplex. Een later onderzoek (bij 46 patiënten) geeft aan dat de specificiteit van duplex wel hoog is, maar de sensitiviteit laag, zodat veel stenosen worden gemist. Aan de andere kant kan het met MRA en CTA lastig zijn de origo van de a. vertebralis goed in beeld te krijgen door de diepe ligging, het bochtige beloop en overprojectie van andere vaten. Het toedienen van contrast, de stralenbelasting en de beschikbaarheid van de apparatuur kunnen weer nadelen zijn van MRA en CTA. Meestal wordt afhankelijk van de lokale expertise gekozen voor een combinatie van twee niet-invasieve tests, voordat een DSA wordt verricht. Een DSA dient alleen te worden verricht als dit als consequentie heeft dat de a. vertebralis wordt behandeld als deze afwijkend wordt bevonden.

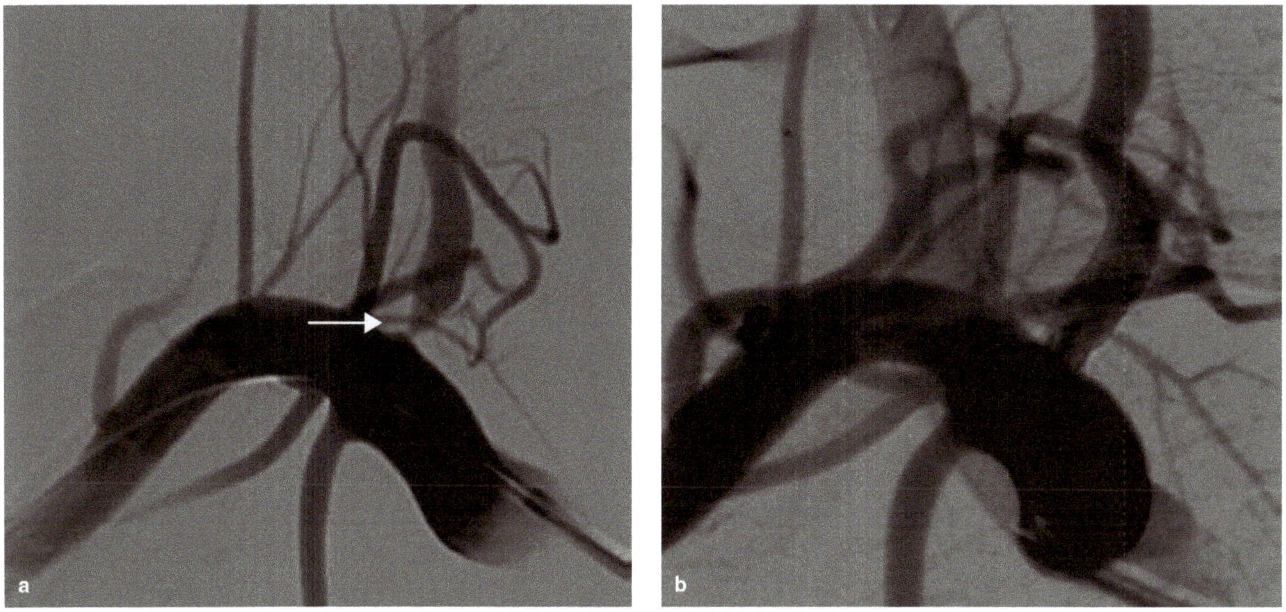

Figuur 28.1 Angiogram van de a. vertebralis. a De pijl wijst naar een ernstige stenose van de origo van de a. vertebralis. b De stenose is na het plaatsen van een stent opgeheven.

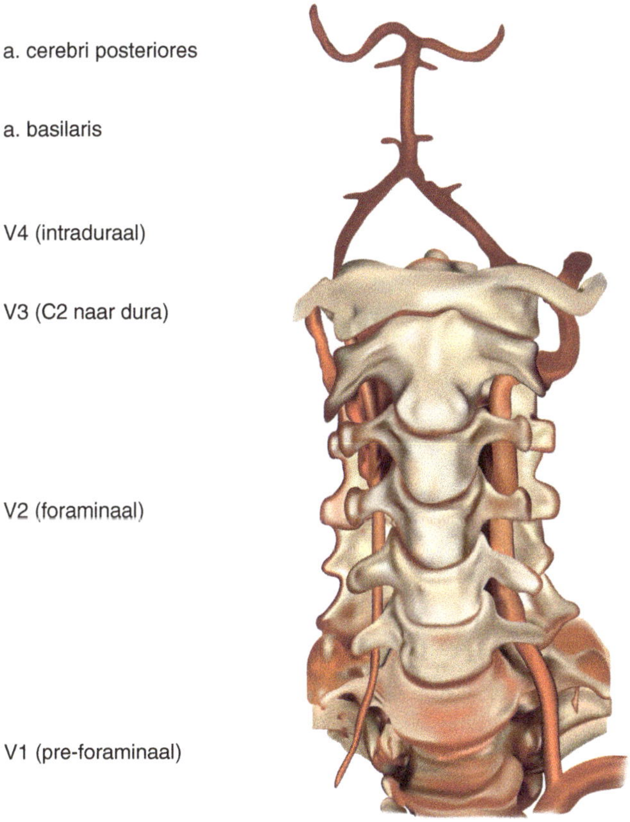

Figuur 28.2 Het beloop van de a. vertebralis en de indeling in segmenten.

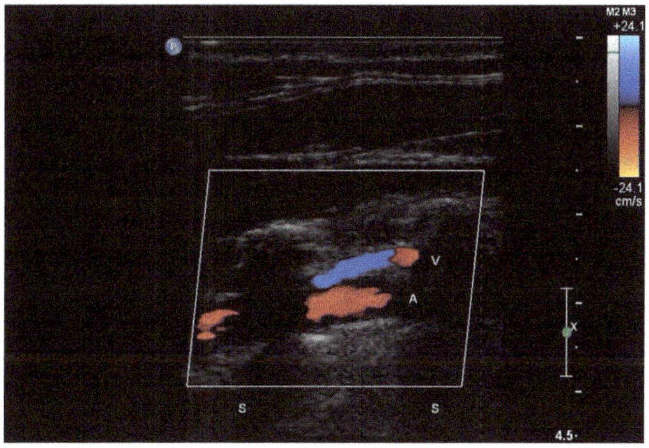

Figuur 28.3 De a. vertebralis (A) en de v. vertebralis (V) tussen de schaduwen (S) van de processus transversus van de wervel C5 en C6.

Overigens kan de beeldvorming van het vertebrobasilaire systeem met duplex nog verbeterd worden door het gebruik van sonografische contrastmiddelen, zoals microbubbles. Hiermee neemt ook de diagnostische waarde van het onderzoek toe.

28.5 Afwijkende bevindingen

28.5.1 Stenose

Stenosen van de a. vertebralis ontstaan het vaakst ter hoogte van de origo van het vat, maar kunnen ook in alle andere segmenten ontstaan. Net als in de overige vaten manifesteert een stenose zich door een verhoogde stroomsnelheid ter plaatse. Er zijn drempelwaarden gepubliceerd voor het bepalen van de mate van stenose ter hoogte van de origo. De pieksystolische snelheid (PSV) ter hoogte van de origo is hierbij betrouwbaarder dan de ratio tussen de PSV ter hoogte van de stenose en die ter hoogte van de wervel C4, en betrouwbaarder dan de einddiastolische snelheid (EDV) ter hoogte van de stenose. De gevonden afkapwaarden zijn: PSV $\geq$ 140 cm/s passend bij een stenose van 50 tot 69% en PSV $\geq$ 210 cm/s passend bij een stenose van 70-99%. In het overige traject van de a. vertebralis worden vaak afkapwaar-

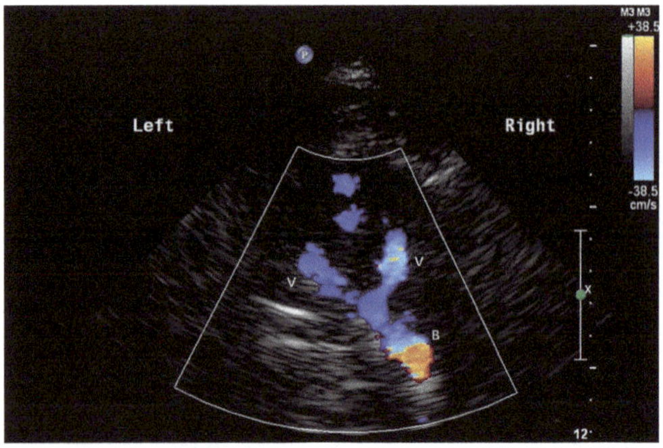

Figuur 28.4 Transcranieel duplexonderzoek door het foramen magnum, waarbij te zien is hoe beide aa. vertebrales (V) samen de a. basilaris (B) vormen.

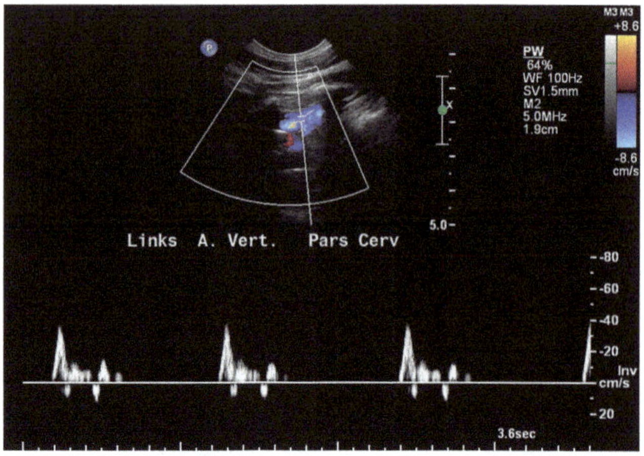

Figuur 28.5 Voorbeeld van een hogeweerstandsprofiel, waarbij geen diastolische flow meer aanwezig is. Dit beeld past bij een occlusie verder distaal in het vat.

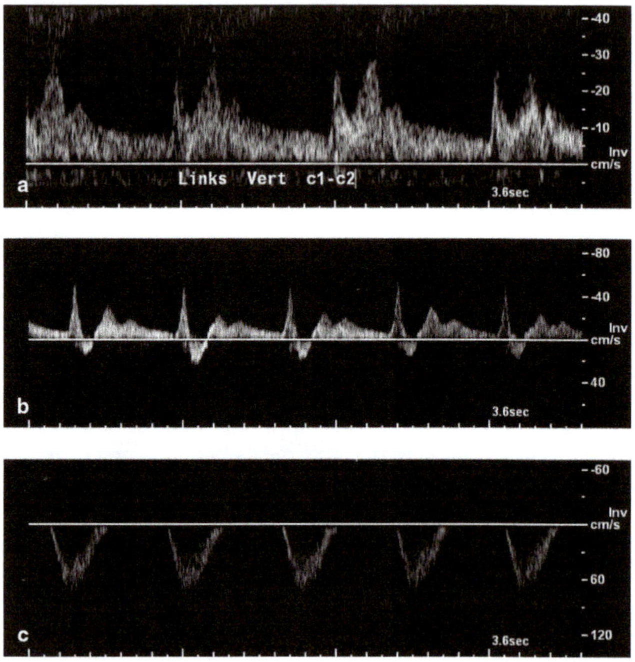

Figuur 28.6 Voorbeelden van stroomprofielen passend bij a: latente, b: transiënte en c: permanente steal.

den van ≥ 125 cm/s aangehouden voor stenosen van 50 tot 99%. Poststenotisch is het signaal vaak turbulent en wordt de piek-systolische snelheid trager bereikt (een meer afgeplat signaal).

28.5.2 Occlusie

Proximaal van een occlusie van de a. vertebralis wordt in het vat een hogeweerstandsprofiel gevonden met een groot verschil tussen de systolische en diastolische flow. Dit kan zo uitgesproken zijn dat er in het geheel geen diastolische flow meer is (figuur 28.5). Omdat de a. vertebralis veel collateralen tot haar beschikking heeft, is het mogelijk dat distaal van een occlusie weer een normale flow in de a. vertebralis wordt gevonden. Het kan moeilijk zijn een geoccludeerd vat te onderscheiden van een hypo- of aplastisch vat of van een dissectie.

28.5.3 Dissectie

Een dissectie van de a. vertebralis heeft als voorkeurslocatie de overgang van het V1- naar V2-segment (waar het vat voor het eerst het foramen transversarium passeert) en het V3-segment (ter hoogte van de eerste twee cervicale wervels). Als een dissectie op deze laatste locatie optreedt, is uitbreiding naar het intracraniële gedeelte van het vat zeer goed mogelijk. Een dissectie kan bij duplexonderzoek worden gezien als een stenose, dus met verhoogde stroomsnelheden ter plaatse. Soms kan een dissectieflap worden gezien of een hematoom in de vaatwand.

28.5.4 Subclavian steal

Het stroomprofiel van de a. vertebralis is normaal gesproken een lageweerstandsprofiel. Hemodynamische veranderingen in dit profiel kunnen optreden als er een stenose van de proximale a. subclavia aanwezig is. De verschillende stroomprofielen passend bij het *subclavian steal syndrome* zijn te vinden in figuur 28.6. In tabel 28.1 wordt de bijpassende gradering van de stenose van de ipsilaterale a. subclavia weergegeven. Bij een zeer ernstige stenose of occlusie van de a. subclavia keert de stroomrichting in de a. vertebralis om, wat een 'permanente steal' wordt genoemd. Bij minder ernstige stenosen van de a. subclavia zijn er stroomprofielen tussen antegraad en retrograad in. Bij een stenose van de a. subclavia van circa 50% ontstaat een latente steal. In het midden van de systolische fase ontstaat een dalletje. Hoe meer de stenose naar de 80% toe gaat, hoe dieper het dal tussen de twee systolische pieken in wordt, totdat het ongeveer even diep is als de einddiastolische stroomsnelheid. Bij een stenose van circa 80% wordt de initiële antegrade flow gevolgd door een retrograde flow: de transiënte steal.

Intensieve activiteit met de ipsilaterale arm of het induceren van hyperemie kan een latente steal in een transiënte doen

Tabel 28.1 Verschillende stroomprofielen in de a. vertebralis en de bijpassende mate van stenose in de ipsilaterale proximale a. subclavia.

Stroomprofiel	Mate van stenose van de proximale a. subclavia
normaal	0–49%
latente steal	50–79%
transiënte steal	ca. 80%
permanente steal	81–100%

veranderen, of een transiënte steal in een permanente. Hyperemie kan worden geïnduceerd door rond de bovenarm een bloeddrukmanchet op te blazen boven de systolische bloeddruk gedurende twee minuten, of gedurende een minuut met daarbij een gebalde vuist, en daarna de druk snel te laten afnemen. Tijdens en na de test meet men dan met Doppler het stroomprofiel van de ipsilaterale a. vertebralis.

De verschillende stroomprofielen van de subclavian steal zijn een indirecte aanwijzing voor een stenose van de a. subclavia. Daarnaast kan een steal fenomeen ontbreken als de a. vertebralis (gedeeltelijk) is geoccludeerd, of rechtstreeks ontspringt uit de aorta. Daarom kan ook geprobeerd worden de stroomsnelheden in de a. subclavia zelf te meten, waarbij verhoogde snelheden passen bij een stenose. Soms kan het eenvoudiger zijn de stroomprofielen van de a. brachialis van beide armen met elkaar te vergelijken. Net zoals er een bloeddrukverschil tussen beide armen zal zijn, zal er aan de kant van de stenose van de a. subclavia een lager, meer afgeplat, poststenotisch stroomprofiel in de a. brachialis worden gevonden.

Een stenose van de a. subclavia kan ook voorkomen bij patiënten die een coronaire bypassoperatie hebben ondergaan waarbij de linker a. mammaria interna is gebruikt om de coronaire arteriën mee te voeden. Bij dergelijke patiënten hoeft een steal uit de a. vertebralis niet te ontstaan na intensieve activiteit met de linkerarm, maar kan deze ontstaan bij elke inspanning waarbij het hart meer bloedtoevoer nodig heeft. Een stealfenomeen kan bij dergelijke patiënten zelfs optreden zonder stenose in de a. subclavia.

Na het opheffen van de onderliggende stenose voor de steal, door bijvoorbeeld een stentplaatsing in de a. subclavia, normaliseert na enige tijd ook het stroomprofiel van de a. vertebralis.

28.5.5 Vertebrobasilaire insufficiëntie

Een significante reductie in het bloedvolume door het vertebrobasilaire systeem kan ontstaan wanneer de ene a. vertebralis hypoplastisch is en de andere extern wordt gecomprimeerd door roterende bewegingen van de nek. Het is niet eenvoudig dalingen in de stroomsnelheid in het vat zelf te meten, doordat de ultrageluidstransducer lastig in één positie te fixeren is bij diverse nekbewegingen. Wel kan een transcraniële transducer via het temporale botvenster een of beide P1-segmenten van de a. cerebri posterior in beeld brengen tijdens de nekbewegingen. Een afname van de flow, gepaard gaande met klinische verschijnselen en gevolgd door een kortdurende hyperemie tijdens herstel van de circulatie past bij een vertebrobasilaire insufficiëntie. Overigens blijkt bij de meeste patiënten die hiervan verdacht worden, een revalidatieprogramma gericht op evenwichtsstoornissen een goed effect te hebben. Dit suggereert een andere onderliggende pathologie (bijvoorbeeld op vestibulair gebied).

Kernpunten

- De a. vertebralis kan goed met behulp van ultrageluid worden onderzocht.
- Duplexonderzoek van de a. vertebralis is een geschikte niet-invasieve techniek wanneer men een stenose of occlusie van het vat wil aantonen.
- Het aantonen van een dissectie is met duplexonderzoek lastiger vanwege de voorkeurslocatie ter hoogte van de wervel C1.
- Het duplexonderzoek is zeer geschikt voor het aantonen van een subclavian steal syndrome.
- Meestal wordt het duplexonderzoek gevolgd door MRA met intraveneus contrast of door CTA; deze technieken ontlopen elkaar niet veel in sensitiviteit en specificiteit.

Literatuur

Ackerstaff RGA. Duplex scanning of aortic arch branches and vertebral arteries. In: Bernstein EF, ed. Vascular diagnosis. 4th ed. St Louis: Mosby; 1993, 315–21.

Buckenham TM, Wright IA. Ultrasound of the extracranial vertebral artery. Br J Radiol. 2004;77:15–20.

Hua Y, Meng XF, Jia LY, Ling C, Miao ZR, Ling F, et al. Color Doppler imaging evaluation of proximal vertebral artery stenosis. AJR Am J Roentgenol. 2009;193:1434–8.

Khan S, Cloud GC, Kerry S, Markus HS. Imaging of vertebral artery stenosis: a systematic review. J Neurol Neurosurg Psychiatry. 2007;78:1218–25.

Khan S, Rich P, Clifton A, Markus HS. Noninvasive detection of vertebral artery stenosis. A comparison of contrast-enhanced MR angiography, CT angiography, and ultrasound. Stroke. 2009;40:3499–503.

Schievink WI. Spontaneous dissection of the carotid and vertebral arteries. N Engl J Med. 2001;344:898–906.

Sultan MJ, Hartshorne T, Naylor AR. Extracranial and transcranial ultrasound assessment in patients with suspected positional 'vertebrobasilar ischaemia'. Eur J Vasc Endovasc Surg. 2009;38:10–13.

Vicenzini E, Ricciardi MC, Sirimarco G, Di Piero V, Lenzi GL. Extracranial and intracranial sonographic findings in vertebral artery diseases. J Ultrasound Med. 2010;29:1811–23.

Transcranieel onderzoek bij subarachnoïdale bloeding en hersendood

H.S. Goedee en L.H. Visser

29.1 Inleiding

Sinds de introductie van het transcraniële ultrageluidsonderzoek voor het non-invasief in beeld brengen van de grote cerebrale arteriën en het hierbij meten van de stroomsnelheden met behulp van Doppler, is het aantal toepassingen van deze techniek nog steeds groeiende (sonotrombolyse, neuromonitoring bij carotisdesobstructie en hartchirurgie, diagnostiek naar open foramen ovale, diagnostiek naar vaatspasmen en hersendood). Transtemporaal, transorbitaal en suboccipitaal via het foramen magnum zijn met behulp van ultrageluid vaten van zowel de voorste als de achterste circulatie in beeld te brengen (figuur 29.1). Het meest gebruikte transtemporale venster is soms ongeschikt, vooral bij vrouwen op hogere leeftijd door toegenomen schedeldikte.

29.2 Subarachnoïdale bloeding en vasopasme

Bijna de helft van de patiënten met een subarachnoïdale bloeding (SAB) overlijdt binnen een maand; een aanzienlijk deel daarvan nog voordat ze het ziekenhuis bereiken. Cerebrale complicaties bij een SAB zijn een recidief bloeding (15% al binnen enkele uren), hyponatriëmie, hydrocefalus en vasospasme. Vasospasme van de intracraniële arteriën is een frequente complicatie van een SAB. Sinds de introductie van endovasculaire behandeling, door het in een vroeg stadium coilen van het aneurysma, is de frequentie van recidief bloedingen sterk afgenomen. Morbiditeit en mortaliteit worden dan ook grotendeels bepaald door de andere complicaties, vooral vasospasme.

Vasospasme wordt vooral gezien tussen dag 3 en dag 14 na het ontstaan van de subarachnoïdale bloeding. Het kan leiden tot cerebrale ischemie en heeft hiervoor voorspellende waarde. Ongeveer een derde van de patiënten met een SAB ontwikkelt cerebrale ischemie, lokaal in het verzorgingsgebied van de arterie waarvan het aneurysma uitgaat, of multifocaal ten gevolge van gegeneraliseerd vasospasme. De initiële hoeveelheid bloed op de CT-scan bij een SAB is de belangrijkste voorspeller voor het optreden van vasospasme. Conventionele cerebrale angiografie toont bij twee derde van de patiënten met een SAB vasospasme, waarvan de helft symptomatisch. Opvallend genoeg ontwikkelt een derde van de patiënten met vasospasme geen cerebrale ischemie en omgekeerd heeft een derde van de patiënten met cerebrale ischemie geen vasospasme bij conventionele angiografie of transcraniële Doppler (TCD). Microtrombose lijkt naast vasospasme ook een belangrijke rol te spelen bij het ontstaan van cerebrale ischemie. Andere risicofactoren voor cerebrale ischemie zijn jonge leeftijd, duur van het initiële bewustzijnsverlies, klinisch neurologische conditie bij opname, hypertensie en roken. De etiologie en pathofysiologie van vasospasme zijn complex en tot op heden nog onopgehelderd. Bloed, bloedafbraakproducten (o.a. oxyhemoglobine) en ontstekingsmediatoren in de subarachnoïdale ruimte, maar ook ontregeling van de hersenstamcontrole van de cerebrale doorbloeding, spelen een initiërende rol bij het vernauwen van de arteriën. Verder is er een toenemende aandacht voor een gestoorde cerebrovasculaire reactiviteit kort na een subarachnoïdale bloeding, evenals voor het optreden van micro-embolische signalen (MES). Aanwijzingen dat het gebruik van een statine zou kunnen beschermen tegen vasospasme konden recent in een gerandomiseerde trial niet worden bevestigd.

In de literatuur zijn uiteenlopende definities gegeven voor vasospasme, uiteenlopend van klinische criteria tot het radiologische beeld op CT, TCD of angiografie. Het is belangrijk om te beseffen dat vasospasme niet hetzelfde is als cerebrale ischemie. Vasospasme en cerebrale ischemie gaan niet altijd met klinische verschijnselen gepaard. Bij symptomatische cerebrale ischemie treden de verschijnselen vaak subacuut op in de vorm van een daling van het bewustzijn of tekenen van focale uitval, die niet aan andere oorzaken te wijten zijn. Bij een dergelijke achteruitgang zal het aanvullend onderzoek bestaan uit TCD, controle van de elektrolyten, CT-scan en op indicatie een lumbaalpunctie. Wanneer vasospasme de oorzaak is van de achteruitgang, zijn er verschillende behandelmogelijkheden om de kans op ischemie van het cerebrum te verminderen. Standaard bij de behandeling van SAB is het profylactisch geven van de calciumantagonist nimodipine. Ofschoon er in de literatuur nog geen sluitend bewijs voor is, wordt bij vasospasme in veel klinieken gestart met de zogenoemde triple-H-therapie. Deze omvat hypertensie, hypervolemie en hemodilutie (al dan niet medicamenteus geïnduceerd), met als randvoorwaarde dat het aneurysma al is behandeld met coiling of een neurochirurgische clip. Experimenteel zijn nog de behandeling met ballonangioplastiek en endovasculaire behandeling met lokale toediening van vasodilaterende medicamenten.

29.3 Stroomsnelheden TCD en SAB: vasospasme en mean flow velocity

Vasospasme kan met behulp van verschillende modaliteiten worden vastgesteld: TCD, CT-angiografie, MR-angiografie en conventionele angiografie (de gouden standaard). Voordelen van TCD zijn de gebruikers- en patiëntvriendelijkheid en de brede beschikbaarheid, naast lage kosten.

Het TCD-onderzoek gebeurt met een mobiele opstelling met een 2 MHz-probe die gemakkelijk naast het bed te plaatsen is. Zowel de voorste als de achterste circulatie is toegankelijk via het temporale venster. Door zijn ligging naar het temporale venster toe is de a. cerebri media het gemakkelijkst te onderzoeken. Er is een relatief hoge flow bij de a. cerebri media en de diameter is naar verhouding groot (ook hierdoor is het vat makkelijk op te zoeken). De gemiddelde bloedstroomsnelheid (*mean flow velocity*; MFV) van de a. cerebri media heeft ook de hoogste sensitiviteit (67%), specificiteit (99%) en positief voorspellende waarde (97%) ten opzichte van angiografie voor vasospasme. Voor het ontwikkelen van cerebrale ischemie worden een zeer redelijke sensitiviteit (70-90%) en negatief voorspellende waarde (86-90%) gerapporteerd.

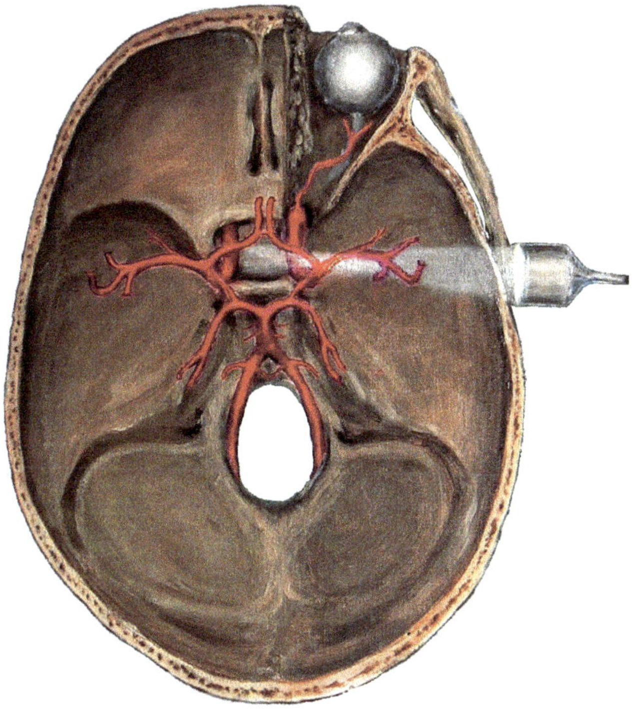

Figuur 29.1 Transtemporale insonatie van de intracraniële vaten.

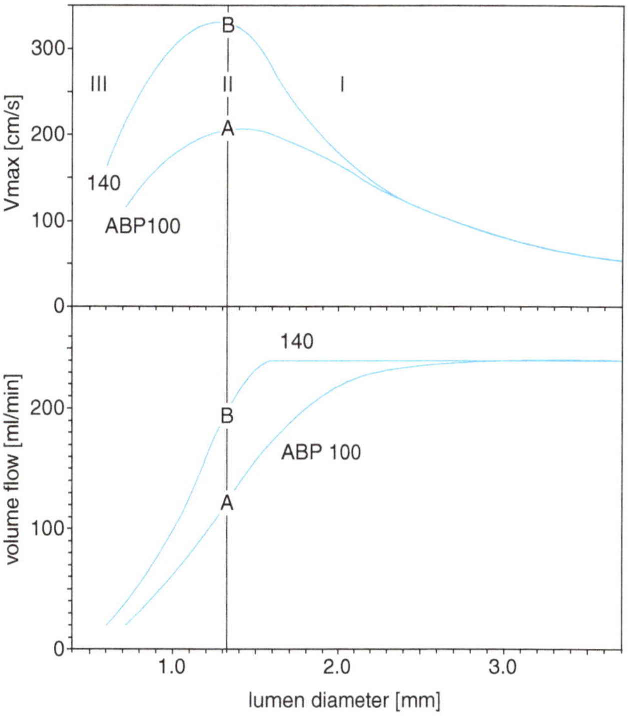

Figuur 29.2 Schematisch overzicht van invloed van diameter en arteriële bloeddruk op de flow bij vasospasme; in de figuur staan twee arteriële curven geplot (ABP van respectievelijk 100 mmHg (A) en 140 mmHg (B)), verder de flow op de verticale as uiteengezet in stroomsnelheid (V_{max}) en volume, op de horizontale as de diameter van het bloedvat. Lees de figuur van rechts naar links.

Gebruikelijke afkapwaarden voor stroomsnelheden (MFV) in de a. cerebri media zijn > 120 cm/s voor vasospasme, > 180 cm/s voor ernstig vasospasme en bij dagelijkse monitoring is een toename van > 50 cm/s binnen 24 uur indicatief voor vasospasme.

De a. cerebri anterior, a. cerebri posterior en de a. basilaris hebben lagere waarden voor sensitiviteit en specificiteit. De a. basilaris wordt hiervoor geïnsoneerd vanuit suboccipitaal via het foramen magnum. Voor deze arteriën kunnen lagere afkapwaarden worden gebruikt; voor de a. cerebri anterior vaak 90 tot 110 cm/s en voor de a. basilaris 80 cm/s.

Het is belangrijk rekening te houden met de invloed van diameter en arteriële bloeddruk op de flow bij vasospasme, die complexer wordt naarmate het lumen kleiner wordt (figuur 29.2). In het achterste deel van de curve (I) is te zien dat de hoeveelheid flow relatief constant blijft, terwijl de stroomsnelheid omgekeerd evenredig is aan de diameter van het lumen. Het middenstuk (II) toont relatief constante stroomsnelheden, waarbij de hoeveelheid flow afneemt met de reductie in diameter van het lumen. In het voorste stuk (III) vermindert bij verdere reductie van het lumen zowel de stroomsnelheid als de hoeveelheid flow. Vasospasme kan zowel in het middelste als in het achterste deel van de curve optreden. Bij een denkbeeldige patiënt met een arteriële bloeddruk van 100 mmHg en klinisch vasospasme zal door het instellen van triple-H de curve veranderen en zijn de stroomsnelheden opeens veel hoger, terwijl de flow veel minder sterk stijgt (vooral in het middenstuk van de curven). Houdt men geen rekening met deze onderlinge relaties, dan kan de stroomsnelheid onverwacht hoog uitvallen en dus verkeerd geïnterpreteerd worden.

29.4 Lindegaard-index, een toevoegende waarde?

De MFV van de intracraniële arteriën is mede afhankelijk van de vullingstoestand van het lichaam en de cerebrale perfusiedruk (CPP), die het verschil vormt tussen de aangeboden arteriële bloeddruk (ABP) en de intracraniële druk (ICP). Om de invloed van deze afzonderlijke factoren zo veel mogelijk te beperken, is de Lindegaard-index ontwikkeld. Hierbij wordt de ratio berekend door de MFV van de a. cerebri media en de a. carotis interna submandibulair door elkaar te delen. Een ratio van 3 is een sterke aanwijzing voor vasospasme en een ratio van 6 voor ernstig vasospasme. De sensitiviteit van de Lindegaard-index voor vasospasme van de a. cerebri media lijkt hoger te zijn als niet de index van de MFV maar van de systolische piekstroomsnelheid (*peak systolic velocity*; PSV) wordt genomen.

Uit een in Tilburg uitgevoerd prospectief (niet gepubliceerd) onderzoek bij 89 patiënten bleek de waarde van deze index echter beperkt te zijn. Bij 24 patiënten werd een MFV van de a. cerebri media >120 cm/s gevonden. De Lindegaard-index was dan vrijwel altijd > 3, zodat er sprake leek van vasospasme. Bij 65 patiënten bleef de MFV van beide aa. cerebri mediae < 120 cm/s; de Lindegaard-index was bij 39 patiënten < 3 en bij 26 patiënten > 3. Klinisch vasospasme trad echter in beide groepen op, respectievelijk bij 5 van de 39 en 7 van de 26 patiënten, zodat de ratio geen duidelijke meerwaarde had. Zoals blijkt uit deze cijfers, werd bij 12 van de 65 patiënten zonder verhoogde flowsnelheid in de a. cerebri media klinisch vasospasme gezien, mogelijk in een ander vaatgebied.

29.5 De pulsatiliteitsindex

De pulsatiliteitsindex (PI) van het TCD-signaal is afhankelijk van de leeftijd en is oorspronkelijk bedacht als maat voor de distale vaatweerstand. Verder geeft de PI ook informatie over de intracraniële druk. Het is een ratio die wordt berekend door het verschil tussen pieksystolische en einddiastolische stroomsnelheid te delen door de gemiddelde stroomsnelheid. Bij vasospasme neemt het verschil tussen pieksystolische en einddiastolische stroomsnelheid sterker toe dan de gemiddelde stroomsnelheid, waardoor de PI stijgt. Bij SAB-patiënten is echter vaak ook de intracraniële druk verhoogd, waardoor het effect van vasospasme zelf op de PI niet duidelijk is bij deze patiëntengroep. In de praktijk geeft dit naast de klinische beoordeling en CT-scans meestal niet veel aanvullende informatie voor vasospasme, noch voor intracraniële drukverhoging.

29.6 Wanneer TCD meten na SAB?

Ofschoon niet is bewezen dat TCD (dagelijks of om de dag) als onderdeel van intensivecarebewaking de uitkomst na een SAB verbetert, is deze monitoring wel gangbaar in specialistische centra. Dagelijkse monitoring met TCD in een intensivecaresetting draagt, samen met ander hulponderzoek, bij aan een zo goed mogelijk totaalbeeld van de patiënt. Uit praktische overwegingen wordt in sommige centra voor dagelijkse monitoring van de a. cerebri media gekozen bij patiënten met een SAB. Op indicatie dienen zeker ook de andere arteriën te worden onderzocht.

In de literatuur blijft er discussie over de vraag of het vaststellen van vasospasme met TCD, zonder daarmee gepaard gaande klinische verschijnselen, een indicatie is voor agressieve triple-H-therapie met de daaraan verbonden mogelijke complicaties. Wanneer er klinisch sprake is van vaatspasme, dus niet alleen gemeten met TCD, kan triple-H-therapie voorkomen dat het spasme resulteert in een definitief infarct (mogelijk tot wel 50%). Momenteel wordt er in Nederland een dubbelblinde gerandomiseerde studie uitgevoerd waarbij het klinische effect van triple-H-therapie wordt onderzocht.

29.7 Toekomstige ontwikkelingen

Conventionele angiografie is nog steeds de gouden standaard voor het vaststellen van vasospasme. Met de opkomst van CT-angiografie (CTA) en CT-perfusiescan (CTP) ontstaan, naast TCD, ook nieuwe methoden voor snelle diagnostiek bij secundaire achteruitgang na een SAB. Met deze nieuwe CT-modaliteiten kan tegelijkertijd onderzoek worden gedaan naar meerdere complicaties: een recidief bloeding, hydrocefalus en vasospasme met al dan niet optreden van ischemie. In een kleine studie van 27 patiënten bleek gecombineerde CTA en CTP meer sensitief dan TCD voor het detecteren van vasospasme op conventionele angiografie. Een recente kleine studie bij 37 patiënten toonde niet alleen een correlatie tussen vasospasme, gemeten met CTA, en verminderde perfusie op CTP, maar liet ook zien dat zelfs ernstig vasospasme niet hoeft te leiden tot een infarct. Natuurlijk zijn er ook kanttekeningen te plaatsen bij CTA en CTP: de onderzoeksmodaliteiten zijn nog maar beperkt beschikbaar, er is daardoor nog maar weinige klinische ervaring mee, de stralingsbelasting voor de patiënt wordt aanzienlijk hoger en – niet onbelangrijk – het vergt ook transport van per definitie instabiele IC-patiënten. De plaats van frequente monitoring van de intracraniële stroomsnelheden met TCD blijft vooralsnog gehandhaafd.

Over het optreden van micro-embolische signalen (MES) na een subarachnoïdale bloeding is momenteel alleen nog in kleine studies gerapporteerd. Deze MES lijken frequent voor te komen bij patiënten met een SAB, al is de oorsprong ervan nog niet opgehelderd (hyperaggregatieneiging van trombocyten, vanuit het aneurysma zelf, door coils of door chirurgische interventie). Microtrombose speelt, naast de aanwezigheid van vasospasme, een belangrijke rol bij het ontstaan van cerebrale ischemie. Remming van trombocytenaggregatie heeft echter in verschillende trials geen effect laten zien.

Het meten van de cerebrale autoregulatie met TCD bij patiënten met een SAB verkeert op dit moment nog in een verkennende fase. In een pilotstudie met slechts 20 SAB-patiënten werd een significante associatie gevonden tussen symptomatisch vasospasme en een gestoorde cerebrovasculaire reactiviteit bij CO_2-inhalatie. Er werden wel enkele lichte tijdelijke bijwerkingen gerapporteerd: een passagère verhoging van de intracraniële druk, een gevoel van angst of prikkelbaarheid, hoofdpijn en duizeligheid. Overigens vormde een verhoogde intracraniële druk (> 20 cm H_20) een exclusiecriterium voor deze studie. Een minder belastende methode is het meten van dynamische cerebrale autoregulatie, waarbij de arteriële bloeddruk (ABP) als functie wordt genomen voor de cerebrale stroomsnelheid (CBF), bijvoorbeeld in de a. cerebri media. In een fase II-studie met 80 patiënten werd, naast een beschermend effect van pravastatine op het ontstaan van vasospasme, met TCD ook aangetoond dat de cerebrovasculaire autoregulatie minder gestoord was.

Concluderend kan TCD worden omschreven als een gevalideerde, relatief eenvoudige en veelgebruikte techniek om bij SAB-patiënten vasospasme aan te tonen. Een gebruikelijke afkapwaarde voor de MFV in de a. cerebri media is > 120 cm/s voor vasospasme en > 180 cm/s voor ernstig vasospasme. Wanneer er bij dagelijks monitoring een toename van > 50 cm/s in een etmaal optreedt, pleit dat ook voor vasospasme. Afhankelijk van de behandeling van het aneurysma en de begeleidende kliniek kan er dan gestart worden met triple-H-therapie.

In ▸ par. 29.10 wordt het TCD-onderzoek in het kader van het vaststellen van hersendood besproken. Voor de volledigheid wordt in de volgende paragraaf eerst de algemene procedure voor het vaststellen van hersendood toegelicht, zoals deze tijdens het schrijven van dit hoofdstuk in Nederland van toepassing was.

29.8 Hersendood

Sinds de introductie van het begrip irreversibel coma door Mollaret en Goulon in 1959 is dit concept verder uitgewerkt tot de huidige definitie van hersendood zoals die wordt uitgedragen door de American Academy of Neurology (AAN). Onder hersendood wordt verstaan: het volledig en onherstelbaar verlies van functies van de hersenen (inclusief hersenstam en verlengde merg). De introductie van een meer specifieke definitie van het begrip hersendood had als doel een meer succesvolle werving van orgaandonatie, vooral van *heartbeating* donoren. De Nederlandse transplantatiestichting meldde in 2007 nog een spectaculaire stijging van het aantal donoren. Sinds 2008 is het aantal weer gezakt naar het oude niveau van 2006, met in 2010 zo'n 216 orgaandonoren (waarvan 143 heartbeating). Opvallend is dat er in de Verenigde Staten uiteenlopende standaarden worden gehanteerd om hersendood vast te stellen, waarbij er opvallend vaak een neuroloog bij de beoordeling ontbreekt en ook de vereiste aanvullende onderzoeken onderling sterk wisselen. In de Nederlandse situatie bestaat er in het kader van de *Wet op de orgaandonatie* (WOD) een landelijk hersendoodprotocol. Hierbij zijn er drie belangrijke pijlers: (1) prealabele voorwaarden, (2) klinisch neurologisch onderzoek en (3) aanvullend onderzoek, zoals die zijn vastgelegd in de procedurele voorwaarden. De neuroloog vervult hierbij een centrale rol bij het uitvoeren en beoordelen van het klinisch neurologisch en het aanvullend onderzoek. Pas als is voldaan aan alle bovengenoemde stappen, mogen de uitgevoerde onderzoeken en relevante gegevens in de daarvoor bestemde verklaring van hersendood worden ingevuld.

De prealabele voorwaarden zijn als volgt: er is sprake van een dodelijk hersenletsel waarvan de oorzaak bekend en niet behandelbaar is. Er mogen geen andere oorzaken zijn die het gedaalde bewustzijn en de afwezigheid van hersenstamreflexen zouden kunnen verklaren. De volgende oorzaken dienen specifiek te worden uitgesloten:

- hypothermie ≤ 32°C;
- hypotensie ≤ 80 mmHg;
- blokkade van de neuromusculaire overgang;
- ernstige biochemische of metabole stoornis;
- intoxicatie.

Het klinisch neurologisch onderzoek moet volgens de daarvoor gangbare criteria het ontbreken van bewustzijn, afwezigheid van hersenstamreflexen en beademingsafhankelijkheid vaststellen.

Het aanvullend onderzoek kent twee stappen:

1. EEG;
2. apneutest.

Het EEG dient iso-elektrisch te zijn, alvorens een apneutest uit te voeren. Er zijn klinische situaties waarbij het uitvoeren van een EEG of een apneutest technisch niet uitvoerbaar is (zie appendix 1) en aanvullend een TCD moet worden gemaakt, gevolgd door CTA, om alsnog de diagnose klinische hersendood te kunnen stellen. Het aantonen van een blijvende cerebrale circulatiestilstand wordt hiermee gelijkgesteld aan hersendood. In het nieuwe hersendoodprotocol is cerebrale angiografie (conventionele angiografie of DSA) vervangen door een combinatie van TCD en CTA. Wanneer bij therapeutische medicamenteuze neurodepressie (TMN) activiteit wordt gevonden op het EEG en/of een respons wordt waargenomen bij de apneutest, is er geen sprake van hersendood en hebben TCD en CTA geen meerwaarde.

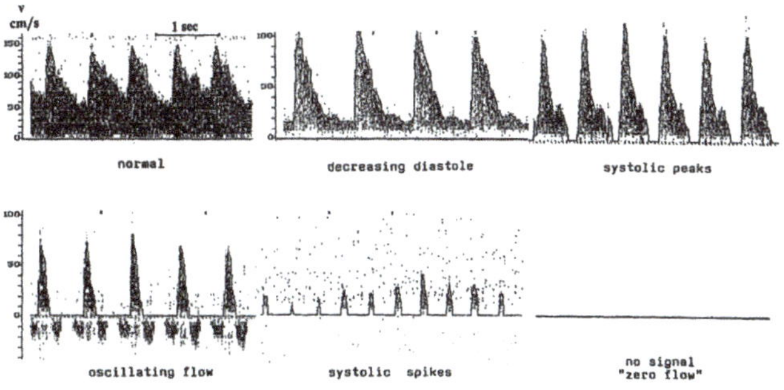

Figuur 29.3 Er zijn vier typische fasen bij het stijgen van de intracraniële druk: als eerste afname van de diastolische flow, daarna systolische pieken en bij verdere toename de voor cerebrale circulatiestilstand typerende oscillerende flow (ook wel *to and fro* genoemd of *reverberating pattern*) en als laatste fase systolische spikes.

29.9 TCD en hersendood

Al snel na de introductie van Doppler-sonografie en vooral TCD werden typerende patronen van cerebrale circulatiestilstand (*cerebral circulatory arrest*; CCA) gerapporteerd. (zie ook hoofdstuk 41). Er worden typisch vier fasen gezien bij het stijgen van de intracraniële druk, voorafgaand aan het volledig verdwijnen van het flowsignaal (figuur 29.3).

1. Aanvankelijk neemt alleen de diastole af.
2. Bij verder oplopende intracraniële druk ontstaan systolische pieken.
3. Die pieken gaan weer over in een oscillerende flow (ook wel *reverberating pattern* genoemd).
4. Ten slotte worden systolische *spikes* gezien.

De oscillerende flow en de systolische spikes zijn typerend voor een cerebrale circulatiestilstand. Voor de procedure van de TCD in het kader van het hersendoodprotocol moet zowel het temporale als het suboccipitale venster worden geïnsoneerd voor metingen in de a. cerebri media en de a. basilaris. De metingen bestaan uit beoordeling van ten minste tien hartslagen per onderzocht bloedvat en worden na een interval van minimaal 20 minuten gevolgd door een tweede meting. De test is ongeschikt bij afwezigheid van een van beide vensters (bij 10-15% van de patiënten), bij aanwezigheid van een ventrikeldrain of bij afwezigheid van een starre schedel (open schedelnaden, gecompliceerde schedelfracturen waarbij de schedel niet meer star is, schedeltrepanatie). TCD kan in deze gevallen namelijk een fout-negatieve uitslag geven omdat de intracraniële druk de flowcurven niet meer in dezelfde mate beïnvloedt. Verder zijn ook ongecorrigeerde hartgebreken zoals een ernstige aortaklepinsufficiëntie een contra-indicatie omdat daarbij een fout-positieve uitslag kan worden verkregen. Een alternatief voor het transtemporale venster vormt de transorbitale benadering, al is deze niet in grote groepen gevalideerd en niet opgenomen in het huidige protocol voor hersendood. Verder kan het insoneren van het extracraniele deel van de a. carotis interna ook steun bieden voor het aantonen van afwezige hersendoorbloeding bij een afwezig temporaal venster. Transcraniële duplex (TC-duplex) toont direct of er een transtemporaal venster is en kent een kortere leercurve dan transcraniële Doppler, waarbij het meetvolume zeer betrouwbaar geplaatst kan worden. In ervaren handen kent TCD een hoge specificiteit (99-100%) en sensitiviteit (89-95%) voor het vaststellen van hersendood. In een review werden slechts twee patiënten gevonden die een fout-positieve test hadden op TCD voor afwezigheid van hersendoorbloeding, waarbij zij nadien alsnog snel hersendood geraakten. De conventionele cerebrale angiografie is vervangen door een combinatie van TCD en CTA, omdat dit net zo betrouwbaar blijkt, niet invasief is en bovendien sneller. Verder voorkomt het onnodig transport van patiënten. TCD vormt in het huidige protocol dus een extra hulpmiddel bij het vaststellen van hersendood bij patiënten die in een toestand van therapeutische medicamenteuze neurodepressie geraakt zijn. De cerebrale circulatiestilstand dient daarna bevestigd te worden in CTA-onderzoek, beoordeeld door een radioloog met expertise in de CTA-vaatdiagnostiek van het hoofd-halsgebied. Het hersendoodprotocol stelt thans deze tweevoudige bevestiging van cerebrale circulatiestilstand als voorwaarde, ofschoon er tot op heden geen studies zijn die de meerwaarde van CTA ten opzichte van TCD hebben gerapporteerd. Op basis van de nu beschikbare studies is het dan ook niet aannemelijk dat, wanneer er met TCD in beide aa. cerebri mediae en de a. basilaris systolische spikes of een oscillerende flow worden gevonden, de CTA dit zal ontkrachten.

29.10 Appendix I

De volgende klinische situaties kunnen zich voordoen waarbij het uitvoeren van een EEG of een apneutest technisch niet uitvoerbaar is en aanvullend een TCD gevolgd door CTA moet worden gemaakt om alsnog de diagnose klinisch hersendood te kunnen stellen.

1. Wanneer het maken van een EEG niet mogelijk is (beschadigde schedel).
2. Wanneer de apneutest technisch niet uitvoerbaar is (optreden van ernstige ritmestoornissen, sterke bloeddrukdaling tijdens de test, spontane ademhaling onmogelijk door een hoge cervicale dwarslaesie of een dubbelzijdige laesie van de n. phrenicus).
3. Wanneer er tijdens de IC-opname gebruik wordt gemaakt van therapeutische medicamenteuze neurodepressie (zoals een barbituraatcoma). Hieronder wordt verstaan: een gerichte behandeling met geneesmiddelen (zoals sedativa, hypnotica, anesthetica of anti-epileptica) ter voorkoming van verdere hersenschade (bijv. barbituraten ter bestrijding van de effecten van verhoogde intracraniële druk). In deze gevallen kan hersendood worden vastgesteld met aanvullend onderzoek: in de vorm van TCD en CTA, mits er een normale bloeddruk is. Echter wel nadat eerst een EEG en een apneutest zijn verricht.

Kernpunten

- Met transcranieel Doppler-onderzoek zijn de intracerebrale hoofdvaten non-invasief, snel en betrouwbaar te onderzoeken.
- TCD kan bij patiënten met een subarachnoïdale bloeding worden toegepast om vaatspasme te meten. Gebruikelijke afkapwaarden hierbij voor stroomsnelheden (MFV) in de a. cerebri media zijn > 120 cm/s voor vasospasme, > 180 cm/s voor ernstig vasospasme en bij dagelijkse monitoring is een toename van > 50 cm/s binnen 24 uur indicatief voor vasospasme.
- TCD heeft daarnaast een plaats in de hersendoodprocedure, als het EEG in het kader daarvan niet uitvoerbaar of onbetrouwbaar is. TCD kan dan een cerebrale circulatietoestand aantonen, die dan volgens het huidige hersendoodprotocol nog wel bevestigd dient te worden met CT-angiografie van de intracerebrale vaten. Bij cerebrale circulatietoestand toont TCD typerende flowpatronen: oscillerende flow (ook wel *to and fro* genoemd of *reverberating pattern*) of systolische spikes.

Literatuur

Aaslid R. Transcranial Doppler assessment of cerebral vasospasm. Eur J Ultrasound. 2002;16(1-2):3–10.

Ducrocq X, Braun M, Debouverie M, Junges C, Hummer M, Vespignani H. Brain death and transcranial Doppler: experience in 130 cases of brain dead patients. J Neurol Sci. 1998;160(1):41–6.

Ducrocq X, Hassler W, Moritake K, Newell DW, von Reutern GM, Shiogai T, et al. Consensus opinion on diagnosis of cerebral circulatory arrest using Doppler-sonography: Task Force Group on cerebral death of the Neurosonology Research Group of the World Federation of Neurology. J Neurol Sci. 1998;159(2):145–50.

Freitas GR de, André C. Sensitivity of transcranial Doppler for confirming brain death: a prospective study of 270 cases. Acta Neurol Scand. 2006;113(6):426–32.

Frontera JA, Fernandez A, Schmidt JM, Claassen J, Wartenberg KE, Badjatia N, et al. Defining vasospasm after subarachnoid hemorrhage: what is the most clinically relevant definition? Stroke. 2009;40(6):1963–8.

Kirkham FJ, Levin SD, Padayachee TS, Kyme MC, Neville BG, Gosling RG. Transcranial pulsed Doppler ultrasound findings in brain stem death. J Neurol Neurosurg Psychiatry. 1987;50(11):1504–13.

Kuo JR, Chen CF, Chio CC, Chang CH, Wang CC, Yang CM, et al. Time dependent validity in the diagnosis of brain death using transcranial Doppler sonography. J Neurol Neurosurg Psychiatry. 2006;77(5):46–9.

Lee JY, Lee MS, Whang K, Lee JM, Kim SH, Lee SS. Accuracy of transcranial Doppler sonography for predicting cerebral infarction in aneurysmal subarachnoid hemorrhage. J Clin Ultrasound. 2006;34(8):380–4.

Lysakowski C, Walder B, Costanza MC, Tramèr MR. Transcranial Doppler versus angiography in patients with vasospasm due to a ruptured cerebral aneurysm: A systematic review. Stroke. 2001;32(10):2292–8.

Monteiro LM, Bollen CW, van Huffelen AC, Ackerstaff RG, Jansen NJ, van Vught AJ. Transcranial Doppler ultrasonography to confirm brain death: a meta-analysis. Intensive Care Med. 2006;32(12):1937–44.

Rabinstein AA, Friedman JA, Weigand SD, McClelland RL, Fulgham JR, Manno EM, et al. Predictors of cerebral infarction in aneurysmal subarachnoid hemorrhage. Stroke. 2004;35(8):1862–6.

Rodriguez RA, Cornel G, Alghofaili F, Hutchison J, Nathan HJ. Transcranial Doppler during suspected brain death in children: Potential limitation in patients with cardiac "shunt". Pediatr Crit Care Med. 2002;3(2):153–157.

Sloan MA, Burch CM, Wozniak MA, Rothman MI, Rigamonti D, Permutt T, et al. Transcranial Doppler detection of vertebrobasilar vasospasm following subarachnoid hemorrhage. Stroke. 1994;25(11):2187–97.
Suarez JI, Qureshi AI, Yahia AB, Parekh PD, Tamargo RJ, Williams MA, et al. Symptomatic vasospasm diagnosis after subarachnoid hemorrhage: evaluation of transcranial Doppler ultrasound and cerebral angiography as related to compromised vascular distribution. Crit Care Med.2002.;30(6):1348–55.
Sviri GE, Lewis DH, Correa R, Britz GW, Douville CM, Newell DW. Basilar artery vasospasm and delayed posterior circulation ischemia after aneurysmal subarachnoid hemorrhage. Stroke. 2004. 35(8):1867–72.
Wijdicks EF. The diagnosis of brain death. N Engl J Med. 2001;344(16):1215–21.

Emboliedetectie met transcraniële Doppler

W.H. Mess

30.1 Inleiding

Herseninfarcten komen ten minste even vaak voor als hartinfarcten. Pathofysiologisch speelt embolisatie daarbij een voorname rol. De embolieën zijn afkomstig van het hart, de aorta of de grote, van de aortaboog afsplitsende vaten die de hersenen van bloed voorzien. De aanwezigheid van een bron van embolieën kan veelal worden aangetoond door detectie van micro-embolieën in de arteria cerebri media. Deze micro-embolieën zijn op zichzelf asymptomatisch maar geven wel aan dat er een emboligeen proces gaande is. Naast deze 'vaste' embolieën komen er ook gasvormige embolieën voor, bijvoorbeeld in samenhang met kunsthartkleppen of open hartoperaties. Al circa twintig jaar geleden beschreef Merrill Spencer voor het eerst dat het in een klinische context mogelijk was micro-embolieën in de a. cerebri media met transcraniële Doppler-sonografie (TCD) te detecteren. Dit hoofdstuk zal ten eerste de methode toelichten en ten tweede de toepassing van de emboliedetectie in de kliniek bespreken.

30.2 De methode

30.2.1 Welk apparaat en welke transducer?

Emboliedetectie wordt nagenoeg altijd met een TCD-toestel verricht. In principe is het ook mogelijk een duplextoestel te gebruiken, maar de tijdsduur van de monitoring zal dan vrij beperkt zijn omdat de TC-duplextransducer met de hand moet worden vastgehouden. Wij gebruiken het duplexsysteem alleen bij onderzoek naar een open foramen ovale (PFO). Vanwege de lange onderzoeksduur en de betere signaalkwaliteit dient de TCD-transducer aan het hoofd gefixeerd te worden. Hiervoor zijn verschillende systemen ontwikkeld; wij hebben de beste ervaring met de in ◘ figuur 30.1 afgebeelde hoofdband. De transducer heeft een frequentie van 2 MHz, is kleiner dan de zogenoemde *hand-held* transducer en wordt door middel van een houder aan de hoofdband bevestigd die de transducer op de plaats van het schedelvenster met een optimale hoek fixeert (zie ▸ figuur 26.3a-b).

30.2.2 Waar en wat wordt gemeten?

Nagenoeg alle gepubliceerde data over emboliedetectie betreffen de a. cerebri media; er zal dan ook in dit hoofdstuk niet op embolieën in andere cerebropetale vaten worden ingegaan. Wanneer een embolus, bijvoorbeeld afkomstig van een plaque in de a. carotis interna, met de bloedstroom in de a. cerebri media terechtkomt, zal de hoeveelheid teruggekaatst ultrageluid kortdurend toenemen (◘ figuur 30.2). Dit is duidelijk te horen en ook in het Fast Fourier Transformatie-spectrum (FFT-spectrum) te zien (◘ figuur 30.3). Ervan uitgaande dat de embolus relatief klein zal zijn, is de meest gebruikte afkorting voor het daarbij passende signaal: micro-embolisch signaal (MES). Omdat echter op basis van het signaal niet met zekerheid een uitspraak over de dimensies van de embolus kan worden gedaan, wordt soms ook de 'M' weggelaten en praat men over 'embolic signals' (ES). Een andere, inmiddels minder gebruikelijke afkorting is HITS (*high intensity transient signal*). Dit is meer descriptief en laat dus open of de kortdurende intensiteitsverhoging van het signaal al dan niet veroorzaakt wordt door een embolus die het *sample volume* passeert. Er zijn consensuscriteria geformuleerd voor de definitie van MES. Mits aan deze criteria wordt voldaan, en dan vooral aan de eis van de intensiteitsverhoging met 9 dB (dit geldt voor de power, bij amplitudemetingen is dit 3 dB) ten opzichte van het signaal van bloed zonder embolus, wordt ook tussen onafhankelijke onderzoekers een voor medisch aanvullend onderzoek bijzonder hoge interobserverovereenkomst bereikt.

30.2.3 Hoe het toestel af te stellen?

Ook bij langdurige TCD-monitoring zijn geen bijwerkingen te verwachten, zelfs al wordt het maximale vermogen toegepast (zie ▸ H. 26.4). Echter, voor de detectie van MES dient de intensiteit van het Doppler-frequentiespectrum zo laag mogelijk te zijn. Dit wordt bereikt door een vrij lage power te gebruiken, dus door relatief weinig ultrageluid te versturen. De *gain* wordt zodanig aangepast dat het spectrum nog goed herkenbaar is, maar dat (in het geval van kleurcodering voor de intensiteit) er voornamelijk blauwe en groene tinten worden getoond. Ook een MES van lage intensiteit zal dan vrij duidelijk herkend worden op basis van de typische 'streepjesvorm' maar ook aan de gele of zelfs rode tinten (◘ figuur 30.4). Ook zullen de lage waarden voor power en gain ervoor zorgen dat het Doppler-signaal zonder MES maar een geringe hoeveelheid van het dynamische bereik van het toestel in beslag neemt. Een MES zal zodoende zo min mogelijk tot oversturing en dus vervorming van het signaal leiden, een voorwaarde voor bijvoorbeeld een succesvolle automatische detectie.

Veelal zal gedurende één uur gemeten worden. Zeker bij een postoperatieve meting na carotisendarteriëctomie (CEA) op de recoveryafdeling is het aanbevelenswaardig om met behulp van een hoofdtelefoon naar het signaal te luisteren. Met de meeste moderne toestellen kan het signaal continu digitaal worden opgeslagen. Dit is nuttig wanneer achteraf een herbeoordeling van al dan niet dubieuze signalen wordt verricht.

30.2.4 Automatische embolusdetectie

Al snel waren automatische detectiesystemen voor MES beschikbaar, alleen bleken die bij onafhankelijke toetsing niet voldoende. Bijna ieder TCD-toestel beschikt over de mogelijkheid om automatisch MES te detecteren. In de meeste gevallen is weinig bekend over de nauwkeurigheid. Voor de praktijk is het aanbevelenswaardig om in eerste instantie zelf de automatische detectie met de *human observer* te vergelijken en pas dan eventueel over te gaan op alleen automatische detectie. Daarbij spelen de onderzoeksomstandigheden ook een rol. Wanneer het onderscheid tussen 5 en 50 MES per uur dient te worden gemaakt (zoals bij post-CEA-monitoring, zie aldaar), zijn de eisen aan de

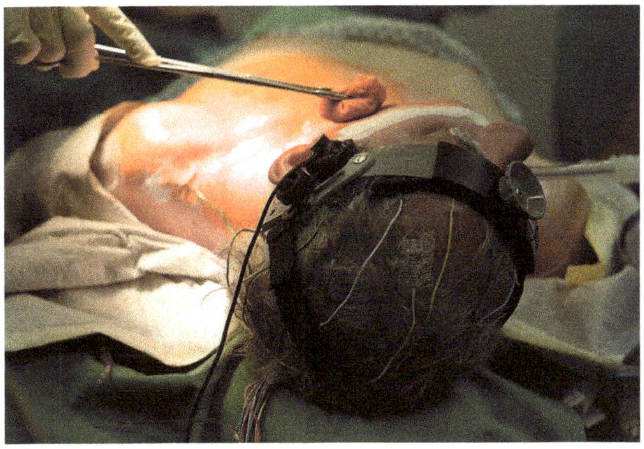

Figuur 30.1 TCD-transducer voor monitoring, gefixeerd aan het hoofd van de patiënt met een individueel instelbare band. Situatie net voor het afdekken van de patiënt voor carotisendarteriëctomie.

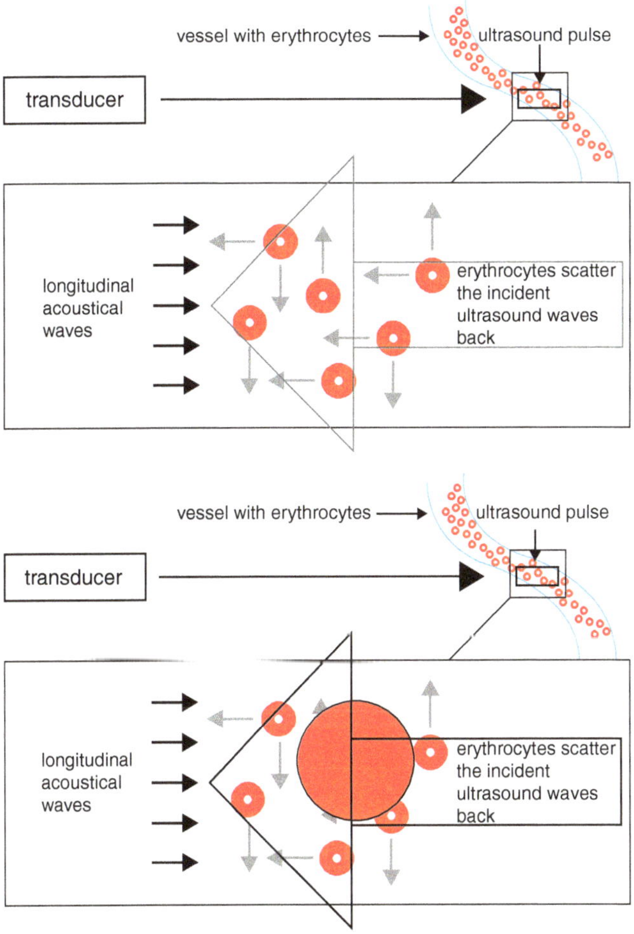

Figuur 30.2 Interactie tussen de ultrageluidspuls en het stromende bloed; de bovenste afbeelding geeft de situatie weer zonder micro-embolisch signaal (MES) (zie ook ▶ H. 26), de onderste afbeelding geeft de situatie weer indien er wel een MES in het *sample volume* aanwezig is. De ten opzichte van de erytrocyten relatief grote embolus (rode bol) zal naar verhouding veel ultrageluid terugkaatsen (grote, naar links wijzende pijl). Dit leidt tot de typische kortdurende signaalintensiteitsverhoging in het Doppler-signaal (Uit: Mess 2003).

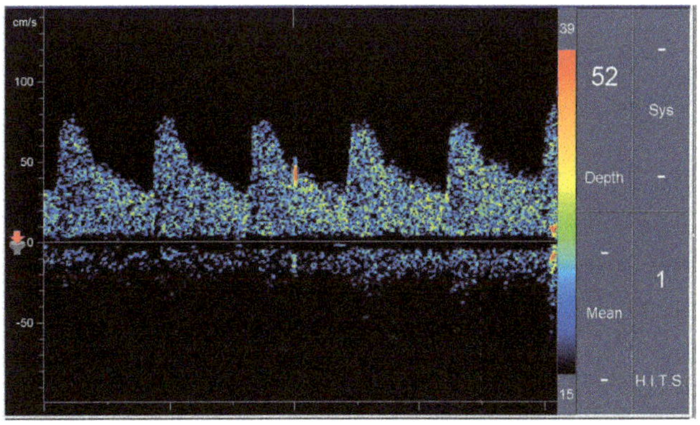

Figuur 30.3 Voorbeeld van een MES.

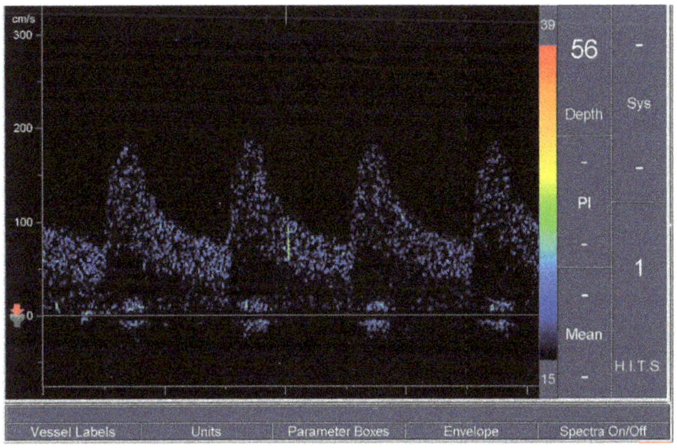

Figuur 30.4 Voorbeeld van een MES van geringe intensiteit. Het signaal is toch goed te zien omdat het Doppler-frequentiespectrum ten gevolg van een lage power en gainsetting alleen maar blauwe tinten bevat.

automatische detectie veel lager dan in het geval van een onderzoek naar MES bij patiënten met een asymptomatische stenose van de a. carotis. In deze groep moet namelijk de vraag beantwoord worden of er bijvoorbeeld één of geen MES optreedt.

Er bestaan ook externe systemen voor emboliedetectie die aan het TCD-toestel kunnen worden aangesloten. De door de auteurs gerapporteerde betrouwbaarheid is voor vele klinische toepassingen voldoende, maar ook voor deze systemen geldt dat zij tot dusver geen onafhankelijke evaluatie hebben ondergaan.

Het is overigens niet mogelijk om al dan niet automatisch op een betrouwbare manier een uitspraak te doen over de samenstelling van een gegeven embolus. Alleen wanneer er zeer hoge intensiteiten gemeten worden, kan gesteld worden dat het nagenoeg zeker luchtembolieën betreft. Systemen voor embolusdetectie die met twee verschillende frequenties tegelijkertijd werken bleken bij nader inzien niet aan de eisen van de praktijk te voldoen.

30.3 De toepassing

30.3.1 Overzicht

De aanwezigheid van cerebrale micro-embolieën berust altijd op een afwijking; in geen enkel gepubliceerd onderzoek zijn

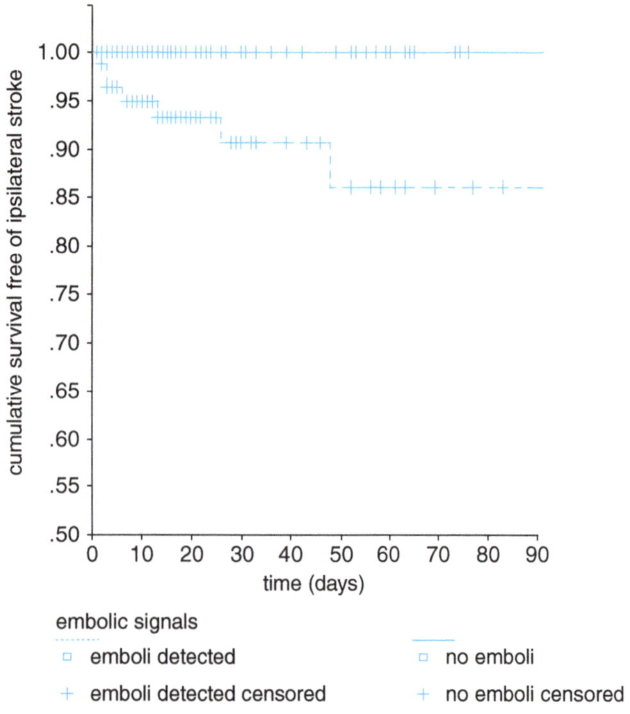

Figuur 30.5 Kaplan-Meier-curve over de relatie tussen MES en beroerte. Alle patiënten hadden bij inclusie een minor stroke of TIA en een stenose van de a. carotis interna van ten minste 50%. De patiënten werden maximaal drie maanden gevolgd. Op de y-as is het aantal patiënten aangegeven zonder een tweede event (in dit geval alleen beroertes). De patiënten zonder MES hadden geen beroerte (horizontale lijn; waarde doorgaans 1,0). In de patiëntengroep met MES had uiteindelijk 15% een beroerte (Uit: Markus 2005).

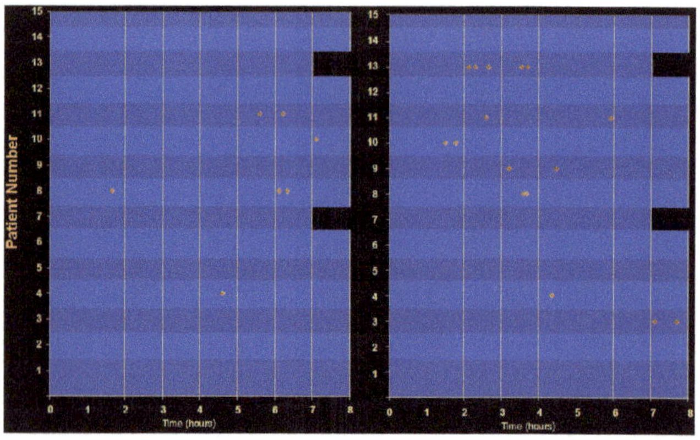

Figuur 30.6 Verdeling van MES over de tijd bij 15 mensen met een asymptomatische stenose van de a. carotis interna. Er werd op twee dagen telkens 8 uur lang gemeten. Iedere MES is als stip weergeven. Let op de geringe incidentie en de zeer variabele verdeling over de tijd (bron: Mackinnon 2005).

embolieën bij de controlegroep beschreven. Dit houdt in dat ook één enkel MES tijdens een meting van bijvoorbeeld een uur als afwijkend moet worden beschouwd. Ondertussen zijn tal van bronnen voor cerebrale micro-embolieën beschreven, zoals systemische aandoeningen (Sneddon-syndroom), cardiale afwijkingen (bijvoorbeeld boezemfibrilleren en kunsthartkleppen) en atherosclerose van de aortaboog. Voor de neuroloog zijn in de dagelijkse praktijk echter de MES bij vernauwingen van de extra- en intracraniële vaten de belangrijkste, al dan niet gerelateerd aan de behandeling ervan. Daarom zullen alleen deze hier verder worden besproken. Ten slotte zal nog kort het onderzoek naar een open foramen ovale (PFO) aan bod komen in verband met de *work-up* van patiënten met een beroerte op jonge leeftijd.

30.3.2 Patiënten met een symptomatische stenose van de a. carotis interna

Uit een overzicht van alle tot nu toe gepubliceerde data blijkt dat ongeveer de helft van de patiënten met een symptomatische stenose van de a. carotis interna (bijna 600 patiënten geanalyseerd) MES-positief is, dus ten minste één MES laat zien bij een meting in de ipsilaterale a. cerebri media gedurende één uur. Er is een duidelijke correlatie met de ernst van de stenose: hoe ernstiger, hoe groter de kans op MES. Hoewel het uit de groepsanalyse niet bleek, waarschijnlijk op basis van de inhomogeniteit van het studiedesign van de verschillende onderzoeken, zijn er meerdere onderzoeken die een duidelijke samenhang tussen MES en het interval tussen TIA of beroerte en de meting laten zien (bijvoorbeeld Sliwka 1997). De kans op MES is groter naarmate dit interval korter is.

Wanneer patiënten na een TIA of een beroerte MES-positief zijn, is de kans op een tweede event fors verhoogd; de odds ratio is 7,5 (range 3,6-15,4) in vergelijking met patiënten zonder MES. Dit blijkt uit analyse van de data van drie onderzoeken (n = 354) samen. De *event rate*, dus het aantal nieuwe TIA's en beroertes, was in dat cohort overigens enigszins in lijn met de resultaten van grootschalig epidemiologisch onderzoek. Figuur 30.5 laat de data voor het grootste van deze onderzoeken zien. Van 200 patiënten met een TIA of een *minor stroke* was bij inclusie ongeveer de helft MES-positief. Alleen in deze groep kwam het tot een beroerte tijdens de follow-up (drie maanden). Niemand uit de MES-negatieve groep had dus binnen drie maanden een beroerte. Voor TIA's en beroertes samen was er eveneens een duidelijk verschil: in de MES-negatieve groep had 7% een tweede gebeurtenis, in de MES-positieve groep was dit 26%. Al deze resultaten hebben overigens betrekking op de aan- of afwezigheid van MES; er is tot nu toe geen duidelijk verband aangetoond tussen de hoeveelheid MES en de kans op klinische verschijnselen.

30.3.3 Patiënten met een asymptomatische stenose van de a. carotis interna

Het voorkomen van MES is bij een asymptomatische stenose eveneens gerelateerd aan de mate van stenose, maar de prevalentie van MES is vrij laag en varieert tussen 2 en 29% (meer dan 1.000 patiënten in 11 studies geanalyseerd). Deze grote range wordt mede bepaald door de geringe hoeveelheid MES die bij deze patiëntengroep wordt aangetroffen. Langdurige metingen hebben namelijk laten zien, dat een één uur durende meting vaak niet representatief is omdat de patiënt soms pas na meerdere uren MES-positief blijkt te zijn (figuur 30.6). Toch is er ook in deze groep een positieve relatie tussen MES en kliniek.

De odds ratio blijkt zelfs ongeveer twee keer zo hoog als voor patiënten met een symptomatische stenose (13,4; [6,5-27,4]). Wanneer een patiënt met een asymptomatische carotisstenose MES vertoont, is er dus een 13 keer verhoogd risico op een TIA of een beroerte.

30.3.4 Patiënten met een intracraniële stenose

Er is informatie beschikbaar over 220 patiënten met een symptomatische en 86 patiënten met een asymptomatische stenose van de a. cerebri media. In de eerste groep werden bij circa een derde van de patiënten MES gemeten, echter in de tweede groep nooit. Welke klinische betekenis deze MES vooral voor de prognose hebben, is niet geheel duidelijk.

30.3.5 Patiënten met een dissectie van de a. carotis interna

Bij ongeveer de helft van de patiënten met een acute dissectie en dientengevolge een beroerte kunnen MES gemeten worden (data van in totaal 82 patiënten uit 5 studies). Interessant genoeg worden bij patiënten die wel een dissectie hebben maar geen cerebrale uitvalsverschijnselen, bijna geen MES gezien. Er zijn aanwijzingen dat nieuwe symptomen bij reeds symptomatische patiënten vaker gezien worden wanneer er MES aanwijsbaar zijn, maar dit berust op slechts één onderzoek met 28 patiënten.

30.3.6 Acuut symptomatische stenose van de a. carotis

Samenvattend kan dus worden gesteld dat het meten van MES vooral bij patiënten met een acuut symptomatische stenose van de a. carotis zinvol is voor het bepalen van de behandelstrategie. Hierbij valt bijvoorbeeld te denken aan een zo spoedig mogelijke CEA. Het zou zelfs kunnen zijn dat een CEA bij patiënten zonder MES helemaal niet geïndiceerd is, gezien het uitermate gunstig beloop bij deze patiëntengroep. Dit zal echter verder onderzocht moeten worden. Het is onduidelijk wat de therapeutische consequenties zijn van MES bij asymptomatische carotisstenoseringen, ook al lijken zij goed tussen 'gevaarlijke' en 'ongevaarlijke' plaques te kunnen discrimineren. Immers, het risico op een TIA of een beroerte in de MES-positieve groep was bijna 30% per jaar! Dit neemt niet weg dat pas een gerandomiseerd prospectief onderzoek zal uitwijzen in hoeverre het zinvol is om de behandelstrategie op het al dan niet voorkomen van MES aan te passen en daarmee ook of het überhaupt zinvol is om bij deze patiëntengroep naar MES te gaan zoeken.

30.3.7 Emboliedetectie tijdens en na CEA

Tijdens CEA kunnen in principe op ieder moment embolieën optreden; tijdens het vrijprepareren, het shunten, bij het verwijderen van de klem en ook in de laatste fase, het sluiten van de wond. Voor de kliniek zijn daarbij de embolieën tijdens het vrijprepareren het meest relevant. Het betreft hierbij kleine deeltjes die afkomstig zijn van de carotisplaque. Dit kan soms tijdens de operatie goed gezien worden (figuur 30.7). Embolieën in deze fase van de CEA laten een significante correlatie zien met nieuwe laesies op de MRI.

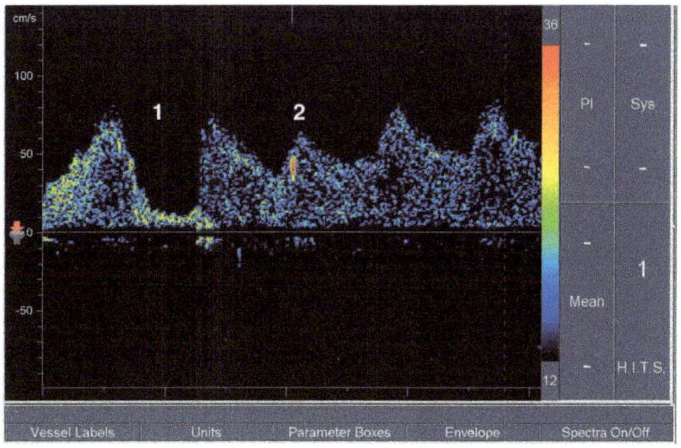

Figuur 30.7 Doppler-signaal van de a. cerebri media tijdens vrijprepareren van de ipsilaterale a. carotis. Bij '1' is te zien, hoe de bloedstroomsnelheid ten gevolge van de manipulatie van de a. carotis fors afneemt. Circa één hartslag later (bij '2') treedt een MES op, kennelijk op basis van mechanische irritatie van de plaque. De chirurg komt in zulke gevallen dan ook vaak een zeer zachte, bijna verbrokkelende plaque tegen.

Soms komt het postoperatief tot een trombocytenaggregatie in het operatiegebied waarvan de mate sterk schommelt tussen patiënten. Dit kan een bron van embolieën zijn. Er is inderdaad aangetoond dat er MES in de postoperatieve fase gemeten kunnen worden maar vooral ook dat het voorkomen van MES in hoge mate gecorreleerd is met het optreden van neurologische complicaties (figuur 30.8). Ondertussen zijn deze bevindingen door onafhankelijke onderzoeksgroepen bevestigd. Interessant genoeg blijken vrouwen een hoger risico op postoperatieve MES te hebben dan mannen.

Wanneer er tijdens het vrijprepareren MES worden geconstateerd, klemt de chirurg de a. carotis zo snel mogelijk af en ziet vooral – voor zover mogelijk – af van manipulatie aan de plaque. Als er postoperatief veel MES optreden (> 50/uur), kan het aantal embolieën in de meeste gevallen duidelijk worden gereduceerd door toedienen van middelen die de trombocytenaggregatie remmen. Er is hiernaar geen prospectief gerandomiseerd onderzoek gedaan, maar het is aannemelijk dat een medicamenteus geïnduceerde reductie van het aantal embolieën gepaard gaat met minder neurologische complicaties. Een analyse op basis van een historische vergelijking (vóór en na introductie van TCD-monitoring post CEA en gerichte dextraan 40® behandeling) toonde aan dat deze aanpak kosteneffectief is, mits er een substantieel aantal operaties gemonitord wordt. Problematisch is wel dat tegenwoordig dextraan 40® wereldwijd niet meer verkrijgbaar is. Wij dienen als alternatief intraveneus aspirine® (500 mg; max. één keer herhalen) toe wanneer er meer dan 50 MES/uur worden gemeten.

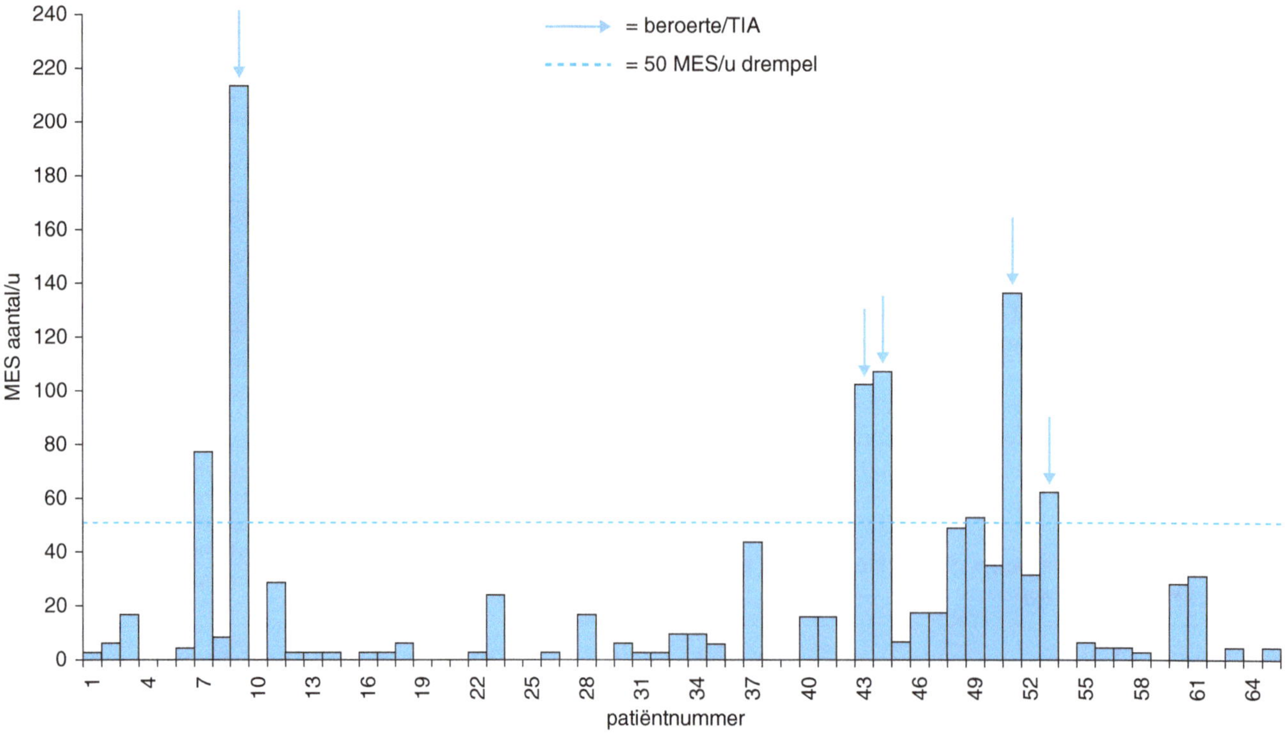

Figuur 30.8 Postoperatieve MES na CEA en klinisch beloop. Bij 65 patiënten werd na CEA gedurende één uur emboliedetectie verricht. Het aantal gedetecteerde MES is op de y-as weergegeven. Zeven patiënten lieten meer dan 50 MES zien, vijf van hen (pijlen) werden binnen één maand symptomatisch. Daarentegen liet geen van de patiënten met minder dan 50 MES per uur een cerebrale complicatie zien (Uit: Levi 1997).

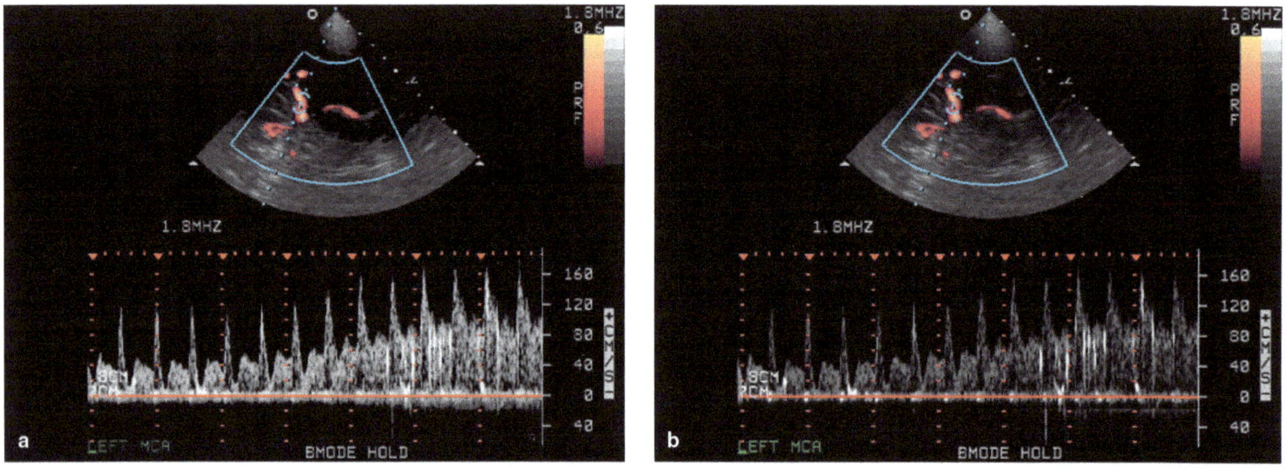

Figuur 30.9 Een positive PFO-test in verband met de Valsalva-manoeuvre . De rechter a. cerebri media wordt geïnsoneerd, 9 ml NaCl, 1 ml lucht en enkele druppels bloed worden vermengd en in de rechter cubitale vene geïnjecteerd. Ongeveer 5 seconden na het begin van inspuiten voert de patiënt een Valsalva-manoeuvre uit. Dit gaat gepaard met een duidelijke hemodynamische reactie (zie de lage flow in de linkerhelft van het beeld). Nadat de patiënt weer normaal is gaan ademen is er een significante toename van de flow. In deze fase treden circa 5 tot 10 MES op, rechts beter herkenbaar dan links vanwege de lagere gain-instelling.

30.3.8 Het onderzoek naar een PFO

In tegenstelling tot het voornoemde worden bij dit onderzoek embolieën toegediend en dan wel in de vorm van luchtbelletjes. Er wordt fysiologische zoutoplossing gemengd met lucht en enkele druppels bloed waardoor minuscule luchtbelletjes met een diameter van 50-200 μm ontstaan. Dit mengsel wordt in een armvene gespoten en tegelijkertijd wordt de a. cerebri media geïnsoneerd. Wanneer er geen PFO is, zullen de luchtbelletjes door de long weggefilterd worden. In het geval van een PFO daarentegen kunnen de luchtbelletjes van het rechter- naar het linkeratrium oversteken en vervolgens ook in de hersenvaten terechtkomen. Daar kunnen zij met TCD gemakkelijk als vrij intense MES gedetecteerd worden (figuur 30.9). Het uitvoeren van de Valsalva-manoeuvre tijdens het toedienen van het mengsel heeft tot gevolg dat de druk in het rechteratrium hoger wordt dan in het linker en dat de sensitiviteit van de test vooral voor een klein PFO toeneemt. De betrouwbaarheid van de test is overigens ten minste even hoog als die van een transoesofageale echocardiografie. Zie voor een gedetailleerde beschrijving van de methode en meer achtergrondinformatie Hoff, 2010.

Kernpunten

- Het is mogelijk om met behulp van transcraniële Doppler-sonografie kleine emboliën in bijvoorbeeld de a. cerebri media te meten. Als een embolus het meetvolume passeert, wordt kortdurend meer ultrageluid teruggekaatst en een zogenoemd micro-emboliesignaal (MES) waargenomen.
- Het voorkomen van MES is altijd pathologisch en geeft in uiteenlopende situaties een verhoogd risico op een TIA of beroerte aan. Dit is vooral aangetoond voor patiënten met een symptomatische stenose van de a. carotis maar ook voor patiënten tijdens en direct na een carotisdesobstructie.
- Door luchtcontrastmiddel intraveneus toe te dienen, kan met behulp van transcraniële Doppler de aan- of afwezigheid van een open foramen ovale worden aangetoond. De nauwkeurigheid van deze methode is minstens even goed als die van de transoesofageale echocardiografie.

Literatuur

Ackerstaff RGA, Moons KGM, Vlasakker CJW van de, Moll FL, Vermeulen FEE, Algra A, et al. Association of intraoperative transcranial Doppler monitoring variables with stroke from carotid endarterectomy. Stroke. 2000;31:1817–23.

Chung EM, Fan L, Naylor AR, Evans DH. Impact of clinical environment on embolus detection: a comparison of automated and manual detection of Doppler embolic signals. Cerebrovasc Dis. 2007;23:169–74.

Consensus Committee of the Ninth International Cerebral Hemodynamics Symposium. Basic identification criteria of Doppler microembolic signals. Stroke. 1995;26:1123.

Dittrich R, Ritter MA, Kaps M, Siebler M, Lees K, Larrue V, et al. The use of embolic signal detection in multicenter trials to evaluate antiplatelet efficacy; signal analysis and quality control mechanisms in the CARESS (clopidogrel and aspirin for reduction of emboli in symptomatic carotid stenosis) trial. Stroke. 2006;37:1065–69.

Evans DH. Embolus differentiation using multifrequency transcranial Doppler (letter to the editor). Stroke. 2006;37:1641.

Fairhead JF, Mehta Z, Rothwell PM. Population-based study of delays in carotid imaging and surgery and the risk of recurrent stroke. Neurology. 2005;65:371–75.

Fan L, Evans DH, Naylor AR, Tortoli P. Real-time identification and archiving of micro-embolic Doppler signals using a knowledge-based DSP system. Med Biol Eng Comput. 2004;42:193–200.

Hayes PD, Lloyd AJ, Lennard N, Wolstenholme JL, London NJM, Bell PRF, et al. Transcranial Doppler-directed Dextran-40 therapy is a cost-effective method of preventing carotid thrombosis after carotid endarterectomy. Eur J Vasc Endovasc Surg. 2000;19:56–61.

Hoff EI, Knol RJJ, Nöthen G, Mess WH. Diagnostiek naar het open foramen ovale met transcranieel Doppler onderzoek; een handleiding. TNN; 2010; in press.

Keunen RWM, Hoogenboezem R, Wijnands R, Hengel ACM van den, Ackerstaff RGA. Introduction of an embolus detection system based on analysis of the transcranial Doppler audio-signal. J Med Eng Technol. 2008;32:296–304.

Laman DM, Wieneke GH, Duijn H, Huffelen AC van. High embolic rate after carotid endarterectomy is associated with early cerebrovascular complications, especially in women. J Vasc Surg. 2002;36:278–84.

Lennard N, Smith JL, Dumville J, Abbott R, Evans DH, London NJM, et al. Prevention of postoperative thrombotic stroke after carotid endarterectomy: the role of transcranial Doppler ultrasound. J Vasc Surg. 1997;26:579–84.

Levi CR, O'Malley HM, Fell G, Roberts AK, Hoare MC, Royle JP, et al. Transcranial Doppler detected cerebral microembolism following carotid endarterectomy. High microembolic signal loads predict postoperative cerebral ischaemia. Brain. 1997;120:621–9.

Levi CR, Stork JL, Chambers BR, Abbott AL, Cameron HM, Peeters A, et al. Dextran reduces embolic signals after carotid endarterectomy. Ann Neurol. 2001;50:544–47.

Mackinnon AD, Aaslid R, Markus HS. Ambulatory transcranial Doppler cerebral embolic signal detection in symptomatic and asymptomatic carotid stenosis. Stroke. 2005;36:1726–30.

Markus HS, MacKinnon A. Asymptomatic embolization detected by Doppler ultrasound predicts stroke risk in symptomatic carotid artery stenosis. Stroke. 2005;36:971–75.

Markus HS, Punter M. Can transcranial Doppler discriminate between solid and gaseous microemboli? Assessment of a dual-frequency transducer system. Stroke. 2005;36:1731–34.

Mess WH, Hennerici MG. High intensity transient signals. In: Hennerici M, Meairs S (eds.). Cerebrovascular ultrasound; theory, practice and future developments. Cambridge: Cambridge University Press; 2001, 297–316.

Mess WH. On the characteristics and detectability of intracranial microembolic signals [Thesis]. Maastricht: University Maastricht; 2003.

Naylor AR, Hayes PD, Allroggen H, Lennard N, Gaunt ME, Thompson MM, et al. Reducing the risk of carotid surgery: a 7-year audit of the role of monitoring and quality control assessment. J Vasc Surg. 2000;32:750–59.

Ringelstein EB, Droste DW, Babikian VL, Evans DH, Grosset DG, Kaps M, et al. Consensus on microembolus detection by TCD. Stroke. 1998;29:725–29.

Ritter MA, Dittrich R, Thoenissen N, Ringelstein EB, Nabavi DG. Prevalence and prognostic impact of microembolic signals in arterial sources of embolism; a systematic review of the literature. J Neurol. 2008;255:953–61.

Rothwell PM, Coull AJ, Silver LE, Fairhead JF, Giles MF, Lovelack CE, et al. Population-based study of event-rate, incidence, case fatality, and mortality for all acute vascular events in all arterial territories (Oxford Vascular Study). Lancet. 2005;366:1773–83.

Russell D, Brucher R. Online automatic discrimination between solid and gaseous cerebral microemboli with the first multifrequency transcranial Doppler. Stroke. 2002;33:1975–80.

Sliwka U, Lingnau A, Stohlmann WD, Schmidt P, Mull M, Diehl RR, et al. Prevalence and time course of microembolic signals in patients with acute stroke; a prospective study. Stroke. 1997;28:358–63.

Smith JL, Evans DH, Bell PRF, Naylor AR. A comparison of four methods for distinguishing Doppler signals from gaseous and particulate emboli. Stroke. 1998;29:1133–38.

Spencer MP, Thomas GI, Nicholls SC, Sauvage LR. Detection of middle cerebral artery emboli during carotid endarterectomy using transcranial Doppler ultrasonography. Stroke. 1990;21:415–23.

Stratton JR, Zierler RE, Kazmers A. Platelet deposition at carotid endarterectomy sites in humans. Stroke. 1987;18:722–27.

Zuilen EV van, Mess WH, Jansen C, Tweel I van der, Gijn J van, Ackerstaff RGA. Automatic embolus detection compared with human experts; a Doppler ultrasound study. Stroke. 1996;27:1840–43.

Verhoeven BAN, Vries JPPM de, Pasterkamp G, Ackerstaff RGA, Schoneveld AH, Velema E, et al. Carotid atherosclerotic plaque characteristics are associated with microembolization during carotid endarterectomy and procedural outcome. Stroke. 2005;36:1735–40.

Wolf O, Heider P, Heinz M, Poppert H, Sander D, Greil O, et al. Microembolic signals detected by transcranial Doppler sonography during carotid endarterectomy and correlation with serial diffusion-weighted imaging. Stroke. 2004;35:e373–e375.

Transcranieel Doppler-onderzoek bij carotisdesobstructie en stenting

A. Schaafsma

31.1 Inleiding

Hoewel transcranieel Doppler-onderzoek (TCD-onderzoek) van de intracraniële arteriën in principe in veel klinieken mogelijk is, wordt dit onderzoek in de praktijk slechts mondjesmaat toegepast. In dit hoofdstuk wordt betoogd dat de inzet van TCD-onderzoek rond diagnostiek en behandeling van de carotisstenose belangrijk is en dient te worden vergroot.

31.2 Algemeen

Bij ongeveer 10 tot 15% van alle patiënten die zich jaarlijks melden met een amaurosis fugax, een TIA of een CVA, zal een significante stenose of occlusie worden gevonden van een of beide aa. carotis internae. In ons ziekenhuis werden over de afgelopen 7,5 jaar via de TIA-poli 1074 patiënten gezien, van wie 6% een significante stenose bleek te hebben.

Op grond van de uitkomsten van de North American Symptomatic Carotid Endarterectomy Trial (NASCET) en de European Carotid Surgery Trial (ECST) komen vrouwen met een stenose van 70 tot 99% en mannen met een stenose van 50 tot 99% in aanmerking voor carotischirurgie. Recente analyses hebben laten zien dat patiënten meer profijt hebben van carotischirurgie naarmate de wachttijd tussen het eerste symptoom en de operatie kleiner is. Verder is aannemelijk geworden dat patiënten met een *near-occlusion* minder baat hebben bij carotischirurgie dan patiënten met een significante stenose, mogelijk omdat de flowsnelheid bij een near-occlusion minder hoog is en daardoor minder aanleiding geeft tot de vorming van trombo-embolieën.

De mate van stenosering wordt nog altijd bepaald aan de hand van oude angiografische criteria, dat wil zeggen op basis van een projectie van de stenose vanuit verschillende richtingen op een plat vlak, waarbij de maximale stenosering wordt gekozen. Dit was lange tijd de enige manier om een carotisstenose te graderen.

Tegenwoordig kan op basis van ultrageluidsonderzoek of CT-angio met reconstructie tot een sterk verbeterde gradering worden gekomen, namelijk op basis van oppervlaktereductie van het lumen in plaats van diameterreductie. Bovendien mag worden verwacht dat de nu gangbare medicamenteuze therapie, met een combinatie van plaatjesaggregatieremmers, antihypertensiva en statinen, een veel betere *outcome* zal hebben dan ten tijde van de NASCET en de ECST mogelijk was. Wetenschappelijk bezien zouden de studies moeten worden herhaald, maar het opzetten van een nieuwe grootschalige studie wordt geblokkeerd door de uitkomst van de NASCET en de ECST zelf, aangezien men in het belang van de patiënt met goed fatsoen niet meer kan randomiseren voor chirurgische of medicamenteuze behandeling.

31.2.1 Trombo-embolisch of hemodynamisch?

Hoewel een carotisstenose in eerste instantie lijkt te impliceren dat er te weinig bloed naar de hersenen stroomt, blijkt dit in de praktijk vrijwel nooit een probleem. Dit komt door de mogelijkheden voor collaterale circulatie op het niveau van de cirkel van Willis. Het merendeel van alle TIA's berust op trombo-embolieën die ontstaan ter hoogte van de stenose en worden versleept tot in het cerebrale vaatbed. Zowel bij symptomatische als asymptomatische stenosen is er een goede relatie tussen het aantal emboliesignalen dat geregistreerd wordt met transcraniële Doppler en de kans op recidief cerebrale ischemie. Toch mogen de hemodynamische gevolgen van een stenose dan wel van het opheffen daarvan niet veronachtzaamd worden. Het TCD-onderzoek voor, tijdens en na de ingreep is daarbij van groot belang.

31.3 Indicatie voor TCD-onderzoek preoperatief of voorafgaand aan stenting

Zoals uitgelegd zijn hemodynamische of zogenoemde low-flow-TIA's zeldzaam. Bijna altijd zullen er tevens andere vaatafwijkingen zijn, bijvoorbeeld varianten van de cirkel van Willis, contralaterale occlusie enzovoort, waardoor een stenose van de a. carotis interna op hemodynamische gronden symptomatisch wordt. In dat geval suggereert de anamnese een verband tussen passagère neurologische uitval en momenten van relatieve hypotensie, bijvoorbeeld na verticaliseren of vlak na de maaltijd. Trombo-embolische TIA's komen vrijwel altijd onvoorspelbaar voor, behoudens de enkele patiënt die bijvoorbeeld TIA's ontwikkelt tijdens het scheren.

Wat is precies een hemodynamisch significante stenose van de a. carotis interna? Een heldere definitie ontbreekt. Vaak worden afgeleide criteria gebruikt op basis van aanvullend onderzoek, zoals bepaling van de cerebrovasculaire reservecapaciteit, om uiting te geven aan hemodynamische effecten van een stenose van de a. carotis interna. Wij kiezen ervoor om een stenose van de a. carotis interna hemodynamisch significant te noemen wanneer deze onder fysiologische omstandigheden low-flow-TIA's kan veroorzaken. Niet-fysiologische omstandigheden zoals sepsis, ernstige dehydratie, carotiscompressie en dergelijke worden bewust uitgesloten, omdat het primaire proces in deze gevallen niet de carotis betreft maar veeleer een pathologisch verlaagde systemische circulatie.

TCD-gegevens kunnen bijdragen aan een inschatting van de hemodynamische consequenties van een stenose via (1) cerebrale autoregulatietests en (2) een (gewogen) bepaling van de pulsatiliteit. Bij het testen van de cerebrale autoregulering wordt de (procentuele) verandering in mediaflowsnelheid gemeten tijdens de toediening van een vasodilatoire stimulus, zoals een gift van Diamox® (acetazolamide), inademen van carbogeen (mengsel van 5% CO_2 en 95% O_2) of het inademen van eigen uitademingslucht. Een verhoogd CO_2-gehalte in het bloed veroorzaakt vasodilatatie van alle corticale arteriolen. Daardoor neemt de mediaflowsnelheid toe. Bij een ernstige hemodynamisch significante stenose kunnen de corticale arteriolen niet verder in diameter toenemen en zal er geen of te weinig toename van de mediaflowsnelheid worden gemeten. Een enkele keer ontstaat het stealfenomeen, waarbij de mediaflowsnelheid zelfs afneemt ten gunste van de dilaterende arteriolen in de contralaterale hemisfeer.

Tabel 31.1 Percentage en proportie patiënten die in onze praktijk tijdens carotisdesobstructie geshunt werden.

stenosegraad	% geshunt	proportie (aantal geshunt/totaal)
60–70%	29%	5/22
70–80%	20%	10/59
80–90%	26%	12/59
90–99%	3%	1/32
totaal	16%	28/173

De pulsatiliteitsindex (PI) van de a. cerebri media ligt normaal gesproken tussen 0,7 en 1,4. De PI wordt berekend uit:

$$(FV_{sys} - FV_{dias})/FV_{mean} \tag{31.1}$$

Het blijkt dat de PI als maat erg veel spreiding vertoont. Dit komt onder meer door variatie in hartfrequentie. Een lagere hartfrequentie veroorzaakt een daling in de einddiastolische flowsnelheid door langer uitblijven van de volgende hartslag. Daardoor ontstaat een hoge PI. Een hoge hartfrequentie geeft op dezelfde wijze een lage PI. Toch suggereert een lage PI bij een stenose van de a. carotis interna dat de systolische puls de mediacirculatie bereikt over extra weerstand ofwel langs collaterale vaten.

Behalve de afhankelijkheid van de polsfrequentie, kleeft er nog een aantal andere theoretische bezwaren aan het gebruik van de traditionele TCD-parameters. Wij hebben recent voorgesteld om deze te vervangen door nieuwe parameters die onder meer onderscheid maken tussen de vroegsystolische (sys1) en de laatsystolische (sys2) fase. Deze parameters brengen de karakteristieke vorm van het TCD-signaal beter tot uiting en maken het bijvoorbeeld mogelijk om op hemodynamische gronden een groep patiënten met carotisstenose te onderscheiden van een groep zonder.

Wanneer gelijktijdig een continue bloeddrukmeting wordt gedaan, kan ons voorstel ook nog worden uitgeweken naar de PaR (*pulsatile apparent resistance*), die berekend wordt uit:

$$(ABP_{dias}/FV_{dias} - ABP_{sys}/FV_{sys})/(ABP_{mean}/FV_{mean}) \tag{31.2}$$

Het effect van de variatie in hartfrequentie is in dit geval opgeheven doordat deze variatie zowel in de bloeddruk als in de flowsnelheid tot uiting komt. Een normale PaR ligt tussen de 0,1 tot 0,3. PaR-waarden lager dan 0 suggereren een hemodynamisch significante stenose.

Voor alle typen metingen geldt dat een stenose van de a. carotis interna pas hemodynamisch significant wordt boven de 80%. Echter, wanneer de collateralen voldoende capaciteit hebben, kunnen zelfs bij een volledige occlusie van de a. carotis interna normale waarden worden gevonden voor zowel de PI, de PaR, als cerebrale autoregulatietests.

Wanneer een stenose van de a. carotis interna hemodynamisch significant is dient men terughoudend te zijn met het voorschrijven van antihypertensiva. De hypertensie is in dat geval functioneel en beschermt de patiënt tegen het optreden van cerebrale ischemie.

Bij hemodynamische TIA's en een significante stenose van de a. carotis interna is iedere ingreep die kan leiden tot een verhoogde perfusiedruk op de cirkel van Willis nuttig. Soms is dit een carotisdesobstructie, soms het stenten van een subclavia. Bij een stenose ipsilateraal aan de klachten kan een desobstructie toch geïndiceerd zijn wanneer er contralateraal een occlusie aanwezig is en er goede links-rechtsshunting is aangetoond.

31.4 Indicatie voor TCD peroperatief of tijdens stenting

Om een carotisstenose te kunnen opheffen, zal de bloedstroom over de interna tijdelijk moeten worden opgeheven. Meestal is dit geen probleem, opnieuw vanwege de collaterale circulatie via de cirkel van Willis. In 8 tot 18% van de gevallen is het echter nodig om te shunten (tabel 31.1). Dit betekent dat er een katheter proximaal in de communis en distaal in de internastomp wordt gelegd om het bloed langs de gebruikelijke weg te laten stromen terwijl de chirurg de stenose verwijdert.

De indicatie voor shunten is preoperatief slechts zeer beperkt in te schatten. Opvallend genoeg hoeven de patiënten met de ernstigste stenosen het minst vaak te worden geshunt. Dit komt doordat patiënten met een stenose van meer dan 90% die goed genoeg zijn om een carotisdesobstructie te ondergaan, eigenlijk 'per definitie' een goede collaterale bloedvoorziening hebben.

In de praktijk zal de beslissing om te shunten dus tijdens de ingreep dienen te worden genomen. Bij algehele anesthesie gebeurt dit in de meeste klinieken op basis van het EEG, al dan niet in combinatie met TCD.

Een goed overzicht van de EEG-veranderingen die tijdens shunten kunnen optreden, kan worden gevonden in het proefschrift van Laman.

Wat de TCD-veranderingen betreft, geldt dat een afname tijdens afklemmen van 40 tot 70% wordt beschouwd als een relatieve indicatie voor shunten en een afname van meer dan 70% als een absolute. Belangrijk is dat men de media insoneert op een diepte van 50 tot 54 mm. Abusievelijk insoneren van het intracraniële deel van de interna (diepten > 58 mm) kan leiden tot ogenschijnlijk volledig wegvallen van de mediaflow bij een onveranderd EEG.

De veranderingen in TCD lopen circa 1 à 2 minuten voor op de veranderingen van het EEG. Dit betekent dat met TCD sneller kan worden geanticipeerd op het al of niet optreden van een shuntindicatie. Ook kan de correcte werking van een eventuele shunt beter worden gemonitord.

Los van dit alles is de emboliemonitoring vóór afklemming van belang om erg instabiele plaques te identificeren en de operateur hiervoor te waarschuwen. Na de afklemmingsfase gaat het veelvuldig optreden van embolieën gepaard met een verhoogd risico op cerebrale complicaties.

Het afklemmen van de interna tijdens een stentprocedure duurt in de regel zo kort, dat daarvoor geen hemodynamische monitoring hoeft plaats te vinden. Emboliedetectie heeft laten zien dat deze tijdens stenten frequent optreden en in wisselende

Tabel 31.2 Gemiddelde waarden met standaarddeviatie voor de *mean flow velocity* (mFV) en pulsatiliteitsindex (PI) over de ipsilaterale a. cerebri media (ACM) en voor de diastolische bloeddruk in een groep van 98 opeenvolgende patiënten die een carotisdesobstructie ondergingen; metingen op dag 0 preoperatief en op de dagen 0-4 postoperatief.

ACM-mFV			ACM-PI		Diastolische bloeddruk	
	gemidd.	SD	gemidd.	SD	gemidd.	SD
preOK	49,14	12,96	0,90	0,20	77,62	8,09
0 post OK	55,99	17,01	1,06	0,20	66,01	14,05
1 post OK	63,21	18,86	1,19	0,25	65,52	11,57
2 post OK	56,10	15,03	1,22	0,27	71,34	9,45
3 post OK	52,50	13,75	1,15	0,23	74,52	9,28
4 post OK	57,10	16,23	1,16	0,24	74,23	9,76
ACM-mFV relatief						
	gemidd.	**SD**				
preOK	1,00	0,00				
0 post OK	1,18	0,34				
1 post OK	1,34	0,37				
2 post OK	1,20	0,30				
3 post OK	1,12	0,27				
4 post OK	1,23	0,36				

mate gepaard gaan met – meest stille – nieuwe infarcten op een postoperatieve MRI. In het algemeen gesteld gaat een stentprocedure, ook met *protection device*, met meer nieuwe laesies op de MRI gepaard dan een carotisdesobstructie. Het registreren van embolieën kan theoretisch bijdragen tot het versnellen van de leercurve voor een zo veilig mogelijke procedure.

Op grond van een recente meta-analyse lijkt het perioperatieve risico van stenten significant hoger dan dat van carotischirurgie, terwijl het preventieve effect op de lange termijn vergelijkbaar is.

31.5 Indicatie voor TCD postoperatief of na stenting

Het chirurgisch of door stenten verwijderen van een stenose uit de a. carotis interna kan een verhoogde bloedtoevoer naar de hersenen tot gevolg hebben. Dit effect duurt een tot twee dagen. Meestal normaliseert de bloedtoevoer rond dag drie en ontstaat er een nieuw evenwicht. Daarnaast kan het verwijderen van een atherosclerotische plaque uit de bulbus caroticus met zijn baro- en chemoreceptoren zorgen voor een meer of minder forse hemodynamische ontregeling.

Gemiddeld genomen ontstaan er in de postoperatieve fase een tijdelijke toename van de ipsilaterale mediaflowsnelheid, een afname van de arteriële bloeddruk en een geringe respiratoire acidose. Er zijn echter individuele uitschieters waarbij extreem hoge mediaflowsnelheden worden gemeten. Dit zou een voorbode kunnen zijn van het postoperatieve hyperperfusiesyndroom. Men veronderstelt dat dit syndroom wordt veroorzaakt door de plots toegenomen perfusiedruk op een cerebraal vaatbed dat juist aan zeer lage drukken gewend is geraakt. Theoretisch zal een hemodynamisch significante stenose dan ook meer risico meebrengen op een postoperatief hyperperfusiesyndroom dan een stenose zonder hemodynamische consequenties.

Het hyperperfusiesyndroom is een levensgevaarlijke complicatie van carotischirurgie en kan zich manifesteren met ipsilaterale hoofdpijn, contralaterale hemiverschijnselen, focale trekkingen, cerebraal oedeem, bloeding, inklemming en overlijden.

Wij hebben voorgesteld om te spreken van een dreigend hyperperfusiesyndroom wanneer een abnormaal sterke toename van de mediaflowsnelheid gepaard gaat met stijging in plaats van de gebruikelijke daling van de arteriële bloeddruk.

Om een dreigend hyperperfusiesyndroom te kunnen vaststellen, zullen in de postoperatieve fase enkele TCD-metingen moeten worden gedaan en moet er een goede controle van de bloeddruk zijn. Eigen normaalwaarden verzameld over 98 opeenvolgende carotisdesobstructies zijn te vinden in tabel 31.2. Recentelijk hebben wij daaraan een regelmatige bepaling van de arteriële bloedgassen toegevoegd, omdat blijkt dat sommige patiënten postoperatief neigen tot hypoventilatie met als gevolg CO_2-retentie en cerebrale vasodilatatie. Wanneer dan ook de bloeddruk nog omhoog gaat, is het risico op een hyperperfusiesyndroom met neurologische symptomen reëel.

Wat geldt voor de carotisstenose, geldt ook voor stenting. Ook na stenting is het hyperperfusiesyndroom beschreven. Ook hier geldt dat TCD-bewaking gedurende de dagen na de ingreep een eventuele ontregeling vroegtijdig kan signaleren.

31.6 Indicatie voor TCD in de toekomst

De rol van TCD-onderzoek en monitoring wordt wat beperkt doordat de techniek moet worden aangeleerd alvorens deze breed kan worden toegepast. Ook blijkt bij 8% van alle patiënten geen signaal te kunnen worden verkregen vanwege beperkingen die de Amerikaanse Food and Drug Administation (FDA) heeft gesteld aan de maximale geluidsintensiteit. Deze beperkingen worden ook in Europa aangehouden.

Door verbeterde computerapparatuur, probes en robotische probehouders zullen naar verwachting in de toekomst meer en handzamer zelfzoekende TCD-systemen op de markt komen. Dit zal de mogelijkheid voor TCD-monitoring aanzienlijk verbeteren. Tegelijkertijd zal het belang van de TCD-monitoring voor zowel emboliedetectie als hemodynamische monitoring steeds duidelijker worden. Als technische en medische ontwikkelingen hand in hand gaan, mogen een snelle vooruitgang en bredere toepassing van deze techniek worden verwacht.

Wat de indicaties betreft in relatie tot de carotisstenose, geldt dat de aanwezigheid van embolieën bij symptomatische patiënten wijst op een actief trombo-embolisch proces. Op grond van de verdeling van de embolieën over de verschillende hersenarteriën moet soms een andere bron dan de carotis worden verondersteld. Het aanwezig blijven van trombo-embolieën ondanks optimale medicamenteuze therapie kan een spoedindicatie worden voor chirurgie/stenting.

Bij asymptomatische patiënten suggereren de studies tot dusver een gering voordeel van carotischirurgie bij patiënten met embolieën ten opzichte van de patiënten zonder. Inmiddels zijn de resultaten bekend geworden van de Asymptomatic Carotid Emboli Study (ACES), tot dusverre de grootste studie naar de betekenis van emboliesignalen bij asymptomatische carotisstenose. Uit deze studie blijkt dat er een duidelijk aantoonbare relatie is tussen het voorkomen van embolieën en de kans op een ipsilateraal CVA. Wanneer embolieën voorkomen bij een patiënt die bij duplexonderzoek een hypo-echogene stenose vertoont, is het risico zelfs 10,6 maal hoger dan wanneer een of beide factoren afwezig zijn.

Het belang van TCD-monitoring tijdens chirurgie of stenting staat niet ter discussie. Er is voldoende literatuur beschikbaar die de relatie tussen emboliesignalen en/of belangrijke veranderingen in flowsnelheid enerzijds en de uitkomst van een carotisingreep anderszijds onderschrijft.

TCD-monitoring van patiënten na een carotisingreep lijkt op basis van de thans beschikbare gegevens geïndiceerd. Omdat deze vorm van monitoring vrij bewerkelijk is, zou het een groot voordeel zijn wanneer op basis van preoperatieve metingen alleen de patiënten met een hoog risico op hemodynamische ontregeling zouden kunnen worden geïdentificeerd. Op dit moment is dit nog niet goed mogelijk. Veel van het onderzoek zal dan ook gericht moeten zijn op betere identificatie van deze hoogrisicopatiënten.

31.7 Conclusie

TCD-onderzoek dient zowel tijdens als na carotischirurgie en stenting te worden ingezet, enerzijds vanwege de emboliedetectie met de mogelijkheid tot rechtstreekse feedback ter verbetering van de procedure, anderzijds voor bewaking van de patiënt op eventueel postprocedureel optredende hyperperfusie. Gegeven de minimale complicatierisico's die rond deze ingrepen zijn toegestaan (risico op CVA of overlijden < 6% bij symptomatische en < 3% bij asymptomatische stenose), is iedere bijdrage aan de complicatiepreventie van groot belang.

Kernpunten

- Het belang van carotisdesobstructie is gelegen in het uitschakelen van een bron van trombo-embolieën en meestal niet in het verwijderen van een belemmering voor de bloedstroom.
- Verwijderen van een stenose leidt wel tot een veranderde hemodynamiek en kan de oorzaak zijn van ernstige complicaties zoals het hyperperfusiesyndroom.
- TCD is een uitstekende techniek om hemodynamische veranderingen te volgen en is de enige techniek waarmee trombo-embolieën in de bloedstroom kunnen worden gedetecteerd.
- TCD-bewaking is een essentieel onderdeel van goede perioperatieve zorg rond carotischirurgie.

Literatuur

Brahmanandam S, Ding EL, Conte MS, Belkin M, Nguyen LL. Clinical results of carotid artery stenting compared with carotid endarterectomy. J Vasc Surg. 2008;47(2):343–9.

Demchuk AM. The use of neurovascular imaging for triaging TIA and minor stroke: implications for therapy. Curr Treat Options Cardiovasc Med. 2006;8(3):235–41.

ECST investigators. Randomised trial of endarterectomy for recently symptomatic carotid stenosis: final results of the MRC European Carotid Surgery Trial (ECST). Lancet. 1998;351(9113):1379–87.

Fox AJ, Eliasziw M, Rothwell PM, Schmidt MH, Warlow CP, Barnett HJ. Identification, prognosis, and management of patients with carotid artery near occlusion. AJNR Am J Neuroradiol. 2005;26(8):2086–94.

Gaunt ME. Transcranial Doppler: preventing stroke during carotid endarterectomy. Ann R Coll Surg Engl. 1998;80(6):377–87.

Goertler M, Blaser T, Guhr S, Lotze H, Heisinger J, Kropf S, et al. Reduced frequency of embolic signals in severe carotid stenosis with poststenotic flow velocity reduction. Cerebrovasc Dis. 2005;19(4):229–33.

Hetzel A, Braune S, Guschlbauer B, Dohms K. CO2 reactivity testing without blood pressure monitoring? Stroke. 1999;30(2):398–401.

Horn J, Naylor AR, Laman DM, Chambers BR, Stork JL, Schroeder TV, et al. Identification of patients at risk for ischaemic cerebral complications after carotid endarterectomy with TCD monitoring. Eur J Vasc Endovasc Surg. 2005;30(3):270–4.

Imaizumi M, Kitagawa K, Oku N, Hashikawa K, Takasawa M, Yoshikawa T, et al. Clinical significance of cerebrovascular reserve in acetazolamide challenge -comparison with acetazolamide challenge H2O-PET and Gas-PET. Ann Nucl Med. 2004;18(5):369–74.

Laman DM. Perioperative monitoring of brain function and cerebral circulation in carotid endarterectomy. Thesis. Utrecht: Universiteit Utrecht; 2004.

Mackinnon AD, Aaslid R, Markus HS. Long-term ambulatory monitoring for cerebral emboli using transcranial Doppler ultrasound. Stroke. 2004;35(1):73–8.
Markus HS, MacKinnon A. Asymptomatic embolization detected by Doppler ultrasound predicts stroke risk in symptomatic carotid artery stenosis. Stroke. 2005;36(5):971–5.
Markus S, King A, Shipley M, Topakian R, Cullinane M, Reihill S, et al. Asymptomatic embolisation for prediction of stroke in the Asymptomatic Carotid Emboli Study (ACES): a prospective observational study. Lancet Neurol. 2010;9(7):663–71.
Martinelli O, Benedetti-Valentini F. Trancranial Doppler: value in clinical practice. Int Angiol. 2009;28(4):249–53.
Medel R, Crowley RW, Dumont AS. Hyperperfusion syndrome following endovascular cerebral revascularization. Neurosurg Focus. 2009;26(3):E4.
NASCET investigators. Beneficial effect of carotid endarterectomy in symptomatic patients with high-grade carotid stenosis. North American Symptomatic Carotid Endarterectomy Trial Collaborators. N Engl J Med. 1991;325(7):445–53.
Nielsen MY, Sillesen HH, Jørgensen LG, Schroeder TV. The haemodynamic effect of carotid endarterectomy. Eur J Vasc Endovasc Surg. 2002;24(1):53–8.
Rothwell PM, Eliasziw M, Gutnikov SA, Warlow CP, Barnett HJ. Sex difference in the effect of time from symptoms to surgery on benefit from carotid endarterectomy for transient ischemic attack and nondisabling stroke. Stroke. 2004;35(12):2855–61.
Rothwell PM, Howard SC, Spence JD; Carotid Endarterectomy Trialists' Collaboration. Relationship between blood pressure and stroke risk in patients with symptomatic carotid occlusive disease. Stroke. 2003;34(11):2583–90.
Russell DA, Gough MJ. Intracerebral haemorrhage following carotid endarterectomy. Eur J Vasc Endovasc Surg. 2004;28(2):115–23.
Schaafsma A. Improved parameterization of the transcranial Doppler signal. Ultrasound in Medicine and Biology 2012;38(8):1451–59.
Schaafsma A, Veen L van der, Vos JPM. Three cases of hyperperfusion syndrome identified by daily transcranial Doppler investigation after carotid surgery. Eur J Vasc Endovasc Surg. 2002;23:17–22.
Schnaudigel S, Gröschel K, Pilgram SM, Kastrup A. New brain lesions after carotid stenting versus carotid endarterectomy: a systematic review of the literature. Stroke. 2008;39(6):1911-9. Epub 2008 Apr 3. Links
Spence JD, Tamayo A, Lownie SP, Ng WP, Ferguson GG. Absence of microemboli on transcranial Doppler identifies low-risk patients with asymptomatic carotid stenosis. Stroke. 2005;36(11):2373–8.
Stejskal L, Kramár F, Ostrý S, Benes V, Mohapl M, Limberk B. Experience of 500 cases of neurophysiological monitoring in carotid endarterectomy. Acta Neurochir (Wien). 2007;149(7):681-8; discussion 689.
The ACES Investigators. The Asymptomatic Carotid Emboli Study (ACES). Study design and baseline results. Int J Stroke. 2009;4(5):398–405.
The effect of statin medications on perioperative and long-term outcomes following carotid endarterectomy or stenting. Perler BA. Semin Vasc Surg. 2007;20(4):252–8.
Topakian R, King A, Kwon S, Schaafsma A, Shipley M, Markus HS. Ultrasonic plaque echolucency and emboli signals predict stroke in asymptomatic carotid stenosis. Neurology 2011;77(8):751–58.
Heesewijk HP van, Vos JA, Louwerse ES, Berg JC van den, Overtoom TT, Ernst SM, et al.; Carotid PTA and Stenting Collaborative Research Group. New brain lesions at MR imaging after carotid angioplasty and stent placement. Radiology. 2002;224(2):361–5.
Vastagh I, Pozsár M, Folyovich A, Debreczeni R, Pálvölgyi L, Bereczki D, et al. Intracerebral steal after acetazolamide administration. Ideggyogy Sz. 2008;61(5-6):168–73.
Visser GH, Wieneke GH, Huffelen AC van, Eikelboom BC. The use of preoperative transcranial Doppler variables to predict which patients do not need a shunt during carotid endarterectomy. Eur J Vasc Endovasc Surg. 2000;19(3):226–32.
White PJ, Clement GT, Hynynen K. Local frequency dependence in transcranial ultrasound transmission. Phys Med Biol. 2006;51(9):2293–305.
Zhang Z, Berg M, Ikonen A, Könönen M, Kälviäinen R, Manninen H, et al. Carotid stenosis degree in CT angiography: assessment based on luminal area versus luminal diameter measurements. Eur Radiol. 2005;15(11):2359–65.

Intracraniële beeldvorming met transcraniële duplex

S.C. Tromp

32.1 Inleiding

Naast de breed ingevoerde vasculaire toepassingen van transcraniële duplex, is ook beeldvorming van intracraniële structuren met behulp van ultrageluid in opkomst. Door de technische ontwikkelingen en daardoor sterk verbeterde ultrageluidstechnieken komen er steeds meer mogelijkheden op het gebied van beeldvorming van hersenstructuren. De kwaliteit van de beeldvorming is wat spatiële resolutie betreft weliswaar niet opgewassen tegen de meer gangbare beeldvormende technieken als CT en MRI, maar transcraniële echografie (TCE) is wel een niet-invasieve, goedkope en snelle onderzoeksmethode, die zo nodig aan het bed van de patiënt kan worden uitgevoerd. Daarnaast is de temporele resolutie ongekend hoog, zodat veranderingen in de tijd snel kunnen worden opgemerkt.

De echo-intensiteit van hersenstructuren kan bijvoorbeeld beïnvloed worden door de aanwezigheid van een hematoom, maar ook door een veranderde celdichtheid of een veranderd gehalte aan metalen zoals ijzer en koper. De techniek is eenvoudig te leren. Ervaring is echter nodig om een goed oordeel te kunnen geven of de te onderzoeken structuren een normaal of een afwijkend aspect hebben.

32.2 Technische aspecten

De techniek voor intracraniële beeldvorming met TCE is vrijwel gelijk aan die voor het intracraniële vaatonderzoek en wordt over het algemeen verricht met de patiënt in rugligging. De onderzoeker zit bij het hoofdeinde en plaatst een ultrageluidstransducer voor het oor op het os temporale. Bij de meeste mensen (circa 85%) is dit botvenster dun genoeg om er een tweedimensionaal beeld van de intracraniële structuren door te verkrijgen. Daartoe wordt gebruikgemaakt van een laagfrequente transducer (1,5-4 MHz). De diepterange wordt ingesteld op 12 tot 16 cm, zodat de contralaterale zijde van de schedel in beeld komt. Daarna kan verder worden ingezoomd.

32.2.1 Vlakken

Er zijn verschillende vlakken, waarin diverse structuren zichtbaar zijn (figuur 32.1). Allereerst is er het vlak dat parallel loopt aan de zogenoemde orbitomeatale lijn; hierin is het mesencefalon als een echoarme vlindervormige structuur zichtbaar, omringd door de basale cisternen die een hogere echo-intensiteit hebben. Dit is ook het vlak waarin zich de a. cerebri media bevindt. Vanuit dit vlak wordt de ultrageluidstransducer zodanig van positie veranderd dat het insonatievlak een hoek van 10° naar craniaal maakt. Dit is het vlak waarin zich de derde ventrikel en de voorhoornen van de zijventrikels bevinden, met daarnaast het gebied van thalamus, nucleus lentiformis en nucleus caudatus. Weer circa 10° meer naar craniaal komt men in het vlak van de cella media; dit is het centrale gedeelte van de contralaterale zijventrikel.

32.3 Structuren

Van diverse intracraniële structuren die gerelateerd zijn aan extrapiramidale bewegingsstoornissen, is goed onderzocht wat normale of afwijkende bevindingen zijn. Deze structuren worden hierna beschreven en een samenvatting daarvan wordt gegeven in tabel 32.1.

32.3.1 Substantia nigra

Normaal gesproken is het vlindervormige mesencefalon vrij homogeen van aspect (Figuur 32.2). In veel gevallen kan wel een aanduiding van de nucleus ruber en/of de substantia nigra worden gezien in het mediale gebied. Van een hyperechogene substantia nigra, veroorzaakt door een toegenomen ijzerdepositie in de kern, wordt gesproken als een duidelijke echo-intense zone zichtbaar is op de plaats van de substantia nigra, die zowel naar craniaal, naar caudaal als naar anterieur en posterieur wordt begrensd door een hypo-intense regio (figuur 32.3). Deze echo-intense zone kan streepvorming zijn (overeenkomstig de anatomie van de substantia nigra), maar ook meer bolvormig, dus buiten de normale grenzen. De substantia nigra wordt beoordeeld vanuit de ipsilaterale zijde. De hyperecho-intensiteit kan op twee manieren worden beoordeeld.

1. Visuele (kwalitatieve) methode. Hierbij wordt een 2-, 3- of 4-indeling toegepast, van een afwezig of twijfelachtige tot een duidelijk afgetekende hyperechogene zone.
2. Semikwantitatieve methode. Hierbij wordt de hyperechogene zone ter plaatse van de substantia nigra, indien zichtbaar, handmatig omcirkeld, zodat de oppervlakte kan worden berekend (figuur 32.4). Gebruikmakend van deze laatste methode werd bij de meeste vergelijkende onderzoeken tussen gezonde vrijwilligers en patiënten met de ziekte van Parkinson gevonden dat een oppervlakte tot 0,2 cm^2 als normaal kan worden beschouwd, een oppervlakte van 0,2-0,25 cm^2 als licht afwijkend en een oppervlakte van > 0,25 cm^2 als fors afwijkend. Idealiter moeten voor elk ultrageluidstoestel de normaalwaarden afzonderlijk worden bepaald.

32.3.2 Raphe nuclei

De raphe nuclei bevinden zich in hetzelfde vlak als de substantia nigra, maar in de *midline* van het mesencefalon, en dienen vanaf beide zijden te worden beoordeeld. Gewoonlijk zijn de raphe nuclei zichtbaar als een ononderbroken echogene lijn (als het ware het lijfje van de vlinder; figuur 32.2). Als deze lijn niet zichtbaar is, dat wil zeggen dezelfde echo-intensiteit heeft als het omringende mesencefale weefsel, of als deze lijn vanuit beide zijden geïnsoneerd onderbroken is, worden de raphe nuclei als afwijkend beschouwd.

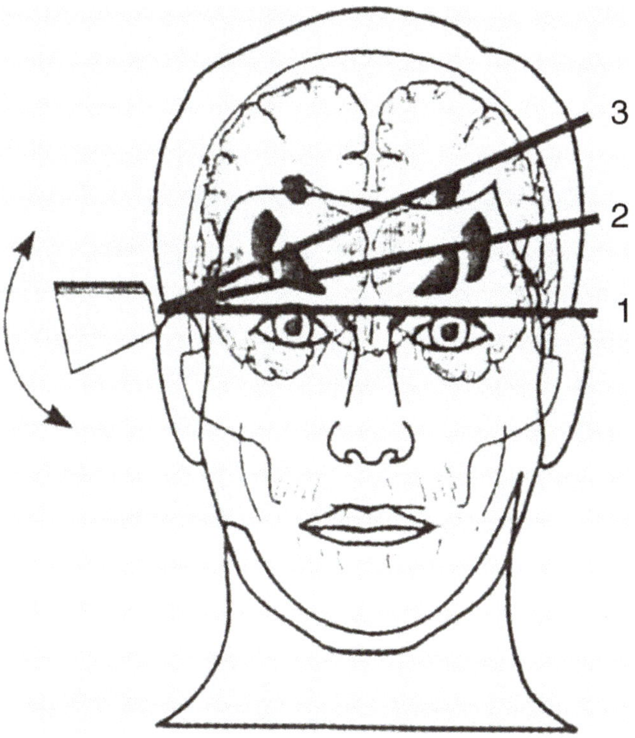

Figuur 32.1 Overzicht van de axiale vlakken die gebruikt worden bij visualisatie van intracraniële structuren met behulp van echografie. 1 = mesencefale vlak (orbitomeatale vlak); 2 = derdeventrikelvlak; 3 = cellamediavlak. (Naar: Berg et al, 2006.)

32.3.3 Derde ventrikel en zijventrikel

De derde ventrikel is vaak goed zichtbaar, omdat deze door de twee parallel lopende hyperechogene randen ten opzichte van de echoarme thalamus goed kan worden onderscheiden. Soms liggen deze randen zo dicht tegen elkaar aan dat ze één echo-intense lijn vormen. De diameter van de derde ventrikel wordt bepaald vanaf de ipsilaterale tot aan de contralaterale binnenste laag van het hyperechogene ependym (figuur 32.5). Deze diameter is in de leeftijdsgroep van 20 tot 60 jaar < 7 mm en voor 60 jaar of ouder < 10 mm. Daarnaast wordt de wijdte van de voorhoorn van de zijventrikel bepaald door de maximale afstand te meten tussen het septum pellucidum en de laterale punt van de voorhoorn loodrecht op dit septum. Overigens kan de plexus choroideus als sterk echogene structuur in de ventrikels (zowel in de voorhoornen als in de achterhoornen) opvallend aanwezig zijn. Dit is een normale bevinding en is te verklaren doordat de plexus kalkhoudend is.

32.3.4 Thalamus, nucleus lentiformis en nucleus caudatus

De echo-intensiteit van de thalamus, de nucleus lentiformis en/of de nucleus caudatus wordt het best beoordeeld vanuit het contralaterale botvenster. Normaal gesproken zijn deze structuren niet te onderscheiden omdat zij iso-echogeen zijn aan het omliggende hersenparenchym. Een matige of forse hyperecho-intensiteit van deze structuren wordt als afwijkend beschouwd.

Tabel 32.1 Samenvatting van de beoordeling van diverse intracraniële structuren.

Structuur	Beoordeling
substantia nigra	beoordelen vanuit ipsilaterale zijde
	kwalitatieve (visuele) beoordeling of semi-kwantitatief, omcirkeling van het gebied voor meting van oppervlakte (> 0,2 cm^2 passend bij een hyperecho-intensiteit)
raphe nuclei	beoordelen vanuit beide zijden
	kwalitatieve beoordeling; afwijkend indien vanuit beide zijden niet zichtbaar of onderbroken (hypo-echo-intens)
derde ventrikel	diameter beoordelen vanuit een of beide zijden
	normaal: < 60 jaar tot 7 mm; > 60 jaar tot 10 mm
thalamus, n. lentiformis en n. caudatus	het best te beoordelen vanuit contra-laterale zijde
	normaal niet te onderscheiden, afwijkend indien zichtbaar (hyperecho-intens)

32.4 Toepassingen

Op grond van resultaten van verscheidene studies kunnen de afwijkende bevindingen worden geïdentificeerd en in het kader van verschillende ziektebeelden worden geïnterpreteerd.

32.4.1 Bewegingsstoornissen

De rol van transcranieel ultrageluidsonderzoek bij bewegingsstoornissen is in enkele reviews beschreven. Het percentage afwijkende bevindingen van de substantia nigra en de n. lentiformis bij patiënten met verschillende bewegingsstoornissen of bij gezonde controles is weergegeven in tabel 32.2. Hieruit blijkt dat een afwijkende echo-intensiteit van de substantia nigra sensitief is voor het aantonen van de ziekte van Parkinson. Een afwijkende substantia nigra wordt echter niet exclusief gezien bij de ziekte van Parkinson, en ook sluit een normale substantia nigra de ziekte van Parkinson niet uit. Hetzelfde geldt voor een afwijkende n. lentiformis bij atypische parkinsonistische syndromen, zoals multipele systeematrofie, progressieve supranucleaire paralyse en corticobasale degeneratie. Een verwijding van de derde ventrikel wordt vooral gezien bij progressieve supranucleaire paralyse.

Een van de belangrijkste bevindingen van een Nederlands proefschrift over dit onderwerp is dat bij een patiënt met een afwijkende echo-intensiteit van de substantia nigra in circa 90% van de gevallen een presynaptische dopaminerge SPECT (bijvoorbeeld een DAT-scan) ook afwijkend is. Als een screenende TCE derhalve afwijkend is, kan een presynaptische SPECT

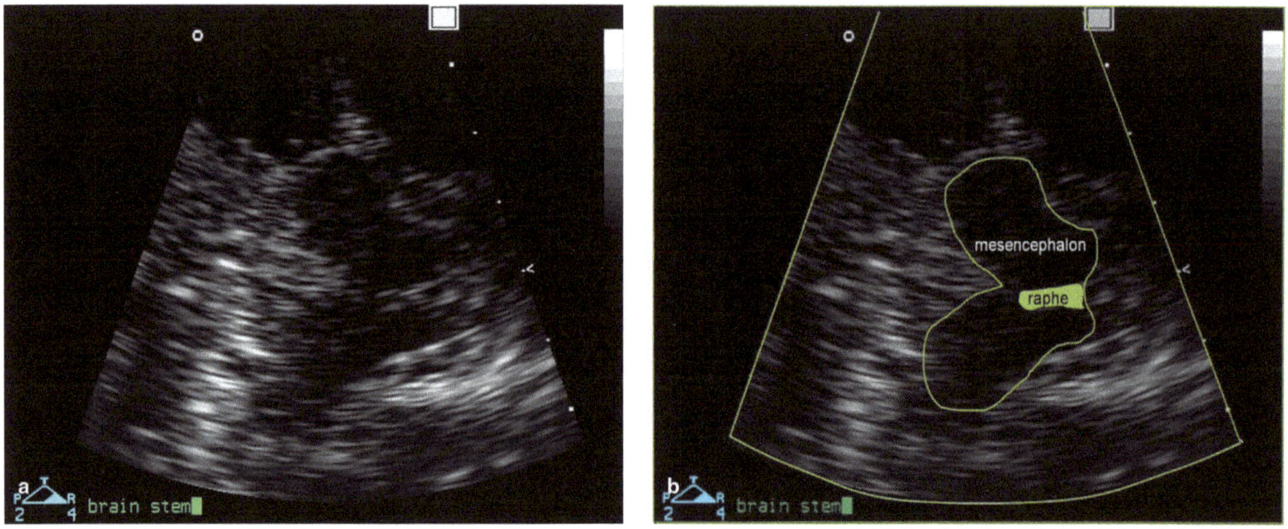

Figuur 32.2 Een normaal mesencefalon toont zich in het axiale vlak als een echoarme, vrij homogene, vlindervormige structuur. De substantia nigra is niet tot nauwelijks zichtbaar. De raphekernen daarentegen imponeren als relatief echorijke structuur in de middellijn.

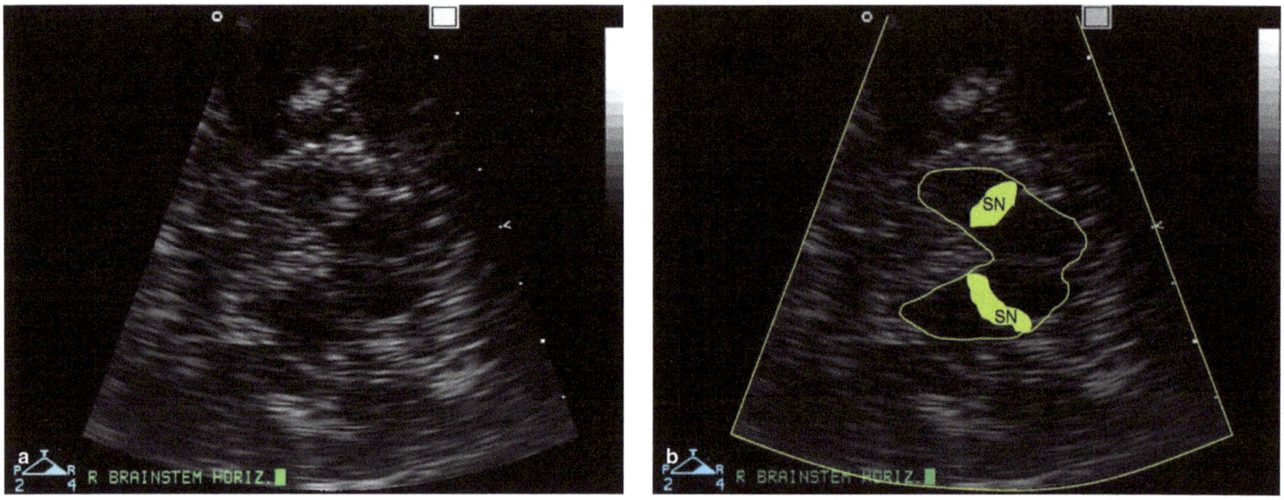

Figuur 32.3 Bij een patiënt met de ziekte van Parkinson kan ter plaatse van de substantia nigra een gebied met verhoogde echo-intensiteit herkend worden.

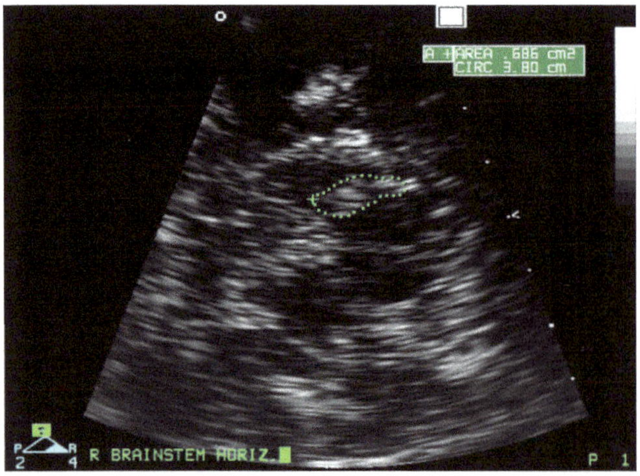

Figuur 32.4 Door het gebied met een verhoogde echo-intensiteit te omcirkelen (gestippelde lijn) kan de oppervlakte van de substantia nigra kwantitatief bepaald worden (in cm^2).

achterwege worden gelaten, wat een kostenbesparing voor de gezondheidszorg kan opleveren.

Bij 75% van de patiënten met een idiopathische dystonie (bijvoorbeeld een torticollis spasmodica) wordt een verhoogde echo-intensiteit van de n. lentiformis gevonden. Dit wordt niet gevonden bij tardieve dystonie en psychogene bewegingsstoornissen, zodat deze techniek gebruikt kan worden ter differentiatie tussen deze ziektebeelden. Daarnaast is er summiere informatie over de TCE-bevindingen bij de ziekte van Wilson, de ziekte van Huntington en verschillende typen spinocerebellaire ataxie.

32.4.2 Multipele sclerose

Bij patiënten met multipele sclerose worden grotere diameters van de derde ventrikel gevonden dan bij gezonde controles. De diameter van deze derde ventrikel en in mindere mate die van de

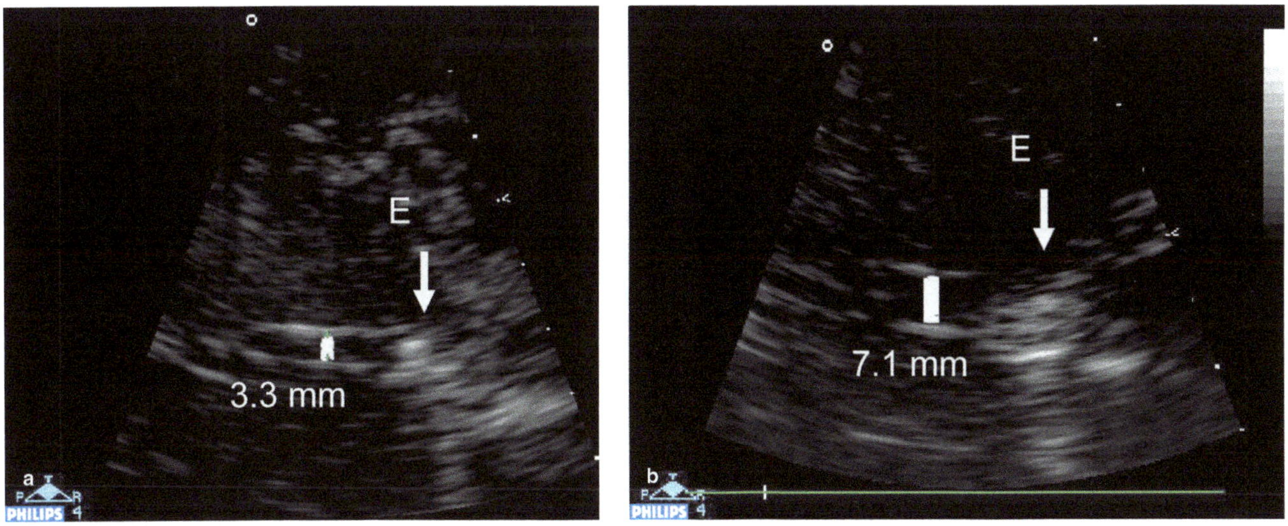

Figuur 32.5 De diameter van de derde ventrikel wordt bepaald door de afstand tussen de binnenste lagen van de twee parallelle echorijke lijnen (wit balkje). Links is een normale bevinding weergegeven, rechts een relatief wijde derde ventrikel, waarbij de gemeten waarde grensnormaal is. Aan de posterieure zijde wordt de derde ventrikel begrensd door de epifyse (E), die door een hoog kalkgehalte fel echorijk imponeert.

Tabel 32.2 Percentage afwijkende bevindingen van substantia nigra en n. lentiformis.

	Substantia nigra	N. lentiformis
	afwijkend (range)	*afwijkend (range)*
ziekte van Parkinson	87% (48-100%)	23% (11-64%)
atypisch parkinsonisme	30% (0-100%)	79% (72-88%)
essentiële tremor	12% (0-16%)	onbekend
gezonde controles	12% (0-20%)	6% (0-11%)

zijventrikel toont ook een duidelijke correlatie met de mate van invaliditeit en met de resultaten van neuropsychologische tests.

Een afwijkende hyperecho-intensiteit van de substantia nigra, n. lentiformis, n. caudatus en thalamus wordt bij ongeveer de helft van de patiënten met multipele sclerose gevonden en bij tot maximaal 13% van de gezonde controles. Een hyperecho-intensiteit van de substantia nigra correleert met een snellere progressie van de ziekte, terwijl een klein oppervlakte van deze kern voorspelt dat de ziekte de komende twee jaar geen progressie zal vertonen. Vervolgstudies zullen moeten aantonen of dit ook consequenties heeft voor de medicamenteuze behandelingsstrategieën.

32.4.3 Intracranieel hematoom

Verschillende ultrageluidstechnieken kunnen structurele en hemodynamische veranderingen bij een intracerebrale bloeding zichtbaar maken. Een bloeding zelf imponeert als een hyperechogene massa en kan met behulp van de B-modebeeldvorming gedetecteerd worden (figuur 32.6). Bij 95% van 133 CVA-patiënten die met duplex en CT werden onderzocht, werd een juiste differentiatie gemaakt tussen ischemie en bloeding. Bloedingen die via het temporale botvenster gemist werden, waren hoog pariëtaal gelokaliseerd, en gebieden met microangiopathie konden abusievelijk voor een bloeding worden aangezien. Ook de grootte van een hematoom is met TCE goed in te schatten.

Met behulp van de Doppler-techniek is vastgesteld dat het stroomprofiel in de a. cerebri media beïnvloed wordt door intracraniële hypertensie door een hematoom; er wordt dan vooral een toename gezien van de pulsatiliteitsindex (PI). Dit is echter een indirecte maat.

TCE kan ook gebruikt worden om de meer directe midline-shift vast te stellen en – indien gewenst – op een praktische manier te vervolgen in de tijd (figuur 32.7). Door de afstand vanaf de transducer tot het midden van de derde ventrikel te bepalen vanaf de ipsilaterale (A) en contralaterale (B) zijde, kan de midline-shift berekend worden met de formule (A-B):2. Deze techniek is betrouwbaar gebleken in vergelijking met CT. Aan de hand van de gemeten midline-shift kan zowel bij een ruimte-innemend infarct als bij een intracranieel hematoom een prognostische uitspraak worden gedaan. Deze meting van de midline-shift is betrouwbaarder in het voorspellen van het volume van het hematoom dan de vergelijking van de PI van de ipsilaterale a. cerebri media met die van de contralaterale hemisfeer.

32.5 Toekomstige toepassingen

Aangezien de technische ontwikkelingen niet stilstaan en de ultrageluidsapparatuur steeds handzamer van formaat wordt, is de verwachting dat de toepassing ervan in de toekomst nog veelzijdiger zal worden. Concreet valt hierbij te denken aan (grootschalige) screening van patiënten die een verhoogd risico lopen om de ziekte van Parkinson te ontwikkelen. In een studie met meer dan 1800 asymptomatische ouderen was de kans om in de jaren daarna de ziekte van Parkinson te ontwikkelen 17 keer groter als een hyperechogene substantia nigra was ge-

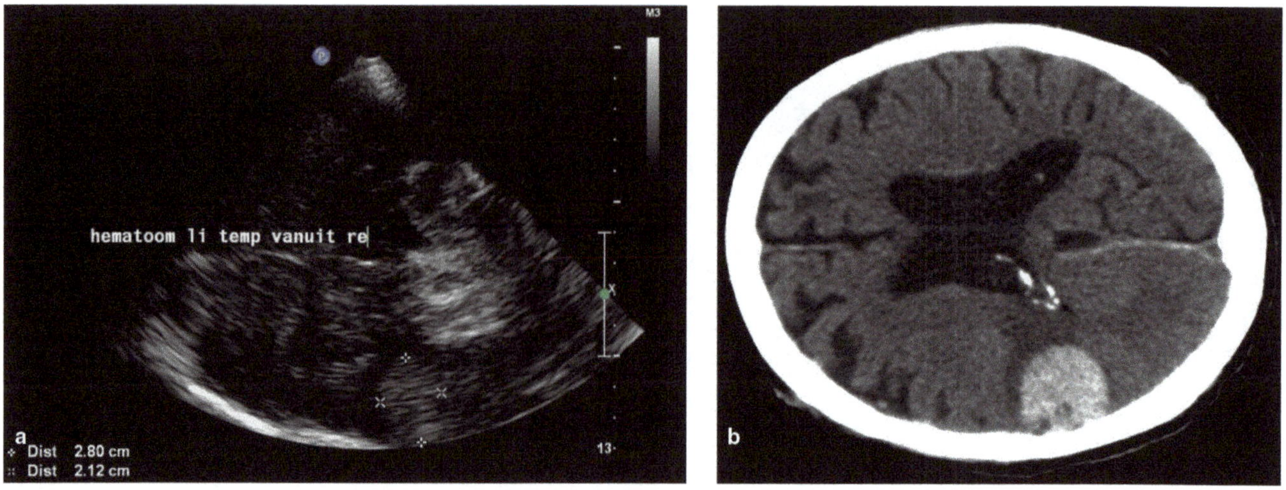

Figuur 32.6 Intracranieel hematoom links temporaal. In de linkerfiguur de beeldvorming met ultrageluid, geïnsoneerd vanuit het rechter temporale botvenster, in de rechterfiguur het corresponderende CT-beeld.

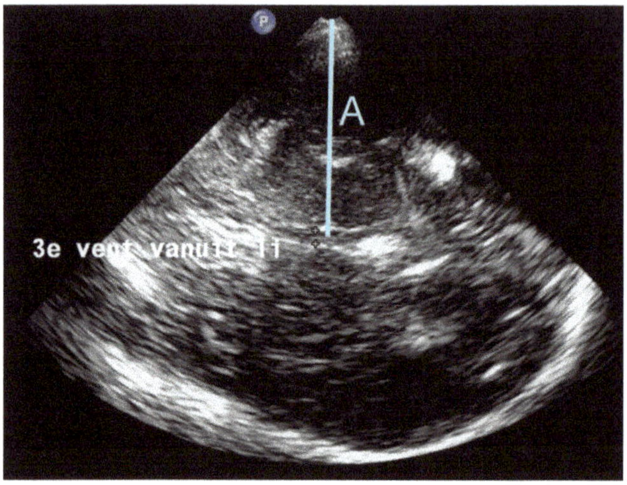

Figuur 32.7 Voor de berekening van een midline-shift wordt beiderzijds de afstand van de transducer tot het midden van de derde ventrikel (A) gemeten.

vonden. Vooral als eenmaal neuroprotectiva zijn ontwikkeld die (het ontstaan van) de klinische symptomen kunnen uitstellen, is preklinische detectie van deze patiënten van belang. Daarnaast zou er zelfs over kunnen worden nagedacht of bij patiënten met acute neurologische uitval een TCE verricht zou kunnen worden door de huisarts of in de ambulance. Wanneer geen bloeding wordt aangetoond, kan men nog eerder starten met intraveneuze trombolyse.

Met behulp van sonografische contrastmiddelen, microbubbles, kunnen niet alleen stroomsnelheden in de grote hersenarteriën worden bepaald, maar kan ook de weefselperfusie van het brein in beeld worden gebracht. Dit kan implicaties hebben voor het bepalen van de tijdspanne waarin therapeutische interventies bij acute ischemie nog zinvol zijn.

De laatste ontwikkelingen betreffen *high-intensity focused ultrasound*, al dan niet onder geleide van MRI, waarmee gericht laesies kunnen worden gemaakt, nu al bij bijvoorbeeld levertumoren, maar in de toekomst mogelijk ook in het brein.

Uit dierproeven is inmiddels ook gebleken dat gefocust ultrageluid een tijdelijke modulatie van hersenfunctie kan bewerkstelligen. Dit is te vergelijken met het effect van repetitieve transcraniële magneetstimulatie (rTMS), maar met ultrageluid kunnen veel diepere structuren bereikt worden dan met rTMS.

Kernpunten

- TCE is een patiëntvriendelijke, relatief goedkope en snel uit te voeren techniek die bij verschillende ziektebeelden kan worden toegepast.
- Ook al is de spatiële resolutie van de beeldvorming laag ten opzichte van CT en MRI, kunnen sommige structurele veranderingen, zoals ijzerdeposities bij degeneratie van de substantia nigra, eerder met TCE zichtbaar worden gemaakt dan met bovengenoemde beeldvormende technieken.
- TCE kan *bedside* worden uitgevoerd, zodat veranderingen snel kunnen worden opgemerkt, zoals hemorragische transformatie van een infarct, de groei van een hematoom of het ontstaan van een midline-shift.
- Aangezien de technische ontwikkelingen niet stilstaan en de ultrageluidsapparatuur steeds handzamer van formaat wordt, is de verwachting dat de toepassing ervan in de toekomst nog veelzijdiger zal worden.

Literatuur

Berg D, Godau J, Walter U. Transcranial sonography in movement disorders. Lancet Neurol. 2008;7:1044–55.

Berg D. Seppi K, Behnke S, Liepelt I, Schweitzer K, Stockner H, et al. Enlarged substantia nigra hyperechogenicity and risk for Parkinson disease. A 37-month 3-center study of 1847 older persons. Arch Neurol. 2011;68:932–7.

Marti-Fabregas J, Belvis R, Guardia E, Cocho D, Marti-Vilalta JL. Relationship between transcranial Doppler and CT data in acute intracerebral hemorrhage. AJNR Am J Neuroradiol. 2005;26:113–8.

Maurer M, Shambal S, Berg D, Woydt M, Hofmann E, Georgiadis D, et al. Differentiation between intracerebral hemorrhage and ischemic stroke by transcranial color-coded duplex-sonography. Stroke. 1998;29:2563–7.
Meyer-Wiethe K, Sallustio F, Kern R. Diagnosis of intracerebral hemorrhage with transcranial ultrasound. Cerebrovasc Dis. 2009;27 Suppl 2:40–7.
Perez ES, Delgado-Mederos R, Rubiera M, Delgado P, Ribo M, Maisterra O, et al. Transcranial duplex sonography for monitoring hyperacute intracerebral hemorrhage. Stroke. 2009;40:987–90.
Tang SC, Huang SJ, Jeng JS, Yip PK. Third ventricle midline shift due to spontaneous supratentorial intracerebral hemorrhage evaluated by transcranial color-coded sonography. J Ultrasound Med. 2006;25:203–9.
Vlaar AM, Bouwmans A, Mess WH, Tromp SC, Weber WE. Transcranial duplex in the differential diagnosis of parkinsonian syndromes: a systematic review. J Neurol. 2009;256:530–8.
Vlaar AMM. Transcranial duplex scanning in parkinsonian disorders. Comparison with SPECT. Maastricht: Maastricht University; 2009.
Walter U, Wagner S, Horowski S, Benecke R, Zettl UK. Transcranial brain sonography findings predict disease progression in multiple sclerosis. Neurology. 2009;73:1010–7.

Ultrageluidsonderzoek van perifere zenuwen

L.H. Visser

33.1 Inleiding

Ultrageluidsonderzoek of echografie is een onderzoekstechniek voor aandoeningen van het perifere zenuwstelsel, die de laatste jaren in toenemende mate in de kliniek wordt toegepast. Meer geavanceerde scantechnieken, software voor signaalanalyse en de ontwikkeling van tasters met hoge insonantiefrequenties hebben de resolutie van de echoplaatjes van kleine oppervlakkige structuren, zoals perifere zenuwen, sterk verbeterd. De functie van een perifere zenuw wordt onderzocht door middel van klinisch en meestal ook elektrofysiologisch onderzoek. Door het elektrofysiologisch onderzoek te combineren met beeldvormend onderzoek, verbetert de diagnostiek en wordt ook op een andere wijze inzicht verkregen in de pathofysiologische achtergrond van bepaalde neuropathieën. Echografie heeft ten opzichte van MRI als voordeel dat het aspect van de zenuw snel over een groot gebied kan worden beoordeeld. Het onderzoek is patiëntvriendelijk, goedkoop, gemakkelijk toegankelijk en maakt een beoordeling over het weefsel in een statische en een dynamische fase mogelijk. Het nadeel van echografie is dat het sterk afhankelijk is van de vaardigheid van de onderzoeker, waarbij een goede kennis van de anatomie noodzakelijk is.

33.2 Echotextuur

Fornage beschreef als eerste de echostructuur van normale zenuwen. Op longitudinale coupes zijn het buisvormige structuren met intern parallelle echo's; op transversale coupes ovale structuren met intern een honingraatpatroon. Het is belangrijk zenuwen van pezen te onderscheiden. Pezen hebben een fijnere structuur, zijn meer hyperechogeen en er is meer anisotropie (wisselende echodensiteit bij verandering van de insonantiehoek) in vergelijking met zenuwen. Vrijwel alle zenuwen kunnen afgebeeld worden, ook kleine zenuwen zoals de nervus radialis superficialis. In het algemeen kunnen de zenuwen in de armen beter worden gevisualiseerd dan de zenuwen in de benen. Ook de plexus brachialis kan grotendeels echografisch in beeld worden gebracht. De belangrijkste pathologische veranderingen die gevonden worden, zijn verdikking en verandering van het fasciculaire patroon dan wel de echodensiteit van de zenuwen. Perifere zenuwaandoeningen die gepaard kunnen gaan met een verdikking van de zenuw, zijn:

- drukneuropathie;
- erfelijke neuropathieën:
  - erfelijke drukneuropathie;
  - hereditaire motorische en sensorische neuropathieën;
  - neuropathie bij de ziekte van Refsum;
  - neuropathie bij familiaire amyloïdose;
- inflammatoire neuropathieën:
  - chronische inflammatoire demyeliniserende polyneuropathie;
  - multifocale inflammatoire demyeliniserende polyneuropathie;
  - multifocale motorische neuropathie;
- gelokaliseerde hypertrofische neuropathie;
- neuropathie bij lepra;
- verworven amyloïde neuropathie;
- neuropathie bij sarcoïdose;
- neuropathie bij acromegalie;
- neuropathie bij neurofibromatose;
- perifere zenuwtumoren.

Daarnaast is echografie geschikt om structurele afwijkingen aan te tonen (anatomische variant, cyste, hematoom, tumor, synovitis). Interessant wordt het gebruik van kleuren- of power-Dopplerechografie om de vascularisatie van zenuwen te beoordelen. Hieronder worden de echografische bevindingen bij een aantal neuropathieën beschreven.

33.3 Indicaties voor echografie

Indicaties voor echografie zijn:

- compressieneuropathieën;
- traumatische veranderingen (direct traumatisch of postoperatief);
- tumoren;
- (erfelijke) polyneuropathieën;
- plaatsbepaling van lokale anesthesie;
- hulpmiddel bij interventies.

33.4 Mononeuropathieën

33.4.1 Carpaletunnelsyndroom

Het carpaletunnelsyndroom (CTS) is echografisch gezien de meest frequent bestudeerde mononeuropathie (figuur 33.1). Buchberger beschreef als eerste dat er een toename kan worden gezien van de transversale oppervlakte van de nervus medianus voor de ingang van de carpale tunnel. Deze bevinding is door verscheidene andere onderzoekers bevestigd. De diagnostische waarde van echografie is vergelijkbaar met de geleidingsstudies. Tevens is het zo dat ongeveer 40 tot 50% van de patiënten met typische CTS-klachten met een negatief zenuwgeleidingsonderzoek een afwijkende echografie heeft van de n. medianus ter hoogte van de pols. De combinatie van beide onderzoeken verhoogt de sensitiviteit en de specificiteit niet. Een oppervlakte van de n. medianus ter hoogte van de pols van ≥ 11 mm^2 wordt doorgaans als afwijkend beschouwd. Recent is in de literatuur discussie ontstaan of het meten van de ratio oppervlakte n. medianus ter hoogte van de carpale tunnelingang: oppervlakte n. medianus op een derde van de onderarm een meer effectieve maat is om de diagnose CTS te stellen.

Daarnaast zijn er extrinsieke oorzaken voor compressie van de n. medianus bekend. Congenitale afwijkingen, zoals een aberrante flexorspier van de wijsvinger, een persisterende a. mediana of een n. medianus bifidus kunnen de ruimte in de carpale tunnel verkleinen. Verworven stoornissen zijn: tenosynovitis van de flexorpezen (bij 20% van de patiënten), ganglion, lipoom, vasculaire tumoren en amyloïdose.

Het kan nuttig zijn de diameter van de n. medianus in de onderarm te meten. Bij patiënten met CTS-klachten en een verdikte n. medianus in de onderarm dient men aan een hereditaire polyneuropathie te denken.

33.4.2 Hogeresolutie-echografie na CTS-operatie

Wat gebeurt er met de zenuwdikte na een CTS-operatie? Uit een vervolgstudie van 79 patiënten met CTS bleek dat de dikte van de n. medianus ter hoogte van de proximale carpale tunnel duidelijk afnam, namelijk van 14 mm^2 (IQR 12-16 mm^2) naar 11,5 mm^2 (IQR 11-13,5 mm^2) ($p < 0.0001$), terwijl dit niet gebeurde als er geen operatie plaatsvond. Van de patiënten hield 15% na operatie veel klachten, ondanks het feit dat de dikte van de n. medianus bij 60% van deze patiënten duidelijk afnam. Waarschijnlijk spelen andere factoren een rol bij deze patiëntengroep, zoals persisteren van spierpijn, gewrichtspijn en littekenpijn. Het lijkt in ieder geval niet nuttig om dergelijke patiënten opnieuw aan operatie bloot te stellen.

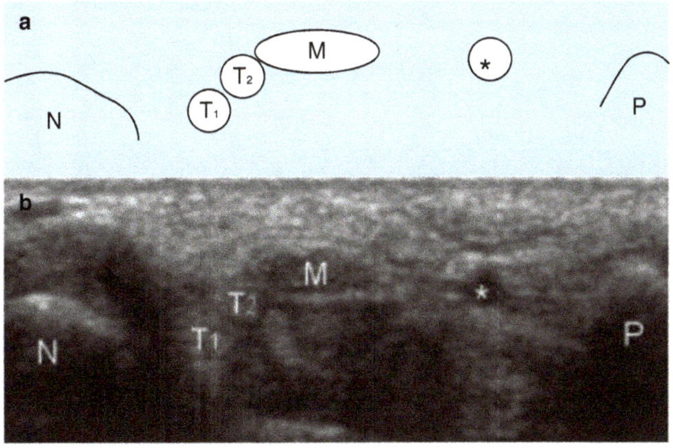

Figuur 33.1 Voorbeeld van een verdikte n. medianus (14 mm^2) ter hoogte van de proximale carpale tunnel. N = os naviculare, P = os pisiforme, T = tendons/pezen, * = arteria ulnaris.

33.4.3 Ulnaropathie ter hoogte van de elleboog

Het elektrofysiologisch onderzoek bij patiënten met een ulnaropathie ter hoogte van de elleboog is nogal eens fout-negatief (soms tot 30%). Daarbij komt dat de meest gevonden afwijking, een motorische geleidingsvertraging over de elleboog, door accumulatie van meetfouten een weinig betrouwbare bevinding is. De differentiële diagnose omvat vooral een ulnaropathie ter hoogte van het kanaal van Guyon, een onderste plexus brachialislaesie en een C8-radiculopathie. Een additionele test voor het vaststellen van een ulnaropathie ter hoogte van de elleboog is daarom belangrijk. Uit eigen onderzoek bleek dat echografie, door het aantonen van verdikking van de nervus ulnaris, een accurate aanvullende test was naast het elektrofysiologisch onderzoek bij patiënten met een ulnaropathie ter hoogte van de elleboog. Bij 56 gezonde personen werd de n. ulnaris opgemeten. Er was geen sekse-, leeftijds- of links/rechtsverschil voor de normaalwaarden bij gezonde controles. De afkapwaarden voor een abnormaal verdikte n. ulnaris op basis van de diameter bedroeg ter hoogte van de elleboog (gemiddelde + 2SD): 2 cm proximaal van de sulcus > 2,5 mm, precies in de sulcus > 2,4 mm en 2 cm distaal van de sulcus > 2,6 mm. Op basis van de ROC-curve (*receiver operating characteristic*), waarbij de longitudinale diameters van de n. ulnaris van patiënten met een ulnarislaesie en patiënten met klachten bij wie een ulnarislaesie in de differentiële diagnose stond (C8-radiculopathie, onderste plexuslaesie) werden geanalyseerd, werd een afkapwaarde gevonden van < 2,6 mm. De sensitiviteit bedroeg bij deze waarde 80%, met een specificiteit van 91%. De verdikking kan zowel onder, in, als boven de sulcus optreden (figuur 33.2). Vaak is er een geleidelijke verdikking van de n. ulnaris, soms treedt er een plotse kaliberwisseling op (figuur 33.3). De diagnostische winst bleek het grootst bij patiënten met een motorische geleidingsvertraging zonder geleidingsblok over de elleboog en bij patiënten met nietlokaliserende afwijkingen tijdens elektrofysiologisch onderzoek.

Verder kan met echografie worden nagegaan of er een luxatie van de nervus ulnaris optreedt. Tevens kunnen anatomische veranderingen worden aangetoond, zoals een vernauwing ter hoogte van de sulcus door de aanwezigheid van een anconeusspier of een deel van de musculus triceps, een ganglion, of artrose. Uit vervolgonderzoek bleek verder dat een meer uitgesproken verdikking van de nervus ulnaris ten tijde van de diagnose geassocieerd was met een slechtere klinische uitkomst. Inmiddels zijn de diagnostische bevindingen door anderen bevestigd.

33.4.4 N. fibularisneuropathie ter hoogte van de fibulakop

Een compressieneuropathie van de n. peroneus (tegenwoordig n. fibularis genoemd) bij de fibulakop komt op alle leeftijden voor, vaker bij mannen dan bij vrouwen. De meest opvallende uiting is een voetheffersparese. Er zijn veelal ook sensibele afwijkingen. Uit elektrodiagnostisch onderzoek komt naar voren dat 45 tot 50% van de patiënten een primair axonaal letsel heeft, de overige patiënten hebben een geleidingsblok of gemengde vormen.

Gewichtsverlies, langdurig op de knieën zitten of met de knieën over elkaar zitten zijn risicofactoren voor het ontstaan van een compressieneuropathie van de n. fibularis bij de fibulakop. De additionele waarde van echografie voor het vaststellen van een dergelijke compressieneuropathie is nog onduidelijk. Er zijn normaalwaarden gepubliceerd, die echter per onderzoeksgroep nogal variëren. Uit recent eigen onderzoek bij 87 patiënten met een n. fibularisneuropathie blijkt de sensitiviteit van het echo-onderzoek 71% te zijn en de specificiteit 85% bij een oppervlaktemeting van 9 mm^2 of meer van de n. fibularis gemeten boven het fibulakopje. Het routine elektrodiagnostisch onderzoek was niet lokaliserend bij 30 (34%) van de 87 patiënten. Het echo-onderzoek had aanvullend lokaliserende waarde bij 69% van deze patiëntengroep.

De waarde van hogeresolutie-echografie is aangetoond voor het vaststellen van structurele afwijkingen van de n. fibularis, vooral bij patiënten die zich presenteren met een klapvoet ten gevolge van een n. fibularislaesie terwijl er geen risicofactoren aanwezig zijn. Intraneurale ganglia zijn zeldzaam. Als een

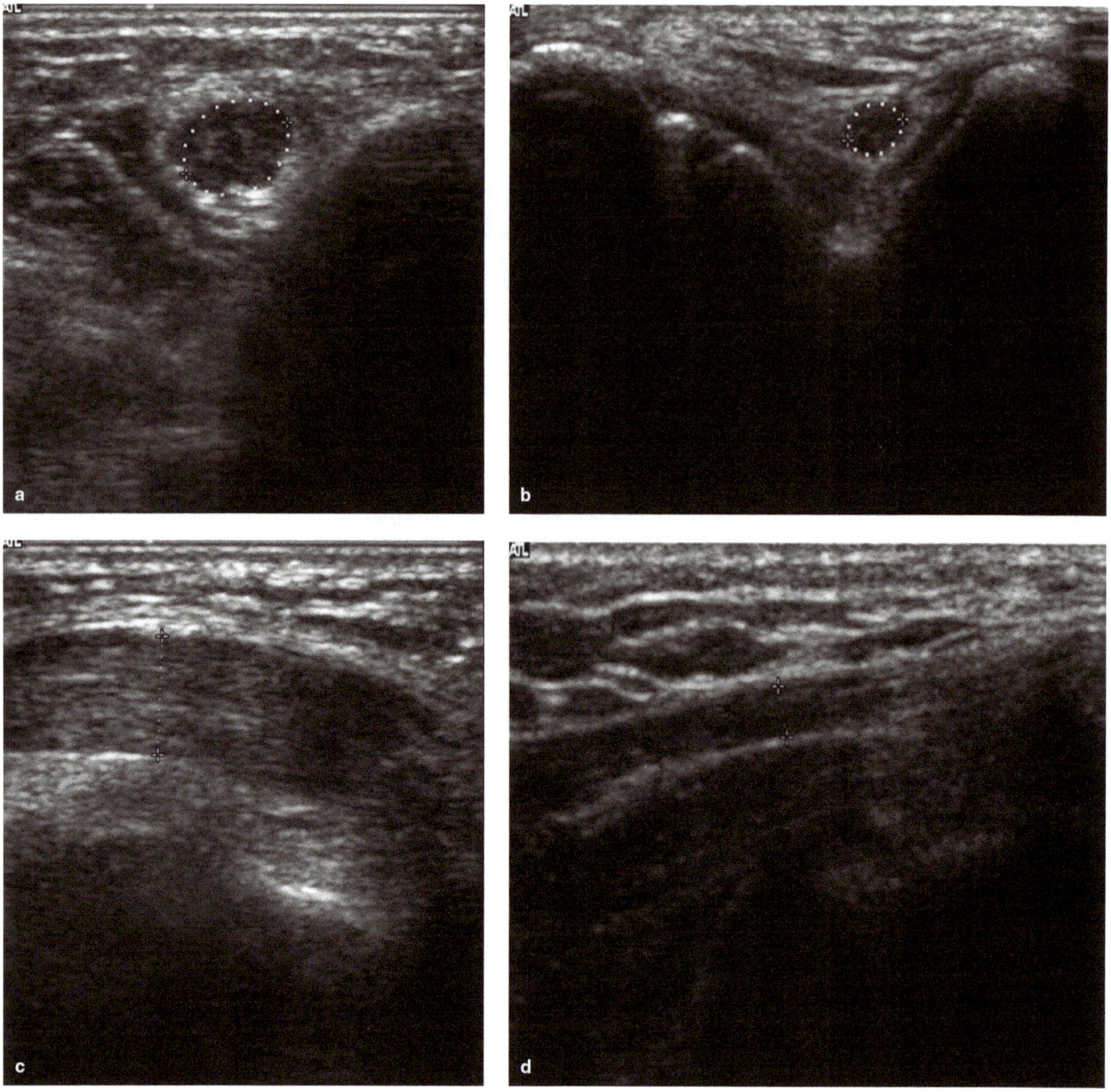

Figuur 33.2 Een verdikte (a,c) en een normale (b,d) n. ulnaris ter hoogte van de sulcus bij transversale opnamen (a, b) en longitudinale beoordeling (c,d).

enkele keer een intraneuraal ganglion wordt gevonden, blijkt dit meestal de n. fibularis te betreffen. De tot nu toe gepubliceerde case reports gaan in 75% van de gevallen over een intraneuraal ganglion in de n. fibularis en slechts in 25% van de gevallen hebben we te maken met een andere perifere zenuw. Dit wordt waarschijnlijk veroorzaakt door de aanwezigheid van een articulaire tak naar het kniegewricht. De incidentie is niet precies bekend; 5% van de patiënten die zich presenteren met een fibularisneuropathie zou een onderliggend intraneuraal ganglion hebben (figuur 33.4). Het is dus raadzaam om bij patiënten met een fibularisneuropathie zonder risicofactoren echografisch onderzoek te verrichten.

33.4.5 Metatarsalgie van Morton

Pijn in de voet is een vaak voorkomende reden voor een bezoek aan de polikliniek gevolgd door een elektrofysiologische beoordeling van de zenuwen in het onderbeen en de voet. Een van de oorzaken van pijn in de voet is een Morton-neuroom.

Het klinisch beeld wordt gekenmerkt door brandende pijn of tintelingen ter hoogte van de tweede of derde intermetatarsale ruimte tussen de metatarsofalangeale gewrichten. De pijn neemt toe bij het lopen en dragen van knellende schoenen en is meestal gelokaliseerd tussen digiti III en IV (80-90%) of tussen digiti II en III (10-20%). Met palpatie kan er soms een zwelling worden gevoeld en het teken van Mulder kan positief zijn. Soms kan in het distributiegebied van de digitale zenuw hypesthesie worden gevonden. Elektrodiagnostisch onderzoek kan gebruikt worden om de differentiële diagnose van pijn in de voet uit te werken, maar dit kan technisch lastig zijn. Voor het vaststellen van een neuroom is dit onderzoek niet zinvol. Hiervoor kan hogeresolutie-echografie gebruikt worden. Quinn vond echografische afwijkingen bij 85% van 24 histologisch bewezen gevallen. Het echoaspect is een hypo-echogene, ronde, goed omschreven massa. De meeste symptomatische neuromen zijn groter dan 5 mm in doorsnede. Bij sommige patiënten is er een intermetatarsale bursa bij het neuroom aanwezig. Een neuroom is niet comprimeerbaar, een bursa wel.

33.4.6 Overige mononeuropathieën

Bij een traumatische radialisneuropathie door een humerusfractuur kan echografie worden gebruikt om na te gaan of er continuïteit is van deze zenuw. Onderzoek bij veel andere mononeuropathieën betreft case reports of zeer kleine series van patiënten. Echografie is bijvoorbeeld toegepast bij ischiadicus-, accessorius- en suralisneuropathieën en ook bij ulnaropathie ter hoogte van het kanaal van Guyon. Vele andere toepassingen zijn uiteraard denkbaar, bijvoorbeeld bij het tarsaletunnelsyndroom.

33.5 Polyneuropathieën

33.5.1 Erfelijke polyneuropathieën

Martinoli et al. (2002) vonden bij twaalf patiënten met Charcot-Marie-Tooth-neuropathie (CMT-neuropathie) type I dat de oppervlakte van de nervus medianus in de onderarm en de oppervlakte van de afzonderlijke fascikels bij patiënten met CMT 1 significant groter waren dan bij de controlegroep en patiënten met CMT 2 en CMT-X. De omvang van de n. medianus werd gemeten zo'n 10 cm boven de pols op een derde deel van de onderarm. De gemiddelde diameter bij 50 gezonden bedroeg 5,5 ± 1,2 mm, terwijl deze bij de patiënten met CMT type I 18,4 ± 4,3 mm was. Bij patiënten met een erfelijke drukneuropathie (*hereditary neuropathy with liability to pressure palsies*) kunnen zenuwverdikkingen op entrapmentplaatsen en ook daarbuiten aanwezig zijn. Het echografisch vinden van meer uitgebreide zenuwverdikkingen bij een patiënt met een mononeuropathie zou kunnen doen denken aan genoemde erfelijke neuropathieën.

33.5.2 Verworven polyneuropathieën

Wereldwijd is lepra waarschijnlijk de meest voorkomende oorzaak van neuropathie. Martinoli et al. konden met behulp van echografie en Doppler-onderzoek van enkele zenuwen nagaan in welk stadium het ziekteproces zich bij een bepaalde patiënt bevond, wat behulpzaam zou kunnen zijn bij de behandeling. Recent onderzoek heeft de diagnostische waarde van echografie bij lepra bevestigd. De kappa tussen het klinisch vastleggen van verdikte zenuwen – een van de diagnostische criteria – en echografische verdikking van de zenuwen bedroeg slechts 0,3. Dit betekent dat echografie een veel sensitievere test is en

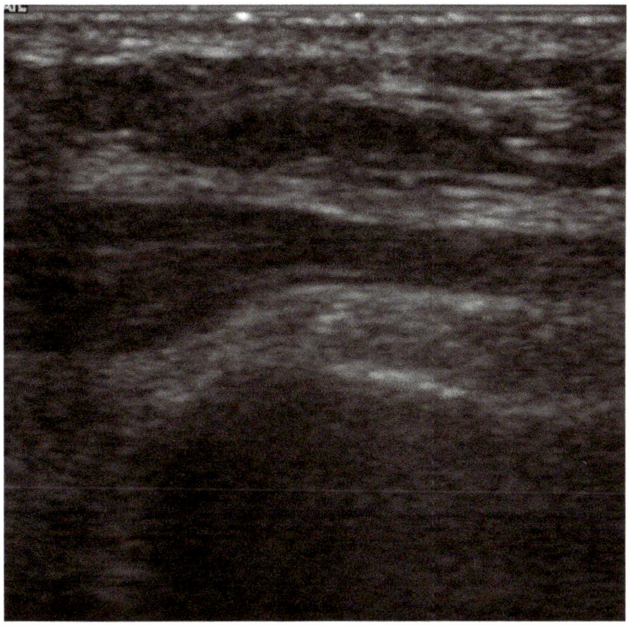

Figuur 33.3 Een verdikte n. ulnaris met een plotse kaliberwisseling.

gebruikmaken van echografie zou ervoor kunnen zorgen dat de diagnose lepra in een eerder stadium gesteld wordt. Verder bleek dat zenuwen ook vaak subklinisch zijn aangedaan. Lepra is een neuritis en interessant is dat deze neuritis ook met echografie is vast te leggen. Van de onderzochte leprapatiënten had 26% een toegenomen vascularisatie in de zenuwen, dat wil zeggen een toegenomen bloedflow bij kleuren-Doppler. Dit trad vooral op bij patiënten met een type 1- of 2-reactie.

Met echografie worden multifocale zenuwverdikkingen bij multifocale motorische neuropathie (MMN) gevonden. MMN is een zeldzame, maar behandelbare, mogelijk auto-immuun gemedieerde neuropathie die klinisch wordt gekenmerkt door langzaam progressieve asymmetrische zwakte van de extremiteiten zonder sensibele verschijnselen (lijkend op aandoeningen voor de motorische voorhoorncellen, zoals amyotrofische laterale sclerose). In een duidelijk omschreven groep van 21 patiënten met MMN werd bij 90% echografisch op meerdere plaatsen zenuwverdikking gevonden, vooral van de nervus medianus en de trunci van de plexus brachialis. De zenuwverdikkingen werden zowel gevonden in zenuwsegmenten met elektrofysiologische afwijkingen als in zenuwsegmenten zonder elektrofysiologische veranderingen, wat laat zien dat het ziekteproces bij MMN uitgebreider is dan eerder werd vermoed.

33.6 Overige toepassingen

33.6.1 Zenuwtumoren

Zwellingen van de zenuw kunnen met behulp van echografie goed gevisualiseerd worden. Tumoren van de zenuw kunnen fusiform, ovaal of rond van vorm zijn. De laesies zijn vaak vaatrijk, wat met kleuren- of power-Dopplerechografie kan worden vastgesteld. Neurofibromen en schwannomen zijn vaak hypo-echogeen. Schwannomen kunnen een of meer cysten bevatten.

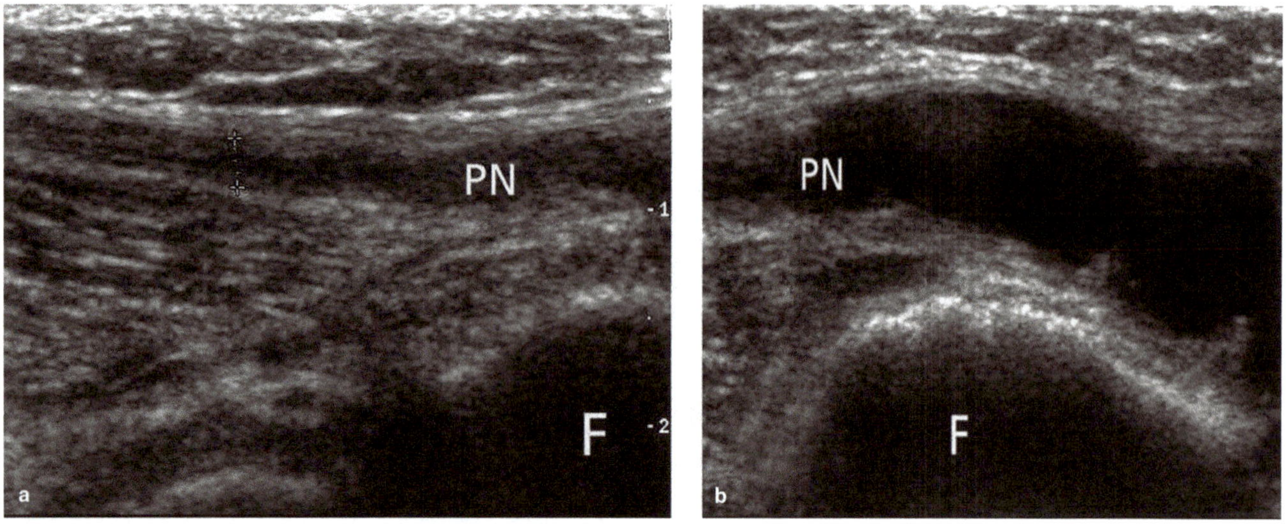

Figuur 33.4 Voorbeeld van een normale n. fibularis bij de fibulakop (A) en een intraneuraal ganglion in de n. fibularis (B).

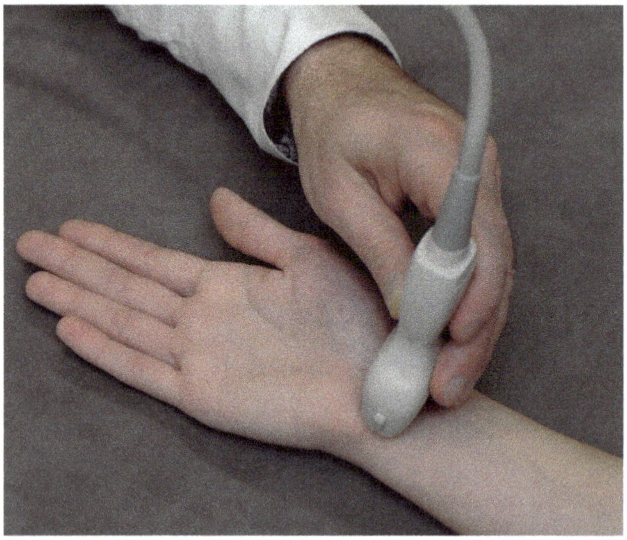

Figuur 33.5 Echografisch onderzoek van de n. medianus proximaal van de carpale tunnel. De patiënt zit, met de onderarmen op de onderzoekstafel.

Een karakteristiek kenmerk van schwannomen is het echografisch beeld, waarbij de tumor excentrisch is gelegen en een aantal zenuwvezels de normale continuïteit vertonen. Daarentegen zijn bij neurofibromen de tumorvezels en de normale zenuwvezels door elkaar heen gevlochten. Neurofibromen zijn daarom ook moeilijker te verwijderen. Plexiforme neurofibromen bij neurofibromatose volgen meestal het beloop van de zenuw, maar kunnen zich naar omliggende gebieden uitbreiden. Zij zijn meestal hypo-echogeen. Sarcomen zijn vaak groot en erg vaatrijk.

33.6.2 Interventies

Anesthesiologen kunnen echografie gebruiken om de meest optimale plaats voor toedienen van lokale anesthesie ter plaatse van zenuwen te bepalen. Er is dan ook een enorme toename in het gebruik van echografie bij lokale anesthesie. Verder kan echografie worden gebruikt om de optimale plaats te bepalen voor een injectie met corticosteroïden bij een patiënt met een CTS door tenosynovitis. Tot slot is echografie beschreven als selectiemethode bij endoscopische operaties voor CTS, waarbij een dorsocarpale diameter van de carpale tunnel van < 8 mm als contra-indicatie voor een dergelijke ingreep werd beschouwd.

33.7 Addendum

33.7.1 Echografie ter hoogte van de carpale tunnel

Indicaties

Indicaties voor echografie ter hoogte van de carpale tunnel zijn:
- verdenking carpaletunnelsyndroom;
- uitsluiten van structurele afwijkingen ter hoogte van de carpale tunnel (vooral bij strikt unilateraal CTS);
- plannen c.q. uitvoeren van een endoscopische behandeling van het carpaletunnelsyndroom.

Anatomie

De n. medianus loopt naar de hand via de carpale tunnel. Deze tunnel wordt omgeven door de carpale beenderen en een dak, bestaande uit het flexor retinaculum. In de carpale tunnel zijn acht pezen van de m. flexor digitorum superficialis en profundus aanwezig en de pees van de m. flexor pollicis longus (figuur 33.1). Het retinaculum, met een breedte van 3 à 4 cm, is verbonden met de tuberositas van het os scaphoideum en het os pisiforme (proximale carpale tunnel) en met het tuberkel van het os trapezium en de haak van het os hamatum (distale carpale tunnel). De n. medianus ligt net onder het retinaculum en ligt oppervlakkig, parallel aan de tweede en derde pees van de m. flexor digitorum en mediaal van de m. flexor pollicis longus.

Uitvoering

De patiënt zit op een stoel met de onderarmen op de onderzoekstafel (figuur 33.5). In eerste instantie is de zenuw het

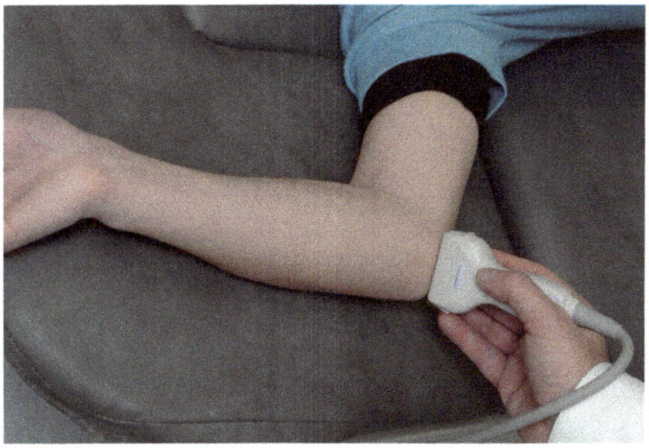

Figuur 33.6 Onderzoek van de n. ulnaris ter hoogte van de elleboog. Het onderzoek kan het beste uitgevoerd worden met de patiënt op de rug liggend en de aangedane arm naar boven met de hand boven het hoofd en de elleboog 70 graden gebogen.

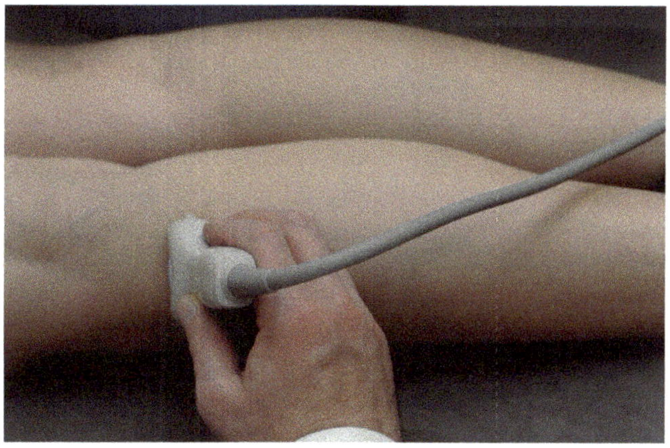

Figuur 33.7 Echografisch onderzoek van de n. fibularis. De patiënt ligt op de buik met gestrekte knieën. Na het lokaliseren van de fibulakop dient de transducer (12-18 MhZ) ter hoogte van de fibulakop geplaatst te worden.

gemakkelijkst te vinden door de transducer (7-15 Mhz) transversaal ongeveer 7 cm proximaal van de carpale tunnel te plaatsen en te zoeken naar een echorijke structuur met een honingraatconfiguratie. De zenuw kan daarna transversaal gevolgd worden tot aan het proximale gedeelte van de carpale tunnel. Men moet er alert op zijn dat de zenuw niet wordt verward met de m. palmaris longus. Ter hoogte van de proximale carpale tunnel wordt de transversale diameter gemeten. Door de transducer longitudinaal te plaatsen, kan de zenuw verder distaal in de carpale tunnel worden beoordeeld. Plotse kaliberwisselingen worden incidenteel gezien.

33.7.2 Echografie van de n. ulnaris

Indicatie

Verdenking op ulnaropathie ter hoogte van de elleboog. Differentiële diagnose: onderste plexuslaesie, laesie ter hoogte van het kanaal van Guyon of C8-radiculopathie.

Anatomie

De n. ulnaris loopt in de bovenarm in de sulcus bicipitalis medialis zonder zich te vertakken. Vervolgens loopt hij door de sulcus nervi ulnaris met aan de mediale zijde de mediale epicondyl en aan de laterale zijde het olecranon, om zijn weg te vervolgen tussen de beide koppen van de m. flexor carpi ulnaris naar de buigzijde van de onderarm.

Uitvoering

Het echo-onderzoek kan zowel bij een zittende als een liggende patiënt worden uitgevoerd. Onze ervaring is dat het onderzoek het best kan worden uitgevoerd met de patiënt liggend op de rug met de aangedane arm naar boven met de hand boven het hoofd en de elleboog 70 graden gebogen (figuur 33.6). De sulcus kan dan goed benaderd worden. De zenuw kan het gemakkelijkst gevonden worden door 5 tot 10 cm onder de elleboog naar een honingraatstructuur te zoeken. Op deze plaats is de zenuw vaak echorijk; deze wordt echoarmer ter hoogte van de sulcus. De zenuw kan gemakkelijk in de gehele onder- en bovenarm vervolgd worden. Na transversale beoordeling kan men de transducer zodanig draaien, dat de zenuw in longitudinale ligging kan worden beoordeeld. Men dient de zenuw allereerst transversaal te beoordelen, omdat deze uit meerdere fascikels bestaat en soms zelfs uit twee delen lijkt te bestaan, waardoor men bij longitudinale beoordeling het risico loopt slechts één deel van de zenuw te meten.

33.7.3 Echografie van de n. fibularis (voorheen: n. peroneus)

Anatomie

Na de splitsing van de n. ischiadicus loopt de n. fibularis communis langs de m. biceps aan de laterale rand van de kniekuil naar het caput fibulae. Hij draait dan om het collum heen naar de voorzijde van het onderbeen en treedt de m. peroneus longus binnen. In deze spier splitst de zenuw zich in de n. fibularis superficialis en profundus.

Uitvoering

De patiënt ligt op de buik met gestrekte knieën. Na het palperen van de fibulakop dient de transducer (12-18 MhZ) ter hoogte van de fibulakop te worden geplaatst (figuur 33.7). De n. fibularis communis is dan meestal direct zichtbaar en kan naar boven worden vervolgd. Iets distaal van de fibulakop treedt de zenuw de m. peroneus longus binnen en is daarna moeilijk te vervolgen.

33.7.4 Echografie bij verdenking metatarsalgie van Morton

Anatomie

De interdigitale zenuw, gevormd door takken van de n. plantaris medialis en lateralis, loopt via de intermetatarsale ruimte naar het intermetatarsale ligament. De diameter van een normale plantaire digitale zenuw is 1 à 2 mm en kan slechts in beeld worden gebracht met transducers met een zeer hoge insonantiefrequentie (≥ 12 MHz).

Uitvoering

De patiënt zit op de onderzoeksbank met de benen gestrekt en de voeten recht vooruit. De transducer (12-15 MHz) wordt plantair bij de voet geplaatst in de intermetatarsale ruimte. Geef hierbij lichte compressie met de andere hand vanaf het dorsum van de voet, waardoor enige spreiding van de metatarsofalangeale botten optreedt.

Kernpunten

- Het combineren van elektrofysiologisch onderzoek met echografisch onderzoek verbetert de diagnostiek van mono- en polyneuropathieën.
- Echografie is uitermate geschikt om structurele afwijkingen van de perifere zenuwen en de structuren daaromheen aan te tonen, zoals anatomische varianten, een cyste, een hematoom, een tumor, of synovitis.
- Kleuren- of power-Dopplerechografie kan gebruikt worden om de vascularisatie van zenuwen te beoordelen.

Literatuur

Beekman R, Schoemaker MC, Plas JP van der, Berg LH van den, Franssen H, Wokke JH, et al. Diagnostic value of high-resolution sonography in ulnar neuropathy at the elbow. Neurology. 2004;62:767–773.

Beekman R, Berg LH van den, Franssen H, Visser LH, Asseldonk JT van, Wokke JH. Ultrasonography shows extensive nerve enlargements in multifocal motor neuropathy. Neurology. 2005;65:305–07.

Beekman R, Visser LH. High-resolution sonography of the peripheral nervous system – a review of the literature. Eur J Neurol. 2004;11:305–14.

Beekman R, Visser LH. Sonographic detection of diffuse peripheral nerve enlargement in hereditary neuropathy with liability to pressure palsies. J Clin Ultrasound. 2002;30:433–36.

Beekman R, Visser LH. Sonography in the diagnosis of carpal tunnel syndrome: a critical review of the literature. Muscle Nerve. 2003;27:26–33.

Beekman R, Wokke JH, Schoemaker MC, Lee ML, Visser LH. Ulnar neuropathy at the elbow: follow-up and prognostic factors determining outcome. Neurology. 2004;63:1675–80.

Bodner G, Buchberger W, Schocke M, Bale R, Huber B, Harpf C, et al. Radial nerve palsy associated with humeral shaft fracture: evaluation with US–initial experience. Radiology. 2001;219(3):811–6.

Cartwright MS, Passmore LV, Yoon JS, Brown ME, Caress JB, Walker FO. Cross-sectional area reference values for nerve ultrasonography. Muscle Nerve. 2008;37:566–71.

Gruber H, Glodny B, Bendix N, Tzankov A, Peer S. High-resolution ultrasound of peripheral retrospective analysis of 662 blocks. Can J Anaesth. 2008;55:408–413.

Jain S, Visser LH, Praveen TL, Rao PN, Surekha T, Ellanti R, et al. High-resolution sonography: a new technique to detect nerve damage in leprosy. PLoS Negl Trop Dis. 2009;3:e498.

Kele H, Verheggen R, Bittermann HJ, Reimers CD. The potential value of ultrasonography in the evaluation of carpal tunnel syndrome. Neurology. 2003;61:389–91.

Martinoli C, Derchi LE, Bertolotto M, Gandolfo N, Bianchi S, Fiallo P, et al. US and MR imaging of peripheral nerves in leprosy. Skeletal Radiol. 2000;29:142–150.

Martinoli C, Schenone A, Bianchi S, Mandich P, Caponetto C, Abbruzzese M, et al. Sonography of the median nerve in Charcot-Marie-Tooth disease. AJR Am J Roentgenol. 2002;178:1553–56.

Quinn TJ, Jacobson JA, Craig JG, Holsbeeck MT van. Sonography of Morton's neuromas. AJR Am J Roentgenol. 2000;174:1723–28.

Visser LH, Smidt MH, Lee ML. High-resolution sonography versus EMG in the diagnosis of carpal tunnel syndrome. J Neurol Neurosurg Psychiatry. 2008;79:63–67.

Visser LH. High-resolution sonography of the common peroneal nerve: detection of intraneural ganglia. Neurology. 2006;67:1473–1475.

Visser LH, Hens V, Soethout M, et al. The diagnostic value of high-resolution sonography in fibular neuropathy at the fibula head. Muscle Nerve. 2013, in press.

Spierechografie: van techniek naar praktijk

S. Pillen, N. van Alfen en M.J. Zwarts

34.1 Inleiding

Al sinds 1980 is bekend dat met spierechografie spieren in beeld kunnen worden gebracht en neuromusculaire aandoeningen opgespoord. Daarnaast kunnen met echografie ook maligniteiten, infecties, hematomen en spierrupturen in beeld worden gebracht. Met de voortschrijdende technologische ontwikkelingen is de resolutie van echografie verder verbeterd, waardoor de mogelijkheden van de techniek niet onderdoen voor die van MRI. Echografie geniet in veel gevallen zelfs de voorkeur door de ruime beschikbaarheid, de eenvoudige toepasbaarheid – vooral bij kinderen – en de mogelijkheid van dynamische weergave.

In dit hoofdstuk wordt de toepassing van spierechografie beschreven en daarnaast de afwijkingen die kunnen worden gevonden bij neuromusculaire aandoeningen en de mogelijkheden van dynamische beeldvorming. Mogelijkheden, diagnostische waarde, betrouwbaarheid en valkuilen zullen de revue passeren.

34.2 Basisbeginselen van spierechografie

Een echobeeld wordt opgebouwd op basis van reflecties van uitgezonden geluidsgolven. De transducer (echoprobe) zendt ultrasoon geluid uit en een deel van deze geluidsbundel zal weerkaatst worden op overgangen tussen verschillende weefseltypen (◘ figuur 34.1). Hoe meer de weefsels van elkaar verschillen wat hun akoestische eigenschappen betreft (de zogenoemde akoestische impedantie), hoe sterker de reflectie. Dit teruggekaatste geluid wordt opgevangen door de transducer en vormt uiteindelijk de *speckles* waaruit het echobeeld is opgebouwd. De grijswaarde, ofwel de echo-intensiteit, van een echobeeld zal dus bepaald worden door het aantal overgangen tussen weefsels met een andere akoestische impedantie. Bij spierechografie gaat dit voornamelijk om overgangen tussen huid, subcutis, spier, vet en bindweefsel.

Spierweefsel is eenvoudig te herkennen op een echobeeld. Omdat een gezonde spier maar weinig bindweefsel en vet bevat, toont het echografische beeld een structuur met een lage echo-intensiteit, dus met een relatief zwart aspect (◘ figuur 34.2). Door het omringende bindweefsel van het epimysium worden de contouren van de spier zichtbaar. In een transversale opname heeft de spier een gevlekt uiterlijk, door reflecties van het perimysiale bindweefsel. In longitudinale opnamen wordt de fasciculaire architectuur van spieren zichtbaar, bijvoorbeeld de parallelle structuur van de m. biceps brachii of de geveerde structuur van de m. tibialis anterior (◘ figuur 34.3). Bot kenmerkt zich door een sterke echo (harde witte lijn) met daarachter een schaduw. Rond de spier zijn vaak vaatstructuren zichtbaar, te herkennen aan anechoïsche cirkels of lijnen. Bij twijfel kan Doppler gebruikt worden om flow aan te tonen (◘ figuur 34.4). Zenuwen en pezen zijn relatief hyperechoïsch ten opzichte van spierweefsel en vertonen uiteraard geen flow. Het subcutane vet boven de spier is echoarm. Hierin kunnen soms septa worden gezien die een sterke echo geven.

34.2.1 Spierdikte

Echografie is een betrouwbare en objectieve methode om de spierdikte te meten. De test-hertestcorrelatie bedraagt 0,98 tot 0,99 en er is een correlatie van 0,99 met de gemeten dikte op MRI. De spierdikte neemt vanaf de geboorte snel toe en vanaf de puberteit ontstaan er ook verschillen tussen man en vrouw. Vanaf de leeftijd van 20 jaar ontstaat een plateaufase, waarna vanaf ongeveer het 40e levensjaar de spierdikte weer afneemt (sarcopenie). Deze leeftijdgerelateerde afname is spier- en geslachtsafhankelijk. Daarbij hebben mannen dikkere spieren, maar ook een sterkere leeftijdgerelateerde afname van de spierdikte. De spierdikte van de m. quadriceps bij bijvoorbeeld een 90-jarige man is in vergelijking met die van een 30-jarige man ongeveer gehalveerd.

Door de gemeten spierdikte te vergelijken met leeftijds- en geslachtsafhankelijke normaalwaarden kan objectief bepaald worden of er sprake is van atrofie.

34.2.2 Echo-intensiteit

Een gezonde spier heeft een lage echo-intensiteit. Bij veroudering neemt de echo-intensiteit toe. Deze leeftijdsafhankelijke toename is ook weer spier- en geslachtsafhankelijk. Een spier die structureel is aangedaan door een neuromusculaire aandoening, vertoont meestal een echo-intensiteit die hoger is dan voor de leeftijd gebruikelijk is. Deze verhoogde echo-intensiteit wordt veroorzaakt door toename van het intramusculaire bindweefsel en/of vet (◘ figuur 34.1).

Aangezien de echo-intensiteit sterk verschilt per spier en per leeftijdsgroep, is het lastig om op het oog te beoordelen of een spierecho afwijkend is, zeker bij een slechts licht verhoogde echo-intensiteit. Sterk afwijkende spierecho's zijn vaak wel visueel te detecteren, maar ook dan is de kwalitatieve beoordeling van het plaatje een subjectieve methode en is de uitslag sterk afhankelijk van de ervaring van de beoordelaar en de instelling van de apparatuur. Kwantitatieve bepaling van de echo-intensiteit daarentegen geeft een betrouwbare uitslag van spierechografisch onderzoek. Kwantitatieve beoordeling kan worden verricht met een eenvoudige histogramanalyse (beschikbaar in bijvoorbeeld Adobe Photoshop of vergelijkbare programma's), waarbij de gemiddelde grijswaarde wordt berekend in een gemarkeerde *region of interest* (ROI). Door de gemeten waarde te vergelijken met leeftijds-, geslachts- en spierspecifieke normaalwaarden, kan objectief worden vastgesteld of de echo-intensiteit is verhoogd en daarmee of er aanwijzingen zijn voor een neuromusculaire aandoening. Het is belangrijk te beseffen dat de echo-intensiteit sterk wordt beïnvloed door de *hardware* en door instellingen van het echoapparaat. Hierdoor kunnen de normaalwaarden van de echo-intensiteit niet zomaar worden toegepast op een ander apparaat of in andere centra. Er is een methode ontwikkeld om normaalwaarden te converteren. Deze methode bestaat uit een regressievergelijking, gebaseerd op metingen van een fantoom en van meerdere spieren van slechts zeven vrijwilligers. Met deze conversiemethode is het mogelijk eerder opgestelde normaalwaarden toe te passen op een ander echoapparaat, ech-

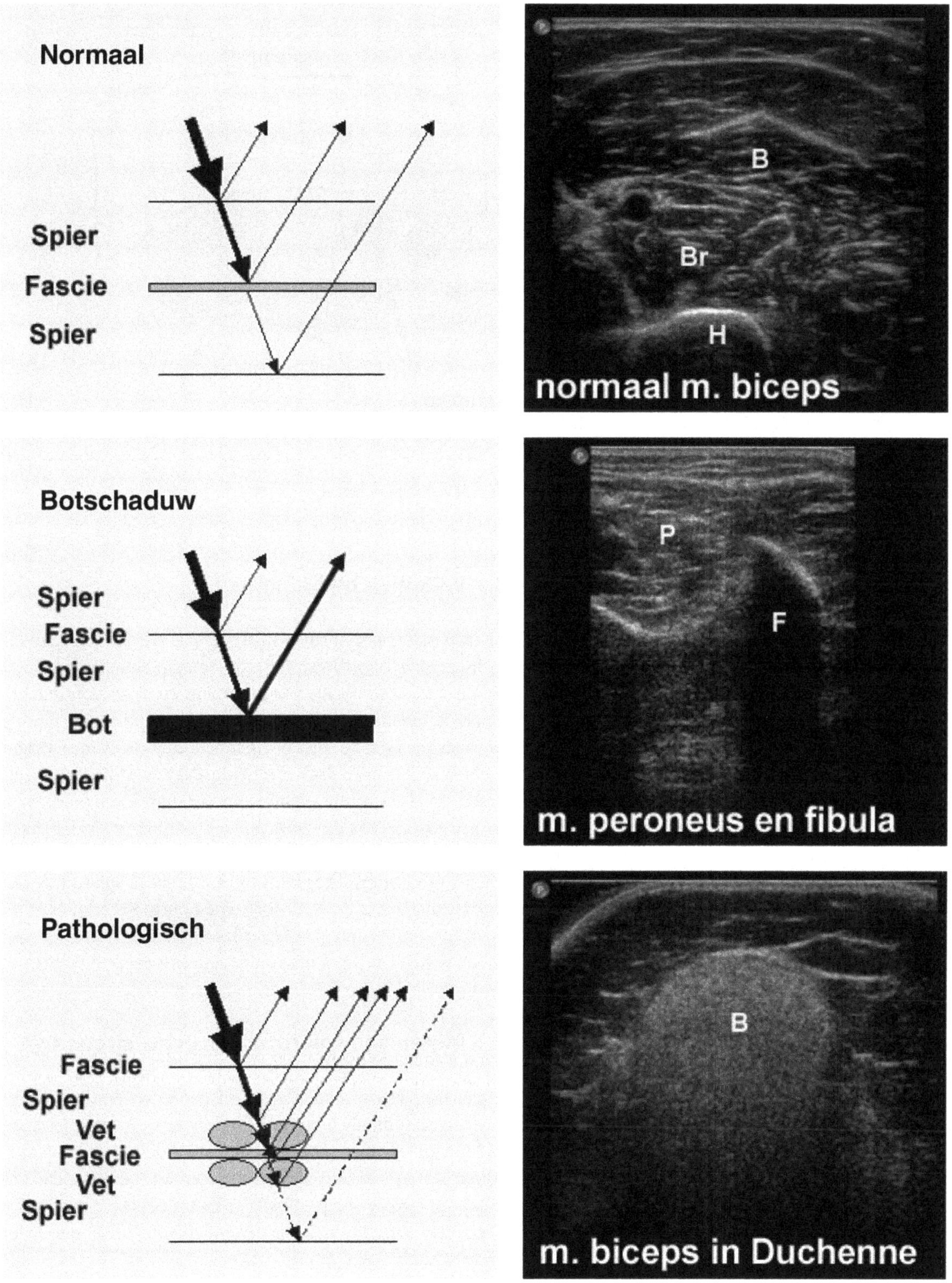

Figuur 34.1 Als de geluidsbundel van het ene weefsel overgaat naar een andere weefselsoort met een andere akoestische impedantie (bijvoorbeeld de overgang van spier naar fascia) wordt een deel van het geluid teruggekaatst (linksboven). In gezond spierweefsel zit maar weinig vet en bindweefsel, waardoor er maar weinig reflecties optreden. Bij neuromusculaire aandoeningen, zoals Duchenne-spierdystrofie, treden sterke vervetting en fibrosering van de spier op. Dit zorgt voor veel weerkaatsingen van het geluid, resulterend in een relatief witte spier (rechtsonder). B = m. biceps brachii; Br = m. brachialis; H = humerus; P = m. peroneus longus; F = fibula.

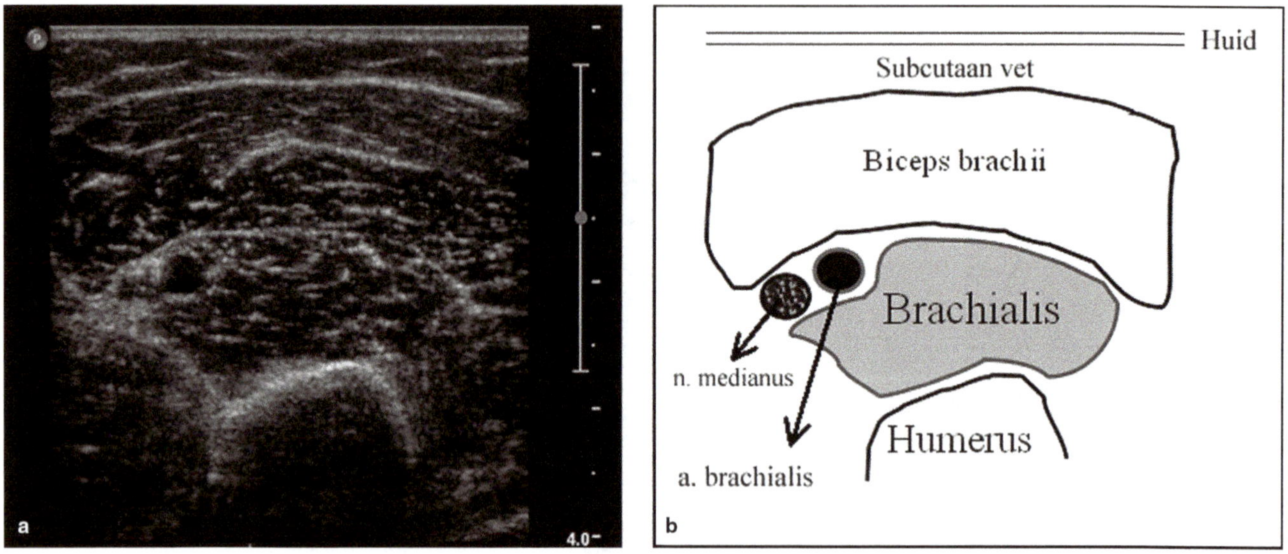

Figuur 34.2 a. Normaal echobeeld van de m. biceps brachii, met b. bijbehorende schematische weergave.

ter niet wanneer de echoapparaten te veel van elkaar verschillen. Het blijft het meest betrouwbaar om eenzelfde echoapparaat te hebben of eigen referentiewaarden te verzamelen.

34.3 Spierechometing in de praktijk

34.3.1 Instellingen van het echoapparaat en keuze van de transducer

Voordat men kan starten met het maken van spierecho's, dient het echoapparaat passende instellingen te hebben. De keuze van de transducer hangt af van de diepte waarop moet worden gemeten. Oppervlakkige spieren zoals hand- of voetspieren kunnen met een relatief hoogfrequente probe worden gemeten (10-17 MHz), terwijl diepere spieren alleen te bereiken zijn met lagere frequenties (5-10 MHz). De instellingen van het echoapparaat (vooral *gain* en compressie) dienen bovendien zó te worden gekozen dat gezond spierweefsel voldoende zwart is, zodat zieke spieren er witter uit komen te zien. Met andere woorden, als door de basisinstellingen een gezonde spier al wit is, zal een zieke spier te weinig verschil tonen en dus niet kunnen worden onderscheiden. Het focus moet zich ongeveer ter hoogte van de spier bevinden: normaalgesproken twee of drie focuspunten op 1 tot 3 cm diepte. Het is belangrijk dat de instellingen in het apparaat worden vastgezet in een zogenoemde *preset*, zodat bij elke meting dezelfde instellingen worden gebruikt (figuur 34.5). Dit is essentieel als men de beelden nadien kwantitatief gaat analyseren, maar is ook onontbeerlijk bij een visuele beoordeling, omdat men vertrouwd moet raken met de weergave van zowel normale als zieke spieren op het eigen apparaat. De enige instelling die op de meeste echoapparaten niet kan worden vastgezet in een preset, is de zogenoemde *time gain compensation* (TGC). Dit is een instelling die signalen vanuit diepere lagen versterkt ten opzichte van de oppervlakkige lagen en handmatig kan worden aangepast. Het is essentieel dat deze schuifjes onveranderd blijven staan, omdat anders grote veranderingen in echo-intensiteit ontstaan (figuur 34.6).

34.3.2 Valkuilen bij het meten

Voor toepassing van normaalwaarden van zowel spierdikte als echo-intensiteit is het belangrijk de omstandigheden constant te houden, zoals de positie van de patiënt en de anatomisch gedefinieerde meetlocatie. Daarnaast moet er tijdens de meting op worden gelet dat de spier ontspannen is en niet wordt aangespannen en dat er geen druk op de transducer wordt uitgeoefend (figuur 34.7). Voor dit laatste is het belangrijk om voldoende gel te gebruiken. Ook de stand van de transducer is van belang: deze dient loodrecht op het spieroppervlak te staan. Het scheef houden van de transducer leidt tot een te grote spierdikte, een lage echo-intensiteit en een onscherpe botecho (figuur 34.8). Loodrecht scannen kan gerealiseerd worden door te zoeken naar die hoek waarbij de witte lijn van de botecho het scherpst is.

34.3.3 Meten van spierdikte en echo-intensiteit

De spierdikte wordt gemeten tussen gemakkelijk identificeerbare structuren die de boven- en ondergrens van de spier laten zien. Meestal wordt er gekozen voor een onderliggend bot, omdat dit zo sterk reflecteert dat de echo meestal ook nog zichtbaar blijft bij een ernstige neuromusculaire aandoening, terwijl minder echogene structuren, zoals de omliggende fascie, niet meer te onderscheiden zijn van de (witte) spier. Soms is echter zelfs het onderliggende bot niet meer zichtbaar door te sterke verzwakking van de geluidsbundel. Dan kan eventueel (na kwantitatieve bepaling van de echo-intensiteit) de botecho alsnog in beeld worden gebracht door de transducerfrequentie of TGC aan te passen (figuur 34.9).

Het geselecteerde gebied voor de grijswaardenanalyse dient zo veel mogelijk spierweefsel te bevatten om *sampling bias* te voorkomen, maar wel binnen de omliggende fascie te liggen omdat de echo-intensiteit anders vals verhoogd wordt.

34.4 Diagnostische waarde van spierechografie

34.4.1 Spierechografie als screeningsinstrument

Momenteel is de belangrijkste toepassing van spierechografie in de dagelijkse praktijk het screenen op de aan- of afwezigheid van een neuromusculaire aandoening. Bij kinderen met klachten die kunnen passen bij een neuromusculaire aandoening, is de positief voorspellende waarde van een afwijkende spierecho 91%, terwijl jonge kinderen met een normale echo in 86% van de gevallen ook daadwerkelijk geen spierziekte te hebben. Boven de leeftijd van 3 jaar was deze laatste waarde zelfs nog hoger (95%). Fout-negatieve uitslagen kwamen vooral voor bij metabole en mitochondriële myopathieën en bij zuigelingen, omdat deze categorieën weinig structurele spierafwijkingen vertonen. Ook is bekend dat bij volwassenen veel neuromusculaire aandoeningen tot een verhoogde echo-intensiteit leiden, maar de exacte diagnostische waarde is nog niet bekend en wordt op dit moment in een aantal prospectieve studies bepaald.

Door meerdere spieren te meten, kan het patroon van afwijkingen worden bepaald, om bijvoorbeeld te zien of er een proximale-distale gradiënt is. Dit kan bijdragen aan de differentiële diagnose (figuur 34.10), vooral bij patiënten bij wie de klinische beoordeling lastig is (bijvoorbeeld jonge kinderen) of bij een onduidelijk klinisch beeld (bijvoorbeeld vage klachten bij presentatie).

34.4.2 Bevindingen bij specifieke neuromusculaire aandoeningen

De verschillende spierziekten lijken hun eigen patroon te hebben bij spierechografie. In hoeverre het mogelijk is om op basis hiervan onderscheid te maken tussen verschillende aandoeningen is helaas nog niet prospectief onderzocht. Omdat het een visuele beoordeling zonder beschikbare kwantitatieve analysemethoden betreft, is voor een betrouwbare beoordeling dan ook de nodige ervaring vereist. Met deze ervaring kan het herkennen van dergelijke patronen de sensitiviteit van de echo verhogen en hopelijk leiden tot een snellere diagnose. Daarom zal hierna op enkele van deze patronen worden ingegaan.

Spierdystrofieën

Het typische echobeeld van een spierdystrofie is een homogene fijn-granulaire toename van de echo-intensiteit, het meest uitgesproken in de proximale musculatuur (figuur 34.1). Als de spieren sterk zijn aangedaan, treedt in de onderste lagen van de spier een opvallende verzwakking op van de geluidsbundel doordat de bovenste lagen al veel signaal terugkaatsen. De oppervlakkige delen van de spier worden heel wit, terwijl dieper gelegen delen steeds zwarter worden. De botecho is dan niet of slechts nauwelijks te onderscheiden. Het is belangrijk om bij de bepaling van de echo-intensiteit de donkere, diepere gebieden niet binnen de ROI te laten vallen, omdat dit de gemiddelde echo-intensiteit foutief verlaagt.

De echoafwijkingen bij Duchenne- en Becker-spierdystrofie lopen gelijk met of mogelijk iets voor op het klinische beeld, in die zin dat bij Duchenne-spierdystrofie de echo meestal nog normaal is in de eerste twee jaar na de geboorte en daarna geleidelijk meer afwijkingen gaat vertonen. Bij Becker-spierdystrofie gebeurt dit wat later. Dit staat in contrast met de congenitale spierdystrofieën, die meestal al vanaf de geboorte een sterk verhoogde echo-intensiteit laten zien, ongeacht de ernst van de klinische presentatie.

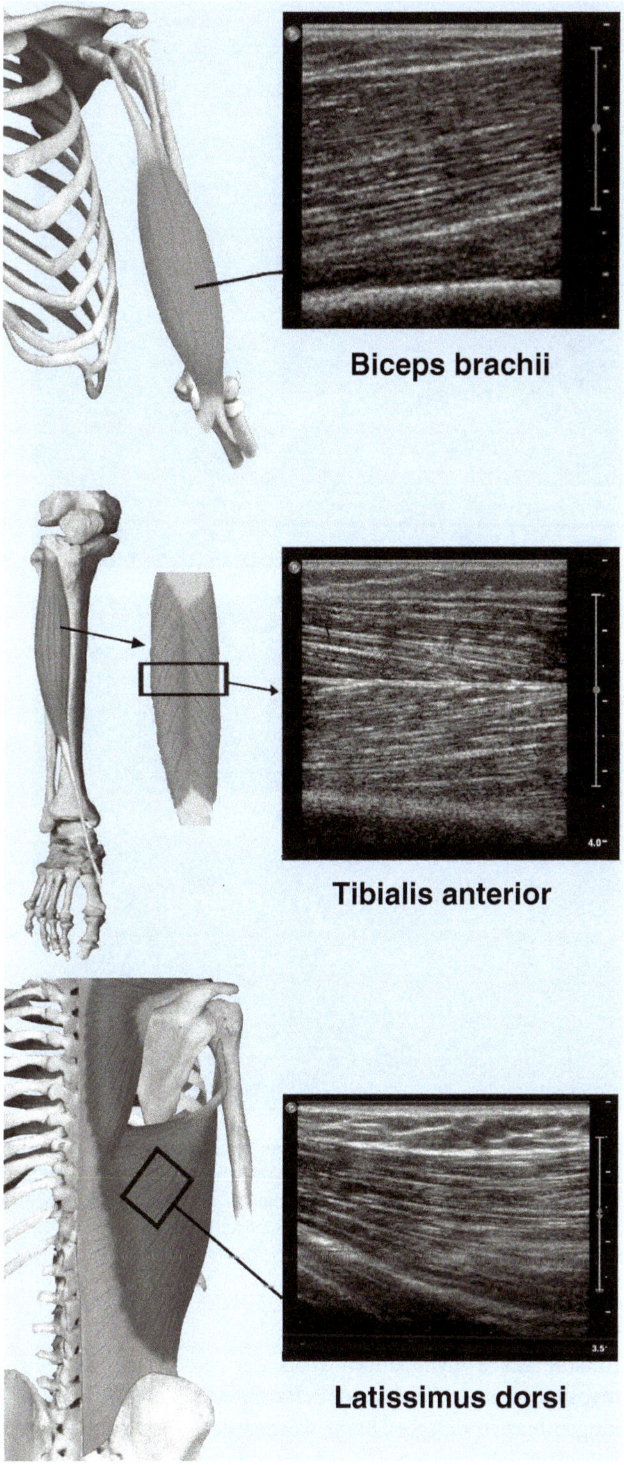

Figuur 34.3 Met spierechografie is het goed mogelijk de vezelrichting van spieren weer te geven: de parallelle opbouw van de m. biceps brachii (boven), de geveerde spier met een centrale aponeurose zoals de m. tibialis anterior (midden), of de uitwaaierende spiervezels van de m. latissimus dorsi (onder). De vezelstructuur wordt zichtbaar bij longitudinale opnamen.

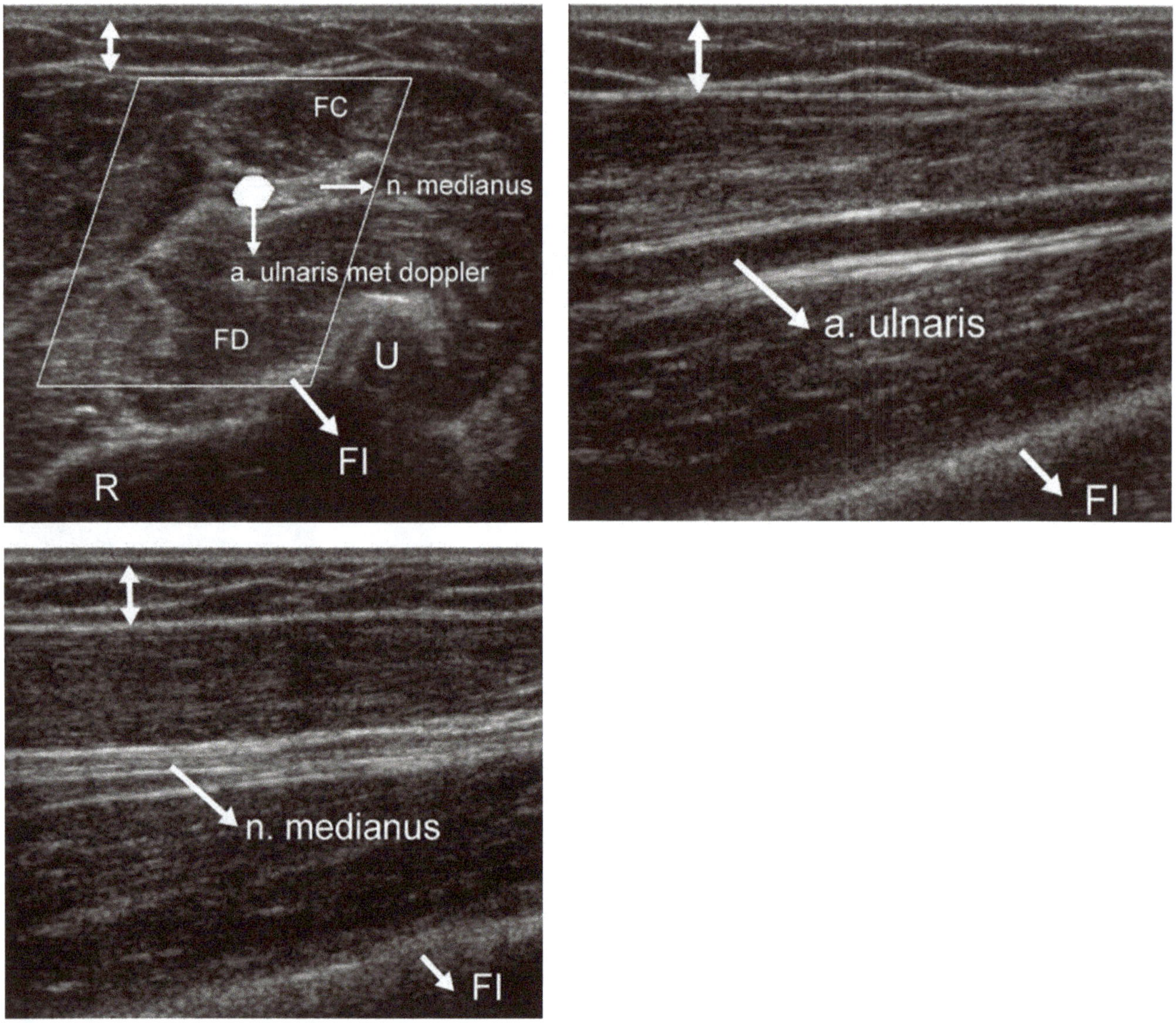

Figuur 34.4 Transverse (links boven) en longitudinale opname (rechtsboven en onder) van het proximale deel van de onderarm. De n. medianus is in de transverse opname zichtbaar als een hyperechoïsche cirkel met een honingraatstructuur. In de longitudinale opname kenmerkt deze zenuw zich door hyperechoïsche lijnen omringd door anechoïsch spierweefsel (de m. flexor carpi radialis (FC) boven en de m. flexor digitorum profundus (FD) onder). De a. ulnaris is anechoïsch behoudens de sterke reflectie van de vaatwand. In de transverse opname is Doppler gebruikt om het vat te identificeren. FI = fascia interossi; dubbele pijl = subcutaan vet.

Inflammatoire myopathieën

Inflammatoire myopathieën zoals dermatomyositis en polymyositis geven een verhoogde echo-intensiteit met focale afwijkingen binnen de spier. Soms worden deze focale afwijkingen vooral duidelijk wanneer men de transducer kantelt ten opzichte van de vezelrichting (figuur 34.11). In de acute fase van een inflammatoire myopathie is de spierdikte vaak nog normaal en is de verhoging van de echo-intensiteit mild omdat er nog weinig structurele schade is ontstaan. Daarnaast verlaagt eventueel intramusculair oedeem de echo-intensiteit. De afname van dit oedeem verklaart ook waarom in onze ervaring kort na start van prednison vaak een verhoging van de echo-intensiteit wordt gezien. Verergering van inflammatoire myopathieën resulteert in een sterk verhoogde echo-intensiteit met uitgesproken atrofie. Daarnaast kan een dermatomyositis gepaard gaan met subcutane en intramusculaire calcificaties. Deze zijn eenvoudig op te sporen met echografie aangezien ze sterk reflecteren en een opvallende slagschaduw geven (figuur 34.12).

Naast ontstekingen in de spier is ook ontsteking van de omringende fascie goed te zien op spierecho. Hierbij is de fascie verdikt en minder goed afgrensbaar (figuur 34.13). Deze kenmerken maken het mogelijk om (eosinofiele) fasciitis op te sporen. Tevens kan op basis van de gevonden afwijkingen een eventuele bioptlocatie bepaald worden.

Overige myopathieën

Metabole en mitochondriële myopathieën geven vaak een normale of slechts licht verhoogde echo-intensiteit, afhankelijk van de ernst van de spierbetrokkenheid en de duur van de klachten. De echo-intensiteit is homogeen verdeeld over de spier.

Spierechobeelden van patiënten met congenitale myopathieën zijn slechts sporadisch beschreven. Sommige congenitale myopathieën onderscheiden zich van elkaar door specifieke patronen van spierbetrokkenheid, zoals ook in een aantal MRI-studies is beschreven. De klinische toepassing van deze gegevens is echter nog niet onderzocht.

Patiënten met een Bethlem-myopathie tonen een specifiek echobeeld bij opnamen van de m. rectus femoris: de centrale fascie in deze spier wordt omgeven door een echodens gebied, beschreven als een *central shadow sign*. Dit wordt veroorzaakt doordat deze aandoening het spierweefsel van buiten naar binnen toe aantast.

Voorhoornaandoeningen

Spinale spieratrofie (SMA) geeft opvallende afwijkingen op de spierecho: ernstige atrofie met sterk verhoogde echo-intensiteit, vooral van de proximale spieren, terwijl de m. sternocleidomastoideus relatief gespaard is. De echo-intensiteit is sterk inhomogeen verdeeld over de spier en geeft een soort gatenkaasbeeld: witte vlekken veroorzaakt door atrofie en vervetting worden afgewisseld met zwarte vlekken daar waar compensatoire hypertrofie aanwezig is (◘ figuur 34.14). In de vroegsymptomatische fase van SMA kan het echobeeld nog normaal zijn.

Ook bij amyotrofische laterale sclerose (ALS) worden echografische afwijkingen gevonden. Fasciculaties en een verhoogde echo-intensiteit zijn de eerste afwijkingen, die al in een vroeg stadium kunnen worden gevonden, gevolgd door atrofie. De toevoeging van echografie in het diagnostische traject bij een patiënt met de verdenking ALS kan de zekerheid van deze diagnose vergroten doordat subklinisch aangedane regio's kunnen worden gedetecteerd.

Perifere zenuwaandoeningen

Aangezien zenuwletsel leidt tot atrofie en fibrosering, kunnen perifere zenuwaandoeningen ook echografisch worden opgespoord. Een verhoogde echo-intensiteit met een homogeen grof granulair aspect is het eerst aanwezig, gevolgd door atrofie. Bij polyneuropathieën wordt een evidente proximale-distale gradiënt gezien. Daarnaast kunnen fibrillaties worden waargenomen (zie volgende paragraaf) als teken van axonale schade.

34.4.3 Dynamische spierechografie

Het grote voordeel van echografie boven andere beeldvormende technieken is de mogelijkheid van dynamische weergave. De patiënt kan gevraagd worden bepaalde spiergroepen aan te spannen om deze spieren te identificeren, bijvoorbeeld voor botulinetoxine-injecties of om te beoordelen of een bepaalde spier überhaupt kan worden aangespannen. Vaak geeft vergelijking met de gezonde zijde veel informatie. Vrijwillig aanspannen bij fors neurogeen letsel, waarbij de spier na reïnnervatie nog maar enkele grote motorunits bevat, leidt tot een fenomeen dat contractiepseudotremor of contractiefasciculatie wordt genoemd. Echografisch geeft dit kleine, ritmisch trillende bewegingen lokaal in de spier, die lijken op fasciculaties of fibrillaties (zie verder) maar in tegenstelling tot deze bewegingen ophouden bij relaxatie.

Screening op spontane spiervezelactiviteit kan een belangrijk toepassingsgebied van spierechografie worden. Eerdere studies hebben al aangetoond dat screening op fasciculaties met echo sensitiever is dan EMG en klinische beoordeling, doordat zowel een groot gebied gescreend kan worden als dieper liggende spierlagen. Fasciculaties uiten zich echografisch als korte, trekkende bewegingen van een deel van de spier, die op verschillende plaatsen zichtbaar zijn. Myokymieën zien er hetzelfde uit als fasciculaties, met het verschil dat myokymieën steeds op de dezelfde plaats terugkomen.

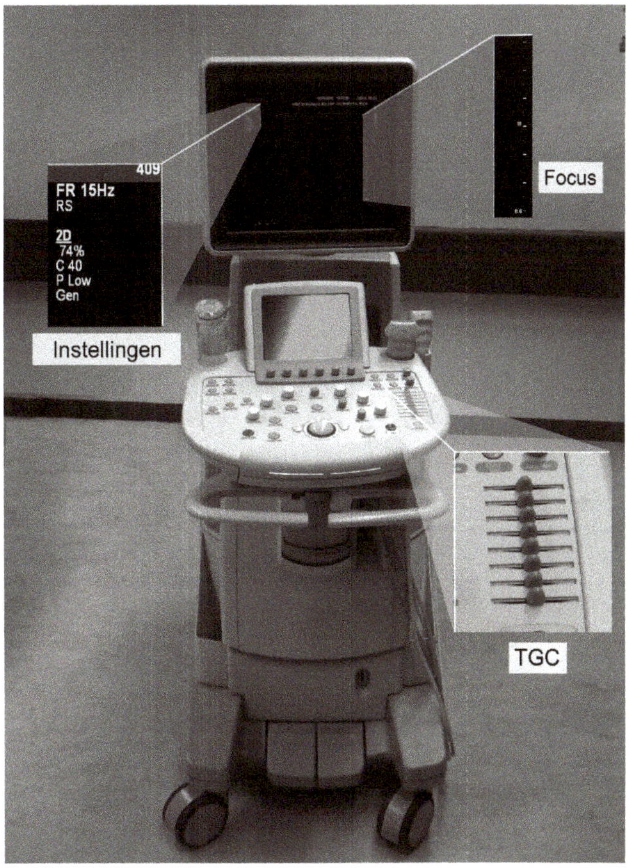

◘ **Figuur 34.5** Voorbeeld van een echoapparaat, met speciale aandacht voor de instellingen van het apparaat zoals gain, compressie, focussering en TGC.

Met het verbeteren van de resolutie en de *frame rate* van de echoapparatuur is het ook mogelijk gebleken om fibrillaties echografisch op te sporen. Fibrillaties zijn spontane depolarisaties van spiervezels die leiden tot contractie van de individuele spiervezels. Hoewel echo nog niet in staat is individuele spiervezels zelf in beeld te brengen, geven fibrillaties voldoende verplaatsing van het spierweefsel om echografisch zichtbaar te zijn als kleine, onregelmatig trillende bewegingen die de achtergrondruis net overstijgen. Om deze kleine intramusculaire bewegingen te detecteren, is het belangrijk om de ledematen van de patiënt voldoende warm te houden (boven 32 C°), omdat de detectie van fibrillaties duidelijk afneemt bij lagere temperaturen.

Dynamische spierechografie kent een aantal valkuilen. Zo is het belangrijk om spontane spiervezelactiviteit (fibrillaties, fasciculaties, myokymieën enz.) niet te verwarren met bewegingen van de patiënt of de transducer. Hiervoor is een goede, ontspannen en gestandaardiseerde meethouding essentieel. Daarnaast kunnen arteriële pulsaties artefacten in het echobeeld geven. Deze zijn in principe eenvoudig te onderscheiden door hun ritmische karakter, of door het gebruik van de Doppler-instellingen van het apparaat (*color box*) waarmee de bloedstroming (*flow*) in beeld kan worden gebracht.

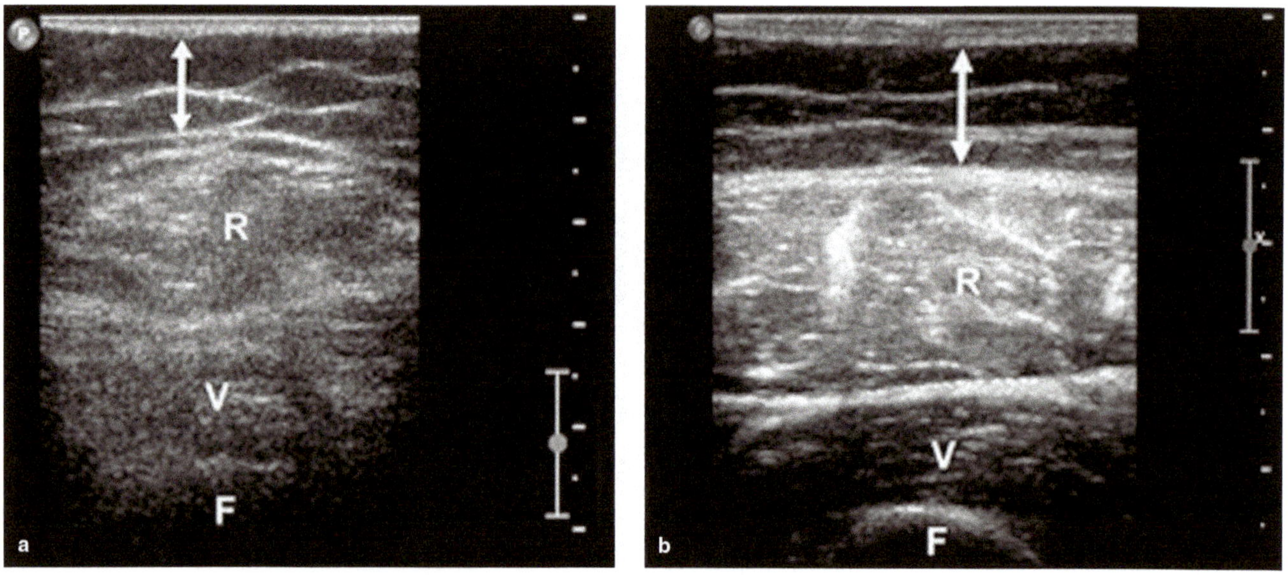

Figuur 34.6 Transverse opname van de m. quadriceps, links van een patiënt met een spinale spieratrofie, waarbij de sterk verhoogde echo-intensiteit van de m. rectus femoris duidelijk zichtbaar is. Rechts een afbeelding van een gezonde spier. De m. rectus femoris is vrijwel net zo wit als bij de patiënt met spinale spieratrofie (SMA) doordat de gain en de TGC zijn verhoogd. Deze figuur weerspiegelt duidelijk dat het belangrijk is om de instellingen van het apparaat constant te houden.

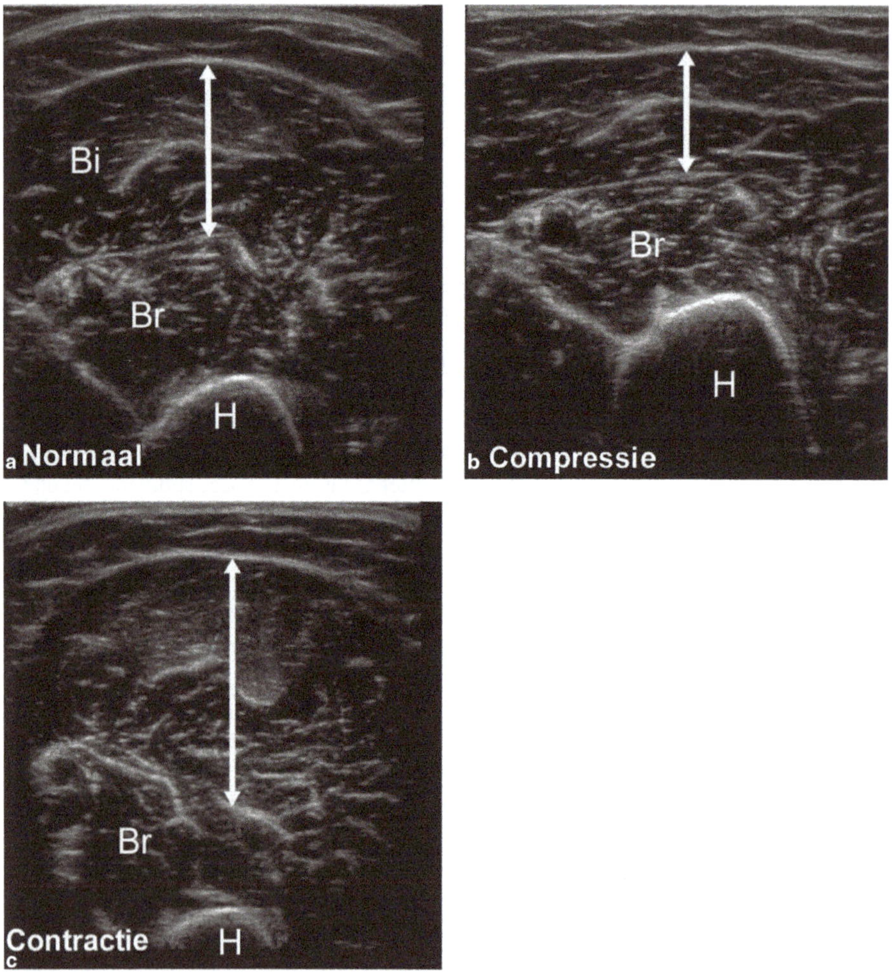

Figuur 34.7 Transverse opname van de m. biceps brachii (Bi) en de m. brachialis (Br). Wanneer tijdens het meten te veel druk wordt uitgeoefend door de transducer wordt de spierdikte dunner, vooral bij de oppervlakkige spieren (rechtsboven). Dit kan vóórkomen worden door de lijn van de huid en fascie in de gaten te houden: deze moet licht gebogen zijn. Contractie van de spier zorgt voor een toename van de spierdikte (onder). H = humerus.

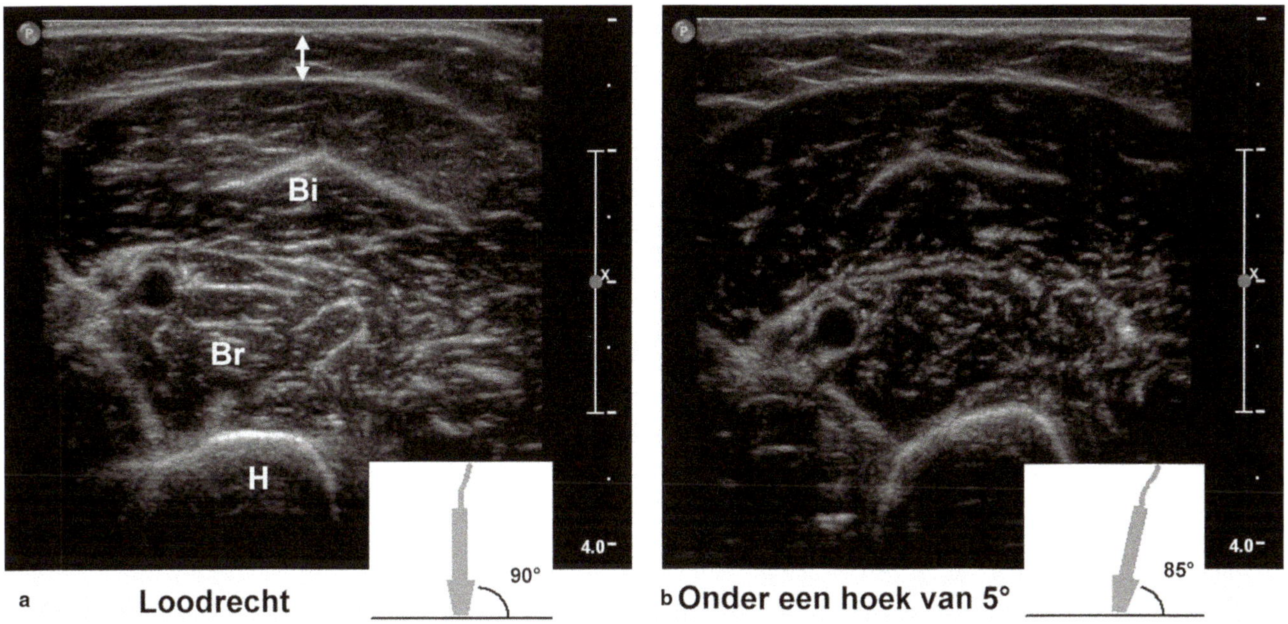

Figuur 34.8 Transverse opname van de bovenarm, loodrecht gemeten (a) en onder een hoek van 5 graden (b). Meten onder een hoek zorgt voor deflectie van het geluid. Dit zorgt ervoor dat de spier er zwarter uitziet en dat de botecho minder duidelijk zichtbaar is.

34.5 Toekomst van spierechografie

De diagnostische waarde van spierechografie als screeningsinstrument bij kinderen met de verdenking op een neuromusculaire aandoening is inmiddels bewezen. Ook in het diagnostische traject van ALS-patiënten wordt de waarde van spierechografie steeds duidelijker. Dat spierechografie ook bij volwassenen met andere neuromusculaire aandoeningen dezelfde functie kan hebben, valt te verwachten.

De positie van spierechografie ten opzichte van ander aanvullend onderzoek bij neuromusculaire aandoeningen zal de komende jaren moeten worden bepaald. EMG en spierechografie zijn tot op zekere hoogte complementair, waarbij EMG kijkt naar afwijkende functie (fysiologie) en echo vooral naar vorm (anatomie). Men kan zich voorstellen dat spierechografie als screeningsinstrument in combinatie met zenuwgeleidingsonderzoek (inclusief repetitieve zenuwstimulatie) een snelle en patiëntvriendelijke manier is om een breed scala van neuromusculaire aandoeningen op te sporen. Dit geldt temeer wanneer spierechografie wordt uitgebreid met zenuwechografie en dynamisch onderzoek in de zin van detectie van fasciculaties en fibrillaties. Een dergelijke screening kan, indien afwijkend, vervolgens gericht worden gevolgd door een meer invasief naald-EMG of een spierbiopt, waarbij de echografisch meest afwijkende spieren het risico op een fout-negatieve punctie verkleinen. Hiermee is het diagnostische arsenaal van de neuroloog weer een stapje efficiënter, betrouwbaarder en patiëntvriendelijker geworden.

34.6 Conclusie

Spierechografie is een niet-invasieve techniek om structurele afwijkingen bij neuromusculaire aandoeningen in beeld te brengen. Kwantificeren van de grijswaarden (echo-intensiteit) is daarbij essentieel om de objectiviteit en sensitiviteit te vergroten voor het aantonen of uitsluiten van een spier- of zenuwziekte. Spierechografie kan ook helpen bepalen welke spieren het meest zijn aangedaan, om een patroon in beeld te brengen en de optimale spier voor een biopt te bepalen. Daarnaast kan spierechografie als dynamisch onderzoek ook spontane activiteit van spiervezels zoals fasciculaties en fibrillaties aantonen.

Kernpunten

- Bij een neuromusculaire aandoening zijn de spieren echografisch witter (hebben een verhoogde echo-intensiteit) door ontsteking, fibrose of vervetting.
- De echo-intensiteit verschilt per spier en neemt toe met de leeftijd. Dit is de voornaamste reden dat kwantificeren van de meting en normaalwaarden voor geslacht en leeftijd nodig zijn.
- Spierechografie kan met hoge voorspellende waarden het onderscheid maken tussen aan- of afwezigheid van een neuromusculaire aandoening. Bij kinderen met de verdenking op een neuromusculaire aandoening is de positief voorspellende waarde van spierechografie 90% bij een negatief voorspellende waarde van 86%.
- Fasciculaties zijn zichtbaar als korte, trekkende bewegingen van delen van de spier op wisselende plaatsen en kunnen met echografie beter worden aangetoond dan met een naald-EMG.
- Fibrillaties zijn alleen zichtbaar met de nieuwe, betere echoapparatuur en uiten zich als continue trillende bewegingen in de spier die de achtergrondruis maar net overstijgen.

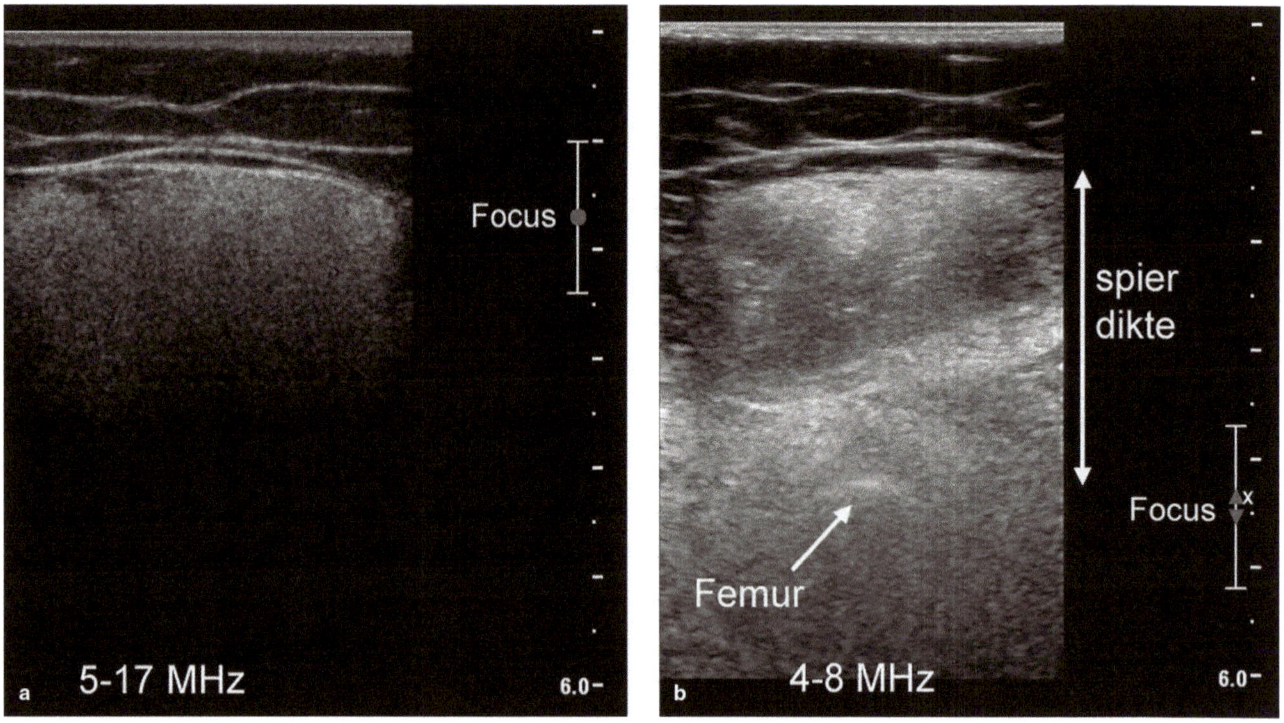

Figuur 34.9 Transverse opname van de m. quadriceps van een patiënt met een Duchenne-spierdystrofie. Door verzwakking van het geluid is in de standaardopname (links) de botecho niet meer zichtbaar. Hierdoor kan de spierdikte niet gemeten worden. In het rechterpaneel is gemeten met een transducer met een lagere frequentie en zijn de focus en de gain aangepast. Hierdoor is het toch mogelijk om bij deze patiënt de spierdikte te bepalen.

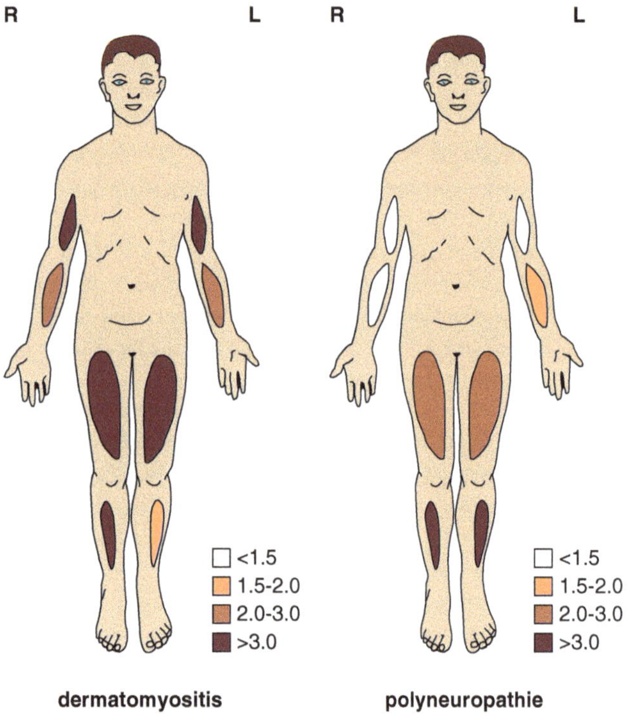

Figuur 34.10 Schematische weergave van de gemeten spieren met de bijbehorende echo-intensiteit, uitgedrukt in z-scores. Met deze weergave wordt het in één oogopslag duidelijk welke spieren het sterkst zijn aangedaan en of er een patroon zichtbaar is. Dit kan helpen bij de differentiële diagnose (bijvoorbeeld door de proximaal-distale gradiënt bij een polyneuropathie) of bij de keuze van de bioptlocatie.

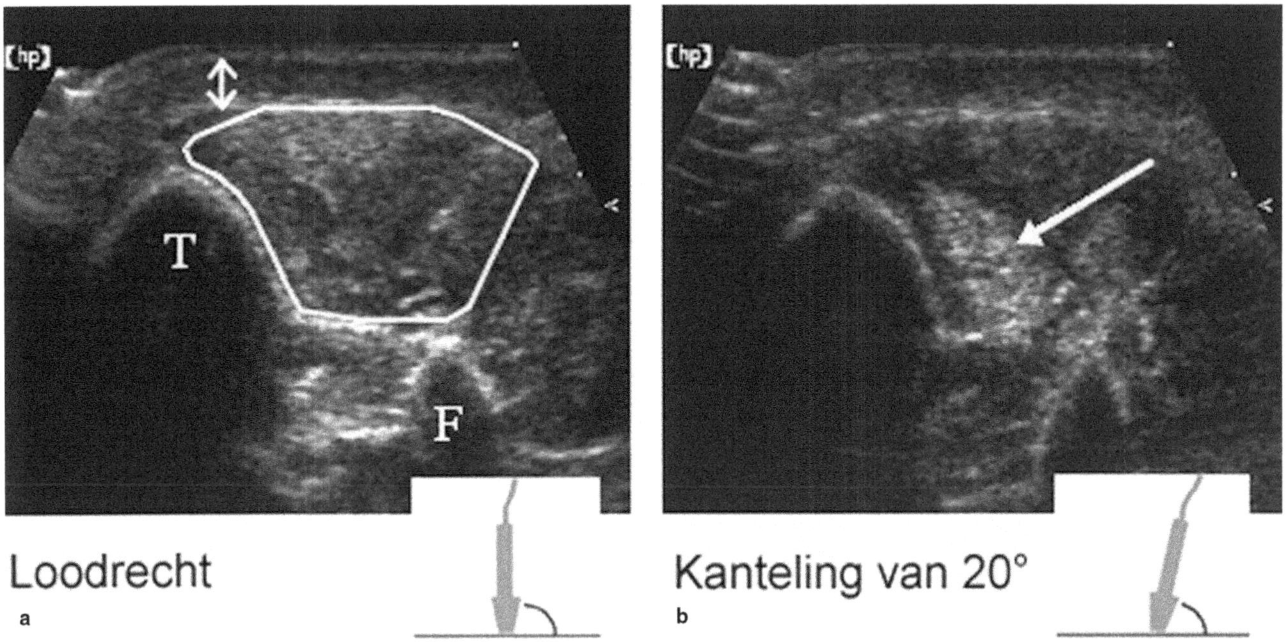

Figuur 34.11 Transverse opname van de m. tibialis anterior van een patiënt met een juveniele dermatomyositis. In de loodrechte opname is de echo-intensiteit licht verhoogd. Opvallend is dat bij kanteling van de echoprobe focale afwijkingen in deze spier zichtbaar worden. Dit is een bevinding die typisch is voor inflammatoire myopathieën.

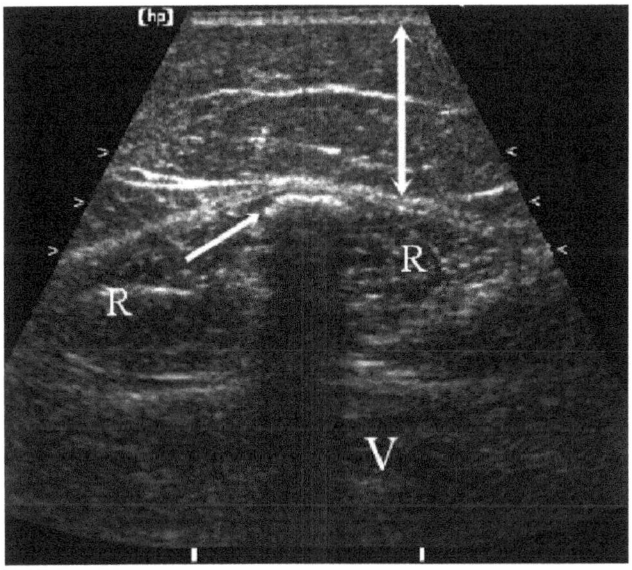

Figuur 34.12 Transverse opname van de m. quadriceps van een patiënt met een chronische juveniele dermatomyositis. Net onder de fascie van de m. rectus femoris (R) bevindt zich een calcificatie (enkele pijl), die zichtbaar is als een sterke reflectie met een slagschaduw eronder. V = m. vastus intermedius; dubbele pijl = subcutane vetlaag.

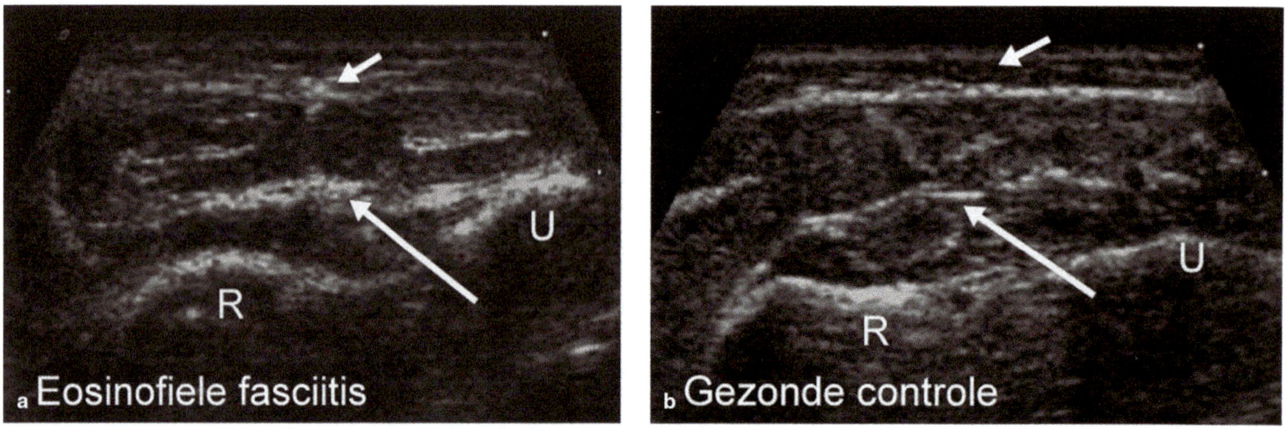

Figuur 34.13 Transverse opname van extensorenloge in de onderarm van een patiënt met een eosinofiele fasciitis (a) en een gezonde controle ter vergelijking (b). De fasciitis is zichtbaar door de verdikte fascia met een onscherpe begrenzing, van zowel de oppervlakkige fascie (kleine pijl) als de diepe fascie (lange pijl). U = ulna; R = radius.

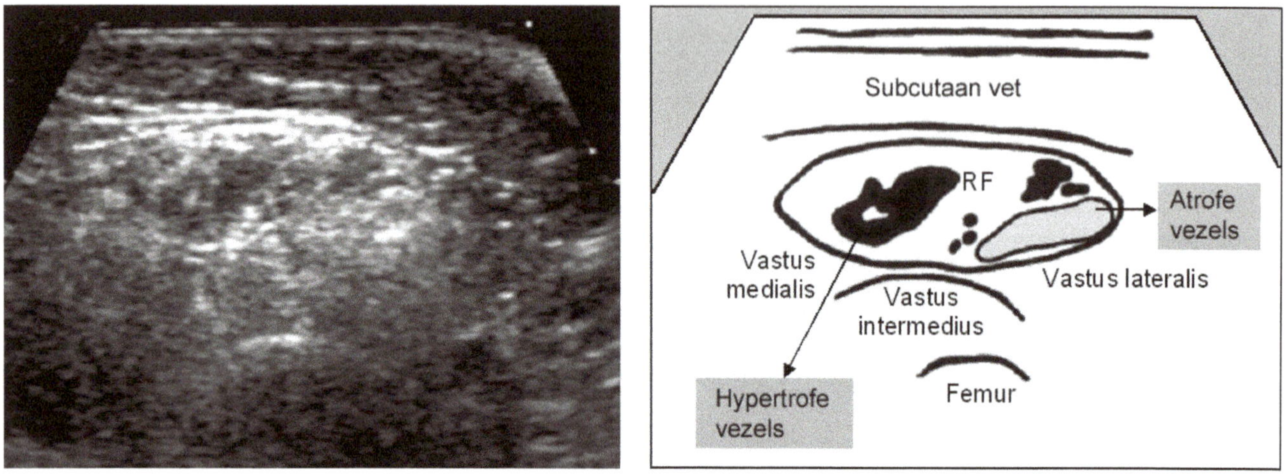

Figuur 34.14 Transverse opname van de m. quadriceps van een patiënt met spinale spieratrofie. De echo-intensiteit van de m. rectus femoris is sterk verhoogd en toont een gatenkaaspatroon. Dit wordt waarschijnlijk veroorzaakt doordat groepjes atrofische spiervezels (witte vlekken) worden afgewisseld met hypertrofische vezels (zwarte vlekken). Rechts ter verklaring een schematische weergave van deze spier. RF = m. rectus femoris.

Literatuur

Arts IM, Pillen S, Overeem S, Jurgen SH, Zwarts MJ. Rise and fall of skeletal muscle size over the entire life span. J Am Geriatr Soc. 2007;55:1150–52.

Arts IM, Rooij FG van, Overeem S, Pillen S, Janssen HM, Schelhaas HJ, et al. Quantitative muscle ultrasonography in amyotrophic lateral sclerosis. Ultrasound Med Biol. 2008;3:354–61.

Bonnemann CG, Brockmann K, Hanefeld F. Muscle ultrasound in Bethlem myopathy. Neuropediatrics. 2003;34:335–36.

Campbell SE, Adler R, Sofka CM. Ultrasound of muscle abnormalities. Ultrasound Q. 2005;21:87–94.

Fornage BD. Peripheral nerves of the extremities: imaging with US. Radiology. 1988;167:179–82.

Hashimoto BE, Kramer DJ, Wiitala L. Application of musculoskeletal sonography. J Clin Ultrasound. 1999;27:293–99.

Heckmatt JZ, Dubowitz V, Leeman S. Detection of pathological change in dystrophic muscle with B-scan ultrasound imaging. Lancet. 1980;1:1389–90.

Heckmatt JZ, Leeman S, Dubowitz V. Ultrasound imaging in the diagnosis of muscle disease. J Pediatr. 1982;101:656–60.

Heckmatt JZ, Pier N, Dubowitz V. Real-time ultrasound imaging of muscles. Muscle Nerve. 1988;11:56–65.

Jungbluth H, Davis MR, Muller C, Counsell S, Allsop J, Chattopadhyay A, et al. Magnetic resonance imaging of muscle in congenital myopathies associated with RYR1 mutations. Neuromuscul Disord. 2004;14:785–90.

Pillen S, Keimpema M, Nievelstein RAJ, Verrips A, Kruijsbergen-Raijmann W, Zwarts MJ. Skeletal muscle ultrasonography: visual versus quantitative evaluation. Ultrasound Med Biol. 2006a;32:1315–21.

Pillen S, Morava E, Keimpema M van, Laak HJ ter, Vries MC de, Rodenburg RJ, et al. Skeletal muscle ultrasonography in children with a dysfunction in the oxidative phosphorylation system. Neuropediatrics. 2006b;37:142–47.

Pillen S, Engelen B van, Hoogen F van den, Fiselier T, Vossen P van der, Drost G. Eosinophilic fasciitis in a child mimicking a myopathy. Neuromuscul Disord. 2006c;16:144–48.

Pillen S, Verrips A, Alfen N van, Arts IM, Sie LT, Zwarts MJ. Quantitative skeletal muscle ultrasound: Diagnostic value in childhood neuromuscular disease. Neuromuscul Disord. 2007;17:509–16.

Pillen S, Arts I, Zwarts MJ. Muscle ultrasound in neuromuscular disorders. Muscle Nerve. 2008;37:679–93.

Pillen S, Tak R, Lammens M, Verrijp K, Arts I, Zwarts M, et al. Skeletal muscle ultrasound: correlation between fibrous tissue and echo intensity. Ultrasound Med Biol. 2009a;35:443–46.

Pillen S, Dijk JP van, Weijers G, Raymann W, Korte CL de, Zwarts MJ. Quantitative grey scale analysis in skeletal muscle ultrasound: a comparison study of two ultrasound devices. Muscle Nerve. 2009b;39:781–86.

Pillen S, Nienhuis M, Dijk JP van, Arts IM, Alfen N van, Zwarts MJ. Muscles alive: ultrasound detects fibrillations. Clin Neurophysiol. 2009c;120:932–36.

Reeves ND, Maganaris CN, Narici MV. Ultrasonographic assessment of human skeletal muscle size. Eur J Appl Physiol. 2004;91:116–18.

Reimers CD, Fleckenstein JL, Witt TN, Muller-Felber W, Pongratz DE. Muscular ultrasound in idiopathic inflammatory myopathies of adults. J Neurol Sci. 1993a;116:82–92.

Reimers CD, Schlotter B, Eicke BM, Witt TN. Calf enlargement in neuromuscular diseases: a quantitative ultrasound study in 350 patients and review of the literature. J Neurol Sci. 1996;143:46–56.

Reimers K, Reimers CD, Wagner S, Paetzke I, Pongratz DE. Skeletal muscle sonography: a correlative study of echogenicity and morphology. J Ultrasound Med. 1993b;12:73–77.

Walker FO, Donofrio PD, Harpold GJ, Ferrell WG. Sonographic imaging of muscle contraction and fasciculations: a correlation with electromyography. Muscle Nerve. 1990;13:33–39.

Deel IV Diagnostiek van slaap- en bewustzijns-stoornissen

Inleiding in de slaappathologie en hypersomnie

G.J. Lammers

35.1 Inleiding

Slaap is een snel reversibele staat gekenmerkt door afgenomen reactiviteit, verminderde motorische activiteit en een verlaagd metabolisme. Alle hogere diersoorten slapen en lagere diersoorten vertonen gedrag dat lijkt op slaap. Dit gegeven doet vermoeden dat slapen een essentiële bezigheid is voor mens en dier. Echter, tot op heden is niet duidelijk wat de functie is. Er blijkt geen relatie te zijn tussen de slaapduur en de orde waartoe dieren behoren. Het enige patroon dat tot nu toe is ontdekt, is dat herbivoren minder slapen dan carnivoren en omnivoren, en dat de duur van slaap van herbivoren omgekeerd evenredig is met het lichaamsgewicht. Verder blijkt slaapdeprivatie in 30% van de 'verloren' tijd weer ingehaald te kunnen worden. Deze gegevens lijken er vooral op te wijzen dat slapen een adaptief proces is. Zo zal een herbivoor zich beter tegen roofdieren kunnen verweren als hij minder slaapt en zal een grote herbivoor meer tijd hebben om voldoende voedsel binnen te krijgen als hij per etmaal minder hoeft te slapen. In de wetenschappelijke literatuur wordt dan ook de vraag opgeworpen of slaap echt een essentiële functie heeft voor (behoud van) de integriteit van het organisme zelf of dat het vooral een adaptief proces is, zoals ook planten adaptieve processen kennen; denk bijvoorbeeld aan het verliezen van bladeren van bomen in de winter en de manier waarop zaden in sommige extreme situaties door adaptatie kunnen overleven en uiteindelijk weer uitgroeien.

Los van deze meer filosofische vragen over het nut en de functie van slaap, is duidelijk dat we slaap nodig hebben en ook dat aandoeningen van de slaap en (chronische) slaapdeprivatie leiden tot een aanzienlijke handicap in het dagelijks leven. Het gaat dan niet alleen om direct aan slaap te relateren klachten als slaperigheid, vermoeidheid en geheugenproblemen, maar ook om een sterk verhoogd risico op niet intuïtief aan slaap te relateren problemen als obesitas, diabetes mellitus, depressie en verminderde afweer. Daaraan moet nog worden toegevoegd dat bij de mens van al deze laatstgenoemde problemen nog niet de oorzakelijke relatie met een gestoorde of te korte nachtrust is vastgesteld.

Duidelijk is dat slaap niet simpelweg afwezigheid van activiteit in de hersenen weerspiegelt. Slaap en de afwisseling van slaapstadia worden actief gestuurd door een samenspel van de diurnale ritmes van de biologische klok, subcorticaal gelegen hersenkernen en de duur van het wakker zijn. De afgelopen decennia is de kennis over de hersenstructuren die betrokken zijn bij de regulatie van slapen en waken en de daarbij betrokken neurotransmittersystemen spectaculair toegenomen. Deze kennis heeft het begrip en ook de behandelingsmogelijkheden van slaapstoornissen sterk verbeterd.

Kort samengevat zijn het monoaminerge en cholinerge kernen in de hersenstam die in een goed afgestemd samenspel zorg dragen voor een zodanige activatie van de cortex, dat we in een staat kunnen zijn en blijven van wat neurologen vaak 'helder bewustzijn' noemen. Het hypocretinesysteem in de hypothalamus is een belangrijke kern in de aansturing van dit systeem. Een andere kern, de eveneens in de hypothalamus gelegen ventrolaterale preoptische kern (met als transmitters GABA en galanine), kan al deze kernen remmen en zodoende non-REM-slaap induceren (figuur 35.1). Bij REM-slaap zijn de monoaminerge kernen, vooral de noradrenerge, totaal geremd, maar zijn de cholinerge kernen juist actiever dan tijdens waak. Een tweede actief proces tijdens REM-slaap is de remming van motorneuronen.

35.2 Wat is een normale nachtslaap?

Het feit dat de individuele slaapbehoefte van mensen zo varieert, kan leiden tot problemen bij het diagnosticeren van slaapaandoeningen. Er kan niet eenvoudigweg gesteld worden dat iemand die 's nachts minder dan 7,5 uur slaapt, te weinig slaapt, of dat iemand die meer dan 7,5 uur slaapt, voldoende slaapt. Daarnaast is onduidelijk wat het recuperatieve vermogen van slaap bepaalt. Lange tijd werd verondersteld dat het bij slapen om de diepe slaap draait. Deze zogenoemde kernslaap zou verantwoordelijk zijn voor het recuperatieve vermogen en de stadia 1 en 2 zouden 'franje' zijn. Zo zouden mensen die met weinig slaap toe kunnen, vrijwel alleen diepe slaap hebben en dus efficiënt slapen.

Bovendien werd gesuggereerd dat mensen zichzelf zouden kunnen trainen met weinig slaap toe te kunnen. Inmiddels is duidelijk dat dit een te simpele voorstelling van zaken is. Zo hebben gezonde oudere mensen (> 60 jaar) en zeker mannen met een bijkomend overgewicht, heel weinig diepe slaap (figuur 35.2 en figuur 35.3). De laatste jaren is er meer aandacht voor geconsolideerde slaap: slaap met weinig wisselingen in slaapstadium en met weinig waakperioden. Het lijkt erop dat vooral geconsolideerde slaap bijdraagt aan recuperatie. Overigens is weinig diepe slaap vaak een marker van een gefragmenteerde slaap. Bij veel faseovergangen raken mensen minder goed in (aaneengesloten) diepe slaap. Zo zou weinig diepe slaap toch weer mede bepalend kunnen zijn voor het recuperatieve vermogen.

35.3 Welke slaapstoornissen worden onderscheiden?

De meest gebruikte indeling van de bekende slaapstoornissen is de *International Classification of Sleep Disorders*. In 2005 is hiervan een tweede editie uitgekomen: de ICSD-2.

Hoewel deze classificatie duidelijk in een behoefte voorziet zijn er ook nadelen aan verbonden: de indeling en achterliggende logica zijn niet steeds consistent. Soms wordt er ingedeeld naar (veronderstelde) pathofysiologie maar soms ook niet, er zijn geen graden van zekerheid van een diagnose onderscheiden, onder hersenaandoeningen staan problemen aangegeven die louter door een ongezonde leefstijl worden veroorzaakt, en nachtelijke epilepsie is niet opgenomen in de ICSD maar ondergebracht in de classificatie voor epilepsie.

In ▸ kader 35.1 is de ICSD-2-classificatie verkort weergegeven. Op verschillende plaatsen is de Engelse benaming gehandhaafd omdat er geen algemeen geaccepteerde Nederlandse naam is. In dit hoofdstuk zullen alleen insomnie en de 'centrale' hypersomnieën worden besproken. Voor de bespreking van de andere categorieën verwijs ik naar de betreffende andere hoofdstukken.

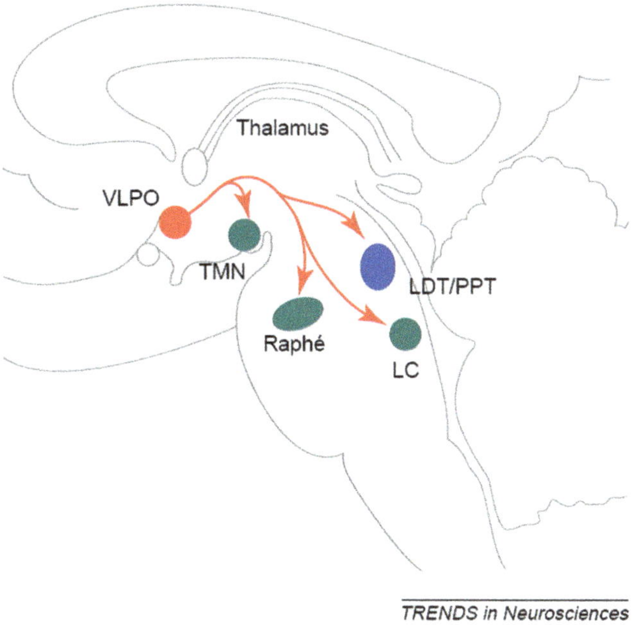

Figuur 35.1 Kernen betrokken bij de slaapregulatie. Activatie van de ventrolaterale preoptische kern (VLPO) induceert slaap door remming van de waakkernen. LDT/PPT: laterodorsale tegmentum/pedunculopontiene tegmentum (cholinerg); LC: locus coeruleus (noradrenerg); Raphe: raphekernen (serotonerg); TMN: tuberomamillaire kern (histaminerg). (Uit: Saper CB, Chou TC, Scammell TE. The sleep switch: hypothalamic control of sleep and wakefulness. Trends Neurosci. 2001;24(12):726-31.)

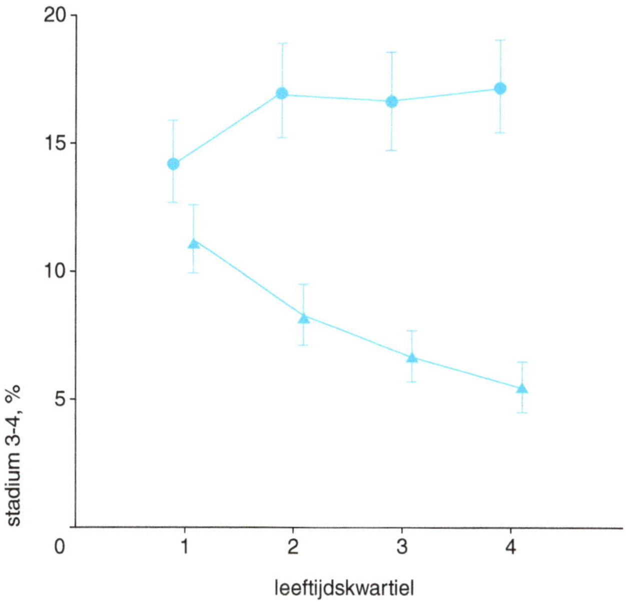

Figuur 35.2 Relatie tussen het percentage diepe slaap en leeftijd voor mannen (▲) en vrouwen (●). 1, 2, 3 en 4 op de X-as zijn respectievelijk: < 54, 54-61, 61-70 en > 70 jaar. (Uit: Redline S, et al. The effects of age, sex, ethnicity, and sleep-disordered breathing on sleep architecture. Arch Intern Med. 2004;164(4):406-18.)

Kader 35.1 ICSD-2-classificatie

Insomnie:

- primair
- secundair

Kan ook naar duur of eventuele oorzaak: classificatie niet erg consequent. Komt mede door gebrek aan inzicht in pathofysiologie.

Slaapgerelateerde ademhalingsstoornissen:

- obstructief slaapapneusyndroom
- centraal slaapapneusyndroom
- slaapgerelateerde hypoventilatie/hypoxie

Hypersomnieën van 'centrale' origine:

- narcolepsie met kataplexie
- narcolepsie zonder kataplexie
- recurrent hypersomnie
- idiopathische hypersomnie met lange slaaptijd
- idiopathische hypersomnie zonder lange slaaptijd
- chronische slaapdeprivatie (*behaviorally induced insufficient sleep syndrome*)
- secundaire hypersomnie/narcolepsie (*due to medical condition*)

Stoornissen van de circadiane ritmiek:

- delayed sleep phase syndrome
- advanced sleep phase syndrome
- onregelmatig slaapritme, jetlag, ploegendienst

Parasomnieën

- non-REM: arousalstoornissen, waaronder *confusional arousals*, slaapwandelen en *sleep terrors*
- REM:
  - REM sleep-behavior disorder
  - nachtmerries
  - recidiverende slaapverlamming
- overige: vooral voor de neuroloog relevant: het exploding-headsyndroom

Slaapgerelateerde bewegingsstoornissen:

- restless-legssyndroom
- *periodic limb movement disorder*

Uit: American Academy of Sleep Medicine. International classification of sleep disorders, 2nd ed. Diagnostic and coding manual. Westchester, Illinois, American Academy of Sleep Medicine, 2005.

De bespreking van insomnie zal kort zijn, aangezien hieraan zelden een neurologische aandoening ten grondslag zal liggen. Dit in tegenstelling tot de hypersomnieën. Belangrijk voor het onderscheid tussen insomnie en hypersomnie is dat patiënten met insomnie klachten kunnen hebben van slaperigheid overdag, maar eigenlijk nooit overdag ongewild in slaap vallen. Omgekeerd kunnen lijders aan hypersomnieën wel klachten hebben over hun nachtslaap, gelijkend op insomnieklachten, maar van problemen met inslapen zal bij hen zelden sprake zijn.

Sequential Multivariate Analysis of Body Composition by Quartiles of SWS

Outcomes	N	Quartile of slow wave sleep (SWS as a % of total sleep time)				*P-value for trend
		Quartile 1 0 to ≥ 3.8%	Quartile 2 > 3.8% to ≤ 9.9%	Quartile 3 > 9.9% to ≤ 16.7%	Quartile 4 > 16.7%	
Model 1	2743	27.5	27.1	27.2	26.7	0.0001
BMI (kg/m^2)	2743	83.5	82.1	82.3	80.4	< 0.0001
Weight (kg)	2739	100.5	99.3	99.5	98.6	0.003
Waist circumference (cm)						
Model 2	2743	27.5	27.1	27.2	26.7	0.0009
BMI (kg/m^2)	2743	83.3	82.1	82.4	80.5	0.0001
Weight (kg)	2739	100.3	99.3	99.6	98.8	0.02
Waist circumference (cm)						
Model 3	2743	27.4	27.1	27.3	26.8	0.0095
BMI (kg/m^2)	2743	83.0	82.2	82.5	80.6	0.001
Weight (kg)	2739	100.0	99.3	99.7	98.9	0.089
Waist circumference (cm)						

Model 1: adjusted for age, race/ethnicity, PASE, clinic
Model 2: adjusted for age, race/ethnicity, PASE, clinic, TST and sleep efficiency
Model 3: adjusted for age, race/ethnicity, PASE, clinic, TST, sleep efficiency and SDB
Results unchanged when TST used as categorical (rather than continuous) variable (data not shown)
*P-value for linear regression (assessing linear trend across quartiles of SWS)

Figuur 35.3 Illustratie dat de BMI een onafhankelijke voorspeller is voor het percentage SWS (*slow wave sleep*/diepe slaap). (Uit: Rao MN, et al. Osteoporotic Fractures in Men (MrOS) Study Group. Association between sleep architecture and measures of body composition. Sleep. 2009;32(4):483-90.)

35.3.1 Insomnie

Insomnie wordt gedefinieerd als: een ervaren probleem met inslapen of doorslapen, of een als niet restoratief ervaren nachtslaap die gepaard gaat met klachten over het functioneren overdag, zoals vermoeidheid, slaperigheid, prikkelbaarheid, verminderde concentratie en afgenomen prestatie. Insomnie is, zoals uit de definitie blijkt, een diagnose die op grond van subjectieve ervaringen wordt gesteld. Het is een zeer veel voorkomende aandoening. De prevalentie wordt geschat op ongeveer 6 tot 30%, afhankelijk van de gebruikte criteria. Op basis van veronderstelde maar niet goed opgehelderde verschillen in pathofysiologie wordt een onderscheid gemaakt in primaire en secundaire insomnie, waarbij er in de eerste groep sprake is van een geïsoleerd voorkomen van de slaapklacht en in de tweede groep verondersteld wordt dat de slaapklacht secundair of in het kader van een andere stoornis optreedt, bijvoorbeeld depressie of middelenmisbruik. De meest voorkomende vorm van primaire insomnie is de zogenoemde psychofysiologische insomnie. Kenmerken van deze vorm zijn het bestaan van insomnie gedurende meer dan een maand en aanwijzingen voor conditionering als belangrijke onderhoudende factor voor het probleem en/of de aanwezigheid van hyperarousal. Een intrigerende andere groep die tot de primaire insomnie wordt gerekend, is de paradoxale insomnie, ook wel slaapmisperceptiesyndroom genoemd. Kenmerkend is een ervaren insomnie die niet geobjectiveerd kan worden bij polysomnografisch onderzoek.

Insomnie kan ook worden ingedeeld op basis van duur: acute (< 3 weken) en chronische. Bij de acute vorm is de veronderstelling dat de klachten tijdelijk zullen zijn en worden ze uitgelokt door stress en/of een stressvolle gebeurtenis, terwijl er bij de chronische vorm geen stressfactor is of meer is terwijl de klachten voortbestaan.

Zoals gezegd zal insomnie zelden een neurologische oorzaak hebben. Het kan gebeuren dat slaapapneu of een ernstige vorm van restless-legssyndroom niet wordt onderkend en vooral in het kader van neurodegeneratieve hersenaandoeningen zijn ook insomnieklachten mogelijk. Verder kunnen verlammingen van de ademhalingsspieren zich als eerste uiten door verstoring van de slaap. Nog zeldzamer is uitval van de subcorticale centra die zorg dragen voor de fysiologische regulatie van slapen en waken op basis van vasculaire laesies of tumoren.

35.3.2 De hypersomnieën

Algemeen

Hoewel de prevalentie van hypersomnie veel lager is dan van die van insomnie, wordt geschat dat op enig moment zo'n 15% van de bevolking klachten van een verhoogde slaapneiging overdag heeft. Slechts een klein deel van deze personen lijdt daadwerkelijk aan een slaapstoornis. Veel vaker zullen de klachten voortkomen uit een al dan niet zelfopgelegd tekort aan nachtslaap. Lastig voor de diagnostiek is dat deze klachten vaak niet te onderscheiden zijn van de klachten die voorkomen in het kader van een primaire slaapstoornis. Er zijn echter wel hulpmiddelen in de anamnese en bij het aanvullend onderzoek om hier inzicht in te krijgen.

Niettemin komen ook 'echte' hypersomnieën relatief frequent voor, vermoedelijk bij zo'n 2% van de bevolking. Ze hebben een forse impact op het dagelijks functioneren, al wordt dat niet altijd onderkend. Zowel de behandelingsmogelijkheden als de invloed op kwaliteit van leven en de bijdrage aan gevaarlijke situaties, thuis en in het verkeer, maken een tijdige opsporing belangrijk. Wat prevalentie betreft is slaapapneu verreweg de belangrijkste hypersomnie. Deze aandoening wordt elders besproken. De andere relevante aandoeningen zijn narcolepsie en idiopathische hypersomnie.

Anamnese

Het is belangrijk overmatige slaperigheid overdag te onderscheiden van 'vermoeidheid'. Vermoeidheid is een zeer veel voorkomende klacht, waarmee over het algemeen een gebrek aan energie wordt aangegeven. Mensen die een verhoogde slaapneiging overdag hebben, benoemen dit zelf vaak als vermoeidheid. Om een hypersomnie op het spoor te komen moet de arts daarom altijd vragen of met 'vermoeidheid' een verhoogde slaapneiging wordt bedoeld of iets anders.

Anamnestisch zal een persoon die aan een verhoogde slaapneiging overdag lijdt, klagen over een subjectief gevoel van slaperigheid en daarnaast daadwerkelijk ongewild in slaap vallen. Monotone, passieve bezigheden zoals tv-kijken, als passagier in een auto zitten en lezen werken luxerend op het in slaap vallen, zoals dat ook bij slaapdeprivatie het geval is. In extreme gevallen kunnen mensen tijdens eten of zelfs bij staan of fietsen in slaap vallen. Vaak zullen er bijkomende concentratieproblemen zijn, maar ook geheugenklachten en automatisch gedrag (het verrichten van inadequate handelingen) kunnen in dit kader voorkomen. Ten slotte is het van belang te weten dat er aan deze patiënten in de spreekkamer meestal niets bijzonders te zien of te merken is.

Om uit te maken of de klachten door een chronische slaapdeprivatie worden veroorzaakt, is het belangrijk te vragen of de klachten van slaperigheid overdag ontstonden vanaf een moment dat er minder nachtslaap (mogelijk) was door tijdgebrek of externe nachtelijke verstoringen. De neiging in het weekend en/of in vakanties meer dan twee uur langer dan 'normaal' te slapen, kan een indirecte aanwijzing zijn voor chronisch slaapdeprivatie.

Narcolepsie

Narcolepsie is een invaliderende aandoening die op alle leeftijden kan ontstaan maar zich meestal manifesteert tijdens de adolescentie. De prevalentie wordt geschat op 5 : 10.000. Narcolepsie wordt gekenmerkt door overmatige slaperigheid overdag, kataplexie, hypnagoge hallucinaties, slaapparalyse en een verstoorde nachtslaap.

Er worden in de ICSD-2 drie vormen van narcolepsie onderscheiden: narcolepsie met kataplexie, narcolepsie zonder kataplexie en narcolepsie die optreedt in het kader van een andere neurologische aandoening. Deze laatste vorm kan weer zowel met als zonder kataplexie voorkomen. Een voorbeeld van een aandoening die gepaard kan gaan met narcolepsie zonder kataplexie, is de ziekte van Parkinson; de aandoeningen die gepaard kunnen gaan met narcolepsie met kataplexie zijn vooral zeldzame syndromen zoals het Prader-Willi-syndroom en het Coffin-Lowry-syndroom. Zie ▶ kader 35.2 voor de diagnostische criteria.

Kader 35.2 ICSD-2-criteria voor de diagnose narcolepsie

ICSD-2 diagnostic criteria of narcolepsy with cataplexy

A. The patient has a complaint of excessive daytime sleepiness occurring almost daily for at least three months.

B. A definite history of cataplexy, defined as sudden and transient episodes of loss of motor tone triggered by emotions, is present.

Note: to be labeled as cataplexy, these episodes must be triggered by strong emotions -most reliably laughing or joking- and must be generally bilateral and brief (less than 2 minutes). Consciousness is preserved, at least at the beginning of the episode. Observed cataplexy with transient reversible loss of deep tendon reflexes is a very strong, but rare, diagnostic finding.

C. The diagnosis of narcolepsy with cataplexy should, whenever possible, be confirmed by nocturnal polysomnography followed by an MSLT; the mean sleep latency on MSLT is less than or equal to 8 min and two or more SOREMPs are observed following sufficient nocturnal sleep (minimum 6 h) during the night prior to the test.

Alternatively, hypocretin-1 levels in the CSF are less than or equal to 110 pg/ml or one-third of mean normal control values.

D. The hypersomnia is not better explained by another sleep disorder or neurological disorder, mental disorder, medication use, or substance use disorder.

ICSD-2 diagnostic criteria of narcolepsy without cataplexy

A. The patient has a complaint of excessive daytime sleepiness occurring almost daily for at least three months.

B. Typical cataplexy is not present, although doubtful or atypical cataplexy-like episodes may be reported.

C. The diagnosis of narcolepsy without cataplexy must be confirmed by nocturnal polysomnography followed by a MSLT. In narcolepsy without cataplexy, the mean sleep latency on MSLT is less than or equal to 8 min and two or more SOREMPs are observed following sufficient nocturnal sleep (minimum 6 h) during the night prior to the test.

D. The hypersomnia is not better explained by another sleep disorder or neurological disorder, mental disorder, medication use, or substance use disorder.

ICSD-2 diagnostic criteria of narcolepsy due to medical condition

A. The patient has a complaint of excessive daytime sleepiness occurring almost daily for at least three months.

B. One of the following is present:

1. A definite history of cataplexy, defined as sudden and transient episodes of loss of muscle tone (muscle weakness) triggered by emotion, is present.

2. If cataplexy is not present or is very atypical, polysomnographic monitoring performed over the patient's habitual sleep period followed by an MSLT must demonstrate a mean sleep latency on the MSLT of less than 8 min with two or

more SOREMPs, despite sufficient nocturnal sleep prior to the test (minimum 6 h).

3. Hypocretin-1 levels in the CSF are less than 110 pg/ml (or 30% of normal control values), provided the patient is not comatose.

C. A significant underlying medical or neurological disorder accounts for the daytime sleepiness.

D. The hypersomnia is not better explained by another sleep disorder, mental disorder, medication use, or substance use disorder.

Uit: American Academy of Sleep Medicine. International classification of sleep disorders, 2nd ed.: Diagnostic and coding manual. Westchester, Illinois: American Academy of Sleep Medicine; 2005.

De verhoogde slaapneiging bij narcolepsie is vaak de eerste uiting van de aandoening. Het is dagelijks aanwezig en uit zich zowel in een continu gevoel van slaperigheid als in dagelijks optredende onweerstaanbare slaapaanvallen. Hoewel patiënten deze aanvallen doorgaans voelen aankomen, kunnen ze niet of slechts tijdelijk worden weerstaan. De duur is meestal kort, waarna patiënten zich tijdelijk verkwikt voelen. In het verlengde van de slaperigheid treden problemen op met de concentratie en volgehouden aandacht en kan er sprake zijn van automatisch gedrag. Bij automatisch gedrag is een patiënt wakker genoeg om een handeling te verrichten maar niet wakker genoeg om dit adequaat te doen. Hij kan dan bijvoorbeeld inhoudelijk rare dingen opschrijven en/of een onleesbaar handschrift krijgen. Bij narcolepsie beperken de slaapproblemen zich niet tot de dag. Patiënten slapen in de avond vlot in, maar ontwaken gedurende de nacht veelvuldig kort, waardoor de totale hoeveelheid slaap per etmaal doorgaans niet is toegenomen. Het is overigens niet ongebruikelijk dat de nachtelijke problemen zich pas op termijn klinisch uiten.

Kataplexie kan min of meer tegelijkertijd met de verhoogde slaapneiging ontstaan, maar debuteert soms pas jaren later. Het is het enige specifieke symptoom van narcolepsie en is uitsluitend klinisch gedefinieerd: een plotseling optredend, kortdurend bilateraal verlies van spiertonus met een behouden bewustzijn, uitgelokt door emoties, vooral positieve emoties als lachen. Patiënten kunnen letterlijk 'slap van het lachen' worden, maar ook andere emoties kunnen een aanval uitlokken, zoals boosheid of een onverwachte ontmoeting met een bekende. De duur varieert van seconden tot minuten, waarbij het herstel abrupt en volledig is. De frequentie varieert van minder dan een aanval per maand tot tientallen aanvallen per dag. In meerderheid betreft het partiële aanvallen, waarbij bijvoorbeeld alleen de kaak en/of de nek gaat hangen of er een kortdurend slap gevoel in de knieën is. Bij veel patiënten blijven de aanvallen tot dit type beperkt. In ernstige gevallen treden complete aanvallen op waarbij patiënten op de grond vallen en niet kunnen reageren.

Hypnagoge hallucinaties zijn zeer levendige droomervaringen die op het moment van optreden werkelijke gebeurtenissen lijken te zijn. Na afloop kan de patiënt echter beredeneren dat het een droomervaring moet zijn geweest. Dit fenomeen treedt typisch op rond het moment van in slaap vallen, zowel bij dutjes overdag als bij aanvang van de nachtslaap, maar soms ook bij het wakker worden.

Slaapparalyse is een onvermogen de spieren te bewegen en treedt net als de hypnagoge hallucinaties op op het moment van in slaap vallen dan wel wakker worden. Ze kunnen ook gecombineerd voorkomen. De duur is vermoedelijk maximaal enkele minuten, al kan het voor de betrokkene een eeuwigheid lijken.

De oorzaak van narcolepsie met kataplexie is een tekort aan hypocretine in het centraal zenuwstelsel. Dit wordt veroorzaakt door een selectief verdwijnen van de hypocretineproducerende cellen, die uitsluitend in de hypothalamus zijn gelokaliseerd. Er zijn veel aanwijzingen dat een auto-immuunreactie verantwoordelijk is voor dit verdwijnen, maar onomstotelijk bewijs hiervoor is tot op heden niet geleverd. De veronderstelde fysiologische rol van hypocretine is stabilisatie van de hypothetische *sleep-switch* in de waakstand. Valt deze stabilisatie weg, dan lukt het niet om langdurig wakker te zijn, maar wordt langdurig achtereen slapen ook een probleem. Daarnaast kunnen er tijdens waak partiële uitingen van (REM-)slaap optreden, bijvoorbeeld de spierverslapping die normaal gesproken alleen tijdens REM-slaap voorkomt maar nu opeens overdag ontstaat, uitgelokt door emoties.

De oorzaak van narcolepsie zonder kataplexie is niet duidelijk. Het is aannemelijk dat het in pathofysiologische zin geen homogene patiëntengroep betreft. Een klein deel zal uiteindelijk narcolepsie met kataplexie ontwikkelen en zal dan hypocretinedeficiënt zijn. Echter, het merendeel zal geen in de liquor meetbare hypocretinedeficiëntie hebben of ontwikkelen. Het is mogelijk dat deze groep een *forme fruste* van narcolepsie met kataplexie heeft. Er zou dan net als bij narcolepsie met kataplexie sprake kunnen zijn van te gronde gaande hypocretinecellen, maar van een geringer aantal, zodat er meer resteren. Dit zou dan wel leiden tot functionele stoornissen van het hypocretinesysteem, maar niet tot een meetbare deficiëntie in de liquor. Ten slotte zou de oorzaak bij een deel van deze patiënten in een chronisch slaaptekort kunnen worden gezocht. Het blijkt namelijk dat sommige mensen die chronisch slaapgedepriveerd zijn, afwijkingen ontwikkelen die niet te onderscheiden zijn van narcolepsie zonder kataplexie. Er is een aantal casestudies gepubliceerd waaruit dit blijkt. Bij deze beschreven patiënten bleken de klachten en afwijkingen bij polysomnografisch onderzoek geheel te verdwijnen bij slaapextensie.

De diagnose narcolepsie wordt gesteld op basis van de anamnese in combinatie met een nachtelijke polysomnografie (PSG), gevolgd door een Multiple Sleep Latency Test (MSLT). Als alternatief voor de PSG en de MSLT kan een hypocretinemeting worden verricht. Zie voor de precieze diagnostische criteria ▶ kader 35.1. Voortvloeiend uit de eerder beschreven veronderstelde pathofysiologie, zal in het geval van narcolepsie met kataplexie vrijwel altijd een te lage of onmeetbaar lage hypocretineconcentratie worden gevonden, terwijl dit bij afwezigheid van kataplexie slechts zelden het geval zal zijn. Hieruit volgt dat voor de diagnostiek vooral te lage waarden van belang zijn.

De behandeling bestaat uit adviezen over regelmaat in slapen en waken, en het doen van een of meer geplande (korte) dutjes op vaste tijden overdag. Vrijwel altijd zal aanvullende symptomatische medicamenteuze therapie nodig zijn. Voor de verhoogde slaapneiging komen methylfenidaat, modafinil overdag en gammahydroxyboterzuur voor de nacht in aanmerking. De stimulantia die overdag worden voorgeschreven, bevorderen het vrijkomen van catecholaminen. Voor het effect op de slaperigheid gaat het vooral om het faciliteren van het vrijkomen van dopamine. Voor de kataplexie, hypnagoge hallucinaties en slaapverlamming kunnen antidepressiva uitkomst bieden. Antidepressiva onderdrukken de REM-slaap en daarmee ook deze veronderstelde abnormale uitingen ervan. De effectiviteit berust vooral op het remmen van de heropname van noradrenaline. Het klinische effect treedt vrijwel instantaan op, in tegenstelling tot het antidepressieve effect. Als alternatief kan voor deze klachten ook gammahydroxyboterzuur worden voorgeschreven. Dit laatste middel is ook het enige dat de nachtelijke slaap kan verbeteren, zowel op de korte als de lange termijn.

Idiopathische hypersomnie

Idiopathische hypersomnie is een restgroep waarbij er sprake is van een hypersomnie die niet verklaard wordt door een van de andere aandoeningen uit de ICSD-2 (▶ kader 35.1). Er worden twee typen onderscheiden: een vorm gekenmerkt door een toegenomen hoeveelheid slaap en een daarbij behorende lange nachtslaap (> 10 uur), en een vorm die net als narcolepsie vooral gekenmerkt wordt door een onvermogen langdurig wakker te blijven. Deze laatste vorm lijkt op narcolepsie zonder kataplexie. Anamnestisch is het onderscheid tussen beide niet te maken, echter bij PSG- en vooral MSLT-onderzoek zullen bij idiopathische hypersomnie geen abnormale uitingen van REM-slaap worden gevonden. De vorm met lange nachtslaap is veel zeldzamer en is vaak geassocieerd met slaapinertie (slaapdronkenheid): na ontwaken uit de nachtslaap duurt het vaak nog uren voor een patiënt echt 'op gang' is. De MSLT hoeft bij deze vorm niet afwijkend te zijn. Deze aandoening wordt meer gekenmerkt door een toegenomen slaapbehoefte dan door een onvermogen wakker te blijven. De pathofysiologie van beide vormen is niet opgehelderd, maar is vermoedelijk verschillend voor beide vormen. Er zijn geen aanwijzingen dat (een stoornis in) het hypocretinesysteem een rol speelt bij deze aandoeningen.

De diagnose wordt gesteld op basis van de anamnese en het polysomnografisch onderzoek. Net als bij de verdenking narcolepsie zonder kataplexie is het cruciaal chronische slaapdeprivatie als oorzaak van de klachten uit te sluiten, zowel anamnestisch als bij voorkeur met behulp van slaapdagboekjes en actigrafie gedurende ten minste een week. De behandeling is gelijk aan die van narcolepsie zonder kataplexie, waarbij vooral de vorm gekenmerkt door de lange nachtslaap moeilijk te behandelen is.

Kernpunten

- De individuele slaapbehoefte varieert en de slaaparchitectuur, vooral de hoeveelheid diepe slaap, wordt beïnvloed door leeftijd, geslacht en BMI.
- Als een patiënt tijdens de anamnese klaagt over vermoeidheid, is het voor het opsporen van een hypersomnie van essentieel belang te vragen of de patiënt hiermee een gebrek aan energie of een verhoogde slaapneiging bedoelt. Alleen als een verhoogde slaapneiging wordt bedoeld, heeft verder onderzoek naar een slaapstoornis zin.
- Een klacht van een verhoogde slaapneiging overdag hoeft, zelfs wanneer een MSLT-onderzoek duidelijke afwijkingen toont, niet te wijzen op een slaapaandoening. Een al dan niet zelf opgelegd slaaptekort kan tot klachten en MSLT-bevindingen leiden die niet te onderscheiden zijn van de klachten en bevindingen bij slaapaandoeningen als narcolepsie en idiopathische hypersomnie. Aanwezigheid van kataplexie duidt altijd op narcolepsie.

Literatuur

American Academy of Sleep Medicine. International classification of sleep disorders, 2nd ed.: diagnostic and coding manual. Westchester: American Academy of Sleep Medicine; 2005.

Billiard M, Bassetti C, Dauvilliers Y, Dolenc-Groselj L, Lammers GJ, Mayer G, et al.; EFNS Task Force. EFNS guidelines on management of narcolepsy. Eur J Neurol. 2006;13(10):1035–48.

Kryger MH, Roth T, Dement WC (eds.). Principles and practice of sleep medicine. 4th ed. New York: Saunders; 2005. (Nieuwe editie zal op korte termijn verschijnen.)

Slaap en EEG bij kinderen en volwassenen

R.L.M. Strijers

36.1 Inleiding

In dit hoofdstuk wordt een overzicht gegeven van de ontwikkeling van het slaappatroon van de kinderleeftijd naar volwassenheid en van volwassenheid naar oudere leeftijd. Tevens worden de verschillende EEG-patronen besproken die bij deze ontwikkeling horen.

36.2 Slaap

Naast genetische aanleg en circadiaanse ritmiek is de leeftijd een van de belangrijke factoren die de hoeveelheid slaap bepalen. Pasgeborenen slapen gemiddeld 16 tot 18 uur per dag; rond de leeftijd van 1 jaar slapen kinderen gewoonlijk 13 tot 14 uur per dag, waarna de slaapduur langzaam afneemt tot aan de adolescentenleeftijd. Tieners hebben over het algemeen minstens 8,5 uur slaap per dag nodig. Sommige deskundigen beweren dat kinderen op deze leeftijd zelfs meer dan 9,5 uur nodig hebben; door de druk van school, sport, uitgaan, tv, Facebook en Twitter slapen in de huidige tijd maar weinig teenagers voldoende lang. Hun inwendige circadiaanse klok loopt ook nog eens achter en houdt hen tot later wakker en ook langer in slaap dan volwassenen. Dit leidt tot een verschoven slaap-/waakritme en vaak tot verminderde schoolprestaties. In Amerika hebben enkele scholen vanwege deze ervaringen geëxperimenteerd door de schoolbel een uur later te laten rinkelen, met betere schoolprestaties van de scholieren als resultaat. Niet alleen de slaapduur is belangrijk, maar ook de slaapkwaliteit. Tijdens diepe slaap is er een piek van de productie van groeihormoon; *failure to thrive* en groeistoornissen bij kinderen met slaapapneu zouden kunnen worden verklaard door een verminderde hoeveelheid diepe slaap, met als gevolg een tekort aan groeihormoon.

De meeste volwassenen hebben ongeveer 8 uur slaap nodig om goed te kunnen functioneren. Hoewel veel mensen beweren dat ze minder dan 8 uur slaap nodig hebben, heeft maar 10% van hen daadwerkelijk significant meer of minder nodig.

Margaret Thatcher sliep 4 uur per nacht; 'slaap is voor doetjes' was haar commentaar; in haar gezelschap verkeerde Napoleon, hij had genoeg aan 3 tot 4 uur slaap...

Churchill sliep zeer kort, gemiddeld 2 uur per nacht, maar overdag deed hij veel dutjes en hield hij zich op de been met whisky, sigaren en amfetaminen. Lubbers en Kok vonden slapen ook zonde van de tijd en over Den Uyl gaan verhalen dat hij nooit sliep....

Inmiddels weten we uit epidemiologisch onderzoek dat zowel kortslapers als langslapers (vergeleken met een gemiddelde slaapduur van 7-7,9 uur) een kortere levensverwachting hebben.

Bij vrouwen treden tijdens een zwangerschap en in de menopauze significante veranderingen op in het slaappatroon. In de eerste drie maanden van de zwangerschap is er vaak een toegenomen slaapbehoefte en in de menopauze vermindert de oestrogeenproductie waardoor het serotoninegehalte daalt en daarmee de uitstoot van melatonine. Dit leidt vaak tot klachten van slapeloosheid.

De slaapduur neemt bij ouderen af en er is 's nachts meer oppervlakkige slaap en veelvuldig ontwaken, maar overdag lijkt de slaapbehoefte niet groter te worden, hoewel ouderen minder uitgerust opstaan dan jongeren.

Nederlandse onderzoekers hebben aangetoond dat ouderen een andere thermoregulatie ontwikkelen. De huidtemperatuur van de extremiteiten beïnvloedt namelijk de neiging in slaap te vallen en andersom heeft slaap ook weer invloed op de huidtemperatuur. Bij mensen zonder slaapklachten leidt een verhoging van de distale huidtemperatuur tot een grotere slaapdruk en een kortere slaaplatentie. Bij ouderen zonder slaapklachten is deze relatie minder duidelijk maar nog wel aantoonbaar, maar bij ouderen met slaapklachten heeft een verhoging van de huidtemperatuur geen effect meer op de slaap.

Met polysomnografisch onderzoek is aangetoond dat de hoeveelheid diepe slaap afneemt met de leeftijd, tegelijk met een afname van groeihormoon. Op oudere leeftijd neemt de hoeveelheid REM-slaap (rapid-eye-movementslaap) met tien minuten per decade af en neemt de duur van nachtelijke waak, een teken van slaapfragmentatie, met dertig minuten per decade toe.

Het 'homeostatische proces' en de circadiaanse ritmiek veranderen onder invloed van de leeftijd. Met het homeostatische proces wordt bedoeld een theoretisch model dat gebruikt wordt om het slaap-/waakgedrag te beschrijven, het zogenoemde Two-Process Model (▫ figuur 36.1). Het bestaat uit twee processen. Proces S, de slaapdruk, is afgeleid van de neiging tot het optreden van delta-activiteit; deze neemt geleidelijk toe gedurende de dag en af in de nacht tijdens de slaap. Het tweede proces, C, het circadiaanse ritme, is een 24-uursritme dat interfereert met proces S. Het verschil tussen de twee curven weerspiegelt de slaapbehoefte: deze neemt geleidelijk toe vanaf het moment van opstaan en is het laagst als men wakker wordt. Met dit model kan men de variatie van slaperigheid overdag verklaren en bijvoorbeeld ook het effect van slaapdeprivatie.

Het afnemen van de slaapkwaliteit met de leeftijd wordt toegeschreven aan veranderingen in zowel proces S als proces C. Wetenschappers van het Cornell-laboratorium voor Chronobiologie (VS) hebben aangetoond dat het homeostatische proces eerder aftakelt dan het circadiaanse proces.

De meeste slaapstoornissen hebben een leeftijdsafhankelijk optreden; zo komt bijvoorbeeld het obstructieve slaapapneusyndroom op oudere leeftijd meer voor en is slaapwandelen typisch een aandoening in de kinderleeftijd.

Beknopt worden nu enkele slaapstoornissen besproken in relatie tot de leeftijd.

Bij zuigelingen zijn in- en doorslaapproblemen een fysiologische zaak; het kleine kind moet nog een 24-uursritme ontwikkelen; bovendien is de slaap niet stabiel in de eerste maanden en zijn er abrupte overgangen van waak naar slaap en van non-REM- naar REM-slaap. Een lastige en soms ernstige aandoening op deze leeftijd is een apneusyndroom; apneus kunnen ernstig zijn in het kader van *near* Sudden Infant Death Syndrome (SIDS), maar ook minder ernstige klachten zoals snurken met ademstops komen voor. Belangrijk is hierbij onderscheid te maken tussen centrale apneus (een verschijnsel

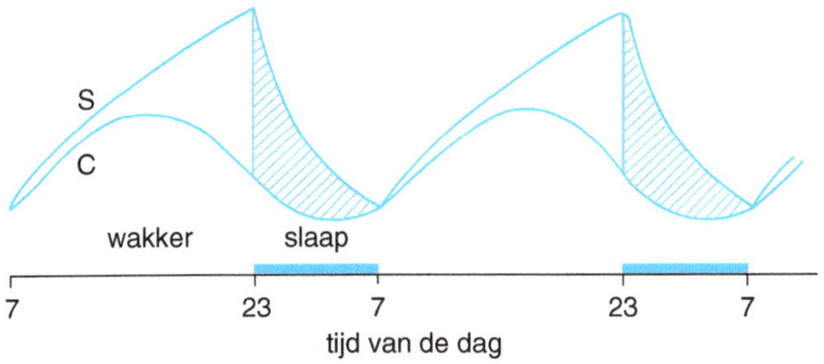

Figuur 36.1 Schematische weergave van het Two-Process Model. (Uit: Kryger MH et al. (eds.), Principles and practice of sleep medicine (2nd ed). Philadelphia: WB Saunders Co.; 1994, 316.)

van rijpingsachterstand), obstructieve apneus (een gevolg van larynxproblematiek of mogelijk ten gevolge van een slechte maxillofaciale ontwikkeling) en laryngospasmen ten gevolge van gastro-oesofageale reflux.

Bij oudere kinderen (6-12 jaar) komen vaak parasomnieën voor zoals slaapwandelen, nachtangst (pavor nocturnus) en bedplassen. De twee eerstgenoemde aandoeningen treden typisch op in de diepe slaap en worden gezien als een soort dissociatieverschijnsel, te verklaren via nog niet volgroeide connecties tussen verschillende hersengebieden.

In de adolescentiefase is een verschoven dag-/nachtritme een min of meer endemisch verschijnsel. Narcolepsie ontstaat bij voorkeur op deze leeftijd.

Op oudere leeftijd zijn veelvoorkomende aandoeningen het slaapapneu- en het restless-legssyndroom. Ook insomnie is een klacht die vaker bij ouderen optreedt en die vrouwen meer treft dan mannen.

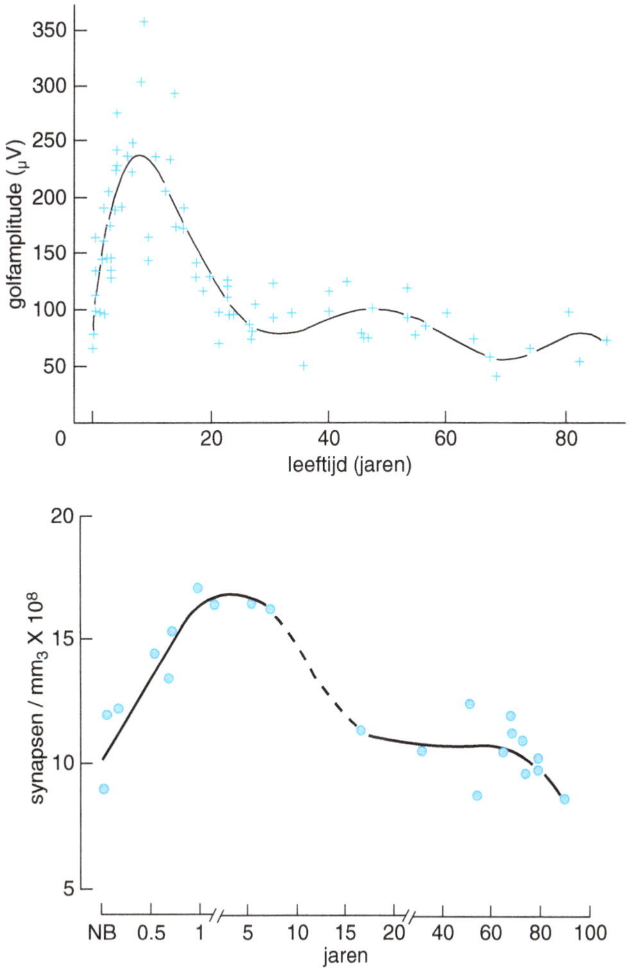

Figuur 36.2 EEG-amplitude van delta-activiteit; van kind naar volwassene (Uit: Kryger MH et al. (eds.), Principles and practice of sleep medicine (2nd ed). Philadelphia: WB Saunders Co.; 1994, 22.)

36.3 EEG

Door het registreren van de hersenactiviteit (EEG) in combinatie met het registreren van oogbewegingen en spieractiviteit (polysomnografie) kan de slaap nader bestudeerd worden. Bij het ongeboren kind kunnen via het gedrag al perioden van waak en slaap worden herkend, mogelijk zelfs REM-slaap in het laatste trimester van de zwangerschap. Bij prematuur geboren kinderen is vanaf 32 weken *conceptional age* (CA; leeftijd in weken na de conceptie) al een duidelijk slaap-/waakpatroon te zien in het EEG. Op deze leeftijd wordt onderscheid gemaakt tussen rustige slaap (*quiet sleep*) en actieve slaap (*active sleep*); tijdens actieve slaap worden de snelle oogbewegingen gezien. In de rustige slaap wordt een zogenoemd *tracé alternant* gezien: bursts van hooggevolteerde langzame golven afgewisseld door laaggevolteerde activiteit gedurende 4 tot 8 seconden.

Vanaf de leeftijd van 6 weken postpartum (44 weken CA) kunnen al slaapspoelen worden gezien in het EEG, maar pas vanaf de leeftijd van 6 maanden zijn deze prominent aanwezig. Vanaf die leeftijd kan de slaap in substadia worden ingedeeld, non REM 1 tot en met 3 en REM-slaap. Non-REM-slaap wordt voornamelijk gekarakteriseerd door slaapspoelen en delta-activiteit; de frequentie en de duur van slaapspoelen en hoe vaak ze optreden veranderen niet veel in het leven maar de delta-activiteit wel. De amplitude van de delta-activiteit stijgt vanaf pasgeboren leeftijd en bereikt een piek op de adolescentenleeftijd, om daarna geleidelijk af te nemen tijdens het ouder worden; mogelijk is dit gerelateerd aan de afname van de dichtheid van corticale synapsen (figuur 36.2).

36.4 Slaapstadia

Slaapstadia worden deels gescoord volgens de regels van Rechtschaffen en Kales, maar sinds 2007 met wijzigingen na een voorstel van de American Academy of Sleep Medicine. Daarbij wordt onder andere diepe slaap niet meer onderverdeeld in stadia 3 en 4, en naast de signalen uit de centrale gebieden worden ook signalen gebruikt uit de frontale en occipitale gebieden.

36.4.1 Slaapscoring (beknopt)

- Ondanks tekortkomingen, zoals het miskennen van microstructuurveranderingen, wordt slaapscoring nog steeds veel gebruikt.

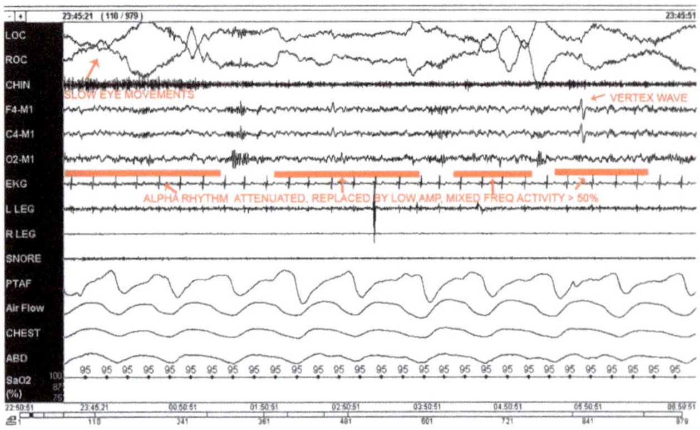

Figuur 36.3 Slaapstadium I (tijdbasis 30 seconden) Bron: ▸ http://emedicine.medscape.com/article/1188142-overview

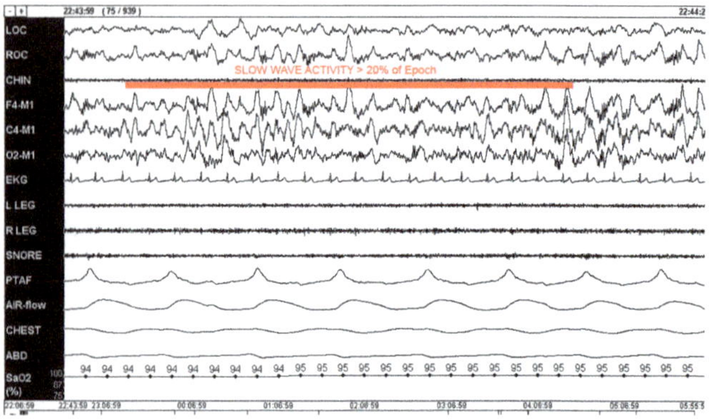

Figuur 36.5 Slaapstadium III (tijdbasis 30 seconden) Bron: ▸ http://emedicine.medscape.com/article/1188142-overview

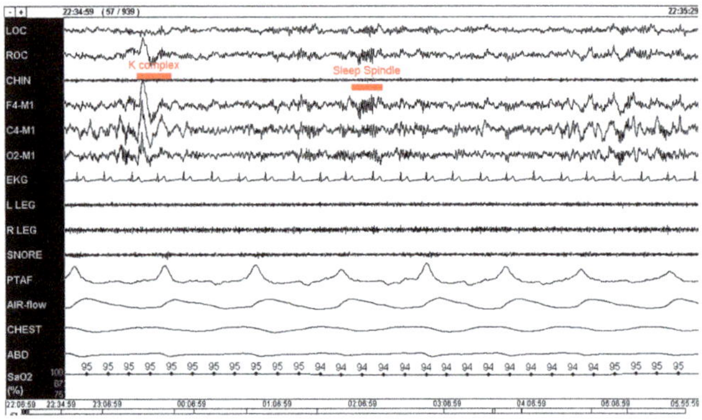

Figuur 36.4 Slaapstadium II (tijdbasis 30 seconden) Bron: ▸ http://emedicine.medscape.com/article/1188142-overview

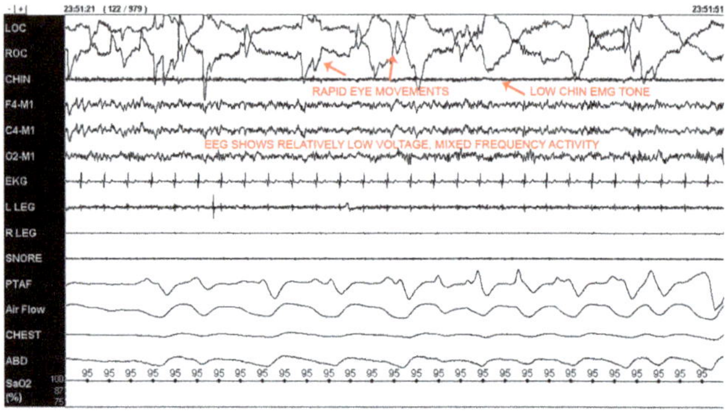

Figuur 36.6 Slaapstadium REM (tijdbasis 30 seconden) Bron: ▸ http://emedicine.medscape.com/article/1188142-overview

- Een amplitudecriterium is lastig toepasbaar; bij kinderen worden hogere amplituden gezien dan bij volwassenen, bij ouderen fysiologisch lagere amplituden.
- Wanneer er meer dan 50% van een epoche een bepaald slaapstadium beslaat, wordt de hele betreffende epoche als zodanig gescoord. (Slaapstadia worden in perioden van meestal 30 seconden verdeeld, aangeduid met het woord 'epoche' (*epoch* in het Engels).)

Waak: alfaritme, oogknipperen;
- non-REM 1: verdwijnen alfaritme, in plaats hiervan thèta-activiteit; langzame oogbewegingen; vertexgolven, POSTS (zie figuur 36.3);
- non-REM 2: K-complexen en slaapspoelen, deltagolven < 20% (zie figuur 36.4);
- non-REM 3: deltagolven > 20% (zie figuur 36.5);
- REM-slaap: laaggevolteerd EEG met snelle horizontale (soms verticale) oogbewegingen (zie figuur 36.6).

Er wordt gescoord in tijdseenheden van 30 seconden (epochen); gewoonlijk worden de epochen uitgezet tegen de tijd zodat er een grafische weergave van het slaappatroon ontstaat (hypnogram), zie ▸ H. 37. De verschillende stadia treden niet willekeurig op, maar tonen een kenmerkend patroon in de nacht; de slaap begint normaal gesproken met oppervlakkige slaap (non-REM 1, later non-REM 2), gevolgd door diepe slaap (non-REM 3); geleidelijk wordt de slaap minder diep, waarna een periode van REM-slaap optreedt. Deze periode van non-REM-slaap gevolgd door REM-slaap wordt een cyclus genoemd. Per nacht doorloopt een volwassene vier tot zes cycli. Bij volwassenen komt de diepe slaap het meest voor in de eerste helft van de slaap; de REM-perioden worden in de loop van de nacht langer en de eerste REM-slaap treedt niet binnen 60 minuten op. Zie figuur 36.7.

De verdeling van slaapstadia wordt bepaald door de mate van ontwikkeling van de hersenen.

Er is bij de pasgeborene evenveel REM-slaap als non-REM-slaap en de overgang van waak naar slaap vindt vaak plaats via REM-slaap. Dit kan soms worden gezien bij een baby die na het drinken aan de fles of de borst verzadigd in slaap valt; er zijn snelle oogbewegingen te zien door de oogleden heen.

De cyclische afwisseling van non-REM- en REM-slaap is vanaf de geboorte aanwezig maar heeft een duur van 50 tot 60 minuten bij pasgeborenen versus 90 minuten bij volwassenen. Ook het optreden van K-complexen en deltagolven is nog matig ontwikkeld bij de zuigeling (▸ figuur 36.4).

In de eerste zes maanden van het leven ontwikkelt zich langzaam een vast slaappatroon. Zodra hersenstructuren en hersenfuncties een stadium hebben bereikt waarin hooggevolteerde trage activiteit kan worden gegenereerd, treedt diepe slaap sterk op de voorgrond. Diepe slaap is maximaal bij jonge kinderen

	kind	volwassene
Proportie slaapstadium REM/NREM (%)	50/50	20/80
Periodiciteit van slaapstadia	50–60 min	90–100 min
Inslaap slaapstadium	REM slaap-onset	NREM slaap-onset
Temporele organisatie slaapstadia	REM/NREM gelijk verdeeld over nacht	NREM (3-4) overheerst in eerste derde deel nacht
		REM overheerst in laatste derde deel van de nacht
Maturatie EEG patronen	LVF patroon*	K-complexen
	HVS patroon**	Delta activiteit
	NREM slaapstadium 1	NREM EEG stadia
Organisatie slaapstadia	slecht	goed

LVF patroon: 'low voltage fast' patroon
***HVS patroon: 'high voltage slow' patroon*

Figuur 36.7 De ontwikkelingsveranderingen van slaap en slaapcycli van kind naar volwassene (Uit: Ferber & Kryger. Principles and practice of sleep medicine in the child. Philadelphia: WB Saunders Co.; 1995, hoofdstuk 2: Normal sleep in neonates and children.)

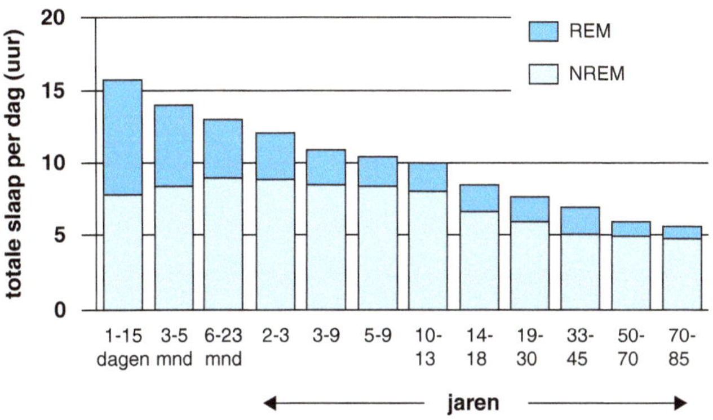

Figuur 36.8 De verandering van totale slaap, REM en non-REM met de leeftijd. (Uit: Ferber & Kryger. Principles and practice of sleep medicine in the child. Philadelphia: WB Saunders Co.; 1995, hoofdstuk 2: Normal sleep in neonates and children.)

en neemt sterk af met de leeftijd. De diepe slaap is bij jonge kinderen niet alleen kwantitatief maar ook kwalitatief anders dan bij oudere kinderen; zo zijn bijvoorbeeld jonge kinderen in hun eerste slaapcyclus zeer moeilijk wekbaar. De kwantitatieve verandering in de diepe slaap is het duidelijkst te zien rond de adolescentenleeftijd, wanneer deze met 40% is afgenomen in de tweede decade terwijl de duur van de slaap niet veranderd is.

De REM-slaap blijft ondanks het ouder worden een groot gedeelte van de slaap uitmaken (figuur 36.8). *Arousals* tijdens de slaap nemen toe met de leeftijd, zowel in de vorm van korte waakperioden als in de vorm van langer durende perioden van wakker zijn.

De diepe slaap bij ouderen (66-83 jaar) zonder slaapklachten bleek in de studie van Dijk en collega's (2010) gemiddeld 22% te bedragen, terwijl dit bij jongeren (20-30 jaar) significant meer was (27%); ook de slaapduur was verminderd, namelijk 433 minuten voor jongeren versus 390 minuten voor ouderen. In het verleden hebben anderen veel lagere percentages gemeld voor normale diepe slaap bij ouderen, bijvoorbeeld Hirshkowitz (2004), die een percentage van 7,7 noemde voor diepe slaap bij gezonde slapers boven de 60 jaar. Misschien wordt deze discrepantie veroorzaakt door het feit dat met de nieuwe scoring de delta-activiteit in de frontale gebieden bepaald wordt, in tegenstelling tot de oude methode waarbij in de centrale gebieden werd gemeten.

Kernpunten

- Het EEG (polysomnografie) is een unieke techniek om onderscheid te maken tussen waak, slaap en slaapdiepte.
- Slaap kan worden ingedeeld in stadia, die afhankelijk van de leeftijd een kenmerkende onderlinge verhouding hebben.
- Slaap is belangrijk voor de groei en het menselijk functioneren.
- Slaapstoornissen hebben een leeftijdspecifiek voorkomen.

Literatuur

Borbely, AA, Acherman P. Concept and models of sleep regulation: an overview, J Sleep Research. 1992;1:63–79.

Dijk DJ, Groeger JA, Stanley N, Deacon S. Age-related reduction in daytime sleep propensity and nocturnal slow wave sleep. Sleep. 2010;33(2):211–23.

Ferber R, Kryger MH. Principles and practice of sleep medicine in the child. Philadelphia: WB Saunders Company; 1995, hoofdstuk 2 en 3

Gallichio L, Kalesan B. Sleep duration and mortality: a systematic review and meta-analysis. J Sleep Res. 2009;18(2):148–58.

Hirshkowitz M. Normal human sleep: an overview. Med Clin North Am. 2004;88(3):551–65.

Kryger MH, Roth W, Dement TC, eds. Principles and practice of sleep medicine. 2e ed. Philadelphia:WB Saunders Company; 1994, hoofdstuk 2.

Raymann R, Swaab D, Someren E van. Skin temperature and sleep-onset latency: changes with age and insomnia. Physiol Behav. 2007;90:257–66.

Registratie van slaap en waak

A.W. de Weerd

37.1 Inleiding

Slaap- en waakstoornissen hebben pas sinds ongeveer 1970 de belangstelling van neurologen. Aanvankelijk betrof dit slechts een klein groepje specialisten verspreid over de wereld. De laatste vijftien jaar is de algemeen neuroloog in Nederland in toenemende mate betrokken bij de behandeling van patiënten bij wie er iets misgaat in het slapen en waken. Het doel van dit hoofdstuk is een globaal overzicht te geven van de diagnostische mogelijkheden van in de klinische neurofysiologie gangbare methoden. Achtereenvolgens komen aan de orde: algemene aspecten, poly(somno)grafie in modules, scoring van slaap en automatische analyse, richtlijnen voor praktisch gebruik van poly(somno)grafie, actigrafie en metingen aan de biologische klok.

37.2 Algemene aspecten

Het onderzoek bij slaap- en waakstoornissen verschilt niet van dat van andere aandoeningen. De anamnese vormt de hoeksteen en in sommige gevallen is (aanvullend) onderzoek nodig. De diagnose die hierop gebaseerd wordt, vormt de basis voor de therapie.

Slapen en waken zijn onlosmakelijk met elkaar verbonden. Als de patiënt met een klacht over slapen komt, dient niet alleen hierop te worden ingegaan, maar ook op wat er overdag in de waakperiode gebeurt. Andersom is een klacht over slaperigheid overdag, in feite een waakstoornis, in veel gevallen het gevolg van een afwijkende nachtslaap. Tijdens het opnemen van de anamnese en bij aanvullend onderzoek is het hele etmaal belangrijk.

Om de anamnese te vergemakkelijken en te voorkomen dat de patiënt de klacht vooral kleurt door ervaringen van de laatste etmalen, is het vaak informatief om de patiënt een of twee weken voorafgaand aan het bezoek aan het slaapcentrum een slaapwaakdagboekje te laten bijhouden (▫ figuur 37.1).

De algemene indruk die de patiënt maakt, is van groot belang. Een eventueel slaapapneusyndroom wordt minder waarschijnlijk als de patiënt niet de kenmerkende habitus heeft met fors overgewicht en een korte, dikke nek. Depressies kunnen ook een frequente oorzaak van slaap- en waakstoornissen zijn. Een zorgvuldig lichamelijk onderzoek geeft over het algemeen weinig aanknopingspunten voor de diagnose. Dit is uiteraard anders wanneer op grond van de anamnese het vermoeden rijst dat er sprake is van aandoeningen die al of niet gerelateerd kunnen zijn aan de slaapklacht. Voorbeelden hiervan zijn: afwijkingen in mond en keel bij het slaapapneusyndroom en polyneuropathie bij het restless-legssyndroom.

Hoewel men zich meestal tot de anamnese en het slaapwaakdagboekje kan beperken voor een globaal idee over de diagnose, is in veel gevallen aanvullend onderzoek nodig, deels om de mogelijke diagnose te toetsen, deels omdat de patiënt zijn slaapstoornis heel anders kan ervaren dan deze bij objectief onderzoek blijkt te zijn. Veelal heeft de patiënt een somberder kijk op zijn probleem dan nodig is. Het omgekeerde komt echter ook voor. Naar schatting geldt een dergelijke discrepantie tussen de subjectieve slaapklacht en de objectieve bevindingen voor circa de helft van de mensen die zich melden bij een slaapcentrum. Daarnaast blijken er bij een en dezelfde patiënt veelal verschillende stoornissen te spelen die aanleiding geven tot een slaapklacht. Een voorbeeld daarvan is het gezamenlijk voorkomen van een slaapapneusyndroom en restless legs. Ten slotte lijkt het realistisch om aanvullend onderzoek uit te voeren wanneer een ingrijpende behandeling wordt overwogen, die vaak ook een levenslange behandeling betekent. Voorbeelden zijn CPAP-therapie bij slaapapneusyndroom en het geven van uitgebreide medicatie bij narcolepsie.

Bij het aanvullend onderzoek spelen het biochemisch onderzoek en beeldvormende technieken vrijwel geen rol. Alleen wanneer de (tractus)anamnese daartoe aanleiding geeft en een slaap- en waakstoornis wordt vermoed die secundair is aan of gepaard gaat met een andere ziekte, is er een indicatie voor dergelijk onderzoek.

Een belangrijke plaats in het aanvullend onderzoek is weggelegd voor polygrafisch onderzoek. Dit onderzoek varieert van een registratie van enkele ademhalingsparameters gedurende een nacht tot een volledige polysomnografie, uitgevoerd in een gespecialiseerd slaaplaboratorium.

37.3 Poly(somno)grafie

Poly(somno)grafie bestaat uit zogenoemde modules. De zaken die men wil weten en de aard van de vermoede aandoening bepalen welke keuze gemaakt wordt uit de beschikbare modules. Zie voor de technische aspecten van de diverse modules (▫ tabel 37.1) de desbetreffende aanbevelingen door de American Association for Sleep Medicine (AASM) voor de registratie en beoordeling van slaap. De modules kunnen met elkaar gecombineerd worden. De mogelijke combinaties worden weergegeven volgens een eveneens door de AASM ontwikkeld systeem waarin diverse niveaus van registratie zijn opgenomen.

37.3.1 Niveau 1 en 2: Polygrafie inclusief EEG

Polysomnografie (PSG) op niveau 1 vindt plaats in het slaaplaboratorium. Hierbij worden vele modules geregistreerd, in ieder geval zes kanalen EEG, elektro-oculogram (EOG), ECG, EMG (tonus, beenbewegingen), houding, ademhaling (*effort*, *flow*, SaO_2, snurken). Dit geschiedt in het slaaplaboratorium, zodanig dat herstel van eventuele kapotte elektroden en dergelijke mogelijk is. Bovendien is observatie van de patiënt mogelijk, al of niet met continue videoregistratie, en kunnen zo nodig therapeutische maatregelen worden genomen.

Op niveau 2 geschiedt PSG met draagbare apparatuur en registratie thuis. De parameters die genoemd zijn onder niveau 1, kunnen ook hierbij worden geregistreerd. Het belangrijkste verschil is dat supervisie door getraind personeel ontbreekt en dat interventies niet mogelijk zijn.

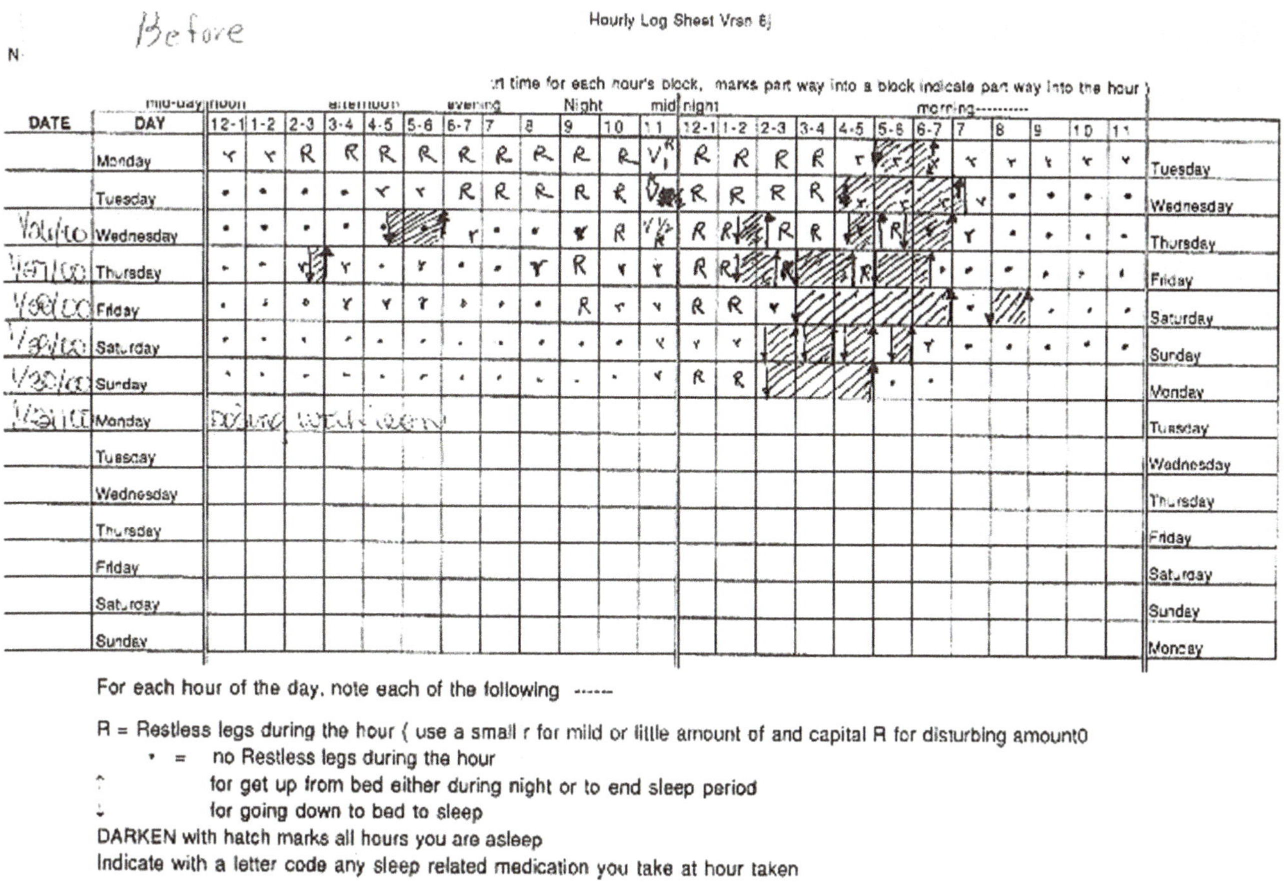

Figuur 37.1 Voorbeeld van een slaap-waakdagboekje.

Afgeleid van PSG op niveau 1 en 2 zijn er tests voor de beoordeling van slaap en waak gedurende de dag. Dit zijn de tests die bekend staan als Multiple Sleep Latency Test (MSLT) en Maintenance of Wakefulness Test (MWT). Beide tests worden uitgevoerd volgens vastgestelde protocollen (zie aanbevolen literatuur) en onder strikte supervisie van de patiënt. Bij de MSLT is het obligaat om de nacht tevoren polysomnografie uit te voeren om geïnformeerd te zijn over de kwaliteit van de slaap in de nacht voorafgaand aan de test.

37.3.2 Niveau 3 en 4: Polygrafie zonder EEG

Deze vorm van polygrafie maakt ook gebruik van apparatuur die thuis kan worden gebruikt. Er worden modules geregistreerd zoals boven vermeld, met uitzondering van het EEG. Per definitie is slaapscoring hieruit onmogelijk. Uiteraard is er geen supervisie door getraind personeel en zijn er geen mogelijkheden voor interventie. Deze polygrafievormen kunnen weer verdeeld worden in twee niveaus.

Niveau 3

Een minimum van vier modules geeft inzicht in (meestal) ademhaling (effort, flow en SaO_2) en ECG. Soms kunnen lichaamspositie, snurkgeluiden, beenbewegingen en dergelijke worden geregistreerd. Er zijn diverse commercieel verkrijgbare systemen die deze vorm van polygrafie mogelijk maken. Bij enkele van deze apparaten is registratie van één kanaal EEG mede mogelijk. Ondanks deze toevoeging blijft het gaan om een registratie op niveau 3.

Niveau 4: 1- à 2-kanaals polygrafie

De registratie is beperkt tot een of twee modules. Voorbeelden zijn continue oximetrie gedurende de nacht of langdurige detectie van bewegingen. Van het laatste is actigrafie een fraai voorbeeld. Het gaat om een bewegingssensitieve transducer en een tellend apparaat dat in de vorm van een klein polshorloge over de pols wordt gedragen. Het geeft door de wijze van meten indirecte informatie over slaap en over waakgedrag. Slaapscoring is uiteraard niet mogelijk. Door de aard van de apparatuur kan het onderzoek over lange duur plaatsvinden, oplopend tot een maand.

37.4 Scoring

Voor de registratie en de visuele beoordeling van slaap en waak en gebeurtenissen in de slaap zijn in 1968 de regels van Rechtschaffen en Kales geformuleerd. Deze zijn in 2007 door de AASM herzien. Deze laatste versie wordt aanbevolen bij registratie en beoordeling. Voor details wordt verwezen naar deze regels zoals geformuleerd door de AASM. Zij gelden dus niet alleen voor de scoring van slaap, maar ook voor het vastleggen van details van

Tabel 37.1 De meest voorkomende modules, met een overzicht van de gebruikelijke samenstelling van de registratie op de niveaus 1 tot en met 4.

	Laboratorium	Thuis	Beperkt
Module	niveau 1	niveau 2	niveau 3+4
EEG*	x	x	
elektro-oculogram (EOG) *	x	x	x
ECG	x	x	x
Respiratie			
– bewegingen	x	x	
– EMG	(x)		
– oesofagusdruk	(x)		
– airflow	x	x	(x)
– bloedgassen	x		
– snurken	x	x	x
EMG			
– spiertonus*	x	x	x
– beenbewegingen	x	x	
– kauwspieren	(x)		
Lichaamspositie	(x)	(x)	
Oesofagus-pH	(x)		
Temperatuur	(x)	(x)	
(Arteriële) bloeddruk	(x)		
Opmerkingen supervisor	x	(x)	(x)
Interventie mogelijk	x		

() = Additioneel, niet standaard.
* Nodig voor slaapscoring volgens Rechtschaffen en Kales/AASM.

arousals, ademhaling, beenbewegingen en andere verstorende elementen in de slaap. De scoring geschiedt per 30 seconden ruwe data in het PSG en het resultaat wordt samengevat in een grafische weergave, het hypnogram (figuur 37.2).

Alle registraties geven grote hoeveelheden data, of het nu een eenvoudige pulsoximetrie betreft of een multimoduleonderzoek zoals PSG. Automatische analyse zou zeer nuttig zijn in termen van tijdsbesteding, accuraat werken en kosten. Daarvoor zijn programma's verkrijgbaar. Men moet zich echter realiseren dat elke automatische analysemethode het gevaar met zich meebrengt van *garbage in, garbage out*, wat betekent dat men er zeer zeker van moet zijn dat de te analyseren signalen van hoge kwaliteit zijn. Dit kan alleen worden gewaarborgd wanneer de ruwe data gemakkelijk kunnen worden teruggeroepen (en dit ook wordt gedaan!) voor een niet-automatische heranalyse. Tot nu toe is betrouwbare automatische analyse van ademhaling, snurkgeluiden en beenbewegingen technisch goed mogelijk. Hetzelfde geldt voor het ECG. Grote problemen rijzen echter bij de automatische analyse van slaap zelf. Dit is grotendeels het gevolg van artefacten en aspecten van de regels voor scoring. De nu verkrijgbare analyseprogramma's geven een te lage zekerheid die op zijn best 80% overeenstemming heeft met visuele scoring door ervaren laboranten. Dit wordt terecht als niet acceptabel beschouwd en betekent dat de visuele beoordeling van slaap tot nu toe in feite de gouden standaard is. Praktisch kan men een automatische analyse verrichten en dan handmatig corrigeren. Het is gebleken dat dit de snelste en de meest zekere methode is.

37.5 Richtlijnen voor praktisch gebruik van poly(somno)grafie

37.5.1 Beperkte polygrafie (niveau 3 en 4)

In deze categorie vallen alle vormen van beperkte polygrafie in de thuissituatie waarbij gebruik wordt gemaakt van draagbare apparatuur. In het bijzonder bij screening en follow-up van het slaapapneusyndroom is er een rol weggelegd voor deze vorm van meting. De indicatie voor gebruik bij andere slaap- en waakaandoeningen is beperkt en door het ontbreken van EEG geeft de methode hoogstens indirecte informatie over de slaapkwaliteit zelf. Apparatuur die bedoeld is voor monitoring van een of twee parameters (niveau 4) wordt soms ook gebruikt voor screening van slaapapneupatiënten. Hoewel er redelijk ogende validatiestudies zijn uitgevoerd met een sensitiviteit en specificiteit van 40 tot 100% ten opzichte van PSG, wordt deze vorm van polygrafie afgeraden als zijnde te onbetrouwbaar (zie ook de CBO-richtlijn OSAS).

37.5.2 Niveau-2-polysomnografie in de thuissituatie met draagbaar systeem

Deze vorm van registratie kan worden gebruikt voor alle patiëntencategorieën. Het belangrijkste verschil met niveau-1-PSG zit in het ontbreken van supervisie en de mogelijkheid tot interventies. Registraties thuis hebben echter hun eigen voordelen. De registratie kan worden uitgevoerd onder omstandigheden die voor de patiënt normaal zijn. De patiënt slaapt in zijn eigen bed en valt overdag in slaap op zijn eigen bank. Bovendien geeft het naast overzicht over de nachtslaap, inzicht in de waakperiode en geeft het tot op zekere hoogte de mogelijkheid tot kwantificatie van slaperigheid overdag. De methode op niveau 2 kost minder tijd en is aanzienlijk goedkoper dan PSG in het slaaplaboratorium. Dit impliceert immers een opname in het ziekenhuis. PSG op niveau 2 is ook meer geschikt voor follow-upmetingen.

37.5.3 Niveau-1-polysomnografie in het slaaplaboratorium

Deze methode, met zijn zeer omvattende mogelijkheden om fysiologische parameters te registreren, is geïndiceerd voor al die patiënten bij wie de diagnose problematisch blijft, zelfs na niveau-2-registraties. Dit geldt zeker wanneer continue, simultane videoregistratie noodzakelijk wordt geacht.

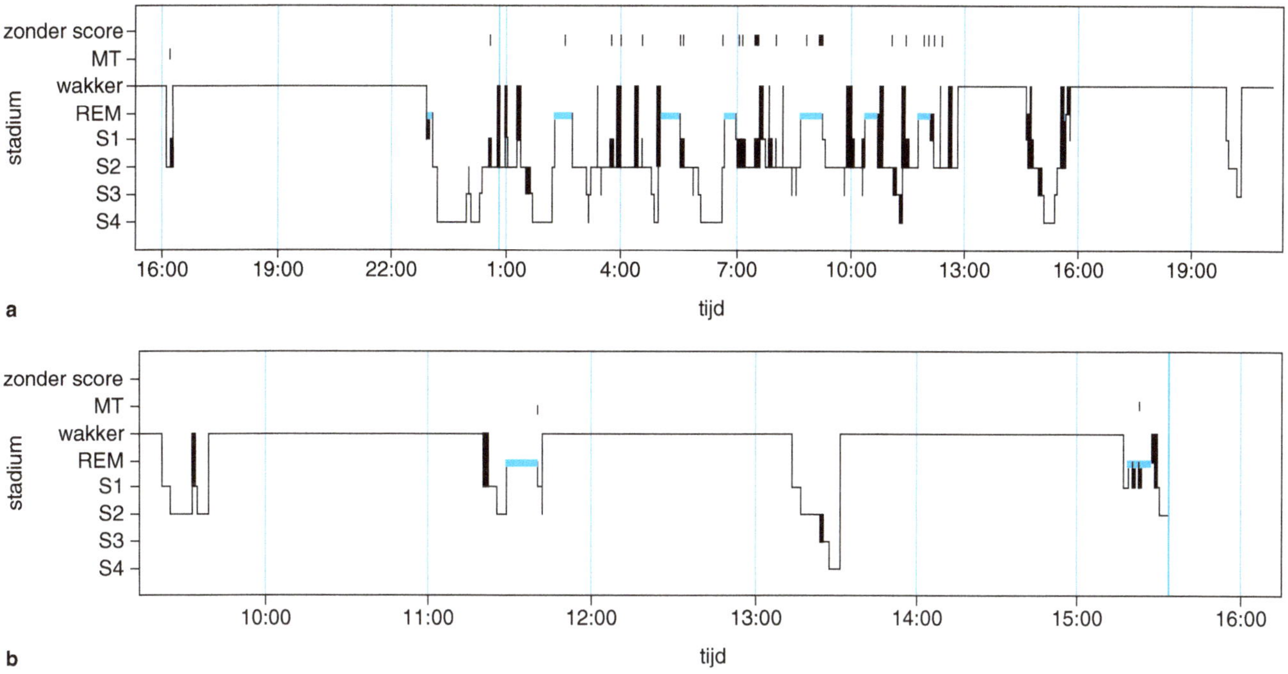

Figuur 37.2 Hypnogrammen van (a) een circa 24 uur durende polysomnografie van een narcolepsiepatiënte. De bij die aandoening horende instabiele slaap, snel optredende REM-slaap en dutjes overdag zijn goed te zien. De onderste grafiek (b) vat de resultaten samen van de MSLT. Kort na de start van elke test slaapt de patiënte in, waarvan tweemaal met REM-slaap in het dutje.

Verder geeft de niveau-1-registratie de mogelijkheid om te interveniëren, bijvoorbeeld het titreren van CPAP-druk.

De zogenoemde siëstaslaapregistratie, dat wil zeggen registratie tijdens een dutje 's middags in het ziekenhuis, is uit technisch oogpunt een registratie op niveau 1. Door de sterk verstorende invloed van het biologische ritme op dat moment, heeft deze registratie echter een lage sensitiviteit en specificiteit voor verstoringen van de slaap. Ook is een dergelijke siëstaregistratie niet geschikt voor het doen van interventies zoals CPAP-titratie. Zij wordt dan ook afgeraden.

37.6 MSLT en MWT

Deze beide tests worden uitgevoerd om beperkte vragen te beantwoorden. Het gaat steeds om de kwantificatie en ook kwalificatie van excessieve slaperigheid overdag of, anders gezegd, de onmogelijkheid om wakker te blijven. Dit laatste is vooral het domein van de MWT, die min of meer routinematig wordt gebruikt bij vragen over geschiktheid om auto te rijden of het uitvoeren van intensieve taken overdag. De tests worden uitgevoerd onder supervisie van een getrainde laborant en zijn niet bedoeld voor interventie. De sensitiviteit van de tests is redelijk en de resultaten hebben *face value*. Helaas is de specificiteit laag wanneer men zich bedenkt dat een pathologische MSLT kan voorkomen bij aandoeningen als narcolepsie, slaapapneusyndroom en andere aandoeningen die de nachtslaap verstoren. Zogenoemde sleep-onset-REM-perioden, die soms voorkomen tijdens een MSLT, worden weliswaar geassocieerd met narcolepsie, maar hebben ook een beperkte specificiteit voor die aandoening (zie figuur 37.2).

37.7 Actigrafie

Hierboven is al een globaal overzicht gegeven van het nut van actigrafie. Hoewel de registratie slechts indirect informatie geeft over de kwaliteit van slapen en waken, is het een handig middel voor het verkrijgen van inzicht in slapen en waken over langere termijn. Bovendien is er geen of nauwelijks belasting voor de patiënt en is het uitwerken een kwestie van automatische analyse, wat in zeer beperkte tijd kan geschieden.

In feite is actigrafie de tussenstap tussen het slaap-waakdagboekje en de vele polygrafische methoden die hiervóór beschreven zijn. De methode geeft verder goed inzicht in eventuele verstoringen van het circadiaanse ritme, inzicht in de tijd die de patiënt in bed doorbrengt en de tijd die slapend wordt doorgebracht. Verder geeft actigrafie op een zeer eenvoudige manier inzicht in eventuele dutjes overdag. Zie voor een voorbeeld figuur 37.3.

37.8 Meting aan de biologische klok

Een belangrijk deel van de registraties in het slaaplaboratorium betreft registraties die inzicht geven in de functie van de biologische klok. De mogelijkheden zijn hier actigrafie, continue lichaams(kern)temperatuur en de Dim Light Melatonin Onsettest (DLMO). Verder is ook hier het goed bijgehouden slaapwaakdagboekje van groot belang.

De meting van de kerntemperatuur gedurende een etmaal geeft inzicht in de schommelingen in de lichaamstemperatuur. De lichaamstemperatuur is rond 4 uur 's morgens het laagst en rond 4 uur 's middags het hoogst. Verschuivingen in de timing

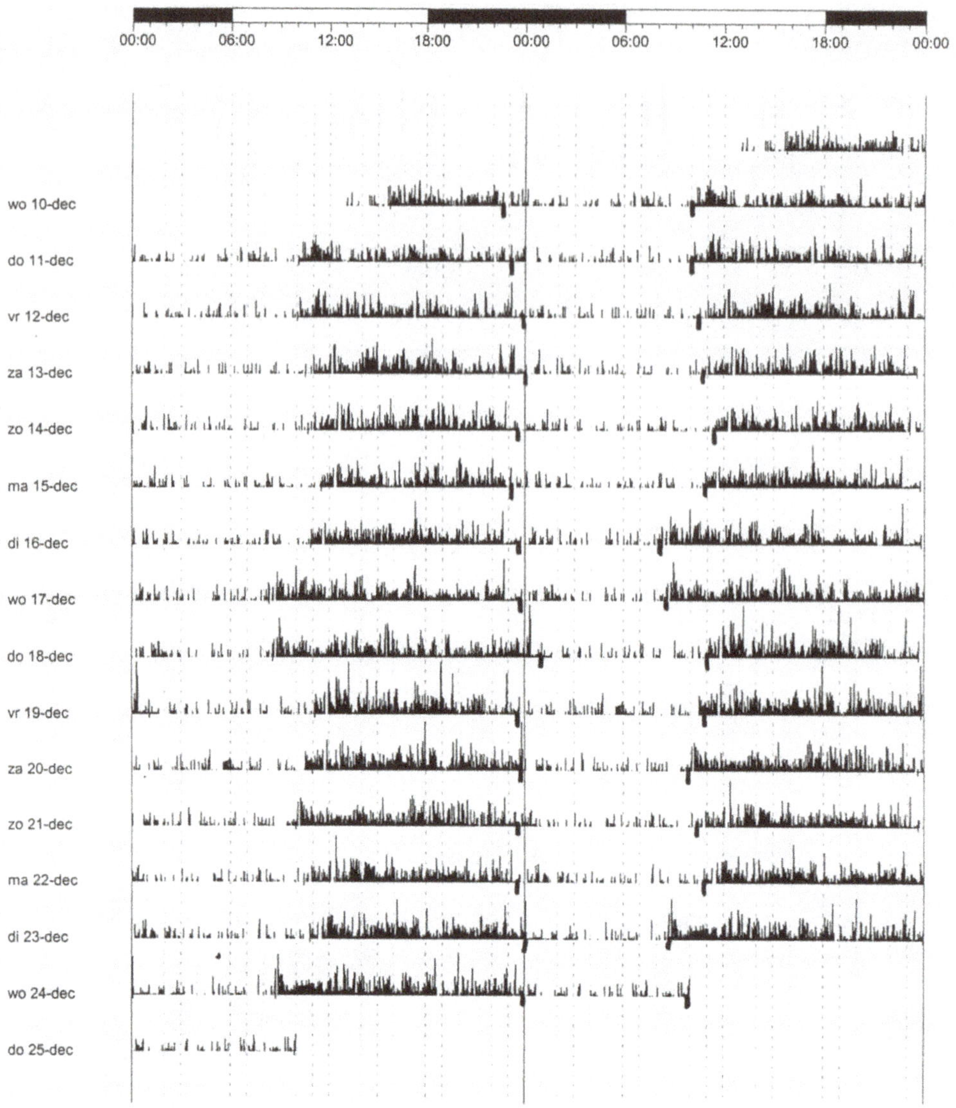

Figuur 37.3 Actigrafie over een periode van twee weken. Per regel is een overzicht gegeven van 48 opeenvolgende uren. De laatste helft van elke regel is identiek aan de eerste helft van de daaropvolgende regel. Elk streepje geeft activiteit weer; de hoogte van het streepje markeert de intensiteit van de bewegingen. De dikkere streepjes geven respectievelijk de door de patiënt aangegeven tijden van licht uit en opstaan weer. Er is te zien dat de patiënt regelmatige bedtijden heeft, dat er forse onrust is in de nachtelijke uren en dat de patiënt per etmaal gemiddeld 10 tot 11 uur in bed ligt.

van deze schommelingen geven inzicht in de (dis)functie van de biologische klok.

DMLO-meting geeft de mogelijkheid om te bepalen wanneer de productie van endogeen melatonine op gang komt. Dit tijdstip is afhankelijk van de stand van de biologische klok en geeft als zodanig inzicht in de functie daarvan (figuur 37.4). Uit praktisch oogpunt is een onderzoek met combinatie van actigrafie en DLMO het duidelijkst en het gemakkelijkst uit te voeren.

37.9 Conclusie

In het slaaplaboratorium staan, in de vorm van modules, vele mogelijkheden ter beschikking om zich, naast de gegevens uit de anamnese, verder te informeren over aspecten van slaap en waken. Met kennis van slaapgeneeskunde is bij elke patiënt een keuze te maken uit de voorhanden zijnde modules, zodat enerzijds voldoende informatie wordt verkregen en anderzijds ongemak, inspanningen en kosten binnen redelijke grenzen blijven.

Kernpunten

- Slaap-/waakdagboekjes, eventueel aangevuld met vragenlijsten, geven een goed overzicht van wat de patiënt waarneemt over zijn eigen slapen en waken en zijn een belangrijk onderdeel van de diagnostiek.
- Registratie van slapen en van de gebeurtenissen tijdens de slaap dient gericht te geschieden op basis van de vraagstelling. In toenemende mate van uitgebreidheid zijn de mogelijkheden: eenvoudige of meer uitgebreide polygrafie (dat wil zeggen geen EEG en dus geen oordeel over de slaap zelf) en polysomnografie, waarbij wel het EEG wordt meegeregistreerd. Voor de registratie van gebeur-

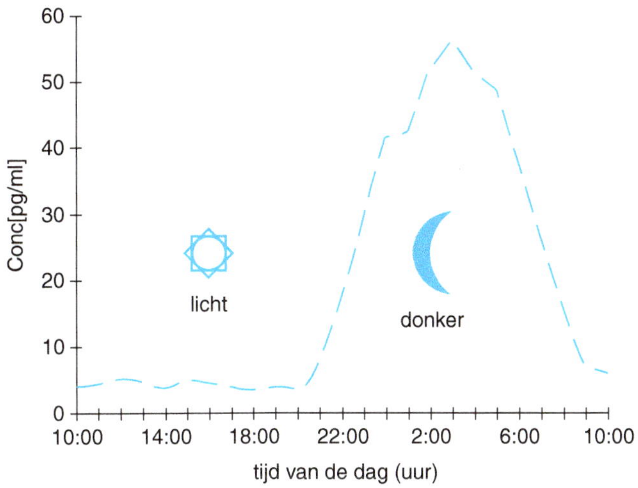

Figuur 37.4 Schematische weergave van een melatoninecurve waarin de Dim Light Melatonin Onset fraai te zien is (met dank aan Dr. E.J. Nagtegaal).

tenissen in de slaap is een groot aantal mogelijkheden voorhanden, waaruit een zorgvuldige en gerichte keuze moet worden gemaakt.
- Voor het vastleggen van aspecten van waken wordt de MSLT als gouden standaard beschouwd.
- Actigrafie is een goedkoop en weinig belastend hulpmiddel om over perioden van dagen tot weken een overzicht te krijgen van wanneer de patiënt slaapt en wakker is.

Literatuur

American Association of Sleep Medicine. The AASM manual for the scoring of sleep and associated events. Rules, terminology and technical specifications. Darien, IL: AASM; 2007.

American Association of Sleep Medicine. The International Classification of Sleep Disorders (2nd edition). Diagnostic and Coding Manual. AASM: 2005.

Arand D, Bonnet M, Hurwitz T, Mitler M, Rosa R, Sangal RB. The clinical use of the MSLT and MWT. Sleep. 2005;28:123–44.

Collop NA, Anderson WM, Boehlecke B, Claman D, Goldberg R, Gottlieb DJ, et al. Clinical guidelines for the use of unattended portable monitors in the diagnosis of OSAS in adult patients. J Clin Sleep Med. 2007;3:737–47.

Kemp B. Consensus report. A proposal for computer-based sleep/wake analysis. J Sleep Res. 1993;2:179–84.

Overeem S, Reading P (eds.). Sleep disorders in neurology. A practical approach. Oxford; Wiley-Blackwell; 2010.

Rechtschaffen A, Kales A. A manual of standardized terminology, techniques and scoring system for sleep stages of human subjects. Bethesda, MD: National Institute of Neurological Diseases and Blindness (NIH Publ. 204), 1968.

Richtlijn Diagnostiek en behandeling van het obstructief slaapapneu syndroom bij volwassenen. CBO/NVALT. Alphen a/d Rijn: Van Zuiden Communications; 2009, 1–246.

Silber MH, Ancoli-Israel S, Bonnet MH, Chokroverty S, Grigg-Damberger MM, Hirshkowitz M, et al. The visual scoring of sleep in adults. J Clin Sleep Med. 2007;3:121–31.

Weerd AW de, Clarenbach P. Recording sleep and wake. In: Deuschl G, Eisen A (eds). Recommendations for the practice of clinical neurophysiology: Guidelines of the International Federation of Clinical Neurophysiology Amsterdam: Elsevier; 1999, 159–70.

Parasomnieën en slaapgerelateerde bewegingsstoornissen

S. Overeem

38.1 Inleiding

Onder de term parasomnieën wordt een scala van stoornissen verstaan die gepaard gaan met ongewenste gebeurtenissen of ervaringen tijdens de slaap, bij de overgang van waak naar slaap, of bij het wakker worden uit slaap. Het spectrum omvat niet alleen abnormale bewegingen, maar ook meer complex gedrag alsmede percepties, ervaringen en emoties. Slaapafhankelijke bewegingsstoornissen kunnen gezien worden als een belangrijke subcategorie van parasomnieën, met als kenmerk dat het meestal relatief simpele bewegingen betreft, zij het van zeer uiteenlopende aard. In de International Classification of Sleep Disorders (ICSD-2) wordt dan ook een onderscheid gemaakt tussen de diagnostische hoofdcategorieën parasomnieën en slaapgerelateerde bewegingsstoornissen (▶ kader 38.1 en 38.2).

Kader 38.1 Indeling van de parasomnieën volgens de ICSD-2

Disorders of Arousal (from non-REM sleep)
- confusional arousals
- sleepwalking
- sleep terrors

Parasomnias usually associated with REM sleep
- REM sleep behavior disorder
- recurrent isolated sleep paralysis
- nightmare disorder

Other Parasomnias
- sleep related dissociative disorders
- sleep enuresis
- sleep related groaning (catathrenia)
- exploding head syndrome
- sleep related hallucinations
- sleep related eating disorder
- parasomnia, unspecified
- parasomnia due to drug or substance
- parasomnia due to medical condition

Kader 38.2 Indeling van de slaapgerelateerde bewegingsstoornissen volgens de ICSD-2.

- restless legs syndrome
- periodic limb movement disorder
- sleep related leg cramps
- sleep related bruxism
- sleep related rhythmic movement disorder
- sleep related movement disorder, unspecified
- sleep related movement disorder due to drug or substance
- sleep related movement disorder due to medical condition

Slaapgerelateerde bewegingsstoornissen en parasomnieën vormen samen een van de belangrijkste indicaties voor het verrichten van gedetailleerd slaaponderzoek, vaak in de vorm van een klinische videopolysomnografie (video-PSG). In sommige gevallen wordt daaraan nog een langdurige registratie van een volledig (10-20) EEG toegevoegd. Polysomnografisch onderzoek dient allereerst ter bevestiging van de vermoede diagnose. Daarnaast kan men andere eventueel bijkomende slaapstoornissen op het spoor komen; slaapafhankelijke ademhalingsstoornissen kunnen bijvoorbeeld een parasomnie uitlokken of verergeren. Voor sommige (differentiaal)diagnostische vraagstellingen is een video-PSG min of meer obligaat, bijvoorbeeld bij het vermoeden van een *REM sleep behavior disorder*, of het onderscheid tussen een parasomnie en nachtelijke epilepsie. Ten slotte kan polysomnografisch onderzoek informatie verschaffen over de relevantie van een slaapstoornis. Zo hebben periodieke beenbewegingen tijdens de slaap dikwijls geen klinische betekenis; alleen wanneer de beenbewegingen leiden tot een significante verstoring van de slaapstructuur, moet behandeling worden overwogen.

In deze tekst wordt de diagnostiek van diverse parasomnieën en slaapgerelateerde bewegingsstoornissen besproken, volgens de indeling van de ICSD-2. Hierbij ligt de nadruk op de aandoeningen waarbij klinisch-neurofysiologische diagnostiek een belangrijke rol speelt. Naast veelvoorkomende stoornissen worden ook enkele zeldzame maar interessante en klinisch relevante beelden geïllustreerd. Slaapgebonden epilepsiesyndromen worden genoemd in het kader van het onderscheid met parasomnieën, maar niet in detail behandeld. Hiervoor wordt verwezen naar deel II van dit boek. Naast de ICSD-2, is de *Manual for the scoring of sleep and associated events* van de American Academy for Sleep Medicine een essentieel naslagwerk bij de interpretatie van PSG-onderzoek.

38.2 Non-REM-parasomnieën: 'disorders of arousal'

Tot de *arousal disorders* behoort een aantal aandoeningen die vooral optreden vanuit diepe non-REM-slaap. Het betreft zogenoemde slaap-waaktransitiestoornissen, omdat wordt verondersteld dat deze parasomnieën vooral optreden vanuit de overgang van diepe non-REM-slaap naar een lichter slaapstadium of naar waak.

38.2.1 Confusional arousals

Confusional arousals zijn plotselinge ontwakingen uit diepe non-REM-slaap, vooral in de eerste helft van de nacht. Tijdens deze episoden is de patiënt gedesoriënteerd in tijd en plaats, verminderd aanspreekbaar, en vertoont hij of zij ook regelmatig verward gedrag. In sommige gevallen kan er zelfs uitgesproken agitatie optreden, met tegenstribbelen of soms zelfs gevaarlijk en/of gewelddadig gedrag. Bij kinderen hebben de aanvallen soms een enigszins bizar karakter, waarbij het kind een verwarde uitdrukking heeft en als het ware dwars door de omstanders heen staart. Polysomnografisch onderzoek kan de diagnose ondersteunen door het aantonen van arousals uit diepe slaap (sta-

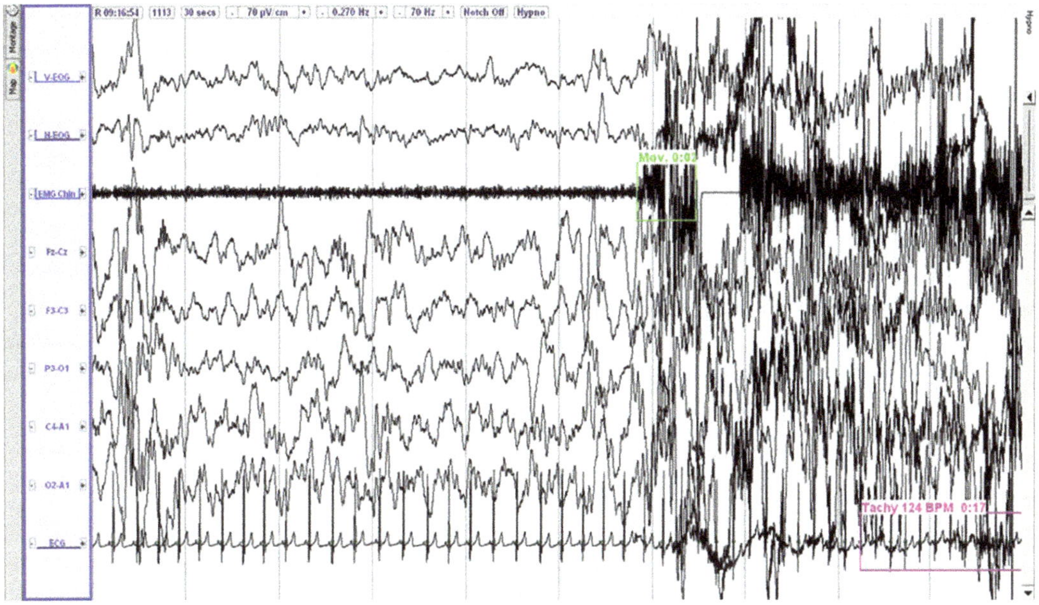

Figuur 38.1 Epoche (slaapstadium van 30 seconden) uit een standaardpolysomnografie, die een plotselinge arousal vanuit N3-slaap laat zien bij een patiënt met een typische anamnese van confusional arousals en slaapwandelen.

dium N3, zie figuur 38.1). Het is van belang om vast te stellen of deze arousals samengaan met het typische gedrag, en hiervoor is videoregistratie onontbeerlijk.

38.2.2 Slaapwandelen

Ook slaapwandelen treedt op tijdens plotse arousals vanuit diepe non-REM-slaap, maar hierbij is het gedrag complexer en leidt regelmatig tot het verlaten van het bed. Het spectrum van gedragingen is zeer breed. Vaak beginnen aanvallen met plotseling rechtop zitten in bed. Vervolgens kan de patiënt allerhande meer of minder complexe handelingen vertonen. Soms zijn dit 'routinehandelingen' zoals aankleden, maar slaapwandelen kan zich ook uiten in bizar gedrag zoals uit een raam klimmen of het verplaatsen van allerhande meubilair. In ernstige gevallen kan het gedrag ronduit gewelddadig zijn, waarbij bijvoorbeeld de bedpartner wordt 'aangevallen'.

Vaak is de anamnese redelijk typisch en kan de waarschijnlijkheidsdiagnose 'slaapwandelen' worden gesteld op basis van het verhaal van de patiënt. Polysomnografisch onderzoek kan de diagnose ondersteunen, onder andere door het aantonen van arousals uit N3-slaap. Daarnaast worden in de literatuur wel 'hypersynchrone deltagolven' beschreven vlak voor een episode, al is dit fenomeen niet eenduidig gekarakteriseerd. Polysomnografisch onderzoek is van belang om eventuele uitlokkende factoren uit te sluiten; zo kunnen slaapafhankelijke ademhalingsstoornissen soms een non-REM-parasomnie uitlokken. Daarnaast kan slaapwandelen soms lijken op een REM sleep behavior disorder (zie verder).

Polysomnografische diagnostiek wordt bemoeilijkt doordat slaapwandelepisoden niet elke nacht optreden en dus kunnen worden gemist. Recent onderzoek laat zien dat slaapdeprivatie de kans op het optreden van non-REM-parasomnieën duidelijk verhoogt en daarmee ook de diagnostische opbrengst. In de praktijk kan men een periode van 24 -uur slaapdeprivatie laten volgen door een aantal uren videopolysomnografisch bewaakte slaap in de ochtend. Een dergelijk protocol kan ook van nut zijn wanneer aan een epileptische oorsprong van de nachtelijke onrust wordt gedacht.

Vooral nachtelijke frontale epilepsie (NFLE, vaak autosomaal dominant) kan soms lijken op arousal disorders zoals slaapwandelen of confusional arousals. Videopolysomnografisch onderzoek met volledige EEG-beplakking is dan essentieel. Een gedegen analyse van de videobeelden is het belangrijkste differentiaaldiagnostische hulpmiddel, mede aangezien er bij deze epilepsievormen tijdens een aanval géén evidente epileptiforme afwijkingen zichtbaar hoeven zijn in het EEG. Gezamenlijke beoordeling door epileptologen en slaapgeneeskundigen is in lastige gevallen van grote waarde.

38.2.3 Pavor nocturnus

Pavor nocturnus (*sleep terror*) komt vooral voor bij kinderen, hoewel volwassenen niet gevrijwaard zijn. Ook bij pavor betreffen de aanvallen arousals uit N3-slaap, met een uiting van extreme angst als typisch kenmerk. De anamnese is kenmerkend: in de eerste helft van de nacht komt de patiënt plotseling overeind, vaak met een gil of een schreeuw. Er lijkt sprake te zijn van intense angst, met bijbehorende autonome activatie zoals tachycardie, tachypneu en zweten. De patiënt reageert niet op aanspreken en achteraf is er amnesie voor het gebeuren. Meestal is het verhaal zodanig duidelijk dat aanvullend onderzoek niet nodig is. Zo nodig kan videoregistratie de diagnose zeker stellen wanneer een episode wordt 'gevangen'.

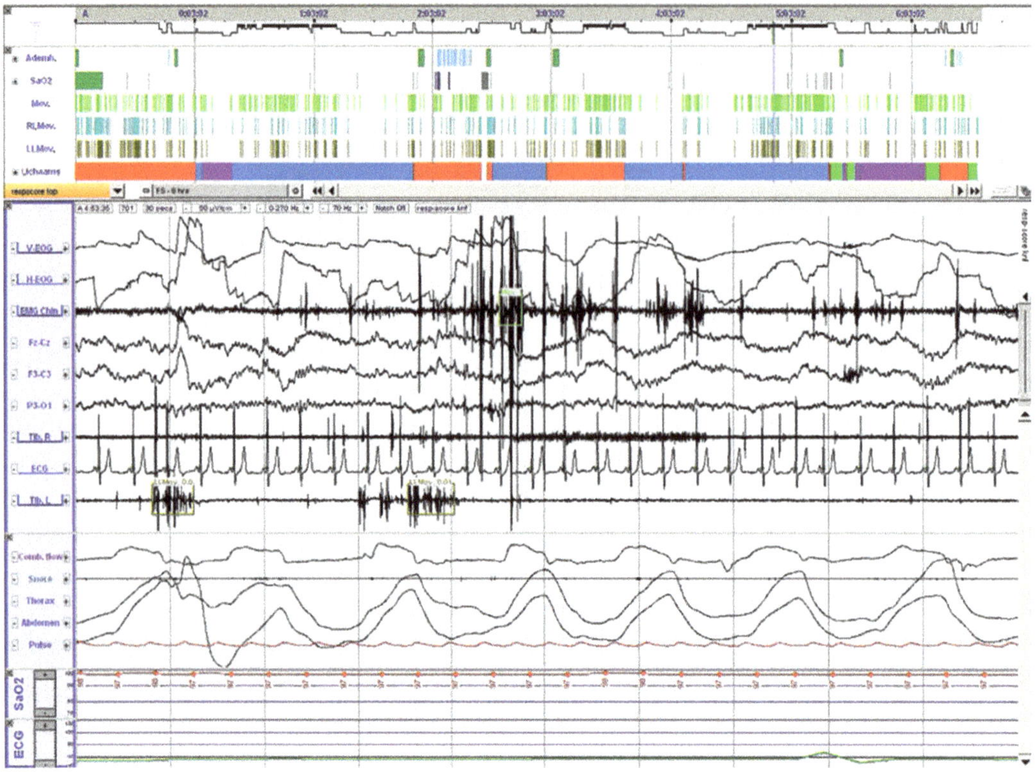

Figuur 38.2 Epoche van 30 seconden vanuit REM-slaap bij een patiënt met idiopathische ziekte van Parkinson en heftige bewegingen vanuit slaap, vooral in de tweede helft van de nacht. Er is een typisch EEG- en electrooculogram beeld van REM-slaap. Wat opvalt, is een toegenomen tonische activiteit in het EMG van de kin, en daarnaast een sterk toegenomen fasische EMG-activatie in de kinspieren, alsmede de linker m. tibialis. Het beeld is karakteristiek voor een *REM sleep behavior disorder*.

38.3 Parasomnieën uit REM-slaap

38.3.1 REM sleep behavior disorder

De belangrijkste REM-slaapgebonden parasomnie is *REM sleep behavior disorder* (RBD). Waar er normaal gesproken tijdens REM-slaap sprake is van een volledige verlamming van de skeletspieren door actieve inhibitie van de alfamotorneuronen in het ruggenmerg, ontbreekt deze atonie bij RBD. Het gevolg is het optreden van abnormale bewegingen tijdens REM-slaap, waarbij patiënten hun dromen als het ware gaan uitoefenen. De gedragingen hebben regelmatig een opvallend agressief karakter: de patiënt is aan het vechten, of verdedigt zich alsof hij aangevallen wordt. Naast bewegingen met de armen en benen zijn er vaak vocalisaties, met schreeuwen of soms ronduit vloeken. Het gedrag is congruent met de inhoud van wat op dat moment gedroomd wordt. RBD heeft een sterke associatie met neurodegeneratieve aandoeningen, vooral de synucleopathieën. Er komen steeds meer aanwijzingen dat 'idiopathische' RBD in de meerderheid van de gevallen een voorloper is van een extrapiramidale aandoening.

Om de diagnose RBD te kunnen stellen, is polysomnografisch onderzoek noodzakelijk. Bij PSG wordt dan een duidelijk toegenomen EMG-activiteit tijdens REM-slaap geregistreerd (*REM sleep without atonia*, RSWA). Er kan een toegenomen tonische EMG-activatie worden gevonden, maar ook sterk verhoogde fasische EMG-activiteit (figuur 38.2). Registratie van meerdere spieren buiten het standaard-EMG van de m. mentalis, bijvoorbeeld van proximale arm- of beenspieren, kan de sensitiviteit van het PSG-onderzoek verhogen. Helaas zijn er nog steeds geen concrete afkappunten vastgesteld in welke mate de EMG-activiteit tijdens REM-slaap moet zijn toegenomen voordat er sprake is van RSWA, en zal vooral op de klinische ervaring moeten worden gevaren. Wanneer er een typische anamnese is en bij PSG-onderzoek REM-slaap zonder atonie wordt gevonden, mag de diagnose RBD worden gesteld. Wanneer bij video-PSG ook daadwerkelijk motorische activiteit tijdens REM-slaap wordt gezien, is de diagnose volledig zeker. Daarom dient bij verdenking op een klinisch significante RBD altijd een video-PSG te worden gemaakt. Let wel: hoewel in de literatuur vaak extreme gevallen worden getoond met zeer heftige bewegingen, is in de dagelijkse praktijk meestal sprake van subtieler gedrag, met vocalisaties en bijvoorbeeld gesticuleren.

38.3.2 Catathrenie

Slaapkreunen (*sleep related groaning*, meestal catathrenie genoemd) is een aandoening die in de ICSD-2 wordt ingedeeld onder de 'overige parasomnieën'. Catathrenie is in de meeste

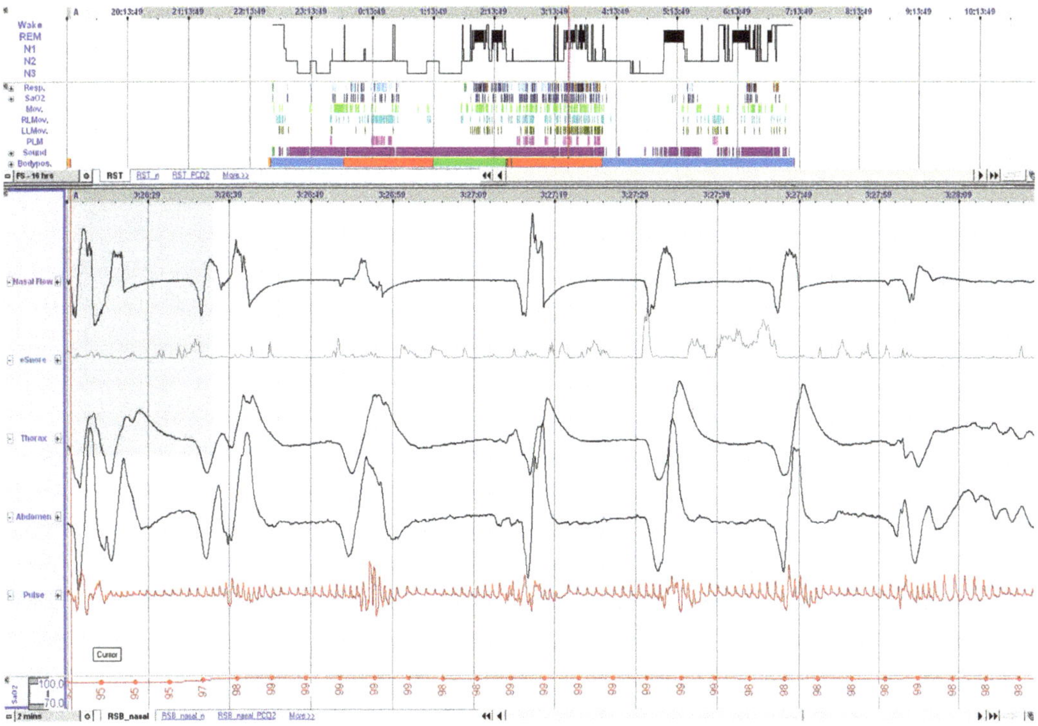

Figuur 38.3 PSG-registratie van catathrenie. Er wordt 2 minuten van een registratie getoond, waarbij in dit geval de ademhalingssignalen worden afgebeeld. Op het eerste gezicht lijkt er sprake te zijn van centrale apneus, met 'wegvallen' van de oronasale flow en ademhalingsbewegingen van thorax en abdomen. Grafische weergave van het geluidssignaal (label: 'eSnore') laat zien dat dit onmogelijk is: er wordt herhaaldelijk en in toenemende sterkte geluid geproduceerd.

gevallen echter vrijwel volledig aan REM-slaap gekoppeld en zou dus beter onder de REM-gebonden parasomnieën kunnen worden geclassificeerd. Catathrenie bezorgt de patiënt meestal geen last, maar de partner des te meer. Het beeld is vrij typisch: tijdens REM-slaap volgt er na een diepe inspiratie een (soms sterk) verlengd expirium, waarbij er een aangehouden monotoon geluid wordt voortgebracht dat het beste als kreunen is te omschrijven. Het voortgebrachte geluid is zo kenmerkend, dat audio-registratie van het ademhalingsgeluid tijdens de slaap noodzakelijk is voor het stellen van de diagnose. Dit is al te meer noodzakelijk, omdat het verlengde expirium leidt tot een polysomnografisch beeld dat gemakkelijk verward kan worden met centrale apneus (figuur 38.3).

38.4 Slaapgerelateerde bewegingsstoornissen

38.4.1 Restless-legssyndroom

Restless-legssyndroom (RLS) is per definitie een diagnose die op de anamnese wordt gesteld, op basis van vier klinische criteria: onaangename sensaties in de benen die gepaard gaan met bewegingsdrang, die verminderen door bewegen en waarbij er een circadiaanse variatie in klachten bestaat (erger in de avond). In ongeveer 80% van de gevallen gaat RLS gepaard met nachtelijke periodieke beenbewegingen (PLMD, zie verder). Wanneer aan de diagnose RLS wordt getwijfeld, zou het aantonen van PLMD ondersteunend kunnen zijn, maar bij een typische diagnose is slaaponderzoek niet nodig. In onderzoeksverband is de zogenoemde Suggested Immobilization Test (SIT) ontwikkeld, waarbij patiënten zo lang mogelijk hun benen moeten stilhouden en waarbij niet alleen de ernst van de ervaren symptomen wordt gescoord, maar bewegingen ook worden geobjectiveerd met EMG-registraties. De SIT is echter niet gevalideerd als diagnostisch instrument.

38.4.2 Periodic limb movement disorder

Wanneer nachtelijke periodieke beenbewegingen frequent optreden en leiden tot een klinisch relevante verstoring van de nachtelijke slaap, wordt gesproken van *periodic limb movement disorder* (PLMD). PLM's treden vooral op in de onderste extremiteiten en kunnen onder andere bestaan uit extensie van de grote teen en flexie in de enkel, knie en/of heup. Voor de detectie van PLM's kan worden volstaan met EMG-registratie van de m. tibialis anterior beiderzijds. Een *leg movement* (LM) wordt gedefinieerd als een EMG-burst tussen de 0,5 en 10 seconden met een amplitude die minstens 8 μV hoger is dan het rustniveau. Wanneer er minstens 4 LM's achter elkaar optreden met tussen de bewegingen 5 tot 90 seconden, mogen de LM's als PLM's worden geclassificeerd (figuur 38.4). Vervolgens dient nog te worden nagegaan of de PLM's worden gevolgd door een arousal, zodat naast een PLM-index een PLM-arousalindex kan worden

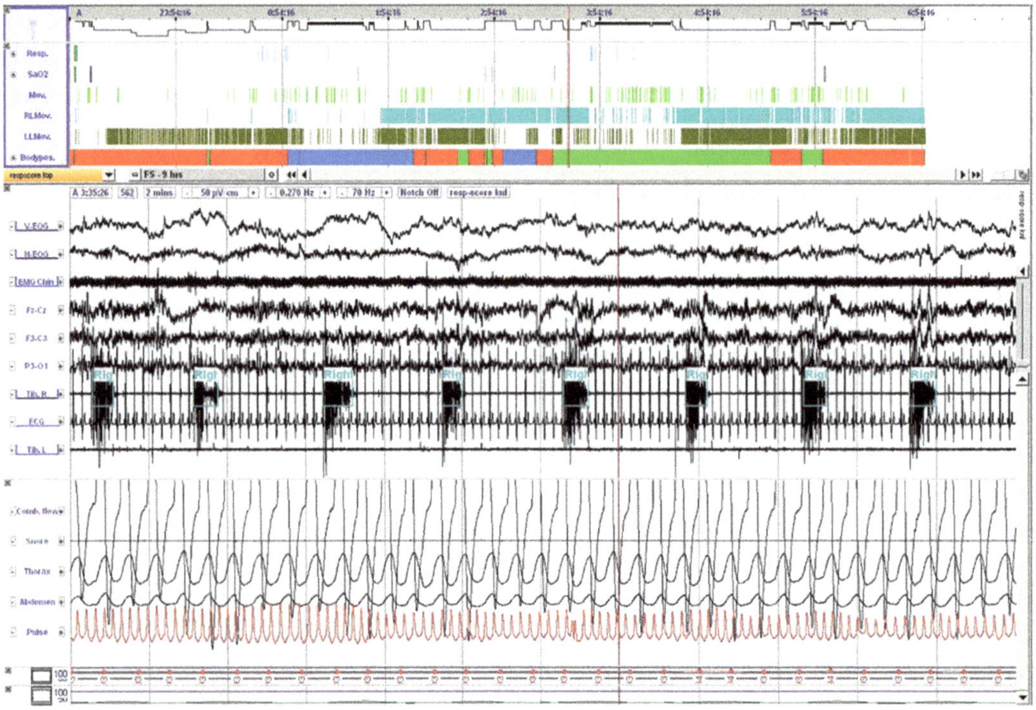

Figuur 38.4 Twee minuten uit een standaard PSG-registratie die *periodic limb moments* toont in de rechter m. tibialis.

bepaald. Volgens de ICSD-2 moet de PLM-index minstens 15 per uur bedragen om de diagnose PLMD te mogen stellen. Het grote probleem blijft dat met regelmaat hoge indexen worden gevonden zonder nadelige consequenties voor de nachtelijke slaapstructuur. Alleen in die gevallen waarbij de nachtelijke slaap duidelijk is verstoord en waarbij er géén andere oorzaak wordt gevonden, kan de diagnose PLMD worden overwogen en eventueel proefbehandeling worden gegeven.

38.4.3 Bruxisme

Nachtelijk tandenknarsen (bruxisme) wordt vaak opgespoord door de tandarts, wanneer het karakteristieke afslijten van de kiezen wordt gezien. Ook hindert het – akelige – geluid dat met bruxisme gepaard gaat vaak de nachtrust van de partner. Tijdens standaard-PSG-onderzoek wordt het tandenknarsen gereflecteerd in periodieke activatie van de m. mentalis, in combinatie met het typische geluid. De sensitiviteit van het PSG-onderzoek kan worden vergroot door EMG-registratie van de mm. masseter toe te voegen. Elektromyografisch wordt bruxisme gedefinieerd als het optreden van minstens drie opeenvolgende EMG-bursts van de m. mentalis of de m. masseter, met een duur van 0,25 tot 2 seconden.

38.4.4 Rhythmic movement disorder

Sleep related rhythmic movement disorder (RMD) bestaat uit het optreden van stereotiepe, ritmische bewegingen, vooral vlak voor het in slaap vallen of tijdens de overgang van waken naar slapen. Hoewel het vooral wordt gezien bij kleuters en jonge kinderen, blijft RMD soms tot volwassen leeftijd bestaan. Typische subtypen zijn *bodyrocking*, waarbij het hele lichaam in een ritmische beweging heen en weer wordt geschud, en *headbanging* (jactatio capitis), waarbij herhaaldelijk het hoofd tegen de kussens of het matras wordt geslagen. De gedragingen kunnen zeer illustratief in beeld worden gebracht met een video-PSG. Om onderscheid te maken met andere repetitieve bewegingen zoals bruxisme is videoregistratie zeker nuttig.

38.4.5 Propriospinal myoclonus at sleep onset

Een zeldzame, maar kenmerkende nachtelijke bewegingsstoornis is de zogenoemde *propriospinal myoclonus at sleep onset* (PSM). Bij PSM treden er plotselinge trekkingen op in vooral de axiale musculatuur, precies op de overgang van waak naar slaap. Ze zijn uitgebreider dan fysiologische inslaapmyoklonieën maar kunnen er wel mee verward worden. De bewegingen kunnen soms erg heftig zijn en het inslapen daardoor ernstig hinderen. Wanneer er aan PSM wordt gedacht, is het van belang een video-PSG te verrichten met uitgebreide EMG-registratie van de axiale musculatuur en enkele proximale arm- en beenspieren. Gedetailleerde analyse van de bewegingen toont dan een propriospinaal propagatiepatroon (figuur 38.5).

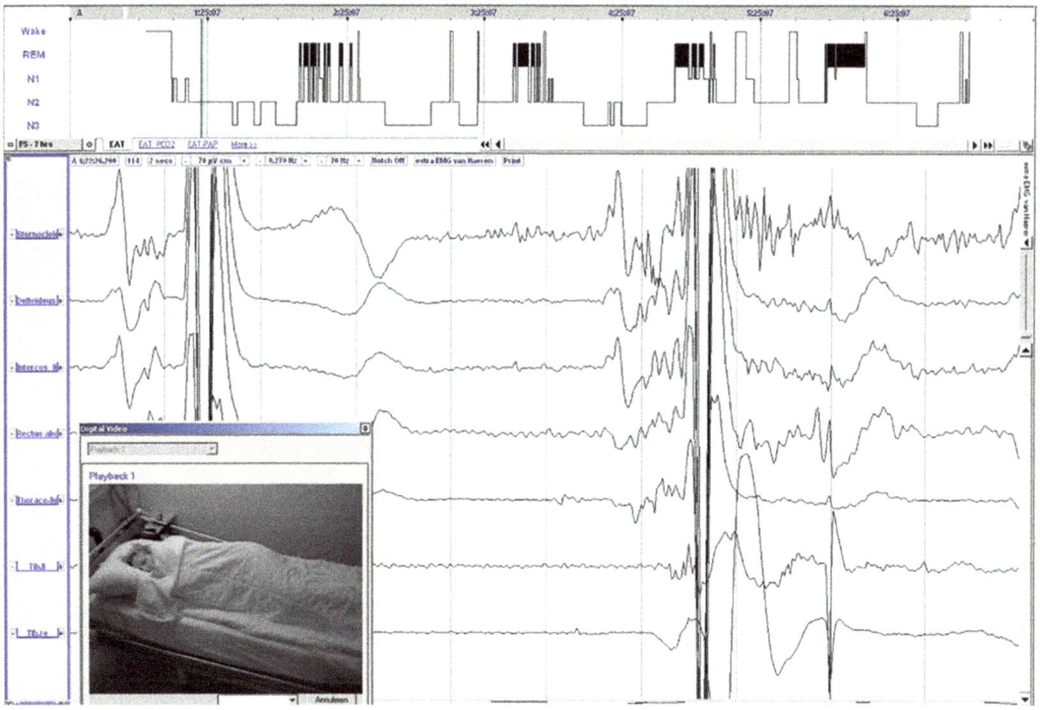

Figuur 38.5 Propriospinal myoclonus at sleep onset. EMG-registratie in diverse spieren, waarbij 2 seconden zijn afgebeeld. Halverwege het beeld is een plotse EMG-burst zichtbaar, als eerste in de rectus abdominus, met kort daarna activatie van meer distale spieren.

Kernpunten

- Slaapgerelateerde bewegingsstoornissen en parasomnieën vormen een van de belangrijkste indicaties voor het verrichten van gedetailleerd slaaponderzoek, vaak in de vorm van een klinische videopolysomnografie.
- Voor bepaalde (differentiaal)diagnostische vraagstellingen is een video-PSG min of meer obligaat, bijvoorbeeld bij het vermoeden op een REM sleep behavior disorder, of om het onderscheid te maken tussen een parasomnie en nachtelijke epilepsie.
- Videopolysomnografisch onderzoek met volledige EEG-beplakking is essentieel bij het onderscheiden tussen nachtelijke epilepsievormen en parasomnieën.
- Er komen steeds meer aanwijzingen dat RBD een voorloper is van een extrapiramidale aandoening; adequate diagnostiek is dus van groot belang.
- Periodieke beenbewegingen in de slaap hebben vaak geen nadelige gevolgen voor de nachtelijke slaapstructuur. De klinische relevantie is daarmee beperkt.

Literatuur

American Academy of Sleep Medicine. The International Classification of Sleep Disorders, second edition. AASM, 2005.

American Association of Sleep Medicine. The AASM manual for the scoring of sleep and associated events. Rules, terminology and technical specifications. Darien, IL: AASM; 2007.

Culebras A (ed). Sleep disorders in neurological diseases. Informa Healthcare: 2007.

Derry CP, Davey M, Johns M, Kron K, Glencross D, Marini C, et al. Distinguishing sleep disorders from seizures: diagnosing bumps in the night. Arch Neurol. 2006;63(5):705–9.

Montplaisir J, Gagnon JF, Fantini ML, Postuma RB, Dauvilliers Y, Desautels A, et al. Polysomnographic diagnosis of idiopathic REM sleep behavior disorder. Mov Disord. 2010 Sep 3. [Epub ahead of print]

Overeem S, Reading P (eds.). Sleep disorders in neurology. A practical approach. Oxford: Wiley-Blackwell; 2010.

Pevernagie DA, Boon PA, Mariman AN, Verhaeghen DB, Pauwels RA. Vocalization during episodes of prolonged expiration: a parasomnia related to REM sleep. Sleep Med. 2001;2(1):19–30.

Walters AS, Lavigne G, Hening W, Picchietti DL, Allen RP, Chokroverty S, et al. The scoring of movements in sleep. J Clin Sleep Med. 2007;3(2):155–67.

Zadra A, Pilon M, Montplaisir J. Polysomnographic diagnosis of sleepwalking: effects of sleep deprivation. Ann Neurol. 2008;63(4):513–9.

Slaapafhankelijke ademhalingsstoornissen

D. Pevernagie

39.1 Inleiding

De ademhaling is een vitale functie die wordt aangestuurd vanuit het centrale zenuwstelsel en uitgevoerd door het thoraco-abdominale spierapparaat. Door spiercontractie wordt het volume van de thorax vergroot en wordt lucht in de longen aangezogen. Uitademing is een passief fenomeen, gebaseerd op spierrelaxatie en elastische inkrimping van de longen. Door periodieke activatie en relaxatie van het thoraco-abdominale spierapparaat ontstaat de ademhalingscyclus. Ter hoogte van de hersenstam bevindt zich een complex van kernen met zenuwcellen die cruciaal zijn voor de voortgang van de ademhaling. Medullaire en pontiene ademhalingscentra ontvangen en integreren prikkels uit perifere receptoren en uit diverse hersengebieden. Via efferente zenuwbanen wordt het thoraco-abdominale spierapparaat vanuit deze kernen aangestuurd.

De ademhaling is weliswaar gebaseerd op reflexmatige 'autonome' controle vanuit de ademhalingscentra, maar wordt gemoduleerd door een aantal factoren. Meer bepaald is er een niet-specifieke stimulus die gekoppeld is aan de waaktoestand. Deze waakgebonden stimulus onderhoudt een toegenomen ventilatie in de wakkere toestand en heeft een stabiliserend effect. Tijdens waken kan de ademhaling ook beïnvloed worden door prikkels van gedragsmatige of van emotionele aard. Tijdens de slaap vallen deze modulerende factoren weg en blijft hoofdzakelijk de autonome controle over. Vooral het wegvallen van de waakgebonden stimulus maakt de ademhaling tijdens de slaap kwetsbaar voor stoornissen, waaronder tijdelijke onderbreking (apneu), tijdelijke significante daling (hypopneu) en aangehouden significante daling van de ademhaling (hypoventilatie).

Bij inspiratie worden ademhalingsspieren niet alleen geactiveerd op thoraco-abdominaal niveau, maar ook ter hoogte van de bovenste luchtweg. De mm. genioglossus, geniohyoideus, tensor veli palatini en andere spiergroepen zijn dilatatoren die de bovenste luchtweg behoeden voor collaps als gevolg van de negatieve intraluminale druk. Tijdens de slaap wordt ook tonusvermindering van de dilatatoren van de bovenste luchtweg vastgesteld. Hierdoor ontstaat een manifeste toename van de ademweerstand, ook bij normale personen (◘ figuur 39.1). De weerstandstoename in de bovenste luchtweg resulteert in een beperkte afname van de ventilatie. Boven een zekere drempel zal de weerstandstoename resulteren in vibraties van de keelstructuren, een geluid dat door de bedpartner herkend wordt als 'snurken'. Hoe luider het snurken, hoe groter de weerstand. Luid snurken is een kenmerk van obstructieve slaapapneu (*vide infra*).

Slaapgerelateerde ademhalingsstoornissen zijn een vaak voorkomend probleem en kunnen zich op verschillende wijzen manifesteren. Deze stoornissen worden globaal onderverdeeld in aandoeningen van centrale en van obstructieve aard. Bij centrale stoornissen is er een probleem met de generatie van efferente ademhalingssignalen vanuit de hersenstam en komt primair het onderhoud van de ademhalingscyclus in het gedrang. Bij obstructieve stoornissen blijft de ademhalingscyclus intact, maar er ontstaat een functionele obstructie ter hoogte van de respiratoire tractus. Door afname van de spiertonus kan er een passieve vernauwing of zelfs collaps van een luchtwegsegment optreden. Vooral de farynx en in mindere mate de larynx zijn predilectieplaatsen voor functionele obstructie tijdens de slaap.

39.2 Slaapapneu

Een onderbreking van de ademhaling tijdens de slaap die minstens 10 seconden duurt, is de werkdefinitie van slaapapneu. Onder hypopneu wordt verstaan een vermindering van het ademdebiet met minstens 50% gedurende minstens 10 seconden. Beide varianten komen doorgaans samen voor en vallen onder dezelfde nosologische noemer. Het totale aantal apneus en hypopneus per uur slaap wordt de apneu-hypopneu-index (AHI) genoemd. De AHI is een maat voor de ernst van de slaapgerelateerde ademhalingsstoornis. Een AHI die 5/uur overtreft, wordt als 'verhoogd' beschouwd.

In tegenstelling tot de heldere omschrijving van apneu, dat vooral een onderbreking van de ademhaling is, is de definitie van hypopneu niet eenduidig. Het ademhalingsdebiet wordt tijdens de slaap niet direct gemeten, maar afgeleid uit temperatuurveranderingen van de oronasale luchtstroom en/of uit de drukveranderingen in het vestibulum nasi. Aangezien de ventilatie niet kwantitatief wordt gemeten, kan het criterium van debietsvermindering met minstens 50% niet met zekerheid worden vastgesteld. Daarom worden in de definitie van hypopneu adjuvante kenmerken opgenomen zoals zuurstofdesaturaties en wekmomenten. In de literatuur worden verschillende definities vermeld voor hypopneu. Actueel wordt bij voorkeur de handleiding voor slaapscoring van de American Academy of Sleep Medicine gebruikt voor de identificatie van ademhalingsgebeurtenissen bij het slaaponderzoek.

Voornoemde respiratoire gebeurtenissen duren 10 tot 120 seconden en komen bij patiënten met slaapapneu – al naar gelang de ernst – 30 tot 600 keer voor tijdens de nachtelijke slaapperiode. Deze adembelemmeringen hebben verschillende biologische effecten. Meestal worden apneus en hyponeus beëindigd door een korte ontwaakepisode waarin de ademhaling weer op gang komt. Deze wekmomenten of *arousals* duren 3 tot 30 seconden en onderbreken telkens de slaap. Naast 'slaapfragmentatie' stelt men verkorting vast van essentiële slaapstadia, vooral REM-slaap en diepe non-REM-slaap. Bovendien ondergaan de hersenen de negatieve invloed van fluctuerende asfyxie en intracraniele drukschommelingen. Voornoemde verschijnselen resulteren in verminderde cognitieve prestatie overdag. Pathologische slaperigheid, vermoeidheid, geheugen- en concentratiestoornissen komen veel voor bij patiënten met slaapapneu.

Slaapapneu resulteert in chronische intermitterende hypoxie (CIH), een aandoening met belangrijke fysiologische gevolgen voor het vaatsysteem en perifere organen. De hypoxie leidt tot activatie van het orthosympathische zenuwstelsel, met als gevolg systemische vasoconstrictie en hypertensie. Tijdens apneufasen ziet men soms ritmestoornissen ontstaan, waarbij het aritmogene effect gepotentieerd wordt door de begeleidende hypoxie. Slaapapneu is ook geïmpliceerd bij het metabool syndroom, een combinatie van obesitas, hypertensie, dyslipidemie en insulineresistentie. Recent werd aangetoond dat slaapapneu

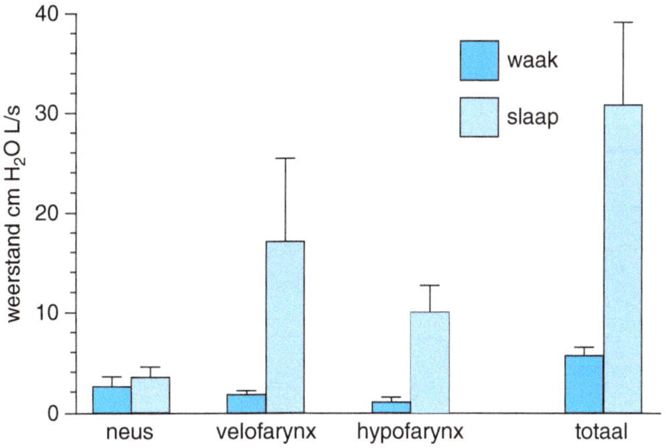

Figuur 39.1 Weerstandstoename van de bovenste luchtweg tijdens de slaap. (Naar: Hudgel et al., 1988.)

een versterkende invloed heeft op de causaal interagerende factoren van het metabool syndroom.

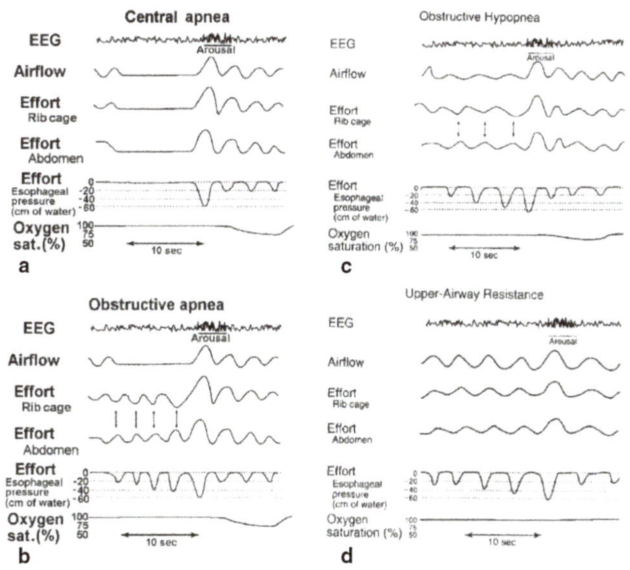

Figuur 39.2 Diverse vormen van apneu en hypopneu. a Centrale vorm. b-d Obstructieve vormen. (Naar Strollo et al., 1996.)

39.2.1 Centrale slaapapneu

Het centrale apneusyndroom berust op kortdurende afwezigheid van zenuwimpulsen naar de ademhalingsspieren (figuur 39.2). Wanneer centrale apneus deel uitmaken van een cyclisch toe- en afnemende ademhaling spreekt men van Cheyne-Stokes-ademhaling (CSR). Dit fenomeen wordt vooral gezien bij patiënten met congestief hartfalen of als gevolg van een CVA. Centrale slaapapneu zonder CSR kan voorkomen op idiopathische basis, na het opstarten van *continuous positive airway pressure* (CPAP) voor obstructieve slaapapneu (vide infra), of als bijwerking van pijnbestrijding met opioïden. De behandeling van centrale slaapapneu valt buiten het bestek van deze bijdrage.

39.2.2 Obstructieve slaapapneu

De obstructieve vormen van apneu en hypopneu worden veruit het vaakst gezien (figuur 39.2). Deze gebeurtenissen zijn gebaseerd op een abnormaal hoge weerstandstoename van de bovenste luchtweg en gaan gepaard met partiële tot volledige collaps van het lumen. Kenmerkend hierbij is dat de ventilatoire spieren een progressieve inspanning doen in een poging om de obstructie te overwinnen. Deze poging is echter futiel. Wanneer de ademarbeid een niveau bereikt waarbij spiermoeheid optreedt, ontstaat prompt een ontwaakreflex. Alleen in deze toestand kunnen de dilatatoren van de bovenste luchtweg voldoende worden geactiveerd en kan de obstructie van de luchtweg worden opgeheven. Vervolgens neemt de arbeid van de ademspieren weer af. De sequentie obstructie-desobstructie wordt op cyclische wijze herhaald (figuur 39.3).

Er zijn afwijkingen ter hoogte van de bovenste luchtweg die predisponeren voor het obstructief slaapapneusyndroom. Anatomische vernauwing van de bovenste luchtwegen door obesitas (korte, dikke nek), macroglossie (acromegalie, amyloïdose), retrognathie, hypertrofe adenoïden en tonsillen enzovoort, kan bijdragen aan slaapgebonden obstructie van de bovenste luchtweg. Ook neuromusculaire stoornissen kunnen voorbestemmen tot obstructieve slaapapneu.

39.3 Het slaapapneusyndroom

De term slaapapneusyndroom verwijst naar een constellatie van klinische verschijnselen die in causaal verband staat met slaapapneu (gedefinieerd als een verhoogde AHI). De patiënt met obstructieve slaapapneu vertoont symptomen die hinderlijk zijn voor hemzelf of voor zijn omgeving.

Luidruchtig snurken is een opvallend kenmerk dat vaak aan andere symptomen voorafgaat in de spontane evolutie van het ziektebeeld. Vooral onregelmatig snurken kan een anamnestische hint zijn voor slaapapneu. Crescendo snurken is een typisch fenomeen bij obstructieve hypopneus. Geluidloze passages afgewisseld met abrupte snurkepisoden kunnen wijzen op ademstops. Snurken kan ernstige overlast geven aan de huisgenoten. Een klacht van 'sociaal onaanvaardbaar snurken' wettigt verder medisch onderzoek en behandeling van de patiënt, zelfs wanneer geen medisch relevante slaapapneu wordt aangetoond.

In zeldzame gevallen ontwaakt de patiënt met benauwdheid. Meestal is er geen nachtelijke dyspneu, met andere woorden de apneus gaan aan de patiënt onopgemerkt voorbij. Veeleer is het de bedpartner die beangstigende ademstops waarneemt en aanstuurt op doktersadvies. Woelige slaap wordt verklaard door motorische activiteit tijdens de kortdurende wekmomenten. Lichaamsbewegingen kunnen soms heftig zijn en aanleiding geven tot verwonding. Doorslaapstoornissen komen in wisselende mate voor. Overdreven slaperigheid gedurende de dag is een typisch kenmerk van obstructieve slaapapneu. Ongewild in slaap vallen overdag kan een bron zijn van ongevallen op het werk of in het verkeer.

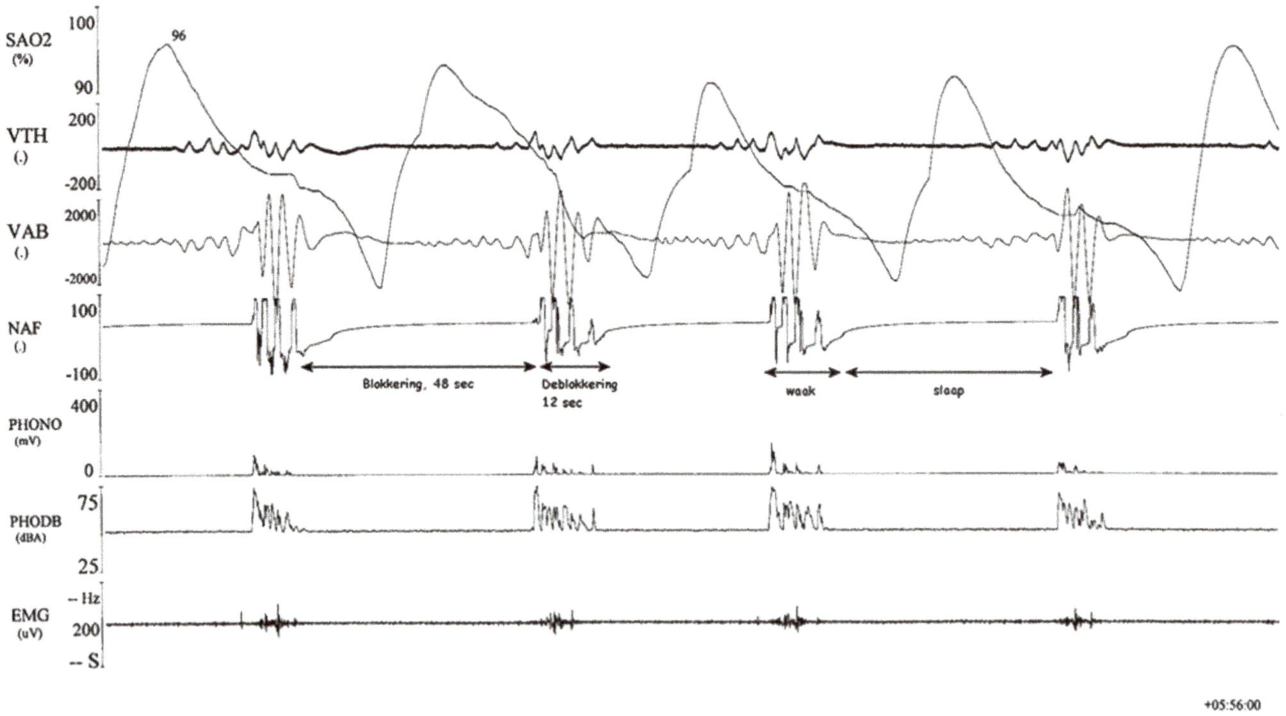

Figuur 39.3 De apneu-ademhalingscyclus (slaap-waakcyclus). De grafiek is een uittreksel van vier minuten uit een polysomnografie en toont opeenvolgende gemengde apneus met een initieel centraal en een terminaal obstructief deel. SaO_2 = zuurstofsaturatie; VTH = thoracale beweging; VAB = abdominale beweging; NAF = luchtstroom (thermistor); PHONO en PHODB = geluid; EMG = kinspieractiviteit.

Slaapapneu is tevens geassocieerd met ochtendhoofdpijn, nycturie en enuresis. Moeheid, lusteloosheid en concentratiestoornissen zijn aspecifieke verschijnselen die niet per definitie gerelateerd zijn aan het slaapapneuprobleem. Patiënten met slaapapneu zijn vatbaar voor hypertensie en hart- en vaatlijden en hebben daardoor een kortere levensverwachting.

De prevalentie van het obstructieve slaapapneusyndroom is het hoogst bij zwaarlijvige mannen van middelbare leeftijd. De ziekte komt frequent voor. Epidemiologisch onderzoek heeft aangetoond dat de prevalentie in de volwassen bevolking 2 à 4% bedraagt. Slaapapneu met ernstige hypoxemie zou bij ongeveer 3 op 1.000 mensen aanwezig zijn.

39.3.1 Diagnose

De diagnose van slaapapneusyndroom wordt gesteld aan de hand van anamnese, klinisch onderzoek en polygrafie of polysomnografie. De polysomnografie bestaat uit het gelijktijdig registreren tijdens de nachtelijke slaap van klinisch-neurofysiologische variabelen (EEG, elektro-oculogram, EMG), de luchtstroom door de neus en de mond, de ademhalingsbeweging van thorax en abdomen, de zuurstofsaturatie, het elektrocardiogram, de lichaamshouding en het geproduceerde geluid. Op die manier kunnen op ondubbelzinnige wijze het aantal en de aard van de apneus en hypopneus, en daarnaast hun nadelige effect op de kwaliteit van de slaap en op de hartslag worden vastgesteld. Bij polygrafie worden enkel cardiorespiratoire variabelen geregistreerd: de montage bevat geen neurofysiologische signalen. De indicatie voor polygrafie beperkt zich tot patiënten met een hoge pre-testkans op obstructief slaapapneusyndroom. Is het testresultaat van polygrafie onduidelijk of twijfelachtig, dan wordt in tweede instantie een polysomnografie verricht.

De diagnose 'obstructief slaapapneusyndroom' is conform de ICSD-2 (International Classification of Sleep Disorders) gebaseerd op suggestieve symptomen en een verhoogde AHI, maar blijft in eerste instantie een uitsluitingsdiagnose (▶ kader 39.1). Tal van andere aandoeningen kunnen oorzaak zijn van of een rol spelen in de primordiale verschijnselen van slaapapneu, zoals overdreven slaperigheid overdag. Daarom is het therapeutische antwoord op goed ingestelde therapie een belangrijk adjuvant criterium bij het stellen van de uiteindelijke diagnose.

Kader 39.1 Diagnostische criteria van obstructief slaapapneusyndroom (ICSD-2)

A, B en D hetzij C en D voldoen aan de criteria.

A. Ten minste een van de volgende punten is van toepassing.

1. Patiënt klaagt over ongewild in slaap vallen in waaktoestand, slaperigheid overdag, niet-verkwikkende slaap, vermoeidheid of slapeloosheid.
2. Patiënt ontwaakt met ademstops, naar adem snakken, of verstikkingsgevoel.
3. De bedpartner rapporteert luid snurken en ademstops tijdens de slaap van patiënt.

B. Polysomnografie toont het volgende.

1. Vijf of meer aantoonbare respiratoire gebeurtenissen (vooral apneus, hypopneus of *respiratory effort related arousals* (RERA's)) per uur slaap.

2. Evidentie voor respiratoire inspanning tijdens het geheel of een deel van iedere respiratoire gebeurtenis (bij RERA's wordt dit het best gevisualiseerd door toepassing van oesofageale drukmeting).

HETZIJ

C. Polysomnografie toont het volgende.

1. Vijftien of meer aantoonbare respiratoire gebeurtenissen (vooral apneus, hypopneus of RERA's) per uur slaap.
2. Evidentie voor respiratoire inspanning tijdens het geheel of een deel van iedere respiratoire gebeurtenis (bij RERA's wordt dit het best gevisualiseerd door toepassing van oesofageale drukmeting).

D. De aandoening kan niet beter verklaard worden door een andere aanwezige slaapstoornis, medische of neurologische slaapstoornis, gebruik van medicijnen of drugs.

Overgenomen uit de ICSD-2.

39.3.2 Behandeling van het obstructief slaapapneusyndroom

Bij de behandeling van het obstructief slaapapneusyndroom zijn enkele algemene maatregelen van belang. Alcohol en inname van hypnotica-sedativa voor het slapen gaan moeten worden vermeden. Deze middelen versterken de hypotonie van de farynxdilatatoren en onderdrukken de ontwaakreflex en zullen daardoor het aantal en de duur van de apneus nadelig beïnvloeden.

Afvallen is de boodschap voor obese patiënten met slaapapneu. Vaak verminderen of verdwijnen de symptomen na doorgedreven vermagering. Ook de slaaphouding is van belang. Niet zelden beperkt de adembelemmering zich tot rugligging. Conditionering van de lichaamshouding, met als doel enkel nog te slapen in zijligging, heeft in dit geval gunstige effecten.

Medicamenteuze therapie is tot op heden ondoeltreffend gebleken. De gouden standaard in de behandeling van het obstructief slaapapneusyndroom is de toepassing van nasale continue positieve druk (van CPAP). Deze techniek is doeltreffend bij meer dan 80% van de patiënten. Na een initiële gewenningsfase slagen patiënten erin het CPAP-apparaat gedurende het grootste gedeelte van de nachtelijke slaap te gebruiken. Doorgaans is een positieve druk van 5 tot 12 hPa voldoende om het lumen van de bovenste luchtweg open te houden, waardoor zowel snurken als slaapapneu verdwijnt (figuur 39.4).

Van de heelkundige behandelingsmethoden dienen te worden vermeld: heelkundige correctie van anatomische afwijkingen ter hoogte van de neusholte, resectie van hypertrofische tonsillen of adenoïden, en correctie van micro- of retrognathie. De resultaten van uvulopalatofaryngoplastiek zijn bij het obstructief slaapapneusyndroom meestal teleurstellend of slechts tijdelijk. Tracheostomie is een drastische, maar zeer effectieve behandeling van obstructieve slaapapneu. Via het tracheostoma wordt de obstructie ter hoogte van de farynx kortgesloten. Deze

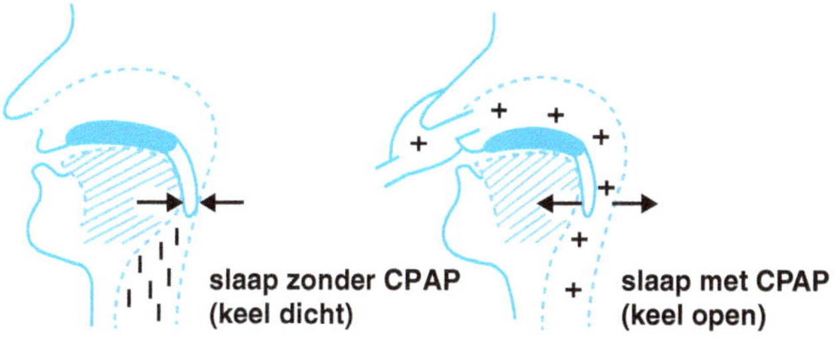

Figuur 39.4 Het effect van CPAP op de bovenste luchtweg. (Naar: Sullivan et al., 1981.)

techniek is echter dermate ingrijpend dat deze indicatie wordt voorbehouden aan zeer ernstige en levensbedreigende vormen van obstructieve slaapapneu, waarbij CPAP-therapie faalt of niet geïndiceerd is.

Mondapparaten kunnen effectief zijn bij klachten van snurken en bij milde tot matige vormen van obstructieve slaapapneu. Voor de ernstige gevallen is deze behandelingsmethode niet geschikt. Om gebruik te kunnen maken van een mondapparaat moet de patiënt beschikken over voldoende gezonde tandelementen. De beste resultaten worden beschreven met mandibulaire repositieapparaten (MRA) die de onderkaak in een anterieure positie fixeren tijdens de slaap. Zo wordt ook de tong naar anterieur gemobiliseerd, waardoor het lumen van de bovenste luchtweg achter de tongbasis wordt vergroot. MRA's worden doorgaans goed verdragen.

Kernpunten

- Ademonderbreking (apneu) en ademvermindering (hypopneu) worden vaak opgemerkt bij patiënten met slaapgerelateerde ademhalingsstoornissen. Globaal wordt onderscheid gemaakt tussen centrale en obstructieve vormen van slaapapneu.
- De diagnose 'obstructieve slaapapneusyndroom' wordt gesteld wanneer een verhoogde apneu-hypopneu-index gepaard gaat met verschijnselen van slaapgerelateerde luchtwegobstructie, gestoorde slaap en slaperigheid overdag.
- Een proefbehandeling met gunstig therapeutisch effect is een vereiste om het causale verband tussen een verhoogde AHI en klachten aan te tonen.
- Tot het therapeutische arsenaal behoren leefregels, de toepassing van continue positieve luchtwegdruk (CPAP), heelkundige interventies en het gebruik van mondapparaten.

Literatuur

Hudgel DW, Hendricks C. Palate and hypopharynx. Sites of inspiratory narrowing of the upper airway during sleep. Am Rev Respir Dis. 1988;138(6):1542–47.

Iber C, Ancoli-Israel S, Chesson AL, Quan SF. The AASM manual for the scoring of sleep and associated events. Rules, terminology and technical specifications. Winchester, Il, USA: American Academy of Sleep Medicine; 2007.

Jean-Louis G, Zizi F, Clark LT, Brown CD, McFarlane SI. Obstructive sleep apnea and cardiovascular disease: role of the metabolic syndrome and its components. J Clin Sleep Med. 2008;4(3):261–72.
Kohler M, Smith D, Tippett V, Stradling JR. Predictors of long-term compliance with continuous positive airway pressure. Thorax. 2010;65(9):829–32.
Lieberman JA, III. Obstructive sleep apnea (OSA) and excessive sleepiness associated with OSA: recognition in the primary care setting. Postgrad Med. 2009;121(4):33–41.
Lim J, Lasserson TJ, Fleetham J, Wright J. Oral appliances for obstructive sleep apnoea. Cochrane Database Syst Rev. 2006;(1):CD004435.
Pevernagie D, Aarts RM, De Meyer M. The acoustics of snoring. Sleep Med Rev. 2010;14(2):131–44.
Rodenstein D. Sleep apnea: traffic and occupational accidents–individual risks, socioeconomic and legal implications. Respiration. 2009;78(3):241–48.
Sateia MJ, Hauri PJ. The International Classification of Sleep Disorders. Second Edition. Winchester, Il, USA: AASM; 2005.
Stradling JR, Crosby JH. Predictors and prevalence of obstructive sleep apnoea and snoring in 1001 middle aged men. Thorax. 1991;46(2):85–90.
Strollo PJ Jr, Rogers RM. Obstructive sleep apnea. N Engl J Med. 1996;334(2):99–104.
Sullivan CE, Issa FG, Berthon-Jones M, Eves L. Reversal of obstructive sleep apnoea by continuous positive airway pressure applied through the nares. Lancet. 1981;1(8225):862–65.
Young T, Palta M, Dempsey J, Skatrud J, Weber S, Badr S. The occurrence of sleep-disordered breathing among middle-aged adults. N Engl J Med. 1993;328(17):1230–35.

Deel V Evoked potentials en overige technieken

Evoked potentials van bron tot bit

D.F. Stegeman en H. Franssen

40.1 Inleiding

Een opgewekte potentiaal, in het Engels *evoked potential* (EP), is een potentiaalverandering die ontstaat in het zenuwstelsel. De term kan betrekking hebben op opgewekte activiteit in zowel het perifere spier- en/of zenuwstelsel als in het centrale zenuwstelsel. Ook magnetische stimulatie geeft, in dat geval artificiële, *evoked* activiteit in de cortex, die daarna zorg draagt voor een motorrespons. We zullen ons hier beperken tot potentiaalveranderingen die in het brein worden opgewekt door stimulatie van zintuigen of het perifere zenuwstelsel. Dit hoofdstuk is toegesneden op de basisprincipes van evoked potentials en is daarmee een aanvulling op ▸ H. 1.

40.2 Bronnen van evoked potentials

Het brein bevat ongeveer 10^{10} neuronen, die in principe alle een bijdrage aan het EEG kunnen leveren. Bij activatie van een neuron ontstaat er een ionenstroom door de celmembraan, die een potentiaalverandering in het extracellulaire weefsel tot gevolg heeft. Eén enkel actief neuron geeft zeker geen meetbare potentiaalverandering op de schedel. Aan neuronen kan op allerlei manieren gemeten worden, van zeer gedetailleerd tot grof, waarbij het klinische EEG tot de grovere van deze technieken behoort. Aan de fijnste kant staan patch-clampingtechnieken waarbij aan een afzonderlijk ionkanaal wordt gemeten. Hier tussenin bestaan methoden die intracellulair meten, extracellulair van enkele neuronen meten, of extracellulair van de circa 10.000 neuronen in een corticale kolom. Deze methoden maken gebruik van kleine elektroden op korte afstand van de structuren. Tussen dit type metingen en de klinische EEG-metingen bestaat bij de mens nog de mogelijkheid om subduraal het elektrocorticogram af te leiden, bijvoorbeeld bij epilepsiechirurgie. Feit is dat, om een meetbare EEG- (en dus EP-)component te verkrijgen, een grote groep neuronen ongeveer tegelijkertijd dezelfde activiteit moet laten zien. Het is moeilijk om een schatting te geven van het aantal neuronen dat dan tegelijk actief moet zijn. Weinig auteurs laten zich daar expliciet over uit. Men kan het echter ook anders benaderen: de hoeveelheid informatie die het EEG-signaal theoretisch bevat, kan gerelateerd worden aan de hoeveelheid informatie die het brein in principe kan opleveren. Uit zo'n berekening volgt dat elke groep van duizend neuronen, waar elke seconde duizenden actiepotentialen naartoe gaan en vanaf komen, slechts één keer per half uur een bit (0 of 1) informatie kan leveren via het EEG, dus elk half uur slechts eenmaal mag melden of ze al of niet iets hebben gedaan. Ondanks het abstracte en mogelijk frustrerende van dit getal voor het EEG-onderzoek, is de boodschap duidelijk. Alleen veel neuronen bij elkaar die ongeveer tegelijkertijd identiek gedrag vertonen, geven aanleiding tot meetbare EEG- en EP-componenten. Bovendien moet de ruimtelijke oriëntatie van deze populatie neuronen redelijk gelijk zijn, met andere woorden: de bronnen moeten allemaal min of meer dezelfde kant uit wijzen.

Een ander belangrijk aspect van de individuele bronnen is hun elektrische karakter. Wanneer een neuron ter plekke geëxciteerd wordt, zoals bij een excitatoire postsynaptische potentiaal (EPSP), stroomt er positieve lading (Na+) het neuron in omdat het neuron in rust intracellulair een negatieve potentiaal heeft ten opzichte van de buitenkant. Er ontstaat extracellulair gezien dan een zogenoemde stroomput; met een negatief teken, want er gaat stroom naartoe (de mintekens in ▫ figuur 40.1). De positieve lading komt natuurlijk ergens vandaan, en wel uit een stroombron; deze heeft een positief teken omdat er positieve lading naar buiten komt (plustekens in ▫ figuur 40.1). Wanneer de bovenbeschreven excitatie op het cellichaam van een corticaal neuron plaatsvindt, wordt die niet voortgeleid. Er is dan slechts een enkele stroombron en een stroomput in een '+ -'-configuratie: de dipool. Als de excitatie op een dendriet plaatsvindt of als er een actiepotentiaal op het axon ontstaat, zullen ter weerszijden van de stroombron stroomputten ontstaan. Er ontstaat dan een '+ - - +'-configuratie, die quadrupool wordt genoemd. Deze quadrupoolbron beweegt zich voort (▫ figuur 40.1).

Er kunnen dus twee elementaire 'soorten' elektrofysiologische bronnen onderscheiden worden, namelijk de dipool (+ -) en de quadrupool (+ - - +). Bij het activeren van een neuron via een presynaptisch axon hangt het af van de plaats van de synaps of de bron effectief een dipool is of een quadrupool. In het geval van een actiepotentiaal die langs een axon loopt, bestaat de bron altijd uit een quadrupool. Het zal niet zo moeilijk te begrijpen zijn dat een dipool als bron, vooral van enige afstand bekeken, effectiever is dan een quadrupool, net zoals twee fout geplaatste batterijen in een zaklantaarn geen licht opleveren. Uit het bovenstaande valt af te leiden dat er breinstructuren zijn die meer en andere die minder 'zichtbaar' zijn voor het EEG of een EP. Het zal ook duidelijk zijn dat op bronniveau vooral de corticale geordende en gelaagde structuren geschikte bronnen voor meetbare EEG-componenten zijn. Vooral voor het interpreteren van EP-componenten is er nog een belangrijk aspect aan een bronnenconfiguratie. In veel corticale structuren liggen de lagen neuronen die voor de EP-component zorgen, in een van twee richtingen, namelijk loodrecht op de schedel (radiaire bronnen) of evenwijdig aan de schedel (tangentiële bronnen). Zowel de tangentiële als de radiaire bronnen liggen loodrecht op het oppervlak van een gyrus. Het verschil tangentieel-radiair ontstaat door de verschillen in oriëntatie van de gyri ten opzichte van het oppervlak van de hoofdhuid (▫ figuur 40.2).

40.3 Volumegeleiding

Neurofysiologische diagnostiek, en dus ook EP-meting, is mogelijk doordat het lichaamsweefsel elektrische stroom geleidt. Nooit maakt een klinisch-neurofysiologische meting gebruik van directe intracellulaire metingen in spier-, zenuw- of hersencel. Altijd is er sprake van metingen op afstand. Extracellulaire metingen, vaak aan de rand van het weefsel (huidoppervlak), zijn mogelijk omdat de ionenstromen die door de celmembraan gaan, extracellulair in principe 'vrij spel' hebben en tot op grote afstand potentiaalveranderingen kunnen teweegbrengen. Dit voordeel van geleidend weefsel heeft ook zijn nadeel, omdat het soms tot complexe stroompatronen en moeilijk interpreteerbare potentiaalvelden kan leiden. Het stroomveld van een eenvoudige serie neuronen als dipoolbronnen op rij is schematisch weergegeven in ▫ figuur 40.2c.

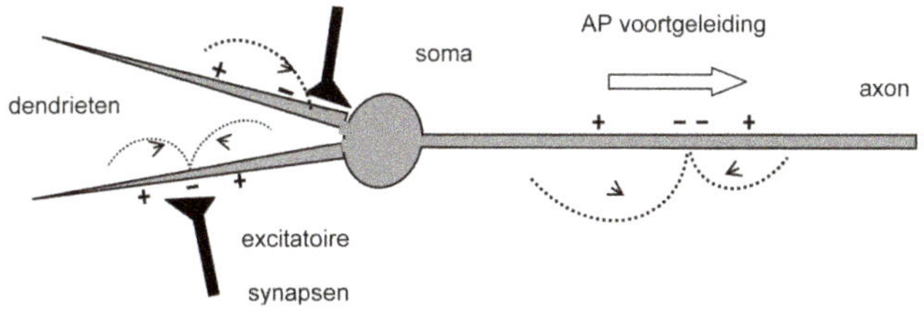

Figuur 40.1 Een excitatie van een dendriet als quadrupoolbron (linksonder) of een EPSP als dipoolbron (linksboven). Rechts een bron die hoort bij een over het axon voortgeleide actiepotentiaal (quadrupool).

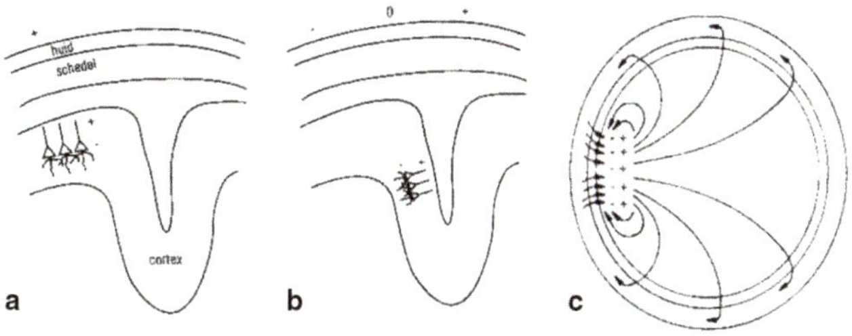

Figuur 40.2 a Een anatomische cortexconfiguratie die leidt tot een radiaire dipoolbron; b Een anatomische configuratie die leidt tot een tangentiële dipoolbron; c Impressie van een stroomlijnenpatroon in het hoofd op grond van een eenvoudige corticale radiaire dipoollaag (c Uit: Nunez, 1981).

40.4 Wat is signaal (EP) en wat is ruis (geen EP)?

Het meest algemene probleem bij het meten van EP's is het feit dat vrijwel alle componenten kleiner (1-10 μV) en soms veel kleiner (< 1 μV) zijn dan de amplituden van de overige EEG-activiteit op de achtergrond. Hoewel er ook technische stoor- en ruisbronnen zijn, vormt alle breinactiviteit die tot EEG-signalen leidt, behalve de geringe door de stimulus geïnduceerde activiteit, de meest storende signaalcomponent. In technische termen betekent dit dat de signaal-ruisverhouding te laag is om de EP goed te kunnen beoordelen. We bespreken hieronder een aantal manieren waarmee een EP-signaal voldoende zichtbaar en nuttig kan worden gemaakt.

40.4.1 Middelen

De belangrijkste methode is het middelen van EEG-segmenten die tijdsgebonden zijn aan het moment van optreden van de stimulus. Middelen werkt onder een aantal voorwaarden, die niet altijd expliciet worden getoetst. Een belangrijke aanname is dat de signaal-ruisverhouding niet zodanig laag is dat het benodigde aantal middelingen groter is dan wat technisch en klinisch haalbaar is. Er zijn ongetwijfeld potentieel belangrijke EP-componenten die zo klein zijn, dat ze toch nooit gebruikt zullen kunnen worden. Verder moet de respons op de stimulus steeds zo veel mogelijk hetzelfde zijn. In principe komt er altijd wel een gemiddelde EP-respons tevoorschijn na middelen. In hoeverre die de feitelijke respons weergeeft, hangt af van hoe variabel deze is. Een bekend probleem in dit verband is dat een corticale structuur zich vaak aanpast aan de stimulus en dus na enige tijd meten met een kleinere signaalamplitude reageert. Doorgaan met middelen kan dan zelfs een verslechterend effect op het resultaat hebben. Ook een constante latentie van de respons is een voorwaarde. In geen enkel geval zal een fysiologisch signaal precies aan deze voorwaarden voldoen. Het gaat dus altijd om een afweging, om het compromis tussen de feitelijke signaaleigenschappen en de strikt theoretische voorwaarden. De praktijk laat echter zien dat middelen vaak voldoende relevante informatie oplevert.

40.4.2 Filteren

Een andere signaalbehandeling die in feite ook bedoeld is om een EP zo goed mogelijk uit het EEG tevoorschijn te laten komen, is filteren. Ook hier gaat het er in feite om ongewenste signaalcomponenten in het EEG te onderdrukken, in dit geval frequentiecomponenten die geen informatie over de gezochte EP bevatten. Het zal duidelijk zijn dat hier voorkennis vereist is. Het moet a priori bekend zijn welke de relevante frequentiecomponenten zijn. Ook hier geldt de wet van het compromis. Er zal ook in frequentieland altijd een overlap zijn tussen de gewenste EP-component en de rest van het EEG-signaal.

40.4.3 Single trials

Soms is men niet geïnteresseerd in het gemiddelde resultaat maar juist in de enkele *trials* of juist in de variabiliteit van de EP-trials, ook als mogelijke stoorfactor. Er zijn procedures ontwikkeld om EP-componenten zo goed mogelijk op zo'n single-trialbasis te analyseren. Een uitdagende toepassing voor de toekomst daarbij is het maken van breingestuurde apparatuur, bekend onder de term *brain computer interfacing* (BCI). Het gebruik van de P300 is daarvan een inmiddels klassiek voorbeeld. Een andere vorm van opgewekte activiteit in dit verband is er een die niet leidt tot een gemiddelde EP, maar die alleen de mate van synchronisatie van het EEG-signaal verandert. Vaak is juist het verlies van synchrone EEG-activiteit interessant, dus desynchronisatie (*event related desynchronization*). Ook in dat geval is middelen een principieel ongeschikte methode om het signaal te bewerken.

40.4.4 Signaalkwaliteit

Met het bovenstaande zijn in grote lijnen de algemene achtergrond en de algemene meetprincipes van EP-metingen geschetst. Om feitelijk een betrouwbare EP-meting te kunnen doen is er nog een aantal (signaal)technische mogelijkheden. Deze zullen we kort aanstippen.

Reproduceerbaarheid

Een belangrijk facet bij het schatten van de betrouwbaarheid van een EP is de mate waarin de curve reproduceerbaar is. Een aantal componenten zal eenmalig optreden ten gevolge van het feit dat de ruis toch niet optimaal is 'weggemiddeld'. De meest toegepaste en meest effectieve methode om dat te onderzoeken, is het verdelen van het resultaat in twee (of meer) *sub-averages*, waardoor de mate van reproduceerbaarheid vaak onmiddel-

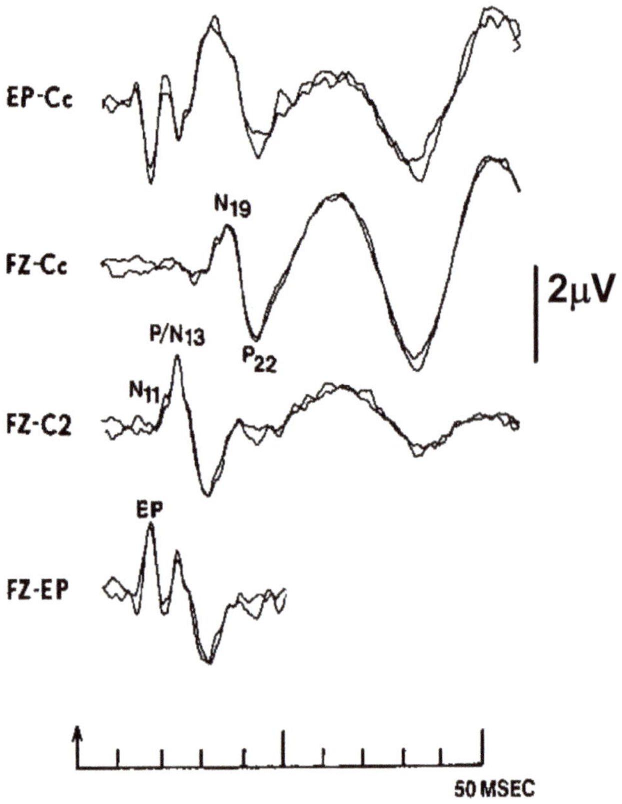

Figuur 40.3 Resultaat van een short-latency-SSEP bij een gezonde proefpersoon, weergegeven in twee over elkaar geplotte subaverages. De mate van reproduceerbaarheid is in één oogopslag te beoordelen. (Uit: Chiappa, 1997.)

lijk duidelijk wordt (figuur 40.3). Bovendien kan daarmee de eerder genoemde adaptatie van het signaal in de tijd worden bestudeerd.

Signaal zonder EP (pre-stimulusinterval; plus-min-average)

Een andere goede manier om een indruk te krijgen van het karakter van het niet-gewenste deel van het signaal (de ruis) is om bij de registratie ook een deel van de tijd voorafgaand aan de stimulus mee te registreren. Men weet dan zeker dat de signaalcomponenten die daar geobserveerd worden, alleen te maken kunnen hebben met de mate waarin het middelen effectief is geweest. Eenzelfde resultaat kan worden bereikt door wel te middelen, maar de opeenvolgende binnenkomende ruwe signalen afwisselend van een plus- en een minteken te voorzien. Het gemiddelde EP-signaal moet dan tot nul uitmiddelen, terwijl voor de ruis het teken niet uitmaakt.

Groepsgemiddelden en variabiliteit

De resultaten van EP-onderzoeken, vooral de responsen met een lange latentie, zijn vaak nogal variabel, zeker bij vergelijking tussen proefpersonen. Om toch een beeld te krijgen van het gemeenschappelijke in de EP's wordt dan een zogenoemd groepsgemiddelde (*grand average*) gemaakt. Hoewel dit type bewerking nuttig kan zijn, moet men zich realiseren dat een grand average in feite een niet bestaanbare EP is. De vorm- en latentievariaties tussen componenten bij de verschillende proefpersonen kunnen

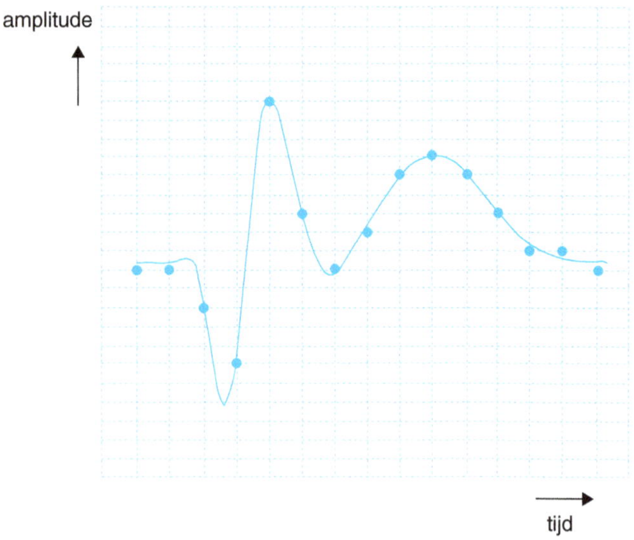

Figuur 40.4 Na het inlezen in de computer van een EEG-signaal met een beperkte samplefrequentie en een beperkte amplituderesolutie (gestippeld grid op de achtergrond) blijven van het signaal alleen de meetpunten (blauwe stippen) bewaard. Deze liggen in tijd en amplitude op de kruispunten van het grid. (Uit: De Weerd &Stegeman; 1990.)

zelfs de meest kenmerkende aspecten van de individuele EP's geheel doen verdwijnen.

Voorwaarden voor het beoordelen van een klinische EP

Op grond van het bovenstaande kan worden gesteld dat het benoemen van een EP-component, bijvoorbeeld de N20 van de n. medianus-SSEP, aan twee belangrijke voorwaarden moet voldoen: (1) de component dient reproduceerbaar te zijn en (2) de component dient duidelijk boven het ruisniveau uit te steken.

40.5 Digitale wereld

De acquisitie en signaalverwerking van EP's geschieden digitaal. Dit heeft echter bepaalde consequenties en beperkingen die hierna worden besproken.

40.5.1 Digitale resolutie

Het EEG en de EP zijn zogenoemde analoge signalen; dat wil zeggen zonder enige onderbreking in de tijd en in theorie zonder een beperking in amplitudewaarden. De computer zorgt echter voor een keurslijf in tijd en amplitude. Bij deze zogenoemde analoog-digitaalconversie (A-D-conversie) wordt het signaal in de tijd bemonsterd met een bepaalde herhalingsfrequentie, en in de amplituderichting moet het signaal worden afgebeeld als een getal met een eindige precisie (figuur 40.4). De noodzakelijke bemonsteringsfrequentie (*sample frequency*) wordt bepaald door de frequentie-inhoud van het signaal (zie verder). Over de nodige amplituderesolutie en de technische consequenties daarvan bestaan nogal wat misverstanden. De resolutie wordt in feite gedicteerd door het niveau van de ruis

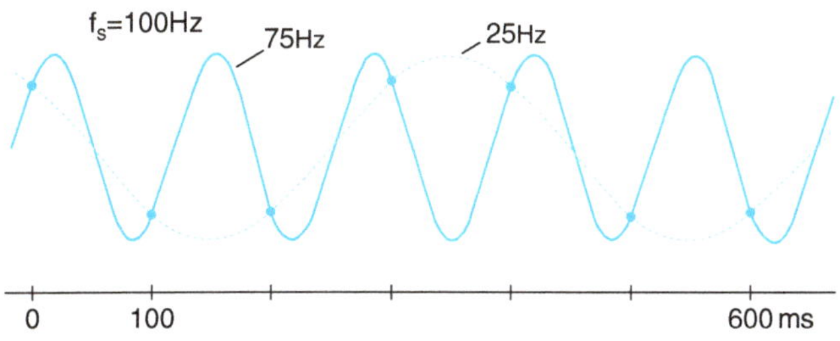

Figuur 40.5 Als een signaal te langzaam wordt bemonsterd, is een reconstructie van het oorspronkelijke signaal niet meer mogelijk. In het voorbeeld: als een sinus met een frequentie van 75 Hz met een samplefrequentie van 100/s wordt bemonsterd, levert de reconstructie een sinus van 25 Hz op. Dit effect heet *aliasing*.

in het signaal. Een ruw EEG-signaal heeft een ruisniveau van enkele microvolts, alleen al door het instrumentarium en de elektroden. Een resolutie van 1 μV in de amplituderichting is daarom vrijwel altijd voldoende. De kwaliteit van de zogenoemde analoog-digitaalomzetter (A/D-omzetter) die het signaal in de computer inleest, wordt meestal uitgedrukt in aantal bits. Een A/D-omzetter met N bits kan het signaal inlezen in 2^N niveaus. Aan de andere kant staat de vraag welke amplitude nog gemeten moet kunnen worden. Vroeger hadden de meeste omzetters 12 bits (4096 niveaus); tegenwoordig hebben ze 16, 20, 22, 24 of zelfs meer bits. Uitgaande van een resolutie van 1 μV levert een A/D-omzetter met 12 bits een dynamisch bereik van 4096 μV, ofwel ± 2 mV. Dat is natuurlijk niet voldoende voor het hele scala van mogelijke signalen. Vandaar dat dan met een variabele versterkingsfactor moet worden gewerkt. Een omzetter met 16 bits heeft met 1 μV resolutie een dynamisch bereik van $2^{16}=65536$ μV, ofwel ± 32,5 mV. Voor de meeste toepassingen is dat meer dan voldoende. In feite is dan het gebruik van een variabele ingangsversterking overbodig, een principe dat steeds meer wordt toegepast. Met 22 of 24 bits is het zelfs niet meer nodig om een high-passfilter in te stellen, omdat zelfs de zogenoemde DC-halfcelpotentialen tussen huid en elektroden in het bereik van de A/D-omzetter vallen. Vrijwel alle operaties op het signaal kunnen dan tijdens de meting (online) of achteraf op de computer worden gedaan, inclusief het (digitaal) versterken of verzwakken.

40.5.2 Nyquist-criterium

Een van de belangrijkste randvoorwaarden bij het bemonsteren van signalen in de computer is het voldoen aan het zogenoemde Nyquist-criterium. Dit houdt in dat wanneer er in het signaal frequenties voorkomen van Y Hz, het signaal bemonsterd moet worden met een frequentie van minstens 2 × Y Hz, de Nyquist-frequentie. In figuur 40.5 staat weergegeven hoe een sinus volledig verkeerd geïnterpreteerd wordt wanneer niet aan het criterium wordt voldaan. In het geval van de 75 Hz sinus in deze figuur had de sampling moeten gebeuren met minstens 150 Hz en niet met 100 Hz zoals in het voorbeeld. In de praktijk is voor een goede signaalweergave zonder al te veel ingewikkelde operaties een samplefrequentie van minstens vijf tot tien keer de hoogste signaalfrequentie aan te raden.

Overigens geldt het bemonsteringsprincipe niet alleen voor het EEG in de tijd, maar ook voor de spatiële kenmerken. Het EEG verandert ook als functie van de plaats met een bepaalde spatiële frequentie. Daaruit kan worden afgeleid hoeveel elektroden op het hoofd nodig zijn om het EEG goed te bemeten. Op deze manier geïnterpreteerd levert het klassieke 21-kanaals EEG in feite een te grove spatiële bemonstering.

40.5.3 De praktijk

Digitale EEG- en EMG-machines voldoen veelal aan de bovenstaande elementaire criteria voor digitale signaalanalyse en -weergave. Een probleem kan nog wel eens ontstaan wanneer de apparatuur een analoog in te stellen versterking bevat. Wanneer die versterking per ongeluk te laag staat ingesteld, kan dat een lage resolutie opleveren van het resulterende signaal (men ziet de bits op het scherm).

40.5.4 Van bit tot bron

De titel van deze bijdrage is 'Evoked potentials van bron tot bit'. In feite raakt men daarmee niet het uiteindelijke klinische of wetenschappelijke probleem. Veel essentiëler is natuurlijk de weg terug van het in de computer aanwezige signaal naar wat er zich in het brein afspeelt. Deze interpretatie gebeurt in de dagelijkse praktijk op basis van EEG- en EPG-curven. Het systematisch bewandelen van de weg terug, in de fysica het 'inverse probleem', vergt inzicht in alle aspecten van bronnen, volumegeleiding en signaalkenmerken zoals in het voorgaande behandeld. Voor een aantal vormen van EP-signalen, vooral voor de vroege *somatosensory evoked potentials* (SSEP's), is deze interpretatie al succesvol gebleken. Voor de klinisch neurofysioloog is het van belang een goed inzicht te hebben in alle technieken, in de signaalkwaliteit en in de mogelijkheden om deze te verbeteren. Dit is vooral ook in het belang van de diagnostiek met behulp van SSEP's in het kader van de prognose van het postanoxische coma (zie hiervoor ▶ H. 43).

Kernpunten

- Elektrofysiologische metingen in de klinische praktijk zijn altijd metingen in het extracellulaire medium aan dipool- of quadrupoolbronnen.
- Evoked potentials zijn indirecte afbeeldingen van de elektrofysiologische bronnen die in het brein ontstaan. De anatomie van de cortexstructuren bepaalt samen met volumegeleiding hoe de neurale bronnen zich in het EEG-signalen manifesteren.
- Middelen, filteren, twee keer meten en het maken van grand averages zijn bekende methoden om EP-componenten te isoleren van het veel grotere achtergrond-EEG en hun reproduceerbaarheid in te schatten.
- Bij digitalisering van signalen moet rekening worden gehouden met een aantal principiële beperkingen in tijd en amplitude bij het opnemen via A-D-conversie.

Literatuur

Chiappa KH. Evoked potentials in clinical medicine. Philadelphia: Lippincott-Raven; 1997.

Farwell LA, Donchin E. Talking off the top of your head: Toward a mental prosthesis utilizing event-related potentials. Electroenceph Clin Neurophysiol. 1998;70:510–23.

Franssen H, Stegeman DF, Moleman J, Schoobaar RP. Dipole modelling of median nerve SEPs in normal subjects and patients with small subcortical infarcts. Electroencephalogr Clin Neurophysiol. 1992;84:401–17.

Lopes da Silva F, Rotterdam A van. Biophysical aspects of EEG and magnetoencephalogram generation. In: E. Niedermeyer and F. Lopes da Silva (Eds.), Electroencephalography. Philadelphia: Williams & Wilkins; 1999.

Nunez PL. Electric fields of the brain. New York: Oxford University Press; 1981.

Oostenveld R. Improving EEG source analysis using prior information. Proefschrift. Nijmegen: Radboud Universiteit; 2003.

Pfurtscheller G, Lopes da Silva FH. Event-related EEG/MEG synchronization and desynchronization: basic principles. Clin Neurophysiol. 1999;110:1842–57.

Stegeman DF, Uijen GJH, Praamstra P. EEG en informatie. Hoofdlijnen. 1994;5:13.

Truccolo WA, Ding M, Knuth KH, Nakamura R, Bressler SL. Trial-to-trial variability of cortical evoked responses: implications for the analysis of functional connectivity. Clin Neurophysiol. 2002;113:206–26.

Weerd JPC de, Stegeman DF. Technical and methodological considerations on the measurement of evoked potentials. In: E.J. Colon and S.L. Visser (Eds.), Evoked potential manual. Dordrecht: Kluwer Academic Publishers; 1990.

Hersendood

G. Drost

41.1 Inleiding

Door medisch-technische ontwikkelingen als reanimatie, beademing en transplantatie kwamen de bestaande criteria voor het vaststellen van de dood in de jaren vijftig steeds meer onder druk te staan. Traditioneel vond de doodsdiagnostiek plaats aan de hand van hart- en longcriteria, waarbij het onomkeerbare verlies van hart- en longfunctie werd gezien als de dood. Tot aan het eind van de jaren vijftig representeerde het kloppend hart het leven: zonder hartslag was je dood. Maar door de mogelijkheid van beademing bleek deze min of meer vanzelfsprekende definitie van de dood niet meer zo eenduidig toepasbaar. De overtuiging dat het kloppen van het hart niet meer genoeg was om de levende mens te representeren, won dan ook steeds meer terrein.

De belangrijkste vraag die zich daarop voor artsen, juristen en filosofen voordeed, was waar, ofwel in welk orgaansysteem, en wanneer het einde van het leven dan wel kon worden vastgesteld. Wat het waar betreft, werd al snel duidelijk dat de hersenen hierin een cruciale rol speelden. Voor het wanneer moest een aan de hersenen gerelateerde doodsdefinitie wetenschappelijk en juridisch hard gemaakt worden. In de jaren zestig en zeventig aanvaardden de meeste landen doodscriteria die verwezen naar het uitvallen van hersenfuncties. In Nederland heeft de Gezondheidsraad sinds 1973 acht keer advies uitgebracht over de hersendoodcriteria. In 2002 publiceerde Wijdicks in *Neurology* het artikel met de veelzeggende titel: 'Brain death worldwide: accepted fact but no global consensus in diagnostic criteria'. Een eenduidige wereldwijde consensus over hersendooddiagnostiek is er ook nu nog altijd niet. Het huidige hersendoodprotocol in Nederland dateert uit 2006 en was een bijstelling op artikel 15 van de Wet op de orgaandonatie uit 1997. Dit hoofdstuk geeft een korte toelichting op enkele protocollaire aspecten van het hersendoodprotocol, in het bijzonder delen die betrekking hebben op de klinisch-neurofysiologische aspecten.

41.2 Hersendood

In Nederland is gekozen voor de meest stringente definitie van het begrip hersendood: het 'whole brain death'-concept. Het wettelijk vastgelegde hersendoodprotocol omschrijft hersendood als 'het volledig en onherstelbaar verlies van de functies van de hersenen, inclusief de hersenstam en het verlengde merg'. Hierbij gelden de volgende algemene principes, die overigens niet letterlijk in de wet vermeld worden maar wel impliciet uit de wet volgen:

- er is geen enkele interactie meer tussen de patiënt en zijn omgeving;
- dit is het gevolg van totale functionele uitval van de hersenstam en de beide hemisferen;
- het bovenstaande is irreversibel.

In ons land werd hersendood tot 2006 vastgesteld op basis van drie diagnostische fasen.

1. De prealabele voorwaarden: in de eerste plaats hield dit in het vaststellen van de aanwezigheid en de aard van een dodelijk hersenletsel, alsmede de onbehandelbaarheid ervan; in de tweede plaats was er sprake van afwezigheid van reversibele oorzaken van bewusteloosheid of reactieloosheid, zoals intoxicatie of onderkoeling.
2. Klinisch neurologisch onderzoek: ontbreken van bewustzijn, ontbreken van hersenstamreflexen, beademingsafhankelijkheid.
3. Aanvullend onderzoek, dat in een vaste volgorde diende te worden uitgevoerd:
   a. eenmaal vervaardiging van een EEG;
   b. als het EEG vlak was, volgde een apneutest;
   c. als EEG of apneutest onuitvoerbaar was: cerebrale angiografie.

Bij toepassing van deze drie stappen gold dat het resultaat van elke stap een voorwaarde vormde om verder te gaan met de volgende stap: zo hoefde een EEG alleen gedaan te worden bij uitval van alle stamfuncties en mocht een apneutest alleen gedaan worden bij een iso-elektrisch ('vlak') EEG. Indien er bij de laatste stap, de apneutest, geen ademhaling meer aanwezig bleek, werd hersendood en daarmee de dood vastgesteld. Overige onderzoeken konden wel worden uitgevoerd, maar alleen als het EEG of de apneutest onuitvoerbaar was; dat betrof toen cerebrale angiografie (aortaboog-angiografie, bij voorkeur in de vorm van digitale subtractieangiografie, DSA). Bij kinderen jonger dan 4 jaar gold dat herhaling van zowel klinisch neurologisch als aanvullend onderzoek (behalve de apneutest) vereist was.

In de jaren daarna ontstond een probleem met deze hersendooddiagnostiek, vooral bij patiënten met hersenschade die werden behandeld met geneesmiddelen om hen te sederen, verhoogde intracraniële druk (hersenoedeem) tegen te gaan of epilepsie te bestrijden. Als bij patiënten die neurodeprimerende middelen kregen toegediend, hersendood werd vermoed, was dit niet op de gebruikelijke manier vast te stellen, want aan de prealabele voorwaarde 'uitsluiting van intoxicatie' kon niet worden voldaan.

41.3 Hersendoodprotocol 2006

In het momenteel geldende en wettelijke *Hersendoodprotocol 2006* (▶ http://www.gezondheidsraad.nl/nl/adviezen/hersendood-protocol), is onderscheid gemaakt tussen het begrip 'intoxicatie' en de situatie waarin neurodeprimerende middelen worden toegepast. Deze neurodeprimerende middelen worden aangeduid als 'therapeutische medicamenteuze neurodepressie'. Omdat therapeutische medicamenteuze neurodepressie het onzeker maakt of de tot dan toe gangbare methode van hersendooddiagnostiek, zoals wettelijk bepaald in 1997, wel afdoende was, werd in het protocol van 2006 een aanvullende benadering opgenomen. Deze bestond uit onderzoek naar de hersendoorbloeding. Het gaat dan om het aantonen van bestendige cerebrale circulatiestilstand bij een temperatuur die hoger is dan 32 °C. De gedachte daarbij is dat het aantonen van een dergelijke verminderde perfusie functioneren van de hersenen uitsluit.

Het hersendoodprotocol werd in 2006 op nog twee punten bijgesteld:

4. de vervanging van de oudere methoden voor cerebrale angiografie door nieuwere;
5. de uitvoering van de hersendooddiagnostiek bij kinderen.

Er wordt een aantal nieuwe technieken geïntroduceerd voor het aanvullend onderzoek om de circulatiestilstand aan te tonen. Het gebruik van DSA was in de jaren tot 2006 sterk afgenomen door de opkomst van MRI en CT-technieken; verder was DSA invasief van aard, gezien de contrasttoediening via intra-arteriële katheterisatie, en ging het gepaard met een (zij het geringe) morbiditeit en mortaliteit. De voordelen, dat de interpretatie van het DSA-onderzoek eenduidig is en dat de waarde van DSA bij het vaststellen van hersendood in de literatuur wordt onderschreven, leken niet op te wegen tegen de nadelen. Naast de genoemde nadelen waren dat ook de toepassing van jodiumhoudend contrastmiddel, dat nierschade kan veroorzaken, het feit dat het een langdurig onderzoek betreft, en de afnemende expertise met betrekking tot de uitvoering van het DSA-onderzoek. Om deze redenen werd DSA vervangen door CT-angiografie (CTA) en het transcranieel Doppler-onderzoek (TCD) als veilige en betrouwbare methoden voor onderzoek van de hersencirculatie.

Bij de hersendooddiagnostiek bij kinderen worden twee diagnostische routes aangegeven: de ene betreft herhaling van klinisch neurologisch en aanvullend onderzoek na een bepaalde observatietijd. Bij de andere wordt in plaats van herhaling van tests gekozen voor aanvullend onderzoek met TCD en CTA. Het protocol geeft aan dat alleen bij kinderen jonger dan 1 jaar, en vooral kinderen jonger dan 2 maanden, extra zorgvuldigheid geboden is en relatief lange observatiemethoden gewenst zijn. De tekst die in dit hoofdstuk volgt, heeft betrekking op mensen ouder dan 1 jaar en is een toelichting op en/of samenvatting van delen van het huidige hersendoodprotocol. Let wel: dit hoofdstuk kan het volledige hersendoodprotocol uiteraard niet vervangen. Slechts enkele aspecten van dit protocol worden hierna belicht. De in blokken geplaatste tekst is de letterlijke tekst, overgenomen uit het *Hersendoodprotocol 2006*.

41.4 Diagnostiek hersendood

De verantwoordelijkheid voor het vaststellen van hersendood ligt bij de arts die het klinisch neurologisch onderzoek uitvoert. De diagnose 'hersendood' kan slechts plaatsvinden in geval van een hersenletsel waarvan de oorzaak bekend is en dat niet behandelbaar is. Het definitief aantonen van hersendood berust op drie pijlers, te weten:

1. de prealabele voorwaarden;
2. het klinisch neurologisch onderzoek;
3. het aanvullend onderzoek.

41.4.1 Fase 1: (hetero) anamnese en algemeen onderzoek

In deze eerste diagnostische fase moet worden nagegaan of voldaan wordt aan de prealabele voorwaarden. Het is belangrijk goed geïnformeerd te zijn over de voorgeschiedenis – ook via derden (hetero-anamnese) – zodat men ten eerste zeker is om welke aandoening het gaat en ten tweede dat men valkuilen uitsluit die te maken hebben met eventuele omkeerbaarheid van de toestand. Men controleert de prealabele voorwaarden: het vaststellen van de dodelijke aard en oorzaak van het hersenletsel, alsmede de onbehandelbaarheid ervan; uitsluiting van reversibele oorzaken van bewusteloosheid of reactieloosheid (zoals hypothermie ≤ 32 °C, intoxicatie, hypotensie ≤ 80 mmHg, blokkade van de neuromusculaire overgang, ernstige biochemische of metabole stoornis). Voor de hersendooddiagnose moet de centrale lichaamstemperatuur boven de 32 °C zijn.

41.4.2 Fase 2: klinisch neurologisch onderzoek

Dit onderzoek dient te worden uitgevoerd door een niet bij de eventuele transplantatie betrokken (kinder)neuroloog of neurochirurg. Blijkens het onderzoek moet er sprake zijn van:

1. ontbreken van bewustzijn, blijkend uit ontbreken van reacties op (pijn)prikkels;
2. ontbreken van hersenstamreflexen (pupilreacties, cornea-reflexen, oculocefale en oculovestibulaire reacties, hoestreflex);
3. aanwijzing(en) voor de afwezigheid van spontane ademhaling.

41.4.3 Fase 3: aanvullend onderzoek

De definitieve diagnose hersendood komt tot stand op basis van:

- de afwezigheid van elektrische hersenactiviteit, blijkend uit een iso-elektrisch EEG;
- het ontbreken van spontane ademhaling, aangetoond door de apneutest.

In geval van therapeutisch medicamenteuze neurodepressie kunnen zowel het klinisch neurologisch onderzoek als het EEG en de apneutest een somberder resultaat opleveren dan terecht is. Als deze stappen een mogelijk bij hersendood passend resultaat opleveren, gelden ze bij neurodepressie niet als afdoende bewijs. Om die reden is dan uitbreiding van aanvullend onderzoek nodig met zowel een TCD als altijd ook een CTA. Wordt dan bij de TCD een van de twee voor hersendood karakteristieke TCD-patronen gevonden, een *reverberating pattern* of *systolic spikes*, dan wijst dat op afwezigheid van hersencirculatie. Maar de vaststelling 'hersendood' wordt pas zeker als CTA de conclusies van TCD bevestigt; TCD alleen is niet voldoende.

41.5 KNF-technieken bij hersendooddiagnostiek

41.5.1 EEG

Het vervaardigen van een EEG dient te geschieden door, of onder toezicht van een (kinder)neuroloog met de bevoegdheid 'klinische neurofysiologie'.

Technische criteria

a. Te gebruiken: alle oppervlakte-elektroden van het 10-20-systeem. Deze behoren een overgangsweerstand < 5 kOhm te hebben. Naaldelektroden mogen alleen worden toegepast als vooraf is vastgesteld dat deze de frequentiebandbreedte van het registratiesysteem niet nadelig beïnvloeden.
b. Vereiste gevoeligheid: 20 microvolt/cm.
c. Vereiste bandbreedte: 0,27-30 Hz (-3 dB).
d. Afleidingscombinaties: van belang is toepassing van een combinatie met grote afstand tussen de elektroden. Zo mogelijk dienen alle elektroden van het 10-20-systeem in de gebruikte afleidingscombinatie continu voor te komen. Dit impliceert registratie met een EEG-toestel van ten minste 16 kanalen.
e. De (effectieve) registratieduur dient ten minste 30 minuten te bedragen.
f. Reacties op prikkels dienen te worden nagegaan:
   - geluidprikkels: aanbieden ter hoogte van beide oren;
   - lichtflitsprikkels: zowel hoge (bijvoorbeeld 18 Hz) als lage (1-3 Hz) frequenties toepassen.

Het verdient aanbeveling elektrocardiogram (ECG), ademhaling en bewegingsartefacten mee te registreren. Een eventueel aanwezig retinogram is niet in strijd met de diagnose iso-elektrisch EEG.

g. Tijdens de registratie mogen kortwerkende spierverslappende middelen worden gebruikt om de eventueel aanwezige elektrisch waarneembare spieractiviteit (motorunitactiviteit) te onderdrukken.
h. Brom- en ruisniveaus dienen lager dan 5 microvolt te zijn. Eventueel nog aanwezige artefacten dienen tijdens de registratie als zodanig te worden geduid.
i. Het EEG heet 'iso-elektrisch' wanneer geen elektrische activiteit van cerebrale oorsprong aanwezig is.
j. Beoordeling van het EEG via datatransmissie (telefoon, kabel, internet) is niet toegestaan vanwege het risico van signaalverstoring.

41.5.2 Transcraniële Doppler

Het vervaardigen van een transcraniële Doppler (TCD; ◘ figuur 41.1) dient te geschieden door of onder toezicht van een KNF-arts of (kinder)neuroloog met specifieke expertise. Speciaal opgeleide laboranten mogen de test uitvoeren, maar de arts dient ter plekke aanwezig te zijn voor de beoordeling van het onderzoek. Onderzoek van de extracraniële vaten is niet nodig: er kan worden volstaan met onderzoek van de intracraniële vaten. De test wijst op hersendood bij afwezigheid van hersendoorbloeding. In het hersendoodprotocol wordt beschreven onder welke omstandigheden de TCD ongeschikt is als test om cerebrale circulatiestilstand aan te tonen.

Bij transcranieel Doppler-onderzoek (TCD) kan aan het ziekenhuisbed (*bedside*) op niet-invasieve wijze het verdwijnen dan wel de volledige afwezigheid van de hersendoorbloeding

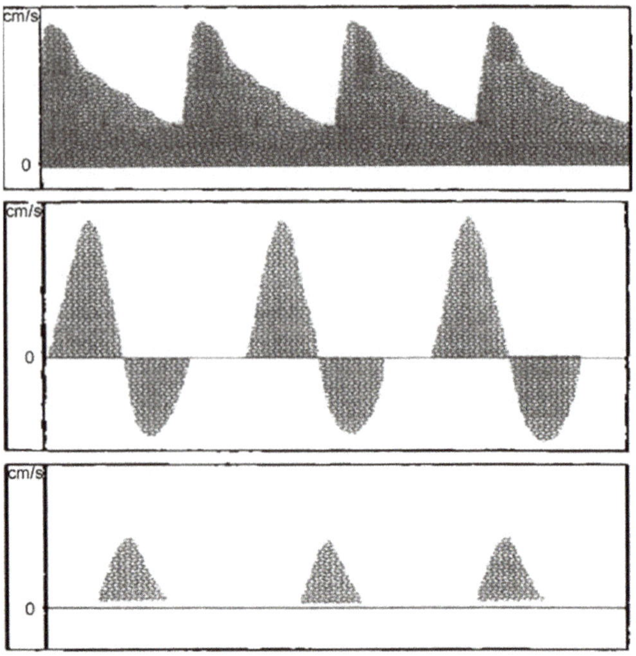

◘ **Figuur 41.1** Transcraniële Dopplerflowpatronen. Deze patronen laten een normale flow zien met systolische en diastolische *forward flow* (boven), *oscillating flow* met *systolic forward flow* en *reversed diastolic flow* (midden), en kleine *systolic forward flow* (onder) (Uit: Intensive Care Medicine. (2006) 32:1937-44.)

worden aangetoond. De methode berust op het gegeven dat in de schedel (een 'gesloten doos') een verhoogde druk ontstaat als gevolg van hersenoedeem, waardoor de weerstand in de hersenvaten toeneemt en ten slotte cerebrale circulatiestilstand optreedt. Dit laatste onderdeel van het proces dat uiteindelijk tot hersendood leidt, uit zich in karakteristieke Doppler-signalen die duiden op een zogeheten hogeweerstandsprofiel. Daarbij zijn twee signaalpatronen mogelijk: a) oscillerende signalen of pendelflow (*reverberating pattern*); b) systolische piekjes (*systolic spikes*). De schedel mag niet vervormbaar zijn. De methode is daarom vaak niet bruikbaar bij een flexibele schedel, open schedelnaden (zuigelingen), schedelfracturen, maar ook na schedeltrepanatie of toepassing van ventrikeldrains. Deze situaties verlagen de sensitiviteit van de testmethode, maar beïnvloeden niet de specificiteit.

Technische criteria

a. Men dient eerst de aanwezigheid van een temporaal en suboccipitaal insonatievenster (*window*) na te gaan.
b. De test bestaat vervolgens uit twee na elkaar uitgevoerde series Doppler-metingen.
c. Te gebruiken apparatuur: pulsed-wavemachine met een insonatiefrequentie < 2 MHz.
d. De te onderzoeken intracraniële vaten zijn:
   - de arteria cerebri media beiderzijds (via het temporale venster);
   - de arteria basilaris (via het suboccipitale venster, waarbij de patiënt op de zij ligt).

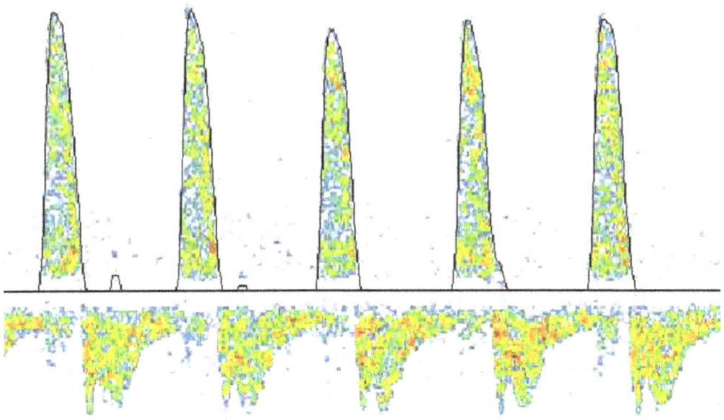

Figuur 41.2 Voorbeeld van een *reverberating pattern*, gemeten in de a. cerebri media met TCD-Doppler. Wanneer dit hogeweerstandsprofiel wordt gemeten, of dat van *systolic spikes* (zie figuur 41.3), dan wijst dit op afwezigheid van cerebrale circulatie. Let op: bij aortaklepinsufficiëntie kan een patroon ontstaan dat lijkt op een reverberating pattern, zodat een onterecht afwijkend – op hersendood lijkend – patroon ontstaat. TCD is bij een ernstige aortaklepinsufficiëntie dan ook ongeschikt en mag niet gebruikt worden om een cerebrale circulatiestilstand aan te tonen.

e. Elke Doppler-meting geschiedt gedurende minimaal tien hartslagen per bloedvat.
f. De tweede serie metingen dient niet eerder dan twintig minuten na het begin van de eerste serie te worden gestart. Het gehele onderzoek zal dan circa een halfuur in beslag nemen.
g. In beide series metingen dient men een zogenoemd hogeweerstandsprofiel te registreren. Dit uit zich in de aanwezigheid van een reverberating pattern of van systolic spikes en wijst op afwezigheid van cerebrale circulatie. Nadere criteria voor deze patronen worden in het hersendoodprotocol niet genoemd. De figuren laten een schematische schets van de verschillende TCD-patronen zien; het zijn voorbeelden van patronen uit de klinische praktijk (figuur 41.2 en figuur 41.3).

De twee TCD-patronen die gelden als bewijs voor de afwezigheid van netto flow en dus voor een 'cerebraal circulatoir arrest', zijn het reverberating pattern (figuur 41.2) en de systolic spikes (figuur 41.3). Bij een geleidelijke stijging van de intracraniële druk neemt de stroom door de hersenen geleidelijk af, wat mede afhankelijk is van de bloeddruk. In een TCD-patroon uit dit zich eerst als een afname van de diastolische stroom. De reden hiervoor is dat de druk in de vaten hoger is in de systole dan in de diastole, zodat de vaten in de systole gemakkelijker openblijven dan in de diastole. Als de intracraniële druk verder

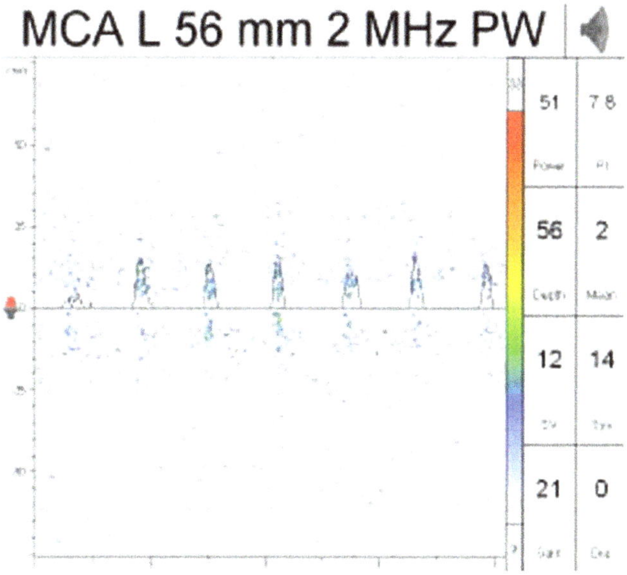

Figuur 41.3 Voorbeeld van TCD-opname van de a. cerebri media links met systolic spikes. Dit hogeweerstandsprofiel wijst, net als het reverberating pattern (figuur 41.2), op afwezigheid van cerebrale circulatie.

toeneemt, zal de diastolestroom tot stilstand komen en begint ook de systolische pieksnelheid af te nemen. Op een gegeven moment wordt de intracraniële druk zo hoog dat er bij de systole nog wat stroom de hersenen ingaat, maar dat die weer terugvloeit in de arteriën tijdens de diastole: dit heet een pendelflow of reverberating pattern.

Er zijn sinds het verschijnen van het laatste hersendoodprotocol diverse onderzoeken gedaan naar TCD bij hersendood. Het artikel van Hadani et al. (1999) bevat een goede weergave van het verloop van de diverse TCD-patronen die elkaar kunnen opvolgen bij een cerebraal circulatoir arrest. Als de druk nog verder stijgt, resteert nog slechts een heel lage en kortdurende puls van stroom in de systole: de systolic spikes. Overigens zal er ook dan waarschijnlijk wel enige diastolische stroom terugvloeien, maar die wordt dan niet eens meer geregistreerd. Lezenswaardig is het artikel van Marinoni et al. (2010). Hierin staat nog eens aangegeven dat het reverberating pattern in een volgend stadium vaak gevolgd wordt door systolic spikes. De optredende snelheden bij systolic spikes zijn in de regel zeer laag (figuur 41.3).

Opmerkingen

De test is ongeschikt bij het ontbreken van een voor ultrageluid goed toegankelijk temporaal of suboccipitaal venster vanwege een veranderde structuur van het schedelbot (bij 10 tot 15% van de patiënten), de afwezigheid van een 'starre' schedel (flexibele schedel, open schedelnaden, schedelfracturen, schedeltrepanatie) of de aanwezigheid van een ventrikeldrain. De test kan dan een fout-negatieve uitslag geven: cerebrale circulatiestilstand wordt niet geregistreerd. TCD is ook ongeschikt bij bepaalde ongecorrigeerde corvitia, bijvoorbeeld een ernstige aortaklepinsufficiëntie. Een flowpatroon dat lijkt op een reverberating pattern kan dan een fout-positieve uitslag geven: ten onrechte wordt de testrespons geïnterpreteerd als cerebrale circulatiestilstand.

41.6 Richtlijn of wet?

Het hersendoodprotocol is aanmerkelijk zwaarder ingebed dan een richtlijn van de Vereniging voor Neurologie. Dit betekent dat men minder gemakkelijk van het hersendoodprotocol kan afwijken dan van een dergelijke richtlijn. Zo zou men kunnen redeneren dat, als het EEG bij neurodepressie toch niet als voldoende betrouwbaar wordt opgevat, men dit net zo goed kan overslaan en direct overgaan tot een TCD/CTA. Die vrijheid heeft men echter niet: het EEG dient eerst iso-elektrisch te zijn en dan pas mag worden overgegaan tot een TCD/CTA. De logica hierachter is dat wel aanwezige EEG-activiteit verdere stappen overbodig maakt en dat alle tests altijd in een volgorde van onschadelijk naar potentieel schadelijk worden verricht. Om diezelfde reden vormde in de versie van 1996 de potentieel schadelijke apneutest het sluitstuk van de procedure, en ook internationaal is dat veelal het geval. Toch kan men over dergelijke aannamen van mening verschillen. Het feit dat er over de hele wereld zo veel verschillende hersendoodprotocollen bestaan, geeft aan dat die meningsverschillen ook daadwerkelijk bestaan. Die protocollen komen allemaal met elkaar overeen op drie kernpunten, die ook in het Nederlandse protocol centraal staan: de prealabele voorwaarden, volledige hersenstamuitval bij neurologisch onderzoek en het ontbreken van spontane ademhaling bij de apneutest. Wereldwijd zijn er echter grote verschillen in zaken als de duur van de observatietijd, het aantal betrokken specialisten en de hulponderzoeken. Voor een bespreking van dergelijke keuzes omtrent hersendood en donatie verwijzen we naar *Hersendood en orgaandonatie* van Biemond (2012).

Kernpunten

- In Nederland is gekozen voor de meest stringente definitie van het begrip hersendood: het concept van *whole brain death*. Hierbij gelden de volgende principes: 1) als gevolg van totale functionele uitval van de hersenstam en de hemisferen is er geen interactie meer van de patiënt met de omgeving en 2) deze toestand is irreversibel.
- De diagnostiek bestaat uit drie fasen. Fase 1: (hetero)anamnese en algemeen onderzoek. Fase 2: klinisch neurologisch onderzoek. Fase 3: aanvullend onderzoek. In het huidige protocol betreft dit het EEG, de apneutest en indien sedatie gebruikt is ook TCD en CTA. Pas als alle fasen zijn doorlopen en de uitslagen van de onderzoeken passen bij hersendood, kan men de diagnose hersendood stellen.
- Het hersendoodprotocol is wettelijk zwaarder ingebed dan een algemene richtlijn voor een beroepsgroep. Afwijken van het hersendoodprotocol kan dus minder gemakkelijk.
- Op dit moment wordt op basis van voortschrijdend inzicht nagedacht en gewerkt aan herziening van het huidige hersendoodprotocol.

Literatuur

Besluit van 30 juni 1997 houdende vaststelling van het Hersendoodprotocol. Staatsblad. 1997;306.

Dijk JG van, Kuiper MA, Drost G. Hersendood en orgaandonatie. Biemond cursusboek 2012.

Gezondheidsraad. Hersendoodprotocol aan de minister van VWS, Nr 2006/04, 11 april 2006. ▶ http://www.gezondheidsraad.nl/nl/adviezen/hersendoodprotocol.

Hadani M, Bruk B, Ram Z, Knoller N, Spiegelmann R, Segal E. Application of transcranial Doppler ultrasonography for the diagnosis of brain death. Intensive Care Med. 1999;25:822–28.

Marinoni M, Alari F, Mastronardi V, Peris A, Innocenti P. The relevance of early TCD monitoring in the intensive care units for the confirming of brain death diagnosis. Neurol Sci. 2011;32:73–77.

Monteiro LM, Bollen CW, Huffelen AC van, Ackerstaff RGA, Jansen NJG. Vught AJ van. Transcranial Doppler ultrasonography to confirm brain death: a beta-analysis. Intensive Care Med. 2006;32:1937–44.

Wijdicks EFM. Brain death worldwide: accepted fact but no global consensus in diagnostic criteria. Neurology. 2002;58:20–25.

Brainstem auditory en somatosensorische evoked potentials

J.W. Pasman

42.1 Inleiding

Een opgewekte potentiaal – in het Engels *evoked potential* (EP) – is een potentiaalverandering die ontstaat in het spier- en zenuwstelsel (perifeer en centraal). In dit hoofdstuk beperken we ons tot EP's die worden opgewekt in het centrale (en perifere) zenuwstelsel na perifere zenuwstimulatie (somatosensorische evoked potentials; SSEP's) of auditieve stimulatie (voornamelijk *brainstem auditory evoked potentials*; BAEP's).

Het klinische belang van het EP-onderzoek is de laatste decennia sterk veranderd. Met de komst van hogeresolutie-beeldvormingstechnieken (zoals CT-scan en MRI) worden EP's steeds minder gebruikt bij het identificeren en lokaliseren van laesies in het brein of het ruggenmerg. Toch zijn er nog steeds patiënten met laesies die bij MRI-onderzoek niet gedetecteerd worden, maar waarbij EP's wel afwijkend zijn. Van belang is dat men zich realiseert dat EP-onderzoek functionele veranderingen kan aantonen die niet met andere technieken kunnen worden aangetoond. Het EP-onderzoek is als functioneel onderzoek dan ook complementair aan structureel (beeldvormend) onderzoek (MRI en CT).

Zo kan de SSEP bij een myelopathie afwijkingen aan het licht brengen, terwijl de MRI geen of geen overtuigende afwijkingen laat zien. In het geval van een myelopathie op thoracaal niveau kan de discrepantie tussen een ongestoorde SSEP na stimuleren van de n. medianus en een afwijkende geleiding bij de SSEP na stimuleren van de n. tibialis posterior richting geven aan de lokalisatorische diagnose, daar waar beeldvormende technieken de clinicus in de steek laten.

De klinische toepasbaarheid van EP's is gebaseerd op de volgende eigenschappen:

- het aantonen van een abnormale (sensorische) geleiding, voornamelijk als anamnese en klinisch onderzoek de neuroloog onvoldoende richting geven;
- het aantonen van subklinische betrokkenheid van het sensorische systeem ('stille' laesies), vooral als er op grond van symptomen en/of verschijnselen al afwijkingen zijn gevonden in andere gebieden van het centrale zenuwstelsel; dit kan in het bijzonder van belang zijn bij gedissemineerde aandoeningen zoals multipele sclerose;
- het vastleggen van de anatomische distributie van stoornissen;
- inzicht geven in de pathofysiologie van onderliggende ziekteprocessen;
- het monitoren van de neurologische status van patiënten, bijvoorbeeld tijdens operatieve ingrepen;
- het (mede)bepalen van de prognose bij neurologische patiënten; als voorbeeld kan de SSEP van de nervus medianus (medianus-SSEP) bij postanoxische patiënten na een reanimatie worden genoemd.

EP's hebben het voordeel dat ze objectiever en vaak sensitiever zijn dan het neurologisch onderzoek en bovendien kunnen ze bij gesedeerde of comateuze patiënten worden geregistreerd. Dit heeft, samen met de verbeterde technieken, geleid tot nieuwe toepassingen tijdens operatieve ingrepen en op de intensive care. Het nadeel van EP's in de dagelijkse klinische praktijk is dat ze zelden specifiek zijn voor bepaalde aandoeningen en beïnvloed kunnen worden door stoornissen van de 'perifere' delen van de sensibele systemen (BAEP – midden-/binnenoorpathologie, SSEP – perifere zenuwaandoeningen). Daarnaast worden EP's beïnvloed door leeftijd en is een goede patiëntcoöperatie noodzakelijk om betrouwbare en artefactvrije registraties te verkrijgen.

42.2 Technische aspecten van EP-onderzoek

Een belangrijk probleem bij het EP-onderzoek is het feit dat vrijwel alle EP-componenten (signalen) kleiner (1-10 µV) en soms veel kleiner (< 1 µV) zijn dan de amplituden van de overige – niet-opgewekte – EEG-activiteit. Deze overige EEG-activiteit kan worden beschouwd als ruis. In het lopende EEG is de signaal-ruisverhouding te laag om de EP goed te kunnen beoordelen. Naast de ongunstige signaal-ruisverhouding zijn er stoor- en ruisbronnen die het betrouwbaar meten van EP's in de weg staan. Om de EP's zichtbaar en analyseerbaar te maken, kan een aantal technische methoden worden ingezet. De belangrijkste methoden zullen hierna worden besproken (▶ H. 40).

42.2.1 Middelen (averaging)

Middelen is de belangrijkste methode om de signaal-ruisverhouding te verbeteren. Middelen werkt echter alleen als er aan een aantal voorwaarden wordt voldaan.

Overzicht van de belangrijkste voorwaarden:

- De opgewekte hersenpotentiaal (EP) dient in de tijd gekoppeld te zijn aan de stimulus. De respons op een stimulus moet daarbij zo veel mogelijk dezelfde morfologie hebben en er dient een constant latentieverschil te bestaan tussen stimulus en respons. We spreken dan ook over een *time-locked* respons. In principe komt er na middelen altijd een gemiddelde EP te voorschijn. In hoeverre die de feitelijke respons weergeeft, hangt af van hoe variabel de individuele responsen zijn. Dit kan bijvoorbeeld een probleem zijn bij corticale responsen die onder invloed van adaptatie resulteren in steeds lagere amplituden naarmate er meer stimuli worden toegediend. Doorgaan met middelen kan dan zelfs tot een verslechtering van de signaal-ruisverhouding leiden.
- De achtergrondactiviteit (het 'lopende' EEG) kan beschouwd worden als witte ruis. Als een oneindig aantal perioden witte ruis bij elkaar wordt opgeteld en vervolgens gedeeld door oneindig, ontstaat een rechte lijn. Als het lopende EEG minder gelijkenis vertoont met witte ruis, zal de signaal-ruisverhouding daardoor negatief beïnvloed worden en zal de EP minder duidelijk opwekbaar of reproduceerbaar zijn. Zo kunnen bijvoorbeeld ritmische componenten in het lopende EEG voor problemen zorgen. Dit geldt vooral als de intervallen tussen deze ritmische componenten overeenkomen met het interval tussen stimulus en belangrijke componenten van de EP. We spreken dan van zogenoemde *pseudo time-locked* responsen.
- De uitgangssignaal-ruisverhouding dient niet zodanig laag te zijn dat het benodigde aantal middelingen groter is dan technisch en klinisch haalbaar. Hierbij dient men zich te

■ **Tabel 42.1** Verbetering van de signaal-ruisverhouding.

Aantal responsen in average	Signaal	Ruis	Signaal-ruisverhouding
1	1	1	1:1
4	1	1/2	2:1
9	1	1/3	3:1
16	1	1/4	4:1
25	1	1/5	5:1
36	1	1/6	6:1
64	1	1/8	8:1

realiseren dat de signaal-ruisverhouding slechts verbetert met een factor √N, waarbij N het aantal (geaccepteerde) stimuli is.
De consequentie van het bovenstaande is dat, om een verbetering van de signaal-ruisverhouding met een factor 2 te bereiken, het aantal responsen met een factor 4 dient te worden verhoogd. Zie ter verduidelijking ■ tabel 42.1.

- Er dient een prestimulusinterval te worden meegeregistreerd. Om de signaal-ruisverhouding goed te kunnen beoordelen, wordt bij het EP-onderzoek de respons niet alleen vanaf de stimulus geregistreerd maar wordt er tevens een periode vóór de stimulus meegeregistreerd. Dit wordt het prestimulusinterval genoemd. In het prestimulusinterval wordt alleen 'lopend EEG' geregistreerd, dat door middelen gereduceerd wordt en zo informatie geeft over de resterende ruis (restruis).
- Verder dienen bij het EP-onderzoek altijd minimaal twee subseries volgens hetzelfde protocol te worden geregistreerd. Door de twee submiddelingen over elkaar te plotten, kan zowel de signaal-ruisverhouding als de reproduceerbaarheid van de EP beoordeeld worden. Als er voldoende reproduceerbaarheid is, kunnen de subseries worden samengevoegd tot één serie, waardoor de signaal-ruisverhouding verder verbetert.

De resultaten van EP-onderzoeken kunnen in een aantal gevallen te variabel zijn (interindividueel meer dan intra-individueel) om een goed beeld te krijgen van gemeenschappelijke componenten in EP's. In die gevallen kunnen voor de interpretatie groepsgemiddelden (*grand averages*) gebruikt worden die samengesteld zijn op basis van een (gezonde) controlegroep. Hierbij dient men te bedenken dat minder stabiele (meer variabele) componenten zowel qua latentietijden als vorm aangaat (deels) weggemiddeld kunnen worden. De respons die resteert, is opgebouwd uit componenten met de geringste variatie in vorm, amplitude en latentietijden.

Het aantal benodigde stimuli, beter gezegd het aantal geaccepteerde responsen, is voor een belangrijk deel afhankelijk van de signaal-ruisverhouding bij aanvang van het middelingsproces. Samengevat gaat het bij het uitvoeren van EP-onderzoek technisch gezien om het verbeteren van de signaal-ruisverhouding.

42.2.2 Artefactrejectie

De signaal-ruisverhouding bij het EP-onderzoek kan verder negatief beïnvloed worden door ongewenste activiteiten met hoge amplituden. Hierbij gaat het om zowel artefacten (o.a. bewegingsartefacten, 50 Hz-artefacten, spierpotentialen) als EEG-activiteit met hoge amplituden waaronder vertexactiviteit, pieken en piekgolven, *frontal intermittent rhythmic delta activity* (FIRDA) en andere delta-activiteit. Wanneer in een of meer van de responsen bij een middeling ongewenste activiteit met hoge amplituden (artefacten) voorkomt, is het elimineren van deze activiteit door middelen lastig. Zie ▸ par. 41.2.1.

Het negatieve effect van deze ongewenste activiteit met hoge amplituden op het middelen wordt in EP-apparatuur beperkt door gebruik te maken van een differentiaalversterker (verschilversterker) en hardware- dan wel softwarematige artefactrejectiemethoden.

Bij een verschilversterker wordt de activiteit op de tweede ingang van de versterker afgetrokken van de activiteit op de eerste ingang. Hierdoor worden activiteiten met (vrijwel) identieke amplituden, frequentie en fase die simultaan bij ingangen van de versterker binnenkomen (grotendeels) geëlimineerd.

Artefactrejectiemethoden maken gebruik van het feit dat EP-componenten laag of zeer laag gevolteerd zijn ten opzichte van de rest van de binnenkomende activiteit (lopend EEG en artefacten). Door alle responsen met amplituden boven een vooraf ingesteld niveau niet mee te nemen in de uiteindelijke middeling, wordt de signaal-ruisverhouding verbeterd.

Voorbeeld. Bij een gemiddeld EP-onderzoek wordt het artefactrejectieniveau ingesteld op ± 35 µV. Alle responsen waarvan de amplitude tussen -35 µV en +35 µV liggen, worden geaccepteerd en meegenomen in de middeling (*average*). Alle responsen met amplituden < -35 µV en > +35 µV worden niet meegenomen in de middeling en dus *rejected* (afgekeurd). Wanneer er ten opzichte van de geaccepteerde responsen te veel rejected responsen voorkomen, beïnvloedt dat in negatieve zin de duur en/of de kwaliteit van het EP-resultaat. Bijstelling van het artefactrejectieniveau naar boven (± 40 µV of zelfs nog hoger) kan dan uitkomst bieden. Uiteraard kan ook het verhogen van het artefactrejectieniveau ten koste gaan van het EP-resultaat.

42.2.3 Filteren

Een derde methode om een EP te destilleren uit het lopende EEG, is filteren. Ook hierbij gaat het in feite om het onderdrukken van ongewenste signaalcomponenten in het EEG zonder de frequentiecomponenten van de EP te beïnvloeden. Om optimaal te filteren is voorkennis over de frequentiecomponenten van de te bestuderen EP noodzakelijk. Ook hier moet gezocht worden naar een compromis tussen een optimale registratie van de gewenste EP-component en een acceptabele duur van het onderzoek, zodanig dat de eigenschappen van de EP-componenten niet beïnvloedbaar worden.

42.2.4 Analysetijd en samplefrequentie

Voor het middelen van EP's is het noodzakelijk dat het analoge EEG-EP-signaal wordt omgezet in een digitaal signaal. Bij de omzetting van een analoog naar een digitaal signaal worden met een bepaalde frequentie monsters (*samples*) genomen van het analoge signaal. Zo kan het signaal als een serie getallen worden weergegeven. Door het discretiseren van het analoge signaal treedt er afhankelijk van de bemonsteringsfrequentie (*sample frequency*) datareductie op. Door een optimale bemonsteringsfrequentie te kiezen, kan het nadelige effect van het digitaliseren gereduceerd worden. De noodzakelijke bemonsteringsfrequentie hangt af van de frequentie-inhoud van de respons waarin men geïnteresseerd is (zie ook de vorige paragraaf). Daarbij dient aan een belangrijke randvoorwaarde te worden voldaan, die wordt gedicteerd door het zogenoemde Nyquist-theorema. Dit theorema geeft aan dat de theoretische maximumresolutie van een samplingsysteem de helft is van de samplefrequentie.

Voorbeeld. Bij een samplefrequentie van 2 kHz is een EP-component van 1 kHz theoretisch te herleiden. In dit geval is 1 kHz de Nyquist-frequentie.

Het is overigens een misvatting dat tweemaal de samplefrequentie voldoende is om betrouwbare EP's te registreren. In feite garandeert het Nyquist-theorema slechts dat elke golf tweemaal gesampled wordt, maar niet dat de samples de golfvorm adequaat representeren. In de praktijk blijkt dat op zijn minst met drie- tot viermaal de Nyquist-frequentie gesampled moet worden om (EP-)data goed te representeren.

Als het signaal niet vaak genoeg wordt bemonsterd, is een goede reconstructie van het analoge signaal niet mogelijk. Een lage bemonsteringsfrequentie kan een vals lagere frequentie weergeven dan is gegenereerd door een hogere frequentiecomponent in het signaal. Dit fenomeen wordt *aliasing* genoemd (figuur 42.1).

Een alledaags voorbeeld van aliasing zijn de spaken van een huifkarwiel in een western op tv of in een film, waarbij het wiel schijnbaar traag en in tegengestelde richting aan de verwachte (voorwaartse) richting van de huifkar draait. Dit fenomeen treedt op als het aantal beelden per seconde te laag is om de snelle voorwaartse beweging van de spaken te volgen.

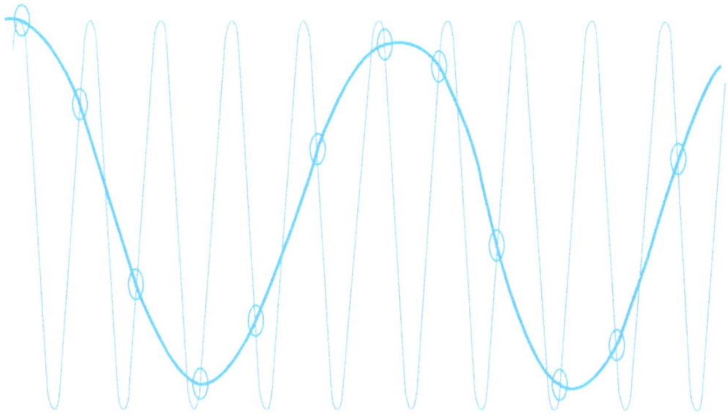

Figuur 42.1 Een voorbeeld van aliasing. De vette lijn geeft het resultaat weer van een te lage bemonsteringsfrequentie.

42.2.5 Near-field- en far-fieldpotentialen

De potentiaalvelden aan het (schedel)oppervlak kunnen worden ingedeeld als far-field- of als near-fieldpotentialen. Nearfieldpotentialen worden gegenereerd in oppervlakkig gelegen (corticale) bronnen. In de corticale structuren liggen de neuronen als palissaden loodrecht ten opzichte van het oppervlak van de cortex georiënteerd. Als in een dergelijke populatie corticale neuronen de neuronen min of meer simultaan geactiveerd worden door synapsen die aan het proximale deel van de dendrieten (in de buurt van het cellichaam) gelegen zijn, dan zal er een extracellulaire laminaire stroom gaan lopen langs de uitlopers van de neuronen. Dit resulteert in *excitatory postsynaptic potentials* (EPSP's) of *inhibitory postsynaptic potentials* (IPSP's). Het potentiaalveld dat door simultaan geactiveerde neuronen wordt gegenereerd, kan beschouwd worden als een dipoollaag. Door de gyrering ontstaan zowel radiair (loodrecht op de schedel) georiënteerde bronnen als tangentieel (parallel aan de schedel) georiënteerde bronnen.

Far-fieldpotentialen worden gegenereerd door dieper gelegen bronnen (bijvoorbeeld in subcorticale gebieden of in de hersenstam). Algemeen wordt aangenomen dat activiteiten op synapsniveau in *relay nuclei* (schakelkernen) kunnen resulteren in stationaire pieken die op afstand (*far field*) op de schedel worden gemeten. De synaptische potentialen op afstand kunnen alleen dan aan de oppervlakte worden gemeten, als in de nucleus een typisch spatiële opbouw van synaptische contacten is terug te vinden volgens het open-fieldsysteem (figuur 42.2). Verder is uit onderzoek gebleken dat far-fieldpotentialen van een bewegende bron (*moving source*) een stationaire piek kunnen genereren op verschillende vaste locaties. Deze potentialen reflecteren het positieve front van de actiepotentialen die via de ascenderende sensorische baansystemen naar de cortex lopen. Hoewel het niet exact bekend is waarom deze potentialen op vaste latenties worden gegenereerd, zijn er sterke aanwijzingen dat stationaire potentialen steeds ontstaan als een actiepotentiaal een grens bereikt tussen twee biologische media met verschillende weefseleigenschappen (vooral elektrische geleidbaarheid). Ook vorm en/of omvang van het extracellulaire volume, een veranderende richting van een zenuw, plotselinge verandering in de geleidingssnelheid langs de zenuw of een plotselinge verandering van diameter of de intracellulaire weerstand van zenuwvezels, kunnen stationaire potentialen genereren (zie ook ▶ H. 1).

Voor de dagelijkse klinische praktijk kunnen far-field- en near-fieldpotentialen als volgt gekarakteriseerd worden:

Near-fieldpotentialen:

- bron ligt in cortex, dus oppervlakkig;
- bron ligt in de nabijheid van de elektroden;
- activiteit is over een klein gebied te registreren;
- amplituden tussen 1-10 μV.

Far-fieldpotentialen:

- bron ligt subcorticaal of in hersenstam;
- bron ligt relatief ver van elektroden;
- activiteit is over een groot gebied te registreren;
- amplituden < 1 μV.

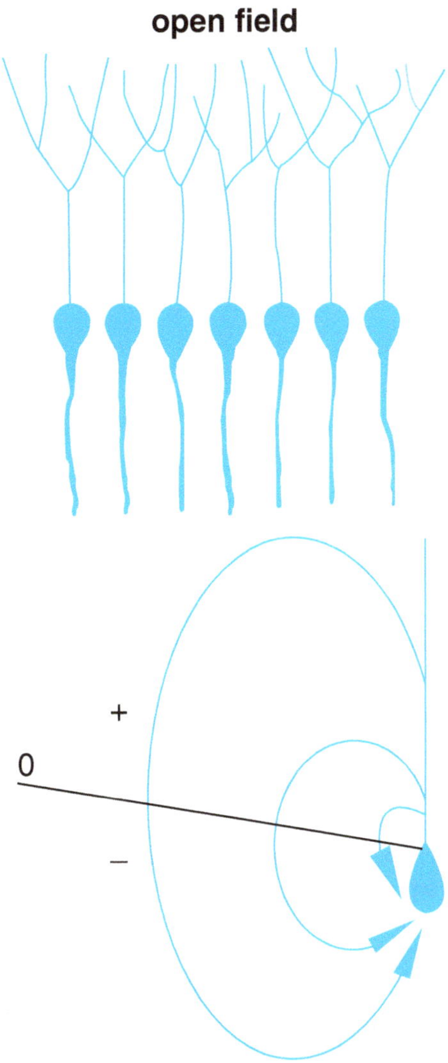

Figuur 42.2 Corticale organisatie neuronen, IPSP's en EPSP's.

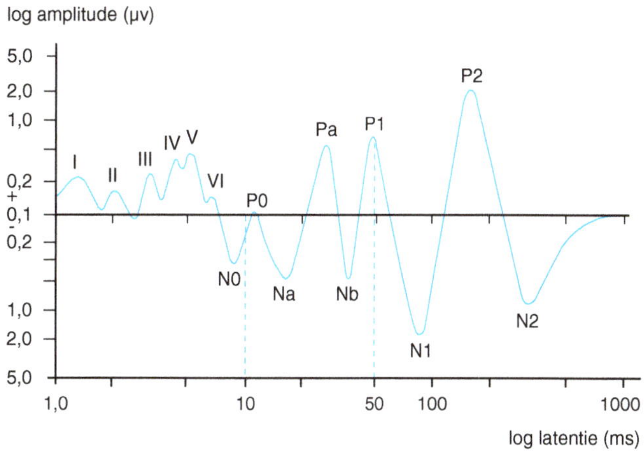

Figuur 42.3 Indeling (auditieve) evoked potentials in BAEP's, MAEP's en LLAEP's.

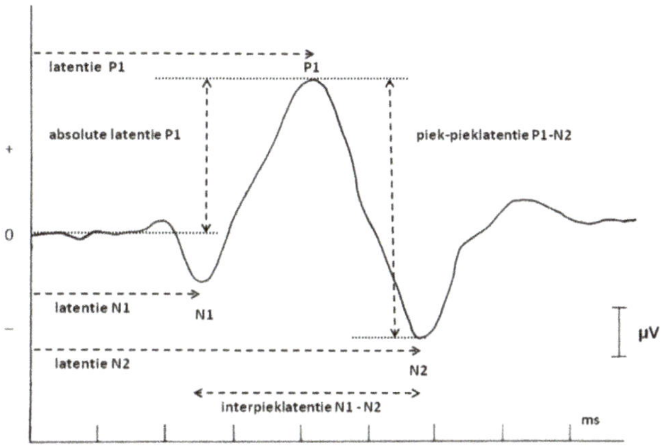

Figuur 42.4 Amplitude- en latentiematen evoked potentials.

Evoked potentials kunnen ook ingedeeld worden naar de latentietijd van de belangrijkste componenten. Zo kunnen *short-*, *middle-* en *long-latency* evoked potentials onderscheiden worden. De auditieve evoked potentials kunnen als volgt worden ingedeeld: *short latency brainstem auditory evoked potentials* (BAEP's) met een latentietijd < 10 ms, *middle latency auditory evoked potentials* (MLAEP's) met latentietijden tussen 10 en 50 ms en *long latency auditory evoked potentials* (LLAEP's) met latentietijden tussen 50 en 1000 ms. Zie figuur 42.3.

De LLAEP's worden ook wel *cortical auditory evoked potentials* genoemd vanwege de bronnen die in de auditieve cortex gelegen zijn. Het zal duidelijk zijn dat de indeling in far-field- en near-fieldpotentialen een grote overlap vertoont met de indeling in short-, middle- en long-latency evoked potentials.

Het labelen van EP-componenten kan op verschillende manier. Bij de SSEP worden de componenten ingedeeld naar polariteit (P = positief en N = negatief) gekoppeld aan de latentietijden (normaalwaarden) van de betreffende componenten in de gezonde populatie. Deze methode wordt gebruikt bij de standaard (short-latency) somatosensorische evoked potentials en visuele evoked potentials. Voor gebruik bij volwassen patiënten voldoet deze methode over het algemeen goed. Op kinderleeftijd levert deze methode problemen op omdat kinderen (afhankelijk van de leeftijd) andere normaalwaarden kunnen hebben dan volwassenen, met als gevolg dat de gebruikelijke nomenclatuur/labeling de lading niet meer dekt. Voor de BAEP wordt een afwijkende nomenclatuur/labeling gebruikt. Bij de BAEP worden de positieve componenten gelabeld met Romeinse cijfers (I tot en met VI). Bij de MLAEP wordt gebruikgemaakt van polariteit in combinatie met letters en voor de long-latency (corticale) evoked potentials van polariteit en cijfers (figuur 42.4 en figuur 42.5).

42.3 SSEP

42.3.1 Algemeen

In het somatosensorische systeem kunnen vijf submodaliteiten onderscheiden worden (oppervlakkige tastzin, drukzin, vibratiezin, temperatuurgevoeligheid, pijngevoeligheid (nociceptie)). Verder zijn somatosensorische afferente banen betrokken bij motorische en autonome reflexbanen en bij feedbackloops met

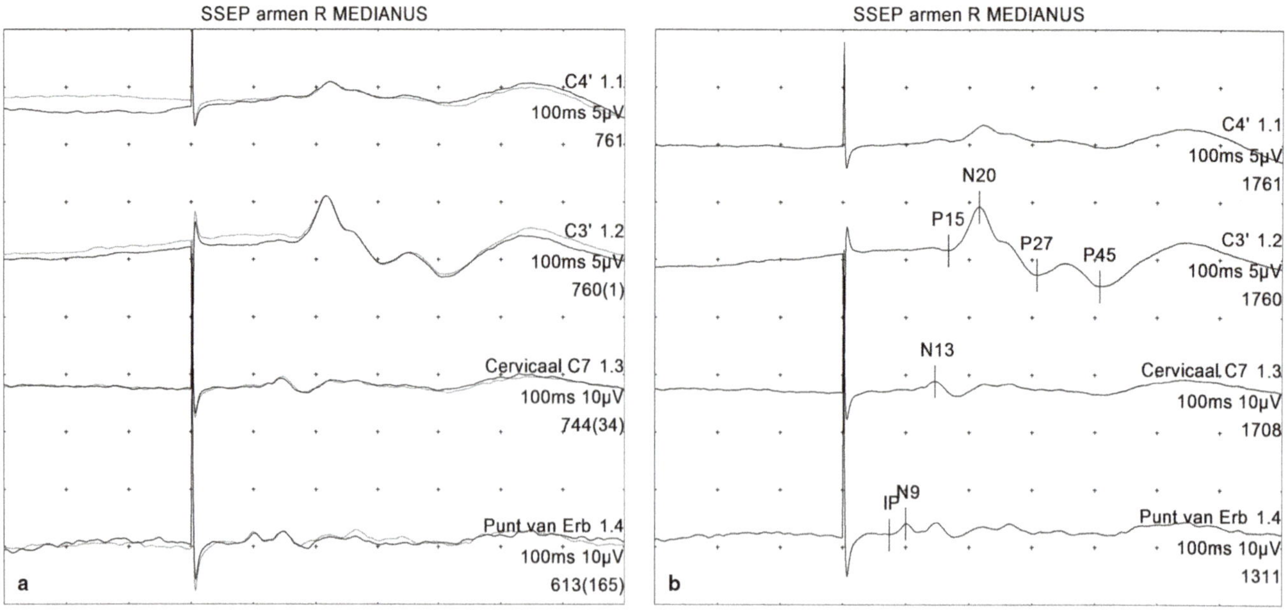

Figuur 42.5 Normale SSEP na stimuleren rechter n. medianus. a Twee afzonderlijke series. b Resultaat na middeling van twee series.

reflexcentra in het ruggenmerg, de hersenstam en de hersenen. Daarnaast oefent het somatosensorische systeem sensorische afferente exciterende input uit op het *ascending reticular activating system* (ARAS). Het ARAS-systeem is betrokken bij de regulatie van slaap en waak.

Het somatosensorische systeem bestaat uit twee hoofdonderdelen: het achterstreng-lemniscusdeel (mechanoreceptie en propriocepsis) en het spinothalame deel (temperatuurzin). Elk van de twee systemen kan worden onderverdeeld in vier neuronale populaties. De neuronale cellen van de eerste orde zijn gelegen in de dorsaal gelegen spinale ganglia, het ganglion trigeminale, de nucleus mesencephalicus nervi trigemini en het ganglion nodosum (n. vagus). De cellen van de tweede orde liggen in de achterstrengkernen (lemniscus mediale) of in de achterstreng (tractus spinothalamicus). Neuronale axonen van de tweede orde kruisen de midline. Beide systemen projecteren op de ventroposterieure nuclei van de thalamus (neuronen van de derde orde) en vandaar naar het netwerk in de somatosensorische cortex (neuronen van de vierde orde). Naast deze twee hoofdsystemen zijn er andere baansystemen gesuggereerd.

De standaard SSEP-technieken hebben alleen betrekking op het functioneren van het achterstreng-lemniscale deel van het somatosensorische systeem.

Naast de standaard SSEP's na stimuleren van perifere zenuwen aan armen en benen zijn er nog specifieke SSEP's, zoals die van de n. pudendus, die van de n. trigeminus en ook de segmentale (dermatoom-)SSEP's.

42.3.2 Stimuli

SSEP's worden meestal opgewekt door het bipolair transcutaan elektrisch stimuleren van perifere zenuwen. In de algemene praktijk gaat het voornamelijk om het stimuleren van de n. medianus, de n. ulnaris, de n. suralis en de n. tibialis posterior. De stimulusintensiteit is bedoeld om gemyeliniseerde afferente vezels te stimuleren. In gemengde zenuwen (waarin zowel motorische als sensorische vezels lopen) worden zowel motorische als sensorische axonen geactiveerd. De retrograde geleiding langs de motorische axonen speelt echter geen rol bij het bepalen van de centrale somatosensorische geleiding. Stimulatie van de n. medianus vindt plaats ter hoogte van de pols of ter hoogte van de tweede of derde vinger. Het voordeel van stimuleren ter hoogte van de pols boven het stimuleren met ringelektroden van de tweede of derde vinger is dat ter hoogte van de pols tevens motorische axonen worden gestimuleerd en de motorische *twitch* van de duimmuis bevestigt dat de stimulusintensiteit (in mA) voldoende is. Bij stimuleren van de puur sensorische axonen van de vinger kan als vuistregel een stimulusintensiteit van twee- tot driemaal de gevoelsdrempel worden aangehouden.

De stimulusduur is standaard 0,1 tot 0,2 ms en de stimulusfrequentie ligt bij voorkeur tussen de 3 en 5 Hz. De kathode dient proximaal gepositioneerd te worden om de kans op een anodaal blok te voorkomen. De aardelektrode wordt bij voorkeur bevestigd tussen stimulatieplaats en afleidelektroden. Voor het stimuleren van andere perifere zenuwen gelden vergelijkbare stimulatieparameters. Voor het betrouwbaar meten van zowel de perifere, de spinale als de (sub)corticale responsen zijn gemiddeld 2000 stimuli nodig, verdeeld over twee blokken van 1000 stimuli, om de reproduceerbaarheid te kunnen beoordelen. Een en ander hangt uiteraard af van de signaal-ruisverhouding bij aanvang en het optreden van artefacten tijdens de registratie.

42.3.3 Registratie

Bij de medianus-SSEP worden standaard drie corticale afleidelektroden geplaatst, namelijk C3', C4' en Fpz. De elektroden C3' en C4' worden 2 cm posterieur van respectievelijk C3 en C4 geplaatst. Daarnaast wordt een cervicale elektrode ter hoogte van processus spinosus C5/C7 geplaatst. Als laatste wordt er een elektrode ter hoogte van het punt van Erb geplaatst om daar een perifere zenuwrespons te kunnen meten.

Bij de SSEP van de nervus tibialis (tibialis-SSEP) wordt corticaal afgeleid op dezelfde posities als bij de medianus-SSEP, aangevuld met positie Cz' (2 cm posterieur van Cz). Daarnaast wordt een elektrode ter hoogte van processus spinosus Th12 of L1 geplaatst. Om de perifere zenuwpotentiaal te registreren, wordt een elektrode geplaatst op de n. tibialis posterior ter hoogte van de knieholte.

42.3.4 SSEP-componenten

Zoals eerder gezegd, wordt bij het labelen van de SSEP-componenten gebruikgemaakt van polariteit (N of P) en van de gemiddelde (poststimulus)latentietijd van de component in een groep gezonde proefpersonen. De SSEP-potentialen worden geïdentificeerd aan de hand van hun latentietijden, hun amplituden en hun typische distributie als uiting van de activatie van de onderliggende bronnen.

Bij de SSEP kunnen zowel short-latency- als long-latencycomponenten worden geregistreerd. Voor de dagelijkse klinische praktijk zijn alleen de short-latencypotentialen van belang. Deze responsen kunnen worden onderverdeeld in perifere zenuwcomponenten, spinale componenten en corticale componenten. De gemeten latentietijden van deze componenten correleren anatomisch gezien met structuren onder deze locaties. Door interpieklatentietijden te berekenen kunnen eenvoudig perifere en centrale geleidingstijden bepaald worden.

Voor de n. medianus SSEP zijn de volgende componenten klinisch van belang (figuur 42.5).

- N9: Deze respons wordt ter hoogte van het punt van Erb geregistreerd. Het betreft een samengestelde actiepotentiaal in het afferente deel van n. medianusvezels ter hoogte van de plexus brachialis.
- N13/P14: De spinale componenten die cervicaal worden afgeleid zijn de N13 en de P14. Ze worden waarschijnlijk in de caudale mediale lemniscus gegenereerd.
- N18/N20: De N18 is een subcorticale (thalamus)respons. De N20 is de eerste corticale respons. Voor de dagelijkse praktijk is de N20 de belangrijkste component. De N20 wordt alleen contralateraal van de gestimuleerde n. medianus opgewekt.

Voor het lokaliseren zijn interpieklatentietijden van belang.

- N9-P14: Deze interpieklatentietijd representeert de geleiding tussen het punt van Erb (plexus brachialis) en cervicaal.
- P14-N20: Deze interpieklatentietijd reflecteert de centrale geleiding tussen cervicaal en de somatosensorische cortex en wordt ook wel de centrale geleidingstijd (*central conduction time*; CCT) genoemd.

Voor de tibialis-SSEP worden de volgende componenten gemeten.

- N8: Deze component wordt ter hoogte van de knieholte gemeten. Het gaat hierbij uiteraard om een perifere zenuwrespons.
- Th12 of L1: De spinale respons op lumbaal of (laag)thoracaal niveau.
- P40: Positieve potentiaal met een latentietijd van circa 40 ms, afgeleid van de corticale elektroden. Van de P40 wordt aangenomen dat de component gegenereerd wordt in de thalamocorticale projecties naar de primaire sensorische cortex. Voorafgaande aan de P40 wordt een N35 opgewekt. Deze N35 wordt echter niet gebruikt bij de interpretatie van de tibialis-SSEP.
- TH12-P40: Dit interval wordt berekend door de latentietijd van de thoracale respons af te trekken van de corticale (P40-)respons.

42.3.5 Interpretatie

Bij de beoordeling van de medianus-SSEP kunnen de volgende richtlijnen worden gehanteerd.

- Een vertraagde latentie van de N9 in combinatie met normale interpieklatenties van de N9-P14 en P14-N20 wijst op een perifere stoornis ter hoogte van of distaal van de plexus brachialis.
- Een verlengd interval N9-P14 met een normaal interval P14-N20 past bij een laesie tussen het punt van Erb en het cervicale myelum.
- Een verlengd interval P14-N20 met een normaal interval N9-P14 wijst op een laesie tussen het cervicale myelum en de cortex.

Bij de beoordeling van de tibialis-SSEP kunnen de volgende richtlijnen worden gehanteerd.

- Een vertraagde latentie van de Th12 in combinatie met een normaal interval bij Th12-P40 wijst op een stoornis ter hoogte van de perifere zenuw of de cauda equina.
- Een normale latentie van de Th12 met een verlengd interval bij P14-N20 past bij een vertraagde geleiding tussen de cauda equina en de cortex. De medianus-SSEP kan behulpzaam zijn bij het lokaliseren van de laesie. Een normale SSEP wijst op een laesie distaal van het midcervicale myelum. Een vertraagde centrale geleiding van de medianus-SSEP pleit voor een laesie tussen midcervicaal en cortex, maar sluit een tweede laesie distaal van het midcervicale niveau niet uit.
- Een vertraagde Th12 in combinatie met een verlengd interval bij Th12-P40 kan voorkomen in twee situaties. In het eerste geval kan er sprake zijn van twee laesies (een perifere en een centrale). In het tweede geval kan er sprake zijn van een laesie ter hoogte van de cauda equina.

42.3.6 Klinische toepassing

Algemeen

Bij een variëteit aan aandoeningen, waaronder hiv, vitamine B12-deficiënties, neurosyfilis, hereditaire ataxieën, hereditaire spastische paraplegieën en andere neurologische aandoeningen, kunnen SSEP's afwijkingen vertonen. De resultaten moeten echter altijd geïnterpreteerd worden in de context waarin ze zijn verricht.

Aandoeningen van het ruggenmerg kunnen resulteren in afwijkende SSEP's. Door de komst van MRI wordt het SSEP-onderzoek niet meer ingezet als onderzoek van eerste keuze bij het diagnosticeren van myelumpathologie. Het SSEP-onderzoek kan echter een nuttige bijdrage leveren aan de diagnostiek van ruggenmergpathologie als de MRI geen afwijkingen laat zien.

Perifere aandoeningen

De rol van de SSEP bij perifere zenuwaandoeningen is beperkt. Wel kan bij aandoeningen waarbij meer proximaal gelokaliseerde geleidingsvertragingen een rol spelen (acute inflammatoire demyeliniserende polyneuropathie en andere demyeliniserende aandoeningen), de SSEP een vertraging tussen cervicaal en het punt van Erb (N9-P14) tonen. Hetzelfde geldt voor een verlengd traject N8-L1 bij stimulatie van de n. tibialis.

De SSEP van de nervus pudendus (pudendus-SSEP) kan gebruikt worden voor het onderzoek naar gevoelsstoornissen in de genitale gebieden of bij het onderzoek naar de oorzaken van impotentie. De waarde van deze SSEP bij bijvoorbeeld een diabetische polyneuropathie of bij myelumpathologie is beperkt, omdat als er SSEP-afwijkingen worden gevonden het klinisch neurologisch onderzoek al afwijkend is.

De waarde van de trigeminus-SSEP is beperkt vanwege het frequent optreden van myogene artefacten, reflexresponsen en stimulusartefacten. Wel kan na stimuleren van de n. mentalis een artefactvrij en goed te interpreteren SSEP worden opgewekt. Deze methode kan van belang zijn bij het beoordelen van laesies van de derde tak van de n. trigeminus, bijvoorbeeld in het kader van kaakchirurgische problematiek. Verder kan voor onderzoek van de trigeminus-SSEP met behulp van laserstimuli geregistreerd worden. Het voordeel van laserstimuli is gelegen in het feit dat pas bij hoge stimulussterkten de motorische vezels voldoende worden geactiveerd, waardoor (motorische) artefacten en reflexresponsen kunnen worden vermeden. Daarnaast kan de trigeminus-SSEP opgewekt worden door met twee naaldelektroden de n. infraorbitalis in het benige kanaal te stimuleren. Hierdoor kunnen far-fieldpotentialen van de perifere zenuw en de hersenstam geregistreerd worden voordat de reflexresponsen optreden.

Multipele sclerose

Multipele sclerose (MS) is frequent geassocieerd met abnormale SSEP's. De centrale conductietijd is hierbij verlengd, waarbij de cervicale en lumbale responsen binnen de norm vallen. Bij MS is de CCT van de tibialis-SSEP vaker afwijkend dan die van de medianus-SSEP. De rol van de SSEP bij MS is door de (op)komst van MRI steeds kleiner geworden. Het percentage afwijkingen na stimulatie van de n. tibialis bij MS bij patiënten die geen sensorische klachten/verschijnselen hebben, zou rond de 80% liggen. Als de SSEP vanuit de benen binnen de norm valt, levert de medianus-SSEP slechts in 10% van de gevallen additionele pathologie op.

Helaas zijn SSEP-afwijkingen niet pathognomonisch voor demyelinisatie. De resultaten van het SSEP-onderzoek moeten dan ook in de juiste context (anamnese, kliniek en ander aanvullend onderzoek) worden geplaatst.

Myelumpathologie

Bij intra- en extramedullaire tumoren die de achterstrengen beinvloeden, kan de SSEP afwijkend zijn. Bij tumoren op thoracaal niveau kan de SSEP vanuit de benen vertraagd zijn (met tevens een verlengde CCT) terwijl de SSEP vanuit de arm binnen de norm valt. Bij mid- en hoogcervicale tumoren kunnen de SSEP's vanuit zowel de arm als het been verlengd zijn, met tevens verlengde CCT's.

Bij traumatische myelumpathologie kunnen de SSEP's in meer of mindere mate afwijkend zijn afhankelijk van aard, tijdstip na trauma, plaats en ernst van de pathologie. In de acute fase na het trauma kan de SSEP afwezig zijn, zelfs bij een incomplete dwarslaesie. Verder is het vanwege de functionele organisatie van motorische en sensorische banen in het ruggenmerg niet zeker dat bij een ongestoord SSEP-onderzoek de motorische functie intact zal zijn. Bovendien hoeft een afwezige corticale respons nog niet te betekenen dat de patiënt niet zal herstellen. Dit heeft vooral ook te maken met de technische aspecten/details van het SSEP-onderzoek.

Centraal zenuwstelsel

Bij aandoeningen van de hersenstam, het diëncefalon of de cerebrale hemisferen kan de SSEP afwijkend zijn als de pathologie de lemniscale banen beïnvloedt. Daarbij zijn de afwijkingen redelijk goed gerelateerd aan de kliniek (◘ figuur 42.6). Op basis van de resultaten is het echter niet mogelijk om te differentiëren tussen de verschillende lokalisaties.

Bij cerebrovasculaire aandoeningen wordt de SSEP slechts zelden als diagnostisch onderzoek ingezet. Toch kan de SSEP afwijkend zijn, afhankelijk van de lokalisatie en de omvang van de aandoening. De corticale responsen kunnen vertraagd of afwezig zijn, of de componenten kunnen een verlaagde amplitude hebben. Vergelijking met de andere zijde kan daarbij nuttig zijn. CVA's waarbij de primaire sensomotorische gebieden of de subcorticale projecties zijn betrokken, laten veel meer SSEP-afwijkingen zien dan kleine, dieper gelegen CVA's waarbij de associatieve gebieden zijn betrokken. Daarbij moet men bedenken dat de SSEP-resultaten niet hoeven te correleren met de ernst van de laesie. ◘ Figuur 42.7 en ◘ figuur 42.8 tonen enkele voorbeelden.

Giant SSEP

Sinds Dawson een verhoogde amplitude van de SSEP vond bij een patiënt met een myoclonusepilepsie, is de SSEP breed gebruikt ter ondersteuning van de diagnose corticale myoclonus. In essentie kunnen de late corticale componenten van de SSEP meer dan tienmaal de normale amplituden bereiken als gevolg van corticale hyperexcitabiliteit (◘ figuur 42.8 en ◘ figuur 42.9). Deze *giant potentials* kunnen worden gezien bij een aantal

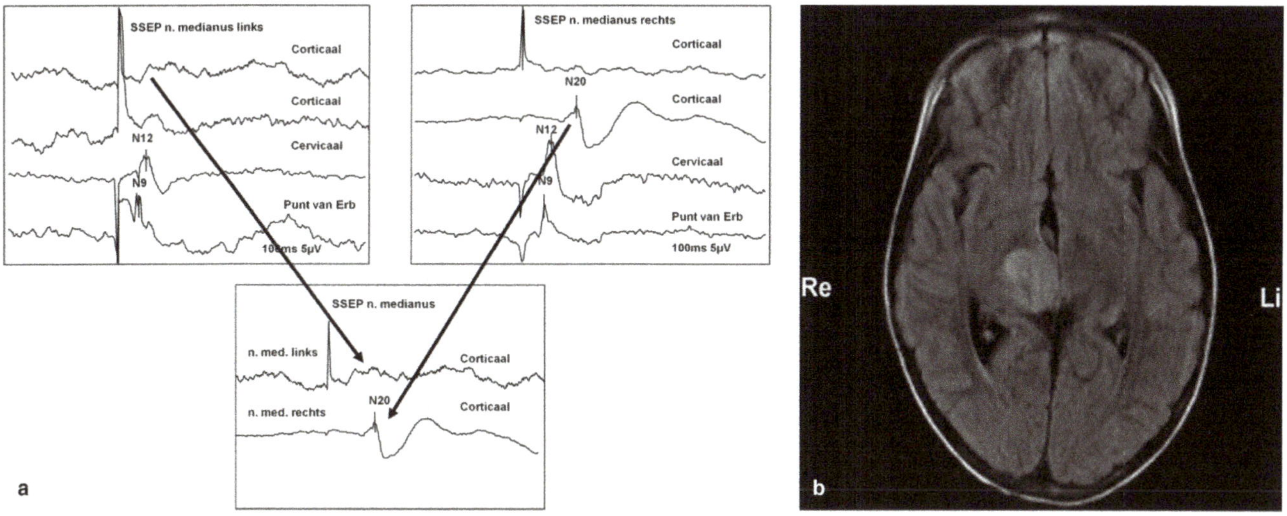

Figuur 42.6 SSEP bij een thalamustumor rechts. Na stimuleren van de n. medianus links is er geen corticale respons (N20) opwekbaar.

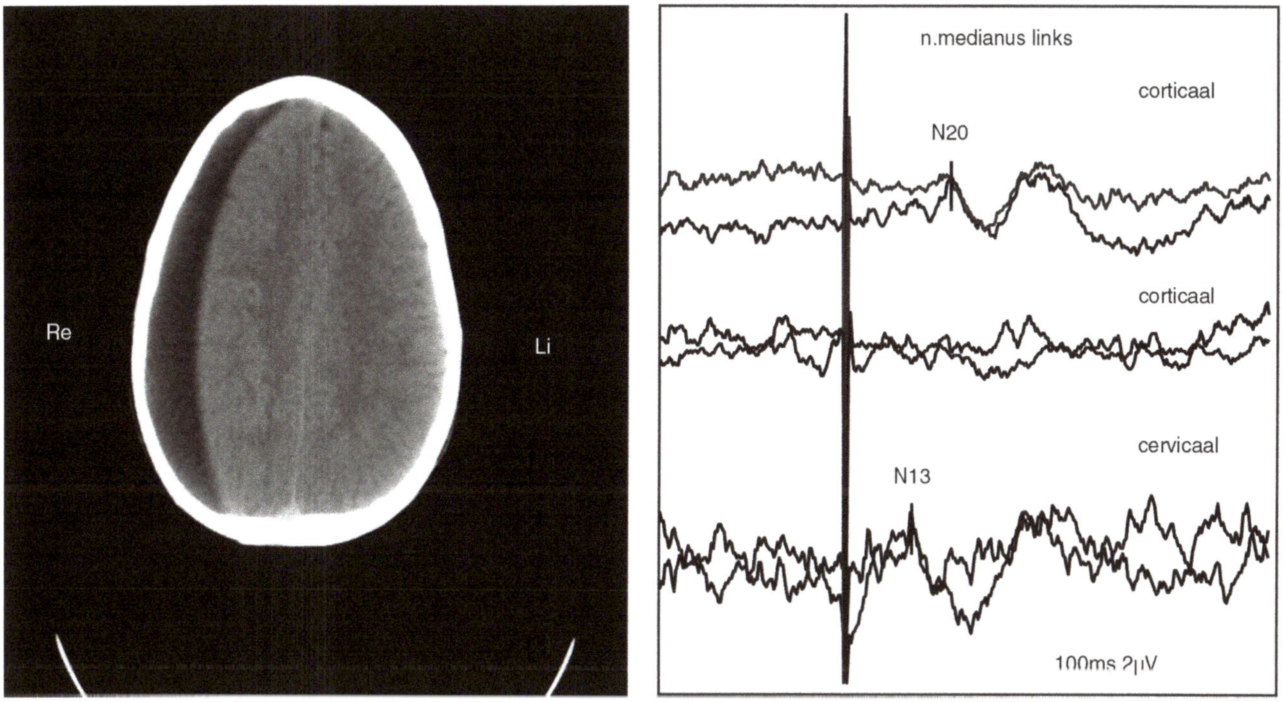

Figuur 42.7 SSEP bij een subduraal hygroom. Mede door het afstandseffect en de filterende werking van het hygroom is de N20 nauwelijks herkenbaar en met een verlaagde amplitude.

aandoeningen, waaronder de progressieve myoclonusepilepsieen, juveniele myoclonusepilepsie, postanoxische myoklonieën (syndroom van Lance-Adams), M. Alzheimer, M. Creutzfeldt-Jacob, metabole encefalopathieën, olivopontocerebellaire atrofie (OPCA) en het syndroom van Rett.

Monitoring tijdens operatieve ingrepen

Hoewel de betekenis van de routine-SSEP voor de klinische praktijk afneemt, blijft de SSEP van belang bij het per(i)operatief monitoren. De meest voorkomende toepassing is SSEP-monitoring tijdens wervelkolomchirurgie (vooral scolioseoperaties) voor het vroegtijdig detecteren van een neurologische stoornis ten gevolge van ruggenmergischemie, zodat correctieve aanpassingen permanente schade kunnen voorkomen. Uit de literatuur blijkt dat hierdoor een aanzienlijke reductie van postoperatieve uitval aan de benen kan worden bereikt. Daarnaast kan SSEP-monitoring gebruikt worden bij operaties van intra- en extramedullaire tumoren, thoraco-abdominale aortachirurgie, carotisendarteriëctomieën en cerebrale aneurysmachirurgie. De waarde van SSEP-monitoring bij deze aandoeningen is echter minder overtuigend. Tegenwoordig wordt SSEP-monitoring gecombineerd met of zelfs geheel vervangen door monitoring van de *motor evoked potentials* (MEP). Verder kan de SSEP peri- en peroperatief gebruikt worden voor functionele mapping, waarbij dan de medianus-SSEP wordt gebruikt om de sulcus centralis te lokaliseren. De techniek die hierbij gebruikt wordt, is

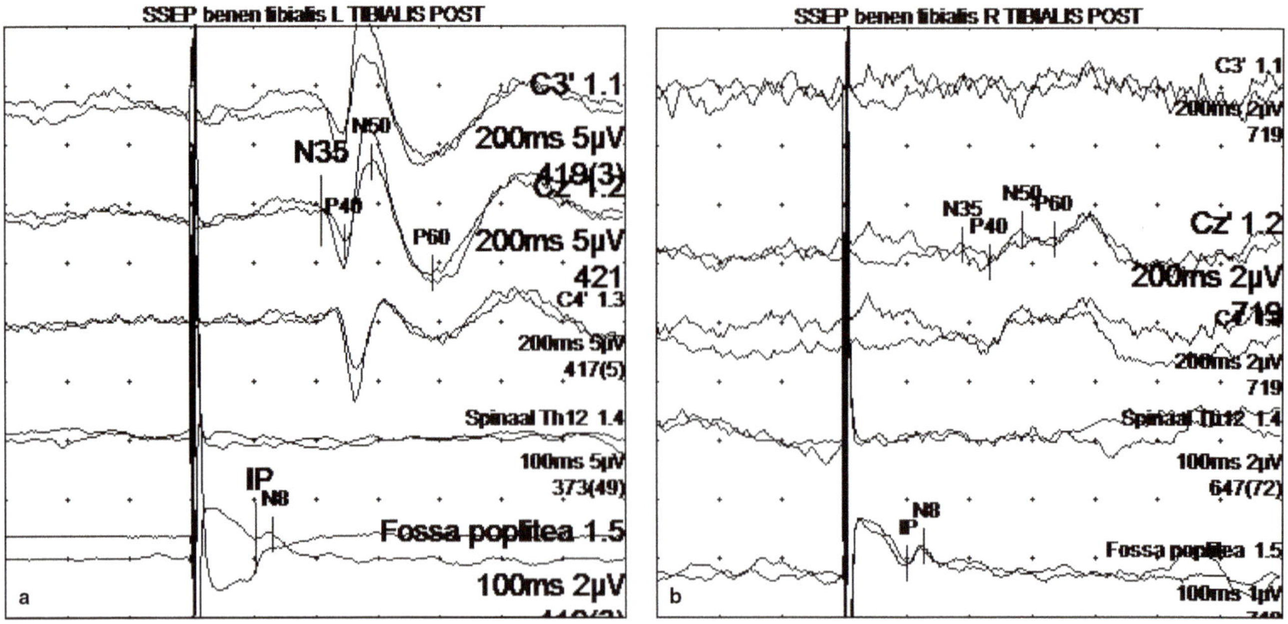

Figuur 42.8 Giant SSEP van de n. tibialis links. Let op: Zie verschillen in schaalverdeling tussen de meting van de n. tibialis links (5 µV/div.) en de n. tibialis rechts (2 µV/div.).

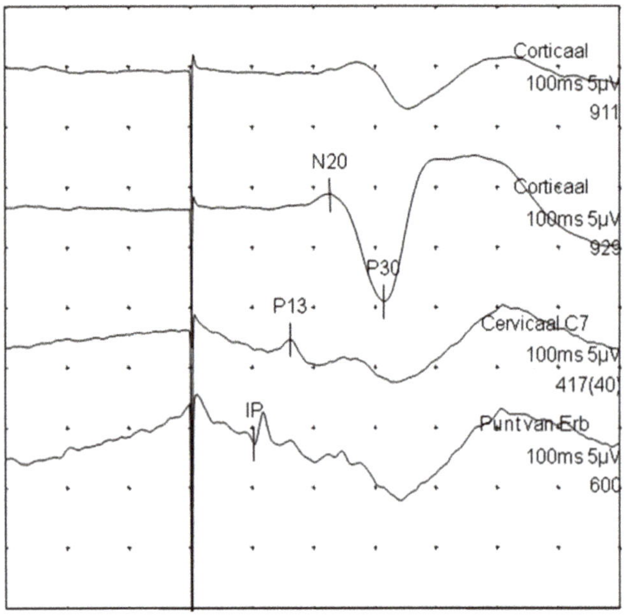

Figuur 42.9 Giant SSEP van de n. medianus. Amplitude N30-P30: 8,9 µV. Let op: Ook de vorm is afwijkend en de corticale respons heeft een afwijkende distributie over de schedel.

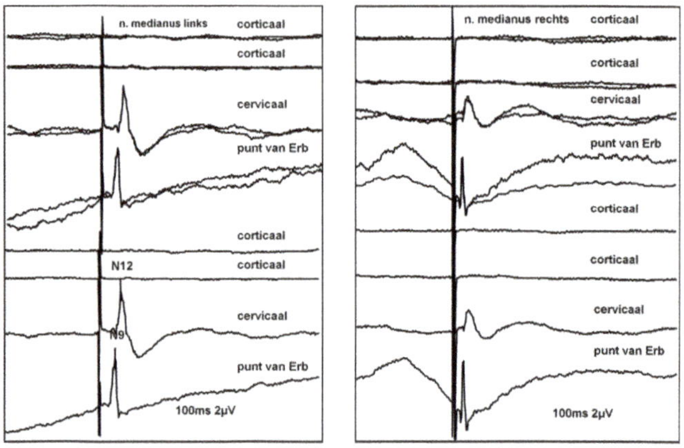

Figuur 42.10 SSEP bij een bijna-verdrinking (patiëntje 1 jaar en 10 maanden). Geen corticale responsen (N20 en latere componenten) aantoonbaar.

de SSEP-phase-reversaltechniek. Zie voor meer informatie het boek *Neurophysiology in Neurosurgery. A modern intraoperative approach* van Deletis en Shils (2002).

Intensive care

De afgelopen jaren heeft de SSEP een belangrijke plaats ingenomen op de neuro-intensivecare vanwege de rol ervan bij het vaststellen van de prognose van patiënten met een postanoxische encefalopathie. Het gaat hier voornamelijk om patiënten na een (*out-of-hospital*) reanimatie (▶ hiervoor H. 41). Voor patiënten die om welke reden dan ook niet onder het postreanimatieprotocol vallen, kan de SSEP in een aantal situaties belangrijke informatie opleveren (figuur 42.10).

42.4 BAEP

42.4.1 Algemeen

De BAEP is een short-latency far-fieldpotentiaal die geregistreerd wordt met behulp van een elektrode op de vertex (Cz) en referentie-elektroden op het ipsilaterale mastoïd (A1 of A2, afhankelijk van de kant van stimuleren) (zie figuur 42.11).

Tevens wordt afgeleid tussen Cz en het contralaterale mastoïd, zodat een tweekanaals EP wordt geregistreerd met als afleidingen Cz-A1 en Cz-A2. De BAEP bestaat voornamelijk uit

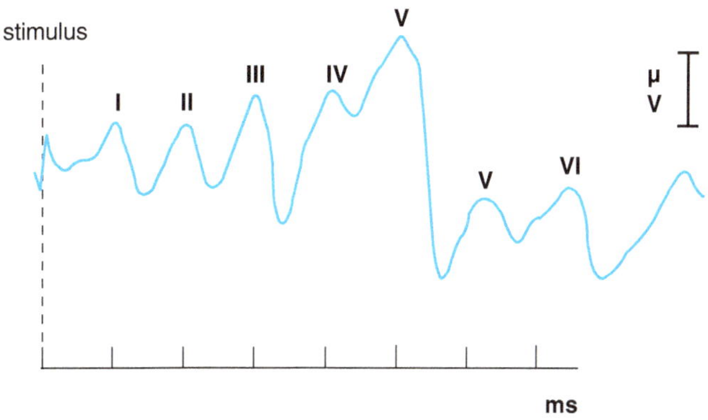

Figuur 42.11 Voorbeeld van een normale BAEP.

componenten die in de nervus cochlearis en de auditieve banen in hersenstam en thalamus worden gegenereerd. Het auditieve systeem tussen cochlea en thalamus bestaat uit verschillende schakelstations in combinatie met een groot aantal verbindingen, zowel tussen links en rechts als tussen rostraal en caudaal. In figuur 42.12 is het auditieve systeem schematisch weergegeven. De complexiteit van dit systeem is groot, voornamelijk op hersenstamniveau. Deze complexiteit komt mede tot uiting in generatoren die ten grondslag liggen aan de afzonderlijke pieken van de BAEP. Hierbij moet men bedenken dat meerdere structuren een bijdrage kunnen leveren aan één bepaalde BAEP-piek *en* dat één bepaalde structuur kan bijdragen aan meerdere pieken.

De bijdrage van diverse structuren van het auditieve systeem is grofweg als volgt in te delen:

- piek I: nervus cochlearis;
- piek II: nucleus cochlearis en proximale deel nervus cochlearis;
- piek III: bovenste olijfkernen en projecties van de olijfkern naar de lemniscus lateralis;
- piek IV: lemniscus lateralis (midpontien tot bovenste deel pons);
- piek V: projecties van de pons naar de colliculus inferior;
- piek VI: corpus geniculatum laterale (thalamus);
- piek VII: auditieve radiatio (thalamocorticale verbindingen).

42.4.2 Stimuli

De BAEP is een short-latencyrespons, opgewekt door akoestische stimuli. De stimulus is meestal een klik of een toon die elektrisch gegenereerd wordt en via een hoofdtelefoon wordt aangeboden. Het meest gebruikt is een breedbandklik bestaande uit een brede frequentie band, resulterend in een meer omvattende activatie van de cochlea dan enkelvoudige toonstimuli. De klikstimuli worden gegenereerd door een plotselinge verandering van de potentiaal naar de magneet van de hoofdtelefoon. De initiële verplaatsing van de membraan in de hoofdtelefoon kan naar het trommelvlies toe gericht zijn (*condensation*) of ervan af (*rarefaction*). In de meeste protocollen wordt uitgegaan van rarefactionstimulatie. Van belang is dat er kleine, maar voor de interpretatie belangrijke, verschillen in respons tussen rarefaction- en condensationstimulatie bestaan. In de meeste gevallen worden de klikken aangeboden met een frequentie tussen 8 en 10 Hz. Snellere stimulusfrequenties reduceren de amplitude en bemoeilijken de identificatie van de afzonderlijke pieken. Toonstimulatie wordt vooral gebruikt bij audiometrie, waarbij de gehoordrempels bij verschillende frequenties worden vastgelegd.

De intensiteit van de stimulus wordt standaard ingesteld op een specifiek niveau (meestal 70 dB), onafhankelijk van de gehoorperceptie van de persoon in kwestie. Bij significant gehoorverlies kan de intensiteit verhoogd worden om het gehoorverlies te compenseren. Dit is, vanwege frequent voorkomende middenoorproblematiek, vooral van belang bij kinderen (otitis media) en patiënten op de intensive care (middenooreffusie door disfunctie van de buis van Eustachius).

Verder wordt standaard het contralaterale oor gestimuleerd met witte ruis, om zo overspraak naar het ipsilateraal gestimuleerde oor te onderdrukken (maskeren).

42.4.3 Interpretatie

Bij de interpretatie van de verschillende BAEP-componenten kunnen de volgende richtlijnen gehanteerd worden.

- Piek I: De eerste component van de BAEP kan na 1 ms geïdentificeerd worden op de ipsilaterale afleiding van het gestimuleerde oor (rechteroor: Cz-A2, linkeroor Cz-A1). Deze component ontbreekt op de contralaterale afleiding. Laaggevolteerde componenten met een latentietijd < 1 ms zijn ofwel onderdeel van het stimulusartefact, ofwel van de zogenoemde cochleaire *microphonics*. De cochleaire microphonics kan onderscheiden worden van piek I doordat de microphonics van polariteit verandert als van rarefactionstimulatie wordt overgegaan op condensationstimulatie.
- Piek V: De BAEP-component met de hoogste amplitude aan het eind van het complex met een latentietijd van circa 6 ms. Vaak is piek V gefuseerd met piek IV, waardoor het IV-V-complex gevormd wordt. Verder is de afgaande flank van piek V de eerste flank van het complex die de basislijn kruist. Wanneer piek IV en piek V te veel gefuseerd zijn, kan identificatie van piek V lastig zijn. De contralaterale afleiding kan dan uitkomst bieden, omdat piek IV en V in deze afleiding meer gesepareerd zijn.
- Piek III: De piek met de hoogste amplitude, gelegen tussen piek I en V en meestal halverwege piek I en piek V. Piek III gaat vooraf aan het IV-V-complex.
- Piek II: Soms moeilijk te onderscheiden piek tussen piek I en III. Aangezien piek I in de contralaterale afleiding niet aanwezig is, is piek II contralateraal de eerste component van het BAEP-complex.
- Piek IV: Gaat direct vooraf aan piek V. Deze piek is vaak gefuseerd met piek V en samen vormen deze pieken het IV-V-complex.

Voor de interpretatie van de BAEP worden in de meeste gevallen de latentietijden van piek I, III en V gebruikt (figuur 42.13). Naast de absolute latentietijden zijn voornamelijk de interpieklatentietijden I-III, III-V en I-V gebruikt om de BAEP te be-

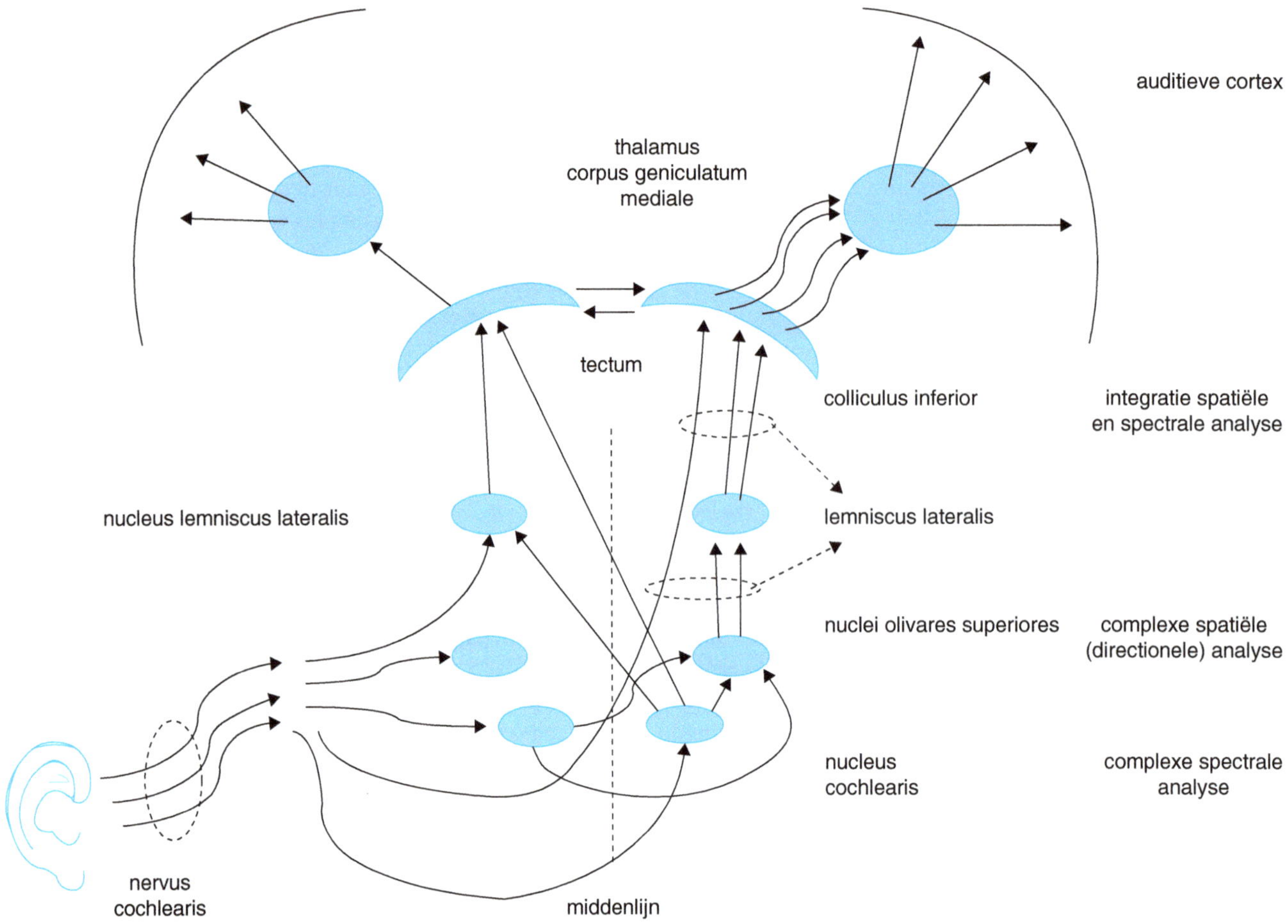

Figuur 42.12 Schematische weergave van het auditieve baansysteem.

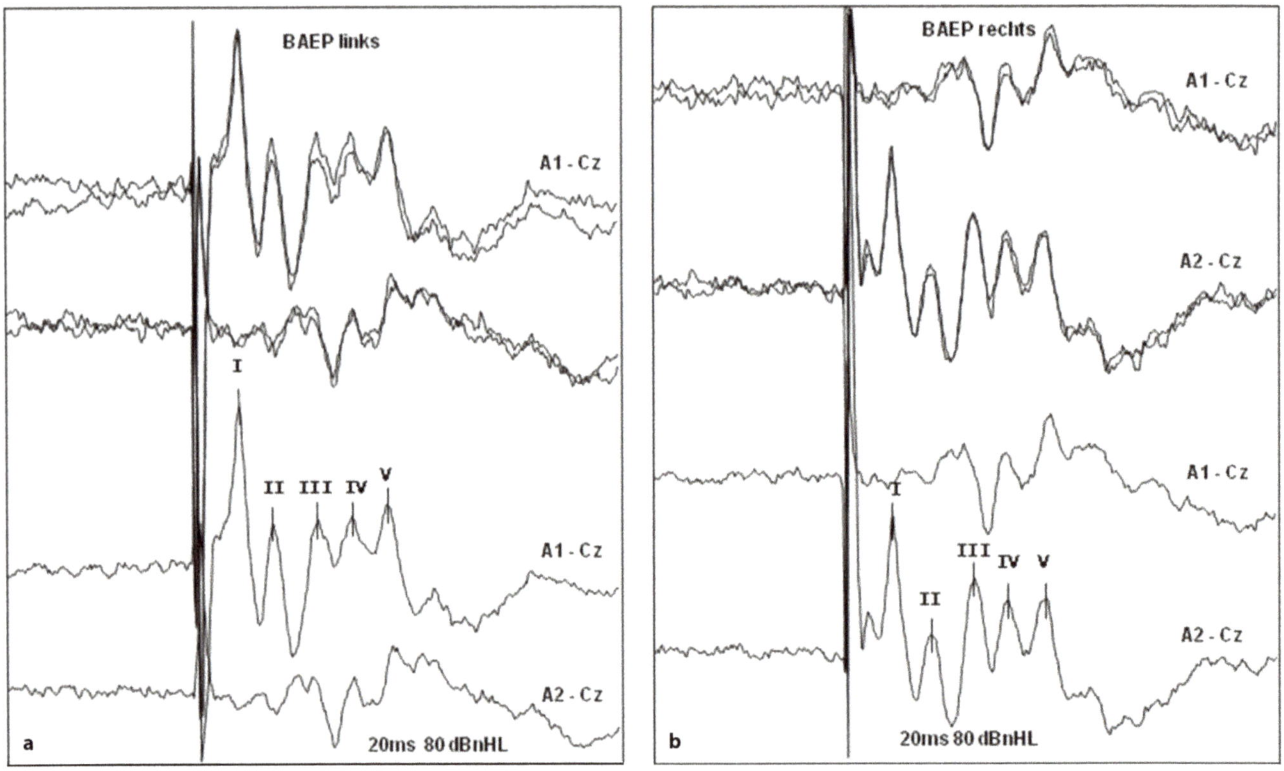

Figuur 42.13 Normale BAEP links en rechts. a Twee afzonderlijke series. b Middeling van de twee afzonderlijke series.

oordelen. Omdat de amplituden nogal variabel zijn, worden ze weinig gebruikt bij het beoordelen van de BAEP. Wel kan de amplituderatio V/I aanvullende informatie geven. Zo kan een verlaagde V/I-ratio passen bij pathologie in het rostrale deel van de pons of in het mesencefalon.

De volgende richtlijnen kunnen behulpzaam zijn bij het beoordelen van de BAEP.

- Normale latenties en golfvormen resulteren in een binnen de norm vallende BAEP. Dit wil niet zeggen dat de patiënt (goed) kan horen en complexe geluiden kan onderscheiden, maar wel dat elementen van auditieve perceptie op het niveau van de hersenstam (en achtste hersenzenuw) aanwezig zijn.
- Een verlengde latentietijd van piek I wijst op een disfunctie van de n. acusticus.
- Een verlengd interval I-III wijst op een disfunctie van het auditieve baansysteem tussen de n. acusticus en de bovenste olijfkern (pons).
- Een verlengd interval III-V wijst op een stoornis in het auditieve baansysteem tussen de caudale pons en de colliculus inferior.
- Een verlengd interval I-V kan bestaan uit een verlengd I-III-interval of een verlengd III-V-interval; zie vorige punten. Als beide intervallen (I-III en III-V) verlengd zijn is er sprake van een of meer laesies op zowel het niveau van de caudale pons als dat van auditieve projecties naar proximaal, al dan niet gecombineerd met een laesie ter hoogte van de plaats waar de n. acusticus de hersenstam binnenkomt.
- De afwezigheid van piek III bij normale pieken I en V bij een normaal I-V-interval moet als binnen de norm vallend worden beschouwd.
- De afwezigheid van piek I bij binnen de norm vallende pieken III en V wijst in de richting van een perifere gehoorstoornis, al behoort een laesie ter hoogte van de caudale pons tot de mogelijkheden.

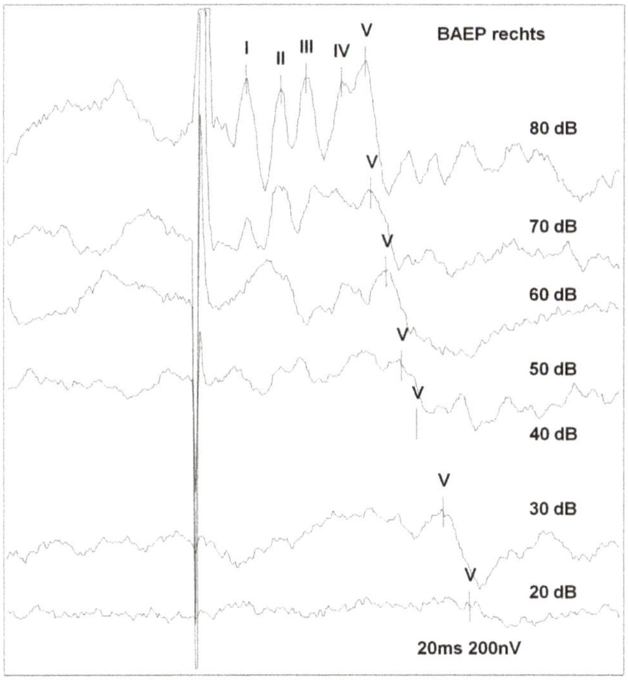

Figuur 42.14 BAEP bij een gehoordrempelbepaling. BAEP bij toenemende stimulussterkte (van 20 dB naar 80 dB).

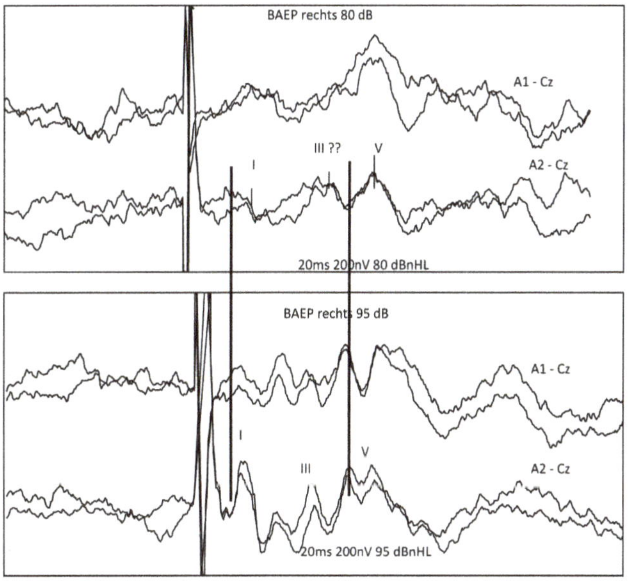

Figuur 42.15 BAEP bij een 15-jarige patiënt met middenoorpathologie rechts. Boven: Registratie bij 80 dB. Onder: Registratie bij 95 dB. Bij 95 dB wordt gecompenseerd voor het gehoorverlies (circa -15 dB) op middenoorniveau.

42.4.4 Klinische toepassing

Algemeen

Globaal gezien kan met de BAEP het auditieve systeem bestudeerd worden tot en met het niveau van de hersenstam. Op audiologisch gebied kan de BAEP bijdragen aan de differentiatie tussen conductief en cochleair gehoorverlies, onder andere door aan de hand van een gehoordrempelbepaling (figuur 42.14 en figuur 42.15) een zogenoemde latentie-intensiteitscurve te construeren. Hierbij wordt de latentietijd van piek V afgezet tegen de intensiteit van de aangeboden stimulus. BAEP-afwijkingen zijn beschreven bij een groot aantal aandoeningen, waaronder: OPCA, Friedreich-ataxie, hereditaire cerebellaire ataxieën, centrale pontiene myelinolyse, hydrocefalus (figuur 42.16), subarachnoïdale bloedingen, leukodystrofieën (figuur 42.17) en neurodegeneratieve aandoeningen.

Daarnaast kan de BAEP inzicht geven in retrocochleaire pathologie zoals kan worden gezien bij brughoektumoren. Als laatste kan de BAEP gebruikt worden bij de diagnostiek van hersenstampathologie tussen de plaats waar de n. acusticus de hersenstam binnenkomt en de colliculus inferior (figuur 42.18).

Acusticusneurinomen

Een verlengd I-III-interval is een redelijk sensitieve en specifieke indicator voor een acusticusneurinoom (figuur 42.19). De intervallen I-V en III-V vallen daarbij veelal binnen de norm. Bij grote neurinomen kunnen de responsen echter vanaf piek I afwezig zijn. Weer andere patiënten met een acusticusneurinoom

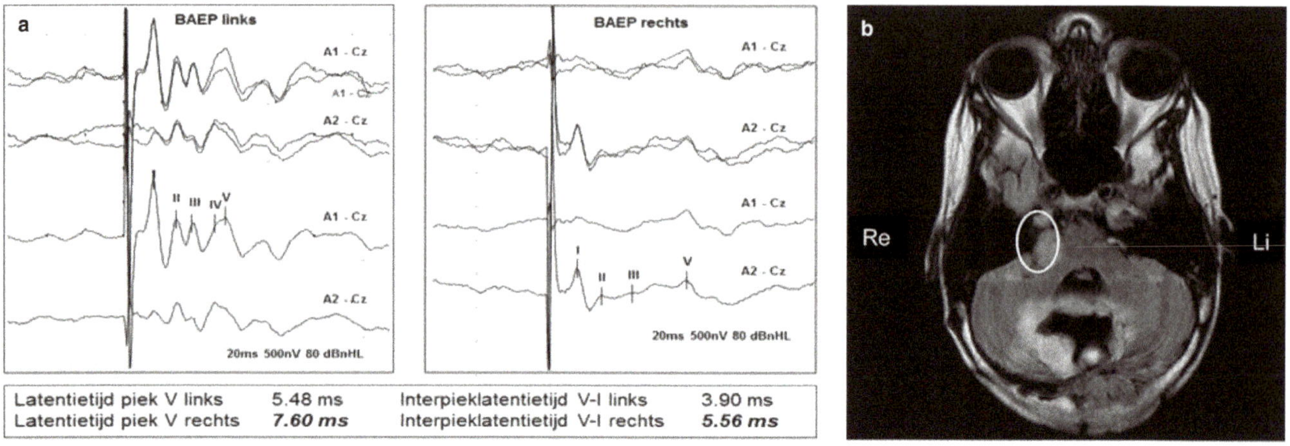

Figuur 42.16 BAEP bij hydrocefalus (patiëntje 4 maanden). Voor de leeftijd vertraagde pieken III, IV en V met een opvallende lange interpieklatentie tussen piek IV en V.

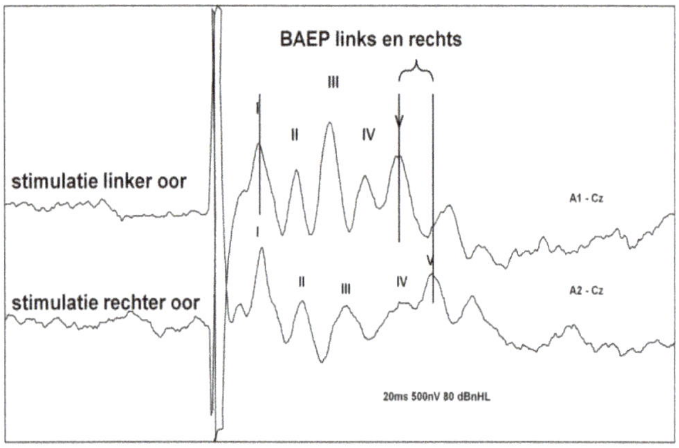

latentie piek I	normaal
latentie piek III	normaal
latentie piek V	normaal
interval III-I	normaal
interval V-III	***verlengd***
interval V-I	***verlengd***

Figuur 42.17 BAEP bij M. Krabbe (patiëntje 8 maanden). Alleen piek I en II zijn opwekbaar.

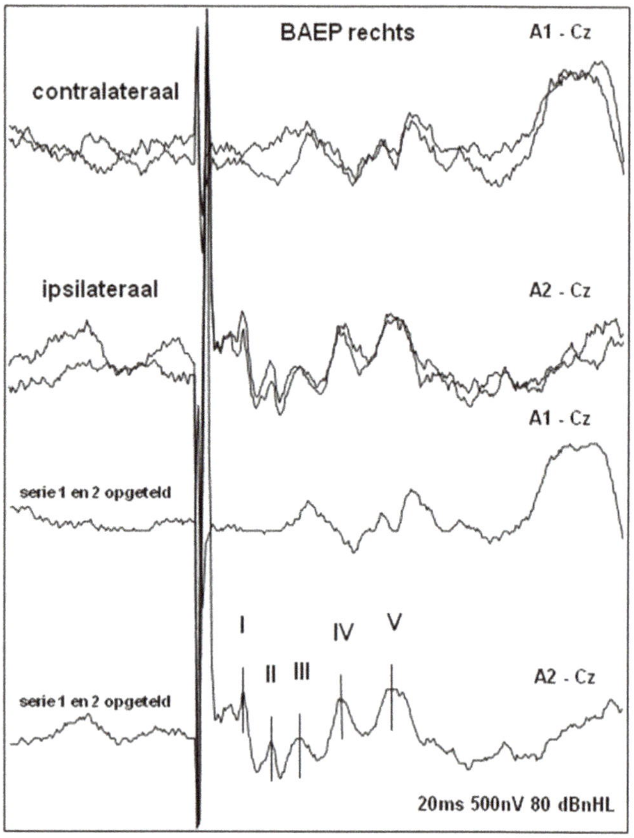

Figuur 42.18 BAEP bij een tumor van de achterste schedelgroeve rechts (patiëntje 4 jaar).

kunnen aspecifieke BAEP-afwijkingen tonen. Hierbij kan men denken aan verlengde latenties van pieken I en II of totaal afwezige BAEP-componenten. Daarnaast kunnen allerlei brughoekprocessen zoals meningeomen, epidermoïdcysten, neurofibromen en hersenstamtumoren BAEP-afwijkingen geven. De meest voorkomende BAEP-afwijkingen daarbij zijn: afwezigheid van piek III en V, en verlengde interpieklatentietijden I-III en III-V.

Multipele sclerose

De BAEP werd in het verleden vaak uitgevoerd bij de verdenking op multipele sclerose, hoewel de BAEP duidelijk minder sensitief is dan VEP en SSEP bij het aantonen van 'stille' MS-laesies. Bij een afwijkende BAEP bij MS gaat het meestal om een verlengd III-V-interval, al dan niet in combinatie met een verlaagde amplitude van piek V. Hierbij dient te worden opgemerkt dat interpretaties van de BAEP alleen gebaseerd zijn op amplitudereducties en dat deze resultaten met grote voorzichtigheid geïnterpreteerd moeten worden.

Hersenstaminfarct

De BAEP is van beperkte diagnostische waarde bij patiënten met een cerebrovasculaire aandoening ter hoogte van de hersenstam. Bij hersenstaminfarcten kan een laaggevolteerde verstoorde respons worden gevonden. Maar zelfs bij grote hersenstaminfarcten kan de BAEP ook vrijwel ongestoord zijn.

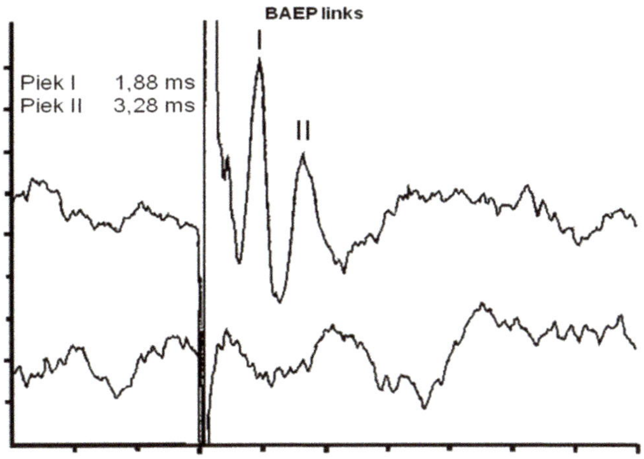

Figuur 42.19 BAEP bij een brughoekproces rechts (patiëntje 15 jaar). De latentietijd van piek I valt beiderzijds binnen de norm. De latentietijd van piek V is rechts vertraagd en de interpieklatentietijd V-I is rechts verlengd, passend bij pathologie ter hoogte van de hersenstam/brughoek.

Coma

Bij comateuze patiënten kunnen de BAEP-afwijkingen variabel zijn, afhankelijk van de plaats en de ernst van de onderliggende etiologie. De prognose van patiënten met een gestoorde BAEP na een traumatisch coma hebben meestal een slechte prognose. Bij patiënten met slechts een relatief licht schedel-hersenletsel kan het I-III-interval verlengd zijn.

Hersendood

Bij het vaststellen van hersendood bij patiënten in het kader van een donorprocedure speelt de BAEP geen rol. Toch kan het verrichten van een BAEP informatief zijn. Bij hersendode patiënten zijn ofwel alle BAEP-componenten afwezig, ofwel zijn behalve piek I alle overige componenten afwezig. Uiteraard moeten bij afwezigheid van alle BAEP-componenten andere (technische) oorzaken worden uitgesloten.

Premature kinderen

Bij premature kinderen kan een verlengd I-V-interval wijzen op een vertraagde maturatie (rijping) van de hersenstam en daarmee op een verhoogd risico op het bestaan van apneus. Een kort I-V-interval is daarentegen geassocieerd met een lager risico op apneus.

Neonatale hypoxie

À terme geboren kinderen met hypoxische schade hebben vaak een verlengd I-V-interval. Meestal is dit prognostisch een ongunstig teken. Een ongestoorde BAEP garandeert echter niet een goede uitkomst.

Kernpunten

- EP-onderzoek kan functionele veranderingen aantonen die niet met andere technieken kunnen worden aangetoond en is als functioneel onderzoek dan ook complementair aan structureel (beeldvormend) onderzoek (MRI en CT).
- EP-onderzoek is gebaseerd op twee aannames: 1) de opgewekte (*evoked*) hersenpotentiaal is in de tijd gekoppeld aan de stimulus (*time locked response*) en 2) de achtergrondactiviteit (EEG) kan beschouwd worden als stationaire ruis.
- Kern van het EP-onderzoek is het verbeteren van de signaal/ruisverhouding, waarbij het lopende EEG gezien kan worden als ruis en de EP als signaal.
- De signaal/ruisverhouding verbetert slechts met een factor $\sqrt{N}$, waarbij N het aantal geaccepteerde stimuli is.
- Vrijwel alle EP-componenten (signalen) zijn kleiner (1-10 µV) en soms veel kleiner (< 1 µV) dan de amplituden van de overige – niet-opgewekte – EEG-activiteit. Om de EP's zichtbaar en analyseerbaar te maken, dient een aantal technische methoden te worden ingezet.
- De belangrijkste technieken zijn: middelen (*averaging*), artefactrejectie en filtering.
- Daarnaast is de keuze van de samplefrequentie van belang. Het Nyquist-theorema stelt: de theoretische maximumresolutie van een samplingsysteem is de helft van de samplefrequentie.
- EP's kunnen worden onderverdeeld in near-field- en far-fieldpotentialen.
- Als voorbeeld: de BAEP is een short-latency/far-fieldpotentiaal die geregistreerd wordt met behulp van een elektrode op de vertex (Cz) en referentie-elektroden op het ipsilaterale mastoïd (A1 of A2, afhankelijk van de kant van stimuleren).

Literatuur

Chiappa KH (ed.). Evoked potentials in clinical medicine. 3rd ed. Philadelphia: Lippincott-Raven; 1997.
Cruccu G, Aminoff MJ, Curio G, Guerit JM, Kakigi R, Mauguiere F, et al. Recommendations for the clinical use of somatosensory-evoked potentials. Clin Neurophysiol. 2008;119:1705–19.
Halliday AM (ed.). Evoked potentials in clinical testing. 2nd ed. New York: Churchill Livingstone; 1993.
Mauguière F, Allison T, Babiloni et al. Somatosensory evoked potentials. In: Deuschl G, Eisen A (eds.). Recommendations for the practice of clinical neurophysiology: Guidelines of the international federation of clinical neurophysiology. Electroencephalography and clinical neurophysiology. Second revised and enlarged edition. New York; Elsevier Science; 1999. Supplement 52.
Mauguière F, Binnie CD. Evoked potentials. In: Osselton JW (ed.). Clinical neurophysiology. EMG, nerve conduction and evoked potentials. 1st ed. Oxford: Butterworth-Heinemann Ltd.; 1995.
Misulis KE, Greenfield LJ. Evoked potentials. In: Greenfield LJ, Geyer JD, Carney PR. Reading EEGs. A practical approach. 1st ed. Philadelphia: Lippincott, Williams & Wilkins; 2010.
Niedermeyer E, Lopes da Silva F (eds.). Electroencephalography: basic principles, clinical applications, and related fields. 4th ed. Philadelphia: Lippincott, Williams & Wilkins; 1999.
Pratt H, Aminoff M, Nuwer MR, Starr A. Short-latency auditory evoked potentials. In Deuschl G, Eisen A (eds.). Recommendations for the practice of clinical neurophysiology: Guidelines of the international federation of clinical neurophysiology. Electroencephalography and clinical neurophysiology. Second revised and enlarged edition. New York; Elsevier Science; 1999. Supplement 52.
Walsh P, Kane N, Butler S. The clinical role of evoked potentials. J Neurol Neurosurg Psychiatry. 2005;76(Suppl II):ii16–ii22.

Somatosensorische evoked potentials bij het postanoxisch coma

J.H.T.M. Koelman

43.1 Inleiding

Met somatosensorische *evoked potentials* (SSEP's) wordt de integriteit van het somatosensorische systeem onderzocht. Het somatosensorische systeem bestaat uit twee componenten: het achterstrengsysteem (mechanoreceptie en propriocepsis) en het spinothalame systeem (nociceptie, thermoreceptie en viscero-receptie). Elk systeem is opgebouwd uit vier in serie geschakelde neuronale populaties waarvan het eerste neuron ligt in de ganglia van de achterwortel, het tweede neuron ofwel in de achterstrengkernen (achterstrengsysteem) ofwel in de achterhoorn zelf (spinothalame systeem), het derde neuron in de ventroposterieure kern van de thalamus en het vierde neuron in de somatosensorische corticale gebieden.

Met de standaard SSEP-technieken, berustend op elektrische stimuli aan de huid of aan zenuwen, wordt alleen informatie verkregen over het achterstrengsysteem (zie ook ▶ H. 43). Met behulp van lasertechnieken kan ook het spinothalame systeem worden onderzocht.

43.2 Methoden

SSEP's kunnen worden opgewekt door een zenuw transcutaan, bipolair elektrisch te stimuleren. Hiervoor worden square-wave-stimuli gebruikt met een duur van 0,1 à 0,2 ms. De gebruikte stimulatiesterkte voor cutane zenuwen ligt twee tot drie keer hoger dan de sensibele drempel. Voor gemengde zenuwen wordt in de regel een stimulatiesterkte gebruikt waarbij een duidelijke spiercontractie optreedt. De stimulatiefrequentie ligt tussen de 3 en 5 Hz. De kathode dient proximaal van de anode te worden geplaatst. De impedantie van de afleidelektroden dient lager te zijn dan 5 kOhm. De vereiste bandbreedte loopt van laagfrequent 3 tot 20 Hz tot hoogfrequent 2000 tot 3000 Hz.

Om de opgewekte potentiaal en de reproduceerbaarheid te beoordelen, wordt geadviseerd minimaal twee series van 500 stimuli te middelen en over elkaar af te beelden.

De SSEP van de n. medianus wordt het meest gebruikt. Gangbare elektrodeposities voor het afleiden van de SSEP van de n. medianus zijn het punt van Erb, cervicaal, pariëtaal en frontaal. De referentie voor de afleiding van het punt van Erb is een elektrode over het contralaterale punt van Erb of een elektrode op Fz (10-20-systeem). De cervicale afleidelektrode wordt geplaatst over de processus spinosus van C6 of C7, met als referentie een elektrode anterieur in de hals. De pariëtale elektroden worden geplaatst op CP3 en CP4 (10-20-systeem), de frontale op Fz of op F3 en F4. Als referentie van de schedelelektroden wordt vaak een elektrode op het ipsilaterale oor gebruikt of Fz.

Veel van de potentialen die worden geregistreerd bij SSEP-onderzoek, zijn zogenoemde far-fieldpotentialen. Deze potentialen worden gegenereerd in gemyeliniseerde structuren en kunnen ver van de bron van de potentiaal worden geregistreerd. De latentie van de potentiaal wordt niet beïnvloedt door de plaats van afleiden. Dit in tegenstelling tot de near-fieldpotentialen, zoals een depolarisatiepotentiaal in een zenuw, die alleen kunnen worden geregistreerd met elektroden dicht bij de zenuw en waarbij de plaats van de elektrode over het verloop van de zenuw bepalend is voor de latentie. Far-fieldpotentialen kunnen ontstaan op plaatsen waar zenuwbundels buigen of vertakken of waar fysieke grenzen worden gepasseerd, zoals bij de overgang van arm naar romp. Tot 18 ms na stimulatie van de n. medianus aan de pols registreren elektroden verspreid op het hoofd gelijkvormige potentialen wanneer een extracraniële referentie wordt gebruikt. Dit zijn daarom waarschijnlijk allemaal far-fieldpotentialen. Na 18 ms is de activiteit die wordt geregistreerd, sterk afhankelijk van de plaats van de elektrode. Deze activiteit wordt corticaal gegenereerd.

De belangrijkste potentialen die kunnen worden herkend na stimulatie van de n. medianus zijn de N9, de N13, de P14, de N20, de P25 en de N30 (◘ figuur 43.1).

De N9 ontstaat bij de overgang van de voortgeleide zenuwpotentiaal van arm naar romp. Een voor de kliniek bruikbare afleiding is Erb-Fz. De N9 laat zich dan zien als een negatieve potentiaal. Naast de N9 kunnen bij afleiden van Erb ook potentialen van de zenuw zelf (near field) worden geregistreerd, die wat betreft latentie ongeveer overeenkomen met de N9. De N9 is als P9 zichtbaar bij corticaal afleiden met een extracraniële referentie. Bij een plexusletsel, waarbij axonen van de nervus medianus zijn betrokken, is de N9 afwezig.

De N13 ontstaat in het cervicale myelum en reflecteert vermoedelijk activiteit in de grijze stof opgewekt door axoncollateralen. De N13 kan het beste worden geregistreerd met een elektrode op de processus spinosus van C6 en een elektrode aan de voorzijde van de hals als referentie; vaak wordt ook Fz als referentie gebruikt. Bij een hoogcervicale dwarslaesie is de N13 nog aanwezig. Bij wortelletsel van de C6-C8 is de N13 afwezig.

De P14 wordt vermoedelijk gegenereerd in de nucleus cuneatus of de lemniscus medialis, caudaal in de hersenstam. De P14 kan worden geregistreerd met afleiden van de schedel en met het oor of het mastoïd als referentie. De P14 is afwezig bij een hoogcervicale dwarslaesie, maar aanwezig bij afwijkingen ter hoogte van de pons.

De N18 wordt vermoedelijk caudaal van de thalamus gegenereerd. De N18 is van alle schedelelektroden afleidbaar. De potentiaal is goed herkenbaar als het oor of het mastoïd als referentie wordt gebruikt. Omdat de potentiaal verspreid over de schedel een vrijwel gelijke amplitude en vorm heeft, is hij niet duidelijk te herkennen wanneer een schedelelektrode als referentie wordt gebruikt. De N18 is aanwezig bij afwijkingen ter hoogte van de thalamus en soms ook nog bij pontiene letsels. De exacte oorsprong van de N18 is onzeker.

De N20 wordt in de sensorische schors gegenereerd, vermoedelijk in een tangentieel georiënteerde dipool in area 3b. De N20 wordt over de centropariëtale gebieden gevolgd door een positieve deflectie (P25) Frontaal ontstaat de P22 gevolgd door de N30, veroorzaakt door activiteit van de supplementaire motorische en premotorische cortex. De N20 en P22 zijn onafhankelijke dipolen en kunnen geïsoleerd gespaard blijven bij focale corticale letsels. Voor registratie van de N20 worden elektroden geplaatst op CP3 en CP4 (10-20-systeem) en worden als referentie Fz-, oor- of mastoïdelektroden gebruikt.

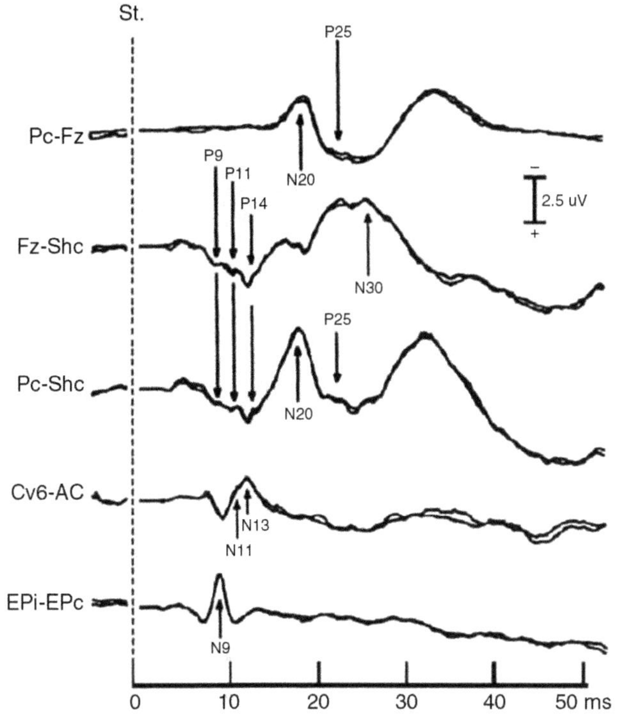

Figuur 43.1 SSEP van de n. medianus met de volgende afleidingen: EPi-EPc = Erb ipsilateraal ten opzichte van Erb contralateraal; Cv6-AC = cervicaal posterieur ten opzichte van anterieur; Pc-Shc = pariëtaal contralateraal ten opzichte van schouder contralateraal; Fz-Shc = frontaal ten opzichte van schouder contralateraal; Pc-Fz = pariëtaal contralateraal ten opzichte van frontaal. (Uit: Cruccu et al., 2008.)

43.3 Indicaties

SSEP's worden gebruikt voor evaluatie van zowel het perifere als het centrale zenuwstelsel. Bij de evaluatie van het perifere zenuwstelsel wordt de SSEP gebruikt voor het onderzoek van bij neurografie vaak lastig te bestuderen zenuwen zoals de n. cutaneus femoris lateralis of de n. iliohypogastricus. Voor de analyse van een plexopathie of radiculopathie is de rol van de SSEP beperkt en is er geen meerwaarde ten opzichte van het EMG. Bij een geïsoleerde radiculopathie blijkt bij dermatomale stimulatie (dus niet de stimulatie van een zenuw zelf) de SSEP te weinig specifiek en ook te weinig sensitief. Bij de evaluatie van het centrale zenuwstelsel is de rol van de SSEP eveneens beperkt. Normaal gesproken zal de voorkeur worden gegeven aan beeldvormende technieken. Bij patiënten met functionele klachten kan de SSEP worden gebruikt om de integriteit van het achterstrengsysteem te objectiveren. Daarnaast wordt de SSEP gebruikt voor monitoring van de patiënt tijdens operatieve ingrepen en op de intensive care.

Een zeer belangrijke rol is voor de SSEP weggelegd bij het bepalen van de prognose bij patiënten die een reanimatie hebben overleefd. In een systematisch overzicht uit 1998 bleek de afwezigheid van de N20-top zowel na linkszijdige als rechtszijdige n. medianusstimulatie op de derde dag na de reanimatie, in alle gevallen een slechte uitkomst (dood of blijvend vegetatief) te voorspellen. De SSEP was beiderzijds afwezig bij een derde van de 500 onderzochte patiënten. Bij patiënten bij wie de SSEP wel aanwezig was, was de uitkomst overigens ook vaak slecht, namelijk bij twee derde van de patiënten. Er waren ook andere variabelen, die in alle gevallen een slechte uitkomst voorspelden, zoals afwezige pupilreacties en een afwezige motorische reactie op dag 3, maar dit werd bij een veel kleiner deel van de patiënten gezien. Belangrijk is dat het gebruik van sedatieve medicatie geen duidelijke invloed op de aan- of afwezigheid van de SSEP lijkt te hebben. Toch wordt zekerheidshalve geadviseerd in voorkomende gevallen deze medicatie voorafgaand aan het onderzoek te staken. De PROPAC1-studie was een onderzoek naar het beste tijdstip om een SSEP te verrichten bij patiënten met een postanoxische encefalopathie (PAE). De SSEP werd verricht 24, 48 en 72 uur na de reanimatie; het bleek dat, wanneer de SSEP na 24 uur afwezig was, dit niet altijd het geval was na 48 of 72 uur. Toch was de prognose infaust in alle gevallen waarbij op enig moment de SSEP afwezig was. In de tijd dat deze studie werd gedaan, was het niet de gewoonte PAE-patiënten te koelen. In een recentere studie bij PAE-patiënten na koeling, bij wie na afloop van de koeling een SSEP werd gemaakt, was de SSEP beiderzijds afwezig bij 44 van de onderzochte 100 patiënten. Al deze patiënten hadden een slechte uitkomst. Hierbij moet echter worden opgemerkt dat er voor een deel sprake kan zijn van een *self-fulfilling prophecy*, omdat de verkregen gegevens werden betrokken bij de beslissing om de behandeling al dan niet voort te zetten. In een studie naar de prognostische waarde van de SSEP tijdens koeling bij 77 patiënten na een reanimatie, was bij 13 van de patiënten de SSEP tijdens koeling beiderzijds afwezig. Al deze patiënten hadden een slechte uitkomst. In de PROPAC2-studie, naar de prognose van PAE-patiënten na koeling, waren er enkele patiënten bij wie een als afwezig beoordeelde SSEP tijdens de koeling niet met een infauste uitkomst gepaard ging. Bij een geblindeerde herbeoordeling van deze SSEP's door twee klinisch neurofysiologen onafhankelijk van elkaar, werden deze SSEP's echter als technisch van onvoldoende kwaliteit beoordeeld om op grond daarvan een uitspraak te mogen doen. Dit laat het belang zien van een optimale registratie. Overigens zijn er, zowel na koeling als zonder koeling, geïsoleerde patiënten beschreven met een goede uitkomst na reanimatie ondanks een beiderzijds afwezige SSEP. Volgens de recentelijk verschenen richtlijn *Postanoxische encefalopathie* van de NVN kan bij niet-gekoelde patiënten in coma na een reanimatie de SSEP na 24 uur worden gebruikt voor het bepalen van de prognose. Bij patiënten die na reanimatie gekoeld zijn geweest, moet de patiënt weer normotherm zijn voordat de SSEP kan worden gebruikt voor een prognosebepaling.

Bij kinderen na een reanimatie en bij volwassenen na ernstig schedelhersentrauma is bij afwezigheid van de SSEP de prognose meestal ongunstig. In een meta-analyse van 777 patiënten met ernstig hersenletsel en afwezige SSEP's was bij 12 patiënten desondanks de uitkomst gunstig. Dit betrof dan vooral kinderen met traumatisch hersenletsel. Ook bij kinderen en volwassenen met traumatisch hersenletsel heeft de SSEP daarom enige prognostische waarde, maar wel altijd in samenhang met andere klinische en paraklinische gegevens.

Voor een optimale registratie van de SSEP bij het bepalen van de prognose na reanimatie geldt een aantal aanbevelingen. Het ruisniveau van de registratie dient extreem laag te zijn,

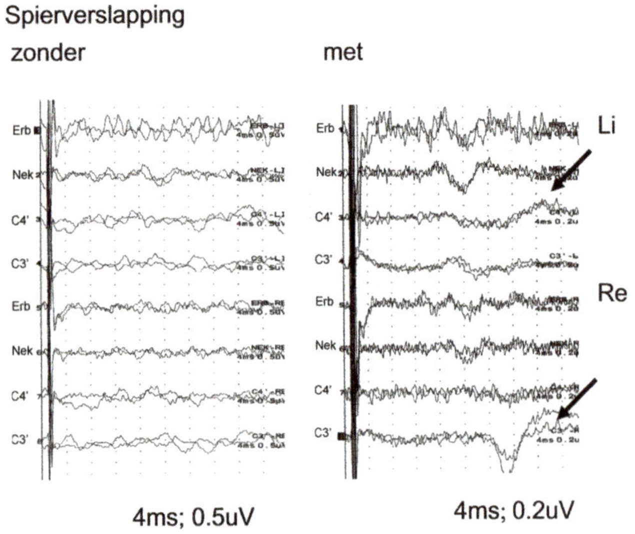

Figuur 43.2 SSEP bij patiënt na een reanimatie zonder en met spierverslapping; er is een duidelijke afname van het ruisniveau met spierverslapping, waarbij wel een (late) N20 zichtbaar wordt.

namelijk onder de 0,25 μV. Dit is in een intensivecareomgeving soms lastig te realiseren. De belangrijkste factor in het reduceren van het ruisniveau is het onderdrukken van spieractiviteit (figuur 43.2). Hiervoor zal bij verdenking op een afwezige SSEP vrijwel altijd een spierverslapper moeten worden gegeven, zonder dat er ook medicatie wordt gegeven die een cerebraal dempende invloed heeft. Er blijkt bij anesthesisten soms – en bij deze indicatie ten onrechte – terughoudendheid te bestaan om spierverslapping zonder sederende medicatie toe te dienen. Voor de interpretatie is het verder van belang dat de Erb en de nekpotentiaal (N9 en N13) aanwezig zijn, zodat de integriteit van de geleiding tot in het centrale zenuwstelsel is zeker gesteld. De aanwezigheid van de N9 en de N13 is bij spierverslapping de enige verificatiemogelijkheid voor voldoende stimulatie. Ook kan voor deze indicatie zo nodig sterker worden gestimuleerd.

Kernpunten

- Na een reanimatie bij met normothermie behandelde patiënten voorspelt de afwezigheid van contralaterale N20-toppen bij een beiderzijds onderzochte SSEP van de n. medianus, minstens 24 uur na reanimatie, betrouwbaar een slechte prognose (overleden of vegetatief na een maand). Na hypothermiebehandeling heeft de SSEP vanaf herstel van de normothermie dezelfde goede voorspellende waarde (Richtlijn NVN).
- Als de SSEP gebruikt wordt voor het bepalen van de prognose na reanimatie, dient deze aan strenge kwaliteitseisen te voldoen.
- Om het ruisniveau van de SSEP voor het bepalen van de prognose na reanimatie te beperken, dient laagdrempelig spierverslapping te worden gebruikt.

Literatuur

Bouwes A, Binnekade JM, Kuiper MA, Bosch FH, Zandstra DF, Toornvliet AC, et al. Prognosis of coma after therapeutic hypothermia: a prospective cohort study. Ann Neurol. 2012;71(2):206–12.

Bouwes A, Binnekade JM, Zandstra DF, Koelman JH, Schaik IN van, Hijdra A, et al. Somatosensory evoked potentials during mild hypothermia after cardiopulmonary resuscitation. Neurology. 2009;73:1457–61.

Carter BG, Butt W. Are somatosensory evoked potentials the best predictor of outcome after severe brain injury? A systematic review. Intensive Care Med. 2005;31:765–75.

Carter BG, Butt W. Review of the use of somatosensory evoked potentials in the prediction of outcome after severe brain injury. Crit Care Med. 2001;29:178–86.

Cruccu G, Aminoff MJ, Curio G, Guerit JM, Kakigi R, Mauguiere F, et al. Recommendations for the clinical use of somatosensory-evoked potentials. Clin Neurophysiol. 2008;119:1705–19.

Leithner C, Ploner CJ, Hasper D, Storm C. Does hypothermia influence the predictive value of bilateral absent N20 after cardiac arrest? Neurology. 2010;74:965–69.

NVN/NVIC. Richtlijn Prognose van post-anoxisch coma. Utrecht: Nederlandse Vereniging voor Neurologie/Nederlandse Vereniging voor Intensive Care; 2011.

Rossetti AO, Oddo M, Logroscino G, Kaplan PW. Prognostication after cardiac arrest and hypothermia: a prospective study. Ann Neurol. 2010;67:301–7.

Wijdicks EF, Hijdra A, Young GB, Bassetti CL, Wiebe S; Quality Standards Subcommittee of the American Academy of Neurology. Practice parameter: prediction of outcome in comatose survivors after cardiopulmonary resuscitation (an evidence-based review): report of the Quality Standards Subcommittee of the American Academy of Neurology. Neurology. 2006;67:203–10.

Zandbergen EG, Haan RJ de, Stoutenbeek CP, Koelman JH, Hijdra A. Systematic review of early prediction of poor outcome in anoxic-ischaemic coma. Lancet.1998;352:1808–12.

Zandbergen EG, Hijdra A, Koelman JH, Hart AA, Vos PE, Verbeek MM, et al.; PROPAC Study Group. Prediction of poor outcome within the first 3 days of postanoxic coma. Neurology. 2006;66:62–8.

Motor evoked potentials

D.L.J. Tavy

44.1 Inleiding

Motor evoked potentials (MEP's), opgewekt door transcraniële magnetische stimulatie (TMS), vormen de meest sensationele evoked potential (EP). Via een enkele magnetische stimulus op de schedel kan een zeer hevige schok in de extremiteiten en romp worden opgewekt.

De voor TMS benodigde magneetstimulator is in 1985 in Oxford ontwikkeld door de fysicus Barker. Met magneetstimulatie hebben we de beschikking over een techniek waarmee het mogelijk is om pijnloos en non-invasief door de schedel heen het menselijk brein te stimuleren. Het is vooral eenvoudig de motorische cortex voor de armen en benen te stimuleren. Dit wekt zichtbare onwillekeurige, hevige contracties op die als MEP's eenvoudig met een EMG-apparaat te registreren zijn. MEP's worden normaal geregistreerd als *compound muscle action potentials* (CMAP's) met een bifasische vorm en amplituden van enkele millivolts, vergelijkbaar met die van CMAP's bij het conventionele motorisch geleidingsonderzoek. MEP's zijn dus vele malen hoger in amplitude dan andere evoked potentials zoals SSEP's. Middeling bij MEP's is niet nodig en, zoals later wordt besproken, zelfs nadelig voor de beoordeling. Daarnaast is het mogelijk om via dezelfde techniek van magneetstimulatie perifere motorische zenuwvezels in wortels cervicaal en lumbaal te stimuleren, en ook hersenzenuwen zoals de nervus facialis. Door centrale en perifere metingen te combineren kan de functie van centrale motorische banen worden gemeten. Vooral door de motorische geleidingstijd van cortex naar spier te vergelijken met de motorische geleidingstijd van wervelkolom naar spier, kan de centrale motorische geleidingstijd worden bepaald (*central motor conduction time*; CMCT). De CMCT is de meest relevante MEP-variabele voor de klinisch neurologische praktijk.

44.2 Techniek en fysiologie van magnetische stimulatie van de cortex

44.2.1 Apparatuur

Magnetische stimulatoren bevatten groepen condensatoren die worden opgeladen tot 3 kV, waarna een snel wisselende elektrische stroom, tot 6000 ampère, door de kabel en de verbonden spoel kan worden ontladen. Deze snelle ontlading induceert een snel wisselend magnetisch veld onder de spoel van 2 tot 7 tesla. In onderliggend elektrisch geleidend (zenuw)weefsel induceert het snel wisselende magnetische veld onder de spoel een snel wisselend elektrisch veld. De opgewekte stroom in het onderliggende weefsel is evenredig aan de mate van verandering van het magnetisch veld (B) in de tijd, dB/dt, en wel omgekeerd in richting aan de richting van de stroom in de spoel (wet van Faraday). De duur van de magnetische puls zoals geleverd door beschikbare stimulatoren is zeer kort, tot 150 μs, met een snelle stijgsnelheid van 5 μs.

De stimulussterkte van de magnetische stimulator wordt uitgedrukt in een percentage van het maximale vermogen (0-100%). De stimulus kan monofasisch of bifasisch gegeven worden; bij moderne modellen kan de stimulus worden ingesteld als monofasisch of bifasisch. Bij een monofasische impuls loopt de stroom in één richting door de spoel heen en bij een bifasische puls worden er opeenvolgend twee stroompulsen geleverd in twee tegengestelde richtingen. De diepte en uitbreiding van het geïnduceerde magnetische veld worden bepaald door de vorm en de diameter van de spoel. Hoe groter de spoel is, hoe diffuser en dieper het veld. De maximale geïnduceerde stroom ontstaat niet in het midden van de spoel, maar onder de mediale of binnenste rand ervan. Naarmate de diameter van de spoel kleiner wordt, wordt de diepte van effectieve stimulatie geringer, maar de stimulatie is dan wel meer focaal. De in de praktijk het meest gebruikte spoelen zijn plat en cirkelvormig, met een diameter tot 10-15 cm; deze geven het diepste en meest diffuse veld. Verder zijn er spoelen in de vorm van het cijfer acht (ook wel butterfly-spoel genoemd) waaronder een uiterst focaal veld ontstaat dat iets dieper reikt. In deze spoel is de stroom in de twee circulaire helften tegengesteld en maximaal onder de kruising van de mediale randen van de twee cirkels.

44.2.2 Fysiologie

De standaard cirkelvormige spoel is zeer geschikt voor stimulatie van de motorische cortex van handspieren. Door de spoel plat op de schedel te leggen, wordt gemakkelijk een elektrisch veld in de cortex opgewekt. Het magnetische veld dringt zonder pijn te veroorzaken door de huid en de schedel heen omdat in deze structuren geen elektrische stroom wordt geïnduceerd.

Het opgewekte elektrische veld ontstaat transversaal in de motorische cortex en leidt tot excitatie van interneuronen, die op hun beurt de piramidecellen exciteren. Magneetstimulatie geeft dus een indirecte transsynaptische stimulatie van de piramidebaan. Hierna ontstaat een descenderende reeks impulsen (*volley*) langs de snelste vezels van directe corticospinale banen, vermoedelijk deels via de piramidebanen. Eén enkele magnetische impuls veroorzaakt een aantal opeenvolgende descenderende volleys (I-golven) langs descenderende motorische vezels, die door temporele en spatiële summatie op de motorische voorhoorncel tot een actiepotentiaal leiden en vervolgens tot een spierrespons.

44.3 Methode MEP

De MEP is het best met oppervlakte-elektroden te registreren; dit kan eenvoudig met een EMG-toestel waarbij de stimulator het EMG-apparaat triggert.

Voor meting van MEP's in handspieren zijn geschikt de pinkmuis, de thenar of de m. interosseus dorsalis I. In al deze spieren kan gemakkelijk een MEP verkregen worden. Dit wordt verklaard door de grote corticale representatie van de hand, de oppervlakkige ligging ten opzichte van de schedel en de inherente lage prikkeldrempel van het corticale handgebied. In principe is het mogelijk om in vrijwel alle lichaamsspieren een MEP op te wekken. De hiertoe benodigde prikkeldrempel en de te verkrijgen amplituden variëren wel sterk per spiergroep. Voor de beenspieren kunnen in de m. tibialis anterior relatief eenvoudig MEP's worden verkregen, zij het met een hogere prikkeldrempel en een hogere variabiliteit in latentie en vorm dan in handspieren het geval is. In de kuitspieren worden minder constante en kleinere MEP's gevonden dan in de tibialis anterior. Ook kunnen MEP's in facialisspieren worden opgewekt, al is hiervoor een hoge stimulussterkte nodig; het vinden van het juiste stimulatiegebied luistert vrij nauw.

44.3.1 Optimale spoelposities

Handspieren

De optimale spoelpositie is met het centrum van de spoel over de vertex. De stroomrichting in de spoel is van belang bij corticale stimulatie, aangezien de stroomrichting bepaalt welke groep neuronen of hersenhelft preferentieel wordt gestimuleerd. Bij een monofasische impuls op de vertex wordt overwegend één hemisfeer geactiveerd, afhankelijk van de stroomrichting in de spoel. Door de spoel om te keren wordt de andere hemisfeer geactiveerd. De hemisfeer wordt preferentieel geëxciteerd als de stroomrichting in de cortex van achteren naar voren gaat; om de linkerhemisfeer te stimuleren moet de stroomrichting in de spoel dus tegen de klok in gaan en voor de rechterhemisfeer met de klok mee. Op de spoel staat meestal een markering voor de stroomrichting als de gemarkeerde zijde boven wordt gehouden. Hierover bestaat vaak verwarring in de literatuur! Een bifasische stimulus leidt tot de meest effectieve stimulatie van de cortex; hierbij wordt met één stimulus, meestal bilateraal, een optimale MEP verkregen. Het maximale stimulusmoment bevindt zich hierbij in de swing tussen de eerste en de tweede fase van de bifasische puls.

Beenspieren

De optimale spoelpositie verschilt per individu. Daarom is het nodig nauwkeurig te zoeken naar een optimale spoelpositie op de schedel. De volgende locaties worden hierbij aanbevolen.

- centrum spoel in de midline 1 à 2 cm voor de vertex;
- centrum bij Fz;
- centrum spoel 4 cm voor de vertex of 4 cm lateraal van de midline (contralateraal).

Een speciale spoel voor de beenspieren is de zogeheten *head shaped figure*; deze geeft diepere stimulatie bij de vertex.

Er zijn normale personen bij wie het niet lukt om MEP's in beenspieren te verkrijgen. Dit is dus niet altijd pathologisch.

44.4 Motorische drempelwaarde

De motorische drempelwaarde (*motor treshold*; MD) is het eenvoudigst en meest betrouwbaar te bepalen volgens de methode van Rossini et al. (1991). Bij deze methode wordt de MD in rust in een ontspannen spier bepaald; de MD wordt dan gedefinieerd als de stimulusintensiteit in procenten van het maximale vermogen waarbij een reproduceerbare MEP van ten minste 50 μV bij ten minste vijf stimuli in een serie van tien wordt gevonden. Het gaat hier dus om de minimale stimulusintensiteit die nodig is om een MEP op te wekken. De MD kan worden bepaald door te beginnen met een stimulusintensiteit van 20 tot 30%, deze in stappen van 5% op te voeren tot bij ongeveer vijf van de tien stimuli een MEP wordt gevonden. Rond deze intensiteit kan nog in stappen van 1 tot 2% gevarieerd worden om tot een preciezere drempel te komen. Daarbij kan de spoel over kleine afstanden van 1 tot 2 cm worden verschoven om een optimale stimuluspositie te verkrijgen.

Deze methode is intra-individueel goed reproduceerbaar, maar interindividueel is er een grote variabiliteit. Normale waarden voor MD in handspieren komen in de meeste studies uit op ongeveer 60% van de maximale stimulatoroutput. Sporadisch komen waarden tot 80% voor bij normale personen. De MD is het laagst in handspieren en hoger in proximale armspieren, beenspieren en facialisspieren. Er is geen verband tussen MD en geslacht of lengte. Met toenemende leeftijd neemt de MD iets toe. Er is wel een relatie met de biologische variatie in de afstand van schedel tot cortex; de MD neemt toe met de afstand tussen schedel en cortex gemeten op MRI. De MD wordt hoger door het gebruik van anti-epileptica met een natrium- of calciumkanaalblokkerende werking. Middelen met een GABA-erge werking hebben geen invloed.

Bepaling van de drempel is van praktisch belang voor het verdere onderzoek. De stimulatiesterkte voor de bepaling van latentie en amplitude moet minimaal 20 tot 30% boven de MD liggen. Voor diagnostiek bij een individuele patiënt is bepaling van de MD in de praktijk minder geschikt gezien de grote interindividuele variabiliteit.

44.5 MEP en bepaling van de CMCT

Er is een groot verschil in MEP's tussen volledig ontspannen spieren en aangespannen spieren. Willekeurige aanspanning leidt tot aanzienlijke 'facilitatie', waarbij de amplitude hoger wordt en de latentie korter. Het latentieverschil tussen een meting in rust en een meting onder aanspanning bedraagt voor de handspieren 2 tot 3 ms. Bij andere spiergroepen kan facilitatie tot grotere latentieverschillen leiden, bijvoorbeeld tot 5 ms in beenspieren.

Ook is er verschil tussen spiergroepen wat de mate van aanspanning betreft die nodig is om een maximale facilitatie te verkrijgen. In handspieren is er na een geringe aanspanning van slechts 10% van de maximale kracht al een maximale facilitatie, die bij toenemende aanspanning niet verder toeneemt. In meer proximale armspieren (bijvoorbeeld biceps) en beenspieren neemt de amplitude bij geleidelijk toenemende aanspanning boven 10% nog toe tot bij ongeveer 25% aanspanning. De latentie is echter rond de 10 à 20% aanspanning al op zijn kortst en stabiel. Voor de praktijk leidt de instructie om isotoon aan te spannen meestal tot een contractieniveau van 20%, wat voor klinische doeleinden goed zal voldoen. Voor meting in de m. tibialis anterior is aan te bevelen de patiënt wat harder te laten aanspannen, bijvoorbeeld tegen lichte weerstand in, of door de enkel in dorsiflexie te houden. Als de patiënt de doelspier niet willekeurig kan aanspannen, kan veelal een redelijke facilitatie worden verkregen door aanspanning van de contralaterale spier of van een naburige ipsilaterale spier, hoewel de latentie zo in iets mindere mate wordt gefaciliteerd. Aanspanning van handspieren geeft ook facilitatie van de MEP in beenspieren, maar andersom is dit effect er niet. Als een patiënt in het geheel niet kan aanspannen, dan kan passief bewegen van de extremiteit of toedienen van vibratie tijdens de stimulatie tot een redelijke facilitatie leiden.

In de klinische praktijk heeft MEP-meting na facilitatie de voorkeur, omdat dan de duidelijkste en minst variabele MEP's worden verkregen. Daarnaast hoeft de patiënt niet volledig ontspannen te zijn, iets wat moeilijk kan zijn tijdens het toedienen van opeenvolgende stimuli.

Opeenvolgende MEP's zijn vrij stabiel maar hebben een lichte variatie in latentie en meer variatie in amplitude. Aangeraden wordt van een serie van vier tot vijf MEP's de kortste latentie en de hoogste amplitude te nemen. De kortste latentie van vier opeenvolgende MEP's verschilt niet significant van de kortste latentie in een serie van vijftien stimuli. Voor meting in handspieren hoeft een patiënt maar licht aan te spannen. Het is verstandig voor bovenarm- of been-MEP's de doelspieren iets meer te laten aanspannen, met enige zichtbaar bewegingseffect of tegen een weerstand in. Om tot een CMCT te komen wordt de kortste latentie van een serie van vier tot vijf corticaal opgewekte MEP's (MEPc's) gebruikt. MEP's mogen niet worden gemiddeld vanwege hun inherente variabiliteit; dit zou leiden tot een langere latentie.

44.6 Perifere motorische geleiding

Om het aandeel van het perifere motorische traject uit de latentie van de MEPc te elimineren en tot een zo zuiver mogelijke centrale motorische geleidingstijd te komen, moet er een perifere motorische geleidingstijd (*peripheral motor conduction time*, PMCT) worden bepaald. Dit kan op twee manieren: via magnetische wortelstimulatie over de wervelkolom of via de F-repsonsen.

44.6.1 Wortelstimulatie

Het is ook mogelijk om met een magnetische spoel perifeer zenuwweefsel te stimuleren. Bij magnetische stimulatie over de wervelkolom worden onderliggende motorische wortels bij hun uittredeplaats in het foramen intervertebrale geëxciteerd. Voor handspieren kan de spoel het best met het meeste actieve deel midden over de cervicale wervelkolom worden geplaatst met de binnenrand van de spoel over de processus spinosus C7, voor de m. biceps brachii over C5-C6 en voor de m. tibialis anterior bij L4-L5. Bij een monofasische impuls is de optimale stroomrichting voor stimulatie van een wortel links tegen de klok in en voor rechts met de klok mee. Voor een bifasische spoel doet de initiële stroomrichting er niet toe en kunnen meestal met één stimulus bilateraal tegelijk perifere MEP's (MEPp's) worden opgewekt.

De MEPp heeft een stabiele latentie, de amplitude is echter altijd submaximaal en vaak aanzienlijk lager dan de CMAP-amplitude. Uiteraard hebben gemeten opeenvolgende MEPp's die met dezelfde stimulusintensiteit en positie worden verkregen, geen wezenlijke onderlinge variabiliteit omdat een perifere zenuw wordt gestimuleerd. De lumbosacrale MEPp is meestal wat moeilijker te verkrijgen; hiervoor is vaak een hoge stimulusintensiteit van 80 tot 100% nodig en de verkregen responsen zijn gemiddeld kleiner. Bij een enkele persoon lukt het niet om lumbosacraal een MEPp op te wekken. Aangezien bij magnetische wortelstimulatie de geleiding tussen de wortel in het foramen en de spier wordt bepaald, wordt de PMCT iets ondergewaardeerd; immers, het segment tussen myelum (motorische voorhoorn) en foramen via de proximale wortel wordt niet in de meting meegenomen. Cervicaal is dit segment zeer kort, slechts enkele centimeters. Lumbaal wordt een lang traject van ongeveer 15 cm motorische wortel niet meegenomen in de PMCT. Dit is het traject over de cauda equina tussen de uittredeplaats van de wortel bij de conus ter hoogte van Th12 en het betreffende foramen laag lumbaal. Dit stuk perifere geleiding komt in de berekening dus in de centrale geleidingstijd terecht, wat eigenlijk onterecht is.

De exacte positie van de spoel is minder belangrijk voor de PMCT-meting: de latenties blijven bij verschuiven van de spoel stabiel. Voordeel van de wortelstimulatiemethode is dat deze voor alle spieren kan worden toegepast, zowel distaal als proximaal. Het ruggenmerg zelf kan door magnetische stimuli niet worden gestimuleerd.

44.6.2 F-responsmethode

Bij deze methode worden in de doelspier F-responsen opgewekt met de hiervoor gebruikelijke techniek. De latentie van de kortste F-wave wordt opgeteld bij de distale motorische latentie, en van de som moet 1 ms worden afgetrokken voor de geschatte omkeertijd in het myelum. De aldus verkregen tijd wordt gedeeld door 2. Dit geeft de geleiding tussen spinale voorhoorn en spier weer:

$$\text{PMCT} = (\text{F} + \text{M} - 1)/2$$

De F-responsmethode geeft meer anatomisch correct de PMCT aan dan de MEPp; nadeel is echter dat F-responsen in proximale spieren niet kunnen worden bepaald. De PMCT verkregen via de F-responsmethode is altijd langer dan de PMCT verkregen via wortelstimulatie (ook wel genoemd de directe methode). Het verschil tussen de twee methoden wordt bepaald door het proximale wortelsegment tussen voorhoorn en foramen dat bij de F-respons wel wordt meegenomen en bij wortelstimulatie niet. Verder zit er bij de F-responsmethode een onnauwkeurigheid in de omkeertijd van 1 ms, die is geschat naar aanleiding van dierproeven. Door de via beide methoden verkregen PMCT's van elkaar af te trekken, kan een *motor root conduction time* (zie ▶ par. 44.7.3) worden verkregen die een maat is voor de geleiding van de motorische wortel tussen voorhoorn en foramen.

De PMCT is voor beide methoden afhankelijk van lengte en leeftijd, net als de motorische geleidingssnelheden in het EMG.

44.6.3 CMCT

De CMCT is een maat voor de centrale geleiding tussen cortex en voorhoorn. Door van de latentie van de MEPc de PMCT (traject voorhoorn en spier) af te trekken, wordt de CMCT verkregen. Deze kan op twee manieren worden gevonden: door van de MEPc-latentie ofwel de PMCT na wortelstimulatie af te trekken, ofwel de PMCT die is bepaald via F-respons.

$$CMCT = MEPc - PMCT$$

Het meest gebruikt en praktisch is de methode die gebruikmaakt van wortelstimulatie (CMCTdirect); de F-responsmethode (CMCTf) kost meer tijd en is minder praktisch.

Het is van groot belang bij gebruik van normaalwaarden voor de CMCT rekening te houden met de gebruikte methode van PMCT-bepaling. Tussen de twee methoden voor CMCT-bepaling zal enkele ms verschil worden gevonden. Dit verschil is het grootst voor de beenspieren, tot 2 à 2,6 ms. De CMCTf is 'zuiverder' centraal, de CMCTdirect kan ook worden beïnvloed door eventuele vertraging in het proximale wortelsegment of de cauda equina.

CMCT's naar armspieren zijn niet afhankelijk van geslacht, leeftijd of lengte. Waarschijnlijk is het traject cortex-cervicale voorhoorn te kort om invloed te ondervinden van lengteverschillen. Voor CMCT's naar beenspieren, met een langer traject, is er een lichte correlatie met lengte (CMCT = 0,076 × lengte (cm) + 3,4 ms), maar geen significant effect van leeftijd of geslacht.

De meeste gepubliceerde normaalwaarden zijn onder facilitatie gemeten. In diverse studies zijn verschillende spoelen gebruikt, wat verschillen in magnetisch veld en gemeten latenties kan verklaren. Interobservervariabiliteit is weinig onderzocht maar suggereert een matige reproduceerbaarheid. In een vergelijkend literatuuronderzoek van gehanteerde normaalwaarden voor handspieren in studies die de CMCTdirect-methode gebruikten, liep de bovengrens uiteen van 7 tot 10 ms. De meeste studies die gebruikmaken van de CMCTdirect, komen echter voor de handspieren op een bovengrens van ongeveer 8 tot 9 ms en voor de tibialis anterior rond 16 tot 18 ms. Voor klinisch gebruik van de CMCT is het aan te bevelen dat elke afdeling haar eigen normaalwaarden bepaalt of controleert, ook bij de aanschaf van een ander type stimulator. De bovengrens van normaal voor CMCTdirect, bepaald op onze afdeling bij een groep controlepersonen tot 80 jaar, is voor de pinkmuis 9 ms, voor de biceps 7 ms en voor de m. tibialis anterior 18 ms.

Het komt sporadisch voor dat de MEPc in beenspieren bij gezonde personen unilateraal of bilateraal niet opwekbaar is.

44.6.4 MEP-amplitude

De amplitude van de MEP na opeenvolgende stimuli is sterk variabel. Vergeleken met de CMAP in dezelfde spier na perifere supramaximale elektrische stimulatie is de amplitude van de MEPc meestal aanzienlijk kleiner. Via collisietechnieken is aangetoond dat bij TMS wel alle motorneuronen voor de spier worden geëxciteerd. De lagere amplitude van de MEPc ten opzichte van de supramaximale CMAP wordt verklaard door dispersie van de actiepotentialen over het centrale en perifere traject tussen cortex en spier, met als gevolg *phase cancellation*. In de praktijk kan de MEP-amplitude het best worden uitgedrukt als een ratio tussen amplitude cMEP en distale, elektrisch opgewekte perifere CMAP: de relatieve amplitude (MEPr-amp). Er is ook een grote variabiliteit tussen individuen voor de MEPr-amp, wat de amplitudemaat minder waarde geeft voor klinische diagnostiek. De ondergrens van normaal voor handspieren varieert tussen 0,10 en 0,50 in verschillende studies, wat voor klinische toepassing tot een lage sensitiviteit leidt. Voor spieren in de bovenarmen of benen is de variatie nog groter en is de MEPr-amp nog minder sensitief. De vorm van de MEP is meestal bifasisch met een negatief begin. Polyfasie of een disperse vorm kan wijzen op een centrale stoornis maar is door normale variabiliteit niet betrouwbaar genoeg om als klinisch nuttige parameter te gebruiken.

44.6.5 Silent period

Een magnetisch opgewekte corticale MEP in een aangespannen spier wordt altijd gevolgd door een innervatieonderbreking of *silent period* (SP), die normaal gesproken 40 tot 300 ms duurt. Deze SP treedt op contralateraal aan de corticale stimulatie (ook wel contralaterale SP genoemd). Ook als er in geval van pathologie geen MEP opwekbaar is, kan er toch nog een SP worden gevonden; dit komt onder meer voor bij amyotrofische laterale sclerose (ALS). Aangenomen wordt dat het eerste deel, de vroege fase van de SP, berust op spinale inhibitie, terwijl de late en lang aanhoudende fase een corticale genese heeft. De totale duur van de SP wordt grotendeels bepaald door de corticale inhibitie. De duur van de SP wordt onder normale omstandigheden ook beïnvloed door de stimulusintensiteit; bij een toenemende stimulusintensiteit neemt de duur van de SP ook toe. Er is weinig invloed van de mate van aanspanning of van de amplitude van de voorafgaande MEP. Voor een optimale reproduceerbaarheid van de SP is middeling aan te bevelen van tien opeenvolgende metingen die zijn gedaan onder constante stimulusintensiteit (bijvoorbeeld 110% van de drempel). Tevens treedt er normaalgesproken ipsilateraal ook een SP op aan de zijde van corticale stimulatie, zij het met een veel kortere duur van 35 ms. Aangenomen wordt dat de ipsilaterale SP wordt gegenereerd via transcallosale verbindingen.

Voor klinisch gebruik van de SP moeten eigen normaalwaarden worden verzameld. In groepsstudies blijkt de contralaterale SP verkort bij Parkinson (klinisch aangedane zijde), focale dystonie, het syndroom van Gilles de la Tourette en ALS en is de SP verlengd bij de ziekte van Huntington. Er zijn aanwijzingen dat de ipsilaterale SP verkort is bij progressieve supranuclaire paralyse en afwezig is bij corticobasale dementie, terwijl deze parameter bij Parkinson normaal blijft.

44.6.6 Interpretatie CMCT-bevindingen

MEP-afwijkingen die in de praktijk het meest worden gezien, zijn verlenging van de CMCT, amplitudereductie, of ontbreking van de MEPc. Deze bevindingen zijn alle specifiek voor een centrale motorische stoornis, maar aspecifiek voor de pathofysiologie.

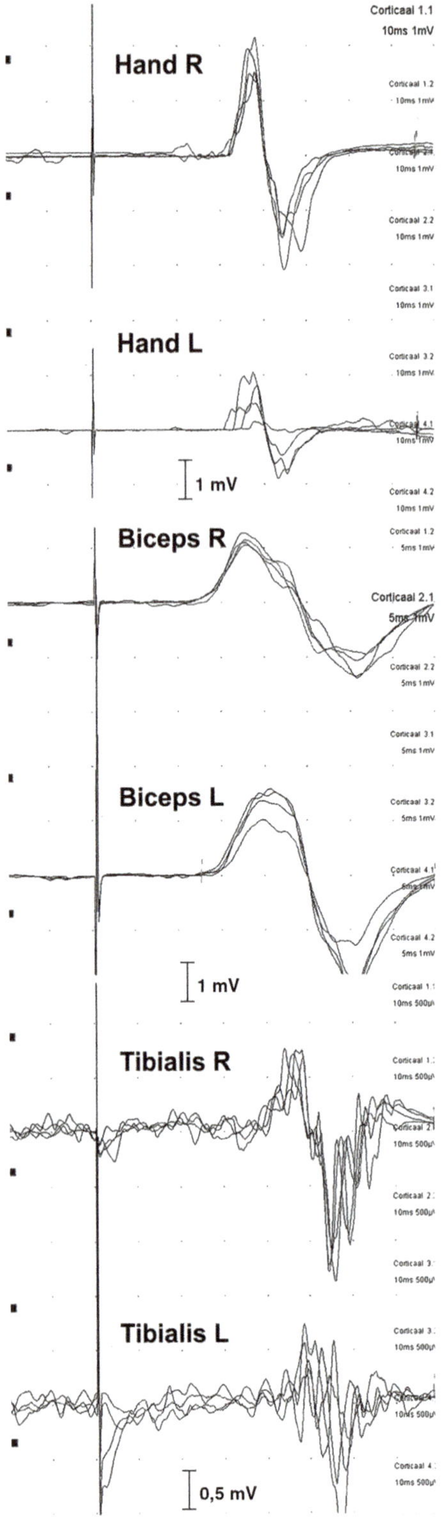

Figuur 44.1 MEP's van een 47-jarige vrouw met cervicale myelopathie. Er is MRI-compressie op de niveaus C3-C4 en C6-C7. Afgebeeld zijn corticaal bilateraal door bifasische stimulus opgewekte MEP's in handen, biceps brachii en tibialis anterior. Er zijn centraal verlengde MEP's in de handen (CMCT R 15,7; L 16,2 ms), normale CMCT in de biceps (R 5,0; L 5,4 ms), verlengde CMCT's in de benen (R 23,3; L 23,0 ms). Dit beeld past bij een laagcervicale myelopathie; er zijn geen aanwijzingen voor myelopathie op een hoger niveau.

Deze MEP-afwijkingen kunnen worden veroorzaakt door een verminderde prikkelbaarheid van spinale of corticale motorneuronen of door demyelinisatie of axonale degeneratie van descenderende motorische (piramidebaan)vezels. Extreem verlengde CMCT's zijn suggestief voor demyelinisatie, maar kunnen ook voorkomen bij blokkade of axonale degeneratie van de piramidebaan met meting van tragere geleiding langs andere banen, zoals rubrospinale of tectospinale projecties. Dit is in tegenstelling tot de beoordeling van perifere motorische geleidingssnelheden in het EMG, waar extreme geleidingsvertraging wel een specifiek kenmerk is van demyelinisatie. Een afwezige MEP in hand- of armspieren is altijd een teken van pathologie en wijst vooral op axonale degeneratie en niet zozeer op demyelinisatie. Afwezigheid van MEP's in beenspieren is meestal pathologisch, zeker wanneer dit samengaat met ernstige klinische motorische verschijnselen. Men moet zich wel realiseren dat de MEP soms ook bij gezonde personen niet opwekbaar is in beenspieren. Gezien de variabiliteit in normaalwaarden moeten CMCT's die slechts gering verlengd zijn ten opzichte van normaal, conservatief en in het licht van de kliniek worden geïnterpreteerd.

44.7 Klinische toepassingen

44.7.1 Cervicale myelopathie

De diagnostiek van cervicale myelopathie is een van de klinisch meest relevante toepassingen van de MEP. De CMCT is zeer gevoelig voor detectie van een cervicale myelopathie door spondylotische compressie of ten gevolge van een cervicale hernia nuclei pulposi (HNP). Studies bij cervicale myelopathie laten een sensitiviteit van 83 tot 100% zien. De combinatie van MEP's in de m. tibialis anterior en in de armspieren levert de hoogste sensitiviteit op (93-100%). De afwijkende CMCT kan ook gepaard gaan met een amplitudereductie van de MEP, tot 50% in een enkele studie. Het aantal patiënten bij wie subklinische MEP-afwijkingen worden gevonden in ten minste één klinisch niet aangedane extremiteit varieert van 11 tot 25%. Daarnaast kan bij een myelumcompressie op meerdere niveaus het meten van CMCT's naar distale en proximale armspieren soms een aanwijzing geven over het niveau van de ernstigste of klinisch meest relevante myelumcompressie. Typische patronen hierbij zijn:

1. een normale MEP in de biceps en een afwijkende MEP in de hand, specifiek voor een laagcervicale myelumdisfunctie (figuur 44.1);
2. een patroon met zowel een afwijkende MEP in de biceps als in de handspieren, specifiek voor hoogcervicale myelumdisfunctie.

Een patroon met normale MEP's in de armspieren en een verlengde CMCT naar de beenspieren kan gevonden worden bij cervicale myelopathie, maar kan ook duiden op een thoracale myelopathie. Het voorkomen van MEP-afwijkingen bij asymptomatische myelumcompressie varieert sterk, van 8 tot 65%. De mate van CMCT-toename correleert met de ernst van de kliniek en de klinische handicap bij cervicale myelopathie; dit maakt

CMCT-metingen ook geschikt om patiënten te vervolgen in de tijd. In een recente grote studie correleerde de mate van CMCT-verlenging met de ernst van de myelumcompressie op de MRI. De CMCT bij cervicale myelopathie is meestal fors verlengd: 40 tot 60% van de bovengrens van normaal. Bij andere aandoeningen van het myelum, zoals syringomyelie of tumoren, is de MEP minder gevoelig en in mindere mate verlengd.

44.7.2 Amyotrofische laterale sclerose

Gezien de pathofysiologie van axonale degeneratie van piramidale vezels, worden bij amyotrofische laterale sclerose (ALS) vaak afwezige of verkleinde MEP's gevonden, maar er kan ook sprake zijn van een verlengde CMCT. Een verlengde CMCT of afwezige MEP is bij patiënten met zekere ALS beschreven in wisselende aantallen: 50 tot 100% van de gevallen. De MEP kan bij ALS van klinische waarde zijn door het detecteren van subklinische centrale motorische afwijkingen bij patiënten met waarschijnlijke of mogelijke ALS. Een beperking hierbij is vermoedelijk wel dat standaard MEP-methoden geen maximale MEP-amplitude meten. Daardoor is het onderzoek minder sensitief voor geringe amplitudereductie bij pathologie. In de literatuur worden wisselende aantallen subklinische MEP-afwijkingen in de zin van verlengde CMCT of verlaagde amplitude gemeld, variërend van 20 tot 72%. Bij Pohl (2001) was het percentage afwijkingen bij 49 patiënten (verlengde CMCT of afwezige MEP) in de pinkmuis en de m. tibialis anterior respectievelijk 43 en 64% voor *probable* ALS en 25 en 22% voor *possible/suspected* ALS. Opvallend genoeg werd een al afwezige MEP gevonden bij 13% van de groep suspected en 25% van de groep possible ALS. In het algemeen geldt voor ALS dat CMCT-afwijkingen in beenspieren het frequentst voorkomen. CMCT's zijn bij ALS minder ernstig verlengd ten opzichte van de bovengrens van normaal dan bij myelopathie of multipele sclerose. Volgens Mills (1999) pleit een CMCT die meer dan 20% ten opzichte van normaal is verlengd, tegen de diagnose ALS.

Als vuistregel kan worden gesteld dat 20% van de ALS-patienten in de vroege fase een afwijkende CMCT heeft. Een typisch patroon hierbij betreft een geïsoleerde verlengde CMCT naar de biceps met normale CMCT's naar handen en benen.

Meting van complexere MEP-parameters zoals MD en SP levert een hogere opbrengst op bij ALS in een vroeg stadium. De MD kan in de vroege fase verhoogd zijn. Enkele patiënten hebben in het begin van de ziekte juist een verlaagde MD, die later overgaat in een verhoogde MD. Volgens Attarian (2005) is de MD in de vroege fase echter juist weinig gevoelig. Een afname van de duur van de SP komt ook in de vroege fase voor en wordt ook gevonden bij patiënten die zich klinisch alleen met een *lower motor neuron disease* presenteren. Waarschijnlijk is een verkorte SP de gevoeligste MEP-parameter in de vroege fase van ALS. Opvallend is dat bij ALS, in tegenstelling tot bij normalen, de duur van de SP bij een hogere stimulusintensiteit niet toeneemt. Nadeel van parameters als MD en SP is dat het gaat om complexere en tijdrovende technieken waarmee enige ervaring vereist is.

Kohara et al. (1999) vonden bij een derde van hun patiënten een verhoogde MD in combinatie met een polyfasische MEP. Het vinden van polyfasie op zich is echter onvoldoende voor de bevestiging van een centrale motorische stoornis. De complexe *triple stimulation technique* (zie verder), waarbij wel kan worden beoordeeld of een MEP-amplitude licht verlaagd is, laat bij ALS wellicht dan ook meer afwijkingen zien.

Teleurstellend is dat Mills (2003) in een vervolgstudie van 49 patiënten met ALS geen correlatie vond tussen klinische achteruitgang en veranderingen in CMCT en MD. Ook de SP veranderde niet significant met toenemende ernst van de ziekte.

Bij ALS komt vaak een asymmetrische of een in één extremiteit geïsoleerde CMCT-afwijking voor, in tegenstelling tot de meestal symmetrische afwijkingen bij cervicale myelopathie. Differentiëren tussen ALS en multifocale motorische neuropathie is met de MEP niet altijd mogelijk, aangezien een verlengde CMCTdirect in zeldzame gevallen ook veroorzaakt kan worden door een laesie van de motorische wortel tussen voorhoorn en foramen vertebrale, zoals kan voorkomen bij multifocale motorische neuropathie.

44.7.3 Polyradiculoneuropathie

Hoewel MEP's bij een proximale zenuwlaesie of radiculopathie theoretisch enige potentie hebben, zijn hierover relatief weinig studies bekend. Door naast de corticale MEP-latentie en de PMCT via wortelstimulatie ook een PCMT te berekenen via de F-waveformule, kan de CMCT op twee manieren worden bepaald, respectievelijk CMCTdirect en CMCTf. Zoals eerder besproken wordt de CMCTdirect berekend over het traject cortex-wortel in foramen en de CMCTf over het traject cortex-voorhoorn. Het verschil tussen deze twee tijden is de geleiding over het traject voorhoorn-foramen. Vooral lumbosacraal is dit verschil aanzienlijk (CMCTdirect is hier een maat voor de geleiding cortex-voorhoorn in de conus en de CMCTdirect voor de geleiding cortex-cauda equina tot foramen laag lumbaal). Het verschil tussen deze twee tijden wordt ook wel *motor root conduction time* (MRCT) genoemd. Deze vergelijking is alleen mogelijk in spieren waarin ook gemakkelijk een F-wave kan worden bepaald, dus handspieren of voetspieren. Di Lazarro (2004) onderzocht de CMCTdirect en de CMCTf naar de m. abductor hallucis in de voet bij normalen en vond voor de MRCT een bovengrens bij normaal van 3 ms. Daarnaast werd een grote groep patiënten onderzocht met volgens de MRI een laesie van de cauda equina (o.a. kanaalstenose) of compressie van conus/caudale myelum. Er werden twee patronen met afwijkingen gevonden. Ten eerste een patroon met een verlengde CMCTdirect en een normale CMCTf, resulterend in een verlengde MRCT. Dit patroon wijst op een perifere stoornis in de motorische wortel. Al deze patiënten hadden inderdaad het beeld van caudacompressie of polyradiculitis. Bij het tweede patroon dat werd gezien, was zowel de CMCTdirect als de CMCTf verlengd, resulterend in een normale MRCT. Dit is een specifiek patroon voor een centrale stoornis met normale geleiding over de wortels. Al deze patiënten hadden inderdaad compressie van het myelum (conus); bij vijf van deze tien patiënten was de centrale MEP-stoornis subklinisch.

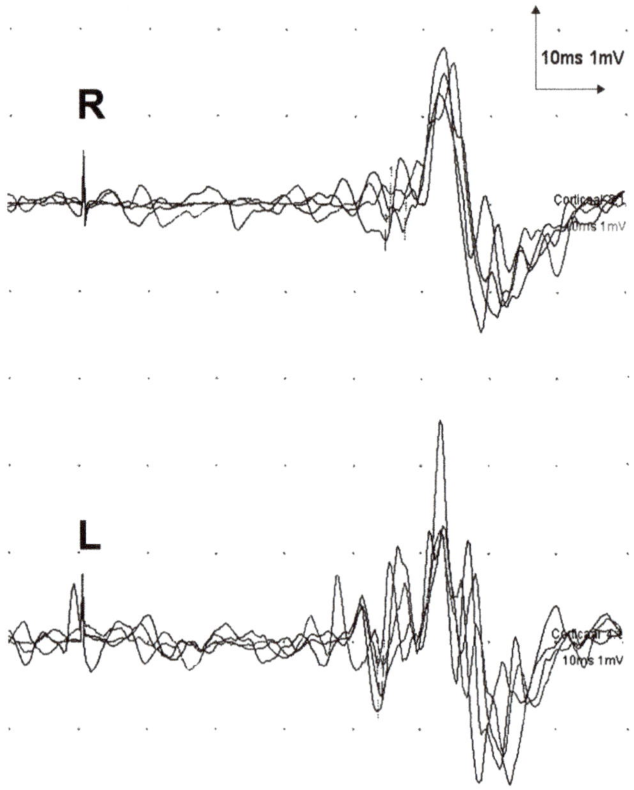

Figuur 44.2 64-jarige man met sacrale radiculitis, parese ter hoogte van S1-S2 en blaasretentie. MRI: geen compressie van de conus cauda. Afgebeeld: MEPc van de m. soleus beiderzijds, latentie rechts: 45,1, links 44,6 ms, resulterend in een vertraagde CMCTdirect rechts: 25,6 ms, links 24,9 ms op grond van een perifere geleidingsstoornis van de cauda equina.

De MRCT kan dus gebruikt worden om te differentiëren tussen een perifere en een centrale motorische laesie in het lumbosacrale gebied (figuur 44.2).

Verder kan de MEP klinische waarde hebben bij acute inflammatoire demyeliniserende polyradiculoneuropathie (AIDP) in een vroege fase, als het EMG nog maar weinig afwijkend is; zeker als de methode van MRCT wordt gebruikt. Bepaling van de CMCTdirect kan op zichzelf ook een proximale geleidingsstoornis bij AIDP laten zien, terwijl de MEP na wortelstimulatie ook verlengd kan zijn.

44.7.4 Functionele parese

MEP's zijn goed bruikbaar bij verdenking op een functionele parese. Bij een klinische paralyse of een ernstige parese zal in de aangedane extremiteit de MEP altijd afwijkend zijn, in de zin van een verlengde CMCT of ontbreken van de MEPc. Een normale MEP in een klinisch paralytische extremiteit sluit een organische oorzaak vrijwel uit. Problematischer is het bij een klinisch lichte of matig ernstige parese. Hierbij werd in de enige vergelijkende studie tussen patiënten met organische en functionele parese soms ook bij de organische groep een normale MEP gezien. Een normale MEP kan in dit geval dus niet gebruikt worden om een organische oorzaak uit te sluiten. Wanneer er alleen een paralyse is van een been en er niet kan worden gefaciliteerd door willekeurige aanspanning, wordt in feite een MEP in een ontspannen beenspier gemeten. Ook normale personen kunnen onder deze omstandigheid een afwezige MEP in de beenspieren hebben. Een afwezige MEP is dan geen bewijs voor een neurologische laesie. Het is bij een hemiparalyse daarom belangrijk om ook aan de gezonde kant de MEP in rust te registreren. Als de MEP aan de gezonde zijde in rust wel opwekbaar is, vormt dit een argument voor een organische stoornis. Is de MEP aan de gezonde kant ook in rust niet opwekbaar, dan kan er geen uitspraak worden gedaan en moet worden getracht tot facilitatie te komen. Facilitatie kan bij paralyse of bij ontbreken van coöperatie soms toch worden bereikt door:
- de handgreep van Jendrassik;
- aanspanning van het andere been;
- vibratie op de doelspier;
- passief manipuleren van het been tijdens stimulatie.

Zo kan bij een functionele parese meestal wel een normale MEP worden verkregen. Volgens sommige auteurs kan het duidelijke schokken van de extremiteit tijdens de magneetstimulatie ook therapeutisch zijn, doordat het de patiënt laat zien dat alle verbindingen naar de extremiteit goed functioneren. Na de MEP is er soms snel herstel van de functionele parese.

44.7.5 Facialis-MEP

Perifere facialis-MEP

De n. facialis is in de brughoek zeer eenvoudig te stimuleren door magneetstimulatie. Als de spoel lateraal achter het oor op de occipitopariëtale schedel wordt gehouden, ontstaat bij relatief lage stimulusintensiteit al een ipsilaterale MEP in de facialismusculatuur. Hierbij heeft verplaatsen van de spoel weinig invloed op de latentie, hooguit enigszins op de amplitude, maar deze is hoog en benadert die van de distale elektrisch opgewekte CMAP. In peroperatieve studies bleek deze MEP te berusten op excitatie van de n. facialis bij de intredeplaats van het intracaniculaire deel van de zenuw in het rotsbeen. Hier loopt de zenuw de eerste 10 mm nog door liquor omhuld in het rotsbeen. Waarschijnlijk worden hier elektrische veldlijnen door de botstructuur gefocust op de zenuw, vergelijkbaar met wortelstimulatie in het foramen vertebrale. Bij een bifasische spoel doet de stroomrichting er niet toe; bij een monofasische spoel is de optimale stroomrichting in de spoel voor het opwekken van de ipsilaterale facialis-MEP (MEPf) voor de rechterzijde tegen de klok in en vice versa. Het afleiden van CMAP's in facialisspieren kan moeilijk zijn, met meerdere pieken in de CMAP en co-registratie van ipsi- of contralaterale facialisspieren. In de m. nasalis is het meestal goed mogelijk een selectieve en bifasische CMAP te registreren en zo een goed meetbare facialis-MEP te verkrijgen (actieve elektrode op de neusrug, referentie op de andere zijde van de neus of op de glabella). Registratie van de MEPf in de m. orbicularis oris wordt vaker belemmerd door een CMAP met meerdere fasen of een positief begin. De beste montage hier is plaatsing van de actieve elektrode lateraal van de mond en van de referentie-elektrode in de mediaanlijn op de bovenlip. Er zijn voor de perifere facialis-MEP diverse studies met normaalwaarden beschikbaar

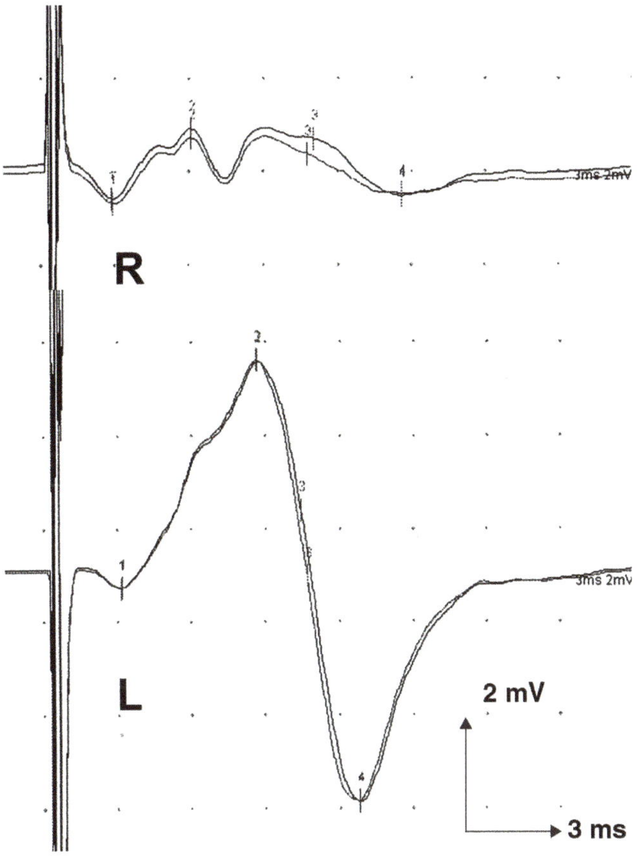

Figuur 44.3 34-jarige vrouw met een paralyse van Bell rechts op dag 3 na aanvang. Facialis-MEP verkregen door stimulatie van de n. facialis in de brughoek in de m. orbicularis oculi beiderzijds. Rechts is er een verlaagde amplitude van 1,2 mV, versus links 9,5 mV.

die onderling goed overeenkomen. De ondergrens van normaal voor de MEPf-amplitude is voor de m. nasalis 0,78 mV en voor de m. mentalis 1,33 mV, of 15% van de gezonde zijde. Door meting van de distale CMAP na elektrische stimulatie achter de kaakhoek kan een transossale geleiding tussen brughoek en kaakhoek worden bepaald en kunnen amplituden distaal en proximaal van het rotsbeen worden vergeleken.

Klinische toepassing

De perifere facialis-MEPf heeft een belangrijke klinische toepassing bij de diagnostiek van een paralyse van Bell. De MEPf is bij een paralyse van Bell bij ongeveer 80% van de patiënten binnen vier dagen ipsilateraal in amplitude verlaagd of afwezig (figuur 44.3). Bij een groot deel van de patiënten is de MEPf al op dag 1 afwijkend. De hoge sensitiviteit van de MEPf bij de paralyse van Bell wordt verklaard door lokale demyelinisatie in het facialiskanaal in het rotsbeen. De zenuw wordt hierdoor plaatselijk verminderd gevoelig voor elektrische excitatie bij een magnetische puls. Latentievertraging van de MEPf of vertraging van de transossale geleiding komt bij een paralyse van Bell zelden voor (5%). Is de MEPf op dag 4 nog normaal, dan is de prognose meestal gunstig. Een ontbrekende of verlaagde MEPf heeft echter geen prognostische waarde. Veel patiënten met een verkleinde facialis-MEP herstellen goed en bovendien is soms vier maanden na volledig klinisch herstel nog steeds een verlaagde MEPf te vinden. Blijkbaar is bij deze patiënten de lokale prikkelbaarheid van de zenuw bij het rotsbeen blijven bestaan.

De MEPf kan dus goed gebruikt worden om vroeg na het ontstaan van de parese een lokaal verlaagde prikkelbaarheid van de zenuw bij het rotsbeen aan te tonen. In de praktijk kan dit betekenen dat bij een patiënt met vooral een mondhoekparese en twijfel over de oorsprong met de MEP, direct tussen een perifere en een centrale aandoening kan worden gedifferentieerd. Een afwijkende MEPf is een specifiek bewijs voor een perifere oorzaak. Een normale MEPf kan op dag 1 echter zowel centraal als perifeer worden verklaard, omdat bij sommige patiënten met een perifere parese de amplitude van de MEPf pas na enkele dagen gaat afnemen. Een verlaagde MEP-amplitude heeft geen betekenis voor de prognose. De prognose kan het best bepaald worden met behulp van de amplitude van de distale elektrische CMAP. Een CMAP van minder dan 15% van de contralaterale zijde op dag 4 tot 10 duidt op sterke distale axonale degeneratie en op een slechte prognose.

Een verlaagde of afwezige MEPf is niet specifiek voor de paralyse van Bell, maar komt ook voor bij een n. VII-neuropathie door het Guillain-Barré-syndroom (GBS) of door de ziekte van Lyme. Bij deze aandoeningen wordt vrij specifiek juist een bilateraal verlaagde MEPf gevonden, respectievelijk in 80 en 55% van de gevallen. Daarnaast is er bij GBS vaak een vertraagde transossale geleiding. Een bilateraal verlaagde MEPf, zeker met bijkomende latentievertraging, moet daarom eerst doen denken aan GBS. Hierdoor kan de facialis-MEP een rol spelen bij de vroegdiagnostiek van GBS.

Centrale facialis-MEP

De MEPc is in facialisspieren opwekbaar door contralaterale corticale stimulatie, maar dit is technisch lastiger dan bij de extremiteiten en veel moeilijker dan het opwekken van een MEPf. De spoel moet contralateraal worden gehouden, 4 tot 5 cm lateraal van Cz. De optimale stimuluspositie voor de spoel varieert tussen individuen en er is meestal een vrij hoge stimulusintensiteit nodig. Bij het zoeken naar de beste positie voor de spoel moet niet te veel in posterieure richting worden gezocht, boven de achterste schedelhelft, omdat zo gemakkelijk een ipsilaterale MEPf wordt opgewekt die tot contaminatie van de contralaterale MEP-registratie kan leiden. Meestal is een stabiele MEPc onder facilitatie alleen door aanspanning te verkrijgen. De MEP in de m. orbicularis oculi is vaak bilateraal na unilaterale corticale stimulatie, maar meting in deze spier kan ook worden gecontamineerd door de blinkreflex als gevolg van de luide klik. In de facialisspieren van de neus en de mond zijn MEP's het eenvoudigst te bepalen met een overwegend contralaterale respons, hoewel een groot deel van de normalen ook hier een bilaterale respons laat zien. Dat laatste kan geïnterpreteerd worden als bewijs voor de aanwezigheid van bilaterale corticomotorneurone projecties, ook naar de facialispieren van de onderste gelaatshelft. Als ook de MEPf wordt bepaald – de spoel moet hiervoor dus boven de ipsilaterale schedelhelft worden geplaatst – kan met de latentie van MEPf een CMCT worden bepaald. Deze is voor facialisspieren gemiddeld 9,0 tot 10 ms, wat relatief lang is gezien de korte afstand cortex-pons. Dit wordt verklaard door het lange segment n. VII in de CMCT of door centrale geleiding langs tragere descenderende corticale banen, die wellicht bisynaptisch zijn. In de m. masseter is op vergelijkbare wijze een MEPc opwekbaar.

De klinische toepasbaarheid van de MEPc is beperkt: Bij een laesie van de nervus VII-vezels intra-axiaal in de hersenstam kan meting van de MEPc aanvullende informatie geven. Er kan dan een typisch patroon gevonden worden met een verlengde CMCT bij een normale MEPf. De MEPf is normaal omdat de n. facialisvezels in de brughoek intact zijn en normaal te stimuleren. Verder kan MEPc in facialisspieren gecombineerd met MEP's in de m. masseter gebruikt worden om additionele tekenen van een subklinische centrale motorische stoornis bij ALS op te sporen. Bij patiënten die na volledig klinisch herstel van een paralyse van Bell nog steeds een verlaagde MEPf hadden, bleek de MEPc na contralaterale stimulatie normaal aanwezig te zijn, wat laat zien dat er hier nog sprake is van een lokale verminderde prikkelbaarheid van de n. VII, met echter wel een normale geleiding van de zenuw van proximaal naar distaal.

44.8 Complexe MEP-technieken

Kort worden enkele technieken besproken die door hun complexiteit minder geschikt zijn voor klinische toepassing, maar die wel meer inzicht kunnen geven in de pathofysiologie van motorische aandoeningen zoals bewegingsstoornissen en ALS.

44.8.1 Dubbelpulse stimulatie

Door met een zeer kort interval twee stimuli - een conditionerende en een exciterende - toe te dienen en een MEP te meten in een ontspannen spier, kan zowel een inhibitoire als een facilitatoire invloed van de magnetische stimuli worden bestudeerd. De eerste magnetische puls (S1) wordt onder de MD gegeven en resulteert op zichzelf niet in een MEP, de tweede puls (S2) heeft een intensiteit boven de MD en veroorzaakt in principe wel een MEP. Door een kort interval van 2 tot 5 ms tussen de twee stimuli te kiezen, wordt de opgewekte MEP na S2 lager van amplitude: inhibitie. De minimale stimulusintensiteit van S1 die benodigd is voor inhibitie, bedraagt 70%. Door de intensiteit op te voeren tot 90 à 100%, wordt een maximale inhibitie bereikt. Er zijn sterke aanwijzingen dat deze inhibitie in de ipsilaterale cortex wordt gemedieerd (*short-interval intracortical inhibition*; SICI). Bij een kort interval van 1 tot 2 ms treedt ook inhibitie op, maar deze is meer variabel en berust waarschijnlijk op een ander mechanisme. Wanneer het interstimulusinterval wordt verlengd tot 6 à 15 ms, treedt er juist een lichte toename van de MEP-amplitude op: facilitatie. Ook dit fenomeen berust op een intracorticaal mechanisme (intracorticale facilitatie; ICF). De complexiteit van deze meting blijkt wel uit het feit dat als twee stimuli worden gegeven met beide een intensiteit van rond of boven de MD, er ook bij kortere intervallen van exact 1,3, 2,5 en 4,4 ms juist weer facilitatie kan optreden. Deze intervallen komen overeen met de tijd tussen diverse opeenvolgende descenderende volleys in de piramidebaan na corticale stimulatie (I-waves).

SICI blijkt op groepsniveau te zijn afgenomen bij de ziekte van Parkinson, het syndroom van Gilles de la Tourette en focale dystonie. Opvallend bij focale dystonie is dat SICI ook is afgenomen in klinisch niet aangedane spieren. Bij schrijfkramp is er bijvoorbeeld een afname aan zowel de symptomatische als de asymptomatische zijde. De ICF is bij dystonie soms licht toegenomen. Er zijn aanwijzingen dat de SICI in de aangedane spieren tijdelijk verbetert na injectie met botulinetoxine.

44.8.2 Triple stimulation

Bij de zogeheten triple-stimulationtechniek (TST), ontwikkeld door Magistris (1998), wordt in een complexe proefopstelling een magnetische corticale stimulus gecombineerd met elektrische stimulatie bij de pols en intense elektrische stimulatie bij het punt van Erb. Het blijkt met deze techniek mogelijk een MEP-amplitude te verkrijgen die 100% is van de supramaximale CMAP opgewekt door elektrische stimulatie bij Erb. Magnetische stimulatie resulteert dus in een excitatie van alle spinale motorneuronen voor de doelspier, alleen wordt dit bij de standaardtechniek door desynchronisatie gemaskeerd. De techniek van dubbele collisie bij TST is in staat deze desynchronisatie te compenseren en uiteindelijk blijft er na drie opeenvolgende stimuli bij cortex-pols-Erb een synchrone volley over die tot een supramaximale MEP-amplitude leidt.

TST lijkt geschikt om een geringe verlaging van de MEP-amplitude met een hogere sensitiviteit aan te tonen. Bij ALS zijn enkele studies verricht die een hoger percentage amplitudeafwijkingen laten zien vergeleken met de standaard MEP. Nadelen van TST zijn, behalve het feit dat het alleen in distale spieren uitvoerbaar is, de complexe proefopstelling, extra benodigde apparatuur en de pijnlijkheid van de elektrische plexusstimulatie.

44.8.3 Peri-stimulus time histogram

Het *peri-stimulus time histogram* (PSTH) is een techniek waarbij de invloed van descenderende banen op de vuurfrequentie van een *motor unit action potential* (MUAP) wordt bepaald. Registratie vindt plaats met naald-EMG terwijl de proefpersoon licht aanspant, zodat net één MUAP wordt aangespannen met een frequentie van 5 tot 10 Hz. Hierbij wordt via TMS willekeurig een groot aantal corticale stimuli rond de motorische drempel voor de spier toegediend. Zo kan de modulatie van de aangespannen MUAP door de corticale stimulatie worden weergegeven in een plot waarin het interval tussen het optreden van de MUAP en de stimulus wordt geplot en per tijdseenheid het aantal 'gevangen' MUAP's wordt opgeteld in een staafdiagram. Zo ontstaat een grafiek die de waarschijnlijkheid van vuren van de motorunit in de tijd na de stimulus weergeeft. Normaal wordt een piek met drie subpieken circa 20 ms na de stimulus verkregen waarvan de vorm, het begin van de piek tot aan de maximale piek, de *primary peak* (PP), een maat is voor de vorm van de *excitatory postsynaptic potentials* (EPSP's) op de voorhoorncel van de MUAP. De opeenvolgende pieken in de EPSP-contour geven waarschijnlijk het aankomen van opeenvolgende I-waves op de voorhoorncel aan. Na de fase met toegenomen waarschijnlijkheid van vuren volgt normaal gesproken een silent period tot 50 ms of langer.

Studies van de PSTH bij ALS laten zien dat er bij vroege ALS een verhoging is van de primaire piek als uiting van een verhoogde EPSP; het motorneuron is in deze ziektefase blijkbaar verhoogd prikkelbaar. Bij patiënten met een meer gevorderd stadium en klinische tekenen van een piramidebaanaandoening wordt een vertraagde en meer disperse piek met nog een tweede, latere piek gevonden, geduid als verlaging van de EPSP, en dus verminderde prikkelbaarheid van het motorneuron met daarnaast vertraging of temporale dispersie van descenderende motorische volleys.

44.9 Conclusie

MEP's bieden waardevolle diagnostische mogelijkheden voor de neurologische praktijk.

In de praktijk is het vrij eenvoudig om betrouwbaar corticale MEP's in arm- en beenspieren te bepalen. Gezien de afhankelijkheid van de meting voor allerlei variabelen zoals positie van de spoel, stimulusintensiteit, mate van aanspanning enzovoort, is het noodzakelijk om per afdeling bij een kleine groep controlepersonen normaalwaarden te bepalen. Berekening van CMCT's naar hand- en beenspieren door van de latentie van de corticale MEP de latentie van de MEP na perifere magnetische wortelstimulatie af te trekken, is adequaat. De amplitude van de MEP is te variabel voor klinische diagnostiek, maar afwezigheid van de MEP in handspieren is altijd afwijkend.

Bij cervicale myelopathie is de MEP vrijwel altijd afwijkend. Daarnaast is van belang dat bij een aanzienlijk deel van de patiënten met cervicale myelopathie of ALS met de MEP subklinische centrale stoornissen kunnen worden opgespoord. Uitbreiding van CMCT-meting naar proximale armspieren kan bij cervicale myelopathie met MRI-compressie op meerdere niveaus bijdragen aan identificatie van het meest aangedane myelumsegment. De verdenking van een functionele paralyse kan door het registreren van normale MEP's worden onderbouwd.

De techniek voor bepaling van de MEP in facialisspieren na ipsilaterale transcraniële perifere stimulatie van de n. VII bij de brughoek, is eenvoudig en robuust. Deze facialis-MEP is zeer sensitief bij de vroege diagnostiek van een paralyse van Bell (unilateraal afwijkend) of GBS (bilateraal afwijkend).

Complexere MEP-technieken zoals drempelbepaling, SP-meting of dubbelepulsstimulatie verhogen de sensitiviteit van de MEP bij ALS en bewegingsstoornissen.

Kernpunten

- Meet voor een maximale sensitiviteit in ieder geval altijd MEP's bilateraal in één handspier en in de tibialis anterior.
- Bepaal de corticale drempel in procenten per te bestuderen spier; gebruik vervolgens voor de corticale MEP een stimulusintensiteit van 25 tot 30% boven deze drempel.
- Bepaal de MEP-latentie en de amplitude onder facilitatie, dat wil zeggen onder lichte aanspanning.
- Gebruik de kortste latentie en de hoogste amplitude uit een serie van vier tot vijf opeenvolgende, onder dezelfde omstandigheden opgewekte MEP's.
- MEP's in beenspieren kunnen bij gezonde personen asymmetrisch zijn in amplitude en latentie (tot 3 ms) en zijn in een enkel geval zelfs niet opwekbaar.
- CMCT = latentie corticale MEP – latentie MEP na wortelstimulatie.
- De normale grens voor CMCT is voor de handspieren tot ongeveer 9 ms, voor de beenspieren tot 18 ms.
- De CMCT in beenspieren is lengteafhankelijk; bovengrens CMCT = 0,076 × lengte (cm) + 3,4 ms.
- Een afwezige MEP in handspieren is altijd afwijkend.
- De CMCT is zeer gevoelig bij cervicale myelopathie.
- De CMCT kan een (subklinische) centrale motorische stoornis bij ALS detecteren.
- Bij cervicale myelopathie zijn er meestal symmetrische en vrij sterk verlengde CMCT's.
- Bij ALS komen vaak asymmetrische MEP-afwijkingen voor in de vorm van licht verlengde CMCT of afwezige MEP, soms in slechts één extremiteit.
- Bij gezonde personen kan eenvoudig met een lage stimulusintensiteit de n. facialis ipsilateraal in de brughoek perifeer gestimuleerd worden. Een geschikte spier voor CMAP-meting is de m. nasalis.
- Bovengenoemde facialis-MEP is bij 80% van de patiënten met een paralyse van Bell binnen vier dagen ipsilateraal verlaagd in amplitude.

Literatuur

Attarian S, Azulay JP, Lardillier D, Verschueren A, Pouget J. Transcranial magnetic stimulation in lower motor neuron diseases. Clin Neurophysiol. 2005;116: 35–42.

Banerjee TK, Mostofi MS, Us O, Weerasinghe V, Sedgwick EM. Magnetic stimulation in the determination of lumbosacral motor radiculopathy. Electroenceph Clin Neurophysiol. 1993;89:221–26.

Booth KR, Streletz LJ, Raab VE, Kerrigan JJ, Alaimo MA, Herbison GJ. Motor evoked potentials and central motor conduction: studies of transcranial magnetic stimulation with recording from the leg. Electroenceph Clin Neurophysiol. 1991;81:57–62.

Cantello R, Boccagni C, Comi C, Civardi C, Monaco F. Diagnosis of psychogenic paralysis: the role of motor evoked potentials. J Neurol. 2001;248:889–97.

Chen R, Cros D, Curra A, Di Lazzaro V, Lefaucheur JP, Magistris MR, et al. The clinical diagnostic utility of transcranial magnetic stimulation: Report of an IFCN committee. Clin Neurophysiol. 2008;119:504–32.

Claus D, Brunholzl C, Kerling FP, Henschel S. Trancranial magnetic stimulation as a diagnostic and prognostic test in amyotrophic lateral sclerosis. J Neurol Sci. 1995;129(Suppl.):30–4.

Cruccu G, Berardelli A, Inghilleri M, Manfredi M. Corticobulbar projections to upper and lower motor facial motoneurons. A study by magnetic transcranial magnetic stimulation in man. Neurosci Lett. 1990;117:68–73.

Desiato MT, Bernardi G, Hagi H A, Boffa L, Caramia MD. Transcranial magnetic stimulation of motor pathways directed to muscles supplied by cranial nerves in amyotrophic lateral sclerosis. Clin Neurophysiol. 2002;113:132–40.

Desiato MT, Caramia MD. Towards a neurophysiological marker of amyotrophic lateral sclerosis as revealed by changes in cortical excitability. Electroencephalogr Clin Neurophysiol. 1997;105(1):1–7.

Di Lazarro V, Olivero A. Evaluation of myelopathy, radiculopathy, and thoracic nerve. In: Hallet M, Chokroverty S. Magnetic stimulation in clinical neurophysiology. New York: Elsevier; 2005, 105–127.
Di Lazzaro V, Oliviero A, Profice P, Ferrara L, Saturno E, Pilato F, et al. The diagnostic value of motor evoked potentials. Clin Neurophysiol. 1999;110:1297–307.
Di Lazzaro V, Pilato F, Oliviero A, Saturno E, Dileone M, Tonali PA. Role of motor evoked potentials in diagnosis of cauda equina and lumbosacral lesions. Neurology. 2004;63:2266–71.
Di Lazzaro V, Restuccia D, Colosimo C, Tonali P. The contribution of magnetic stimulation of the motor cortex to the diagnosis of cervical spondylotic myelopathy. Correlation of central motor conduction to distal and proximal upper limb muscles with clinical and MRI findings. Electromyogr Clin Neurophysiol. 1992;85:311–20.
Eisen A, Shytbel W, Murphy K, Hoirch M. Cortical magnetic stimulation in amyotrophic lateral sclerosis. Muscle Nerve. 1990;13:146–51.
Gilio F, Currà A, Lorenzano C, Modugno N, Manfredi M, Berardelli A. Effects of botulinum toxin type A on intracortical inhibition in patients with dystonia. Ann Neurol. 2000;48:20–6.
Glocker FX, Magistris MR, Rosler KM, Hess CW. Magnetic transcranial and electrical stylomastoidal stimulation of the facial motor pathways in Bell's palsy: time course and relevance of electrophysiological parameters. Electroencephalogr Clin Neurophysiol. 1994;93:113–20.
Hallet M, Chokroverty S. Magnetic stimulation in clinical neurophysiology. New York: Elsevier; 2005.
Hess CW, Mills KR, Murray NMF. Methodological considerations for magnetic brain stimulation. In: Barber C, Blum T (eds). Evoked potentials III. London: Buttterworth; 1988, 456–61.
Hess CW. Central motor conduction and its clinical application. In: Hallet M, Chokroverty S. Magnetic stimulation in clinical neurophysiology. New York: Elsevier; 2005, 83–103.
Inaba A, Yokota T, Saito Y, Ichikawa T, Mizusawa H. Proximal motor conduction evaluated by transcranial magnetic stimulation in acquired inflammatory demyelinating neuropathies. Clin Neurophysiol. 2001;112(10):1936–45.
Kleine BU, Schelhaas HJ, van Elswijk G, de Rijk MC, Stegeman DF, Zwarts MJ. Prospective study of the triple stimulation technique in the diagnosis of ALS. Amyotroph Lateral Scler. 2010;11:67–75.
Kohara N, Kaji R, Kojima Y, Mills KR, Fujii H, Hamano T, et al. Abnormal excitability of the corticospinal pathway in patients with amyotrophic lateral sclerosis: a single motor unit study using transcranial magnetic stimulation. Electroencephalogr Clin Neurophysiol. 1996;101:32–41.
Kujirai T, Caramia MD, Rothwell JC, Day BL, Thompson PD, Ferbert A, et al. Corticocortical inhibition in human motor cortex. J Physiol. 1993;471:501–19.
Lo YL, Chan LL, Lim W, Tan SB, Tan CT, Chen JL, et al. Systematic correlation of transcranial magnetic stimulation and magnetic resonance imaging in cervical spondylotic myelopathy. Spine. 2004;29:1137–45.
Magistris MR, Rosler KM, Truert A, Myers JP. Transcranial stimulation excites virtually all motor neurons supplying the target muscle. A demonstration and a method improving the study of motor evoked potentials. Brain. 1998;121:437–50.
McConnell KA, Nahas Z, Shastri A, Lorberbaum JP, Kozel FA, Bohning DE, et al. The transcranial magnetic stimulation motor threshold depends on the distance from coil to underlying cortex: a replication in healthy adults comparing two methods of assessing the distance to cortex. Biol Psychiatry. 2001;49:454–9.
Mess WH. Magneetstimulatie bij de diagnostiek van motorische stoornissen. Nascholing EMG 30 november 2003, Maastricht.
Meyer BU, Britton TC, Benecke R, Bischoff C, Machetanz J, Conrad B. Motor responses evoked by magnetic brain stimulation in psychogenic limb weakness: diagnostic value and limitations. J Neurol. 1992;239:251–55.
Mills KR, Nithi KA. Corticomotor threshold is reduced in early sporadic amyotrophic lateral sclerosis. Muscle Nerve. 1997;20:1137–41.
Mills KR. Magnetic stimulation of the human nervous system. Oxford: Oxford University Press; 1999.
Mills KR. The natural history of central motor conduction abnormalities in amyotrophic lateral sclerosis. Brain. 2003;126:2558–66.
Pohl C, Block W, Träber F, Schmidt S, Pels H, Grothe C, et al. Proton magnetic resonance spectroscopy and transcranial magnetic stimulation for the detection of upper motor neuron degeneration in ALS patients. J Neurol Sci. 2001;190(1-2):21–7.
Rosler KM, Hess CW, Schmid UD. Investigation of facial motor pathways by electrical and magnetic stimulation: sites and mechanisms of excitation. J Neurol Neurosurg Psychiatry. 1989;52:1149–56.
Rösler KM, Magistris MR, Glocker FX, Kohler A, Deuschl G, Hess CW. Electrophysiological characteristics of lesions in facial palsies of different etiologies. A study using electrical and magnetic stimulation techniques. Electroencephalogr Clin Neurophysiol. 1995;97:355–68.
Rossini PM, Desiato MT, Lavaroni F, Caramia MD. Brain excitability and electroencephalographic activation: non-invasive evaluation in healthy humans via transcranial magnetic stimulation. Brain Res. 1991;567:111–9.
Schelhaas HJ, Arts IM, Overeem S, Houtman CJ, Janssen H, Kleine BU, et al. Measuring the cortical silent period can increase diagnostic confidence for amyotrophic lateral sclerosis. Amyotroph Lateral Scler. 2007;8(1):16–9.
Takada H, Ravnborg M. Magnetically evoked motor potentials in demyelinating and axonal polyneuropathy: a comparative study. Eur J Neurol. 2000;7(1):63–9.
Tavy DL, Franssen H, Keunen RW, Wattendorff AR, Hekster RE, Van Huffelen AC. Motor and somatosensory evoked potentials in asymptomatic spondylotic cord compression. Muscle Nerve. 1999;22(5):628–34.
Tavy DL, Wagner GL, Keunen RW, Wattendorff AR, Hekster RE, Franssen H. Transcranial magnetic stimulation in patients with cervical spondylotic myelopathy: clinical and radiological correlations. Muscle Nerve. 1994;17(2):235–41.
Valls Sole J, Alvarez R, Tolosa ES. Responses of the soleus muscles tot transcranial magnetic stimulation. Electroencephalogr Clin Neurophysiol. 1994;93:421–27.
Wasserman EM. Variation in the response to transcranial magnetic brain stimulation in the general population. Clin Neurophysiol. 2002;113:1165–71.
Weber M, Eisen AA. Magnetic stimulation of the central and peripheral nervous systems. Muscle Nerve. 2002;25:160–75.
Westerink M, van Woerkom TC, Tavy DL. Transcranial magnetic stimulation in peripheral facial nerve palsy of central origin. Clin Neurol Neurosurg. 1991;93(1):45–9.
Ziemann U, Netz J, Szelényi A, Hömberg V. Spinal and supraspinal mechanisms contribute to the silent period in the contracting soleus muscle after transcranial magnetic stimulation of human motor cortex. Neurosci Lett. 1993;156:167–71.
Ziemann U, Tergau F, Wassermann EM, Wischer S, Hildebrandt J, Paulus W. Demonstration of facilitory I wave interaction in the human motor cortex by paired transcranial magnetic stimulation. J Physiol. 1998;511:181–90.
Zwarts M. Central motor conduction in relation to contra- and ipsilateral activation. Electroencephalogr Clin Neurophysiol. 1992;85:425–28.

Functietesten van het autonome zenuwstelsel

R.D. Thijs en J.G. van Dijk

45.1 Inleiding

Het opstaan is een alledaagse, maar voor de bloeddrukregulatie niettemin ingrijpende gebeurtenis. Bij opstaan vanuit liggende houding verplaatst een aanzienlijk deel van het bloedvolume zich onder invloed van de zwaartekracht uit de thoraxholte naar de vaten in de buik, het bekken en de benen. Schattingen van deze volumeverplaatsing lopen uiteen van 500 tot 1000 ml. Ondanks deze grote veranderingen blijft de bloeddruk onder normale omstandigheden gelijk. De belangrijkste speler in de bloeddrukhomeostase is de baroreflex. Bij uitval van de baroreflex leidt opstaan onherroepelijk tot een ernstige bloeddrukdaling. Een dergelijke uitval van de reflex zelf kan door ziekte veroorzaakt worden of door 'deconditionering'. Met dat laatste wordt bedoeld dat het autonome zenuwstelsel minder reageert en niet in staat is de volumeverplaatsingen bij opstaan te compenseren, bijvoorbeeld na langdurige bedrust (overigens zijn astronauten na blootstelling aan de gewichtloze toestand ook onderhevig aan deconditionering). Van een orthostatische prikkel, ofwel rechtop staan, wordt gebruikgemaakt bij de kantelproef. De kantelproef is klinisch de meest relevante autonome functietest, omdat men bij deze proef een wegraking kan opwekken. De meest gebruikte andere test van het autonome zenuwstelsel bestaat uit een batterij van cardiovasculaire tests, aangeduid als autonoom functieonderzoek (AFO) ofwel de Ewing-batterij. Deze laatste test kan bij een structureel letsel van het autonome zenuwstelsel informatie verschaffen over de aard van het letsel, in de zin van de mate van (para)sympathische schade, maar speelt geen rol bij de initiële diagnostiek van wegrakingen. Andere tests om het autonome zenuwstelsel te onderzoeken, zoals zweettests en urodynamisch onderzoek, vallen buiten het bestek van dit hoofdstuk. Alvorens de precieze uitvoering en interpretatie van de circulatoire autonome functietesten toe te lichten, zullen we eerst kort de fysiologie van de bloeddrukregulatie bespreken.

45.2 Fysiologie van de bloeddrukregulatie

De basale vereisten voor circulatie zijn een pomp (het hart), een reservoir (het vaatbed) en volume (bloed). De bloeddruk wordt bepaald door verschillende fysiologische parameters: het slagvolume, de hartfrequentie en de perifere weerstand. De *cardiac output* (hartminuutvolume in liters per minuut) is een samengestelde maat en kan berekend worden door het slagvolume (liters per hartslag) te vermenigvuldigen met de hartfrequentie (slagen per minuut):

$$\text{cardiac output} = \text{slagvolume} \times \text{hartfrequentie}$$

Het slagvolume van het hart wordt vooral bepaald door de veneuze terugvloed. Bij een plotse daling van de veneuze terugvloed (bijvoorbeeld door bloedverlies of opstaan) neemt het slagvolume af. Deze daling in het slagvolume kan dan gecompenseerd worden door een stijging van de hartfrequentie, zodat de cardiac output gelijk blijft. De belangrijkste variabele van de perifere weerstand is de vaattonus. Hierbij gaat het voor een groot deel om arteriolen die reguleren hoe gemakkelijk het bloed het arteriële vaatbed verlaat. De mate van vasoconstrictie van deze arteriolen wordt gereguleerd door het sympathische deel van het autonome zenuwstelsel, maar staat ook onder invloed van humorale factoren (bijvoorbeeld histamine). Als deze arteriolen sterk gecontraheerd zijn, ondervindt het bloed een grote weerstand om de eindorganen binnen te stromen; over het hele lichaam gesproken noemt men dit de 'totale perifere weerstand'. Bij een daling van de bloeddruk zal de perifere weerstand toenemen door een toename van vasoconstrictie van vooral het arteriële en in mindere mate het veneuze vaatbed. De hier beschreven compensatiemechanismen beginnen met de detectie van bloeddrukveranderingen via zogeheten baroreceptoren in de sinus caroticus, de aortaboog en de cardiopulmonale receptoren (■ figuur 45.1). Opstaan leidt tot een lagere arteriële druk en daarmee tot een deactivatie van de receptoren ter plekke. De verandering in het aantal afferente prikkels bereikt vervolgens, via de n. glossopharyngeus en de n. vagus, de nucleus tractus solitarii in de hersenstam. Hier wordt de informatie verwerkt en gemoduleerd door informatie van elders, vooral van corticohypothalame centra. De efferente tak van de baroreflex bestaat uit een parasympathisch deel (weer via de n. vagus) naar de sinusknoop en een sympathisch deel (via de sympathische ganglia en de grensstreng) naar zowel de sinusknoop als het vaatbed. Uiteindelijk betekent dit dat de reactie op een bloeddrukverandering bestaat uit aanpassingen van de hartfrequentie, de contractiliteit van het hart en van de perifere weerstand via vasoconstrictie van arteriolen en van het veneuze vaatbed.

De bloeddrukhomeostase speelt zich af op drie tijdschalen.

1. De snelste reactie is de aansturing van het hartritme. Vrijwel direct na opstaan (5-10 sec) leidt de deactivatie van de baroreceptoren tot een verhoging van de hartslag. Dit is vooral het gevolg van vagale inhibitie, maar ook van sympathische stimulatie.
2. Enkele (~7) seconden later volgt een sympathisch aangestuurde vasoconstrictie die de kortdurende bloeddrukdaling compenseert met een stijging. Wanneer die stijging optreedt, neemt de hartslag ook weer een beetje af. Aangezien de baroreceptoren zich 10 tot 15 cm boven het hart bevinden, wordt hier in staande positie een lagere druk gemeten dan op harthoogte; in liggende positie is deze gelijk. Dit gegeven verklaart waarom de gemiddelde arteriële druk (lees: de bloeddruk op harthoogte) met circa 10% stijgt bij het opstaan. Deze stijging betreft vooral een verhoging van de diastolische druk; de systolische druk blijft min of meer gelijk. De hartslag stijgt gemiddeld met 10 slagen/min.
3. Bij langdurig staan, dat wil zeggen meer dan vijf minuten, speelt de hormonale sturing van de water- en zouthuishouding een cruciale rol bij de bloeddrukregulatie. In deze periode neemt het plasmavolume af ten gevolge van extravasatie van veneus bloed (oedeemvorming). Dit wordt gecompenseerd door vochtretentie dankzij het vasopressine- en het renine-angiotensinesysteem.

45.3 Kantelproef

De kantelproef (*tilt table test, head up tilt*) is niet alleen een diagnostische test; er is vaak ook al een therapeutisch effect, in de zin dat men de patiënt leert syncope te voorkomen of de ernst ervan te beperken. Als diagnostische test kent de test verschillende indicaties, die allemaal gemeenschappelijk hebben dat men beoogt syncope op te wekken. De basisuitvoering houdt het volgende in: de metingen bestaan minimaal uit het ECG en een continue slag-op-slag bloeddrukmeting met een non-invasief apparaat dat bloeddruk aan een vinger meet (Finometer, Nexfin). In de regel worden de metingen eerst liggend uitgevoerd gedurende ongeveer 10 minuten, waarna de bank wordt gekanteld tot deze bijna rechtop staat (60°-80°). Afhankelijk van de vraagstelling wisselt de duur van deze periode; voor provocatie van reflexsyncope wordt meestal 40 minuten uitgetrokken, aangezien de ervaring leert dat het zo lang kan duren voordat zich vrij plotseling een bloeddrukdaling voordoet. Bij de vraagstelling 'orthostatische hypotensie?' volstaat een kortere meting van 10 minuten; als er dan geen daling is opgetreden, zal dat wel niet meer gebeuren. De metingen kunnen worden aangevuld met een video-opname en een 'langeafstands-EEG', wat veel inzicht geeft in de symptomatologie en tevens helpt bij de objectivering van schijnbare bewusteloosheid bij psychogene wegrakingen. Verder kan afhankelijk van de vraagstelling de proef worden uitgebreid met andere provocaties zoals actief staan, hoesten, inspanning, sinuscaroticusmassage, venapunctie enzovoort.

De kantelproef is een interactief onderzoek; eventuele klinische verschijnselen moeten goed worden opgemerkt. Dit is niet alleen van belang voor de diagnostiek maar ook voor de therapie. Bij de behandeling van syncope moet de patiënt in staat zijn voorgevoelens bij zichzelf goed te herkennen om zo tijdig bloeddrukverhogende manoeuvres te kunnen uitvoeren. De kantelproef kan soms uitermate behulpzaam zijn om klachten die de patiënt voorheen als 'vaag' bestempelde, nu te herkennen als belangrijke waarschuwingen voor syncope. Ook dient men bij elke opgewekte wegraking na te vragen of deze aanval overeenkwam met de spontane aanvallen waarmee de patiënt bekend is. De kans op een onterecht afwijkende uitslag is weliswaar klein, gezien de specificiteit van 93%, maar een dergelijke foutieve uitslag moet wel te allen tijde vermeden worden. Het is daarom raadzaam de patiënt een ooggetuige bij een eerdere aanval, zoals een familielid, te laten meenemen naar het onderzoek. Tot slot verdient het de voorkeur om de kantelproef 's ochtends te verrichten: de kans op zowel reflexsyncope als orthostatische hypotensie is namelijk duidelijk verhoogd in de ochtenduren.

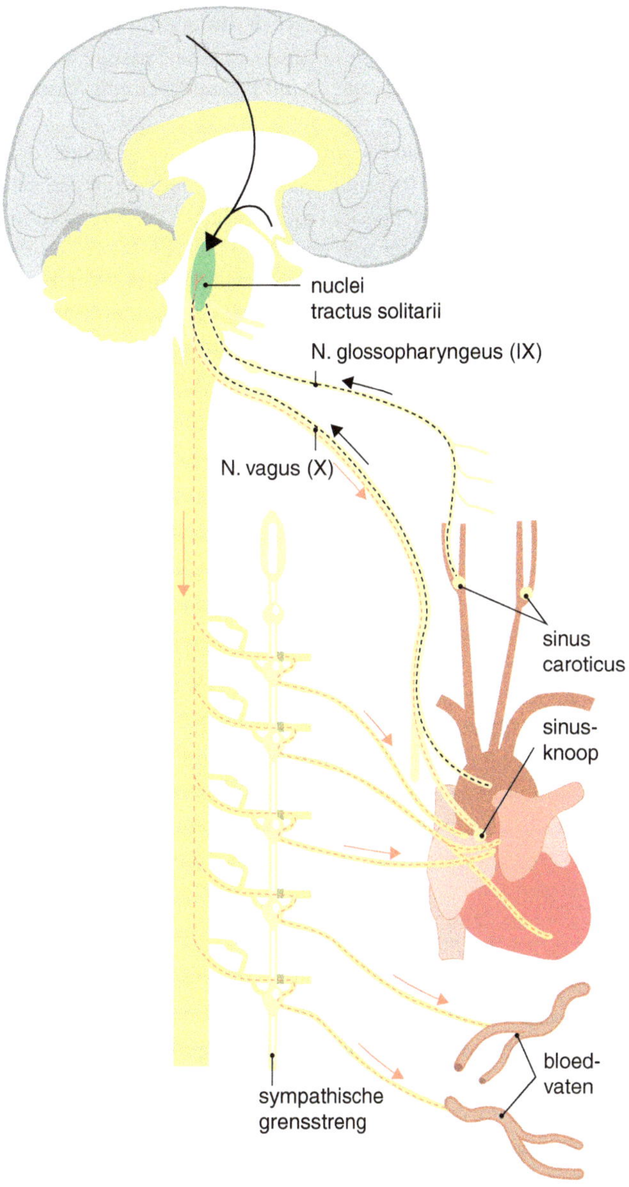

Figuur 45.1 Anatomie van de baroreflex, naar een eerder gepubliceerd voorbeeld (Timmers et al, 2011). Afferente signalen komen uit bloeddrukgevoelige baroreceptoren; in de hersenstam (nuclei tractus solitarii) wordt de informatie uit de baroreceptoren geïntegreerd met informatie uit de cortex en de hypothalamus en worden vanuit de vasomotorische kernen efferente signalen via parasympathische zenuwbanen naar het hart en via sympathische banen in de grensstreng naar het hart en de bloedvaten gestuurd.

45.3.1 De kantelproef als diagnosticum

Reflexsyncope

De belangrijkste indicatie voor een kantelproef is reflexsyncope, waarvan vasovagale syncope veruit de meest voorkomende vorm is. De provocatie bestaat uit 40 minuten omhoog gekanteld staan. Bij het uitblijven van een wegraking in de eerste 20 minuten kan daarna 0,4 mg nitroglycerine sublinguaal worden toegediend, met een gunstig effect op het diagnostisch rendement. Een alternatief is intraveneuze toediening van isoproterenol. Nitroglycerine verdient de voorkeur aangezien dit nooit geleid heeft tot cardiale complicaties en bovendien uiterst eenvoudig is toe te dienen. Wel kan nitroglycerine hoofdpijn of migraine provoceren. Als men een dergelijke medicamenteuze provocatie gebruikt, is navragen of de opgewekte aanval hetzelfde is verlopen als spontane aanvallen nog belangrijker.

Bij reflexsyncope is er sprake van een tamelijk abrupte daling van bloeddruk en/of hartslag. Goed beschouwd bestaat deze reflex uit twee componenten: enerzijds is er een afname van sympathische activiteit, leidend tot minder vasoconstrictie en daarmee een bloeddrukdaling, en anderzijds is er een toename van parasympathische vagale activiteit, leidend tot bradycardie of asystolie. De verschillende vormen van reflexsyncope worden vooral ingedeeld op basis van de uitlokkende factoren. Vasovagale syncope wordt in de regel uitgelokt door angst, pijn, langdurig staan en het staken van inspanning. Er zijn echter ook vormen van reflexsyncope die specifiek gebonden zijn aan één activiteit, zoals mictie, hoesten, niezen, slikken en defecatie. Samen heten deze varianten ook wel 'situationele syncope'. Niet alle vormen van reflexsyncope laten zich uitlokken door staan. Het is daarom nuttig om bij de kantelproef ook die prikkels te betrekken die ook een rol speelden bij de wegrakingen in het dagelijks leven, zoals hoesten, hurken en opstaan, venapunctie, staken van inspanning zoals stilstaan na meerdere kniebuigingen, of zelfs scheren (zie verder).

Sinuscaroticussyndroom

Een bijzondere vorm van reflexsyncope die zich vooral op oudere leeftijd manifesteert, is het sinuscaroticussyndroom. De klassieke vorm betreft syncope ten gevolge van druk ter plaatse van de hals, zoals bij scheren of door een strakke boord, maar deze vorm is extreem zeldzaam, hoewel iedere student en arts hem kent. In de huidige literatuur wordt er meestal iets anders mee bedoeld, namelijk de combinatie van syncope – of zelfs alleen vallen bij ouderen zonder duidelijke uitlokkende factor – en een abnormale respons op sinuscaroticusmassage tijdens een kantelproef. We spreken hier nadrukkelijk ook van vallen en niet alleen van syncope, omdat gebleken is dat 30% van de ouderen na een geprovoceerde syncope na afloop niet weet dat zij bewusteloos waren. Zodoende moeten bij ouderen syncope en vallen in elkaars differentiële diagnose worden betrokken.

Het onderzoeken van een dergelijke abnormale respons houdt sinuscaroticusmassage in. Hierbij worden de aa. carotides in liggende houding gedurende vijf tot tien seconden gemasseerd ter hoogte van het cricoïd; uiteraard per zijde apart, en wel eerst de rechter a. carotis en daarna, als er geen afwijkingen ontstaan, ook de linkerzijde. De massage wordt vijf minuten later in dezelfde volgorde uitgevoerd in omhoog gekantelde houding, ook als de proef al in liggende houding afwijkend was. De achterliggende reden om de test in twee houdingen uit te voeren, was dat men wilde weten of een in liggende houding optredende cardio-inhibitoire respons, dus asystolie of forse bradycardie, ook aanwezig was in staande houding. Zo ja, dan zou een pacemaker te overwegen zijn. Naar de mening van de auteurs kan men er ook voor kiezen om de liggende massage achterwege te laten en direct te masseren in staande houding. De uitslag is afwijkend als de massage gepaard gaat met klinische verschijnselen, te weten (pre)syncope én een asystolie > 3 seconden en/of een daling van de systolische bloeddruk > 50 mmHg. Recent zijn er echter strengere eisen voorgesteld om het aantal onterecht afwijkende resultaten te verminderen. Deze houden wat de hartslag betreft een asystolie van ≥ 6 seconden in, en de bloeddrukeisen houden dan een systolische bloeddrukdaling van ≥ 75 mmHg in, of een absolute systolische druk van ≤ 80 mmHg.

Voorheen vormde het optreden van klinische verschijnselen geen vereiste om normaliteit of abnormaliteit van de test te beoordelen, maar recent onderzoek heeft laten zien dat zonder dit gegeven het aantal onterecht afwijkende uitslagen onder ouderen aanzienlijk is. Men moet zich ervan bewust zijn dat er bij massage een risico van maximaal 0,4% is op een TIA of een beroerte. Om deze reden wordt carotismassage afgeraden bij patiënten met een TIA/beroerte of met een hartinfarct in de afgelopen drie maanden.

Orthostatische hypotensie

Orthostatische hypotensie (OH) wordt gewoonlijk gedefinieerd als een overmatige bloeddrukdaling bij het opstaan van de systolische bloeddruk van 20 mmHg of meer en/of van de diastolische bloeddruk van 10 mmHg of meer binnen drie minuten na opstaan vanuit liggende houding. De tijdgrens van drie minuten bij OH is in zoverre correct dat het gros van de abnormale reacties zich in die tijd zal hebben voorgedaan. Toch kan OH zich ook bij langer staan voordoen; dit fenomeen, bekend als *delayed* OH hangt mogelijk samen met andere pathofysiologische mechanismen. Het ontstaan van symptomen is geen vereiste om te kunnen spreken van OH. Men moet erop bedacht zijn dat OH een zeer hoge prevalentie heeft in de algemene populatie, tot wel 40% van alle personen boven de 65 jaar. Als zodanig vormt een dergelijk meetresultaat bij een oudere geen hard bewijs dat OH de oorzaak van eerdere wegrakingen was. Deze koppeling wordt aanmerkelijk waarschijnlijker als de gemeten lage bloeddruk gepaard gaat met herkenbare klinische verschijnselen, identiek aan de verschijnselen die optreden bij typische uitlokkende factoren zoals staan, staken van inspanning (bijvoorbeeld bovenaan stilstaan na traplopen) en enige tijd na een maaltijd. Daarom is het essentieel dat in het verslag van de kantelproef altijd melding wordt gedaan van eventuele symptomen ten tijde van de opgewekte hypotensie.

De combinatie van (pre)syncope en OH wijst meestal op uitval van het autonome zenuwstelsel, het zogenoemde 'autonoom falen', maar kan een enkele keer een uiting zijn van volumedepletie of deconditionering. De meest voorkomende oorzaak van autonoom falen is iatrogeen van aard, in de zin van medicatie. Verscheidene medicamenten, waaronder antihypertensiva, antipsychotica, antidepressiva, alfa-adrenerge blokkers en diuretica, kunnen leiden tot OH met syncope als gevolg. Veel zeldzamere vormen van autonoom falen betreffen neurodegeneratieve ziekten, waaronder multipele systeematrofie (MSA), *pure autonomic failure*, de ziekte van Parkinson en *Lewy body dementia*. Verder komt OH voor bij een aantal polyneuropathieën, waaronder amyloïdose, anti-Hu-neuronopathie en diabetes mellitus.

Een belangrijk pathofysiologisch verschil met reflexsyncope is dat autonoom falen een uiting is van een structurele beschadiging van de bloeddrukregulatie. Dit uit zich in een progressieve bloeddrukdaling direct bij opstaan. Bij reflexsyncope is dit niet het geval: de bloeddrukregulatie bij opstaan is normaal totdat er na verloop van tijd een kortdurende hapering optreedt (figuur 45.2). Bovendien is er bij autonoom falen geen sprake van een plotselinge hartslagdaling; indien mogelijk treedt er juist een compensatoire tachycardie op. Als ook het parasympathische systeem beschadigd is, kan het lichaam de hartslag niet doen stijgen en blijft deze onveranderd. De verschillen tussen autonoom falen en reflexsyncope zijn niet alleen pathofysiologisch maar ook klinisch van aard; bij autonoom falen lokken emoties geen aanvallen uit en zijn er ook geen klinische tekenen

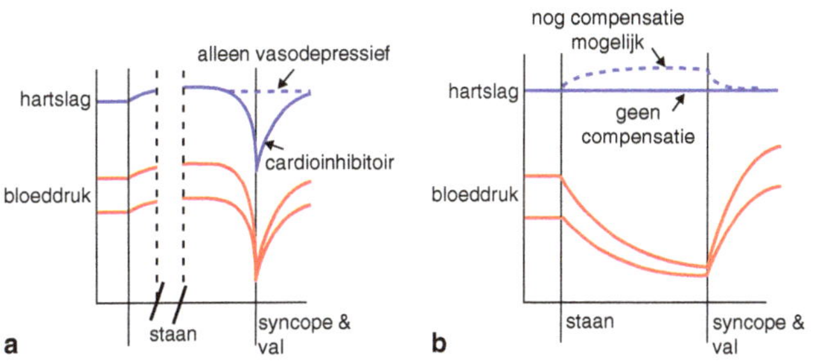

Figuur 45.2 Circulatoire veranderingen bij twee vormen van syncope: reflexsyncope (paneel a) en orthostatische hypotensie (paneel b). Bij reflexsyncope is er sprake van een normale bloeddrukregulatie bij opstaan. Op een bepaald moment ontstaat er echter een plotse verstoring met als gevolg een daling van de bloeddruk en/of de hartslag. Bij autonoom falen is er sprake van een structurele beschadiging van het autonome zenuwstelsel. In tegenstelling tot reflexsyncope leidt opstaan direct tot een progressieve bloeddrukdaling. Ook is er geen sprake van een bradycardie maar juist van een compensatoire tachycardie. Bij complete vagale denervatie is deze compensatie niet mogelijk en blijft het hartritme constant.

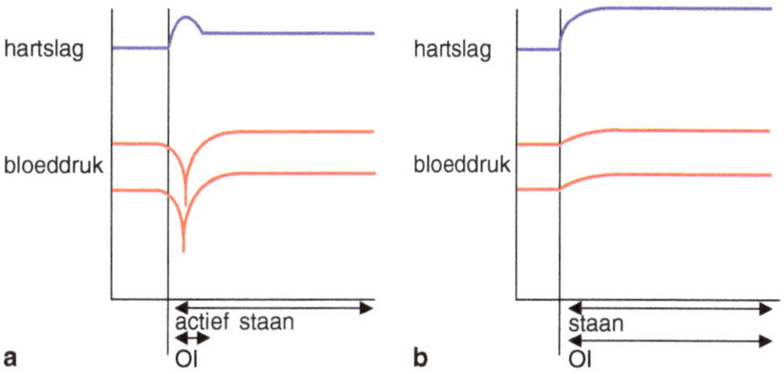

Figuur 45.3 Circulatoire veranderingen bij twee alternatieve verklaringen voor klachten van orthostatische intolerantie: IOH (*initial orthostatic hypotension*) (paneel a) en POTS (*postural orthostatic tachycardia syndrome*) (paneel b) (vergelijk met figuur 45.2). Bij IOH is er sprake van een tijdelijke bloeddrukdaling direct na het opstaan: deze voorbijgaande hypotensie duurt zo kort, dat ze alleen optreedt bij actief staan en niet bij het kantelen. Ook de klachten van orthostatische intolerantie zijn voorbijgaand van aard. POTS uit zich door een excessieve toename van de hartslag bij opstaan, met voortdurende klachten van orthostatische intolerantie. Bij POTS is er geen sprake van orthostatische hypotensie. De bloeddruk blijft ongeveer gelijk aan de uitgangssituatie. OI = orthostatische intolerantie.

van autonome activatie, zoals misselijkheid en zweten voorafgaand aan de wegrakingen.

Orthostatische intolerantie

Met orthostatische intolerantie wordt een scala van klachten bedoeld die alleen in staande houding optreden, zoals lichtheid in het hoofd, palpitaties en een verminderd gezichtsvermogen. Dergelijke klachten kunnen veroorzaakt worden door vasovagale syncope en orthostatische hypotensie, maar ook door twee andere autonome syndromen: *postural orthostatic tachycardia syndrome* (POTS) en *initial orthostatic hypotension* (IOH).

POTS

POTS kenmerkt zich door orthostatische intolerantie samen met een stijging van de hartslag van > 30 slagen/min of een hartslag >120 slagen/min binnen vijf minuten staan zonder gelijktijdige OH; bij adolescenten van 12 tot 19 jaar dient de hartslag minstens 40 slagen per minuut te stijgen voordat de stijging als abnormaal hoog geldt. De aard van POTS is omstreden, vooral doordat het onduidelijk is wat nu precies de klachten veroorzaakt. POTS kan voorkomen bij angststoornissen, deconditionering (langdurige bedrust), hypovolemie, verscheidene polyneuropathieën, bindweefselziekten en zeldzame deficiënties in het noradrenerge systeem. De klachten lijken veel op die van het chronisch vermoeidheidssyndroom.

IOH

Patiënten met IOH presenteren zich met orthostatische intolerantie en/of syncope direct na opstaan, ofwel binnen enkele seconden. Een typerend verhaal is dat mensen opstaan vanaf een bed of uit een stoel en na drie of vier passen klachten krijgen of flauwvallen. IOH is een abrupte daling van de bloeddruk van meer dan 40 mmHg systolisch en/of 20 mmHg diastolisch binnen 15 seconden na opstaan. In tegenstelling tot de klassieke OH kan deze bloeddrukdaling in staande houding vanzelf overgaan (als men er niet van omvalt, uiteraard). Een andere belangrijke tegenstelling is het feit dat IOH alleen optreedt bij actief opstaan en níet bij passief staan (figuur 45.3). Passief omhoog kantelen zal een IOH dan ook niet aan het licht brengen; de kantelproef moet dan aangepast worden om er een 'opstaanproef' van te maken. IOH komt vooral voor bij jonge, asthene mensen en bij medicatiegebruik (alfa-adrenerge blokkeerders (bijvoorbeeld tamsulosine), antipsychotica of antidepressiva).

Psychogene wegrakingen

Er wordt onderscheid gemaakt in twee typen psychogene wegrakingen, een mét bewegingen en een zonder: pseudo-epilepsie en pseudosyncope. Veelal zijn er een belaste psychologische voorgeschiedenis, met lichamelijk en/of seksueel misbruik, en een onstabiele gezinssituatie. Functionele wegrakingen komen vaker bij vrouwen voor dan bij mannen en ook vaker bij jongeren dan bij ouderen. De symptomatologie verschilt in een aantal aspecten van die van syncope en epilepsie, maar zulke aspecten zijn heteroanamnestisch niet altijd gemakkelijk te herkennen. Een video-EEG-registratie vormt de gouden standaard; bij de aanval is het EEG dan normaal in plaats van ofwel epileptisch gestoord, ofwel traag c.q. vlak. Een kenmerk van dergelijke aanvallen is dat ze gevoelig zijn voor suggestie. Bij pseudosyncope geldt dat de aanvallen vaak met extreem hoge frequentie optreden, tot tientallen keren per dag, wat bij syncope niet gebeurt. De aanvallen duren veelal vele minuten. Een kantelproef is zeer geschikt om de aanvallen uit te lokken, met als voordeel dat de diagnose psychogene aanval dan hard genoeg is om 'zeker' te worden genoemd.

Veiligheid

Wereldwijd is er uitgebreide ervaring met het verrichten van kantelproeven; een kantelproef is een veilig onderzoek. Een vasovagale syncope tijdens een kantelproef kan soms gepaard gaan met een kortdurende sinusbradycardie/-asystolie. Een dergelijke kortdurende verandering tijdens een vasovagale aanval is onschuldig en wordt beëindigd door de patiënt weer terug te kantelen. Deze bradycardie/asystolie wijst niet op een hartziekte; het hart volgt slechts de commando's van het autonome zenuwstelsel op. Men dient te beseffen dat deze bradycardie/asystolie niet alleen tijdens een kantelproef optreedt, maar ook tijdens de spontane aanvallen. Bij kleine kinderen is een asystolie een veelvoorkomend onderdeel van de syncope. De enkele complicaties tijdens een kantelproef in de vorm van bedreigende ritmestoornissen die in de literatuur beschreven zijn, deden zich voor bij patiënten met een bekende cardiale voorgeschiedenis (een beschadigd hart) én intraveneuze toediening van isoprotenerol.

45.3.2 De kantelproef als therapeuticum

Bij een aangetoonde reflexsyncope of autonoom falen kan men besluiten over te gaan op het therapeutische deel van de kantelproef. Het doel hiervan is tweeledig. In de eerste plaats probeert men patiënten te leren onder welke omstandigheden zij gevaar lopen bewusteloos te raken. In de tweede plaats kan men de patiënt diverse manoeuvres leren, met directe terugkoppeling van de effecten op de bloeddruk. Het effect hiervan op begrip van de aandoening en op de herhalingskans is aanzienlijk: het is gebleken dat de kans op een volgende aanval met 40% afneemt.

45.4 Autonoom functieonderzoek (Ewing-batterij)

Het autonoom functieonderzoek in engere zin wordt vaak aangeduid als AFO of Ewing-batterij (let wel: sommigen gebruiken AFO ook voor de kantelproef). Deze testbatterij bestaat uit een serie metingen van de hartfrequentievariatie in verschillende omstandigheden: in rust, tijdens zuchten (*deep breathing*), bij opstaan en bij de Valsalva-manoeuvre . Samen vormen deze onderzoeken een beeld van vooral de vagale innervatie van het hart. Het onderzoek kan worden uitgebreid met diverse tests die vooral gericht zijn op de sympathische aansturing van de bloeddruk. Ook hier kan men verschillende prikkels kiezen, waaronder opstaan, knijpen (*hand grip*), ijswater of mentale stress (rekenopdracht). Bij al deze onderzoeken is het uitermate belangrijk dat ze consistent worden uitgevoerd: de hartslagvariatie is bijvoorbeeld sterk afhankelijk van de duur van de Valsalvamanoeuvre, of men tevoren diep heeft ingeademd, en ook van de hoogte van de expiratiedruk (meestal 40 mmHg). Voor normaalwaarden en de precieze uitvoering verwijzen we naar het uitermate lezenswaardige hoofdstuk uit het handboek van Low. Zoals eerder gesteld, is het AFO vooral geïndiceerd bij patiënten met bewezen orthostatische hypotensie. Het AFO helpt dan om het autonome letsel aan te tonen en te typeren. In enkele zeldzame gevallen kan de test gebruikt worden om te onderzoeken of een bepaalde klacht wijst op een algehele aandoening van het autonome zenuwstelsel, of op zichzelf staat. Voorbeelden zijn pupilafwijkingen en zweetsecretiestoornissen. Het AFO heeft echter geen plaats in de bredere differentiële diagnose van syncope.

45.5 Conclusie

De kantelproef is de meest klinisch relevante autonome functietest, omdat men bij deze proef wegrakingen kan opwekken. Het autonome functieonderzoek (Ewing-batterij) kan in het geval van een structureel letsel van het autonome zenuwstelsel aanvullende informatie verschaffen over de precieze lokalisatie (sympathisch vs. parasympathisch), maar heeft geen rol bij de initiële diagnostiek van wegrakingen. De kantelproef is een voor arts en patiënt zeer inzichtgevend instrument en als zodanig een essentiële aanvulling op de anamnese. De test lijkt het meeste rendement te hebben bij een 'actieve' uitvoering, waarmee bedoeld wordt dat de arts die de anamnese verricht bij de kantelproef aanwezig is en het protocol zo nodig aanpast. Therapeutische sessies helpen patiënten te leren welke sensaties dienen als waarschuwing voor een dreigende syncope en welke maatregelen dan helpen om daadwerkelijke syncope te voorkomen.

Kernpunten

- Een kantelproef vergt continue metingen van hartslag en bloeddruk, en liefst ook video- en EEG-registratie.
- De kantelproef is een essentieel onderdeel van de analyse van wegrakingen, gericht op het opwekken van syncope en/of orthostatische intolerantie.
- Patronen van hartslag en bloeddruk die bij een kantelproef kunnen optreden, zijn die van reflexsyncope, orthostatische hypotensie (klassiek, *delayed* en *initial*) en POTS.
- Een kantelproef is zeer geschikt om de psychogene aard van pseudosyncope te bewijzen.

Literatuur

Davies AJ, Steen N, Kenny RA. Carotid sinus hypersensitivity is common in older patients presenting to an accident and emergency department with unexplained falls. Age Ageing. 2001;30(4):289–93.

Dijk JG van, Thijs RD, Benditt DG, Wieling W. A guide to disorders causing transient loss of consciousness: focus on syncope. Nature Reviews Neurology. 2009;5(8):438–48.

Dijk N van, Quartieri F, Blanc JJ, Garcia-Civera R, Brignole M, Moya A, et al. Effectiveness of physical counterpressure maneuvers in preventing vasovagal syncope: the Physical Counterpressure Manoeuvres Trial (PC-Trial). J Am Coll Cardiol. 2006;48:1652–7.

Freeman R, Wieling W, Axelrod FB, Benditt DG, Benarroch E, Biaggioni I, et al. Consensus statement on the definition of orthostatic hypotension, neurally mediated syncope and the postural tachycardia syndrome. Clin Auton Res. 2011;21:69–72.

Freeman R. Clinical practice. Neurogenic orthostatic hypotension. N Engl J Med. 2008;358(6):615–24.

Gibbons CH, Freeman, R. Delayed orthostatic hypotension: a frequent cause of orthostatic intolerance. Neurology. 2006;67:28–32.

Kenny RA, Traynor G. Carotid sinus syndrome - clinical characteristics in elderly patients. Age Ageing. 1991;20(6):449–54.

Kerr SRJ, Pearce MS, Brayne C, Davis RJ, Kenny RA. Carotid sinus hypersensitivity in asymptomatic older persons. Ann Int Med. 2006;166:515–20.

Lewis NC, Atkinson G, Lucas SJ, Grant EJ, Jones H, Tzeng YC, et al. Diurnal variation in time to presyncope and associated circulatory changes during a controlled orthostatic challenge. Am J Physiol Regul Integr Comp Physiol. 2010;299(1):R55–61.

Low PA, Opfer-Gehrking TL, Textor SC, Benarroch EE, Shen WK, Schondorf R, et al. Postural tachycardia syndrome (POTS). Neurology. 1995;45(Suppl 5):S19–S25.
Low PA, Sletten DM. Laboratory evaluation of autonomic failure. In: Low PA, ed. Clinical autonomic disorders: Evaluation and management. Philadelphia: Lippincott Williams & Wilkins; 2008, 130–63.
Mann S, Altman DG, Raftery EB, Bannister R. Circadian variation of blood pressure in autonomic failure. Circulation. 1983;68:477–83.
Mathias CJ. Autonomic diseases: clinical features and laboratory evaluation. J Neurol Neurosurg Psychiatry. 2003;74(Suppl 3): iii31–41.
Mineda Y, Sumiyoshi M, Tokano T, Yasuda M, Nakazato K, Nakazato Y, et al. Circadian variation of vasovagal syncope. J Cardiovasc Electrophysiol. 2000;11(10):1078–80.
Moya A, Sutton R, Ammirati F, et al. The Task Force for the Diagnosis and Management of Syncope of the European Society of Cardiology (ESC). Guidelines for the diagnosis and management of syncope (version 2009). Eur Heart J. 2009;30:2631–71.
Smit AA, Halliwill JR, Low PA, Wieling W. Pathophysiological basis of orthostatic hypotension in autonomic failure. J Physiol 1999;294,93 pt. I 1:1–10.
Thijs RD, van Dijk JG, Bloem BR. Falls, fits, faints and funny turns. J Neurol 2009 256(2):155–67
Thijs RD, Wieling W, van Dijk JG. Wegrakingen en de rol van de neuroloog. Tijdschr Neurol Neurochir. 2011:112(5):208–17.
Timmers HJML, Wieling W, Karemaker JM, Marres HAM, Lenders JWM. Labiele hypertensie door iatrogene denervatie van de sinus caroticus. Ned Tijdschr Geneeskd. 2001;145:1413–6.
Wieling W, Krediet CT, van Dijk N, et al. Initial orthostatic hypotension: review of a forgotten condition. Clin Sci (Lond). 2007;112(3):157–65.
Wieling W, Krediet CTP, Solari D, de Lange FJ, van Dijk N, Thijs RD, et al. At the heart of the arterial baroreflex: a physiological basis for the classification of carotid sinus hypersensitivity. J Int Med. In press.
Wieling W, Thijs RD, van Dijk N, et al. Symptoms and signs of syncope: a review of the link between physiology and clinical clues. Brain. 132(Pt 10):2630–42.
Wieling W, van Lieshout JJ. Maintenance of postural normotension in humans. In: Low PA, ed. Clinical autonomic disorders: Evaluation and management. Philadelphia: Lippincott Williams & Wilkins; 2008, 57–67.

Intraoperatieve neuromonitoring bij neurochirurgische en orthopedische ingrepen

V.H.J.M van Kranen-Mastenbroek

46.1 Inleiding

Intraoperatieve neurofysiologische monitoring (IONM), ofwel intraoperatieve neuromonitoring, de evaluatie van de functie van het zenuwstelsel tijdens een operatie, heeft de laatste 25 jaar een grote ontwikkeling doorgemaakt. Op dit moment speelt IONM een belangrijke rol bij een groot aantal chirurgische ingrepen bij verschillende disciplines, zoals neurochirurgie, vaatchirurgie, KNO-heelkunde en orthopedie. Het belangrijkste doel van IONM is het voorkomen van postoperatieve neurologische uitval. Het gebruik van IONM is dan ook het meest zinvol bij ingrepen waarbij het risico op neurologische complicaties hoog en het aantal mogelijkheden om deze complicaties te voorkomen groot is. In dit hoofdstuk zal de nadruk liggen op de neurofysiologische technieken die het meest worden gebruikt tijdens IONM bij neurochirurgische en orthopedische ingrepen (zie het overzicht in ◻ figuur 46.1). Gezien de grote verscheidenheid aan beschikbare technieken en het grote aantal ingrepen waarbij wordt gebruikgemaakt van IONM, zal dit dus zeker geen compleet overzicht zijn. Voor uitgebreidere informatie over IONM-technieken wordt verwezen naar de literatuur en naar meer specifieke handboeken over dit onderwerp.

46.2 Het doel van IONM

Intraoperatieve neuromonitoring kent verscheidene doelen. Het belangrijkste doel is het voorkomen van neurologische uitval veroorzaakt door de ingreep. Dit doel kan bereikt worden door het gebruik van neurofysiologische tests die:

a. de functie van het zenuwweefsel aantonen, bijvoorbeeld lokalisatie van functionele cortex of banen (*mapping*). Deze tests worden toegepast na opening van de schedel (trepanatie), dus vóór (mapping van taal, sensibiliteit en motoriek) of tijdens de feitelijke ingreep (subcorticale stimulatie). Mapping wordt gebruikt voor lokalisatie van kritische structuren, zodat deze kunnen worden vermeden en schade wordt voorkomen. In dit hoofdstuk zal aandacht worden besteed aan corticale mapping van de functionele cortex. Voor details rond de toepassing van de overige technieken, die gebruikt kunnen worden voor het aantonen (dan wel uitsluiten) van de aanwezigheid van functioneel zenuwweefsel, wordt verwezen naar de bestaande literatuur.
b. het mogelijk maken de functie van het centrale zenuwstelsel min of meer continu te bewaken (monitoring), vooral tijdens risicovolle perioden van de ingreep. Bij monitoring wordt gebruikgemaakt van (vrijwel) continue functiemetingen om dreigende schade aan betreffende structuren te voorkomen. In dit hoofstuk komt de continue monitoring van de motorische en sensibele cortex en zenuwbanen aan de orde.

Een bijkomend doel van IONM kan zijn de grootte van de ingreep te bepalen aan de hand van de verkregen neurofysiologische data. Een voorbeeld hiervan is IONM bij resectie van intramedullaire of supratentoriële tumoren. Hierbij weegt de neurochirurg aan de hand van de verkregen terugkoppeling van de neurofysioloog voortdurend het risico op uitval af tegen de gevolgen van een subtotale verwijdering van de tumor. Soms zal de chirurg aan de hand van de monitoring besluiten eerder te stoppen dan hij eigenlijk van plan was, soms echter blijkt dat hij een groter deel van de tumor kan weghalen dan op basis van de preoperatieve beeldvorming te verwachten viel.

Wanneer nieuwe chirurgische technieken worden geïntroduceerd in een chirurgisch centrum, kan intraoperatieve monitoring ook bijdragen aan de ontwikkeling van de chirurgische techniek. Doordat wordt vastgelegd tijdens welke stappen in de chirurgische procedure bepaalde neurologische functies bedreigd worden, kan de chirurg aan de hand van deze informatie zijn techniek eventueel bijstellen, zodat deze risico's bij toekomstige ingrepen kunnen worden beperkt.

Als laatste kunnen de gegevens die verkregen worden tijdens intraoperatieve monitoring, bijdragen aan de voorspelling van de postoperatieve neurologische functie, de kans op eventuele neurologische uitval en het herstel hiervan.

46.3 Mapping

46.3.1 Directe corticale stimulatie ter lokalisatie van motorische, sensibele en taalfuncties

Lokalisatie van bijvoorbeeld de taalgebieden, maar ook van sensibiliteit en motoriek, is mogelijk door gebruik van de Penfield-procedure (*awake craniotomy* of wakkere craniotomie). Deze procedure, ontwikkeld door Foerster en Penfield en verder uitgewerkt door anderen, wordt gehanteerd wanneer het te opereren gebied dicht bij de corticale taalgebieden gelegen is. De taalgebieden worden intraoperatief, maar voorafgaand aan de feitelijke resectie, door middel van directe corticale stimulatie (DCS) gelokaliseerd.

Toepassing

De toepassing van de Penfield-procedure is vooral geïndiceerd bij ingrepen die betrekking hebben op processen dicht bij de functionele cortex, zoals Broca, Wernicke, primair motorische en sensibele cortex. Vaak wordt deze techniek toegepast bij ingrepen in het kader van epilepsiechirurgie of neuro-oncologie. Naar aanleiding van de verkregen gegevens zal de neurochirurg de te gebruiken toegangsweg bepalen.

Anesthesie

Het is van groot belang dat de patiënt op het moment van testen goed wakker is, comfortabel ligt en coöperatief is. Hierbij is de mogelijkheid om een anterieure (spoed)intubatie te verrichten uitermate belangrijk. Met betrekking tot de anesthesie zijn er twee protocollen mogelijk: een waak-slaapprotocol en een slaap-waak-slaapprotocol. In het eerste geval wordt de schedel geopend onder locoregionale anesthesie (bupivacaïne, ropivacaïne) in combinatie met een kortwerkend analgeticum (meestal remifentanil dat in lage dosering met een perfusor wordt toegediend). Algehele anesthesie met intubatie is hier niet noodzakelijk. Eventueel kan er tijdens de trepanatie wel een lichte vorm van sedatie geïnduceerd worden, zodanig dat een goede

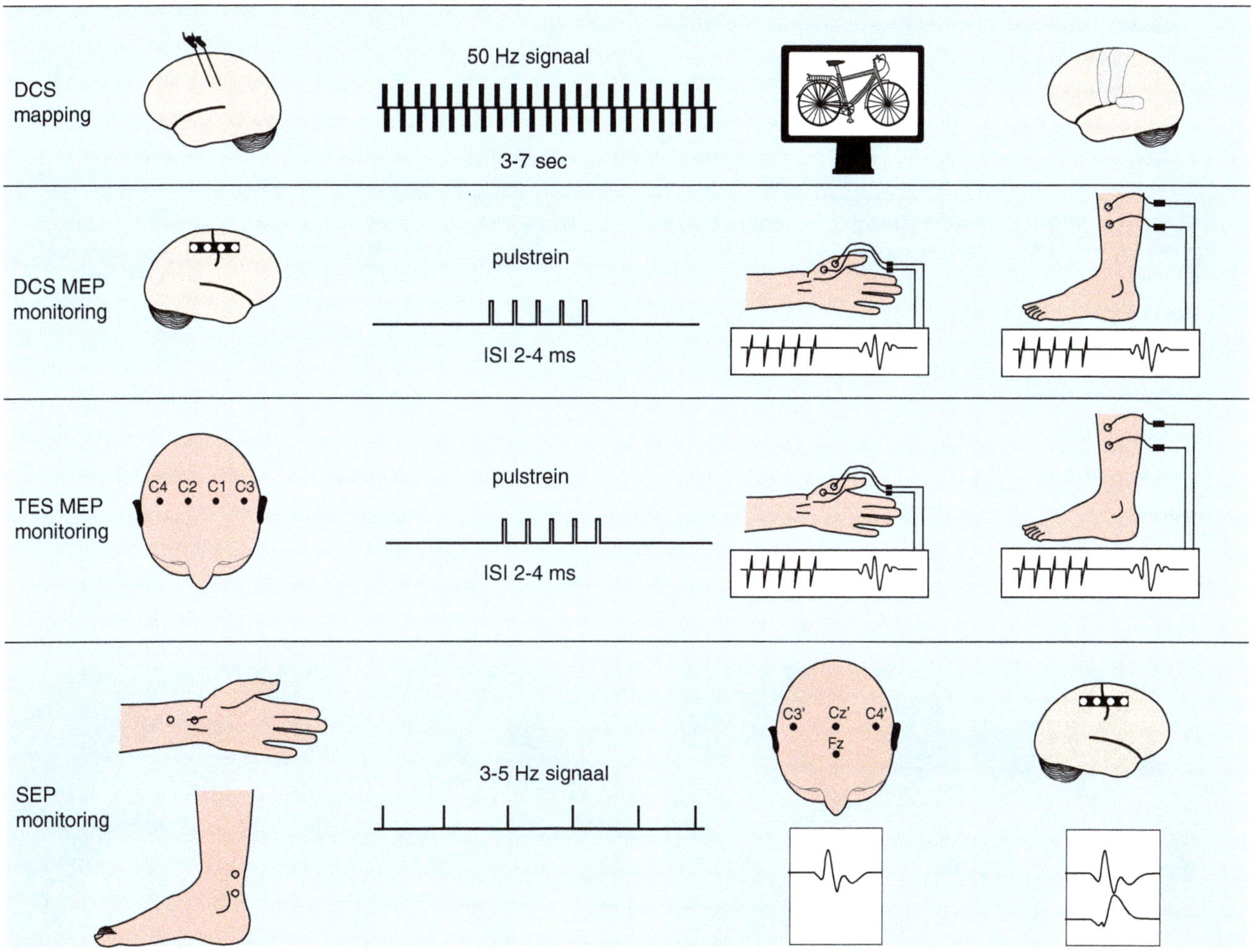

Figuur 46.1 Schematische weergave van de verschillende technieken en protocollen voor intraoperatieve neurofysiologische monitoring tijdens neurochirurgische ingrepen. Van links naar rechts: techniek, stimulatieprotocol, gemeten respons. DCS-mapping: mapping van functionele cortex door directe corticale stimulatie (DCS). DCS MEP-monitoring: monitoring van motorische evoked potential (MEP) met directe corticale stimulatie. TES MEP-monitoring: MEP-monitoring door middel van transcraniële elektrische stimulatie (TES). SSEP-monitoring: monitoring van de somatosensorische evoked potential (SSEP) door stimulatie van perifere zenuwen.

ademhaling gegarandeerd blijft, bijvoorbeeld door middel van een lage dosering (1 mg/kg/uur) diprivan (Propofol®). Nadat de functionele mapping is voltooid, wordt de patiënt onder algehele anesthesie gebracht, geïntubeerd en verder geopereerd. Het is hierbij van essentieel belang dat er een (neuro)anesthesioloog aanwezig is met uitgebreide kennis van de procedures die nodig zijn voor anesthesie en analgesie bij wakkere craniotomieën. Hierdoor wordt de mogelijkheid gecreëerd de patiënt tijdens de procedure, dus tijdens fixatie van het hoofd, onder anesthesie te brengen indien dit nodig zou zijn (bijvoorbeeld bij toenemende onrust, oedeem, status epilepticus). Bij het slaap-waak-slaapprotocol wordt de patiënt in eerste instantie onder algehele anesthesie gebracht en na opening van de schedel en de dura gewekt en gedetubeerd. Hierna volgt de testperiode, waarin de functionele mapping plaatsvindt. Na de mapping wordt de patiënt weer onder algehele anesthesie gebracht en geïntubeerd voor het vervolg van de ingreep. Nadeel van dit protocol is dat de patiënt soms moet hoesten of onrustig wordt tijdens of na de detubatie, waardoor zwelling van het brein kan ontstaan. De keuze van het protocol is per centrum verschillend en is voornamelijk afhankelijk van de ervaring van het aanwezige team, waarbij vooral de rol van de anesthesie van groot belang is.

Procedure

Stimulatie. De DCS wordt verricht volgens een stimulatieprotocol, bestaande uit een treintje van bipolaire, bifasische blokpulsen met een stimulusfrequentie van 50 Hz, een stimulusduur van 0,2 ms en een stimulusintensiteit van 3 tot 15 mA. De stimulusintensiteit wordt met stappen van 1 à 2 mA opgehoogd tot een respons verkregen wordt, of tot de maximale stimulusintensiteit wordt bereikt. De stimuli worden gedurende 3 (motorisch) tot 7 seconden (taal) aangeboden. Er wordt gestimuleerd met een constant-currentstimulator via een stimulatieprobe die gehanteerd wordt door de neurochirurg (figuur 46.1). De afstand tussen de tips van de stimulatieprobe bedraagt 3 tot 5 mm. Eventueel kan ook gestimuleerd worden met de elektroden van een elektrodenmatje (grid) of -strip. In tabel 46.1 worden deze en andere procedures nog eens samengevat.

Observatie. De taaltests bestaan in eerste instantie vooral uit het benoemen van plaatjes. Deze worden vrijwel continu en in

Tabel 46.1 Stimulatie- en registratieprotocollen van de verschillende IONM-technieken

	Corticale mapping met DCS (Penfield)	SSEP n. medianus (PR en monitoring)	SSEP n. tibialis	MEP-bewaking met DCS	MEP-bewaking met TES
stimulatieplaats	corticaal	n. medianus of ulnaris pols	n. tibialis enkel	corticaal	transcranieel
stimulus set-up (polariteit/fase, trein of single)	bipolair, bifasisch, continu	bipolair, blokpuls	bipolair, blokpuls	anodaal, monfasisch, blokpuls, stimulustrein 5–7 stimuli	anodaal, monfasisch, blokpuls, stimulustrein 5–7 stimuli
pulsduur (ms)	0,2	0,1–0,3	0,1–0,3	0,2–0,5	0,05–1
interstimulusinterval (ISI)				2–4 ms	2–4 ms
stimulusfrequentie (Hz)	50	3–5	3–5	250–500	250–500
stimulatieduur (sec)	3–7				
stimulusintensiteit (mA)	3–15	20–25	25–30	5–30 mA	200 (of 500 V)
registratie	observatie, taaltests	C3'–C4' of grid	Cz'–Fz	spieren armen en/of benen	spieren armen en/of benen
aantal middelingen	–	150–250	150–250	–	–

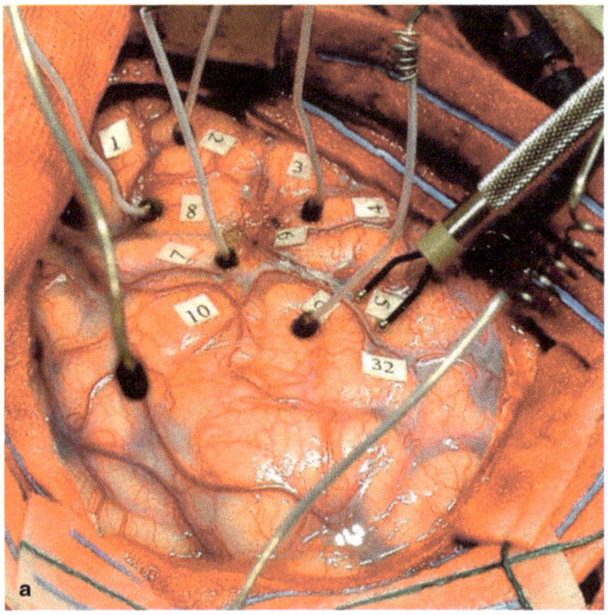

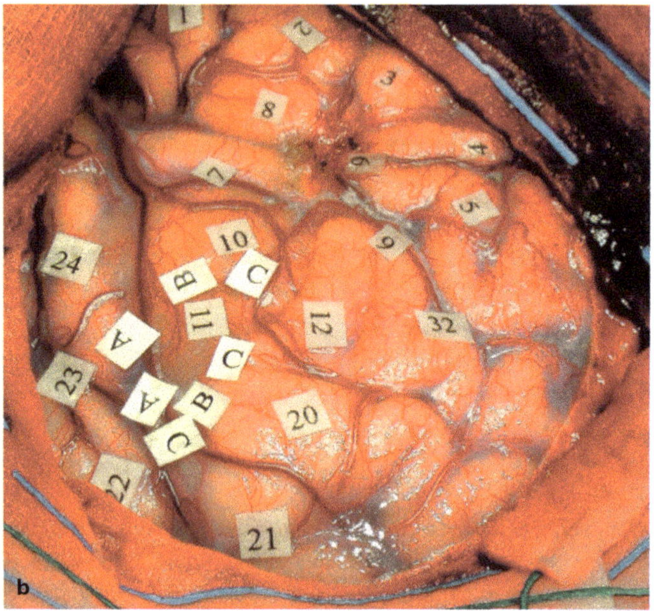

Figuur 46.2 a Cerebrale cortex met direct op de cortex elektroden en stimulator. De nummers geven de plaats aan waar zal worden gestimuleerd (nog niet alle nummers zijn gelegd). b Idem aan het einde van de Penfield-procedure. De letters (A, B, C) geven de plaats aan waar door middel van corticale stimulatie de taal werd gelokaliseerd (Eerder gepubliceerd in Epilepsie, periodiek voor professionals. 2010;08(2):7-10.

willekeurige volgorde aangeboden, meestal via een computerscherm dat goed zichtbaar voor de patiënt wordt gepositioneerd. Voor het aanbieden en interpreteren van de taaltests is de aanwezigheid van een ervaren neuropsycholoog obligaat. Deze voert voor de start van de stimulatiesessie al een oefentest uit, om de patiënt te laten wennen aan de opdracht en de snelheid van aanbieden, maar ook om een uitgangsoordeel te hebben over eventueel al aanwezige benoemingsstoornissen.

Interpretatie. Op deze manier kan het gehele gebied rond het te opereren weefsel in kaart worden gebracht en kunnen niet alleen de corticale gebieden voor taal, maar ook de motorische (tonische contractie) en sensibele cortex (sensibele verschijnselen zoals tintelingen) gelokaliseerd worden. De aanwezigheid van motorische verschijnselen wordt, net als sensibele verschijnselen, meestal door de patiënt zelf aangegeven en wordt daarnaast geobserveerd door de neuropsycholoog en de klinisch neurofysioloog. De neurochirurg kan vervolgens op grond van deze landkaart de toegangsweg tot en de grootte van de (corticale) resectie bepalen (figuur 46.2).

Complicaties

Een belangrijke complicatie (incidentie 9,5%) die tijdens deze manier van stimuleren kan optreden, is een stimulatiegeïnduceerde epileptische aanval. Door tijdens de stimulatie continu direct op de hersenen te meten met behulp van de subdurale elektroden, geplaatst in het resectiegebied (elektrocorticografie of ECoG), kunnen eventuele naontladingen gedetecteerd worden (◻ figuur 46.3).

Op basis hiervan kunnen de stimulatiesterkte en -plaats worden aangepast, zodat uitgelokte epileptische aanvallen kunnen worden voorkomen. Als er toch een aanval optreedt, kan deze over het algemeen snel gecoupeerd worden door toediening van koude (4°C) Ringer-oplossing direct op de gestimuleerde hersenschors. Een bijkomend probleem bij het optreden van naontladingen is dat eventuele reacties bij een stimulus waarbij een naontlading optreedt, minder nauwkeurig te lokaliseren zijn en de mapping dus minder betrouwbaar is. Het is dan belangrijk na te gaan of deze respons ook optreedt bij een lagere stimulussterkte waarbij er geen naontlading optreedt.

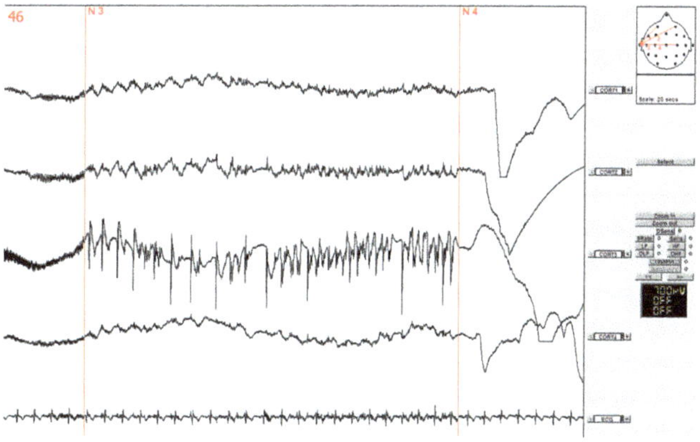

◻ **Figuur 46.3** Verkorte weergave (20 sec) van een registratie die direct op de hersenen werd gemeten (ECoG), waarbij gedurende de eerste 3 seconden in alle ECoG-kanalen het artefact van de corticale stimulatie te zien is, gevolgd door een na-ontlading in kanaal 3 (N3). Deze na-ontlading blijkt zich later te ontwikkelen tot een epileptische aanval met klinische verschijnselen die gecoupeerd wordt met ijswater (N4).

46.3.2 Phase-reversal Somatosensory Evoked Potential

Aan de hand van de faseomkeer van de somatosensorische evoked potential (SSEP) van de nervus medianus kan de lokalisatie van de centrale sulcus bepaald worden (◻ figuur 46.4). Vooral bij grotere ruimte-innemende processen die de lokale anatomie verstoren, kan het soms moeilijk zijn de centrale sulcus op het oog te herkennen. Een *phase-reversal SSEP* (PR-SSEP) of faseomkeer-SSEP die direct wordt afgeleid van de somatosensorische (en motorische) cortex, kan dan uitkomst bieden.

Toepassing

De techniek kan worden toegepast bij alle ingrepen waarbij het noodzakelijk is de exacte locatie van de primaire motorische en/of sensibele cortex te weten, bijvoorbeeld bij tumorresecties maar ook bij ingrepen waarbij continu MEP- of SSEP-monitoring wordt gebruikt (bepaling stimulatie-/registratie-elektrode).

Anesthesie

Bij de registratie van SSEP's is het van belang dat er geen dampvormige inhalaticanesthetica worden gebruikt. Deze beïnvloeden de opwekbaarheid van de SSEP's, waardoor deze minder goed of soms helemaal niet opwekbaar zijn. Optimale anesthesie is in dit geval totale intraveneuze anesthesie (TIVA), bijvoorbeeld met behulp van ketamine, diprivan in lage dosering in combinatie met een analgeticum (sufentanil, alfentanil dan wel remifentanil). Men kan deze aanpak continueren wanneer deze procedure wordt vervolgd met gebruik van MEP-bewaking.

Procedure

Stimulatie. Stimulatie van de contralaterale n. medianus vindt plaats volgens het protocol dat ook voor een routinematige nervusmedianus-SSEP wordt toegepast: stimulusfrequentie 3,7 Hz, duur 0,2 ms, intensiteit 20-25 mA (of juist boven de motorische drempel bij een niet-verslapte patiënt), 100-200 averages.

Registratie. Voor registratie wordt een subduraal grid (elektrodenmatje) geplaatst op de cortex, daar waar anatomisch gezien de sensibele en motorische cortex worden verwacht. Afhankelijk van het beschikbare aantal kanalen en de mogelijkheden voor plaatsing kan gekozen worden voor een grid met 2×8 elektroden, maar ook andere gridconfiguraties (bijvoorbeeld 4×5) zijn mogelijk. Bij plaatsing van het grid moet rekening worden gehouden met de richting van de pre- en postcentrale gyrus. De beste positie van de elektroden voor SSEP-PR-meting is minimaal 45 graden, en optimaal 90 graden ten opzichte van de aangenomen richting van de sulcus en zo dicht mogelijk bij het verwachte handgebied.

Interpretatie. Bij stimulatie van de contralaterale n. medianus ontstaat er een respons die omkeert in fase direct boven de centrale sulcus, zodat (het handgebied van) de aangelegen primaire motorische en sensibele cortex (kan) kunnen worden gelokaliseerd (◻ figuur 46.4). Wanneer in eerste instantie geen respons verkregen wordt, kan het grid verplaatst worden. Deze functielokalisatie is mede van belang als voorbereiding op peroperatieve bewaking van de sensibele en motorische functies door middel van somatosensibele respectievelijk motorische evoked potentials (SSEP resp. MEP). De elektrode met de hoogste *positieve* respons kan gebruikt worden voor corticale stimulatie van het handgebied voor bewaking van de motorische cortex en de tractus corticospinalis. De elektroden met de hoogste *negatieve* respons (N20) kan gebruikt worden voor de registratie van de n. medianus-SEP tijdens continue bewaking van de sensibele cortex en het somatosensibele baansysteem.

46.4 Continue monitoring

46.4.1 SSEP's voor continue intraoperatieve monitoring

De continue registratie van SSEP's is een veelgebruikte techniek bij intraoperatieve monitoring. Allerlei chirurgische disciplines maken gebruik van de SSEP voor bewaking van de somatosensorische banen, onder andere neurochirurgie, orthopedie en in mindere mate vaatchirurgie.

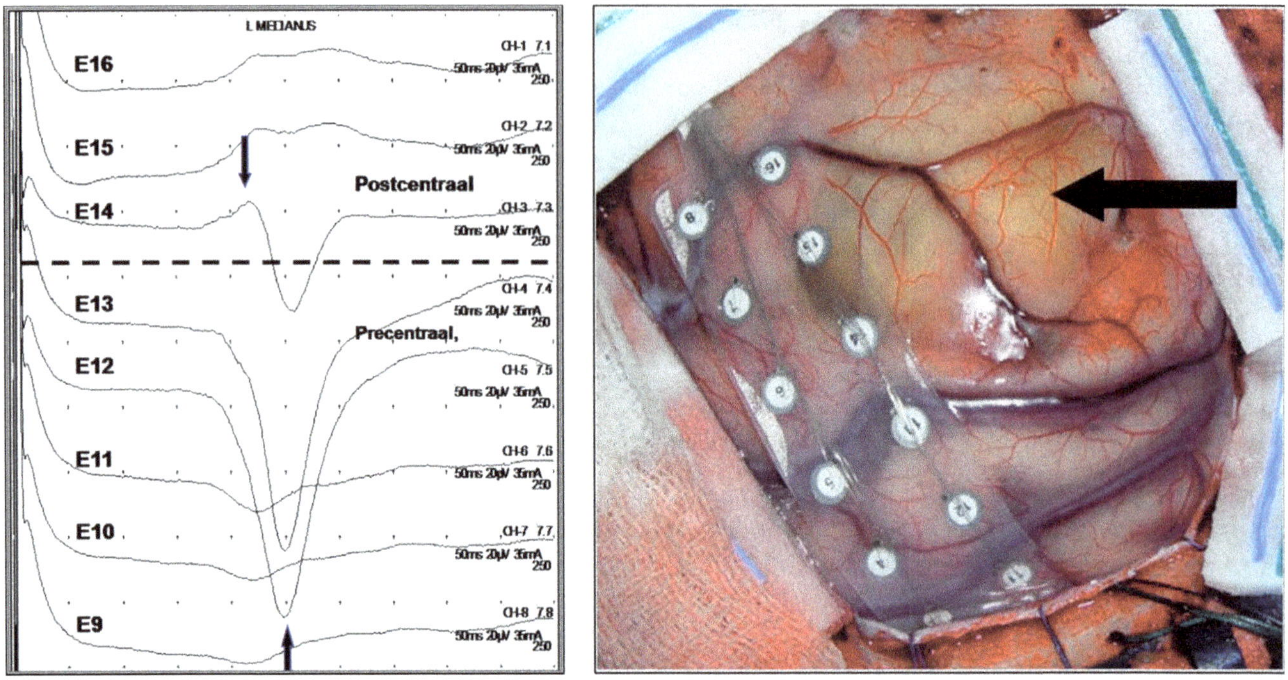

Figuur 46.4 Door stimulatie van de linker n. medianus wordt met behulp van een elektrodengrid op de rechter centrale cortex een respons geregistreerd die een duidelijke fase-omkeer toont tussen het tweede en derde registratiekanaal (links). De omkering in fase of polariteit geeft de locatie aan van het handgebied. Rechts de positie van het grid ten opzichte van de tumor (pijl).

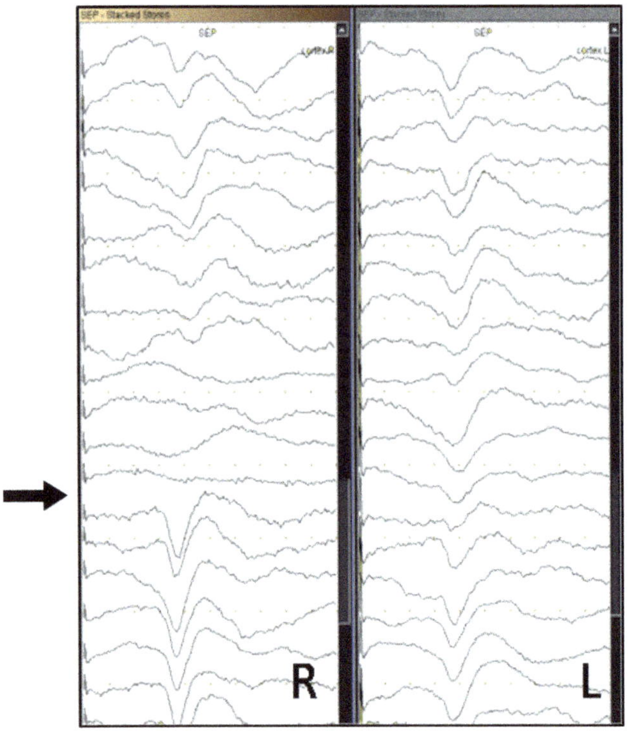

Figuur 46.5 N. tibialis-SSEP-bewaking tijdens scoliosecorrectie. Kortdurende afwezigheid van de rechter n. tibialis-SSEP tijdens plaatsen van de haakjes, met volledig herstel na verwijdering hiervan (pijl). Postoperatief vertoonde de patiënt geen neurologische uitval.

Toepassingen

Toepassingsgebied vormen alle ingrepen waarbij het somatosensorische baansysteem bedreigd wordt, hetzij direct (bijvoorbeeld bij intracraniële resecties en spinale ingrepen), hetzij indirect door vasculaire bedreiging (bijvoorbeeld clippen van intracraniële aneurysmata).

Anesthesie

Zie phase-reversal SSEP.

Procedure

Stimulatie. Stimulatie en registratie van de SSEP vinden plaats volgens het standaard SSEP-protocol (zie phase-reversal SSEP) met stimulatie beiderzijds ter hoogte van de pols (n. medianus of n. ulnaris) en/of beiderzijds ter hoogte van de enkel (n. tibialis) (zie tabel 46.1). Het gebruik van arm- of been-SSEP dan wel beide is afhankelijk van de indicatie en het niveau waarop het risico op beschadiging van de somatosensorische banen het grootst is.

Registratie. De meest gebruikte registratiemethode is die met oppervlakte-elektroden ter hoogte van C3 en C4 voor n. medianus en n. ulnaris, en Cz voor nervustibialis-SSEP, met referentie Fz (figuur 46.5). Dit geldt voor alle ingrepen waarbij er geen craniotomie verricht wordt (voornamelijk spinale chirurgie, zoals scoliosecorrectie en intramedullaire tumoren) en/of waarbij plaatsing van een grid niet mogelijk is (bijvoorbeeld als de craniotomie te ver van de postcentrale gyrus gelegen is, bij bijvoorbeeld achtersteschedelgroeve- en aneurysmachirurgie). Wanneer een craniotomie verricht wordt, kan voor de registratie een subduraal grid of strip op de gyrus postcentralis gebruikt worden, eventueel na lokalisatie door middel van phase-reversal zoals eerder in dit hoofdstuk beschreven. Deze intracraniële registratiemethode wordt voornamelijk toegepast bij tumoren gelegen in of dicht bij de sensibele cortex en/of banen.

Interpretatie. Voor de interpretatie van de SSEP worden verschillende protocollen gebruikt. Een van die protocollen is de 'alles-of niets'-methode, waarbij alleen waarde wordt gehecht aan een totale afwezigheid van de SSEP. Deze afwezigheid wordt soms, maar niet altijd, voorafgegaan door een verlaging van de amplitude. De meeste klinieken gebruiken echter een daling van de amplitude van meer dan 50% en/of een verlenging van de latentie met meer dan 5 tot 10% als alarmcriterium. Hierbij moet rekening worden gehouden met meer algemene factoren die een afname van de amplitude (anesthetica) of een toename van de latentie (afkoeling van de extremiteiten tijdens langdurige ingrepen) kunnen veroorzaken.

Tegenwoordig wordt de SSEP-bewaking in veel gevallen gecombineerd met bewaking met motorische evoked potentials (MEP-bewaking, zie volgende paragraaf). Dit geeft een meer betrouwbare bewaking, omdat zo niet alleen potentiële schade aan de somatosensorische banen (achterstrengen) maar ook aan het motorische baansysteem direct gedetecteerd en mogelijk voorkomen kan worden. Bovendien heeft de SSEP het nadeel dat deze afhankelijk is van middeling, waardoor er meer tijd verstrijkt tussen de opeenvolgende registraties. Of een dergelijke combinatie zinvol is, hangt af van de aard van de ingreep en van het risico op (geïsoleerde of gecombineerde) beschadiging van de sensibele en motorische banen. Bij scoliosecorrectie wordt SSEP-bewaking bijvoorbeeld al jaren beschouwd als standaardzorg maar wordt deze steeds vaker gecombineerd met MEP-bewaking.

46.4.2 Motor evoked potentials

Continue bewaking van motorische functies door middel van MEP's is van belang bij resecties in de buurt van de primaire motorische cortex, maar ook bij processen in de nabijheid van de corticospinale banen. Afhankelijk van de resectie kan gekozen worden voor bewaking van armen, benen en/of aangezichtsmusculatuur. Van uitermate groot belang hierbij is dat er een goede communicatie bestaat tussen chirurg, neurofysioloog en anesthesist, zodat een optimale bewaking kan worden gerealiseerd.

Directe corticale stimulatie

Toepassingen

Directe corticale stimulatie (DCS) wordt toegepast bij alle (supratentoriële) ingrepen waarbij een craniotomie wordt verricht en de primaire motorische cortex en/of de corticospinale banen bedreigd zijn. Mogelijkheden tot plaatsing van het grid op de motorische cortex zijn afhankelijk van de plaats en de grootte van de craniotomie.

Anesthesie

Het beste resultaat wordt bereikt door gebruik van totale intraveneuze anesthesie, namelijk ketamine, diprivan in combinatie met een analgeticum (sufentanil, alfentanil of remifentanil), zonder gebruik van spierverslapping. Er zijn echter meerdere anesthesiemethoden mogelijk, bijvoorbeeld met gebruik van een lage dosering dampvormige inhalatieanesthetica. Hierbij is het resultaat nogal eens teleurstellend, daar de dampvormige anesthetica de MEP-amplituden negatief beïnvloeden (deze worden lager) zodat er vaak met hogere intensiteit moet worden gestimuleerd.

Procedure

Directe corticale stimulatie van de motorische cortex geeft over het algemeen een reproduceerbare respons afgeleid van de perifere musculatuur (spier-MEP). Voor stimulatie wordt gebruikgemaakt van een subduraal grid of van stripelektroden. Het stimulatieprotocol bestaat uit een treintje van 5 tot 7 anodale monofasische blokpulsen met een interstimulusinterval van 2 tot 4 ms (250-500 Hz) en een stimulusduur van 0,2 tot 0,5 ms. Het interval tussen de stimulustreintjes bedraagt idealiter 10 seconden of minder, om een zo continu mogelijke bewaking te garanderen. De stimulusintensiteit bedraagt 5 tot 30 mA (zie ◻ tabel 46.1). De registratie van de spier-MEP's kan worden verricht met oppervlakte- of met naaldelektroden. Het aantal spieren en welke spieren er gemeten worden, hangt af van het gebied waar geopereerd wordt, waarbij de nadruk meer op de arm of het been van de contralaterale lichaamshelft kan liggen. Hierbij is uiteraard ook de positie van het grid mede bepalend. Corticale stimulatie van het beengebied is vaak moeilijk als gevolg van de ligging van het beengebied. Wanneer gestimuleerd wordt met hoge stimulusintensiteit en/of -duur bestaat de mogelijkheid dat er subcorticaal wordt gestimuleerd (◻ figuur 46.6). Ook wanneer er een respons verkregen wordt uit de benen terwijl het grid geplaatst is boven het handgebied, is er mogelijk sprake van subcorticale stimulatie. Dit hoeft niet altijd een probleem te zijn, maar betrouwbare monitoring van de motorische cortex is dan niet meer gegarandeerd. Overleg met de neurochirurgen over het belang van corticale dan wel subcorticale stimulatie is dan vereist.

Interpretatie. Bij een herhaalde verlaging van de amplitude van de MEP met meer dan 50% in een of meer spieren wordt de neurochirurg gewaarschuwd. Deze kan dan maatregelen nemen, zoals het inlassen van een korte pauze in de resectie, eventueel toedienen van papaverine bij manipulatie aan de bloedvaten en verandering van de positie van eventuele klemmen. Vaak kan daarmee het volledig verdwijnen van de MEP's voorkomen worden (◻ figuur 46.7). De MEP's opgewekt door directe corticale stimulatie en gebruikt bij supratentoriële ingrepen hebben een goede voorspellende waarde met betrekking tot het al dan niet optreden en herstellen van een postoperatieve parese. Wanneer de MEP's onveranderd aanwezig zijn gedurende de gehele operatie, is er geen aantoonbaar risico op belangrijke motorische uitval in de zin van een parese van de betreffende spiergroepen. Is er wel een duidelijke, maar tijdelijke afname van de amplitude of zelfs volledige (maar voorbijgaande) afwezigheid van de MEP's, dan kan er een postoperatieve parese optreden, die echter in het merendeel van de gevallen volledig herstelt. Bij een permanente vermindering van de MEP, dus zonder peroperatief herstel, is de kans op een tijdelijke dan wel blijvende parese groot. Bij volledig verlies van de MEP's zonder herstel is er een grote kans (80%) op een permanente postoperatieve parese (Neuloh et al., 2004). Een goede communicatie tussen chirurg en neurofysioloog is dan ook van groot belang om optimaal gebruik te kunnen maken van de signalerende functie van bewaking met behulp van MEP's.

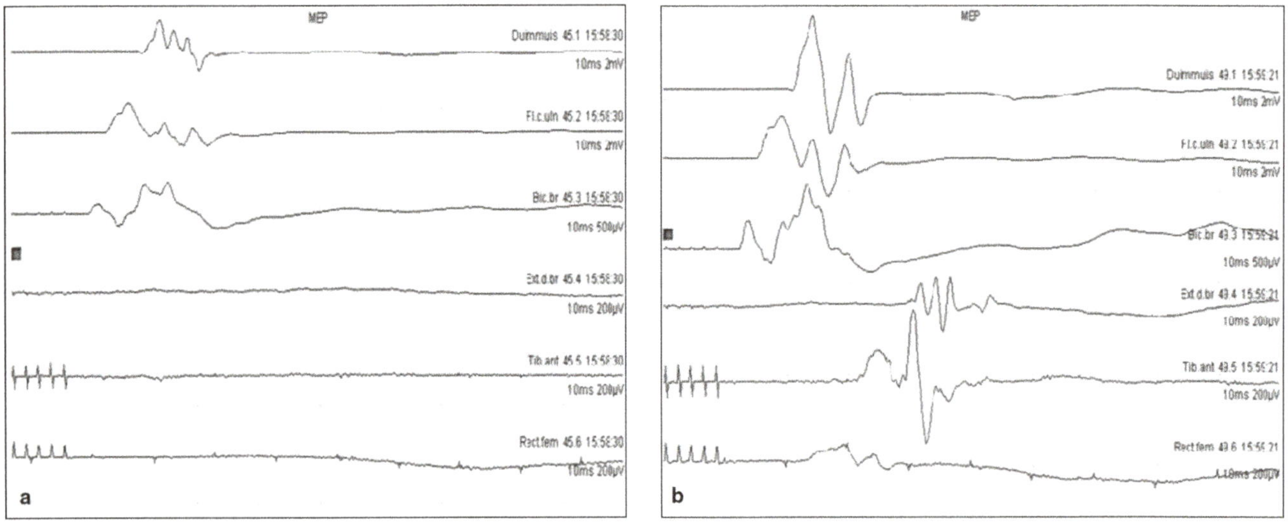

Figuur 46.6 MEP opgewekt met DCS. Linkerfiguur: stimulusintensiteit 15 mA, duur 0,2 ms, geen respons uit de benen. Rechterfiguur: stimulusintensiteit 20 mA, duur 0,3 ms, evidente respons uit de benen: meest waarschijnlijk (tevens) subcorticale stimulatie als gevolg van de hogere stimulusintensiteit.

Transcraniële elektrische stimulatie met spier-MEP's

De techniek van transcraniële elektrische stimulatie (TES) werd pas in de jaren tachtig ontwikkeld, veel later dan de directe corticale stimulatie. TES wordt vooral gebruikt bij ingrepen bij een intacte schedel, waarbij dus geen craniotomie wordt verricht.

Toepassingen

Alle spinale ingrepen waarbij er een direct risico bestaat dat het ruggenmerg beschadigd wordt, zoals resecties van intramedullaire tumoren, scoliosecorrectie, resectie van grote thoracale hernia's. Daarnaast wordt de techniek toegepast bij vaatchirurgische ingrepen waarbij er vooral een risico is op spinale ischemie zoals bij aortachirurgie in verband met een thoraco-abdominale aorta aneurysma (TAAA). Vaak worden de MEP's gecombineerd met SSEP's.

Anesthesie

De anesthesie bij deze techniek is in principe gelijk aan de anesthesie bij directe corticale stimulatie, dat wil zeggen idealiter totale intraveneuze anesthesie (ketamine en diprivan in combinatie met een analgeticum zonder gebruik van spierverslapping), maar meerdere anesthesiemethoden zijn mogelijk. De keuze voor een anesthesiemethode, al dan niet met (partiële) verslapping, is mede afhankelijk van het gebruikte stimulatieprotocol en in het bijzonder van de gebruikte stimulusintensiteit en daaraan gekoppeld de grootte van het bewegingsartefact (zie Procedure). Anders dan DCS kan TES niet bij de wakkere patiënt worden verricht wegens de pijnlijkheid van de stimulus.

Procedure

Stimulatie. Voor stimulatie kunnen verschillende soorten elektroden worden gebruikt, bijvoorbeeld cup-, corkscrew- of naaldelektroden. Er zijn verscheidene elektrodenmontages voor stimulatie mogelijk, bijvoorbeeld een circumferentiële afleiding waarbij Cz (anode) wordt verbonden met de doorverbonden elektroden ter hoogte van Fpz en het mastoïd beiderzijds, maar ook montages waarbij gestimuleerd wordt met C1 en C2 of C3 en C4, alternerend als kathode en anode, zijn heel bruikbaar. Deze laatste montages geven relatief minder bewegingsartefact, wat voordelig is bij microscopische chirurgie van het ruggenmerg (bijvoorbeeld bij intramedullaire tumoren). Hierdoor is stimulatie zonder verslapping mogelijk en kan er met een kortere tijd tussen de stimulustreintjes gestimuleerd worden, zodat er ook daadwerkelijk sprake is van continue monitoring.

De stimulator kan zowel een constant-voltage- (bijvoorbeeld Digitimer©) als een constant-currentstimulator zijn. Het stimulatieprotocol is in principe hetzelfde als bij de directe corticale stimulatie en bestaat uit een stimulustrein van 5 tot 7 anodale monofasische blokpulsen met een interstimulusinterval van 2 tot 4 ms en een stimulusduur van 0,2 tot 0,5 (constant current) of 50 µs. Het interval tussen de stimulustreintjes bedraagt idealiter 10 s of minder om een zo continu mogelijke bewaking te garanderen. De stimulusintensiteit is afhankelijk van de gekozen elektrodenconfiguratie, de gebruikte stimulator en de gebruikte anesthesie. Bij een constant-currentstimulator kan dit variëren van 50 tot 200 mA, bij een constant-voltagestimulator van 100 tot 800 µV. In de meeste neurochirurgische centra wordt gebruikgemaakt van zogenoemde thresholdstimulatie. Dat wil zeggen dat de drempel wordt opgezocht waarbij er betrouwbare MEP's te registreren zijn, waarna er gestimuleerd wordt met een stimulusintensiteit iets boven deze drempel. Voordeel hiervan is een zo klein mogelijke bewegingsuitslag en een zo laag mogelijke stroombelasting. Andere centra, bijvoorbeeld sommige vaatchirurgische centra, gebruiken een maximale stimulatie van 500 V om een zo betrouwbaar mogelijke respons te krijgen. Nadeel hiervan is wel dat het bewegingsartefact zo groot is, dat in de meeste gevallen met partiële spierverslapping moet worden gewerkt.

Registratie. De registratie van de spier-MEP's kan worden verricht met oppervlakte- of naaldelektroden. Het aantal spieren en welke spieren er gemeten worden, hangt af van het gebied waar geopereerd wordt, waarbij de nadruk afhankelijk van de stimulussterkte en de gebruikte elektrodenmontage meer op de armen of op de benen kan liggen. Vrij gebruikelijk zijn elektroden op

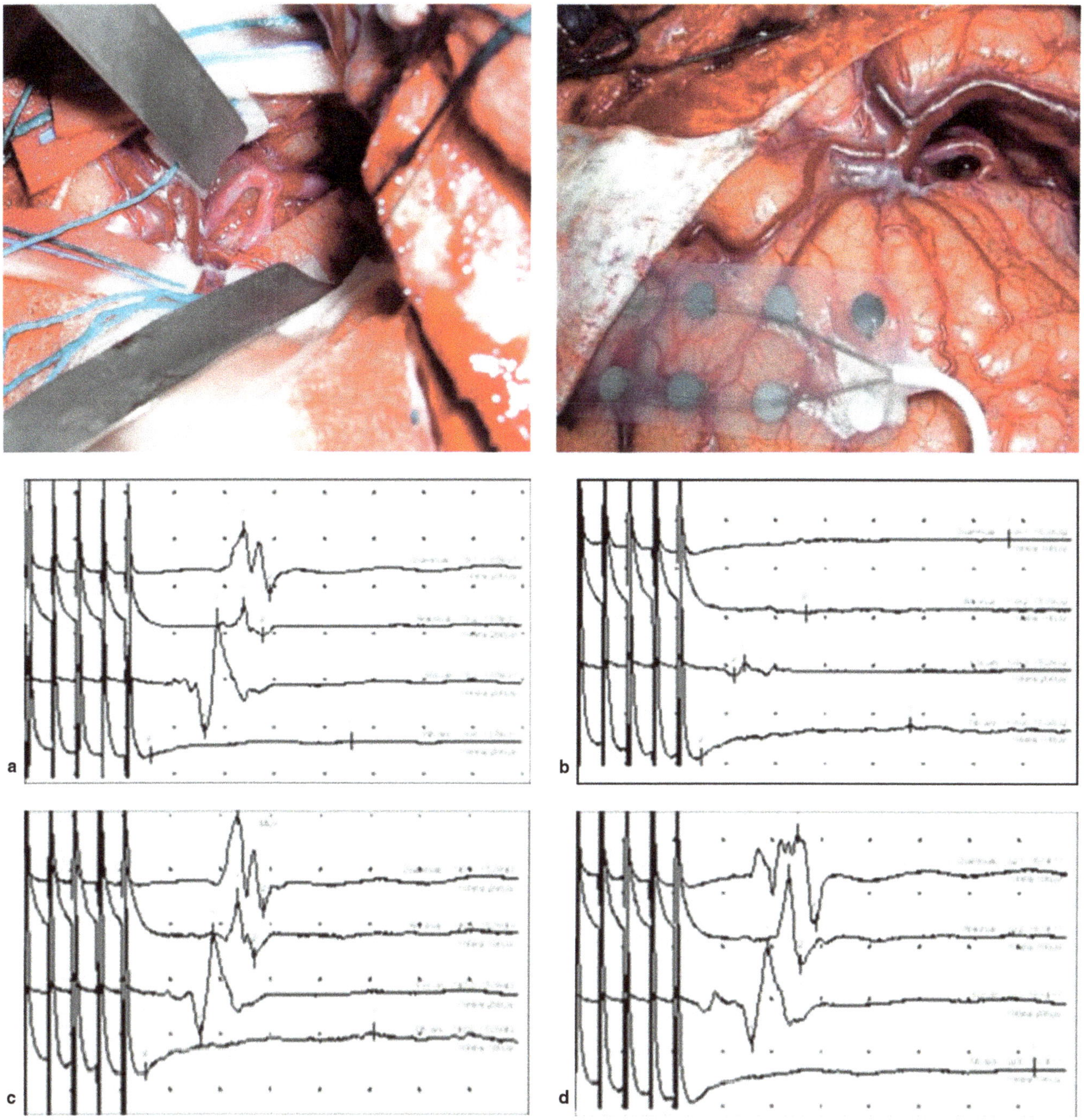

Figuur 46.7 Voorbeeld van MEP-bewaking bij verwijdering van een tumor gelegen om de insula, direct onder de mediatrifurcatie links. Linksboven: positie van de tumor juist onder de mediatrifurcatie. Rechtsboven: positie van het grid ten opzichte van de mediatrifurcatie en de inmiddels verwijderde tumor. Onder: registratie van MEP's door stimulatie van de motorische cortex en afleiden van de rechter m. abductor pollicis brevis, de m. abductor digiti quinti, de m. flexor carpi ulnaris en de m. biceps brachii (respectievelijk te zien in afleiding 1 tot 4, van boven naar beneden) voorafgaand aan de resectie van een tumor links in de insula. a Registratie bij begin operatie; b Vrijwel volledig verdwijnen van de MEP's bij compressie van een van de takken van a.cerebri media; c Na opheffen compressie; de MEP's aan het einde van de operatie. Er was postoperatief geen motorische uitval. (Eerder gepubliceerd in Epilepsie, periodiek voor professionals 2010;08(2):7-10.)

de m. tibialis anterior beiderzijds en op de m. abductor pollicis brevis beiderzijds (figuur 46.8). Bij ingrepen ter hoogte van het thoracale myelum kunnen de metingen aan de handen uitstekend gebruikt worden als controle voor systemische veranderingen.

Interpretatie. Deze is in principe gelijk aan de interpretatie bij DCS. De interpretatie is uiteraard ook afhankelijk van de aard van de ingreep. Zo moet er bij de verschillende ingrepen in meer of mindere mate rekening worden gehouden met andere factoren. Belangrijk is altijd wat de chirurg doet op het moment dat er een verandering in de MEP's optreedt. En als hij niets doet wat de verandering kan verklaren, wat is dan de verklaring? Zijn er andere factoren die een rol spelen, zoals bloeddruk, anesthesie, verslapping (indien toegepast) en/of temperatuur?

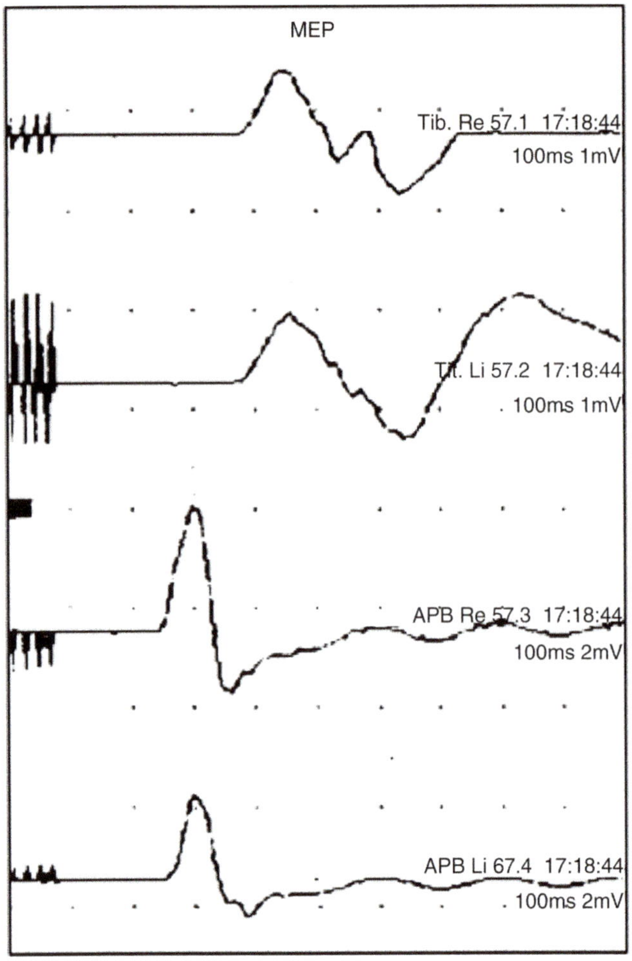

Figuur 46.8 TES-MEP tibialis anterior (TA) rechts, TA links, abductor pollicis brevis (ABP) rechts, ABP links. Als gevolg van de hogere stimulusintensiteit en de gebruikte elektrodenplaatsing (circumferentieel) is de amplitude van de TES-MEP vaak vele malen hoger dan die van de de DCS-MEP.

Transcraniële elektrische stimulatie met registratie van spier-MEP's en D-waves

Vooral bij intramedullaire ruggenmergtumoren wordt, indien beschikbaar, vaak gebruikgemaakt van een combinatie van spier-MEP's en D-waves. Deze techniek is echter niet zeer gemakkelijk toepasbaar omdat er subdurale elektroden direct op het ruggenmerg geplaatst moeten worden, zowel craniaal als caudaal van de tumor. Ontwikkeling van deze techniek is dan ook alleen zinvol in centra waar met enige regelmaat intramedullaire tumoren worden geopereerd. Voor verdere uitleg over deze techniek verwijzen we naar de beschikbare IONM-handboeken.

46.5 Monitoring op afstand

Door de ontwikkelingen op het gebied van telemedicine kan een deel van de hier besproken bewaking op afstand gebeuren (telemonitoring). Hierbij wordt zowel de kwaliteit van de bewaking als de communicatie gewaarborgd door aanwezigheid van een ervaren KNF-laborant in de operatiekamer en een directe verbinding met de klinisch neurofysioloog. Dit kan zowel intramuraal, binnen het eigen ziekenhuis, als extramuraal, dus in een ander ziekenhuis. Door het gebruik van veilige internetverbindingen en speciale software kan vrijwel iedere afstand worden overbrugd, mits voldaan wordt aan de eisen van veiligheid, betrouwbaarheid en voldoende back-up.

46.6 Conclusie

Intraoperatieve neuromonitoring maakt gebruik van neurofysiologische technieken voor het in kaart brengen (mapping) en het bewaken (monitoring) van belangrijke functies van het (centraal) zenuwstelsel en wordt bij steeds meer (neuro)chirurgische ingrepen toegepast. IONM kan een bijdrage leveren aan de kwaliteit en de uitkomst van chirurgische ingrepen waarbij het risico bestaat dat bepaalde structuren beschadigd worden. Het succes van intraoperatieve neuromonitoring staat of valt met de aanwezigheid van een goed op elkaar ingespeeld team van anesthesiologen, anesthesiemedewerkers, neurochirurgen, klinisch neurofysiologen en klinisch-neurofysiologisch laboranten. Door de invoering van monitoring op afstand is de personele belasting afgenomen en de efficiëntie duidelijk toegenomen, zonder verlies van betrouwbaarheid en veiligheid.

Kernpunten

- IONM door middel van mapping en monitoring van de functie van het centrale zenuwstelsel draagt bij aan de kwaliteit en de uitkomst van (neuro)chirurgische ingrepen waarbij deze functie bedreigd is.
- Kennis van en ervaring met de verschillende technieken en stimulatie- en registratieprotocollen zijn noodzakelijk om de kwaliteit van de bewaking te waarborgen.
- De aanwezigheid van een gedreven en goed op elkaar ingespeeld team is een van de belangrijkste factoren voor de succesvolle toepassing van IONM.

Literatuur

Deletis V, Shils JL (eds.). Neurophysiology in neurosurgery. 1st ed. Waltham (Mass): Academic Press (Elsevier Science); 2002, 487.
Foerster O. The cerebral cortex of man. Lancet. 1931;221:309–12.
Neuloh G, Pechstein U, Cedzich C, Schramm J. Motor evoked potential monitoring with supratentorial surgery. Neurosurgery. 2004;54(5):1061–70.
Neuloh G, Schramm J. Motor evoked potential monitoring for the surgery of brain tumours and vascular malformations. Adv Tech Stand Neurosurg. 2004;29:171–228.
Nuwer MR, (ed.). Intraoperative monitoring of neural function. Vol. 8. Amsterdam: Elsevier; 2008, 955.
Penfield W, Bochey E. Somatic motor and sensory representation in the cerebral cortex of man as studied by electrical stimulation. Brain. 1937;60:389–443.
Sartorius CJ, Berger MS. Rapid termination of intraoperative stimulation-evoked seizures with application of cold Ringer's lactate to the cortex. Technical note. J Neurosurg. 1998 Feb;88(2):349–51.
Szelenyi A, Joksimovic B, Seifert V. Intraoperative risk of seizures associated with transient direct cortical stimulation in patients with symptomatic epilepsy. J Clin Neurophysiol. 2007;24:39–43.

Register

D

E

F

G

H

I

J

K

L

M

N

O

P

Q

R

S

T

U

V

W

Z

Milton Keynes UK
Ingram Content Group UK Ltd.
UKHW050931011223
433412UK00001B/1

9 789036 803632